JN409693

개정5판

HEALTH INSURANCE CLAIMS

재미있는 건강보험 청구실무

김기정 · 강공언 · 임남구 · 장정자 · 최현식

PREFACE

우리나라의 건강보험제도는 1963년 「의료보험법」이 제정된 후 1977년 7월 1일부터 시행된 이래 1989년 7월 1일 전 국민 의료보험이 실시되어 의료기관에 내원하는 환자 대부분이 국민건강보험 요양급여기준에 의한 진료수가 적용을 받게 됨으로써 병원경영에 있어 그 중요성을 인식하게 되었다.

우리나라의 기본적인 의료수가체계는 행위마다 값이 정해지는 행위별수가제를 택하고 있어 효율적인 관리와 운영이 필요하다. 행위별수가제는 요양급여비용(진료비) 산정방식이 매우 복잡하고 적정성을 확보하는 데 많은 어려움이 있다. 요양급여비용 산정 및 청구는 환자가 병원에 내원하여 진료를 위한 접수단계에서부터 귀가 전까지 진료에 관한 전 과정에 대하여 비용을 산정하여 본인일부부담금과 비급여대상, 그리고 전액본인부담금까지는 환자에게 징수하고, 보험자부담금에 대하여 건강보험심사평가원에 청구하는 업무로 이해될 수 있다. 요양급여비용 청구는 나날이 증가하고 있으며, 요양급여비용 수입이 병원경영에 직접적인 영향을 미치게 되므로 매우 중요한 의미를 갖는다.

국민건강보험 이외에 의료급여 · 산재보험 · 자동차보험 등 다른 법령에 의해 지급되는 보험급여비용도 「국민건강보험법」을 준용하고 있으므로 국민건강보험 요양급여비용 산정지침 및 급여기준 등 요양급여비용 업무의 이해와 효율적인 관리는 매우 중요한 사안이다. 따라서 요양급여비용의 청구업무가 병원행정 분야에서 가장 중요한 위치를 차지하고 있다.

머/리/말

본 교재는 건강보험심사평가원에서 약 25년 동안 요양급여비용 심사평가에 대한 실무경험과 건강보험 청구실무 강의경험을 바탕으로, 보건행정을 전공하는 학생들이 쉽게 이해하고 전문지식을 습득하여 졸업 후 의료기관에서 실무에 활용할 수 있도록 집필하였다. 또한 의료기관의 원무관리 및 보험청구 부서에 종사하는 직원들이 실무교재로 활용할 수 있도록 산정지침 및 요양급여 적용기준 및 방법에 관한 세부사항(급여기준) 등도 수록하여 집필하였다.

보험청구심사 시 반드시 필요한 건강보험심사평가원에서 제공하는 지표해설과 지표연동관리제, DUR, 요양급여 적정성 평가, 질 관리에 대해서도 언급하고 있으며, 건강보험관리의 전문성과 청구심사업무의 효율성 제고를 위해 최신 법령과 급여기준 및 고시내용을 반영하여 각 부문별로 실무사례를 삽입하여 자세하게 설명하였다.

본서를 이용하시는 분들에게 건강보험관리 및 청구실무와 관련해 도움이 되기를 바라며, 이 책의 출간을 계기로 미진한 부분은 지속적으로 수정·보완하여 훌륭한 교재가 될 수 있도록 노력해 나가려고 한다. 교재 집필에 도움을 주시고 자료를 제공해주신 여러분들께 감사의 뜻을 전하며, 출판을 맡아주신 이영호 사장님과 직원들에게 감사드린다.

저 자

CONTENTS

제03장 건강보험 요양급여비용

CONTENTS

제04장 건강보험 요양급여기준

제05장 의료행위수가 산정지침(기준)

CONTENTS

제06장 요양급여비용 청구방법 및 명세서 작성

CONTENTS

제07장 요양급여비용 심사

제08장 현지조사

제09장 DRG 지불제도 및 신포괄수가제

제10장 요양병원

제11장 의료급여

제12장 요양급여 적정성 평가

제1장

건강보험제도

HEALTH INSURANCE CLAIMS

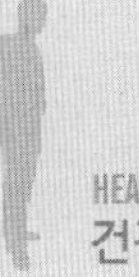

CHAPTER

1

건강보험제도

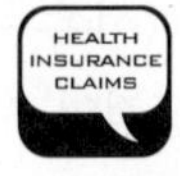

제1절 사회보장

1. 사회보장의 정의

사회보장은 국민복지 증진을 위하여 생활에 위협을 가하는 여러 위험에 대하여 사회적으로 보호하는 대응체계를 가리키는 포괄적인 용어이다. 실업이나 질병 및 부의 편재와 같은 사회문제에 대하여 국가가 적극적인 보호자 기능을 발휘함으로써 전체 국민의 인간다운 생활을 보장하려는 데 그 목적이 있다.

1) 영국 비버리지(Beveridge)보고서

"사회보장이란 실업, 질병 혹은 재해에 의하여 수입이 중단된 경우에 대처 하거나, 노령에 의한 퇴직이나 본인 외의 사망에 의한 부양의 상실에 대처하기 위해서, 또는 출생 · 사망 · 결혼 등과 관련된 예외적인 지출에 대한 소득 보장을 의미한다."

2) 국제노동기구(ILO: International Labor Organization)

"사회보장이란 사회구성원이 봉착하게 될 특정 위험에 대하여 원인 여하를 막론하고 궁핍에서 그 생활을 보호하기 위하여 소속사회가 일정한 기관을 통하여 상호부양의 성격을 띤 급여를 제공하는 것이다."

3) 우리나라의 사회보장기본법

"사회보장이란 출산, 양육, 실업, 노령, 장애, 빈곤 및 사망 등의 사회적 위험으로부터 모든 국민을 보호하고 국민 삶의 질을 향상시키는 데 필요한 소득·서비스를 보장하는 사회보험, 공공부조, 사회서비스를 말한다."

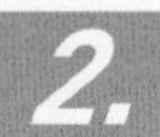

2. 우리나라 사회보장

우리나라에서 사회보장이라는 용어는 「사회보장에 관한 법률」(1963. 11. 5)에서 처음 사용되었으며, 이후 「산재보험법」(1963. 11. 5)과 「의료보험법」(1963. 12. 16)이 제정되고, 1977년 7월 1일 500인 이상 사업장에 의료보험의 강제적용이 시작되었다. 사회보장제도의 기본적 사항을 규정한 「사회보장기본법」(1995. 12. 30)에 의하면 우리나라의 사회보장제도는 국가의 연대성 원리를 기초로 하는 공공부조, 특정 동종집단의 연대성을 기초로 조직되고 운영되는 사회보험, 그리고 국민의 정상적인 사회생활을 위해 제공되는 사회서비스로 구분하고 있다.

① 공공부조: 국가와 지방자치단체의 책임 하에 생활유지 능력이 없거나 생활이 어려운 국민의 최저생활을 보장하고 자립을 지원하는 제도

② 사회보험: 국민에게 발생하는 사회적 위험을 보험의 방식으로 대처함으로써 국민의 건강과 소득을 보장하는 제도

③ 사회서비스: 국가·지방자치단체 및 민간부문의 도움이 필요한 모든 국민에게 복지, 보건의료, 교육, 고용, 주거, 문화, 환경 등의 분야에서 인간다운 생활을 보장하고 상담, 재활, 돌봄, 정보의 제공, 관련 시설의 이용, 역량 개발, 사회참여 지원 등을 통하여 국민의 삶의 질이 향상되도록 지원하는 제도

즉 우리나라의 「사회보장기본법」 제2조에서는 "사회보장은 모든 국민이 다양한 사회적 위험으로부터 벗어나 행복하고 인간다운 생활을 향유할 수 있도록 자립을 지원하며, 사회참여·자아실현에 필요한 제도와

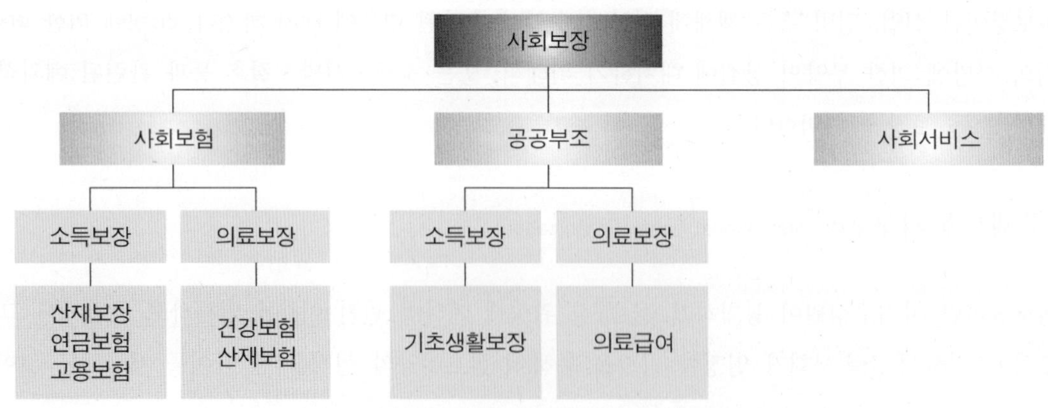

[그림 1-1] **우리나라 사회보장제도 구성 및 체계분류**(심1)

여건을 조성하여 사회통합과 행복한 복지사회를 실현하는 것"으로 사회보장 기본 이념을 규정하고 있다.

우리나라 사회보장제도의 구성 및 체계분류는 [그림 1-1]과 같다.

3. 건강권과 의료보장

1) 건강권의 개념

건강권은 국민이 가진 기본권의 하나로, 건강을 유지하기 위한 최적의 환경을 누릴 수 있는 권리 또는 건강을 해칠 수 있는 요인으로부터 보호요청을 할 수 있는 권리이다. 인권으로서 건강권은 국제연합(UN) 세계인권선언(1948년)에도 명시되어 있다.

(1) 국제연합 세계인권선언(1948년)

"모든 사람은 식량, 의복, 주택, 의료, 필수적 사회 서비스를 포함하여 자신과 가족의 건강과 안녕에 적합한 생활수준을 누리며, 실업, 질병, 불구, 배우자와의 사별, 노령, 그 밖에 자신의 힘으로 구제할 수 없는 상황에 처하여 살길이 막막해진 모든 사람은 사회나 국가로부터 생계보장을 받을 권리를 가진다(제25조)."

(2) 세계보건기구

건강권이란 "정부와 공공기관이 모든 사람에게 이용 가능하고 접근 용이한 보건 서비스를 제공하는 정책을 세우고 실행해야할 의무를 뜻 한다"고 정의하였다.

(3) 우리나라

우리나라는 「헌법」 제34조 제1항에 "모든 국민은 인간다운 생활을 할 권리를 가진다"를, 같은 조 제2항에서는 "국가는 사회보장 · 사회복지의 증진에 노력할 의무를 진다"고 규정하고 있으며, 같은 법 제36조 제3항에서는 "모든 국민은 보건에 관하여 국가의 보호를 받는다"라고 명시되어 있다.

2) 의료보장

의료보장은 국민의 건강권을 보호하기 위해 필요한 보건의료 서비스를 국가나 사회가 제도적으로 제공하는 것으로, 건강보험 · 의료급여 · 산재보험을 포함한다. 국가는 사회보장 증진의무를 실현하기 위해 「보건의료기본법」 · 「국민건강보험법」 · 「의료급여법」 · 「산재보상보험법」 등을 제정하고 국민의 건강을 보장하는데 노력을 기울이고 있는 것이다.

4. 의료보장의 유형

1) 국가보건서비스(NHS)

국가보건서비스(NHS)는 재원의 대부분을 국세 및 지방세로 조달하고 의료체계도 국가책임 하에 있는 제도로서 일명 조세방식 또는 비버리지(Beveridge)형 의료제도라고 하며, 국민의 의료문제는 국가가 책임져야 한다는 관점에서 조세를 재원으로 모든 국민에게 국가가 직접 의료를 제공하는 의료보장방식으로 의료기관의 상당부분이 사회화 내지 국유화되어 있다. 부담의 형평성 측면에서는 국민건강보험방식보다 우수하지만, 의료의 질 저하 및 관리운영상의 비효율이 나타날 수 있다. 영국·스웨덴·이탈리아 등이 대표적이다.

2) 국민건강보험(NHI)

국민건강보험(NHI)은 일명 비스마르크(Bismarck)형 의료제도라고 하는데, 개인의 기여를 기반으로 한 보험료를 주재원으로 하는 제도이며, 사회보험의 낭비를 줄이기 위하여 수진 시에 본인 일부 부담금을 부과하

〈표 1-1〉 **국가보건서비스(NHS) 방식과 국민건강보험(NHI) 방식의 비교**

구분	국가보건서비스(NHS) 방식	국민건강보험(NHI) 방식
기본이념	국민의료비에 대한 국가책임 전 국민 보편 적용	의료비에 대한 1차적 자기책임의식
적용대상	전 국민	국민을 임금소득자, 공무원, 자영자 등으로 구분하여 관리(의료급여 제외)
재원	정부 일반조세	보험료, 일부 국고 지원
의료기관	공공의료기관 중심	일반 의료기관 중심
관리기구	정부	보험자
진료보수	의원: 인두제, 병원: 봉급제	행위별수가제 또는 총액계약제 등
급여내용	예방 중심적	치료 중심적
채택국가	영국, 스웨덴, 이탈리아, 캐나다 등	독일, 한국, 일본, 프랑스
연대의식	가입자 간 연대의식 약함	가입자 간 연대의식 강화
국민의료비	의료비 통제효과 강함	의료비 억제기능 취약
보험료 형평성	조세에 의한 재원조달로 소득재분배 효과	보험자 간 보험료 부과 형평성 부족, 보험자 간 재정불균형 발생 우려
의료서비스	의료의 질 저하 초래, 입원대기환자 급증	상대적으로 양질의 의료제공: 첨단의료기술 발전에 긍정적 영향
관리운영	정부기관 직접관리: 관리운영비 절감	조합중심 자율운영. 상대적으로 보험료 징수 등 관리운영비 많이 소요

는 것이 특징이라 할 수 있다. 의료문제는 국민의 자기 책임의식을 견지해야 한다는 관점에서 재원을 피보험자가 낸 보험료 및 정부의 지원으로 마련한다. 독일 · 한국 · 일본 · 프랑스 등이 대표적인 국가이다.

5. 우리나라 건강보장체계

우리나라 건강보장체계는 가입자(국민), 요양기관(보건의료제공자), 정부, 보험자(관리자)로 구성되어 있다. 가입자는 평소에 보험료를 납부하고 질병발생 시 요양기관에서 의료서비스와 같은 요양급여를 받고, 그 급여비용 중 가입자 본인이 부담해야할 비용을 요양기관에 납부한다. 요양기관은 요양급여 비용 중 본인부담금을 제외한 비용을 보험자에게 청구하여 지불받는다.

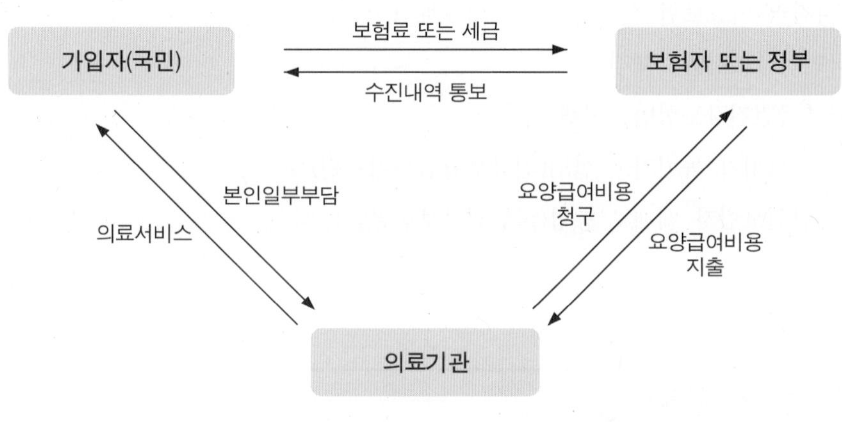

[그림 1-2] **우리나라 건강보장체계**

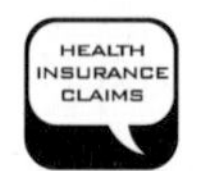

제2절 건강보험

1. 건강보험제도 목적

건강보험제도는 국민의 질병 · 부상에 대한 예방 · 진단 · 치료 · 재활과 출산 · 사망 및 건강 증진에 대하여 보험급여를 실시함으로써 국민보건을 향상시키고 사회보장을 증진함을 목적으로 한다(「국민건강보험법」 제1조).

2. 건강보험제도 연혁

우리나라 건강보험의 발전과정을 살펴보면 1963년「의료보험법」을 제정하고, 1977년에 500인 이상 사업장을 대상으로 본격적으로 의료보험제도를 도입하여 국민의 질병・부상・출산・사망에 대하여 보험급여를 실시하여 오다가 1999년「국민건강보험법」의 제정으로 예방 및 건강 증진에까지 보험의 범위를 확장하게 되었다.

① 1963년「의료보험법」제정

② 1977년 500인 이상 사업장 직장의료보험 실시

③ 1979년 공무원 및 사립학교 교직원 의료보험 실시

④ 1988년 농어촌지역 의료보험 실시

⑤ 1989년 도시지역 의료보험 실시(전 국민 의료보험 시대)

⑥ 1999년「국민건강보험법」제정

⑦ 2000년 7월「국민건강보험법」시행

심사평가 독립기구 설립(건강보험심사평가원)

단일보험자 체제로 통합(국민건강보험공단)

3. 건강보험 적용대상

건강보험은 직장가입자와 지역가입자로 적용대상을 구분한다. 직장가입자는 사업장의 근로자 및 사용자와 공무원 및 교직원, 그리고 그 피부양자로 구성되고, 지역가입자는 직장가입자를 제외한 자이다. 건강보험 대상자 중 피부양자는 직장가입자에 의하여 주로 생계를 유지하는 자로서 보수 또는 소득이 없는 자를 의미한다. 직장가입자의 피부양자는 직장가입자의 배우자, 직계존속(배우자의 직계존속 포함), 직계비속(배우자의 직계비속 포함) 및 그 배우자, 형제・자매이다.

적용대상 인구

- 총계: 52,880,293명
- 건강보험: 51,391,447명(97.2%)
- 의료급여: 1,488,846명(2.8%)(2019년 12월)

4. 건강보험 관리운영체계

관리운영체계

- 보건복지부: 건강보험업무 관장, 지도 · 감독
- 국민건강보험공단: 자격관리, 보험료 부과 및 징수, 급여비용 지급
- 건강보험심사평가원: 급여비용 심사, 급여 적정성 평가
- 의료공급자(요양기관): 의료기관, 약국 등으로 하여금 가입자 등에게 요양급여(의료서비스)를 제공하도록 하는 당연요양기관제를 적용하고 있다.

(요양기관: 94,865개소, 2020년 12월 31일)

1) 보건복지부

보건복지부는 건강보험 제도와 관련된 주요정책을 결정하고 국민건강보험공단, 건강보험 심사평가원 및 요양기관을 지도 · 감독한다. 건강보험 직장가입자의 보험료율과 지역가입자의 보험료 부과기준 및 요양급여의 기준(방법, 절차, 범위, 상한 등)과 약제, 치료재료의 상한금액 및 행위급여의 상대가치점수를 결정 · 고시한다.

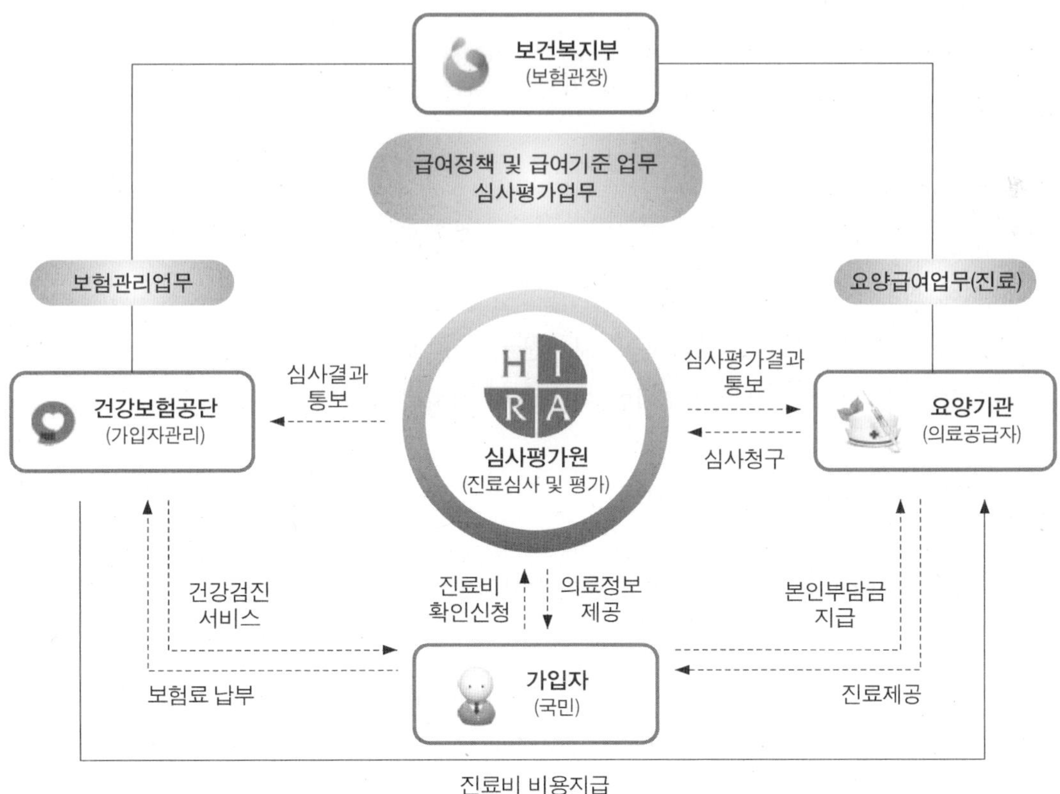

[그림 1-3] **건강보험주체 간 업무흐름도**

2) 국민건강보험공단과 건강보험심사평가원

건강보험의 보험자인 국민건강보험공단은 가입자 및 피부양자 자격관리, 보험급여관리 등의 업무를 수행하고 있고, 건강보험심사평가원은 요양급여비용을 심사하고 요양급여의 적정성을 평가한다.

〈표 1-2〉 국민건강보험공단과 건강보험심사평가원의 업무

국민건강보험공단	건강보험심사평가원
• 가입자 및 피부양자의 자격관리 • 보험료 기타 건강보험법에 의한 징수금의 부과 · 징수 • 보험급여의 관리 • 가입자 및 피부양자의 건강유지 증진을 위하여 필요한 예방사업 • 보험급여비용의 지급 등 • 건강보험에 관한 교육훈련 및 홍보 • 건강보험에 관한 조사연구 및 국제협력 등	• 요양급여비용의 심사 • 요양급여의 적정성에 대한 평가 • 심사 및 평가기준 개발 • 심사평가관련 조사연구 및 국제협력 • 다른 법률 규정에 의해 지급되는 급여비용의 심사 또는 의료의 적정성 평가에 관하여 위탁받은 업무(의료급여 등) • 요양급여 대상여부의 확인 • 기타 보건복지부장관이 필요하다고 인정한 업무 등

3) 요양기관

요양기관은 건강보험 가입자(국민)에게 요양급여를 제공하는 곳으로, 보건복지부장관은 공익이나 국가정책에 비추어 요양기관으로 적합하지 아니한 경우에는 요양기관에서 제외할 수 있다(「국민건강보험법」 제42조 제1항).

① 「의료법」 제3조에 의하여 개설된 의료기관("의료기관"이란 의료인이 공중 또는 특정 다수인을 위하여 의료 · 조산업을 하는 곳)

ⓐ 종합병원

ⓑ 병원 · 치과병원 · 한방병원 · 요양병원

ⓒ 의원 · 치과의원 · 한의원

ⓓ 조산소

② 「약사법」에 의하여 등록된 약국 및 한국희귀의약품센터

③ 「지역보건법」에 의한 보건소 · 보건지소 · 보건진료소 및 보건의료원

④ 「농어촌 등 보건의료를 위한 특별조치법」에 의하여 설치된 보건진료소

4) 요양기관에서 제외되는 의료기관

① 「의료법」 제35조에 따라 개설된 부속 의료기관(사업장 부속의원)

② 「사회복지사업법」에 따른 사회복지시설에 수용된 사람의 진료를 주된 목적으로 개설된 의료기관

③ 본인부담액을 받지 아니하거나 경감하여 받는 등의 방법으로 가입자나 피부양자를 유인하는 행위 또는 이와 관련하여 과잉 진료행위를 하거나 부당하게 많은 진료비를 요구하는 행위를 하여 다음에 해당하는 업무정지 처분 등을 받은 의료기관

ⓐ 「국민건강보험법」에 따른 업무정지 또는 과징금 처분을 5년 동안 2회 이상 받은 의료기관

ⓑ 「의료법」에 따른 면허자격정지 처분을 5년 동안 2회 이상 받은 의료인이 개설·운영하는 의료기관

④ 「국민건강보험법」에 따른 업무정지 처분절차가 진행 중이거나 업무정지 처분을 받은 요양기관의 개설자가 개설한 의료기관 또는 약국

5. 요양기관 현황 신고

1) 요양기관 현황 신고 법적 근거

요양기관은 요양급여비용을 최초로 청구하는 때에 요양기관의 시설·장비 및 인력 등에 대한 현황을 건강보험심사평가원에 신고하여야 하며, 신고한 내용이 변경된 경우에는 그 변경된 날부터 15일 이내에 보건복지부령으로 정하는 바에 따라 건강보험심사평가원에 신고하여야 한다(「국민건강보험법」 제43조 제2항).

2) 요양기관 현황 신고방법

요양기관은 시설·장비 및 인력 등에 대한 현황을 신고하려면 요양기관 현황신고서 및 의료장비 현황(변경) 신고서에 다음 각 호의 구분에 따른 서류를 첨부하여 건강보험심사평가원에 제출하여야 한다(「국민건강보험법 시행규칙」 제12조 제1항).

① 요양기관 현황신고서의 경우에는 다음 각 목의 서류

ⓐ 의료기관 개설신고증, 의료기관 개설허가증, 약국 개설등록증 또는 한국희귀의약품센터 설립허가증 사본 1부

ⓑ 사업자등록증 사본 1부

ⓒ 요양기관의 인력에 관한 면허나 자격을 확인할 수 있는 서류

ⓓ 통장 사본 1부

② 의료장비 현황신고서의 경우에는 다음 각 목의 서류

ⓐ 장비의 허가·신고·등록을 확인할 수 있는 서류

ⓑ 장비의 검사나 검사면제에 관한 사항을 확인할 수 있는 서류

ⓒ 장비를 구입하였거나 임차한 사실을 확인할 수 있는 서류

신고서식

① 「국민건강보험법 시행규칙」 [별지 제14호]
② 「국민건강보험법 시행규칙」 [별지 제15호]
③ 「국민건강보험법 시행규칙」 [별지 제16호]
④ 「국민건강보험법 시행규칙」 [별지 제17호]

의 · 약사 면허정보 기재 인력신고관련 Q&A와 요양기관 현황신고서 양식은 〈표 1-3〉과 [별지 제14호 서식] 및 [별지 17호 서식]과 같다.

〈표 1-3〉 **의 · 약사 면허정보 기재 인력신고관련 Q & A 사항**(보건복지부 보험급여과-1264호〈2013. 6. 28〉)

[Q1] 수련병원의 모병원 소속 전문의가 자병원에 주 1~2회 내원하여 진료하는 경우 인력신고방법은?
• 전문의 신고: 모 · 자기관의 근무일수 및 시간 등 근무형태에 따라 모기관은 상근 혹은 비상근으로 신고하고, 자기관은 기타로 신고하시면 됩니다.
[Q2] A기관 소속 전문의가 B기관에 주 1~2회 내원하여 진료하는 경우 인력신고방법은?
• 전문의 신고: A기관의 근무일수 및 시간 등 근무형태에 따라 A기관은 상근 혹은 비상근으로 신고하고, B기관은 기타로 신고하시면 됩니다.
[Q3] 전문의가 A기관에 주3일(월 · 수 · 금) 20시간 이상, B기관에 주3일(화 · 목 · 토) 20시간 이상 근무 시 인력신고방법은?
• 전문의 신고: A기관(선입사기관)은 비상근으로 신고하고, B기관(후입사기관)은 기타로 신고하시면 됩니다.
[Q4] 수련병원의 전공의가 자병원에 파견근무 시 인력신고방법은?
• 전공의 신고: 수련병원의 모병원에서 퇴사신고를 하고, 자병원에서 입사신고하시면 됩니다. ※인턴의 모병원과 자병원의 파견 수련기간은 「전문의의 수련 및 자격 인정 등에 관한 규정 시행규칙」 제3조 제2항에 따라 1회에 2개월 이상 6개월 이내로 하도록 명시하고 있으니 참고하시기 바랍니다.
[Q5] 약국의 A약사가 1~2시간 부재 시 B약사(개설자 제외)가 잠시 조제한 경우 인력신고방법은?
• 약사 신고: B약사가 조제한 내역이 요양급여비용 청구대상에 해당된다면 기타 인력으로 신고하시면 됩니다.
[Q6] 약사가 A기관에 주 3일(월 · 수 · 금) 20시간 이상, B기관에 주 3일(화 · 목 · 토) 20시간 이상 근무 시 인력신고방법은?
• 약사 신고: A기관(선입사기관)은 비상근으로 신고하고, B기관(후입사기관)은 기타로 신고하시면 됩니다.
[Q7] 설립 구분이 법인인 경우 법인대표자의 타 요양기관 인력신고는 어떻게 하나요?
• 법인대표자의 인력신고: 법인대표자(의사)는 여러 기관의 대표자로 등록가능하며, 해당 법인의 봉직의사 및 타 요양기관의 봉직의사로 신고가 가능합니다. 또한 개인개설도 가능하지만 인력신고는 개인이 개설한 요양기관 소속으로만 신고하시면 됩니다(법인의 봉직의사와 이중등록 안됨).

▌요양기관 현황신고서(「국민건강보험법 시행규칙」 [별지 제14호 서식])

요양기관 현황신고서

※바탕색이 어두운 란은 신고인이 적지 않습니다.

※「국민건강보험법 시행규칙」 제12조 제3항에 따라 본 서식의 [일반현황](①, ②, ⑤), [시설현황], [진료과목현황]의 사항에 대해 시장·군수·구청장에게 신고하거나 시·도지사가 허가·등록한 경우에는 건강보험심사평가원에도 제출한 것으로 간주되므로, 나머지 [일반현황](①의 사업자등록번호 또는 고유번호, ③, ④), [시설현황]의 세부 사항, [업무분야별 운영현황], [인원현황], [의료인 등 인원 현황]에 해당하는 내용만 기재합니다. (1쪽/3쪽)

지역코드	접수번호	접수일	처리기간 즉시
요양기관 기호		※ 표시과목	

[일 반 현 황]

① 요양기관	사업자등록번호 또는 고유번호			
	명칭	개설 신고(허가)일	개설신고(허가)번호	
	소재지		연락처 (전화) (팩스)	
	종류 (요양병원인 경우에는 [ ]일반 [ ]정신병원 [ ]장애인 의료재활시설 중 해당 구분에 ∨표 합니다)			
② 개설자 (대표자)	성명	주민등록번호	면허번호	
	전문의 자격종류	전문의 자격번호	연락처 (집) (휴대전화)	
	주소		전자우편주소	
③ 요양급여 비용 수령 금융기관	금융기관명	계좌번호	예금주	④청구S/W업체명

	01	02공립				03법인										04	05	06
⑤ 설립구분	국립	[ ] 시도립	[ ] 시군구립	[ ] 지방의료원	[ ] 기타공립	[ ] 학교법인	[ ] 특수법인	[ ] 종교법인	[ ] 사회복지법인	[ ] 사단법인	[ ] 재단법인	[ ] 회사법인	[ ] 의료법인	[ ] 소비자생활협동조합	[ ] 사회적협동조합	개인	군병원	기타

1. 종류란에는 요양기관의 해당 종류기호를 적습니다.
   [종류기호] 01종합병원 02병원 03치과병원 04한방병원 05요양병원 06의원 07치과의원 08한의원 09조산원 10보건소 11보건의료원 12보건지소 13보건진료소
2. 설립 구분란에는 해당 구분코드 또는 [ ]에 ∨표 합니다).
3. 입원환자 간호관리료 등급, 입원환자 식대 및 중환자실 관련 현황통보서 등은 보건복지부장관이 고시하는 바에 따라 별도로 제출합니다.

[시 설 현 황]

입원병실 구분		계 (a+b+c+d+e)	일반입원실 (a) 상급 1인	2인	3인	일반 1인	2인	3인	4인	5인	6인 이상	외국인 전용	정신과폐쇄 (b) 상급 1인	2인	3인	일반 1인	2인	3인	4인	5인	6인 이상
실제 기준	병실																				
실제 기준	병상																				
입원료 기준	병실																				
입원료 기준	병상																				

구분		중환자실 (c) 성인소아	신생아	격리병실 (d) 음압공조 1인	다인	음압기계 1인	다인	비음압 1인	다인	무균치료실 (e) 1인	다인	의료법 신고(허가)총병상	
실제 (입원료) 기준	병실											병실	
실제 (입원료) 기준	병상											병상	

특수진료실 등 구분	계	분만실	신생아실	수술실	회복실	응급실	인공신장실	물리치료실	강내치료실	방사선옥소	낮병동	조혈모세포처치실	혈액은행	임상검사실	모자동실	조제실	탕전실
병실												유 [ ] 무 [ ]	유 [ ] 무 [ ]	유 [ ] 무 [ ]	유 [ ] 무 [ ]	유 [ ] 무 [ ]	유(내[ ],외[ ]) 무(원외공동이용[ ], 무[ ])
병상																	

1. 「의료법 시행규칙」 별표 3 또는 보건복지부장관이 별도로 정하는 시설규격에 적합하여야 합니다.
2. 입원병실에는 「의료법」 제27조의 2 제5항에 따른 외국인환자를 위한 병실·병상수와 「응급의료에 관한 법률」 제33조에 따라 응급의료기관이 응급환자를 위해 확보해야하는 예비병상을 포함하여 기록합니다.
3. 격리실은 전염성 환자, 면역이 억제된 환자 및 화상 환자 등을 수용할 수 있는 시설을 말합니다.
4. 입원병실의 병실·병상수에는 특수진료실의 병실·병상수가 포함되지 않도록 구분하여 기록합니다.
5. 실제기준 상급병실·병상수는 입원료 기준 상급병실·병상수와 동일하게 기록하고, 실제기준 일반병실·병상수는 입원료 기준 일반병실·병상수를 물리적인 인실로 구분하여 기록합니다.
6. 입원료기준 병실·병상의 인실 구분은 요양급여비용 청구 시 산정하는 입원료를 기준으로 구분합니다.

「국민건강보험법 시행규칙」 제12조 제1항에 따라 위와 같이 요양기관 현황을 신고합니다.

년 월 일

개설자(대표자) (서명 또는 인)

건강보험심사평가원 원장 귀하

첨부서류	의료기관 개설신고증(개설허가증) 사본 1부(「국민건강보험법 시행규칙」 제12조 제3항에 따라 의료기관의 개설에 대해 시장·군수·구청장에게 신고하거나 시·도지사가 허가·등록한 경우에는 제출을 생략합니다), 사업자등록증 사본 1부, 통장 사본 1부 ※ 보건소·보건의료원·보건지소 및 보건진료소의 경우에는 제외합니다.

210㎜×297㎜[백상지 80g/㎡]

[업무분야별 운영현황]

1. 의약분업 예외지역기관 [ ] 2. 응급의료기관 [ ] 3. 공동이용기관 [ ] 4. 개방병원[ ] 5. 가정간호 실시기관 [ ] 6. 인공와우기관[ ]
7. 사회복지시설 촉탁의 및 협약기관(장기요양기관 제외) [ ] 8. 장기이식 의료기관 [ ] 9. 외국인근로자 등 소외계층 의료서비스 지원사업기관 [ ]

▣ 신청대상 번호란 [ ]에 ∨ 표시로 구분함. 첨부서류는 아래의 1~9번에 해당하는 서류를 첨부하여야 합니다.
1. 의약분업 예외지역 개설 확인증 사본 2. 응급의료기관 지정서 사본 3. 공동이용계약서 사본 4. 개방병원이용계약서 사본 5. 가정간호 전담부서 운영 관련 사본
6. 인공와우기관 인력(시술경험자), 시설 및 장비 현황 사본 7. 촉탁의 및 협약사회복지시설 계약 관련 서류 사본 8. 장기이식 의료기관 지정서 사본
9. 외국인근로자등 소외계층 의료서비스 지원사업기관 인증서 사본

[진 료 과 목 현 황] 총 _____ 과목

코드	진료과목	전문의	레지던트	계	코드	진료과목	전문의	레지던트	계	코드	진료과목	전문의	레지던트	계	코드	진료과목	전문의	레지던트	계	코드	진료과목	전문의	전문수련의	계
01	내과	ⓐ ⓑ		명	11	소아청소년과	ⓐ ⓑ ⓒ		명	21	재활의학과			명	50	구강악안면외과			명	80	한방내과			명
02	신경과			명	12	안과			명	22	핵의학과			명	51	치과보철과			명	81	한방부인과			명
03	정신건강의학과		ⓐ ⓑ	명	13	이비인후과			명	23	가정의학과			명	52	치과교정과			명	82	한방소아과			명
04	외과			명	14	피부과			명	24	응급의학과			명	53	소아치과			명	83	한방안·이비인후·피부과			명
05	정형외과			명	15	비뇨기과			명	25	직업환경의학과			명	54	치주과			명	84	한방신경정신과		ⓐ ⓑ	명
06	신경외과			명	16	영상의학과			명	26	예방의학과			명	55	치과보존과			명	85	침구과			명
07	흉부외과			명	17	방사선종양학과			명						56	구강내과			명	86	한방재활의학과			명
08	성형외과			명	18	병리과			명						57	영상치의학과			명	87	사상체질과			명
09	마취통증의학과			명	19	진단검사의학과			명						58	구강병리과			명					
10	산부인과			명	20	결핵과			명						59	예방치과			명					

1. 진료과목 표기는 해당 과목 코드에 ○표 하고, 진료과목별 인원 현황은 전문의, 레지던트 및 전문수련의 자격 종류에 따른 인원만 기록합니다.
2. 내과전문의는 감염내과전문의를 구분(ⓐ 총인원, ⓑ 감염내과전문의)하여 기록하고, 소아청소년과 전문의는 감염소아과, 내분비 전공으로 구분(ⓐ 총인원, ⓑ 감염소아청소년과 전문의, ⓒ 내분비학전공)하여 기록, 내과 및 소아청소년과의 계는 ⓑ와 ⓒ를 제외하고 기록합니다.
3. 정신건강의학과 레지던트는 1-4년차로 구분 (ⓐ 1-2년차, ⓑ 3-4년차)하여 기록하고, 한방신경정신과의 전문수련의는 1-3년차로 구분(ⓐ 1-2년차, ⓑ 3년차)하여 기록합니다.

[인 원 현 황] 총 _________ 명 (정신보건전문요원 제외)

코드	구분	항목	인원	코드	구분	항목	인원	코드	구분	항목	인원
01	의사	계	명	04	조산사		명	13	치과위생사		명
		일반의	명	05	간호사	계	명	14	의무기록사		명
		인턴	명			간호사	명	15	동위원소취급자(일반)		명
		레지던트	명			가정전문간호사	명	16	동위원소취급자(특수)		명
		전문의	명			보건전문간호사	명	17	방사선취급감독자		명
		(조혈모세포 이식 담당 의사)	명			마취전문간호사	명	18	영양사		명
02	치과의사	계	명			정신전문간호사	명	19	조리사		명
		일반의	명	06	간호조무사		명	20	사회복지사		명
		인턴	명	07	약사	계	명	21	조혈모세포 이식 담당자		명
		레지던트	명			약사	명	22	안 경 사		명
		전문의	명			한약사	명	23	기타 종사자		명
03	한의사	계	명	08	임상병리사		명				
		일반의	명	09	방사선사		명	25	정신보건전문요원	계	명
		인턴	명	10	물리치료사		명			정신보건간호사	명
		레지던트	명	11	작업치료사		명			정신보건임상심리사	명
		전문의	명	12	치과기공사		명			정신보건사회복지사	명

의료인 등 인원 현황 총 ________명

성명	주민등록번호	면허종류	면허번호	자격종류	자격번호	근무형태	근무기간	개설자 구분	비고

1. 현황에 적는 인력은 의사, 한의사, 치과의사, 약사(한약사), 조산사, 물리치료사, 작업치료사, 임상병리사 ,사회복지사, 전문간호사, 정신보건 전문요원 및 동위원소 취급자(일반, 특수)로 한정합니다. 다만, 요양병원의 경우 의무기록사, 방사선사를 포함하여 제출합니다.
2. 근무형태란에는 상근, 비상근, 기타를 구분하여 기록하며 비상근, 기타의 경우 1일 근무시간 및 근무일자(또는 근무요일)를 기록합니다.
3. 인턴, 레지던트는 비고란에 "인턴", "레지던트"로 기록하고, 한방의 경우 일반수련의, 전문수련의는 비고란에 "일반", "전문"으로 기록(자격종류란에 "레지던트" 또는 "전문수련의"의 전공과목 기록)합니다.
4. "비고"에는 동통재활분야 등 해당 교육을 이수한 경우에는 "○○○해당교육 이수"라고 기록합니다.
5. 개설자는 개설자 구분란에 "주개설자", "공동개설자"를 선택하여 기록합니다.

첨부서류	면허증, 자격증, 교육이수증, 세부 전문의 자격증 사본 1부 다만, 새로 면허 및 자격을 받은 사람만 제출하되, 사회복지사, 전문간호사, 정신보건 전문요원, 세부 전문의 자격증과 동위원소 취급자(일반, 특수), 의무기록사, 임상병리사, 방사선사의 면허증은 모두 제출합니다.

▌요양기관 현황 변경신고서(「국민건강보험법 시행규칙」 [별지 제17호 서식])

요양기관 현황 변경신고서

※ 3쪽의 첨부서류를 참고하기 바라며, 바탕색이 어두운 란은 신고인이 적지 않습니다. (1쪽/3쪽)

접수번호	접수일	처리기간 즉시

요양기관	명칭	요양기관기호	대표전화번호
	소재지		
개설자 (대표자)	성명	주민등록번호	
신고인	성명	연락처	

[변 경 사 항]

구 분	변 경 전	변 경 후	변 경 일
[1] 명칭 또는 개설자(대표자)			
[2] 소재지 및 전화번호			
[3] 진료과목			
[4] 시설현황(특수진료실 등)			
[5] 의료인 및 의료기사 등 인력			
[6] 요양급여비용 수령계좌번호			
[7] 사업자등록번호			
[8] 운영 현황(의약분업, 응급, 공동이용, 개방병원, 가정간호, 인공와우, 촉탁의 등)			
[9] 기타(교육이수 등)			

※「국민건강보험법 시행규칙」 제12조 제3항에 따라, 본 서식의 [1]~[4]의 사항에 대해 시장·군수·구청장에게 신고하거나 시·도지사가 허가·등록한 경우에는 건강보험심사평가원에 제출한 것으로 간주되므로, [4]의 세부사항 및 [5]~[9]에 해당하는 내용만 기재합니다.

[업무분야별 운영현황]

1. 의약분업 예외지역기관 [ ] 2. 응급의료기관 [ ] 3. 공동이용기관 [ ] 4. 개방병원 [ ] 5. 가정간호 실시 기관 [ ] 6. 인공와우기관 [ ]
7. 사회복지시설 촉탁의 및 협약기관(장기요양기관 제외) [ ] 8. 장기이식의료기관 [ ] 9. 외국인 근로자 등 소외계층 의료서비스 지원사업기관 [ ]

▣ 신청대상 번호란 ( )에 "√" 표시로 구분합니다.
▣ 첨부서류는 다음과 같습니다.
1·2·8번: 지정서 사본 1부, 3·4·7번: 계약관련 서류(계약서) 사본 1부 5·6번: 운영 현황(인력, 시설, 장비 등) 관련 사본 1부, 9번: 인증서 사본 1부

「국민건강보험법 시행규칙」 제12조 제2항에 따라 위와 같이 요양기관 현황 변경사항을 신고합니다.

년 월 일

개설자(대표자) (서명 또는 인)

건강보험심사평가원 원장 귀하

210㎜×297㎜[백상지 80g/㎡]

[시설 변경사항] (변경일: . . .)

구분		계 (a+b+c+d+e)	일반입원실 (a)										정신과폐쇄 (b)								
			상급			일반						외국인 전용	상급			일반					
			1인	2인	3인	1인	2인	3인	4인	5인	6인 이상		1인	2인	3인	1인	2인	3인	4인	5인	6인 이상
입원병실 실제 기준	병실																				
	병상																				
입원병실 입원료 기준	병실																				
	병상																				

구분		중환자실 (c)		격리병실 (d)						무균치료실 (e)		의료법 신고(허가)총병상	
		성인소아	신생아	음압공조		음압기계		비음압					
				1인	다인	1인	다인	1인	다인	1인	다인		
실제 (입원료) 기준	병실											병실	
	병상											병상	

특수진료실 등 구분	계	분만실	신생아실	수술실	회복실	응급실	인공신장실	물리치료실	강내치료실	방사선옥소	낮병동	조혈모세포처치실	혈액은행	임상검사실	모자동실	조제실	탕전실
병실												유 [ ] 무 [ ]	유 [ ] 무 [ ]	유 [ ] 무 [ ]	유 [ ] 무 [ ]	유 [ ] 무 [ ]	유(내[ ], 외[ ])
병상																	무(원외공동이용[ ]), 무[ ])

1. 「의료법 시행규칙」 별표 3 또는 보건복지부장관이 별도로 정하는 시설규격에 적합하여야 합니다.
2. 입원병실에는 「의료법」 제27조의 2 제5항에 따른 외국인환자를 위한 병실ㆍ병상수와 「응급의료에 관한 법률」 제33조에 따라 응급의료기관이 응급환자를 위해 확보해야 하는 예비병상을 포함하여 기록합니다.
3. 격리실은 전염성 환자, 면역이 억제된 환자, 화상환자 등을 수용할 수 있는 시설을 말합니다.
4. 입원병실의 병실, 병상수에는 특수진료실의 병실, 병상수가 포함되지 않도록 구분하여 기록합니다.
5. 실제기준 상급병실ㆍ병상수는 입원료 기준 상급병실ㆍ병상수와 동일하게 기록하고, 실제기준 일반병실ㆍ병상수는 입원료 기준 일반병실ㆍ병상수를 물리적인 인실로 구분하여 기록합니다.
6. 입원료기준 병실ㆍ병상의 인실 구분은 요양급여비용 청구 시 산정하는 입원료를 기준으로 구분합니다.

휴업, 재개업일		[ ] 휴업기간: -	[ ] 재개업일:
폐 업	폐업일		
	폐업 후 연락처	(주소) (전화번호)	
휴폐업사유		※신청대상 번호란 [ ]에 "√" 표시로 구분합니다. 01. 대표자 사망[ ] 02. 고령(건강상)[ ] 03. 학업목적[ ] 04. 경영상[ ] 05. 취업[ ] 06. 무기한 휴업[ ] 07. 소재지 이전[ ] 08. 종류변경(의원↔병원)[ ] 09. 면허취소[ ] 10. 허가취소, 등록취소, 폐쇄[ ] 11. 기타 [ ]	

[의료인 등 인력 변경사항]

성명	주민등록번호	면허종류	면허번호	자격종류	자격번호	근무형태	근무기간	개설자 구분	비고

1. 의사, 한의사, 치과의사, 약사(한약사), 조산사, 물리치료사, 작업치료사, 임상병리사, 사회복지사, 전문간호사 및 정신보건전문요원 등의 인력 변경사항을 기록합니다. 이 경우 요양병원은 의무기록사, 방사선사의 변경사항을 포함합니다.
2. 근무형태란에는 상근, 비상근, 기타를 구분하여 기록하며 비상근 및 기타의 경우 1일 근무시간 및 근무일(또는 근무요일)을 기록합니다.
3. 「국민건강보험법 시행규칙」 제12조 제4항에 따라 대진 신고를 하는 경우 근무형태란에 "대진"으로 기재하고, 비고란에 해당 개설자(부재자)의 성명과 부재기간을 기재합니다.
4. 인턴, 레지던트는 비고란에 "인턴", "레지던트"로 기록하고, 한방의 경우 일반수련의, 전문수련의는 비고란에 "일반", "전문"으로 기록(자격종류란에 "레지던트" 또는 "전문수련의"의 전공과목 기록)합니다.
5. 내과전문의는 비고란에 감염내과전문의 기록, 소아청소년과 전문의는 비고란에 감염소아과, 내분비 전공을 기록합니다.
6. 개설자는 개설자 구분란에 "주개설자", "공동개설자"를 선택하여 기록합니다.

<table>
<tr><th colspan="3">변경사항별 첨부서류</th></tr>
<tr><th colspan="2">변경사항</th><th>첨부서류</th></tr>
<tr><td colspan="2">(1) 명칭 또는 법인인 경우의 개설자(대표자)</td><td>○ 없음</td></tr>
<tr><td rowspan="2">(2) 소재지</td><td>개설허가(신고・등록) 관할구역 외 이전 (특별시, 광역시 또는 도를 달리하여 이전하지 않은 경우)</td><td rowspan="5">○ 요양기관 현황 신고서 1부
○ 사업자등록증 사본 1부
○ 통장 사본 1부</td></tr>
<tr><td>개설허가(신고・등록) 관할구역인 특별시, 광역시 또는 도를 달리하여 이전한 경우
(요양기관기호를 다시 받아야 함)</td></tr>
<tr><td colspan="2">(3) 의료기관 종류 또는 설립형태
(요양기관기호를 다시 받아야 함)</td></tr>
<tr><td colspan="2">(4) 단독개설 또는 공동(집단)개설시 개설자(대표자)
(요양기관기호를 다시 받아야 함)</td></tr>
<tr><td colspan="2">(5) 법인개원인 경우의 법인 (관련 규정에 따라 동일한 법인으로 보는 경우는 제외)
(요양기관기호를 다시 받아야 함)</td></tr>
<tr><td colspan="2">(6) 의사, 한의사, 치과의사, 약사(한약사), 물리치료사, 작업치료사, 사회복지사</td><td>○ 면허증, 자격증, 세부 전문의 자격증 사본 1부
다만, 신규로 면허 및 자격을 받은 사람만 제출하되, 사회복지사, 세부전문의 자격증과 동위원소취급자(일반・특수)의 면허증은 모두 제출함
○ 보바스, TPI 교육이수증 등 사본 1부</td></tr>
<tr><td colspan="2">(7) 병실수 및 병상수</td><td>○ 없음</td></tr>
<tr><td colspan="2">(8) 휴업・폐업 또는 재개업일</td><td>○ 없음</td></tr>
<tr><td colspan="2">(9) 요양급여비용 수령 계좌번호</td><td>○ 개설자(또는 법인) 인감증명서 1부(원본)
○ 통장 사본 1부 * 요양기관 현황 변경신고서에는 반드시 인감 날인</td></tr>
<tr><td colspan="2">(10) 사업자등록번호 또는 고유번호 변경</td><td>○ 사업자등록증 사본 1부</td></tr>
<tr><td colspan="2">(11) 의약분업 예외지역 요양기관 변경 또는 취소</td><td>○ 없음</td></tr>
<tr><td colspan="2">(12) 응급의료기관 변경 또는 취소</td><td>○ 응급의료기관 변경 또는 지정 취소 관련서류 사본 1부</td></tr>
<tr><td colspan="2">(13) 인력・시설・장비 공동이용기관 변경 또는 취소</td><td>○ 공동이용계약서 또는 공동이용 해지 관련서류 사본 1부</td></tr>
<tr><td colspan="2">(14) 참여 병원・의원 변경 또는 취소</td><td>○ 개방병원이용계약서 또는 개방병원이용 해지 관련 서류 사본 각 1부</td></tr>
<tr><td colspan="2">(15) 인공와우 실시기관 변경 또는 취소</td><td>○ 인공와우 실시기관 변경 또는 취소 관련 서류 사본 각 1부</td></tr>
<tr><td colspan="2">(16) 가정간호사업 실시기관 변경 또는 취소</td><td>○ 가정간호사업 실시기관 변경 또는 취소 관련 서류 사본 각 1부</td></tr>
<tr><td colspan="2">(17) 사회복지시설 촉탁의 및 협약기관(장기요양기관 제외) 변경 또는 취소</td><td>○ 촉탁의 및 협약사회복지시설 계약 또는 해지 관련 서류 사본 각 1부</td></tr>
<tr><td colspan="2">(18) 장기이식 의료기관 변경 또는 취소</td><td>○ 장기이식의료기관 변경 또는 지정 취소 관련 서류 사본 1부</td></tr>
<tr><td colspan="2">(19) 외국인근로자 등 소외계층 의료서비스 지원사업기관 변경 또는 취소</td><td>○ 외국인근로자 등 소외계층 의료서비스 지원사업기관 인증서 사본 1부</td></tr>
<tr><td colspan="2">(20) 진료과목</td><td>○ 없음</td></tr>
<tr><td colspan="2">(21) 기타</td><td>○ 필요시 제출서류
- 의료기관 개설신고증(개설허가증) 사본 1부
: (1), (2), (3), (4), (5), (6), (7), (20)
- 법인 등기사항증명서 1부: (1)
- 휴업・폐업 또는 재개업사실 확인서 사본 1부: (8)
- 공동(집단)개원의 개설자 변경인 경우, 동업계약서 사본 1부: (4)
- 의약분업 예외지역 확인서(지정서) 또는 취소 예정 통보문서 사본 1부: (11)</td></tr>
</table>

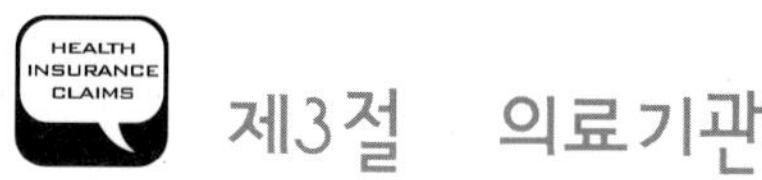

제3절 의료기관

1. 의료기관의 구분

〈표 1-4〉 의료기관의 구분

구분		내용
종합병원	종합병원	• 100병상 이상 300병상 이하인 경우에는 내과・외과・소아청소년과・산부인과 중 3개 진료과목, 영상의학과, 마취통증의학과와 진단검사의학과 또는 병리과를 포함한 7개 이상의 진료과목을 갖추고 각 진료과목마다 전속하는 전문의를 갖춘 의료기관 • 300병상을 초과하는 경우에는 내과, 외과, 소아청소년과, 산부인과, 영상의학과, 마취통증의학과, 진단검사의학과 또는 병리과, 정신건강의학과 및 치과를 포함한 9개 이상의 진료과목을 갖추고 각 진료과목마다 전속하는 전문의를 갖춘 의료기관 • 상급종합병원은 중증질환에 대하여 난이도가 높은 의료행위를 전문적으로 하는 종합병원으로서 보건복지부령이 정하는 인력・시설・장비 및 진료과목 등 전문성이 강화된 기준을 갖춘 의료기관(필수진료과목 〈9개〉 포함 20개 이상의 진료과목을 갖추고 각 진료과목마다 전문의 1인 이상)
병원	병원 치과병원 한방병원	• 의사, 치과의사 또는 한의사가 주로 입원환자를 대상으로 의료행위를 하는 의료기관(30개 이상의 병상의 입원시설을 갖추어야 하나 치과병원은 제외)
	요양병원	• 의사, 치과의사 또는 한의사가 의료행위를 하는 곳으로서 30인 이상을 수용할 수 있는 입원시설을 갖추고 주로 장기요양을 요하는 입원환자를 대상으로 의료행위를 하는 의료기관(「정신보건법」 제3조 제3호에 따른 정신의료기관 중 정신병원, 「장애인복지법」 제58조 제1항 제2호에 따른 의료재활시설로서 제3조의 2의 요건을 갖춘 의료기관 포함) • 입원대상은 노인성질환, 만성질환자 및 외과적 수술 후 또는 상해 후 회복기간에 있는 자로서 주로 요양을 필요로 하는 자. 다만, 정신질환자(노인성치매 제외) 및 전염성 질환자는 입원대상으로 하지 아니함(「의료법 시행규칙」 제28조의 4).
의원	의원 치과의원 한의원	• 의사, 치과의사 또는 한의사가 주로 외래환자를 대상으로 각각 그 의료행위를 하는 의료기관(입원시설은 29개 병상 이내로 운영할 수 있음)
조산원		• 조산사가 조산과 임부・해산부・산욕부 및 신생아를 대상으로 보건활동과 교육・상담을 하는 의료기관

건강보험 요양기관 현황은 다음과 같다.

〈표 1-5〉 전국 요양기관 현황

(단위: 개)

총계	상급종합	종합병원	병원	요양병원	의원	치과병원
94,865	42	314	1,489	1,577	32,491	239
	치과의원	**한방병원**	**한의원**	**조산원**	**보건기관**	**약국**
	17,963	353	14,408	19	3,478	22,493

자료: 건강보험심사평가원, 2020. 12.

2. 의료기관(종류별) 표준업무

1) 상급종합병원(주로 중증질환자를 대상으로 함)

① 수술・시술 등 고난이도의 치료기술을 필요로 하는 중한 질병의 진료
② 치사율이 높고 합병증 발생 가능성이 높은 질환 또는 희귀난치성 질환을 가진 환자의 진료
③ 중증질환에 대한 전문진료 분야별 전문진료센터의 운영
④ 의원・병원・종합병원 또는 다른 상급종합병원으로부터 의뢰받은 환자의 진료
⑤ 의료인 교육, 의료에 관한 연구와 개발 등 의료의 발전과 확산 등

2) 병원・종합병원(주로 입원환자를 대상으로 함)

① 일반적인 입원・수술 진료
② 분야별로 보다 전문적인 관리가 필요한 환자의 진료
③ 장기치료가 필요한 만성질환을 가진 환자로서 입원할 필요가 있는 환자의 진료
④ 의원 또는 다른 병원, 종합병원으로부터 의뢰받은 환자의 진료
⑤ 상급종합병원으로부터 회송받은 환자의 진료 등
⑥ 간단하고 흔한 질병에 대한 외래진료, 질병의 예방 및 상담 등 포괄적인 의료서비스
⑦ 간단한 외과적 수술이나 처치 등 그 밖의 통원치료가 가능한 환자의 진료
⑧ 장기치료가 필요한 만성질환을 가진 환자로서 입원할 필요가 없는 환자의 진료
⑨ 병원・종합병원・상급종합병원의 표준업무에 부합하는 진료를 마친 후 회송받은 환자의 진료 등

3) 의원(주로 외래환자를 대상으로 함)

① 간단하고 흔한 질병에 대한 외래진료
② 간단한 외과적 수술이나 처치 등 그 밖의 통원치료가 가능한 환자의 진료
③ 다른 의원급 의료기관으로부터 의뢰받은 환자의 진료
④ 병원・종합병원・상급종합병원의 표준업무에 부합하는 진료를 마친 후 회송받은 환자의 진료 등

3. 전문병원

1) 전문병원 지정

① 보건복지부장관은 병원급 의료기관 중에서 특정 진료과목이나 특정 질환 등에 대하여 난이도가 높은 의료행위를 하는 병원을 전문병원으로 지정할 수 있다.

② 전문병원은 다음 요건을 갖추어야 한다.

ⓐ 특정 질환별 · 진료과목별 환자의 구성비율 등이 보건복지부령으로 정하는 기준에 해당할 것

ⓑ 보건복지부령으로 정하는 수 이상의 진료과목을 갖추고 각 진료과목마다 전속하는 전문의를 둘 것

③ 보건복지부장관은 전문병원으로 지정하는 경우 제2항 각 호의 사항 및 진료의 난이도 등에 대하여 평가를 실시하여야 한다.

④ 보건복지부장관은 전문병원으로 지정받은 의료기관에 대하여 3년마다 제3항에 따른 평가를 실시하여 재지정하거나 지정을 취소할 수 있다.

⑤ 보건복지부장관은 제3항 및 제4항에 따른 평가업무를 관계 전문기관 또는 단체에 위탁할 수 있다.

⑥ 전문병원 지정 · 재지정의 기준 · 절차 및 평가업무의 위탁절차 등에 관하여 필요한 사항은 보건복지부령으로 정한다.

2) 전문병원 지정평가

전문병원이란 「의료법」 제3조의 5(전문병원 지정)에 의거 보건복지부장관은 병원급 의료기관 중에서 특정 진료과목이나 특정 질환 등에 대하여 난이도가 높은 의료행위를 하는 병원을 전문병원으로 지정한 것을 말한다.

① '전문병원 지정 및 평가 등에 관한 규칙'(보건복지부령)

② '전문병원의 지정 등에 관한 고시'

3) 전문병원 제도의 필요성

의료기관의 기능을 재정립하고 의료자원의 관리를 강화하기 위하여 전문병원제도를 도입함으로써 첫째, 특정 질환의 숙달된 치료기술 발전으로 표준화된 서비스를 제공하는 동시에 대외경쟁력 향상을 통해 중소병원의 경영난을 해소하며 둘째, 소비자의 양질의 의료서비스에 대한 접근성 향상 및 전문화된 치료욕구의 수요를 충족시키고 셋째, 대형 병원 중심의 왜곡된 의료전달체계 개선을 통해 의료비 절감 및 자원의 활용도를 높이는 데 그 필요성이 있다.

4) 지정분야(20개)

구분	세부내역
질환(10)	관절, 뇌혈관, 대장항문, 수지접합, 심장, 알코올, 유방, 척추, 화상, 주산기질환
진료과목(7)	산부인과, 소아청소년과, 신경과, 안과, 외과, 이비인후과, 재활의학과
한방분야(3)	중풍질환, 척추질환, 한방부인과

※제4기 전문병원 2021년 1월 1일부터 3년간 적용되며, 20개 분야 101개 기관이다.

5) 전문병원 심의위원회

① 소속: 보건복지부

② 구성원: 위원장 1명을 포함한 11명 이내의 위원

ⓐ 위원장(보건복지부 고위공무원), 보건의료 수요자 대표 2인, 보건의료 공급자 대표 3인, 보건복지부 소속 3인, 보건의료에 관한 학식과 경험이 풍부한 사람 중 보건복지부장관이 위촉 3인

ⓑ 심의사항: 전문병원의 지정 및 재지정에 관한 사항, 그 밖에 보건복지부장관이 심의에 부치는 사항

6) 지정기준

질병군별 환자구성비율, 진료량, 필수 진료과목, 의료인력, 병상, 임상 질(2014년부터 적용), 의료서비스 수준(2014년부터 적용)

① '전문병원의 지정 및 평가 등에 관한 규칙'과 그 [별표 1], [별표 2] 참고

② '전문병원의 지정 등에 관한 고시'(보건복지부 고시 제2014-129호) 참고

7) 지정방식

① 지정요건(절대평가)을 충족하는 병원에 대해 항목별 평가(상대평가) 실시

② 지역별 · 분야별 균형을 고려하여 전문병원심의위원회 심의를 거쳐 보건복지부장관이 지정

③ 지정기관에 대해서는 3년마다 평가를 통해 재지정 또는 취소

8) 사후관리(모니터링)

① 목적

ⓐ 전문병원 제도의 안정적 운영 및 국민에게 신뢰성 있는 제도 정립

ⓑ 전문병원 지정 이후에도 지정기준 충족에 대한 현황 파악 및 지정기준 유지를 위한 관리체계 마련

② 방법

구분	매월	반기별
시기	매월 말	3월 말, 9월 말
항목	3가지 (필수 진료과목, 의료인력, 병상수)	5가지 (필수 진료과목, 의료인력, 병상수, 환자의 구성비율, 진료량)
자료산출	매월 말 심평원 현황 통보자료로 산출	

4. 상급종합병원

1) 상급종합병원 지정

① 보건복지부장관은 종합병원 중에서 중증질환에 대하여 난이도가 높은 의료행위를 전문적으로 하는 종합병원을 상급종합병원으로 지정할 수 있다.

ⓐ 보건복지부령으로 정하는 20개 이상의 진료과목을 갖추고 각 진료과목마다 전속하는 전문의를 둘 것

ⓑ 전문의가 되려는 자를 수련시키는 기관일 것(전문의 수련기관)

ⓒ 보건복지부령으로 정하는 인력・시설・장비 등을 갖출 것

ⓓ 질병군별 환자구성 비율이 보건복지부령으로 정하는 기준에 해당할 것

② 보건복지부장관은 상급병원 지정을 하는 경우 제1항의 사항 및 전문성 등에 대하여 평가를 실시하여야 한다.

③ 보건복지부장관은 상급종합병원으로 지정받은 종합병원에 대하여 3년마다 평가를 실시하여 재지정하거나 지정을 취소할 수 있다.

④ 보건복지부장관은 상급종합병원 평가업무를 관계 전문기관 또는 단체에 위탁할 수 있다.

⑤ 상급종합병원 지정・재지정의 기준・절차 및 평가업무의 위탁절차 등에 관하여 필요한 사항은 보건복지부령으로 정한다.

2) 상급종합병원 지정평가

상급종합병원이란 「의료법」 제3조의 4(상급종합병원 지정)에 의거 보건복지부장관이 각 호의 요건을 갖춘 종합병원 중에서 중증질환에 대하여 난이도가 높은 의료행위를 전문적으로 하는 종합병원을 상급종합병원으로 지정한 것을 말한다.

① '상급종합병원의 지정 및 평가에 관한 규칙'(보건복지부령)

② '상급종합병원의 지정 및 평가규정'(고시)

3) 상급종합병원 제도의 필요성

중증질환에 대한 난이도 높은 의료서비스를 제공하기 위하여 상급종합병원 제도를 도입함으로써 첫째, 인력・시설・장비 및 환자구성 상태 등의 차별화를 통해 종합적이고 질 높은 서비스를 제공하고 둘째, 중증도에 따른 합리적인 환자 배분과 의료전달체계의 확립을 통해 의료자원의 효율적 활용 및 효율적 요양급여가 이루어지도록 하는 데 그 필요성이 있다.

4) 지정기준(6개)

진료기능, 교육기능, 인력・시설・장비 등, 질병군별 환자의 구성비율, 의료서비스 수준(의료기관 인증), 진료권역별 소요병상 충족도

5) 지정방식

① 지정기준을 충족하는 종합병원에 대하여 상대평가 실시

② 병상수는 진료권역별로 부족한 상급종합병원의 병상을 충족하는 데 기여하기 위하여 각 권역 자체충족률의 중간 값에 해당하는 비율은 진료권역 안에 적용하고, 나머지는 전국권역으로 통합하여 상대평가 결과가 우수한 의료기관을 우선 지정

③ 상급종합병원 지정신청서를 제출한 종합병원에 대하여 3년마다 평가를 통해 지정 또는 재지정

6) 상급종합병원 평가협의회

① 소속: 보건복지부

② 구성원: 위원장 1명(위원 중 호선)을 포함한 13명 이내 위원

- 의료인 단체 또는 의료기관 단체 추천 4인, 보건의료 수요자 대표 2인, 보건의료 공급자 대표 2인, 학계 3인, 보건복지부 소속 4급 이상 공무원 2인

③ 심의사항: 상급종합병원의 지정 및 재지정에 관한 사항, 지정기준 개선에 관한 사항, 그 밖에 보건복지부장관이 심의에 부치는 사항

7) 상급종합병원 운영 현황

① 지정현황: 상급종합병원 45개

② 운영기간: 2021. 1. 1～2023. 12. 31(3년)

③ 심평원 업무위탁: 한국보건산업진흥원에서 수행하던 업무가 건강보험심사평가원으로 위탁됨(2011. 4)

8) 지정 현황(2018년 1월 현재)

권역	서울권	경기 서부	경기 남부	강원	충북	충남	전북	전남	경북	경남 동부	경남 서부
기관수	14	4	4	2	1	3	2	3	5	5	2

9) 사후관리(모니터링)

① 질병군별 환자구성비율 모니터링

② 분기별 실시, 심평원 보유자료로 산출 후 모니터링 결과 피드백

'상급종합병원의 지정 및 평가 규정'

[보건복지부고시 제2020-123호, 2020. 6. 29 일부개정]

제1조(목적)

이 규정은 「의료법」 제3조의 4, 「상급종합병원의 지정 및 평가에 관한 규칙」(이하 "시행규칙"이라 한다) 제2조 및 제3조에 의한 상급종합병원의 지정에 필요한 세부사항을 규정함을 목적으로 한다.

제2조(중환자실 전담전문의 세부기준)

① 시행규칙 별표 제3호 다목에 따른 중환자실 및 신생아중환자실 전담전문의가 따라야 할 근무기준은 다음 각 호와 같다.

1. 전문의 자격을 가지고 1일 주간 8시간 이상, 1주간 5일 이상 중환자실에 근무하여야 하며, 동일 전문의의 근무기간은 3개월 이상이어야 한다.
2. 중환자실 근무 배치 시간 동안 타 업무 병행 및 근무 기간 동안 교대근무는 허용되지 않는다. 다만, 부득이한 경우 1일 4시간, 주 2일 이내 외래진료업무를 수행할 수 있다.
3. 전담전문의가 평일이 포함된 휴가, 출장 등의 경우 대체 전문의를 두어야 한다.
4. 전담전문의가 상주하지 않는 시간(야간 및 주말, 공휴일 등 포함)의 경우 전담전문의, 대체 전문의 또는 전담전문의 지도하에 중환자실에 근무하는 전담레지던트를 두어야 한다.

② 상급종합병원으로 지정받고자 하는 의료기관은 제1항 제1호부터 제4호까지의 전담전문의 세부기준을 모두 충족하여야 한다.

제3조(질병군별 질병의 종류)

① 시행규칙 별표 제4호 가목에 따른 질병군별 환자의 구성비율을 판별하기 위한 질병의 종류는 [별표 1]과 같다.

② 시행규칙 별표 제4호 나목에 따른 외래환자의 구성비율을 판별하기 위한 질병의 종류는 보건복지부장관이 별도 고시한 「본인일부부담금 산정특례에 관한 기준」 [별표 6]의 상병과 같다.

③ 제1항에도 불구하고, 환자 분류체계 적용 시 질병의 중증분류 적정성이 지정평가에 현저한 영향을 미칠 수 있다고 판단될 경우 보건복지부장관이 별도로 정하여 공고할 수 있다.

제4조(의료서비스 수준 평가항목 및 점수 산정방법)

시행규칙 별표 제5호 나목에 따른 의료서비스 수준 평가항목 및 점수 산정방법은 [별표 2]와 같다.

제5조(진료권역)

시행규칙 제3조 제4항에 따른 진료권역별 소요병상수를 산정하기 위한 진료권역은 [별표 3]과 같다.

제6조(소요병상수 산정방법 및 적용)

① 시행규칙 제3조 제4항에 따른 진료권역별 상급종합병원의 소요병상수 산정방법은 [별표 4]와 같다.

② 상급종합병원의 소요병상수는 권역별 자체충족률을 감안하여 각 권역 자체충족률의 중간값에 해당하는 비율은 진료권역 안에 적용하고, 나머지는 전국권역으로 통합하여 적용한다.

③ 보건복지부장관은 법 제3조의 4 제1항에 따라 지정받은 상급종합병원이 병상을 증설하고자 하는 경우 병상증설계획 등에 관하여 보건복지부장관과 사전에 협의할 것을 상급종합병원의 장에게 요청할 수 있다.

④ 제3항에 따른 상급종합병원의 병상 증설 사전 협의를 위한 절차 등 세부사항은 보건복지부장관이 정한다.

제7조(상대평가의 기준 및 평가)

① 시행규칙 제3조에 따른 상대평가를 위한 세부 평가방법은 [별표 5]와 같다.

② 상급종합병원 지정을 신청한 의료기관의 병상수가 제6조에 따른 소요병상수를 초과한 경우 제1항에 따른 상대평가 결과가 우수한 의료기관을 상급종합병원으로 우선 지정할 수 있다.

제8조(상급종합병원평가협의회)

① 상급종합병원의 지정 및 평가에 관한 다음 각 호의 사항을 협의하기 위하여 보건복지부에 상급종합병원평가협의회(이하 "협의회"라 한다.)를 둔다.

1. 시행규칙 제2조에 따른 상급종합병원의 지정기준 개선
2. 시행규칙 제3조 및 제4조에 따른 상급종합병원의 평가 및 지정·재지정
3. 그 밖에 상급종합병원의 지정 및 평가에 관하여 보건복지부장관이 협의를 요청하는 사항

② 협의회는 위원장을 포함하여 13명 이내의 위원으로 구성하며, 위원은 다음 각 호의 자 중 보건복지부장관이 위촉 또는 임명한다.

1. 의료법 제28조 및 제52조에 따른 의료인 단체 또는 의료기관 단체에서 추천한 자 4명
2. 보건의료 수요자를 대표하는 자 2명
3. 국민건강보험법 제13조에 따른 국민건강보험공단 및 같은 법 제62조에 따른 건강보험심사평가원의 임직원 각 1명
4. 보건의료에 관한 학식과 경험이 풍부한 자 3명
5. 보건복지부 소속 4급 이상 공무원 2명

③ 협의회의 사무를 처리하기 위하여 간사 2명을 두되, 1명은 위원장이 지명하고, 나머지 1명은 보건복지부 소속 공무원으로 한다.

④ 위원의 임기는 3년으로 하며 연임할 수 있다.

⑤ 공무원인 위원의 임기는 그 직에 재직하는 기간으로 하며, 보궐위원의 임기는 전임자 임기의 남은 기간으로 한다.

제9조(협의회 운영)

① 위원장은 위원 중에서 호선하고, 위원장은 협의회를 대표하여 회무를 통할한다.

② 위원장 유고시는 위원장이 지정한 위원이 그 직무를 대행한다.

③ 위원회의 회의는 특별한 사유가 없는 한 재적위원 과반수의 출석으로 개의하고 출석위원 과반수의 찬성으로 의결한다.

④ 위원회에 출석한 위원에 대하여 예산의 범위에서 수당을 지급할 수 있다. 다만, 공무원이 그 소관업무와 직접 관련하여 출석하는 경우에는 그러하지 아니하다.

⑤ 그 밖에 협의회 운영에 필요한 사항은 협의회의 의결을 거쳐 위원장이 정한다.

제10조(재검토기한)

「훈령ㆍ예규 등의 발령 및 관리에 관한 규정」(대통령훈령 제334호)에 따라 이 고시 발령 후의 법령이나 현실 여건의 변화 등을 검토하여 이 고시의 폐지, 개정 등의 조치를 하여야 하는 기한은 2020년 6월 30일까지로 한다.

부칙

이 고시는 발령한 날부터 시행한다.

[별표 5] 상대평가 방법(제7조 관련)

1. 상대평가 기준 및 기준별 가중치

상대평가 기준		가중치(%)
환자구성상태(전문진료질병군에 속하는 입원환자의 비율)		55
의료인 수	의사 1인당 연평균 1일 입원환자 수	20
	간호사 1인당 연평균 1일 입원환자 수	10
교육기능	내과, 외과, 소아청소년과, 산부인과, 영상의학과, 마취통증의학과, 흉부외과, 방사선종양학과, 진단검사의학과, 병리과, 핵의학과, 응급의학과의 12개 과목 중 레지던트가 상근하는 과목의 수	10
의료서비스 수준	의료서비스 수준 평가결과 산출점수	5
합계		100

2. 상대평가 기준별 등급구간 및 배점

가. 환자구성상태

1) 전문진료질병군에 속하는 환자의 구성비율이 35% 이상인 경우 10.00점

2) 전문진료질병군에 속하는 환자의 구성비율이 21%인 경우 6.00점

3) 전문진료질병군에 속하는 환자의 구성비율이 21% 초과 35% 미만인 경우
(전문진료질병군에 속하는 환자의 구성비율 XX.XX×0.2857)+0.0005

＊배점은 소수점 2자리까지 산출

나. 의료인 수 및 교육기능

배점	의사 1인당 연평균 1일 입원환자 수	간호사 1인당 연평균 1일 입원환자 수	교육기능
10	4.0명 이하	1.9명 이하	10개과 이상
9	5.5명 이하~4.0명 초과	2.0명 이하~1.9명 초과	9개과
8	7.0명 이하~5.5명 초과	2.1명 이하~2.0명 초과	8개과
7	8.5명 이하~7.0명 초과	2.2명 이하~2.1명 초과	7개과
6	10명 이하~8.5명 초과	2.3명 이하~2.2명 초과	6개과

다. 의료서비스 수준

제4조 및 별표 2(의료서비스 수준 평가항목 및 점수 산정방법)에 의하여 산출된 점수 적용

3. 평가방법

1) 지정기준별 배점에 가중치를 곱하여 더한 점수(총점)를 구한다.

2) 1)에서 구한 점수에 다음 각 목에 따라 가점 또는 감점을 적용할 수 있다.

가) 중증질환에 대한 고난이도 감염관리의 전문성 강화를 위해 병문안객 통제시설을 설치하고 보안인력을 지정・배치한 경우 가점 3점

나) 연간 3개 이상의 간호대학을 대상으로 간호 실습교육을 위한 전문적 간호기술 역량을 갖출 경우 가점 2점

다) 재지정의 경우 제6조 제3항 및 제4항에 따라 보건복지부장관이 요청한 사전협의에 응하지 않거나 사전협의 결과와 달리 증설한 허가병상이 있는 경우, 감점 5점

3) 총점이 높은 병원을 우수한 병원으로 한다.

4) 총점이 동점이 나온 경우 환자구성상태, 의료인 수, 교육기능, 의료서비스 수준 순으로 높은 배점을 받은 의료기관을 우수한 병원으로 한다.

5) 위와 같은 방법으로 우수한 병원을 구분할 수 없을 때에는 환자구성상태 중 단순진료질병군 환자비율이 낮은 의료기관을 우수한 병원으로 한다.

'전문병원의 지정 및 평가 등에 관한 규칙'

[보건복지부령 제536호, 2017. 11. 28 시행]

제1조(목적)

이 규칙은 「의료법」 제3조의 5에 따라 전문병원의 지정・재지정의 기준・절차 및 평가업무의 위탁 절차 등에 관한 사항을 정하는 것을 목적으로 한다.

제2조(전문병원의 지정기준)

① 「의료법」(이하 "법"이라 한다) 제3조의 5 제1항에 따른 전문병원의 지정기준은 다음 각 호의 구분과 같다.

1. 한방병원을 제외한 병원급 의료기관의 전문병원 지정기준: [별표 1]
2. 한방병원의 전문병원 지정기준: [별표 2]

② 제1항 제1호에도 불구하고 다음 각 호의 구분에 따라 그 지정기준을 완화하여 적용할 수 있다. 다만, 제1호 및 제2호에 따른 [별표 1] 제4호 가목의 지정기준의 완화를 중복하여 적용하지 아니한다.

1. 보건복지부장관이 정하여 고시하는 특정 지역에서의 전문병원 지정의 경우: [별표 1] 제2호 가목 및 제4호 가목에 따른 지정기준의 30퍼센트 범위내 완화
2. 보건복지부장관이 정하여 고시하는 특정 질환 또는 특정 진료과목 전문병원 지정의 경우: [별표 1] 제4호 가목에 따른 지정기준의 30퍼센트 범위내 완화

제3조(전문병원의 지정절차)

① 보건복지부장관은 법 제3조의 5 제1항에 따라 전문병원을 지정하려는 경우에는 지정 예정일 3개월 전에 지정계획을 공고하여야 한다.

② 법 제3조의 5 제1항에 따라 전문병원으로 지정받으려는 병원급 의료기관의 장은 [별지 제1호 서식]의 전문병원 지정신청서에 다음 각 호의 서류를 첨부하여 제1항에 따른 전문병원 지정계획 공고일부터 15일 이내에 보건복지부장관에게 제출하여야 한다. 다만, 제4호의 서류는 전문병원 지정계획 공고일부터 4개월 이내에 따로 제출할 수 있다.

1. [별지 제2호 서식]의 시설 현황
2. [별지 제3호 서식]의 인력 현황
3. [별지 제4호 서식]의 전문병원 운영계획서
4. 「의료법 시행규칙」 제64조의 5에 따른 의료기관 인증서 사본

③ 보건복지부장관은 제2항에 따라 전문병원 지정신청서를 제출한 의료기관에 대하여 제2조에 따른 지정기준의 충족 여부에 대한 평가를 실시하여야 한다.

④ 보건복지부장관은 제3항에 따른 평가결과 그 지정기준을 충족한 의료기관을 대상으로 [별표 1] 제1호, 제2호 및 제4호 또는 [별표 2] 제1호, 제2호 및 제4호에 따른 지정기준에 대한 상대평가를 실시하고, 그 평가결과 등에 관하여 제5조에 따른 전문병원심의위원회의 심의를 거쳐 전문병원으로 지정할 수 있다.

⑤ 보건복지부장관은 제3항 및 제4항에 따른 지정 기준에 대한 평가와 상대평가 내용의 사실 여부를 확인하기 위하여 현지조사를 실시할 수 있다.

⑥ 보건복지부장관이 제4항에 따라 전문병원을 지정하였을 때에는 [별지 제5호 서식]의 전문병원 지정서를 신청인에게 발급하여야 한다.

⑦ 제1항부터 제6항까지에서 규정한 사항 외에 전문병원의 지정에 필요한 세부사항은 보건복지부장관이 정하여 고시한다.

제4조(전문병원의 재지정)

법 제3조의 5 제4항에 따른 전문병원의 재지정 기준 및 절차에 관하여는 제2조 및 제3조를 준용한다. 이 경우 "지정"은 "재지정"으로 본다.

제5조(전문병원심의위원회)

① 다음 각 호의 사항을 심의하기 위하여 보건복지부장관 소속으로 전문병원심의위원회(이하 "위원회"라 한다)를 둔다.

1. 전문병원의 지정 및 재지정에 관한 사항
2. 그 밖에 전문병원에 관한 주요 시책으로서 보건복지부장관이 심의에 부치는 사항

② 위원회는 위원장 1명을 포함한 11명 이내의 위원으로 구성한다.

③ 위원회의 위원장은 보건복지부 소속 고위공무원단에 속하는 공무원 중에서 보건복지부장관이 지명하고, 위원은 다음 각 호의 사람 중에서 보건복지부장관이 임명 또는 위촉한다.

1. 보건의료 수요자를 대표하는 사람
2. 보건의료 공급자를 대표하는 사람
3. 보건복지부 소속 3급 또는 4급 공무원
4. 보건의료에 관한 학식과 경험이 풍부한 사람

④ 제1항부터 제3항까지에서 규정한 사항 외에 위원회의 구성 및 운영에 필요한 사항은 보건복지부장관이 정하여 고시한다.

제6조(전문병원의 지정취소)

① 보건복지부장관은 전문병원으로 지정받은 자가 다음 각 호의 어느 하나에 해당하면 그 지정을 취소할 수 있다.

1. 거짓이나 그 밖의 부정한 방법으로 지정을 받은 경우
2. 전문병원 지정을 받은 자가 전문병원의 지정취소를 희망하여 제3조 제6항에 따른 전문병원 지정서를 반납한 경우
3. 법 제3조의 5 제4항에 따른 재평가 시 제2조에 따른 지정기준을 충족하지 못하는 경우

② 의료기관의 장은 제1항 제1호 또는 제3호에 따라 그 지정이 취소된 경우에는 전문병원 지정서를 즉시 보건복지부장관에게 반납하여야 한다.

제7조(평가업무의 위탁)

① 보건복지부장관은 법 제3조의 5 제5항에 따라 제3조 제3항 및 제4항에 따른 평가 및 제5항에 따른 현지조

사업무를 다음 각 호의 기관 또는 단체 중 보건복지부장관이 지정한 기관에 위탁할 수 있다.

1. 「국민건강보험법」 제62조에 따른 건강보험심사평가원
2. 정부가 설립하거나 정부가 운영비용의 전부 또는 일부를 지원하는 의료기관 평가업무와 관련된 비영리법인
3. 그 밖에 의료기관 평가에 관한 전문인력과 능력을 갖춘 비영리법인

② 보건복지부장관은 제1항에 따라 업무를 위탁한 경우에는 예산의 범위에서 그에 필요한 비용을 보조할 수 있다.

[별표 1] 전문병원의 지정 기준(제2조 제1항 제1호 관련)〈개정 2017. 6. 29〉

1. 질환별 · 진료과목별 환자의 구성비율

가. 다음 표의 구분에 따라 해당 병원이 진료한 전체 입원 연환자(특정기간 동안 입원 환자의 입원일수를 환자수로 환산한 연인원을 말한다. 이하 같다) 중 주요 진단범위 또는 환자유형에 속하는 환자의 구성비율이 각각 해당 기준 이상이어야 한다. 이 경우 질병군별(DRG) 포괄수가제가 적용되는 진료과목에 대한 환자의 구성비율을 계산할 경우에는 해당 병원이 진료한 전체 입원 실환자(특정기간 동안 실제 입원한 환자의 수를 말한다. 이하 같다)로 할 수 있다.

구분		주요 진단범위(Major Diagnosis Category) 또는 환자유형	환자의 구성비율
질환	관절	MDC 'I' 근골격계 및 결합조직 질환 및 장애	45%
	뇌혈관	MDC 'B' 신경계 질환 및 장애(B05, B60 제외)	30%
	대장항문	MDC 'G' 소화기계 질환 및 장애	45%
	수지접합	MDC 'I' 근골격계 및 결합조직 질환 및 장애 MDC 'X' 외상, 중독 및 약물의 독성 효과	45%(한 가지 주요 진단범위에 속하는 비율) 또는 66%(두 가지 주요 진단범위에 속하는 비율)
	심장	MDC 'F' 순환기계 질환 및 장애	30%
	알코올	MDC 'V' 알코올/약물 사용 및 알코올/약물로 인한 정신 장애	66%
	유방	MDC 'J' 피부, 피하조직, 유방 질환 및 장애	30%
	척추	MDC 'I' 근골격계 및 결합조직 질환 및 장애 MDC 'B' 신경계 질환 및 장애 중 B05, B60	66%
	화상	MDC 'Y' 화상	45%
	주산기(周産期)	MDC 'O' 임신, 출산, 산욕(産褥) 1세 이하인 환자(정상신생아 제외)	25%(각각)
진료과목	산부인과	MDC 'N' 여성 생식기 질환 및 장애 MDC 'O' 임신, 출산, 산욕(産褥)(정상신생아는 제외한다)	45%(한 가지 주요 진단범위에 속하는 비율) 또는 66%(두 가지 주요 진단범위에 속하는 비율)
	소아청소년과	18세 이하인 환자	66%
	신경과	MDC 'B' 신경계 질환 및 장애 MDC 'C' 눈의 질환 및 장애 중 C61 MDC 'D' 귀, 코, 입, 인후 질환 및 장애 중 D61 MDC 'I' 근골격계 및 결합조직 질환 및 장애 중 I68 MDC 'U' 정신 질환 및 장애 중 U60, U65	66%
	안과	MDC 'C' 눈의 질환 및 장애	45%

(계속)

구분		주요 진단범위(Major Diagnosis Category) 또는 환자유형	환자의 구성비율
진료과목	외과	MDC 'F' 순환기계 질환 및 장애 중 F06, F10, F15, F16, F64, F66 MDC 'G' 소화기계 질환 및 장애 MDC 'H' 간담도계 및 췌장 질환 및 장애 MDC 'J' 피부, 피하조직, 유방 질환 및 장애(J67, J68, J69, J70 제외) MDC 'K' 내분비, 영양, 대사성 질환 및 장애 중 K02, K03, K04, K05, K06, K65, K66, K67 MDC 'Y' 화상	45%
	이비인후과	MDC 'D' 귀, 코, 입, 인후 질환 및 장애	45%
	재활의학과	전문재활치료를 받는 환자로서, 발병에서 입원까지의 기간이 2년 이내인 환자	66%

나. 가목에 따른 환자의 구성비율은 지정계획 공고일 기준 전년도 1년간의 입원환자 진료실적을 기준으로 한다. 이 경우 「의료법」 제3조 제2항 각 호에 따른 의료기관의 종류가 변경된 의료기관의 경우에는 변경 전후 동일성이 인정되는 해당 진료실적을 포함한다.

2. 질환별 · 진료과목별 진료량

가. 해당 병원이 진료한 보건복지부장관이 정하여 고시하는 전문진료질병군 및 일반진료질병군(수지접합 질환이나 외과 및 재활의학과의 경우 단순진료질병군을 포함한다. 이하 같다) 또는 환자유형에 속하는 입원 연환자가 전체 병원급 의료기관이 진료한 보건복지부장관이 정하여 고시하는 전문진료질병군 및 일반진료질병군 또는 환자유형에 속하는 입원 연환자의 상위 30퍼센타일(백분위수) 이상이어야 한다.

나. 가목에 따라 전체 병원급 의료기관의 입원 연환자를 산정할 때 다음에 해당하는 병원의 진료실적은 제외한다.

1) 「의료법」 제3조의 4에 따른 상급종합병원

2) 보건복지부장관이 정하여 고시하는 전문진료질병군 및 일반진료질병군 또는 환자유형에 속하는 입원 연환자가 연간 10명 이하인 병원

3) 「의료법」 제3조 제2항 제3호 라목에 따른 요양병원

다. 가목에 따른 진료량은 지정계획 공고일 기준 전년도 1년간의 입원환자 진료실적을 기준으로 한다. 이 경우 「의료법」 제3조 제2항 각 호에 따른 의료기관의 종류가 변경된 의료기관의 경우에는 변경 전후 동일성이 인정되는 해당 진료실적을 포함한다.

3. 필수 진료과목

다음 표의 구분에 따라 질환별 또는 진료과목별로 필수 진료과목을 갖추어야 하고, 필수 진료과목마다 전속하는 전문의를 두어야 한다. 이 경우 필수 진료과목은 지정계획 공고일 기준 전년도 12월 31일을 기준으로 하고, 해당 필수 진료과목에 전속하는 전문의는 지정계획 공고일 기준 전년도 1년간의 근무실적을 기준으로 한다.

질환/진료과목		필수 진료과목
질환	관절질환	정형외과, 내과
	뇌혈관질환	신경외과, 신경과, 재활의학과
	대장항문질환	외과, 내과
	수지접합	정형외과 또는 성형외과, 내과
	심장질환	흉부외과, 내과, 소아청소년과
	알코올질환	정신건강의학과
	유방질환	외과, 내과
	척추질환	정형외과 또는 신경외과, 내과

(계속)

질환/진료과목		필수 진료과목
질환	화상질환	외과, 내과
	주산기질환	산부인과, 소아청소년과
진료과목	산부인과	산부인과, 소아청소년과
	소아청소년과	소아청소년과
	신경과	신경과
	안과	안과
	외과	외과, 내과
	이비인후과	이비인후과
	재활의학과	재활의학과

4. 의료인력

가. 다음 표의 구분에 따라 질환별 또는 진료과목별로 전문의 인정 진료과목에 전속하는 전문의를 두어야 한다.

질환/진료과목		전문의 수	전문의 인정 진료과목
질환	관절질환	8명 이상	정형외과
	뇌혈관질환	6명 이상	신경외과, 신경과, 재활의학과
	대장항문질환	8명 이상	외과
	수지접합	8명 이상	정형외과, 성형외과
	심장질환	8명 이상	흉부외과, 내과, 소아청소년과
	알코올질환	4명 이상	정신건강의학과
	유방질환	4명 이상	외과
	척추질환	8명 이상	정형외과, 신경외과
	화상질환	4명 이상	외과
	주산기질환	8명 이상	산부인과, 소아청소년과
진료과목	산부인과	8명 이상	산부인과
	소아청소년과	6명 이상	소아청소년과
	신경과	4명 이상	신경과
	안과	8명 이상	안과
	외과	4명 이상	외과
	이비인후과	8명 이상	이비인후과
	재활의학과	4명 이상	재활의학과

나. 가목에 따른 의료인력은 지정계획 공고일 기준 전년도 1년간의 근무실적을 기준으로 한다.

5. 병상

다음 표의 구분에 따라 질환별 또는 진료과목별로 최소한의 병상 수를 갖추어야 한다. 이 경우 병상수는 지정계획 공고일 기준 전년도 12월 31일을 기준으로 한다.

질환/진료과목	최소 병상수
관절질환, 뇌혈관질환, 대장항문질환, 수지접합, 심장질환, 알코올질환, 척추질환	80
화상질환, 주산기질환, 산부인과, 소아청소년과, 외과, 재활의학과	60
신경과, 유방질환, 안과, 이비인후과	30

6. 의료 질(質)

가. 보건복지부장관이 정하여 고시하는 바에 따라 질환별 또는 진료과목별로 환자의 재원일수, 합병증 발생률, 재수술률, 재입원율 및 치료 결과 등에 대하여 평가한 결과가 총 100점 만점을 기준으로 70점 이상이어야 한다.

나. 가목에 따른 의료질 평가는 지정계획 공고일 기준 전년도 1년간의 실적을 기준으로 한다.

7. 의료서비스 수준

「의료법」 제58조 제1항에 따른 의료기관 인증을 받아야 한다.

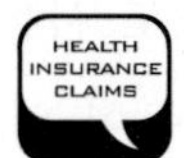

제4절 의약분업

1. 의약분업의 정의

의약분업은 의사 또는 치과의사가 진단·처방하고 약사가 의사의 처방에 따라 의약품을 조제하는 것으로서, 환자에 대한 진찰·처방·조제를 의사·약사 간에 직능별로 분담·전문화하여 불필요한 투약을 방지하여 국민보건 향상에 기여토록 하기 위해 2000년 7월부터 시행되었다.

2. 의약분업의 기본원칙

① 의사 또는 치과의사는 전문의약품과 일반의약품을 처방할 수 있고, 약사는 의사 또는 치과의사의 처방전에 따라 전문의약품과 일반의약품을 조제하여야 한다.

② 의사는 외래환자에 대하여 원외처방전을 발행하여야 하고, 약사는 원외처방전에 따라 조제할 수 있다(의료기관에 근무하는 약사 제외).

③ 약국 개설자는 의사의 처방전에 따라 조제하는 경우를 제외하고는 전문의약품을 판매하여서는 안 된다. 다만, 일반의약품의 경우 의사의 처방전 없이 판매할 수 있다.

3. 일반의약품과 전문의약품

1) 일반의약품(OTC: Over the Counter, 약품)

일반의약품은 의사・치과의사의 처방에 의하지 않고 환자가 선택할 수 있는 의약품이다.

① 오용・남용될 우려가 적고, 의사나 치과의사의 처방 없이 사용하더라도 안전성 및 유효성을 기대할 수 있는 의약품

② 질병 치료를 위하여 의사나 치과의사의 전문지식이 없어도 사용할 수 있는 의약품

③ 의약품의 제형(劑型)과 약리작용 상 인체에 미치는 부작용이 비교적 적은 의약품

2) 전문의약품(POM: Precription only Medicine, 처방약)

전문의약품은 일반의약품이 아닌 의약품으로서, 의사 또는 치과의사의 처방에 의해서만 조제・판매할 수 있다(보건복지부 고시 제2010-141호).

① 약리작용 또는 적응증으로 볼 때 의사 또는 치과의사의 전문적인 진단과 지시・감독에 따라 사용되어야 하는 의약품(당뇨, 혈압, 고지혈증 등)

② 투여경로의 특성상 의사 또는 치과의사의 지시・감독에 따라 사용되어야 하는 의약품(주사제, 항암제)

③ 용법・용량을 준수하는데 전문성이 필요하거나 혹은 환자에 따라 적절한 용법・용량의 설정이 필요하여 의사 또는 치과의사의 전문적인 지시・감독에 따라 사용되어야 하는 의약품

④ 부작용이 심하여 의사 또는 치과의사의 지시・감독에 따라 사용되어야 하는 의약품으로서 심각한 부작용의 발현 빈도가 높거나 정상 상용량 범위 안에서 사용하더라도 부작용 발현의 빈도가 높은 의약품

⑤ 습관성 및 의존성이 있는 의약품

⑥ 내성(resistance)이 문제가 되는 의약품(항생제 등)

⑦ 약물의 상호작용이 상당한 정도로 존재하여 심각한 부작용이 발생할 수 있거나 약효의 현저한 감소를 가져올 수 있는 의약품

⑧ 마약, 한외마약, 향정신성의약품, 독약, 극약에 해당하는 의약품

⑨ 오남용의 우려가 있어 사회적 문제를 야기하는 의약품

⑩ 식품의약품안전처장이 신약으로 지정하는 의약품(다만, 외국에서 유효성・안전성이 충분히 입증된 경우 제외)

4. 의약분업의 대상

의약분업은 외래환자를 대상으로 의사의 전문적인 진단·처방에 의해 전문·일반 의약품의 투약이 필요한 경우에 실시하고 있으며, 종합감기약 등 안전성 및 유효성을 기대할 수 있는 일반의약품은 의약분업에서 제외하고 있다.

1) 대상기관 및 지역

① 대상기관은 보건소와 보건지소를 포함한 모든 의료기관이다. 모든 의료기관의 의사는 외래환자에게 「의료법」 제18조(처방전 작성과 교부)에 따라 처방전(원외처방전)을 교부하여야 하며, 약사는 약국의 조제실에서 원외처방전에 따라 의약품을 조제하여야 한다. 다만, 의료기관의 조제실에서 조제업무에 종사하는 약사는 「의료법」 제18조(처방전 작성과 교부)에 따라 처방전(원외처방전)이 교부된 환자를 위하여 의약품을 조제하여서는 아니 된다.

② 대상지역은 일부 예외지역을 제외한 전국의 모든 지역이다.

2) 의약분업 대상의약품

일부 의약분업 예외의약품을 제외한 국내에서 제조·수입하는 모든 전문의약품을 의약분업대상 의약품으로 한다.

3) 의약분업 대상환자

① 모든 외래환자(건강보험, 의료급여, 산재보험, 자동차보험, 일반환자)
② 외국인의 경우에도 국내 거주 및 체류하는 환자
③ 외국보험사에 소속된 한국선원

5. 의약분업 예외

1) 대상 예외기관 및 지역

① 예외기관: 의약분업 예외지역의 의료기관 및 보건소·약국, 재해지역의 약국, 한방의료기관, 동물병원
② 의약분업 예외지역
ⓐ 의료기관 또는 약국이 개설되지 않은 읍·면 지역 및 도서지역

ⓑ 의료기관과 약국이 개설되어 있으나 의료기관과 약국이 반경 1.5km 이상 떨어져 있어 해당 지역 주민이 의료기관과 약국을 함께 이용하기 어렵다고 인정되는 지역은 시・도지사가 예외지역의 범위에 포함시킬 수 있다.

ⓒ 공단지역 내에 개설된 부속의료기관과 인근 약국 간 거리가 실거리로 1km 이상 떨어져 있어 해당 공단의 종사자가 부속의료기관과 약국을 함께 이용하기 어렵다고 인정하는 공단지역

ⓓ 재해발생지역

2) 의약분업 예외환자

① 입원환자
② 「응급의료에 관한 법률」에 관련된 응급환자
③ 조현병 또는 조울증 등으로 자신 또는 타인을 해칠 우려가 있는 정신질환자
④ 「감염병의 예방 및 관리에 관한 법률」에 따른 제1군감염병환자
⑤ 「사회복지사업법」에 따른 사회복지시설에 입소한 자
⑥ 「국가유공자 등 예우 및 지원에 관한 법률」에 따른 상이등급 1급부터 3급까지에 해당한 자, 「5・18민주유공자 예우에 관한 법률」에 따른 5・18민주화운동부상자 중 장해등급 1급부터 4급까지에 해당하는 자, 「고엽제 후유의증 환자 지원 등에 관한 법률」에 따른 고도장애인, 장애인복지 관련법령에 따른 1급・2급 장애인 및 이에 준하는 장애인, 파킨슨병 환자 또는 한센병 환자에 대하여 조제하는 경우
⑦ 장기이식을 받은 자, 후천성면역결핍증 환자
⑧ 병역의무를 수행 중인 군인, 전투경찰순경, 교정시설 경비교도와 교정시설, 보호소년 수용시설 및 외국인 보호시설에 수용 중인 자
⑨ 결핵치료제를 투여하는 경우(보건소 및 결핵협회 부속의원에 한함)
⑩ 노숙자 등 사회봉사활동을 위하여 조제하는 경우
⑪ 국가안전보장에 관련된 정보 및 보안을 위하여 처방전을 공개할 수 없는 경우

3) 의약분업 예외의약품

의약분업대상 예외의약품으로는 모든 주사용제제, 진단(검사)의약품, 감염병예방접종약, 희귀의약품, 의료기관 조제실 제제약품, 마약, 방사성의약품, 인공신장 투석액 및 이식정, 투약 시 기계・장치를 이용하는 의약품, 예외의약품과 함께 사용하는 의약품 등이 있다. 의약분업대상 예외 구분 코드는 〈표 1-6〉과 같다.

① 주사제
② 감염병 예방접종약, 진단용 의약품 등 보건복지부령으로 정하는 의약품

〈표 1-6〉 **의약분업 예외 구분 코드**

구분	코드	예외 사유
지역	01	약국이 없는 지역, 재해발생지역 보건기관 중 예외기관
환자	11	응급환자
	13	정신분열증 · 조울증 등으로 자신 또는 타인을 해할 우려가 있는 정신질환자
	15	제1종전염병환자
	17	국가유공자 등 예우 및 지원에 관한 상이등급 1급 · 3급 해당자
	19	1급 · 2급 장애인 및 이에 준하는 장애인
	21	파킨슨질환자, 나병환자
	23	장기이식을 받은 자, 후천성면역결핍증 환자
	25	사회복지시설입소자
	27	가정간호대상자, 방문 보건의료사업 대상자
	29	협진(한양방 · 양한방 · 양양방)환자
	31	교정시설, 소년보호시설, 치료감호시설 수용자
약품	41	전염병예방접종약, 진단용 의약품
	43	보건소, 보건지소, 결핵협회부속의원에서 결핵예방법에 의하여 결핵치료제를 투여하는 경우
	45	의료기관조제실제제, 임상시험용 의약품, 마약, 방사성 의약품, 신장투석액 및 이식정 등을 투약하기 위해 기계장치를 이용한 시술이 필요한 희귀의약품
	47	6세 이하 소아에게 투약하는 항암제(경구)
	52	주사제
	55	검사를 위하여 필요하거나 수술 및 처치에 사용하는 의약품
	57	예외약제와 동시 투여하는 약제
기타	61	국군의료시설 및 경찰병원에서 업무수행으로서 군인환자 및 경찰환자에게 조제하는 경우

6. 원외 처방 및 조제

1) 의사의 원외처방전 발행

의사는 의약분업 대상환자에 대하여 「의료법」에 따라 처방전(원외처방전)을 발행하여야 한다. 처방전 사용기간은 의사가 기재하며, 원외처방전 발행 시 의사는 처방전을 환자보관용 1부와 약국보관용 1부 등 2부를 환자에게 교부한다.

2) 원외처방전의 서식 및 기재내용

의사는 처방전 작성 시 '한국표준질병·사인분류'에 의한 질병분류기호를 기재하되 환자가 원하지 않을 경우에는 생략할 수 있다. 환자의 성명 및 주민등록번호, 의약품의 명칭 및 분량, 용법 및 용량, 처방전의 교부연월일, 교부번호 및 사용기간, 의료기관명칭 및 기호, 의료인의 면허종별 및 면허번호, 의약품 조제 시 참고사항 등을 기재하고 서명(날인)하여야 한다.

▌처방전(「의료법 시행규칙」 [별지 제9호 서식])

처 방 전

[ ]건강보험 [ ]의료급여 [ ]산업재해보험 [ ]자동차보험 [ ]기타( )

※ [ ]에는 해당되는 곳에 "✔" 표시를 합니다.

요양기관기호:

발급 연월일 및 번호		년 월 일 - 제 호	의료기관	명 칭	
환자	성 명			전화번호	( ) -
	주민등록번호	-		팩스번호	

질병분류기호		처방 의료인의 성명	(서명 또는 날인)	면허종류	
				면허번호	제 호

※ 환자가 요구하면 질병분류기호를 적지 않습니다.

처방 의약품의 명칭	1회 투약량	1일 투여횟수	총 투약일수	용 법
				매 식(전, 간, 후) 시 분 복용
주사제 처방명세([ ]원 내 조제, [ ]원 외 처방)				조제 시 참고 사항

사용기간	발급일부터 ( )일간	사용기간 내에 약국에 제출하여야 합니다.

의약품 조제 명세

조제명세	조제기관의 명칭		처방의 변경·수정·확인·대체 시 그 내용 등
	조제약사	성명 (서명 또는 인)	
	조제량 (조제일수)		
	조제연월일		

210㎜×297㎜[일반용지 70g/㎡(재활용품)]

제2장

건강보험 보험급여

HEALTH INSURANCE CLAIMS

재미있는 건강보험 청구실무

CHAPTER

2

건강보험 보험급여

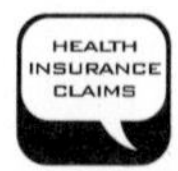

제1절 보험급여

1. 보험급여

1) 보험급여 의의

보험급여란 가입자 및 피부양자의 질병·부상에 대한 예방·진단·치료·재활과 출상·사망 및 건강증진에 대하여 법령이 정하는 바에 따라 현물 또는 현금의 형태로 제공하는 서비스를 말한다.

2) 보험급여의 종류

우리나라에서 현재 시행되고 있는 건강보험급여는 「국민건강보험법」에서 정하고 있는 법정급여와 대통령령에 의한 부가급여로 구분되며 〈표 2-1〉과 같다.

〈표 2-1〉 **보험급여의 종류**

구분	급여종류	종별	지급대상
요양급여	법정급여	현물급여	가입자, 피부양자
건강검진	법정급여	현물급여	가입자, 피부양자
요양비	법정급여	현금급여	가입자, 피부양자

(계속)

구분	급여종류	종별	지급대상
장애인보장구 급여비	법정급여	현금급여	등록된 가입자, 피부양자
본인일부부담상한액	부가급여	현금급여	가입자, 피부양자
임신·출산 요양급여비용	부가급여	현금급여	가입자, 피부양자

2. 요양급여(법 제41조)

① 질병·부상·출산 등에 대하여 다음 각 호의 요양급여를 실시한다.

ⓐ 진찰·검사　ⓑ 약제·치료재료의 지급

ⓒ 처치·수술 및 그 밖의 치료　ⓓ 예방·재활

ⓔ 입원　ⓕ 간호

ⓖ 이송

② 요양급여의 방법·절차·범위·상한 등 요양급여의 기준은 보건복지부령으로 한다.

③ 보건복지부장관은 요양급여의 기준을 정할 때 업무 또는 일상생활에 지장이 없는 질환, 기타 보건복지부장관이 정하는 사항은 요양급여대상에서 제외할 수 있다.

3. 요양급여의 범위

요양급여의 범위는 행위와 치료재료(약제 제외)의 경우 '국민건강보험 요양급여기준에 관한 규칙' 제9조에 규정된 비급여 대상을 제외한 나머지 일체의 것으로 명시하고 있다. 이와 같이 급여에서 제외되는 사항, 즉 급여가 안 되는 것을 정해놓고 나머지는 모두 급여대상으로 하는 것을 네거티브 리스트 제도라고 한다.

Negative List 방식

요양급여가 되지 않는, 즉 비급여 대상으로 규정되지 않은 항목은 모두 요양급여대상으로 적용하는 것

급여대상	비급여대상을 제외한 일체의 사항
비급여대상	업무 또는 일상생활에 지장이 없는 질환, 기타 보건복지부령에서 정하는 사항을 요양급여대상에서 제외한 것으로 요양급여기준에 관한 규칙에 비급여대상 기준과 해당 세부대상을 열거

그러나 의약품의 경우에는 보건복지부에서 치료적 가치와 경제적 가치가 우수한 의약품을 선별하여 요양급여 대상여부를 결정한다. 요양급여대상으로 결정되어 약제급여목록표에 고시된 의약품에 한하여 급여대상이 되므로 요양급여대상으로 결정고시되지 아니한 의약품은 비급여대상이다. 의약품의 경우와 같이 급여대상을 정해놓고 나머지를 비급여 대상으로 하는 것을 포지티브 리스트 제도라 한다.

① 요양급여(행위 · 치료재료): 비급여 대상을 제외한 일체의 것. 행위와 치료재료의 경우 비급여 대상을 제외하고는 모두 급여대상(negative list)

② 요양급여(약제): 요양급여대상으로 결정 또는 조정되어 고시된 것. 즉 약제는 급여대상을 제외하고는 모두 비급여 대상(positive list 방식)이다.

의약품 선별 등재시스템 도입 (Positive List 방식, '06.12월)

- 치료적 가치, 경제적 가치가 우수한 의약품 등재(경제성 평가, 가격협상 절차)
- 약제급여평가위원회 운영규정과 경제성 평가기준 및 절차 등에 대한 세부사항 제정

4. 선별급여(법 41조의 4)

1) 선별급여 대상

① 요양급여를 결정함에 있어 경제성 또는 치료효과성 등이 불확실하여 그 검증을 위하여 추가적인 근거가 필요하거나, 경제성이 낮아도 가입자와 피부양자의 건강회복에 잠재적 이득이 있는 등 대통령령으로 정하는 경우에는 예비적인 요양급여인 선별급여로 지정하여 실시할 수 있다.

② 보건복지부장관은 대통령령으로 정하는 절차와 방법에 따라 제1항에 따른 선별급여에 대하여 주기적으로 요양급여의 적합성을 평가하여 요양급여 여부를 다시 결정하고, 요양급여의 기준을 조정하여야 한다.

2) 요양기관의 선별급여 실시에 대한 관리(법 제42조의 2)

① 법 제42조에 따른 요양기관임에도 불구하고 선별급여 중 자료의 축적 또는 의료 이용의 관리가 필요한 경우에는 보건복지부장관이 해당 선별급여의 실시조건을 사전에 정하여 이를 충족하는 요양기관만이 해당 선별급여를 실시할 수 있다.

② 선별급여를 실시하는 요양기관은 해당 선별급여의 평가를 위하여 필요한 자료를 제출하여야 한다.

③ 보건복지부장관은 요양기관이 선별급여의 실시조건을 충족하지 못하거나 해당 선별급여 평가를 위한 자료를 제출하지 아니할 경우에는 해당 선별급여의 실시를 제한할 수 있다.

④ 선별급여의 실시조건, 자료의 제출, 선별급여의 실시 제한 등에 필요한 사항은 보건복지부령으로 정한다(선별급여 시행일: 2017. 3. 23).

5. 비급여

비급여는 요양급여에서 제외되는 것으로 질병 및 부상의 치료 목적이 아니거나, 업무 또는 일상생활에 지장이 없는 질환, 기타 보험급여 원리에 부합하지 않은 것으로서 보험급여가 되지 않아 진료비용 전액을 환자가 부담한다(비급여 수가는 요양기관에 따라 다르다).

1) 비급여대상('국민건강보험 요양급여의 기준에 관한 규칙' [별표 2])

구분	내용
업무 또는 일상생활에 지장이 없는 경우	단순한 피로 및 권태, 주근깨, 점, 여드름, 사마귀, 단순 코골음, 질병을 동반하지 아니한 단순포경 등
신체의 필수기능 개선 목적이 아닌 경우	미용목적의 성형수술, 시력개선목적이 아닌 사시교정, 악안면교정술 및 교정치료, 시력교정술 등
예방진료로서 질병·부상의 진료를 직접 목적으로 하지 아니하는 경우	본인희망에 의한 건강검진, 예방접종, 구취제거, 멀미예방, 금연 등을 위한 진료 등
보험급여 시책상 인정이 어렵거나 건강보험급여원리에 부합하지 않는 경우	상급병실이용료, 치과의 보철, 신의료기술, 비용효과성이 불분명한 치료 등
건강보험제도 여건상 요양급여로 인정하기 어려운 경우	한방물리요법, 한약첩약 및 한방생약제제
허가범위를 벗어난 약제를 비급여로 사용할 수 있는 경우	허가범위를 벗어나 약제를 처방·투여하려면 절차에 따라 의학적 근거를 입증하면 비급여로 사용할 수 있음

2) 비급여 요양급여비용 등의 고지(「의료법」 제45조)

① 의료기관 개설자는 요양급여의 대상에서 제외되는 사항 또는 의료급여의 대상에서 제외되는 사항의 비용을 환자 또는 환자의 보호자가 쉽게 알 수 있도록 보건복지부령으로 정하는 바에 따라 고지하여야 한다.

② 의료기관 개설자는 보건복지부령으로 정하는 바에 따라 의료기관이 환자로부터 징수하는 제증명수수료의 비용을 게시하여야 한다.

③ 의료기관 개설자는 고지·게시한 금액을 초과하여 징수할 수 없다.

3) 비급여대상 항목

(1) 교육상담료(고-1) 산정기준

① 교육·상담 등을 통하여 환자가 자신의 질병을 이해하고 합병증을 예방할 수 있도록 관리체계를 수립한 경우에 산정한다.

② 대상환자 / 대상질환

ⓐ 대상질환: 당뇨병, 고혈압, 심장질환, 고지혈증(E78), 재생불량성빈혈(D60, D61), 유전성대사장애질환(E70~E76, E83.0), 난치성간질(G40, G41), 암환자(항암화학요법 또는 방사선치료를 받는 암환자, 수술 후 암환자), 장루, 만성신부전증(지속적인 복막투석 및 혈액투석을 처음 실시하는 환자의 투석교육, 투석이 필요 없는 만성신부전 환자), 치태조절에 대하여 교육상담 등을 통하여 환자가 자신의 질병을 이해하고 합병증을 예방할 수 있도록 관리체계를 수립한 경우에 산정한다.

ⓑ 교육시작 전 소정양식의 '교육 · 상담료 점검표 및 환자동의서'를 작성하여야 한다(병원급 이상만 산정).

ⓒ 의원급 요양기관에서 만성질환관리료 산정대상질환에 대한 교육을 실시한 경우에는 "만성질환관리료"를 산정한다.

(2) 비급여 사례

비급여 항목		비고
1) MRI 급여기준 외 검사 3) 인공치은 5) 후각기능검사 7) 언어치료 9) 이갈이장치 11) 안치료 13) 초음파검사 급여기준 외 검사 15) 유전성대사질환 검사 17) 신경인지기능검사 19) 유관내시경검사 등	2) 교육상담료 급여기준 외 비급여 4) 유전자돌연변이검사 6) 알레르겐면역요법 및 약물탈감작요법 8) 코골이장치 10) 한방 향기요법 12) 언어능력검사 14) 미각검사 16) 영유아발달검사 18) 기억력검사	'요양급여적용기준 및 방법에 관한 세부사항' 및 유권해석 참조

진단서 발급 수수료
진단서 등 각종 증명서 발급비용은 '요양급여 적용기준 및 방법에 관한 세부사항'에 의거 비급여대상으로 진단서 발급 수수료에 대하여는 현행 「의료법」 등에서 별도의 규정을 두고 있지는 않으나, 보건복지부에서는 의료기관별 진단서 발급 수수료 차이로 인한 민원을 해소하고 과다한 수수료를 징수하지 않도록 하기 위해 1995년 대한병원협회, 대한의사협회 및 시 · 도 등과 협의하여 진단서별 수수료 상한기준을 책정하여 각 의료기관이 자율적으로 준수하고 있음.

장비대여 시 진료수가 산정방법
1) 요양기관이 장비를 임대하여 사용하는 경우에도 장비를 구입한 것과 동일한 진료수가로 건강보험 적용을 받을 수 있음. 2) 건강보험심사평가원에 장비임대를 증명할 수 있는 서류(장비임대계약서 사본, 리스계약서 사본)와 의료용구 제조품목 허가증(수입품의 경우 의료용구 수입품목 허가증, 식약처 발행) 각 1부를 첨부하여 제출하여야 함.

(3) 약제 요양급여기준 외 투여 사례

구분	요양급여기준	비고
단백아미노산제제	• 전해질 이상의 교정, 대수술, 중증 전신화상 환자 등에게 경구로 영양공급이 불충분하여 비경구적으로 영양공급이 필요한 경우	인정기준 이외 투여 시 전액 본인부담

(계속)

구분	요양급여기준	비고
알부민주사	• 만성 저단백혈증으로 인한 급성 합병증 치료 시 혈중 알부민 검사치가 3.0 이하(쇼크, 화상, 급성 신증, 저단백혈증 등)	인정기준 이외 3.5 미만 저알부민혈증 진료 시 필요한 경우 전액 본인부담
골다공증 치료제	• Elcatonin제제, Raloxifene제제, Bazedoxifene제제, 활성형 Vit D3제제 및 Bisphosphonate제제 등의 약제: T-score가 -2.5 이하인 경우 1년 이내 급여	인정기준 이외 투여 시 전액 본인부담

[별표 2] 비급여대상('국민건강보험요양급여기준에 관한 규칙' 제9조 제1항 관련)〈개정 2017. 9. 1〉

1. 다음 각목의 질환으로서 업무 또는 일상생활에 지장이 없는 경우에 실시 또는 사용되는 행위 · 약제 및 치료재료
   가. 단순한 피로 또는 권태
   나. 주근깨 · 다모(多毛) · 무모(無毛) · 백모증(白毛症) · 딸기코(주사비) · 점(모반) · 사마귀 · 여드름 · 노화현상으로 인한 탈모 등 피부질환
   다. 발기부전(impotence) · 불감증 또는 생식기 선천성기형 등의 비뇨생식기 질환
   라. 단순 코골음
   마. 질병을 동반하지 아니한 단순포경(phimosis)
   바. 검열반 등 안과질환
   사. 기타 가목 내지 바목에 상당하는 질환으로서 보건복지부장관이 정하여 고시하는 질환

2. 다음 각목의 진료로서 신체의 필수 기능개선 목적이 아닌 경우에 실시 또는 사용되는 행위 · 약제 및 치료재료
   가. 쌍꺼풀수술(이중검수술), 코성형수술(융비술), 유방확대 · 축소술, 지방흡인술, 주름살제거술 등 미용목적의 성형수술과 그로 인한 후유증치료
   나. 사시교정, 안와격리증의 교정 등 시각계 수술로서 시력개선의 목적이 아닌 외모개선 목적의 수술
   다. 〈삭제〉
   라. 저작 또는 발음기능개선의 목적이 아닌 외모개선 목적의 악안면 교정술 및 교정치료
   마. 관절운동 제한이 없는 반흔구축성형술 등 외모개선 목적의 반흔제거술
   바. 안경 · 콘텍트렌즈 등을 대체하기 위한 시력교정술
   사. 기타 가목 내지 바목에 상당하는 외모개선 목적의 진료로서 보건복지부장관이 정하여 고시하는 진료

3. 다음 각목의 예방진료로서 질병 · 부상의 진료를 직접목적으로 하지 아니하는 경우에 실시 또는 사용되는 행위 · 약제 및 치료재료
   가. 본인의 희망에 의한 건강검진(법 제52조의 규정에 의하여 공단이 가입자등에게 실시하는 건강검진 제외)
   나. 예방접종(파상풍 혈청주사 등 치료목적으로 사용하는 예방주사 제외)
   다. 구취제거, 치아 착색물질 제거, 치아 교정 및 보철을 위한 치석제거 및 구강보건증진 차원에서 정기적으로 실시하는 치석제거. 다만, 치석제거만으로 치료가 종료되는 전악(全顎) 치석제거로서 보건복지부장관이 정하여 고시하는 경우는 제외한다.
   라. 불소국소도포, 치면열구전색(치아홈메우기) 등 치아우식증 예방을 위한 진료. 다만, 18세 이하의 치아우식증에 이환되지 않은 순수 건전치아인 제1큰어금니 또는 제2큰어금니에 대한 치면열구전색(치아홈메우기)은 제외한다.
   마. 멀미예방, 금연 등을 위한 진료
   바. 유전성질환 등 태아의 이상유무를 진단하기 위한 세포유전학적 검사
   사. 장애인 진단서 등 각종 증명서 발급을 목적으로 하는 진료
   아. 기타 가목 내지 마목에 상당하는 예방진료로서 보건복지부장관이 정하여 고시하는 예방진료
4. 보험급여시책상 요양급여로 인정하기 어려운 경우 및 그 밖에 건강보험급여원리에 부합하지 아니하는 경우로서 다음 각목에서 정하는 비용 · 행위 · 약제 및 치료재료
   가. 가입자 등이 다음 각 항목 중 어느 하나의 요건을 갖춘 요양기관에서 1개의 입원실에 3인 이하가 입원할 수 있는 병상(이하 "상급병상"이라 한다)을 이용함에 따라 제8조에 따라 고시한 요양급여대상인 입원료(이하 "입원료"라 한다) 외에 추가로 부담하는 입원실 이용 비용. 다만, 상급종합병원의 상급병상 중 1인실 병상을 이용

하는 경우에는 입원료를 포함한 입원실 이용비용 전액(다만, 격리치료 대상인 환자가 1인실에 입원하는 경우 등 보건복지부장관이 정하여 고시하는 불가피한 경우는 제외한다)

(1) 의료법령에 따라 허가를 받거나 신고한 병상 중 입원실 이용비용을 입원료만으로 산정하는 일반병상(이하 "일반병상"이라 한다)을 다음의 구분에 따라 운영하는 경우. 다만, 규칙 제12조 제1항 또는 제2항에 따라 제출한 요양기관 현황신고서 또는 요양기관 현황 변경신고서 상의 격리병실, 무균치료실, 특수진료실 및 중환자실과 「의료법」 제27조 제3항 제2호에 따른 외국인환자를 위한 전용 병실 및 병동의 병상은 일반병상 및 상급병상의 계산에서 제외한다.

(가) 의료법령에 따라 신고한 병상이 10병상을 초과하는 「의료법」 제3조 제2항 제1호에 따른 의원급 의료기관과 같은 항 제3호에 따른 병원급 의료기관(종합병원 및 상급종합병원은 제외하되, 「의료법」 제3조의 5에 따라 지정된 산부인과 전문병원은 포함한다): 일반병상을 총 병상의 50퍼센트 이상 확보할 것

(나) 「의료법」 제3조 제2항 제3호 마목에 따른 종합병원(상급종합병원을 포함하되, 「의료법」 제3조의 5에 따라 지정된 산부인과 전문병원은 제외한다): 일반병상을 총 병상의 70퍼센트 이상 확보할 것

(2) 의료법령에 의하여 신고한 병상이 10병상 이하인 경우

나. 가목에도 불구하고 다음 각 항목에 해당하는 경우에는 다음의 구분에 따른 비용

(1) 가입자 등이 「의료법」 제3조 제2항 제3호 라목에 따른 요양병원(「정신보건법」 제3조 제3호에 따른 정신의료기관 중 정신병원, 「장애인복지법」 제58조 제1항 제4호에 따른 장애인 의료재활시설로서 「의료법」 제3조의 2의 요건을 갖춘 의료기관은 제외한다. 이하 같다) 중 입원실 이용비용을 입원료만으로 산정하는 일반병상(규칙 제12조 제1항 또는 제2항에 따라 제출한 요양기관 현황신고서 또는 요양기관 현황 변경신고서상의 격리병실, 무균치료실, 특수진료실 및 중환자실과 「의료법」 제27조 제3항 제2호에 따른 외국인환자를 위한 전용 병실 및 병동의 병상은 제외한다)을 50퍼센트 이상 확보하여 운영하는 요양병원에서 1개의 입원실에 5인 이하가 입원할 수 있는 병상을 이용하는 경우: 제8조 제4항 전단에 따라 고시한 입원료 외에 추가로 부담하는 입원실 이용비용

(2) 가입자 등이 가목 (1)에서 정한 요건을 갖춘 상급종합병원, 종합병원, 병원 중 「암관리법」 제22조에 따라 완화의료전문기관으로 지정된 요양기관에서 1인실 병상을 이용하여 같은 법 제24조에 따라 완화의료 입원진료를 받는 경우(격리치료 대상인 환자가 1인실에 입원하는 경우, 임종실을 이용하는 경우 등 보건복지부장관이 정하여 고시하는 불가피한 경우는 제외한다): 제8조 제4항 전단에 따라 고시한 완화의료 입원실의 입원료 중 5인실 입원료 외에 추가로 부담하는 입원실 이용비용

다. 법 제51조에 따라 장애인에게 보험급여를 실시하는 보장구를 제외한 보조기 · 보청기 · 안경 또는 콘택트렌즈 등 보장구. 다만, 보청기 중 보험급여의 적용을 받게 될 수술과 관련된 치료재료인 보건복지부장관이 정하여 고시하는 보청기는 제외한다.

라. 삭제 〈2017.9.1〉

마. 친자확인을 위한 진단

바. 치과의 보철(보철재료 및 기공료 등을 포함한다) 및 치과임플란트를 목적으로 실시한 부가수술(골이식수술 등을 포함한다). 다만, 보건복지부장관이 정하여 고시하는 65세 이상 노인의 틀니 및 치과임플란트는 제외한다.

사. 및 아. 삭제 〈2002.10.24〉

자. 이 규칙 제8조의 규정에 의하여 보건복지부장관이 고시한 약제에 관한 급여목록표에서 정한 일반의약품으로서 「약사법」 제23조에 따른 조제에 의하지 아니하고 지급하는 약제

차. 삭제 〈2006.12.29〉

카. 삭제 〈2018.1.1〉

타. 「장기 등 이식에 관한 법률」에 따른 장기이식을 위하여 다른 의료기관에서 채취한 골수 등 장기의 운반에 소요되는 비용

파. 「마약류 관리에 관한 법률」 제40조에 따른 마약류중독자의 치료보호에 소요되는 비용

하. 이 규칙 제11조 제1항 또는 제13조 제1항의 규정에 따라 요양급여대상 또는 비급여대상으로 결정 · 고시되기 전까지의 신의료기술등(평가유예 신의료기술을 포함하되, '신의료기술평가에 관한 규칙' 제3조의 3에 따른 신의료기술평가 결과 안전성 · 유효성을 인정받지 못한 경우에는 제외한다). 다만, 제11조 제8항 또는 제13조 제

1항 후단의 규정에 따라 소급하여 요양급여대상으로 적용되는 신의료기술등(평가 유예 신의료기술을 포함한다)은 제외한다.

거. '신의료기술평가에 관한 규칙' 제3조 제8항 제2호에 따른 제한적 의료기술

너. 「의료기기법 시행규칙」 제32조 제1항 제6호에 따른 의료기기를 장기이식 또는 조직이식에 사용하는 의료행위

더. 그 밖에 요양급여를 함에 있어서 비용효과성 등 진료상의 경제성이 불분명하여 보건복지부장관이 정하여 고시하는 검사·처치·수술 기타의 치료 또는 치료재료

5. 삭제 〈2006.12.29〉

6. 영 제21조 제3항 제2호에 따라 보건복지부장관이 정하여 고시하는 질병군에 대한 입원진료의 경우에는 제1호 내지 제4호(제4호 하목을 제외한다), 제7호에 해당되는 행위·약제 및 치료재료. 다만, 제2호 사목, 제3호 아목, 제4호 너목은 다음 각목에서 정하는 경우에 한한다.

가. 보건복지부장관이 정하여 고시하는 행위 및 치료재료

나. 질병군 진료 외의 목적으로 투여된 약제

6의 2. 영 제21조 제3항 제3호에 따른 완화의료 입원진료의 경우에는 제1호부터 제3호까지, 제4호 나목(2)·너목에 해당되는 행위·약제 및 치료재료. 다만, 제2호 사목, 제3호 아목 및 제4호 너목은 보건복지부장관이 정하여 고시하는 행위 및 치료재료에 한정한다.

7. 건강보험제도의 여건상 요양급여로 인정하기 어려운 경우

가. 보건복지부장관이 정하여 고시하는 한방물리요법

나. 한약첩약 및 기상한의서의 처방 등을 근거로 한 한방생약제제다.

8. 약사법령에 따라 허가를 받거나 신고한 범위를 벗어나 약제를 처방·투여하려는 자가 보건복지부장관이 정하여 고시하는 절차에 따라 의학적 근거 등을 입증하여 비급여로 사용할 수 있는 경우. 다만, 제5조 제3항에 따라 중증환자에게 처방·투여하는 약제 중 보건복지부장관이 정하여 고시하는 약제는 건강보험심사평가원장의 공고에 따른다.

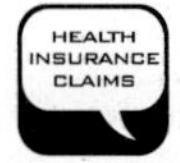

제2절 요양급여의 방법

요양급여는 가입자나 피부양자가 질병 등 보험사고 발생 시 요양기관에서 진찰, 검사, 처치 및 수술, 간호 및 이송 등에 대하여 의료서비스를 직접 제공받는 현물급여이다. 요양급여의 범위, 절차 및 방법에 대해서는 보건복지부령에서 정하고 있다.

1. 요양급여의 절차

① 요양급여는 1단계 요양급여와 2단계 요양급여로 구분하며, 가입자 또는 피부양자는 1단계 요양급여를

받은 후 2단계 요양급여를 받아야 한다.

② 1단계 요양급여는 상급종합병원을 제외한 요양기관에서 받는 요양급여(건강진단 또는 건강검진 포함)를 말하며, 2단계 요양급여는 상급종합병원에서 받는 요양급여를 말한다.

③ 모든 가입자는 1단계 요양급여를 받은 후 상급종합병원의 진료가 필요하다는 의사 소견이 기재된 요양급여의뢰서를 발급받은 경우 2단계 요양급여를 신청할 수 있다. 요양급여절차 규정에 따르지 않고 상급종합병원에서 1단계 요양급여를 받는 경우에는 「국민건강보험법 시행규칙」 [별표 6] 요양급여비용의 본인부담항목 및 본인부담률에 의거 요양급여비용의 전액(100분의100)을 본인이 부담하여야 한다.

④ 그러나 다음 각 호에 해당하는 경우 상급종합병원에서 1단계 요양급여를 받을 수 있다.

ⓐ 응급환자인 경우

ⓑ 분만의 경우

ⓒ 치과에서 요양급여를 받는 경우

ⓓ 등록장애인 또는 단순 물리치료가 아닌 작업치료・운동치료 등의 재활치료가 필요하다고 인정되는 자가 재활의학과에서 요양급여를 받는 경우

ⓔ 가정의학과에서 요양급여를 받는 경우

ⓕ 당해 요양기관에서 근무하는 가입자가 요양급여를 받는 경우

ⓖ 혈우병환자가 요양급여를 받는 경우

2. 요양급여의 신청

① 가입자 등이 요양기관에 요양급여를 신청하는 때에는 건강보험증 또는 신분증명서를 제출하여야 한다. 이 경우 가입자 등이 요양급여를 신청한 날(가입자 등이 의식불명 등 자신의 귀책사유 없이 건강보험증 또는 신분증명서를 제시하지 못한 경우에는 가입자 등임이 확인된 날)부터 14일 이내에 건강보험증 또는 신분증명서를 제출하는 경우에는 요양급여를 신청한 때에 건강보험증 또는 신분증명서를 제출한 것으로 본다.

② 가입자 등이 건강보험증 또는 신분증명서를 제출하지 못하는 경우에는 가입자 등 또는 요양기관은 「국민건강보험법」에 따른 국민건강보험공단에 자격확인을 요청할 수 있으며, 요청을 받은 공단은 자격이 있는지의 여부를 확인하여 이를 건강보험자격확인통보서에 의하거나 전화・팩스 또는 정보통신망을 이용하여 지체 없이 해당 가입자 등 또는 요양기관에 통보하여야 한다.

③ 자격확인을 통보받은 경우에는 자격확인을 요청한 때에 건강보험증 또는 신분증명서를 제출한 것으로 본다.

④ 요양기관은 건강보험증 또는 신분증명서를 제출하지 못하는 가입자 등이 손쉽게 공단에 자격확인을 요청할 수 있도록 공단의 전화번호 등을 안내하거나 요양기관의 진료접수창구에 이를 게시하여야 한다.

3. 급여제한 여부 조회

① 요양기관은 가입자 등이 급여정지 또는 급여제한에 해당되는 것으로 판단되는 경우에도 요양급여를 실시하되, 지체 없이 급여제한 여부 조회서에 의하여 공단에 급여제한 여부를 조회하여야 한다.

② 조회요청을 받은 공단은 7일 이내에 급여제한 여부를 결정한 후 요양기관에 급여제한 여부 결정통보서로 회신하여야 하며, 회신을 받은 요양기관은 공단의 결정내용을 요양급여를 개시한 날부터 소급하여 적용하여야 한다.

③ 급여제한 여부 조회에도 불구하고 회신이 있기 전에 요양급여가 종료되거나 회신 없이 7일이 경과된 때에는 공단이 당해 요양기관에 대하여 요양급여를 인정한 것으로 본다. 다만, 공단이 7일이 경과된 후에 급여제한을 결정하여 회신한 때에는 요양기관은 회신을 받은 날부터 공단의 결정에 따라야 한다.

④ 공단은 요양급여를 제한하여야 함에도 불구하고 요양급여를 받은 가입자 등에 대하여는 법 제57조(부당이득의 징수)에 따라 부당이득에 해당되는 금액을 징수한다.

⑤ 요양기관은 법 제53조 제2항(고의 또는 중대한 과실로 공단이나 요양기관의 요양에 관한 지시에 따르지 아니한 경우)의 한도를 초과하여 요양급여를 행한 경우에는 그날부터 7일 이내에 요양급여적용통보서에 의하여 그 사실을 공단에 알려야 한다.

급여의 제한(법 제53조)

① 공단은 보험급여를 받을 수 있는 자가 다음 각 호의 어느 하나에 해당하는 때에는 보험급여를 하지 아니한다.

ⓐ 고의 또는 중대한 과실로 인한 범죄행위에 그 원인이 있거나 고의로 사고를 일으킨 경우

ⓑ 고의 또는 중대한 과실로 공단이나 요양기관의 요양에 관한 지시에 따르지 아니한 경우

ⓒ 고의 또는 중대한 과실로 제55조(급여의 확인)에 따른 문서와 그 밖의 물건의 제출을 거부하거나 질문 또는 진단을 기피한 경우

ⓓ 업무 또는 공무로 생긴 질병·부상·재해로 다른 법령에 따른 보험급여나 보상(報償) 또는 보상(補償)을 받게 되는 경우 공단은 보험급여를 하지 아니한다.

② 공단은 보험급여를 받을 수 있는 자가 다른 법령에 의하여 국가 또는 지방자치단체로부터 보험급여에 상당하는 급여를 받거나 보험급여에 상당하는 비용을 받게 되는 경우에는 그 한도 내에서 보험급여를 실시하지 아니한다.

③ 공단은 보험료를 체납한 경우 그 체납한 보험료를 완납할 때까지 그 가입자 및 피부양자에 대하여 보험급여를 실시하지 아니할 수 있다.

법 제55조(급여의 확인)

공단은 보험급여를 할 때 필요하다고 인정되면 보험급여를 받는 사람에게 문서와 그 밖의 물건을 제출하도록 요구하거나 관계인을 시켜 질문 또는 진단하게 할 수 있다.

5. 급여의 정지(법 제54조)

보험급여를 받을 수 있는 사람이 다음 각 호의 어느 하나에 해당하면 그 기간에는 보험급여를 하지 아니한다. 다만, 제3호 및 제4호의 경우에는 제60조에 따른 요양급여를 실시한다.

① 국외에 여행 중인 경우

② 국외에서 업무에 종사하고 있는 경우

③ 제6조 제2항 제2호에 해당하게 된 경우

「병역법」에 따른 현역병(지원에 의하지 아니하고 임용된 하사를 포함한다), 전환복무된 사람 및 무관후보생

④ 교도소, 그 밖에 이에 준하는 시설에 수용되어 있는 경우

법 제60조(현역병 등에 대한 요양급여비용의 지급)

공단은 「병역법」에 따른 현역병(지원에 의하지 아니하고 임용된 하사를 포함), 전환복무된 사람 및 무관후보생, 교도소, 그 밖에 이에 준하는 시설에 수용되어 있는 사람이 요양기관에서 대통령령으로 정하는 치료 등을 받은 경우 그에 따라 공단이 부담하는 비용을 법무부장관 · 국방부장관 · 국민안전처장관 또는 경찰청장으로부터 예탁받아 지급할 수 있다.

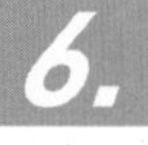

6. 부당이득의 징수(법 제57조)

① 공단은 속임수나 그 밖의 부당한 방법으로 보험급여를 받은 사람이나 보험급여 비용을 받은 요양기관에 대하여 그 보험급여나 보험급여 비용에 상당하는 금액의 전부 또는 일부를 징수한다.

② 공단은 속임수나 그 밖의 부당한 방법으로 보험급여 비용을 받은 요양기관이 다음 각 호의 어느 하나에 해당하는 경우에는 해당 요양기관을 개설한 자에게 그 요양기관과 연대하여 같은 항에 따른 징수금을 납부하게 할 수 있다.

ⓐ 「의료법」을 위반하여 의료기관을 개설할 수 없는 자가 의료인의 면허나 의료법인 등의 명의를 대여 받아 개설 · 운영하는 의료기관

ⓑ 「약사법」을 위반하여 약국을 개설할 수 없는 자가 약사 등의 면허를 대여 받아 개설·운영하는 약국

③ 사용자나 가입자의 거짓 보고나 거짓 증명 또는 요양기관의 거짓 진단에 따라 보험급여가 실시된 경우 공단은 이들에게 보험급여를 받은 사람과 연대하여 제1항에 따른 징수금을 내게 할 수 있다.

④ 공단은 속임수나 그 밖의 부당한 방법으로 보험급여를 받은 사람과 같은 세대에 속한 가입자(속임수나 그 밖의 부당한 방법으로 보험급여를 받은 사람이 피부양자인 경우에는 그 직장가입자)에게 속임수나 그 밖의 부당한 방법으로 보험급여를 받은 사람과 연대하여 제1항에 따른 징수금을 내게 할 수 있다.

⑤ 요양기관이 가입자나 피부양자로부터 속임수나 그 밖의 부당한 방법으로 요양급여비용을 받은 경우 공단은 해당 요양기관으로부터 이를 징수하여 가입자나 피부양자에게 지체 없이 지급하여야 한다. 이 경우 공단은 가입자나 피부양자에게 지급하여야 하는 금액을 그 가입자 및 피부양자가 내야 하는 보험료 등과 상계할 수 있다.

7. 구상권(법 제58조)

공단은 제3자의 행위로 보험급여사유가 생겨 가입자 또는 피부양자에게 보험급여를 한 경우에는 그 급여에 들어간 비용 한도에서 그 제3자에게 손해배상을 청구할 권리를 얻는다.

▌급여제한 여부 조회서(사고부상, 교통사고 등)('국민건강보험 요양급여의 기준에 관한 규칙' [별지 제2호 서식])

급여제한 여부 조회서 (사고부상, 교통사고 등)

※ [ ]에는 해당되는 곳에 √표를 합니다.

(앞쪽)

접수번호	접수일	처리기간

수신기관명(관할지사)		건강보험증번호	
가입자 또는 세대주	성 명	주민등록번호	
환 자	성 명	주민등록번호	
	주 소 (전화 :)		
진 료 구 분	[ ]입원 [ ]외래	진료(조제투약)기간 . . .~ . . .	
발 생 원 인	사고부상 [ ]근무중사고 [ ]넘어짐 [ ]폭행 [ ]자해 [ ]레저활동 [ ]기타( )		
	교통사고 [ ]운전중 [ ]보행중 [ ]기타( )		
발 생 장 소	[ ]가정 [ ]회사내 [ ]공사현장 [ ]학교 [ ]음식점 [ ]도로 [ ]기타( )		
내 원 일 시	년 월 일 시 분(24시간제)		
내 원 방 법	[ ]119 [ ]사설응급차량 [ ]기타( )		
상 병 명		상병분류 기 호	상병외인 분류기호
조 회 사 유 (난이 부족한 경우 뒷면 활용)			

「국민건강보험 요양급여의 기준에 관한 규칙」 제4조제1항에 따라 위 환자에 대한 요양급여제한 여부를 조회하오니 회신하여 주시기 바랍니다.

년 월 일

요양기관 명칭(기호):

소재지:

대표자: [인]

국민건강보험공단이사장 귀하

유 의 사 항
1. 이 조회서는 요양기관이 2부를 작성하여 1부는 보관하고, 1부를 공단에 송부하면, 공단은 급여제한 여부를 결정하여 요양기관에 통보합니다.
2. 요양기관은 우선 요양급여를 하고 이 조회서를 지체 없이 공단에 조회하여야 하며, 공단은 7일(공휴일 제외) 이내에 이를 회신하여야 합니다.

210㎜×297㎜[백상지 80g/㎡(재활용품)]

■ 급여제한 여부 결정통보서('국민건강보험 요양급여의 기준에 관한 규칙' [별지 제2호의 2 서식])

급여제한 여부 결정통보서

문서번호:
수　　신:　　　　　　　　　　　　원장
주　　소:

요양기관명	건강보험증번호	
가입자(세대주)	수진자(환자)	생년월일(수진자)
주　　소		
진료구분 [ ] 입원　[ ] 외래	진료개시일	
상 병 명		

아래와 같이 결정통보하오니 조치하여 주시기 바랍니다.

년　　월　　일

국민건강보험공단이사장 직인

결 정 사 항	결정내용	
	※ (결정구분) 1.보험급여적용　2.선보험급여 후 사후관리　3.급여제한	
제 한 근 거	국민건강보험법 제53조제1항ㆍ제2항, 제58조제2항	
보험급여(또는 급여제한)개시일 또는 기간	년　월　일 부터 (　　년　월　일까지)	

주) 1. 결정사항 중 "2"는 공단이 7일(공휴일 제외) 이내에 급여제한 여부를 확정할 수 없는 경우에 해당되며, 만일 요양급여 후 급여제한 사유가 확정되는 때에는 사후관리로 정산하게 됩니다.
2. 결정사항에 이의가 있는 경우 90일 이내에 공단에 이의신청을 할 수 있습니다.

210mm×297mm[백상지 80g/㎡(재활용품)]

■ 제3자의 행위로 인한 급여 통보서(「국민건강보험법 시행규칙」 [별지 제25호 서식])

제3자의 행위로 인한 급여 통보서

※유의사항 및 작성방법은 뒤쪽을 참고하시기 바라며, 바탕색이 어두운 난은 통보인이 적지 않습니다.

(앞쪽)

접수번호	접수일	처리기간 7일

① 건강보험증 번호				
② 가입자 (세대주)	성명	주민등록번호(외국인등록번호)		
③ 진료받은 사람	성명	주민등록번호(외국인등록번호)		
	주소			
④ 진료 구분	1. 입원 2. 외래	⑤ 진료기간		
⑥ 상병명		⑦ 상병분류기호	⑧ 상해외인코드	
⑨ 가해자	성명	주민등록번호(외국인등록번호)		
⑩ 사고일시				
⑪ 요양기관	명칭	소재지		
⑫ 사고 내용 (구체적으로 적습니다)				

「국민건강보험법 시행규칙」 제28조에 따라 위와 같이 건강보험급여가 적용되고 있음을 통보합니다.

년 월 일

통보인 (서명 또는 인)

전화번호( )

진료받은 사람과의 관계 진료받은 사람의( )

국민건강보험공단 이사장 귀하

210㎜×297㎜[백상지 80g/㎡]

(뒤쪽)

유의사항

※ 이 통보서는 보험급여를 개시한 후 지체 없이 공단에 제출하여야 합니다.

작성방법

①: 가입자의 건강보험증 번호를 적습니다.
②: 가입자(지역가입자의 경우는 세대주)의 성명을 적고 건강보험증에 기재된 주민등록번호(외국인의 경우에는 외국인등록번호, 재외국민의 경우에는 국내거소신고번호)를 적습니다.
③: 진료받은 사람의 성명 및 주소를 적고 건강보험증에 기재된 주민등록번호(외국인의 경우에는 외국인등록번호, 재외국민의 경우에는 국내거소신고번호)를 적습니다.
④: 해당 번호에 "○"표 합니다.
⑤: 진료 개시 연·월·일 및 진료 종료 연월일을 적습니다.
〈예시 1: 2000년 7월 1일부터 7월 5일까지 진료받은 경우 → 2000.7.1~2000.7.5〉
〈예시 2: 2000년 7월 1일부터 통보일까지 진료받고 있는 경우 → 2000.7.1~현재〉
⑥: 제3자의 행위로 부상당한 부위 및 상병명을 적습니다.
〈예시: 왼쪽 팔 골절〉
⑨: 부상을 입힌 사람의 성명 및 주민등록번호(외국인의 경우에는 외국인등록번호, 재외국민의 경우에는 국내거소신고번호)를 적습니다.
⑩: 사고가 발생한 연월일 및 시각을 적습니다.
〈예시: 2000.7.1. 13시 30분〉
⑪~⑫: 진료받고 있는 병원·의원의 이름 및 소재지를 적습니다.
⑬: 언제, 어디서, 누구에 의하여, 어떻게 부상을 입게 되었는지 사고 내용을 구체적으로 적습니다.

처리 절차

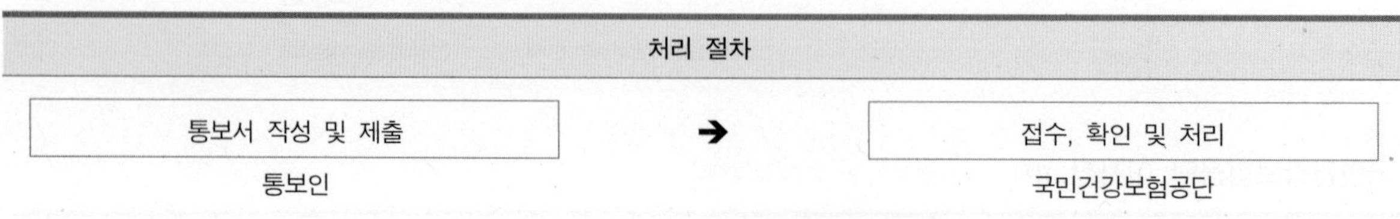

제3장

건강보험 요양급여비용

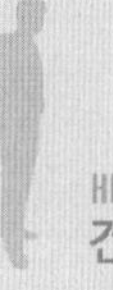

CHAPTER

3

건강보험 요양급여비용

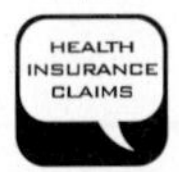

제1절 요양급여비용

1. 요양급여비용의 구성

요양급여비용은 의료행위, 약제 및 치료재료가 포함된다. 보건복지부장관은 의료행위수가에 대해서는 상대가치점수를 약제 및 치료재료에 대해서는 상한금액을 정하여 고시하고 있다.

2. 요양급여비용의 산정

1) 건강보험 의료행위수가

의료행위 상대가치점수 × 점수당 단가(환산지수)

예) 의원 초진진찰료 상대가치점수 188.11점, 상대가치점수당 단가 79원
☞ 초진료 산정방법: 188.11점 × 79원 = 14,860원

2) 의료행위에 사용되는 치료재료

급여상대가치점수 및 산정지침 각 장에서 별도 산정할 수 있다고 보여주고 있는 치료재료비용에 대해서는 의료행위비용 외에 치료재료비용을 산정할 수 있다.

3) 약제료와 치료재료비용 산정

보건복지부장관은 요양급여대상에 해당하는 약제료와 치료재료에 대하여 상한금액을 정하여 급여목록표로 고시하고, 상한금액 범위 내에서 산정하도록 규정하고 있다. 따라서 요양급여 시 사용되는 약제료와 치료재료는 상한금액 범위 내에서 실제 구입한 가격으로 산정하여야 한다.

예) 타이레놀이알서방정 상한가 44원, 대한의원 구입가 42원
☞ 타이레놀이알서방정 산정액: 42원(상한금액 범위 내 실제 구입한 가격)

〈표 3-1〉 **요양급여비용의 산정**

구분	의료행위수가	약제/진료재료
산정대상	의료행위	약제료 및 진료재료
산정기준	난이도에 따른 항목	소요량
산정가격	상대가치점수 × 점수당 단가	상한금액 범위 내 실구입가

〈표 3-2〉 **건강보험 요양급여비용 산정기준**

산정기준	항목	관련근거
1. 「국민건강보험법」	제1조~제100조	• 「국민건강보험법」, 「국민건강보험법 시행령」, 「국민건강보험법 시행규칙」
2. '요양급여기준에 관한 규칙'	제1조~제14조	• 보건복지부령
3. 의료행위 수가기준	약 30,000항목	• 상대가치점수(약 50,000항목)
4. 약가 목록표	약 60,000여 품목	• 의약품실거래가(2000. 1. 1 시행)
5. 진료재료대 목록표	약 40,000여 품목	• 급여대상 진료재료 약 15,000품목 • 구입 증빙자료 첨부
6. 유권해석 등	약 40,000여 건 이상	• 보건복지부 행정해석, 심사지침, 심사사례 등
합계	약 12,000~15,000여 항목	

3. 진료행위수가

1) 상대가치점수

건강보험 진료행위수가는 보건복지부장관이 상대가치점수를 고시하고 있다. 상대가치점수는 요양급여에 소요되는 시간·노력 등 업무량, 인력·시설·장비 등 자원의 양과 요양급여의 위험도를 고려하여 산정한 요양급여의 가치를 각 항목 간에 상대적 점수로 나타낸 것이다(「국민건강보험법 시행령」 제21조). 이는 진료행위 간 가치를 상대적으로 비교하여 화폐단위가 아닌 '점수'로 표현한 것이며, 진료행위 건강보험수가는 매년 보건복지부장관이 정하여 고시하는 건강보험요양급여비용인 점수당 단가(환산지수)를 곱한 비용이다. 환산지수는 국민건강보험공단이사장과 대통령령이 정하는 의약계를 대표하는 자와의 계약으로 정하고 있으며, 계약이 체결되지 아니하면 건강보험정책심의위원회에서 직권으로 결정할 수 있다.

2) 상대가치점수의 구성요소

상대가치점수 구성요소는 의사업무량 상대가치점수, 요양급여비용 상대가치점수, 위험도 상대가치로 구성된다.

① 업무량 상대가치는 주 시술자(의사)의 전문적인 노력에 대한 보상으로 시간과 강도를 고려한 상대가치이다.

② 진료비용 상대가치는 주 시술자를 제외한 의사·간호사 등 임상인력의 임금, 진료에 사용되는 시설과 의료장비 및 의료소모품 등을 고려한 상대가치이다.

③ 위험도 상대가치는 의료사고와 관련된 분쟁해결비용을 고려한 상대가치이다.

업무량 상대가치

의사서비스

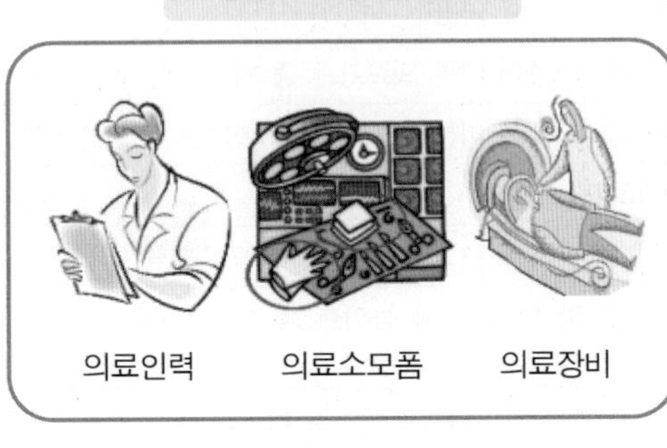

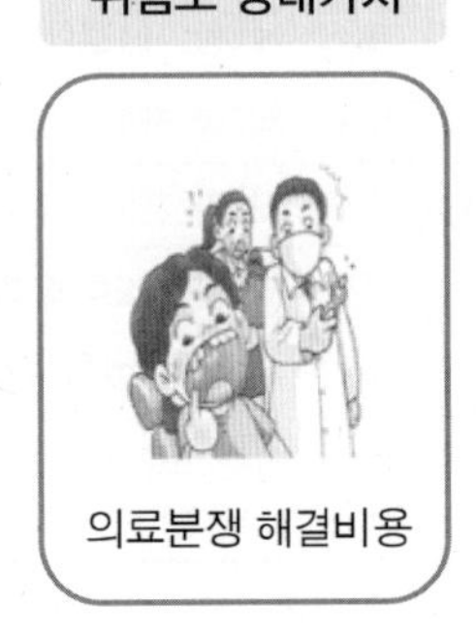

[그림 3-1] 상대가치점수의 구성요소

요양급여비용의 계약

1) 각 요양급여의 상대가치점수당 단가를 공단의 이사장과 의약계를 대표하는 자와 계약(유형별 계약)

의약계를 대표하는 자는 다음과 같다.

① 병원, 요양병원, 종합병원, 상급종합병원: 대한병원협회장

② 의원: 대한의사협회장

③ 치과의원, 치과병원: 대한치과의사회장

④ 한의원, 한방병원: 대한한의사회장

⑤ 조산소: 조산사회 또는 대한간호사회장 중 1인

⑥ 약국, 한국희귀의약품센터: 대한약사회장

⑦ 보건소, 보건지소, 보건의료원, 보건진료소(보건복지부장관이 정하는 자: 보건정책관)

요양급여비용의 내역

요양급여비용의 내역은 「국민건강보험법」 제45조 규정에 의거 공단 이사장과 의약계 대표자가 계약에 의해 정하고 계약이 이루어지면 보건복지부장관은 지체 없이 고시하도록 규정하고 있다. 보건복지부장관이 고시하는 '요양급여의 상대가치점수'의 유형별 분류에 따른 점수당 단가로 하며 그 내용은 〈표 3-3〉과 같다.

〈표 3-3〉 건강보험 요양급여비용의 내역

유형별 분류	점수당 단가
「의료법」 제3조 제2항 제3호에 따른 의료기관 중 병원, 요양병원 및 종합병원	77.3원
「의료법」 제3조 제2항 제1호에 따른 의료기관 중 의원	87.6원
「의료법」 제3조 제2항 제1호 및 같은 항 제3호에 따른 의료기관 중 치과의원 및 치과병원	88.7원
「의료법」 제3조 제2항 제1호 및 같은 항 제3호에 따른 의료기관 중 한의원 및 한방병원	89.8원
「의료법」 제3조 제2항 제2호에 따른 조산원	140.3원
「약사법」 제2조 제3호에 따른 약국 및 같은 법 제91조에 따른 한국희귀의약품센터	90.9원
「지역보건법」에 따른 보건소·보건의료원 및 보건지소와 농어촌 등 보건의료를 위한 특별조치법에 따라 설치된 보건진료소	86.1원

※2021년 1월 1일 시행 기준이며, 보건복지부 고시에 따라 점수당 단가는 매년 달라질 수 있음.

2) 계약기간: 1년

요양급여비용 계약은 그 직전 계약기간 만료일이 속하는 연도의 5월 31일까지 체결하여야 하며, 그 기한까지 계약이 체결되지 아니하는 경우 6월 30일까지 보건복지부장관 건강보험정책심의위원회의 의결을 거

쳐 요양급여비용을 정한다. 요양급여비용이 정해지면 보건복지부장관은 그 요양급여비용의 명세를 지체 없이 고시하여야 한다.

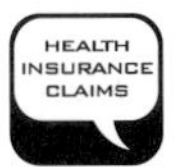

제2절 요양급여비용 본인일부부담

1. 비용의 일부부담 (본인일부부담, 법 제44조)

「국민건강보험법」에서는 요양급여를 받는 자가 요양급여를 받는 당시에 대통령령으로 정한 비용의 일부(이하 본인일부부담)를 본인이 요양기관에 지불하고, 요양기관은 요양급여비용 중 본인일부부담금을 제외한 비용을 국민건강보험공단에 청구하도록 하고 있다(같은 법 제47조).

본인일부부담제도는 수진자에게 비용의식을 갖게 하여 남수진(overuse)을 막을 뿐만 아니라 보험재정 안정에도 기여한다. 현행 본인일부부담은 환자가 비용을 분담하는 방식에 따라 정률제 · 정액제 · 본인부담 상한제로 구분한다.

정률제는 의료비용의 일정비율을 환자가 부담하는 방식으로 우리나라는 1963년 「의료보험법」 제정 시점부터 본인부담정률제 방식으로 시행되었다. 정액제는 의료서비스의 총금액 중 일정 금액만을 환자가 부담하는 방식으로 65세 이상 노인에 대하여 의원급 대상의 소액 외래진료비에 대하여 정액제를 실시하고 있다. 본인부담상한제는 환자가 1년 동안 부담하는 금액에 대한 상한선을 설정하고 상한선을 초과하는 본인부담금은 보험자가 부담한다.

2. 본인부담률

1) 입원본인부담률: 「국민건강보험법」(시행령 [별표 2])

구분	본인부담률			단수계산
	요양급여비용총액 (고가특수의료장비총액 및 식대 제외)	고가특수의료장비총액 (CT, MRI, PET)	식대	
일반환자	20%	외래본인부담율	50%	10원 미만 절사
고위험 임신부	10%		50%	
제왕절개분만	5%		50%	

(계속)

<table>
<tr><th rowspan="2">구분</th><th colspan="3">본인부담률</th><th rowspan="2">단수계산</th></tr>
<tr><th>요양급여비용총액
(고가특수의료장비총액 및 식대 제외)</th><th>고가특수의료장비총액
(CT, MRI, PET)</th><th>식대</th></tr>
<tr><td>15세 이하 아동</td><td colspan="2">5%</td><td>50%</td><td rowspan="5">10원
미만 절사</td></tr>
<tr><td>신생아 및 영유아에 대한 입원진료 중 보건복지부장관이 정하는 요양급여</td><td colspan="2">면제</td><td>50%</td></tr>
<tr><td>자연분만</td><td colspan="2">면제</td><td>50%</td></tr>
<tr><td>결핵 질환을 가진 사람에 대하여 보건복지부장관이 정하는 요양급여</td><td colspan="2">면제</td><td>50%</td></tr>
<tr><td>장기 등 기증자(뇌사자 또는 사망한 사람만 해당)의 장기 등 적출에 대하여 보건복지부장관이 정하는 요양급여</td><td colspan="2">면제</td><td>50%</td></tr>
</table>

- 요양병원 외의 요양기관에서 입원진료를 받는 경우로서, 일반입원실에 16일 이상 연속하여 입원하는 환자의 경우에는 요양급여비용 총액 중 입원료에 한정하여 입원일수가 16일 이상 30일 이하인 경우 16일부터 30일까지 입원료의 100분의 25를, 31일 이상인 경우 31일부터 입원료의 100분의 30을 부담

2) 외래본인일부부담률

(1) 상급종합병원

<table>
<tr><th>소재지</th><th>환자 구분</th><th>본인부담률</th><th>단수계산</th></tr>
<tr><td rowspan="2">모든 지역</td><td>일반환자</td><td>진찰료총액+(요양급여비용총액−진찰료총액) × 60/100
다만, 임신부 외래진료의 경우에는 요양급여비용 총액의 40/100</td><td rowspan="2">100원 미만
절사</td></tr>
<tr><td>의약분업 예외환자</td><td>진찰료총액+(요양급여비용총액−약가총액−진찰료총액)× 60/100+약가총액 × 30/100</td></tr>
</table>

- 6세 미만: 상기 본인부담률의 70% 적용
- 임신부 외래진료 시 본인부담률 40%
- 65세 이상 틀니, 임플란트 본인부담률 30%
- 난임진료(인공수정 및 체외수정 시술) 본인부담률 30%

(2) 종합병원

<table>
<tr><th>소재지</th><th>환자 구분</th><th>본인부담률</th><th>단수계산</th></tr>
<tr><td rowspan="2">동지역</td><td>일반환자</td><td>요양급여비용총액 × 50/100</td><td rowspan="2">100원 미만
절사</td></tr>
<tr><td>의약분업 예외환자</td><td>(요양급여비용총액−약가총액) × 50/100+약가총액 × 30/100</td></tr>
<tr><td rowspan="2">읍 · 면 지역</td><td>일반환자</td><td>요양급여비용총액 × 45/100</td><td rowspan="2">100원 미만
절사</td></tr>
<tr><td>의약분업 예외환자</td><td>(요양급여비용총액−약가총액) × 45/100+약가총액 × 30/100</td></tr>
</table>

- 6세 미만: 상기 본인부담률의 70% 적용
- 임신부 외래진료 시 본인부담률 30%
- 65세 이상 틀니, 임플란트 본인부담률 30%
- 난임진료(인공수정 및 체외수정시술) 본인부담률 30%

(3) 병원 · 치과병원 · 한방병원 · 요양병원

<table>
<tr><th>소재지</th><th>환자 구분</th><th>본인부담률</th><th>단수계산</th></tr>
<tr><td rowspan="2">동지역</td><td>일반환자</td><td>요양급여비용총액 × 40/100</td><td rowspan="4">100원 미만 절사</td></tr>
<tr><td>의약분업예외환자</td><td>(요양급여비용총액 − 약가총액) × 40/100 + 약가총액 × 30/100</td></tr>
<tr><td rowspan="2">읍 · 면 지역</td><td>일반환자</td><td>요양급여비용총액 × 35/100</td></tr>
<tr><td>의약분업예외환자</td><td>(요양급여비용총액 − 약가총액) × 35/100 + 약가총액 × 30/100</td></tr>
</table>

- 6세 미만: 상기 본인부담률의 70% 적용
- 임신부 외래진료 시 본인부담률 20%
- 65세 이상 틀니, 임플란트 본인부담률 30%
- 난임진료(인공수정 및 체외수정시술) 본인부담률 30%

(4) 의원 · 치과의원 · 한의원 · 보건의료원

<table>
<tr><th>구분</th><th>환자 구분</th><th>본인부담률(금)</th><th>단수계산</th></tr>
<tr><td rowspan="3">의원, 치과의원(의약분업지역)
보건의료원(한방과 제외)</td><td>6세 미만</td><td>21%</td><td rowspan="7">100원 미만 절사</td></tr>
<tr><td>6세 이상</td><td>30%</td></tr>
<tr><td>65세 이상, 15,000원 이하</td><td>1,500원</td></tr>
<tr><td rowspan="4">의원, 치과의원(의약분업 예외지역)
보건의료원, 한의원</td><td>6세 미만</td><td>21%</td></tr>
<tr><td>6세 이상</td><td>30%</td></tr>
<tr><td>65세 이상, 15,000원 이하</td><td>1,500원</td></tr>
<tr><td>65세 이상, 15,000원 초과~20,000원 이하(투약처방)</td><td>2,100원</td></tr>
</table>

- 요양급여비용 총액 중 아래 항목은 예외 적용(65세 이상 정액 제외)
  - 장루 · 요루 장애인: 특수재료(T항) 총액의 20%
  - 만성질환(고혈압, 당뇨) 재진진찰료 경감대상자: 재진진찰료의 20%
- 임신부 외래진료 시 본인부담률 10%
- 65세 이상 틀니, 임플란트 본인부담률 30%
- 난임진료(인공수정 및 체외수정시술) 본인부담률 30%

(5) 보건소 · 보건지소 · 보건진료소

<table>
<tr><th>소재지</th><th>금액구간</th><th>구분</th><th>본인부담률(금)</th><th>단수계산</th></tr>
<tr><td rowspan="4">모든지역</td><td rowspan="2">12,000원 초과</td><td>6세 미만</td><td>21%</td><td rowspan="4">100원 미만 절사</td></tr>
<tr><td>6세 이상</td><td>30%</td></tr>
<tr><td rowspan="2">12,000원 이하</td><td>보건소, 보건지소</td><td>정액(500원~2,200원)
※진료과, 진료내역, 투약일수에 따라 구분</td></tr>
<tr><td>보건진료소</td><td>900원</td></tr>
</table>

- 보건소 · 보건지소의 의과 및 치과에서 재활 · 물리치료 받고 12,000원 넘지 않는 경우 위 본인부담액에 1일당 500원(재활 · 물리치료 본인부담액)을 더함.

(6) 약국 · 희귀의약품센터

조제 구분	처방전발행기관	환자 구분	본인부담률(금)	단수계산
처방조제	일반	6세 미만	21%	100원 미만 절사
		6세 이상	30%	
		65세 이상, 10,000원 이하	1,200원	
	종합병원[주)] (특정기호 V252)	6세 미만	28%	
		6세 이상	40%	
	상급종합병원[주)] (특정기호 V252)	6세 미만	35%	
		6세 이상	50%	
직접조제	–	4,000원 초과	40%	
		4,000원 이하	1일: 4,000원, 2일: 1,600원, 3일 이상: 2,000원	

주) 제외병원: 읍 · 면 소재 종합병원, 보훈 등 법령에 따른 보훈병원, 보훈위탁병원

3) 산정특례에 의한 본인일부부담금

환자 구분		구분코드	본인부담률	식대부담액	비고
미등록 암환자(외래)		V027	20%	–	
가정간호	일반	V008	20%	–	
	등록암환자	V194	5%		
	중증화상환자	V251			
	희귀난치성질환자	V231	10%		
고가특수의료장비(입원)		–	외래 부담률		CT, MRI, PET
중증질환자 (입원 · 외래)	등록암환자	V193	5%	50%	
	뇌혈관질환자	V191	5%	50%	수술당 최대 30일(입원)
	심장질환자	V192			
	중증화상환자	V247～V250	5%	50%	
	중증외상환자	V273	5%	50%	권역응급의료센터 30일(입원)
희귀난치성질환자		V001～	10%	50%	

• 단수계산: 입원 10원 미만 절사, 외래 100원 미만 절사

4) 차상위 본인부담 경감대상자(입원)(「국민건강보험법 시행령」 [별표 2] 제3호 라목)

차상위 구분	1종(08.4)	2종(09.4)		
	희귀질환	만성질환-18세 미만	장애인 만성질환-18세 미만	자연분만, 신생아, 6세 미만
공상 등 구분 / 특정기호(MT002)	C	E	F	F001, F005, F004
본인부담률	없음	14%[주)]	14%[주)](장애인의료비에서지원)	해당사항 없음
식대	기본식대 20%	기본식대 20%	기본식대 20%	기본식대 20%

주) 희귀난치성질환자, 정신과(F007)는 10%, 중증질환자(등록암, 중증화상 등)는 5%

5) 차상위 본인부담 경감대상자(외래)(「국민건강보험법 시행령」 [별표 2] 제3호 라목)

차상위 구분		1종(08.4)	2종(09.4)			
		희귀질환	만성질환	일반	장애인	예약검사
공상 등 구분		C	E	E	F	상해외인
상급종합병원		없음	14%[주1)]		14%[주2)]	해당사항 없음
종합병원	직접조제	없음	14%	1,500원	14%[주2)]	특수장비
병원급	그 외			1,000원		14%[주1)]
의원급	직접조제	없음	1,500원		1,500원[주3)]	특수장비
	그 외		1,000원		1,000원[주3)]	14%[주1)]
보건소, 보건지소, 보건진료소		없음	없음			해당사항 없음
약국	직접조제	없음	900원			해당사항 없음
	처방조제		500원			
	보건기관처방		없음			

☞ 주 1), 2) 희귀난치성질환자, 정신과(F007)는 10%, 중증질환자(등록암, 중증화상 등)는 5%
주 2) 장애인의료비에서 14% 모두 지원
주 3) 장애인의료비에서 750원 지원

6) 지원금

환자 구분	구분코드	지원금
긴급복지 의료지원대상	공상 등 구분(G)	300만원 범위내 본인부담금 및 비급여
희귀난치성질환 지원대상	공상 등 구분(H)	본인부담금 전액
결핵환자 의료비 지원대상	특정기호(V206 또는 V246) 특정기호(V231) & 상해외인(L)	본인부담금의 1/2
입원명령 결핵환자 지원대상	특정기호(V206 & F008) 특정기호(V246 & F008)	본인부담금 전액+항결핵 약제비 (전액본인부담)

7) 기타

보건복지부 고시 제2013-194호 요양급여비용의 100분의100미만의 범위에서 본인부담률을 달리 적용하는 항목 및 부담률의 결정 등에 관한 기준

보험자	항	본인부담률
건강보험, 보훈(2014. 4. 1~)	A항	A항 요양급여비용 총액의 100분의50
희귀난치성질환	B항	B항 요양급여비용 총액의 100분의80

※추나요법에 대하여 보건복지부장관이 정하는 요양급여를 받는 경우에는 해당 요양급여비용의 100분의 50. 다만, 보건복지부장관이 따로 정하여 고시하는 추나요법에 대하여 요양급여를 받는 경우에는 해당 요양급여비용의 100분의 80 (2019. 4. 8)

3. 요양급여비용 본인부담 항목(100분의100본인부담)

1) 다음의 경우에는 그에 든 비용총액(100분의100)을 본인이 부담한다.
   (1) 가입자 또는 피부양자가 요양급여의 절차에 따르지 않고 요양기관을 이용한 경우
   (2) 급여가 제한(고의 또는 중대한 과실로 제55조에 따른 문서와 그 밖의 물건의 제출을 거부하거나 질문 또는 진단을 기피)된 경우에 요양기관을 이용한 경우
   (3) 급여 정지된(「병역법」에 따른 현역병〈지원에 의하지 않고 임용된 하사를 포함〉, 전환복무된 사람 또는 무관후보생으로 군에 복무 중인 가입자 또는 피부양자 및 교도소 또는 그 밖에 이에 준하는 시설에 수용되어 있는 가입자 또는 피부양자) 경우에 요양기관을 이용한 경우
   (4) 가입자 또는 피부양자가 보험료 체납으로 급여제한을 받은 기간에 요양기관을 이용한 경우
   (5) 학교폭력 중 학생 간의 폭행에 의한 부상 또는 질병으로 요양기관을 이용한 경우
   (6) 보험재정에 상당한 부담을 준다고 인정되는 경우
2) 다음에 해당하는 경우에는 보건복지부장관이 정하여 고시하는 공단이 부담하는 요양급여비용의 상한금액을 초과하는 비용
   (1) 요양급여의 필요성이 의학적으로 인정되는 약제・치료재료로서 해당 약제・치료재료의 상한금액이 대체 가능한 약제・치료재료의 상한금액의 2배 이상인 경우
   (2) 약제・치료재료에 대한 요양급여비용이 연간 200억 원 이상 들어 보험재정에 상당한 부담을 줄 우려가 있는 약제・치료재료의 경우
3) 장기 또는 조혈모세포 제공 희망자가 제공하기에 적합한지 확인・진단하는 데에 든 비용. 다만, 적합한 것으로 확인되어 장기 또는 조혈모세포를 제공한 사람에게는 확인・진단에 든 검사비용을 영 제19조(본인일부부담)에 따라 정한 금액으로 소급 정산한다.
4) 삭제

5) 혈액성분 채집술을 위한 혈액 제공 적합성 검사에서 부적합으로 판정되어 혈액성분 채집술을 하지 않은 경우 든 검사비용

6) 요양기관의 과실이 없는 상태에서 가입자 또는 피부양자가 기피하여 준비된 혈액을 폐기하였을 경우의 혈액비용과 미리 채혈한 자기혈소판을 수혈하지 못한 경우 이에 든 비용

7) 「응급의료에 관한 법률」에 따라 요양기관의 구급차를 이용하여 이송되었을 경우의 이송처치료 및 응급의료수가기준에서 정한 응급의료관리료 산정대상이 아닌 환자의 응급의료관리료

8) 그 밖에 다음에 해당하는 항목으로서 보건복지부장관이 정하여 고시한 항목에 해당하는 비용
   (1) 각종 수술 후 통증관리를 위한 통증자가조절법(PCA) 등 보험재정에 상당한 부담을 주는 경우
   (2) 인공요도괄약근, 혈관내 초음파 영상법에 사용된 혈관내 영상카테터 등 대체 가능하고 비용 효과적 측면에서 상대적으로 고가인 경우
   (3) 프로스타글란딘 F1알파(정밀측정), 알파2 마이크로글로불린 등 대체가능하고 보편적이지 않은 경우

9) 보건복지부장관이 정하여 고시하는 질병군에 대한 입원진료의 경우에는 1)에 해당하는 비용, 7)목 중 이송처치료 및 8)목 중 (1)에 해당하는 비용

4. 본인부담액 상한제

요양급여비용 중 가입자 또는 피부양자 본인이 부담하는 비용의 연간 총액의 상한은 지역가입자의 세대별 보험료 부담 수준 또는 직장가입자의 개인별 보험료 부담 수준에 따라 그 금액을 달리한다. 이 경우 상한액기준보험료의 구체적인 산정 기준·방법 등에 관하여 필요한 사항은 보건복지부장관이 정하여 고시한다(「국민건강보험법 시행령」 제19조 제2항 관련).

〈표 3-4〉 **요양급여비용 중 본인부담 상한액**

<table>
<tr><th>구분</th><th colspan="2">본인부담상한액</th></tr>
<tr><td rowspan="2">1) 상한액기준보험료가 전체 지역가입자의 하위 100분의 10에 상당하는 금액으로서 보건복지부장관이 정하여 고시하는 금액을 넘지 않는 경우</td><td colspan="2">81만원</td></tr>
<tr><td>요양병원 입원일수 120일 초과</td><td>125만원</td></tr>
<tr><td rowspan="2">2) 상한액기준보험료가 전체 지역가입자의 하위 100분의 10에 상당하는 금액으로서 보건복지부장관이 정하여 고시하는 금액을 넘고 하위 100분의 30에 상당하는 금액으로서 보건복지부장관이 고시하는 금액을 넘지 않는 경우</td><td colspan="2">101만원</td></tr>
<tr><td>요양병원 입원일수 120일 초과</td><td>157만원</td></tr>
<tr><td rowspan="2">3) 상한액기준보험료가 전체 지역가입자의 하위 100분의 30에 상당하는 금액으로서 보건복지부장관이 정하여 고시하는 금액을 넘고 하위 100분의 50에 상당하는 금액으로서 보건복지부장관이 고시하는 금액을 넘지 않는 경우</td><td colspan="2">152만원</td></tr>
<tr><td>요양병원 입원일수 120일 초과</td><td>212만원</td></tr>
<tr><td>4) 상한액기준보험료가 전체 지역가입자의 하위 100분의 50에 상당하는 금액으로서 보건복지부장관이 정하여 고시하는 금액을 넘고 하위 100분의 70에 상당하는 금액으로서 보건복지부장관이 고시하는 금액을 넘지 않는 경우</td><td colspan="2">282만원</td></tr>
</table>

(계속)

구분	본인부담상한액
5) 상한액기준보험료가 전체 지역가입자의 하위 100분의 70에 상당하는 금액으로서 보건복지부장관이 정하여 고시하는 금액을 넘고 하위 100분의 80에 상당하는 금액으로서 보건복지부장관이 고시하는 금액을 넘지 않는 경우	352만원
6) 상한액기준보험료가 전체 지역가입자의 하위 100분의 80에 상당하는 금액으로서 보건복지부장관이 정하여 고시하는 금액을 넘고 하위 100분의 90에 상당하는 금액으로서 보건복지부장관이 고시하는 금액을 넘지 않는 경우	433만원
7) 상한액기준보험료가 전체 지역가입자의 하위 100분의 90에 상당하는 금액으로서 보건복지부장관이 정하여 고시하는 금액을 넘는 경우	584만원

[별표 2] 본인일부부담금의 부담률 및 부담액

(「국민건강보험법 시행령」 제19조 제1항 관련)〈개정 2019. 4. 2〉

1. 가입자 또는 피부양자는 요양급여비용 중 다음 각 목의 어느 하나에 해당하는 금액(100원 미만은 제외)을 부담한다. 다만, 입원진료의 경우에는 100원 미만의 금액도 부담한다.
   가. 입원진료(나목의 표 중 보건복지부장관이 정하는 의료장비를 이용한 진료의 경우는 제외) 및 보건복지부장관이 정하는 요양급여를 받은 경우(약국 또는 한국희귀・필수의약품센터인 요양기관에서 처방전에 따라 의약품을 조제받는 경우는 포함)는 다음의 구분에 따라 계산한 금액
      1) 요양급여비용 총액(보건복지부장관이 정하여 고시하는 식대와 장애인 치과진료에 대한 가산금액은 제외)의 100분의 20에 입원기간 중 식대[입원환자의 식사의 질과 서비스에 영향을 미치는 부가적 요소에 드는 비용에 해당하는 가산금액(이하 "식대가산금액"이라 함)을 포함한다. 이하 이 호, 제2호 및 제3호 가목・나목・아목에서 같다]의 100분의 50을 더한 금액. 다만, 상급종합병원에서 법 제43조에 따라 신고한 입원병실 중 일반입원실의 2인실・3인실・4인실 및 정신과 폐쇄병실의 2인실・3인실・4인실을 이용한 경우에는 그 입원료에 한정하여 각각 100분의 50・100분의 40・100분의 30으로 하고, 종합병원에서 법 제43조에 따라 신고한 입원병실 중 일반입원실의 2인실・3인실 및 정신과 폐쇄병실의 2인실・3인실을 이용한 경우에는 그 입원료에 한정하여 각각 100분의 40・100분의 30으로 하며, 보건복지부장관이 정하여 고시하는 격리 입원에 대해서는 그 입원료에 한정하여 100분의 10으로 한다.
      2) 「의료법」 제3조 제2항 제3호 라목에 따른 요양병원에서 입원진료를 받는 사람 중 입원치료보다는 요양시설이나 외래진료를 받는 것이 적합한 환자로서 보건복지부장관이 정하여 고시하는 환자군에 해당하는 경우에는 요양급여비용 총액의 100분의 40에 입원기간 중 식대의 100분의 50을 더한 금액
   나. 외래진료의 경우 및 보건복지부장관이 정하는 의료장비・치료재료를 이용한 진료의 경우에는 다음 표의 구분에 따라 계산한 금액

기관 종류	소재지	환자 구분	본인일부부담금
상급 종합병원	모든 지역	일반환자	진찰료 총액+(요양급여비용 총액−진찰료 총액)×60/100 다만, 임신부 외래진료의 경우에는 요양급여비용 총액의 40/100, 1세 미만 영유아 외래진료의 경우에는 요양급여비용 총액의 20/100으로 한다.
		의약분업 예외환자	진찰료 총액+(요양급여비용 총액−약값 총액−진찰료 총액)×60/100+약값 총액×30/100 다만, 임신부 외래진료의 경우에는 (요양급여비용 총액−약값 총액)×40/100+약값 총액×30/100, 1세 미만 영유아 외래진료의 경우에는 (요양급여비용 총액−약값 총액)×20/100+약값 총액×21/100로 한다.
종합병원	동 지역	일반환자	요양급여비용 총액×50/100(임신부 외래진료의 경우에는 30/100, 1세 미만 영유아 외래진료의 경우에는 15/100)

(계속)

기관 종류	소재지	환자 구분	본인일부부담금
종합병원	동 지역	의약분업 예외환자	요양급여비용 총액－약값 총액)×50/100(임신부 외래진료의 경우에는 30/100, 1세 미만 영유아 외래진료의 경우에는 15/100)＋약값 총액×30/100(1세 미만 영유아의 경우에는 21/100)
	읍·면 지역	일반환자	요양급여비용 총액×45/100(임신부 외래진료의 경우에는 30/100, 1세 미만 영유아 외래진료의 경우에는 15/100)
		의약분업 예외환자	(요양급여비용 총액－약값 총액)×45/100(임신부 외래진료의 경우에는 30/100, 1세 미만 영유아 외래진료의 경우에는 15/100)＋약값 총액×30/100(1세 미만 영유아의 경우에는 21/100)
병원, 치과병원, 한방병원, 요양병원	동 지역	일반환자	요양급여비용 총액×40/100(임신부 외래진료의 경우에는 20/100, 1세 미만 영유아 외래진료의 경우에는 10/100)
		의약분업 예외환자	(요양급여비용 총액－약값 총액)×40/100(임신부 외래진료의 경우에는 20/100, 1세 미만 영유아 외래진료의 경우에는 10/100)＋약값 총액×30/100(1세 미만 영유아의 경우에는 21/100)
	읍·면 지역	일반환자	요양급여비용 총액×35/100(임신부 외래진료의 경우에는 20/100, 1세 미만 영유아 외래진료의 경우에는 10/100)
		의약분업 예외환자	(요양급여비용 총액－약값 총액)×35/100(임신부 외래진료의 경우에는 20/100, 1세 미만 영유아 외래진료의 경우에는 10/100)＋약값 총액×30/100(1세 미만 영유아의 경우에는 21/100)
의원, 치과의원, 한의원, 보건의료원	모든 지역	일반환자	요양급여비용 총액×30/100(임신부 외래진료의 경우에는 10/100, 1세 미만 영유아 외래진료의 경우에는 5/100) 다만, 요양급여를 받는 사람이 65세 이상이면서 해당 요양급여비용 총액이 보건복지부령으로 정하는 금액을 넘지 않으면 보건복지부령으로 정하는 금액을 본인일부부담금으로 한다.
		의약분업 예외환자	(요양급여비용 총액－약값 총액)×30/100(임신부 외래진료의 경우에는 10/100, 1세 미만 영유아 외래진료의 경우에는 5/100)＋약값 총액×30/100(1세 미만 영유아의 경우에는 21/100) 다만, 요양급여를 받는 사람이 65세 이상이면서 해당 요양급여비용 총액이 보건복지부령으로 정하는 금액을 넘지 않으면 보건복지부령으로 정하는 금액을 본인일부부담금으로 한다.
보건소, 보건지소, 보건진료소	모든 지역		요양급여비용 총액×30/100 다만, 요양급여비용 총액이 보건복지부령으로 정하는 금액을 넘지 않으면 보건복지부령으로 정하는 금액을 본인일부부담금으로 한다.

[비고]

1. 위 표에서 "의약분업 예외환자"란 「약사법」 제23조 제4항 제3호 중 조현병(調絃病) 또는 조울증 등으로 자신 또는 타인을 해칠 우려가 있는 정신질환자, 같은 항 제4호 중 「감염병의 예방 및 관리에 관한 법률」에 따른 제1군 감염병환자 및 같은 항 제8호·제9호에 해당하는 환자를 말한다. 다만, 제1호 가목에 따라 요양급여비용 총액의 100분의 20을 적용받는 사람은 제외한다.
2. 위 표에서 "약값 총액"이란 요양기관이 해당 약제를 구입한 금액의 총액을 말한다.
3. 보건복지부장관이 정하는 의료장비를 이용한 입원진료인 경우의 요양급여비용 총액은 의료장비를 이용한 비용의 총액으로 한정한다.
4. 요양기관의 외래진료를 통하여 주기적으로 의사의 처방에 따라 구입(사용)하여야 하는 치료재료 중 보건복지부장관이 정하여 고시하는 치료재료의 경우에는 해당 치료재료 비용 및 관련행위(교체를 위한 직접적 행위에 한정한다. 이하 같다) 비용을 제외한 요양급여비용 총액을 위 표의 요양급여비용 총액으로 하여 위 표에 따라 산정한 금액에 해당 치료재료 비용 및 관련행위 비용의 100분의 20(1세 미만 영유아의 경우에는 14/100)을 더한 금액을 본인일부부담금으로 한다. 다만, 제3호 마목이 적용되는 중증질환자는 제외한다.
5. 보건복지부장관이 정하는 질병의 환자가 요양기관(의원으로 한정한다)에 보건복지부장관이 정하는 절차 또는 방법에 따라 외래진료를 지속적으로 받겠다는 의사를 표시한 경우에는 해당 질병에 대하여 그 다음 진료부터 (진찰료 총액×20/100)＋[(요양급여비용 총액－진찰료 총액)×30/100]에 해당하는 금액을 본인일부부담금으로 한다. 다만, 요양급여를 받는 사람이 65세 이상인 경우에는 요양급여비용 총액이 보건복지부령으로 정하는 금액을 넘지 않으면 보건복지부령으로 정하는 금액을 본인일부부담금으로 한다.
6. 임신부가 유산 또는 사산을 한 경우 해당 유산 또는 사산에 따른 외래진료는 위 표에 따른 임신부 외래진료에 포함한다.

다. 약국 또는 한국희귀・필수의약품센터의 경우

1) 진료를 담당한 의사 또는 치과의사가 발행한 처방전에 따라 의약품을 조제받은 경우에는 요양급여비용 총액의 100분의 30(요양급여를 받는 사람이 65세 이상인 경우 요양급여비용 총액이 보건복지부령으로 정하는 금액을 넘지 않으면 보건복지부령으로 정하는 금액). 다만, 제1호 가목 중 보건복지부장관이 정하는 요양급여를 받은 경우(약국 또는 한국희귀・필수의약품센터인 요양기관에서 처방전에 따라 의약품을 조제받는 경우를 포함)는 제외한다.

2) 「약사법」 제23조 제3항 제1호에 따라 의료기관이 없는 지역에서 조제하는 경우로서 진료를 담당한 의사 또는 치과의사가 발행한 처방전에 따르지 않고 의약품을 조제받은 경우에는 다음의 구분에 따라 산정한 금액

가) 요양급여비용 총액이 보건복지부령으로 정하는 금액을 넘는 경우에는 요양급여비용 총액의 100분의 40

나) 요양급여비용 총액이 보건복지부령으로 정하는 금액을 넘지 않는 경우에는 보건복지부령으로 정하는 금액

3) 1)에도 불구하고 상급종합병원 또는 종합병원의 의사가 발행한 처방전에 따라 질병의 중증도를 고려하여 보건복지부장관이 정하여 고시하는 질병에 대한 의약품을 조제받은 경우[읍・면 지역 소재 종합병원의 의사가 발행한 처방전에 따라 의약품을 조제받거나 「한국보훈복지의료공단법」에 따른 보훈병원의 의사나 「독립유공자예우에 관한 법률」, 「국가유공자 등 예우 및 지원에 관한 법률」, 「보훈보상대상자 지원에 관한 법률」, 「5・18민주유공자예우에 관한 법률」, 「참전유공자예우 및 단체설립에 관한 법률」, 「고엽제후유의증 등 환자지원 및 단체설립에 관한 법률」, 「특수임무유공자 예우 및 단체설립에 관한 법률」 및 「제대군인지원에 관한 법률」에 따라 국가보훈처장이 진료를 위탁한 상급종합병원 또는 종합병원의 의사가 해당 법률에서 정한 의료지원 대상자에게 발행한 처방전에 따라 의약품을 조제받은 경우는 제외]에는 다음의 금액

가) 상급종합병원의 의사가 발행한 처방전에 따라 의약품을 조제받은 경우: 요양급여비용 총액의 100분의 50

나) 종합병원의 의사가 발행한 처방전에 따라 의약품을 조제받은 경우: 요양급여비용 총액의 100분의 40

2. 제1호에도 불구하고 제21조 제3항 제2호에 따라 보건복지부장관이 정하여 고시하는 질병군에 대하여 입원진료를 받는 경우에는 다음 각 목의 구분에 따라 계산한 금액에 입원기간 중 식대의 100분의 50을 더한 금액을 부담한다. 이 경우 질병군 분류번호 결정요령, 고정비율, 평균 입원일수, 입원실 이용비용 등 해당 질병군의 본인일부부담금 산정에 필요한 사항은 보건복지부장관이 정하여 고시한다.

가. 다음 계산식에 따라 계산한 금액의 100분의 20

[{질병군별 상대가치점수×고정비율}+{질병군별 상대가치점수×(1－고정비율)×입원일수÷질병군별 평균 입원일수}]×제21조 제1항에 따라 정해진 상대가치점수의 점수당 단가

[비고] 위 표에서 “고정비율”이란 요양급여비용 총액 중 입원일수와는 관계없이 평균적으로 발생하는 비용이 차지하는 비율을 말한다.

나. 가목에도 불구하고 보건복지부장관이 정하여 고시하는 입원실을 이용한 경우에는 가목에 따라 계산한 금액에 보건복지부장관이 정하여 고시하는 입원료 계산식에 따라 계산한 금액을 더한 금액

다. 가목과 나목에도 불구하고 그 질병군이 보건복지부장관이 정하여 고시하는 요양급여비용 열외군인 경우에는 가목 또는 나목에 따라 계산한 금액에 그 고시에서 정한 금액의 100분의 20에 해당하는 금액을 더한 금액

3. 제1호와 제2호에도 불구하고 다음 각 목의 어느 하나에 해당하는 경우에는 그 각 목에서 정하는 금액을 부담한다. 다만, 상급종합병원과 종합병원에서 법 제43조에 따라 신고한 입원병실 중 일반입원실의 2인실・3인실 및 정신과 폐쇄병실의 2인실・3인실을 이용한 경우는 그 입원료에 한정하여 제1호 가목 1) 단서에서 정하는 금액을 부담한다.

가. 다음의 경우에는 입원기간 중 식대의 100분의 50

1) 자연분만에 대한 요양급여

2) 「모자보건법」 제2조 제4호에 따른 신생아 및 보건복지부장관이 정하는 기준에 해당하는 영유아에 대한 입원진료로서 보건복지부장관이 정하는 요양급여
3) 보건복지부장관이 정하여 고시하는 결핵 질환을 가진 사람에 대하여 보건복지부장관이 정하는 요양급여
4) 「장기등 이식에 관한 법률」 제4조 제2호에 따른 장기 등 기증자(뇌사자 또는 사망한 사람만 해당)의 장기등(같은 법 제4조 제1호에 따른 장기 등을 말한다) 적출에 대하여 보건복지부장관이 정하는 요양급여

나. 다음의 경우(라목에 해당하는 사람에 대한 요양급여는 제외)에는 요양급여비용 총액의 100분의 10에 입원기간 중 식대의 100분의 50을 더한 금액
1) 삭제 〈2017. 9. 29.〉
2) 보건복지부장관이 정하여 고시하는 희귀난치성 질환을 가진 사람에 대하여 보건복지부장관이 정하는 요양급여
3) 보건복지부장관이 정하여 고시하는 고위험 임신부에 대한 입원진료로서 보건복지부장관이 정하는 요양급여
4) 삭제 〈2018. 12. 24.〉

다. 다음의 경우에는 본인이 부담할 비용의 부담률의 100분의 70에 해당하는 금액
1) 1세 이상 6세 미만인 가입자 또는 피부양자가 상급종합병원, 종합병원, 병원, 치과병원, 한방병원, 요양병원, 의원, 치과의원, 한의원 및 보건의료원에서 외래진료를 받는 경우
2) 6세 미만인 가입자 또는 피부양자가 보건소, 보건지소 및 보건진료소에서 외래진료를 받는 경우로서 요양급여비용 총액이 보건복지부령으로 정하는 금액을 넘는 경우. 다만, 요양급여비용 총액이 보건복지부령으로 정하는 금액을 넘지 않는 경우에는 제1호 나목 표에 따른 금액을 부담한다.
3) 6세 미만인 가입자 또는 피부양자가 약국 또는 한국희귀·필수의약품센터인 요양기관에서 처방전에 따라 의약품을 조제받는 경우

라. 보건복지부장관이 정하여 고시하는 희귀난치성질환 또는 중증질환(이하 "희귀난치성질환 등"이라 한다)을 가진 사람, 희귀난치성질환 등 이외의 질환으로 6개월 이상 치료를 받고 있거나 6개월 이상 치료가 필요한 사람 또는 18세 미만의 아동(이하 "희귀난치성질환자 등"이라 한다) 중 희귀난치성질환자 등이 속한 세대(배우자를 포함)의 소득 및 재산을 더하여 계산한 가액(이하 "소득인정액"이라 한다)이 「국민기초생활보장법」 제2조 제11호에 따른 기준 중위소득의 100분의 50 이하이고, 희귀난치성질환자 등의 1촌의 직계혈족 및 그 배우자(이하 "부양의무자"라 한다)가 없거나 부양의무자가 있어도 부양능력이 없거나 부양을 받을 수 없는 사람으로서 보건복지부령으로 정하는 바에 따라 공단의 본인일부부담금 경감인정 신청을 하여 그 경감인정을 받은 사람에 대한 요양급여의 경우에는 다음의 구분에 따라 계산한 금액. 이 경우 소득인정액 산정의 기준이 되는 세대의 범위, 소득 및 재산의 범위, 소득인정액 산정방법 등 소득인정액의 산정에 필요한 사항 및 부양의무자가 부양능력이 없거나 부양을 받을 수 없는 경우의 구체적인 기준은 보건복지부령으로 정한다.
1) 희귀난치성질환 등을 가진 사람인 경우에는 입원기간 중 식대(식대가산금액은 제외한다. 이하 이 목에서 같다)의 100분의 20
2) 희귀난치성질환 등 이외의 질환으로 6개월 이상 치료를 받고 있거나 6개월 이상 치료가 필요한 사람 또는 18세 미만의 아동인 경우에는 다음 표에 해당하는 금액에 입원기간 중 식대의 100분의 20을 더한 금액. 다만, 가목에 해당하거나 6세 미만 아동의 입원진료 또는 보건복지부장관이 정하여 고시하는 중증질환으로 요양급여를 받는 경우에는 입원기간 중 식대의 100분의 20만을 부담한다.

기관 종류	구분	본인일부부담금
상급종합병원	외래진료 및 입원진료	요양급여비용 총액의 100분의 14에 해당하는 금액. 다만, 다음의 어느 하나에 해당하는 경우에는 그 다음의 구분에 따라 계산한 금액을 부담한다. 가) 정신건강의학과 입원진료 또는 나목 2)(치매는 제외)에 따라 보건복지부장관이 정하는 요양급여를 받는 경

(계속)

<table>
<tr><th>기관 종류</th><th colspan="2">구분</th><th>본인일부부담금</th></tr>
<tr><td>상급종합병원</td><td colspan="2">외래진료 및 입원진료</td><td>우에는 해당 요양급여비용 총액의 100분의 10
나) 제1호 나목(임신부 외래진료만 해당), 이 호 나목 2)(치매만 해당) · 3), 마목, 차목 또는 하목 2) · 3)에 따라 보건복지부장관이 정하는 요양급여를 받는 경우에는 해당 요양급여비용 총액의 100분의 5
다) 자목(6세 이상 15세 이하 아동의 입원진료만 해당)에 따라 보건복지부장관이 정하는 요양급여를 받는 경우에는 해당 요양급여비용 총액의 100분의 3
라) 1세 미만 영유아 외래진료의 경우에는 요양급여비용 총액의 100분의 5</td></tr>
<tr><td rowspan="3">종합병원,
병원,
치과병원,
한방병원,
요양병원</td><td rowspan="2">「의료급여법 시행령」 별표 1 제2호 가목 2) 가)에 따른 만성질환자에 해당하는 사람이 그 만성질환에 대하여 외래진료를 받거나 해당 만성질환자가 나목 2)(치매를 제외) 또는 마목에 따른 외래진료에 대하여 보건복지부장관이 정하는 요양급여를 받는 경우</td><td>「약사법」 제23조 제4항에 따라 의사 또는 치과의사가 의약품을 직접 조제하는 경우와 법률 제8365호 약사법 전부개정 법률 부칙 제8조에 따라 한의사가 한약 및 한약제제를 직접 조제하는 경우</td><td>1,500원
다만, 1세 미만 영유아 외래진료의 경우에는 본인일부부담금 없음</td></tr>
<tr><td>그 밖의 외래진료</td><td>1,000원
다만, 1세 미만 영유아 외래진료의 경우에는 본인일부부담금 없음</td></tr>
<tr><td colspan="2">그 밖의 외래진료 및 입원진료</td><td>요양급여비용 총액의 100분의 14에 해당하는 금액. 다만, 다음의 어느 하나에 해당하는 경우에는 그 다음의 구분에 따라 계산한 금액을 부담한다.
가) 정신건강의학과 입원진료 또는 나목 2)(치매는 제외)에 따라 보건복지부장관이 정하는 요양급여를 받는 경우에는 해당 요양급여비용 총액의 100분의 10
나) 제1호 나목(임신부 외래진료만 해당), 이 호 나목 2)(치매만 해당) · 3), 마목, 차목 또는 하목 2) · 3)에 따라 보건복지부장관이 정하는 요양급여를 받는 경우에는 해당 요양급여비용 총액의 100분의 5
다) 자목(6세 이상 15세 이하 아동의 입원진료만 해당)에 따라 보건복지부장관이 정하는 요양급여를 받는 경우에는 해당 요양급여비용 총액의 100분의 3
라) 1세 미만 영유아 외래진료의 경우에는 요양급여비용 총액의 100분의 5</td></tr>
<tr><td>의원,
치과의원,
한의원,
보건의료원</td><td>외래진료</td><td>「약사법」 제23조 제4항에 따라 의사 또는 치과의사가 의약품을 직접 조제하는 경우와 법률 제8365호 약사법 전부</td><td>1,500원
다만, 1세 미만 영유아 외래진료의 경우에는 본인일부부담금 없음</td></tr>
</table>

(계속)

<table>
<tr><th>기관 종류</th><th colspan="2">구분</th><th>본인일부부담금</th></tr>
<tr><td rowspan="3">의원,
치과의원,
한의원,
보건의료원</td><td rowspan="2"></td><td>개정 법률 부칙 제8조에 따라 한의사가 한약 및 한약제제를 직접 조제하는 경우</td><td>1,500원
다만, 1세 미만 영유아 외래진료의 경우에는 본인일부부담금 없음</td></tr>
<tr><td>그 밖의 외래진료</td><td>1,000원
다만, 1세 미만 영유아 외래진료의 경우에는 본인일부부담금 없음</td></tr>
<tr><td colspan="2">입원진료</td><td>요양급여비용 총액의 100분의 14에 해당하는 금액. 다만, 다음의 어느 하나에 해당하는 경우에는 그 다음의 구분에 따라 계산한 금액을 부담한다.
가) 정신건강의학과 입원진료 또는 나목 2)(치매는 제외)에 따라 보건복지부장관이 정하는 요양급여를 받는 경우에는 해당 요양급여비용 총액의 100분의 10
나) 나목 2)(치매만 해당)·3), 마목 또는 차목(입원진료만 해당)에 따라 보건복지부장관이 정하는 요양급여를 받는 경우에는 해당 요양급여비용 총액의 100분의 5
다) 자목(6세 이상 15세 이하 아동의 입원진료만 해당)에 따라 보건복지부장관이 정하는 요양급여를 받는 경우에는 해당 요양급여비용 총액의 100분의 3</td></tr>
<tr><td>보건소,
보건지소,
보건진료소</td><td colspan="2">외래진료 및 입원진료</td><td>없음</td></tr>
<tr><td rowspan="3">약국,
한국희귀·
필수의약품센터</td><td colspan="2">「약사법」 제23조 제3항 단서에 따라 처방전에 따르지 않고 직접 조제한 경우</td><td>900원</td></tr>
<tr><td colspan="2">보건소, 보건지소 및 보건진료소를 제외한 요양기관에서 발급한 처방전에 따라 조제한 경우</td><td>500원</td></tr>
<tr><td colspan="2">보건소, 보건지소 및 보건진료소에서 발급한 처방전에 따라 조제한 경우</td><td>없음</td></tr>
</table>

[비고]

1. 「약사법」 제23조 제4항에 따라 의사 또는 치과의사가 의약품을 직접 조제하거나 법률 제8365호 약사법 전부개정 법률 부칙 제8조에 따라 한의사가 한약 및 한약제제를 직접 조제하고 처방전을 함께 발급하는 경우에는 1,000원을 부담한다.
2. 외래진료로서 전산화단층촬영(CT), 자기공명영상진단(MRI) 등 보건복지부장관이 정하여 고시하는 장비를 이용한 진료에 대해서는 그 의료장비를 이용한 비용 총액의 100분의 14[나목 2)(치매는 제외)에 따른 환자의 경우에는 100분의 10, 나목 2)(치매만 해당), 마목, 하목 또는 제1호 나목(임신부 외래진료만 해당)에 따른 환자 및 1세 미만 영유아 외래진료의 경우에는 100분의 5]를 부담한다.
3. 제21조 제3항 제2호에 따른 질병군에 대한 입원진료의 경우 본인일부부담금은 제2호 가목 또는 나목에 따라 계산한 금액에 위 표의 해당기관 종류별 입원진료에 해당하는 본인부담률을 곱한 금액으로 한다. 다만, 같은 호 다목에 따른 요양급여비용 열외군인 경우 본인일부부담금은 같은 호 가목 또는 나목에 따라 계산한 금액에 다목에 따른 고시에서 정한 금액을 더한 금액에 위 표의 해당기관 종류별 입원진료에 해당하는 본인부담률을 곱한 금액으로 한다.
4. 보건복지부장관이 정하여 고시하는 격리 입원에 대해서는 그 입원료에 한정하여 해당 입원료의 100분의 5를 부담한다.
5. 임신부가 유산 또는 사산을 한 경우 해당 유산 또는 사산에 따른 외래진료는 위 표에 따른 임신부 외래진료에 포함한다.

3) 희귀난치성질환 등을 가진 사람 중 65세 이상인 사람이 틀니 요양급여를 받는 경우에는 해당 요양급여비용 총액의 100분의 5
4) 희귀난치성질환 등 이외의 질환으로 6개월 이상 치료를 받고 있거나 6개월 이상 치료가 필요한 사람 중 65세 이상인 사람이 틀니 요양급여를 받는 경우에는 해당 요양급여비용 총액의 100분의 15

5) 희귀난치성질환 등을 가진 사람 중 65세 이상인 사람이 치과 임플란트 요양급여를 받는 경우에는 해당 요양급여비용 총액의 100분의 10

6) 희귀난치성질환 등 이외의 질환으로 6개월 이상 치료를 받고 있거나 6개월 이상 치료가 필요한 사람 중 65세 이상인 사람이 치과 임플란트 요양급여를 받는 경우에는 해당 요양급여비용 총액의 100분의 20

7) 2)에도 불구하고 희귀난치성질환 등 이외의 질환으로 6개월 이상 치료를 받고 있거나 6개월 이상 치료가 필요한 사람 또는 18세 미만의 아동이 상급종합병원 또는 종합병원의 의사가 발행한 처방전에 따라 질병의 중증도를 고려하여 보건복지부장관이 정하여 고시하는 질병에 대한 의약품을 조제받은 경우[읍·면 지역 소재 종합병원의 의사가 발행한 처방전에 따라 의약품을 조제받거나 「한국보훈복지의료공단법」에 따른 보훈병원의 의사나 「독립유공자예우에 관한 법률」, 「국가유공자 등 예우 및 지원에 관한 법률」, 「보훈보상대상자 지원에 관한 법률」, 「5·18민주유공자예우에 관한 법률」, 「참전유공자예우 및 단체설립에 관한 법률」, 「고엽제후유의증 등 환자지원 및 단체설립에 관한 법률」, 「특수임무유공자 예우 및 단체설립에 관한 법률」 및 「제대군인지원에 관한 법률」에 따라 국가보훈처장이 진료를 위탁한 상급종합병원 또는 종합병원의 의사가 해당 법률에서 정한 의료지원 대상자에게 발행한 처방전에 따라 의약품을 조제받은 경우는 제외]에는 요양급여비용 총액의 100분의 3. 다만, 본인일부부담금이 500원 미만이 되는 경우에는 500원을 본인일부부담금으로 한다.

8) 2)에도 불구하고 희귀난치성질환 등 이외의 질환으로 6개월 이상 치료를 받고 있거나 6개월 이상 치료가 필요한 사람 또는 18세 미만 아동의 입원진료로서 제왕절개분만에 대한 요양급여를 받는 경우에는 입원기간 중 식대의 100분의 20

9) 희귀난치성질환 등을 가진 사람이 보건복지부장관이 정하여 고시하는 추나요법에 대하여 보건복지부장관이 정하는 요양급여를 받는 경우에는 해당 요양급여비용의 100분의 30. 다만, 보건복지부장관이 따로 정하여 고시하는 추나요법에 대하여 요양급여를 받는 경우에는 해당 요양급여비용의 100분의 80으로 한다.

10) 희귀난치성질환 등 이외의 질환으로 6개월 이상 치료를 받고 있거나 6개월 이상 치료가 필요한 사람 또는 18세 미만 아동이 보건복지부장관이 정하여 고시하는 추나요법에 대하여 보건복지부장관이 정하는 요양급여를 받는 경우에는 해당 요양급여비용의 100분의 40. 다만, 보건복지부장관이 따로 정하여 고시하는 추나요법에 대하여 요양급여를 받는 경우에는 해당 요양급여비용의 100분의 80으로 한다.

마. 보건복지부장관이 정하여 고시하는 중증질환자에 대하여 보건복지부장관이 정하는 요양급여(라목에 해당하는 사람에 대한 요양급여는 제외)의 경우에는 요양급여비용 총액의 100분의 5에 입원기간 중 식대의 100분의 50을 더한 금액

바. 65세 이상인 사람이 틀니 요양급여(라목에 해당하는 사람에 대한 요양급여는 제외)를 받는 경우에는 그 요양급여비용 총액의 100분의 30

사. 65세 이상인 사람이 치과 임플란트 요양급여(라목에 해당하는 사람에 대한 요양급여는 제외)를 받는 경우에는 해당 요양급여비용 총액의 100분의 30

아. 제왕절개분만을 위한 입원진료에 대하여 요양급여[라목 8)에 해당하는 사람에 대한 요양급여는 제외]를 받는 경우에는 요양급여비용 총액의 100분의 5에 입원기간 중 식대의 100분의 50을 더한 금액

자. 15세 이하 아동의 입원진료에 대하여 보건복지부장관이 정하는 요양급여[가목 2) 및 라목에 해당하는 사람에 대한 요양급여는 제외]를 받는 경우에는 해당 요양급여비용 총액의 100분의 5에 입원기간 중 식대의 100분의 50을 더한 금액

차. 18세 이하 아동의 치아홈메우기 외래진료 또는 16세 이상 18세 이하 아동의 치아홈메우기 입원진료에 대하여 보건복지부장관이 정하는 요양급여(라목에 해당하는 사람에 대한 요양급여는 제외)를 받는 경우에는 해당 요양급여비용 총액의 100분의 10

카. 보건복지부장관이 정하여 고시하는 난임진료(인공수정 및 체외수정시술을 포함)에 대하여 보건복지부장관이 정하는 요양급여(라목에 해당하는 사람에 대한 요양급여는 제외)를 받는 경우에는 해당 요양급여비용 총액의 100분의 30

타. 제25조 제2항 제1호에 따른 일반건강검진 결과에 따라 보건복지부장관이 정하여 고시하는 질환이나 질병에 대하여 추가적인 진료 또는 검사의 필요성이 인정되는 사람이 그 질환이나 질병에 대하여 일반건강검진을 받은 날이 속하는 연도의 다음 연도 1월 31일까지 보건복지부장관이 정하여 고시하는 요양급여(의원 및 병원만

해당)를 받은 경우에는 본인일부부담금액은 없는 것으로 한다.

파. 보건복지부장관이 정하여 고시하는 항목에 대해 정신건강의학과 외래진료를 받은 경우(라목에 해당하는 사람에 대한 요양급여는 제외)에는 다음 표에 따라 계산한 금액에 제1호 나목에 따라 계산한 금액(다음 표에 따라 보건복지부장관이 정하여 고시하는 항목에 대한 요양급여비용을 계산한 금액은 제외)을 더한 금액. 다만, 6세 미만의 경우에는 본인이 부담할 비용의 부담률(제1호 나목 및 다음 표에 따른 부담률)의 100분의 70에 해당하는 금액으로 하고, 65세 이상인 경우에는 요양급여비용 총액이 보건복지부령으로 정하는 금액을 넘지 않으면 보건복지부령으로 정하는 금액으로 한다.

기관 종류	본인일부부담금
상급종합병원	보건복지부장관이 정하여 고시하는 항목에 대한 요양급여비용 × 40/100
종합병원	보건복지부장관이 정하여 고시하는 항목에 대한 요양급여비용 × 30/100
병원, 치과병원, 한방병원, 요양병원	보건복지부장관이 정하여 고시하는 항목에 대한 요양급여비용 × 20/100
의원, 치과의원, 한의원, 보건의료원	보건복지부장관이 정하여 고시하는 항목에 대한 요양급여비용 × 10/100

하. 보건복지부장관이 정하여 고시하는 조산아(早產兒)와 저체중아의 외래진료(출생일부터 3년이 되는 날까지의 외래진료를 말함)에 대한 요양급여로서 보건복지부장관이 정하는 요양급여의 경우에는 다음의 구분에 따른 금액

1) 1세 미만 영유아가 의원, 치과의원, 한의원 및 보건의료원에서 외래진료를 받는 경우에는 요양급여비용 총액의 100분의 5

2) 1세 미만 영유아가 1) 외의 외래진료를 받는 경우에는 요양급여비용 총액의 100분의 10

3) 1세 이상인 가입자 또는 피부양자가 외래진료를 받는 경우에는 요양급여비용 총액의 100분의 10

거. 가목 1)·2)·3), 나목, 다목 1), 마목, 자목 및 하목에도 불구하고 보건복지부장관이 정하여 고시하는 추나요법에 대하여 보건복지부장관이 정하는 요양급여를 받는 경우에는 해당 요양급여비용의 100분의 50. 다만, 보건복지부장관이 따로 정하여 고시하는 추나요법에 대하여 요양급여를 받는 경우에는 해당 요양급여비용의 100분의 80으로 한다.

4. 제1호부터 제3호까지의 규정에도 불구하고 법 제41조의 4 및 이 영 제18조의 4에 따른 선별급여 항목의 경우에는 요양급여비용의 100분의 100의 범위에서 보건복지부장관이 정하여 고시하는 금액을 부담한다.

5. 제1호 및 제3호에도 불구하고 「의료법」 제3조 제2항 제3호 라목에 따른 요양병원 외의 요양기관에서 입원진료를 받는 경우로서, 법 제43조에 따라 신고한 입원병실 중 일반입원실에 16일 이상 연속하여 입원하는 환자의 경우에는 요양급여비용 총액 중 입원료에 한정하여 입원일수가 16일 이상 30일 이하인 경우 16일부터 30일까지 입원료의 100분의 25를, 31일 이상인 경우 31일부터 입원료의 100분의 30을 부담한다. 다만, 상급종합병원의 2인실·3인실·4인실을 이용한 경우, 종합병원의 2인실·3인실을 이용한 경우, 제21조 제3항 제2호에 따라 보건복지부장관이 정하여 고시하는 질병군에 대하여 입원진료를 받는 경우 및 질병 또는 환자 특성상 16일 이상 장기입원이 불가피한 경우로 보건복지부장관이 정하여 고시하는 경우는 제외한다.

6. 제1호부터 제5호까지의 규정에도 불구하고 다음 각 목의 어느 하나에 해당하는 경우에는 보건복지부령으로 정하는 항목의 요양급여비용의 100분의 100의 범위에서 보건복지부령으로 정하는 금액을 부담한다.

가. 법 제53조 제3항에 따라 급여가 제한되는 경우

나. 법 제54조 제3호 및 제4호에 따라 급여가 정지되는 경우

다. 「학교폭력 예방 및 대책에 관한 법률」 제2조 제1호에 따른 학교폭력 중 학생 간의 폭행에 의한 경우

라. 보험재정에 상당한 부담을 준다고 인정되는 경우

마. 그 밖에 보건복지부령으로 정하는 경우

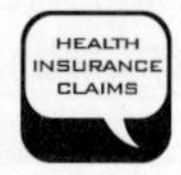

제3절 본인일부부담금 산정특례

본인일부부담금 산정특례제도는 건강보험제도에서 희귀 및 난치성질환 또는 암 등 중증질환의 고액 요양급여비용이 발생하는 질환을 대상으로 보건복지부 고시 '본인일부부담금 산정특례에 관한 기준'에 의해 본인일부부담금을 경감시켜주는 제도이다.

1) 외래진료 시 산정특례 대상(제1조)

「국민건강보험법 시행령」 제19조에 의한 요양급여(당일 발행한 처방전으로 약국 또는 한국희귀의약품센터인 요양기관에서 의약품을 조제받는 경우 포함)로 외래진료의 경우에도 요양급여비용 총액의 100분의 20에 해당하는 금액을 부담한다.

[별표 1] 외래진료 시 산정특례 대상

요양급여비용 총액의 100분의 20을 본인일부부담

구분	대상	특정기호
1	미등록 암환자가 해당 상병(C00~C97, D00~D09, D32~D33, D37~D48)으로 진료를 받은 당일	V027

2) 가정간호 산정특례 대상(제2조)

「의료법」 제33조 및 같은 법 시행규칙 제24조에 의한 가정간호에 대한 요양급여 시에도 요양급여비용 총액의 100분의 20(등록 암환자, 중증화상환자는 100분의 5 및 희귀난치성질환자는 100분의 10)에 해당하는 금액을 부담한다.

[별표 2] 가정간호 산정특례 대상

요양급여비용 총액의 100분의 20(등록 암환자, 중증화상환자는 100분의 5 및 희귀난치성질환자는 100분의 10)을 본인일부부담

구분	대상	특정기호
1	등록 암환자 · 희귀난치성질환자 · 중증화상환자를 제외한 환자가 가정간호를 받은 경우(등록 암환자 · 희귀난치성질환자 · 중증화상환자가 타 상병만으로 가정간호를 받은 경우 포함)	V008
2	등록 암환자가 등록일로부터 5년간 해당 상병(C00~C97, D00~D09, D32~D33, D37~D48)으로 가정간호를 받은 경우	V194

(계속)

구분	대상	특정기호
3	등록 희귀난치성질환자가 등록일로부터 5년간 고시에서 정한 해당 상병으로 가정간호를 받은 경우	V231
4	등록 중증화상환자가 등록일로부터 1년간 고시에서 정한 해당 상병으로 가정간호를 받는 경우	V251
5	[별표 5]에 의거 등록한 결핵환자가 특례기간 동안 결핵질환으로 가정간호를 받는 경우	V274

3) 고가 특수의료장비 산정특례 대상(제3조)

「국민건강보험법 시행령」 제19조에 의하여 입원진료의 경우에도 외래진료의 본인일부부담금 산정방법에 따라 산정한 금액을 본인이 부담하는 고가의료장비는 다음 각 호와 같다. 다만, 제4조(중증질환자 산정특례) 및 제5조(희귀난치성질환자 산정특례)에 의한 본인일부부담금 산정특례대상자는 제외한다.

① 전산화단층영상진단(CT)

② 자기공명영상진단(MRI)

③ 양전자단층촬영(PET)

4) 중증질환자 산정특례 대상(제4조)

「국민건강보험법 시행령」 제19조에 의한 요양급여(당일 발행한 처방전으로 약국 또는 한국희귀의약품센터인 요양기관에서 의약품을 조제받는 경우 포함)로 외래 또는 입원진료(질병군 입원진료 포함) 시 요양급여비용 총액의 100분의 5에 해당하는 금액을 부담한다.

[별표 3] 중증질환자 산정특례 대상

외래 또는 입원진료(질병군 입원진료 및 고가의료장비사용 포함) 시 요양급여비용 총액의 100분의 5 본인일부부담

구분	대상	특정기호
1	[별지] 서식에 따라 등록한 암환자가 등록일로부터 5년간 해당 상병(C00~C97, D00~D09, D32~D33, D37~D48)으로 진료를 받은 경우	V193
2	[별첨 1]에 해당하는 상병의 뇌혈관질환자가 해당 상병의 치료를 위하여 [별첨 1]에 해당하는 수술 또는 약제투여를 받은 경우 최대 30일	V191
	[별첨 1]에서 I60~I62에 해당하는 상병의 중증 뇌출혈환자가 급성기에 입원하여 진료를 받은 경우 최대 30일 * [별첨 1]에 해당하는 수술 또는 약제 투여를 받지 않은 경우	V268
	[별첨 1]에서 I63에 해당하는 상병의 뇌경색증 환자가 증상 발생 24시간 이내에 병원에 도착하여 입원 진료 중 NIHSS가 5점 이상인 경우 최대 30일 * [별첨 1]에 해당하는 수술을 받지 않은 경우	V275
3	[별첨 2]에 해당하는 상병의 심장질환자가 해당 상병의 치료를 위하여 [별첨 2]에 해당하는 수술 또는 약제 투여를 받은 경우 최대 30일 * 단, [별첨 2]에 해당하는 상병 중 복잡 선천성 심기형질환자 또는 [별첨 2]에 해당하는 수술 중 심장이식술을 받은 경우 최대 60일	V192

(계속)

구분	대상		특정기호
4	[별지] 서식에 따라 등록한 중증화상환자가 등록일로부터 1년간 [별첨 3]에 해당하는 상병의 진료를 받는 경우 * 단, 등록기간 종료후 진료담당의사의 의학적 판단하에 등록기간을 6개월 연장할 수 있음	2도(T20.2, T21.2, T22.2, T23.2, T24.2, T25.2, T30.2)이면서 체표면적 20% 이상(T31.2~T31.9)인 경우	V247
		3도(T20.3, T21.3, T22.3, T23.3, T24.3, T25.3, T30.3)이면서 체표면적 10% 이상인 경우(T31.11, T31.21~T31.22, T31.31~T31.33, T31.41~T31.44, T31.51~T31.55, T31.61~T31.66, T31.71~T31.77, T31.81~T31.88, T31.91~T31.99)	V248
		기능 및 일상생활에 중요한 영향을 주는 안면부, 수부, 족부, 성기 및 회음부화상은 2도 이상, 눈 및 각막 등 안구화상(T20.2~T20.3, T21.2~T21.3, T23.2~T23.3, T25.2~T25.3, T26.0~T26.4)인 경우	V249
		흡입, 내부장기 화상(T27.0~T27.3, T28.0~T28.3)인 경우	V250
5	중증외상환자	손상중증도점수(ISS) 15점 이상에 해당하는 중증외상환자가 「응급의료에 관한 법률」 제30조의 2에 따른 권역외상센터에 입원하여 진료를 받은 경우 최대 30일	V273

5) 희귀난치성질환자 산정특례 대상(제5조)

「국민건강보험법 시행령」 제19조에 의한 요양급여(당일 발행한 처방전으로 약국 또는 한국희귀의약품센터인 요양기관에서 의약품을 조제받는 경우 포함)로 외래 또는 입원진료(질병군 입원진료를 포함) 시 요양급여비용 총액의 100분의 10에 해당하는 금액을 부담한다.

[별표 4] 희귀난치성질환자 산정특례 대상

외래 또는 입원진료(질병군 입원진료 및 고가의료장비사용 포함) 시 요양급여비용총액의 100분의 10을 본인일부부담[별지 서식에 따라 등록(인체면역결핍바이러스질환〈B20~B24〉은 등록에서 제외)]한 환자가 등록일로부터 5년간 해당 상병으로 진료를 받은 경우. 단, 결핵(A15~A19)은 등록일로부터 2년간 해당상병으로 진료를 받은 경우로 하며, 상세불명 희귀질환은 등록일로부터 1년간 해당 임상소견으로 진료를 받은 경우로 함.

구분	대상	특정기호
1	만성신부전증환자의 경우	
	가. 인공신장투석 실시 당일 외래진료 또는 해당 시술관련 입원진료	V001
	나. 계속적 복막관류술 실시, 복막관류액 수령 당일 외래진료 또는 해당 시술관련 입원진료	V003
	다. 신이식술후 조직이식거부반응억제제를 투여받은 당일 외래진료 또는 해당 약제 투여관련 입원진료	V005
2	혈우병 환자가 항응고인자·동결침전제제 등의 약제 및 기타 혈우병치료를 받은 당일 외래진료 또는 해당 치료 관련 입원진료	V009
3	장기이식 환자의 경우	
	가. 간이식술후 조직이식거부반응억제제, 간염예방치료제 투여를 받은 당일 외래진료 또는 해당 약제 투여관련 입원진료	V013
	나. 췌장이식술후 조직이식거부반응억제제를 투여받은 당일 외래진료 또는 해당 약제 투여관련 입원진료	V014
	다. 심장이식술후 조직이식거부반응억제제를 투여받은 당일 외래진료 또는 해당 약제 투여관련 입원진료	V015
4	정신질환자가 해당상병(F20~F29)으로 관련 진료를 받은 당일 외래진료 또는 입원진료	V161

(계속)

구분	대상	특정기호
5	아래의 상병을 갖고 있는 환자가 해당 상병 관련 진료를 받은 당일 외래진료 또는 입원진료	
	가. 결핵	
	- 다제내성결핵(U88.0), 광범위 약제내성 결핵(U88.1)	V206
	- 결핵(A15~A19)	V246
	나. 중추신경계통의 비정형바이러스감염(A81)	V102
	다. 인체면역결핍바이러스질환(B20~B24)	V103
	라. 거대세포바이러스병(B25)	V104
	마. 크립토콕쿠스증(B45)	V105
	바. 뇌하수체 양성신생물(D35.2)	V162
	사. 효소장애에 의한 빈혈	-
	- 포도당6인산탈수소효소 결핍에 의한 빈혈(D55.0)	V163
	- 해당 효소의 장애에 의한 빈혈(D55.2)	V164
	아. 지중해빈혈(D56)	V232
	자. 용혈-요독증후군(D59.3)	V219
	차. 발작성 야간혜모글로빈뇨증(D59.5)	V187
	카. 재생불량성빈혈(D60, D61)	V023
	타. 선천성 적혈구생성빈혈(D64.4)	V220
	파. 항인지질증후군(D68.6)	V253
	하. 혈소판 관련 질환	
	- 정성적 혈소판결함(D69.1)	V106
	- 에반스증후군(D69.30)	V188
	- 상세불명의 혈소판감소증(D69.6)	V107
	거. 무과립구증(D70)	V108
	너. 다형핵호중구의 기능장애(D71)	V109
	더. 림프세망 및 세망조직구 조직의 참여를 동반한 기타 명시된 질환(D76.1, D76.2, D76.3)	V110
	러. 면역결핍증 및 사르코이드증(D80~D84, D86)	V111
	머. 내분비샘의 장애	
	- 말단거대증 및 뇌하수체거인증(E22.0)	V112
	- 고프로락틴혈증(E22.1)	V113
	- 콜만증후군, 쉬한증후군(E23.0)	V165
	- 쿠싱증후군(E24)	V114
	- 부신생식기장애(E25)	V115
	- 바터증후군(E26.8)	V254
	- 부신의 기타장애(E27.1, E27.2, E27.4)	V116
	- 기타 명시된 내분비장애(레프리코니즘 등: E34.8)	V166

(계속)

구분	대상	특정기호
	버. 활동성 구루병(E55.0)	V207
	서. 대사장애	
	- 대사장애(E70～E77)	V117
	- 레쉬-니한증후군(E79.1)	V221
	- 기타 포르피린증(E80.2)	V118
	- 구리 대사장애(윌슨병 등: E83.0)	V119
	- 혈색소증(E83.1)	V255
	- 인 대사장애(E83.3)	V189
	- 낭성 섬유증(E84)	V120
	- 아밀로이드증(E85)	V121
	어. 간질에 동반된 후천성 실어증[란다우-클레프너](F80.3)	V256
	저. 레트증후군(F84.2)	V122
	처. 중추신경계통에 영향을 주는 전신위축(헌팅톤병 등: G10～G13)	V123
	커. 파킨슨병(G20)	V124
	터. 할러포르덴-스파츠병(G23.0)	V257
	퍼. 진행성 핵상안근마비[스틸-리차드슨-올스제위스키](G23.1)	V190
	허. 아급성 괴사성 뇌병증[리이](G31.81)	V208
	고. 다발성 경화증(G35)	V022
	노. 레녹스-가스토증후군, 웨스트증후군(G40.4)	V233
	도. 간질 지속 상태(G41)	V125
	로. 발작수면 및 허탈발작(G47.4)	V234
	모. 멜커슨증후군(멜커슨-로젠탈증후군: G51.2)	V167
	보. 복합부위통증증후군 2형(G56.4)	V168
	소. 다발신경병증	
	- 유전성 운동 및 감각 신경병증(샤르코-마리-투스병 등: G60.0)	V169
	- 염증성 다발신경병증(G61)	V126
	- 달리 분류된 감염성 및 기생충성질환에서의 다발 신경병증(G63.0)	V170
	오. 중증근무력증 및 근육의 일차성 장애(G70, G71)	V012
	조. 주기마비 가족성 저칼륨혈성(G72.3)	V258
	초. 이튼-람베르트증후군(G73.1)	V259
	코. 자율신경계통의 기타 장애(G90.8)	V171
	토. 척수공동증 및 연수공동증(G95.0)	V172
	포. 기타 망막 장애	
	- 코츠(H35.01)	V260
	- 노년 황반변성(삼출성)(H35.31)	V201

(계속)

구분	대상	특정기호
	- 색소망막염(H35.51), 스타르가르트병(H35.58), 레베르 선천성 흑암시(H35.59)	V209
	호. 컨스-세이어증후군(H49.8)	V261
	구. 일차성 폐동맥 고혈압(I27.0)	V202
	누. 심근병증(I42.0~I42.5)	V127
	두. 모야모야병(I67.5).	V128
	루. 폐색성 혈전혈관염[버거병](I73.1)	V129
	무. 랑뒤-오슬러-웨버병(I78.0)	V235
	부. 버드-키아리증후군(I82.0)	V173
	수. 폐포단백질증(J84.0)	V222
	우. 특발성 폐섬유증(J84.18)	V236
	주. 크론병[국한성 장염](K50)	V130
	추. 궤양성 결장염(K51)	V131
	쿠. 일차성 담즙성 간경화증(K74.3)	V174
	투. 자가면역성 간염(K75.4)	V175
	푸. 일차성·경화성 담관염(K83.0)	V262
	후. 수포성 장애	-
	- 보통 천포창(L10.0)	V132
	- 낙엽상 천포창(L10.2)	V210
	- 수포성 유사천포창(L12.0)	V211
	- 반흔성 유사천포창(L12.1)	V212
	그. 후천성 수포성 표피분리증(L12.3)	V176
	느. 혈청검사 양성인 류마티스관절염(M05)	V223
	드. 건선성 및 장병증성 관절병증(M07.1~M07.3)	V237
	르. 연소성 관절염(M08.0~M08.3)	V133
	므. 전신 결합조직 장애	
	- 결절성 다발동맥염 및 관련 병태(M30.0~M30.2)	V134
	- 기타 괴사성혈관병증(M31.0~M31.4)	V135
	- 현미경적 다발동맥염(M31.7)	V238
	- 전신성 홍반루프스(M32)	V136
	- 피부다발근육염(M33)	V137
	- 전신경화증(M34)	V138
	- 결합조직의 기타 전신침습(M35.0~M35.7)	V139
	브. 강직성 척추염(M45)	V140
	스. 진행성 골화섬유형성이상(M61.1)	V224
	즈. 뼈의 파젯병[변형성 골염](M88)	V213

(계속)

구분	대상	특정기호
	츠. 복합 부위 통증증후군 1형(M89.0)	V177
	크. 재발성 다발연골염(M94.1)	V178
	트. 선천성 신증후군(N04)	V263
	프. 신장성 요붕증(N25.1)	V141
	흐. 신생아의 호흡곤란(P22)	V142
	기. 신경계통의 선천기형	
	- 댄디-워커증후군(Q03.1)	V239
	- 무뇌회증(Q04.3)	V214
	- 분열뇌증(Q04.6)	V240
	- 이분척추(Q05)	V179
	- 척수이개증(Q06.2)	V180
	- 아놀드-키아리증후군(Q07.0)	V143
	니. 순환기계통의 선천기형	
	- 심방실 및 연결의 선천 기형(Q20.0～Q20.2)	V144
	- 단일심실(Q20.4)	V225
	- 아이젠멘거 복합, 아이젠멘거증후군(I27.8), 아이젠멘거 결손(Q21.8)	V226
	- 폐동맥판 폐쇄(Q22.0)	V145
	- 형성저하성 우심증후군(Q22.6)	V146
	- 대동맥판 및 승모판의 선천 기형(Q23)	V147
	- 관상 혈관의 기형(Q24.5)	V148
	- 폐동맥의 폐쇄(Q25.5)	V149
	- 대정맥의 선천기형(Q26.0～Q26.6)	V150
	디. 무설증(Q38.3)	V241
	리. 담관의 폐쇄(Q44.2)	V181
	미. 보통염색체열성의 다낭신(Q61.1)	V264
	비. 방광외반(Q64.1)	V227
	시. 근육골격계통의 선천기형 및 변형	
	- 두개골 유합증(Q75.0)	V265
	- 두개안면골형성이상(크루종병: Q75.1)	V151
	- 하악안면골형성이상(Q75.4)	V182
	- 관상골 및 척추의 성장 결손을 동반한 골연골형성이상(Q77)	V228
	- 불완전 골형성증(Q78.0)	V183
	- 다골성 섬유성 형성이상(Q78.1)	V154
	- 골화석증(Q78.2)	V229
	- 카무라티-엥겔만증후군(Q78.3)	V266

(계속)

구분	대상	특정기호
	- 내연골종증(Q78.4)	V230
	- 필레증후군(Q78.5)	V215
	- 다발선천외골증(Q78.6)	V242
	- 달리 분류되지 않은 근육골격계통의 선천기형(Q79)	V155
	이. 치사성, 디스트로피성 수포성 표피박리증(Q81.1, Q81.2)	V184
	지. 선천기형	-
	- 신경섬유종증(비악성: 폰 렉클링하우젠병: Q85.0)	V156
	- 결절성 경화증(부르느뷰 병 등: Q85.1)	V204
	- 포이츠-제거스증후군, 스터지-베버(-디미트리)증후군, 폰히펠-린다우증후군(Q85.8)	V216
	- (이상형태증성)태아알코올증후군(Q86.0)	V157
	- 주로 얼굴 형태에 영향을 주는 선천기형증후군(Apert, 골덴하증후군 등: Q87.0)	V185
	- 주로 단신과 관련된 선천기형증후군(프라더-윌리증후군 등: Q87.1)	V158
	- 루빈스타인-테이비증후군, 홀트-오람증후군, 클리펠-트레노우네이-베버증후군, 손발톱무릎뼈증후군, 바테르증후군(Q87.2)	V243
	- 소토스증후군, 위버증후군(Q87.3)	V244
	- 마르팡증후군(Q87.4)	V186
	- 알포트증후군, 로렌스-문(-바르테)-비들증후군, 젤웨거증후군, 촤지증후군(Q87.8)	V267
	치. 염색체이상	
	- 다운증후군(Q90)	V159
	- 에드워즈증후군 및 파타우증후군(Q91)	V160
	- 5번 염색체 단완의 결손(Q93.4)	V205
	- 캐취22증후군, 엔젤만증후군(Q93.5)	V217
	- 터너증후군(Q96)	V021
	- 클라인펠터증후군(Q98.0, Q98.1, Q98.2, Q98.4)	V218
	- 여린X증후군(Q99.2)	V245

6) 약국 요양급여비용 총액의 본인부담률 산정특례대상(제6조)

「국민건강보험법 시행령」 제19조에 따라 상급종합병원 외래진료 시에는 약국 요양급여비용 총액의 100분의 50, 종합병원 외래진료 시에는 약국 요양급여비용 총액의 100분의 40에 해당하는 금액을 부담하는 질병은 [별표 5]와 같다.

[별표 5] 약국 요양급여비용 총액의 본인부담률 산정특례 대상

- 상급종합병원 외래진료 시 발급받은 처방전에 따라 약국에서 조제받는 경우 약국 요양급여비용 총액의 100분의 50, 종합병원 외래진료 시 발급받은 처방전에 따라 약국에서 조제받는 경우 약국 요양급여비용 총액의 100분의 40을 본인일부부담
- 다만, E11.2~E11.9 상병에 해당되더라도 인슐린을 처방(인슐린 단독요법 또는 인슐린과 경구용 치료제의 병용 요법) 받거나 투여중인 경우에는 약국 요양급여비용 총액의 본인부담률 산정특례 대상에서 제외

구분	대상	특정기호
1	감염성 및 상세불명 기원의 기타 위장염 및 결장염(A09.0~A09.9)	V252
2	손 백선(B35.2)	V252
	발 백선(B35.3)	
	체부 백선(B35.4)	
	와상 백선(B35.5)	
	사타구니 백선증(B35.6)	
	기타 피부사상균증(B35.8)	
	상세불명의 피부사상균증(B35.9)	
3	신장 합병증 동반한 인슐린-비의존 당뇨병(E11.2)	V252
	눈 합병증을 동반한 인슐린-비의존 당뇨병(E11.3)	
	신경학적 합병증을 동반한 인슐린-비의존 당뇨병(E11.4)	
	순환기계 합병증을 동반한 인슐린-비의존 당뇨병(E11.5)	
	기타 명시된 합병증을 동반한 인슐린-비의존 당뇨병(E11.6)	
	다발성 합병증을 동반한 인슐린-비의존 당뇨병(E11.7)	
	상세불명의 합병증을 동반한 인슐린-비의존 당뇨병(E11.8)	
	합병증을 동반하지 않은 인슐린-비의존 당뇨병(E11.9)	
4	지질단백질대사장애 및 기타 지질증(E78.0~E78.9)	V252
5	다래끼 및 콩다래끼(H00.0~H00.1)	V252
6	눈물계통의 장애(H04.0~H04.9)	V252
7	결막염(H10.0~H10.9)	V252
8	노년성 백내장(H25.0~H25.9)	V252
9	굴절 및 조절의 장애(H52.0~H52.7)	V252
10	외이의 연조직염(H60.1)	V252
	기타 감염성 외이도염(H60.3)	
	비감염성 급성 외이도염(H60.5)	
	기타 외이도염(H60.8)	
	상세불명의 외이도염(H60.9)	
11	양성 고혈압(I10.0)	V252
	상세불명의 고혈압(I10.9)	
12	급성 비인두염[감기](J00)	V252
13	급성 부비동염(J01.0~J01.9)	V252
14	급성 인두염(J02.0~J02.9)	V252

(계속)

구분	대상	특정기호
15	급성 편도염(J03.0~J03.9)	V252
16	급성 후두염 및 기관염(J04.0~J04.2)	V252
17	다발성 및 상세불명 부위의 급성 상기도 감염(J06.0~J06.9)	V252
18	상세불명의 급성 기관지염(J20.9)	V252
19	혈관운동성 및 알레르기성 비염(J30.0~J30.4)	V252
20	만성 비인두염(J31.1) 만성 인두염(J31.2)	V252
21	만성 부비동염(J32.0~J32.9)	V252
22	천식(J45.0~J45.9)	V252
23	위-식도역류병(K21.0~K21.9)	V252
24	출혈 또는 천공이 없는 급성 위궤양(K25.3) 출혈 또는 천공이 없는 만성위궤양(K25.7) 출혈 또는 천공이 없는 급성인지 만성인지 상세불명인 위궤양(K25.9)	V252
25	출혈 또는 천공이 없는 급성 상세불명 부위의 소화성 궤양(K27.3) 출혈 또는 천공이 없는 만성 상세불명 부위의 소화성 궤양(K27.7) 출혈 또는 천공이 없는 급성인지 만성인지 상세불명인 상세불명 부위의 소화성 궤양(K27.9)	V252
26	위염 및 십이지장염(K29.0~K29.9)	V252
27	소화불량(K30)	V252
28	알레르기성 또는 식사성의 위장염 및 결장염(K52.2) 불확정 결장염(K52.3) 기타 명시된 비감염성 위장염 및 결장염(K52.8) 상세불명의 비감염성 위장염 및 결장염(K52.9)	V252
29	자극성 장증후군(K58.0~K58.9)	V252
30	변비(K59.0) 기능성 설사(K59.1) 달리 분류되지 않은 신경성 장(K59.2) 항문연축(K59.4) 기타 명시된 기능성 장장애(K59.8) 상세불명의 기능성 장장애(K59.9)	V252
31	달리 분류되지 않은 지방간(K76.0) 상세불명의 간질환(K76.9)	V252
32	기타 아토피피부염(L20.8) 상세불명의 아토피피부염(L20.9)	V252
33	기타 요인에 의한 알레르기성 접촉피부염(L23.8) 상세불명 원인의 알레르기성 접촉피부염(L23.9)	V252
34	두드러기(L50.0~L50.9)	V252
35	기타 관절염(M13.0~M13.9)	V252
36	기타 척추증(M47.8) 상세불명의 척추증(M47.9)	V252

(계속)

구분	대상	특정기호
37	상세불명의 경추간판장애(M50.9)	V252
38	기타 명시된 추간판변성(M51.3)	V252
	쉬몰결절(M51.4)	
	기타 명시된 추간판 장애(M51.8)	
	상세불명의 추간판 장애(M51.9)	
39	기타 등통증(M54.8)	V252
	상세불명의 등통증(M54.9)	
40	석회성 힘줄염(M65.2)	V252
	방아쇠 손가락(M65.3)	
	기타 윤활막염 및 힘줄윤활막염(M65.8)	
	상세불명의 윤활막염 및 힘줄윤활막염(M65.9)	
41	어깨의 유착성 피막염(M75.0)	V252
	이두근 힘줄염(M75.2)	
	상세불명의 어깨병변(M75.9)	
42	달리 분류되지 않은 기타 골부착부병증(M77.8)	V252
	상세불명의 골부착부병증(M77.9)	
43	근통(M79.1)	V252
	지방대의 비대(M79.4)	
	사지의 통증(M79.6)	
	기타 명시된 연조직 장애(M79.8)	
	상세불명의 연조직 장애(M79.9)	
44	병적골절이 없는 골다공증(M81.0~M81.9)	V252
45	급성 방광염(N30.0)	V252
	상세불명의 방광염(N30.9)	
46	만성전립선염(N41.1)	V252
47	급성 질염(N76.0)	V252
	급성 외음염(N76.2)	
48	폐경기 및 여성의 갱년기 상태(N95.1)	V252
	폐경기후 위축성 질염(N95.2)	
	상세불명의 폐경기 및 폐경기전후 장애(N95.9)	
49	요추의 염좌 및 긴장(S33.5)	V252
	천골장골관절의 염좌 및 긴장(S33.6)	
	기타 및 상세불명의 요추 및 골반부분의 염좌 및 긴장(S33.7)	
50	손가락의 염좌 및 긴장(S63.6)	V252
	기타 및 상세불명의 손 부분의 염좌 및 긴장(S63.7)	
51	기타 및 상세불명의 무릎 부분의 염좌 및 긴장(S83.6)	V252
52	발가락의 염좌 및 긴장(S93.5)	V252
	기타 및 상세불명의 발 부분의 염좌 및 긴장(S93.6)	

▌건강보험 산정특례 등록 신청서(□ 암 □ 기타 산정특례질환)

건강보험 산정특례 등록 신청서

(□ 암 □ 기타 산정특례질환) ※ 해당란에 ☑표기

산정특례등록번호	※ 공단기재사항	접수일자	※ 공단기재사항
건강보험증번호		가입자(세대주)	
수 진 자 (주민등록번호)	(-)	등록결과 통보방법	□ 문자서비스(SMS) □ E-mail ※ 해당란에 ☑표기
E-mail		휴대전화	
주 소		자택전화	

【요양기관 확인란】

진료과목		구분	입원/외래	진단확진일	. .
암, 기타	진단명	※ 상병기호 반드시 기재 (상병기호:)			
중증화상	※ 상병기호 반드시 기재 상병기호:	※ 특정기호 반드시 기재 (특정기호:)			

[최종 진단 방법] ※ 해당란에 ☑표기 ※ 중복 체크 가능

□ 암	□ 기타 산정특례질환
□ ① 검사 □ Sono □ CT □ MRI □기타( )	□ ① 영상검사 □ Sono □ CT □ MRI □ 기타( )
□ ② 조직검사 없는 진단적 수술	□ ② 특수 생화학/면역학적검사, 도말/배양검사 등
□ ③ 특수 생화학적 또는 면역학적검사	□ ③ 유전학적 검사
□ ④ 세포학적 또는 혈액학적 검사	□ ④ 조직학적 검사
□ ⑤ 전이부위의 조직학적 검사	□ ⑤ 임상적 소견으로 최종 진단 시 기재
□ ⑥ 원발부위의 조직학적 생검	□ ⑥ 기타(검사)
□ ⑦ 기타( )	

위의 기록한 사항이 사실임을 확약함

년 월 일

요양기관명 (기호) : ( )

담당의사 (면허번호) : ( ) (서명 또는 인)

상기와 같이 건강보험 산정특례 등록을 신청합니다.

신청일 년 월 일

신청인 : (서명 또는 인) 전화번호 ( )

수진자와의 관계 ( )

국민건강보험공단 이사장 귀하

암 · 희귀난치성 · 중증화상 개인정보 제공동의서

1. 개인정보를 제공받는 기관 및 사업 : 국민건강보험공단, 산정특례등록자 본인일부부담금 경감
2. 개인정보화일 수집목적 : 본인일부부담률 인하 적용을 위해 요양기관에 등록자료 제공시 활용
3. 개인정보 수집항목
   - 성명, 주민등록번호, 외국인등록번호, 주소, 전화번호, 휴대폰번호, 전자메일주소, 상병코드, 상병명, 특정기호, 확진일, 건강보험증번호, 세대주성명
4. 개인정보 보유 및 이용기간 : 준영구
5. 제3자에게 제공 : 건강보험심사평가원(진료비심사), 요양기관(본인일부부담금경감적용), 보건복지부(국가암 사업 및 의료급여자 산정특례연계), 지방자치단체(의료급여1종취득), 환경관리공단(석면피해자지원)에 제공할 수 있음
6. 개인정보를 제공받는 자의 개인정보 보유 및 이용기간 : 문서보존기간까지
7. 개인정보 제공 동의서는 동의하지 않을 수 있으며, 동의하지 않을 경우에는 국민건강보험 산정특례등록 대상자에서 제외 됩니다.

○ 본인은 건강보험 산정특례 등록 대상자로 신청하거나 대상자로 선정·등록된 자로, 개인정보보호법제15조제1항 제3호 규정에 의거하여 본인의 개인정보를 제공할 것을 동의합니다.

□ 동의함 □ 동의하지 않음

○ 본인은 건강보험 산정특례 등록 대상자로 신청하거나 대상자로 선정·등록된 자로, 개인정보보호법 제23조 제1호 규정에 의거하여 본인의 민감정보를 처리할 것을 동의합니다.

□ 동의함 □ 동의하지 않음

○ 본인은 건강보험 산정특례 등록 대상자로 신청하거나 대상자로 선정·등록된 자로, 개인정보보호법 제24조 제1항제1호 규정에 의거하여 본인의 고유식별정보를 처리할 것을 동의합니다.

□ 동의함 □ 동의하지 않음

○ 본인은 건강보험 산정특례 등록 대상자로 신청하거나 대상자로 선정·등록된 자로, 개인정보보호법 제17조제1항제2호 규정에 의거하여 본인의 개인정보를 제3자에게 제공할 것을 동의합니다.

□ 동의함 □ 동의하지 않음

위의 사항을 확인합니다.

년 월 일

동의인 본인 (서명 또는 인)

< 건강보험 산정특례 등록 신청서 작성요령 >

① 등록결과 통보방법란은 반드시 1개 이상 선택하여 기재하여 주시고, 통보방법에 따라 문자 또는 E-mail로 등록 결과가 통보됩니다.

② 개인정보 제공동의란은 반드시 수진자 본인의 이름을 기재한 후 본인이 서명하여야 합니다.

③ 암 ·희귀난치성질환의 적용기간은 등록일로부터 5년, 일반결핵은 2년, 다제내성 결핵 및 광범위 약제내성 결핵은 5년간 적용합니다

④ 중증화상환자인 경우, 적용기간은 등록일로부터 1년이며, 등록기간 종료 후 진료담당의사의 의학적 판단하에 등록기간을 6개월 연장 할 수 있습니다.

- 개인정보 관련 문의 : 국민건강보험공단(☎ 1577-1000)

[별첨 1] 본인부담금 산정특례 뇌혈관질환의 상병명, 수술명 및 약제성분명

상병명(상병코드)
가. 뇌혈관 질환(I60~I67) 나. 경동맥의 동맥류 및 박리(I72.0) 다. 후천성 동정맥누공(I77.0) 라. 순환기계통의 기타 선천기형(Q28.0~Q28.3) 마. 두개내 손상(S06)

수술명(수술코드)	약제성분명
가. 혈종제거를 위한 개두술(S4621, S4622) 나. 뇌동맥류수술(S4641, S4642) 다. 뇌동정맥기형적출술(S4653~S4658) 라. 두개강내 혈관문합술(S4661, S4662) 마. 단락술 또는 측로조성술(S4711~S4713) 바. 뇌엽절제술(S4780) 사. 뇌 기저부 수술(S4801~S4803) 아. 중추신경계정위수술-혈종제거(S4756) 자. 경피적풍선혈관성형술(M6593, M6594, M6597) 차. 경피적뇌혈관약물성형술(M6599) 카. 경피적혈관내 금속스텐트삽입술(M6601, M6602, M6605) 타. 경피적 혈전제거술(M6631~M6633) 파. 혈관색전술(M1661~M1667, M6644) 하. 천두술(N0322~N0324) 거. 개두술 또는 두개절제술(N0333) 너. 혈관내 죽종제거술(O0226, O0227, O2066) 더. 경동맥결찰술(S4670) 러. 뇌내시경수술(S4744) 머. 뇌 정위적 방사선수술(HD113~HD115)	가. Alteplase 주사제 나. Urokinase 주사제

[별첨 2] 본인부담금 산정특례 심장질환의 상병명, 수술명 및 약제성분명

상병명(상병코드)
가. 심장의 양성신생물(D15.1) 나. 심장침습이 있는 류마티스 열(I01) 다. 만성 류마티스 심장질환(I05~I09) 라. 허혈성 심장질환(I20~I25) 마. 폐성 심장병 및 폐순환의 질환(I26, I28) 바. 기타 형태의 심장병(I30~I51) 사. 대동맥의 죽상경화증(I70.0) 아. 대동맥동맥류 및 박리(I71) 자. 달리 분류된 질환에서의 동맥, 세동맥 및 모세혈관 장애(I79.0, I79.1) 차. 대동맥궁증후군(M31.4) 카. 순환기계통의 선천기형(Q20~Q25) 타. 대정맥의 선천기형(Q26.0~Q26.4, Q26.8, Q26.9) 파. 흉곽의 혈관, 심장의 손상(S25~S26)

수술명(수술코드)	약제성분명
가. 동맥관 우회로 조성술(OA641, OA642, OA647, O1641~O1647) 나. 심장 창상봉합술(O1660) 다. 동맥관개존폐쇄술(O1671, O1672) 라. 대동맥축착증수술(O1680) 마. 폐쇄식 승모판 교련 절개술(O1690) 바. 심혈관단락술(O1701, O1702) 사. 폐동맥결찰술(O1703, O1704) 아. 심방중격결손조성술(O1705) 자. 심방, 심실중격결손증수술(O1710, O1711, O1721~O1723) 차. 판막협착증수술(O1730, O1740, O1750, O1760) 카. 심방중격결손증 겸 폐동맥판협착증수술(O1770) 타. 판막성형술(O1781~O1783) 파. 인공판막치환술(O1791~O1793, O1797) 하. 인공판막재치환술(O1794~O1796, O1798) 거. 활로씨 4증후군 근본수술(O1800) 너. 심실중격결손증 겸 폐동맥판협착증수술(O1810) 더. 심내막상결손증 수술(O1821, O1822) 러. 좌심실류절제술(O1823) 머. 좌심실용적축소성형술(O1824) 버. 좌심실, 우심실 유출로 성형술(O1825, O1826) 서. 관상동맥 내막절제술(O1830) 어. 발살바동 동맥류파열수술(O1840)	가. Alteplase 주사제 나. Tenecteplase 주사제 다. Urokinase 주사제

(계속)

수술명(수술코드)	약제성분명
저. 동정맥기형교정술(O1841) 처. 기타 복잡기형에 대한 심장수술(O1850) 커. 좌우폐동맥 성형술(O1861) 터. 기능적 단심실증 교정술(O1873, O1874) 퍼. 라스텔리씨수술(O1875) 허. 총 폐정맥 환류이상증 수술(O1878) 고. 대혈관전위증 수술(O1879) 노. 인공심폐순환(O1890) 도. 개흉심장마사지(O1895) 로. 부분체외순환(O1901～O1904) 모. 국소관류(O1910) 보. 대동맥내풍선펌프(O1921, O1922) 소. 심낭루조성술(O1931) 오. 심낭창형성술(O1932, O1935) 조. 심막절제술(O1940) 초. 폐동맥혈전제거술(O1950) 코. 대동맥-폐동맥 창 폐쇄술(O1960) 토. 심내이물제거술(O1970) 포. 심장종양제거술(O1981, O1982) 호. 심박기거치술(O2001, O2004, 02005, O0203～O0210) 구. 부정맥수술(O2006, O2007) 누. 심율동전환 제세동기거치술(O0211, O0212) 두. 동맥류 절제술(O2031～O2033) 루. 경피적 동맥관개존 폐쇄술(M6510) 무. 경피적 심방중격결손폐쇄술(OZ751) 부. 경피적 심방중격절개술(M6521, M6522) 수. 경피적 심장 판막성형술(M6531～M6533) 우. 부정맥의 고주파절제술(M6541～M6543, M6546～M6548) 주. 경피적 관상동맥확장술(M6551, M6552) 추. 경피적 관상동맥스텐트삽입술(M6561～M6564) 쿠. 경피적 관상동맥죽상반절제술(M6571, M6572) 투. 경피적 풍선혈관성형술(M6595～M6597) 푸. 경피적 혈관내 금속스텐트삽입술(M6603～M6605) 후. 경피적 혈관내 스텐트-이식설치술(M6611～M6613) 그. 경피적 혈관내 죽종제거술(M6620) 느. 경피적 혈전제거술(M6632, M6633, M6634) 드. 혈관색전술(M6644) 르. 심장이식술(Q8080) 므. 심장 및 폐이식술(Q8103)	

[별첨 3] 중증화상 본인부담금 산정특례 상병코드 및 상병명

구분	중증도	체표면적
1	• T20.2 머리 및 목 2도 화상 • T21.2 몸통의 2도 화상 • T22.2 어깨팔의 2도 화상 • T23.2 손목 및 손의 2도 화상 • T24.2 엉덩이 및 다리의 2도 화상 • T25.2 발목 및 발의 2도 화상 • T30.2 상세불명의 2도 화상	• T31.2 신체표면의 20~29%를 포함한 화상 • T31.3 신체표면의 30~39%를 포함한 화상 • T31.4 신체표면의 40~49%를 포함한 화상 • T31.5 신체표면의 50~59%를 포함한 화상 • T31.6 신체표면의 60~69%를 포함한 화상 • T31.7 신체표면의 70~79%를 포함한 화상 • T31.8 신체표면의 80~89%를 포함한 화상 • T31.9 신체표면의 90% 이상을 포함한 화상
2	• T20.3 머리 및 목 3도 화상 • T21.3 몸통의 3도 화상 • T22.3 어깨팔의 3도 화상 • T23.3 손목 및 손의 3도 화상 • T24.3 엉덩이 및 다리의 3도 화상 • T25.3 발목 및 발의 3도 화상 • T30.3 상세불명의 3도 화상	• T31.11 신체표면의 10~19%를 포함한 화상 중 3도화상이 신체표면의 10~19%인 경우 • T31.21~2 신체표면의 20~29%를 포함한 화상 중 3도화상이 신체표면의 10% 이상인 경우 • T31.31~3 신체표면의 30~39%를 포함한 화상 중 3도화상이 신체표면의 10% 이상인 경우 • T31.41~4 신체표면의 40~49%를 포함한 화상 중 3도화상이 신체표면의 10% 이상인 경우 • T31.51~5 신체표면의 50~59%를 포함한 화상 중 3도화상이 신체표면의 10% 이상인 경우 • T31.61~6 신체표면의 60~69%를 포함한 화상 중 3도화상이 신체표면의 10% 이상인 경우 • T31.71~7 신체표면의 70~79%를 포함한 화상 중 3도화상이 신체표면의 10% 이상인 경우 • T31.81~8 신체표면의 80~89%를 포함한 화상 중 3도화상이 신체표면의 10% 이상인 경우 • T31.91~9 신체표면의 90% 이상을 포함한 화상 중 3도화상이 신체표면의 10% 이상인 경우
3	• T20.2~T20.3 머리 및 목 2·3도 화상 • T21.2~T21.3 몸통의 2·3도 화상 (몸통 중 성기 및 회음부만 해당) • T23.2~T23.3 손목 및 손의 2·3도 화상 • T25.2~T25.3 발목 및 발의 2·3도 화상 • T26.0~T26.4 눈 및 부속기 화상	
4	• T27.0~T27.3: 호흡기도의 화상 • T28.0~T28.3: 기타 내부기관의 화상	

※산정특례 대상에 대해 2015년 변경사항 반영함.

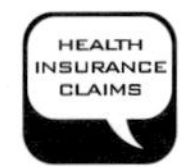

제4절 요양급여비용 청구와 지급

1. 요양급여비용의 청구(법 제47조)

요양기관은 건강보험심사평가원에 요양급여비용(보험자부담)의 심사청구를 하여야 하며, 심사청구를 받은 심사평가원은 이를 심사한 후 지체 없이 그 내용을 공단과 요양기관에 알려야 한다. 심사내용을 통보받은 공단은 지체 없이 그 내용에 따라 요양급여비용을 요양기관에 지급한다.

2. 요양급여비용의 지급(법 제47조)

① 심사내용을 통보받은 공단은 지체 없이 그 내용에 따라 요양급여비용을 요양기관에 지급한다. 이 경우 이미 낸 본인일부부담금이 제2항에 따라 통보된 금액보다 더 많으면 요양기관에 지급할 금액에서 더 많이 낸 금액을 공제하여 해당 가입자에게 지급하여야 한다.

② 심사평가원이 법 제63조에 따른 요양급여의 적정성을 평가하여 공단에 통보하면 그 평가결과에 따라 요양급여비용을 가산하거나 감액조정하여 지급한다. 이 경우 평가결과에 따라 요양급여비용을 가산하거나 감액하여 지급하는 기준은 보건복지부령으로 정한다.

3. 대행청구(법 제47조)

요양기관은 심사청구를 다음 단체에 대행하게 할 수 있다.

① 「의료법」에 따른 의사회 · 치과의사회 · 한의사회 · 조산사회 또는 지부 및 분회

② 「의료법」에 따른 의료기관 단체

③ 「약사법」에 따른 약사회 또는 지부 및 분회

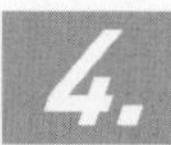

요양급여비용 계산서 · 영수증의 발급 및 보존

① 요양기관이 요양급여를 실시한 때에는 가입자 등에게 계산서 · 영수증을 발급하여야 한다. 다만, 요양기관 중 종합병원 · 병원 · 치과병원 · 한방병원 및 요양병원을 제외한 요양기관이 외래진료를 한 경우에는 간이 외래 요양급여비용 계산서 · 영수증을 발급할 수 있다.

ⓐ 입원 및 외래진료의 경우(한방 제외): 진료비 계산서 · 영수증

ⓑ 한방입원 및 한방외래진료의 경우: 한방진료비계산서 · 영수증

ⓒ 약국 및 한국희귀의약품센터의 경우: 약제비계산서 · 영수증

② 요양기관은 가입자 등이 「소득세법」에 따른 의료비공제를 받기 위하여 당해 연도의 요양급여비용 또는 약제비 납입내역의 확인을 요청한 경우에는 진료비(약제비) 납입확인서를 발급하여야 한다.

③ 요양기관은 가입자 등이 제1항의 규정에 의한 계산서 · 영수증에 대하여 세부산정내역을 요구하는 경우에는 이를 제공하여야 한다. 다만, 가입자 등이 질병군별로 하나의 포괄적인 행위로 고시된 요양급여를 받은 경우에는 비급여대상과 요양급여비용의 본인부담항목에 한하여 세부내역을 제공하여야 한다.

④ 요양기관이 요양급여를 행한 경우에는 계산서 · 영수증 부본을 당해 요양급여가 종료된 날부터 5년간 보존하여야 한다. 다만, 요양기관이 본인부담금수납대장을 작성하여 보존하는 경우에는 이를 계산서 · 영수증 부본에 갈음한다.

⑤ 계산서 · 영수증 부본 및 본인부담금수납대장은 「전자서명법」에 의한 공인전자서명이 기재된 전자문서로 작성 · 보존할 수 있다.

■ [ ]외래 [ ]입원 ([ ]퇴원[ ]중간) 진료비 계산서 · 영수증

('국민건강보험 요양급여의 기준에 관한 규칙' [별지 제6호 서식])

[ ]외래 [ ]입원 ([ ]퇴원[ ]중간) 진료비 계산서 · 영수증

환자등록번호	환자 성명	진료기간	야간(공휴일)진료
		. . 부터 . . 까지	[ ] 야간 [ ] 공휴일

진료과목	질병군(DRG)번호	병실	환자구분	영수증번호(연월-일련번호)

항목			급여			비급여	
			일부 본인부담		전액 본인부담	선택 진료료	선택진료료 외
			본인부담금	공단부담금			
기본항목	진 찰 료						
	입 원 료						
	식대						
	투약 및 조제료	행위료					
		약품비					
	주사료	행위료					
		약품비					
	마취료						
	처치 및 수술료						
	검사료						
	영상진단료						
	방사선치료료						
	치료재료대						
	재활 및 물리치료료						
	정신요법료						
	전혈 및 혈액성분제제료						
선택항목	CT 진단료						
	MRI 진단료						
	PET 진단료						
	초음파 진단료						
	보철 · 교정료						
「국민건강보험법」 제41조의 4에 따른 요양급여							
65세 이상 등 정액							
정액수가(요양병원)							
정액수가(완화의료)							
질병군 포괄수가							
합계			①	②	③	④	⑤
상한액 초과금			⑥	-			

금액산정내용		
⑦ 진료비 총액 (①+②+③+④+⑤)		
⑧ 환자부담 총액 (①-⑥)+③+④+⑤		
⑨ 이미 납부한 금액		
⑩ 납부할 금액 (⑧-⑨)		
⑪ 납부한 금액	카드	
	현금영수증	
	현금	
	합계	
납부하지 않은 금액 (⑩-⑪)		
현금영수증( )		
신분확인번호		
현금영수증 승인번호		
* 요양기관 임의활용공간		
선택진료 신청	[ ] 유 [ ] 무	

요양기관 종류	[ ] 의원급 · 보건기관 [ ] 병원급 [ ] 종합병원 [ ] 상급종합병원			
사업자등록번호		상호	전화번호	
사업장 소재지		대표자	[인]	

년 월 일

항목별 설명	일반사항 안내
1. 일부 본인부담: 일반적으로 다음과 같이 본인부담률을 적용하나, 요양기관 지역, 요양기관의 종별, 환자 자격, 「국민건강보험법」 제41조의 4에 따른 요양급여 여부, 병실종류 등에 따라 달라질 수 있습니다. -외래 본인부담률: 요양기관 종별에 따라 30%~60%(의료급여는 수급권자 종별 및 의료급여기관 유형 등에 따라 0원~2500원, 0%~15%) 등 -입원 본인부담률: 20%(의료급여는 수급권자 종별 및 의료급여기관 유형 등에 따라 0%~10%) 등 ※ 식대: 50%(의료급여는 20%) CT · MRI · PET: 외래 본인부담률(의료급여는 입원 본인부담률과 동일) 「국민건강보험법」 제41조의 4에 따른 요양급여(선별급여): 보건복지부장관이 고시한 항목별 본인부담률 ※ 상급종합병원의 4인실 입원료: 30% 2. 전액 본인부담: 「국민건강보험법 시행규칙」 별표 6 또는 「의료급여법 시행규칙」 별표 1의 2에 따라 적용되는 항목으로 건강보험(의료급여)에서 금액을 정하고 있으나 진료비 전액을 환자 본인이 부담합니다. 3. 상한액 초과금: 본인부담액 상한제에 따라 같은 의료기관에서 연간 500만원(2015년부터는 「국민건강보험법 시행령」 별표 3 제2호에 따라 산정한 본인부담상한액의 최고 금액, 환자가 내는 보험료 등에 따라 다를 수 있음) 이상 본인부담금이 발생한 경우 공단이 부담하는 초과분 중 사전 정산하는 금액을 말합니다. ※ 전액 본인부담 및 「국민건강보험법」 제41조의 4에 따른 요양급여의 본인부담금 등은 본인부담상한액 산정 시 제외합니다. 4. "질병군 포괄수가"란 「국민건강보험법 시행령」 제21조 제3항 제2호 및 「국민건강보험 요양급여의 기준에 관한 규칙」 제8조 제3항에 따라 보건복지부장관이 고시한 질병군 입원진료에 대하여 해당 입원진료와 관련되는 여러 의료행위를 하나의 행위로 정하여 요양급여비용을 결정한 것을 말합니다. 다만, 해당 질병군의 입원진료와 관련되는 의료행위라도 비급여대상이나 이송처치료 등 포괄수가에서 제외되는 항목은 위 표의 기본항목 및 선택항목란에 합산하여 표기됩니다.	1. 이 계산서 · 영수증에 대한 세부내용은 요양기관에 요구하여 제공받을 수 있습니다. 2. 「국민건강보험법」 제48조 또는 「의료급여법」 제11조의 3에 따라 환자가 전액 부담한 비용과 비급여로 부담한 비용의 타당성 여부를 건강보험심사평가원(☎1644-2000, 홈페이지: www.hira.or.kr)에 확인 요청하실 수 있습니다. 3. 계산서 · 영수증은 「소득세법」에 따른 의료비 공제신청 또는 「조세특례제한법」에 따른 현금영수증 공제신청(현금영수증 승인번호가 적힌 경우만 해당합니다)에 사용할 수 있습니다. 다만, 지출증빙용으로 발급된 "현금영수증(지출증빙)"은 공제신청에 사용할 수 없습니다. (현금영수증 문의 126 인터넷 홈페이지: http://현금영수증.kr)

주(註): 진료항목 중 선택항목은 요양기관의 특성에 따라 추가 또는 생략할 수 있으며, 야간(공휴일)진료 시 진료비가 가산될 수 있습니다.

210㎜×297㎜[백상지 80g/㎡]

■ 약제비 계산서 · 영수증('국민건강보험 요양급여의 기준에 관한 규칙' [별지 제10호 서식])

약제비 계산서 · 영수증

<table>
<tr><td colspan="2">영수증번호(연월-일련번호)</td><td colspan="3"></td></tr>
<tr><td>환자 성명</td><td>조제일</td><td colspan="2">투약일수</td><td>야간(공휴일)조제</td></tr>
<tr><td></td><td></td><td colspan="2"></td><td>[ ] 야간 [ ] 공휴일</td></tr>
<tr><td rowspan="3">항목</td><td colspan="3">급여</td><td rowspan="3">비급여</td></tr>
<tr><td colspan="2">일부 본인부담</td><td rowspan="2">전액 본인부담</td></tr>
<tr><td>본인부담금</td><td>공단부담금</td></tr>
<tr><td>약품비</td><td></td><td></td><td></td><td></td></tr>
<tr><td>조제기본료</td><td></td><td></td><td></td><td></td></tr>
<tr><td>복약지도료</td><td></td><td></td><td></td><td></td></tr>
<tr><td>조제료</td><td></td><td></td><td></td><td></td></tr>
<tr><td>관리료</td><td></td><td></td><td></td><td></td></tr>
<tr><td>「국민건강보험법」 제41조의 4에 따른 요양급여</td><td></td><td></td><td></td><td></td></tr>
<tr><td>65세 이상 등 정액</td><td></td><td></td><td></td><td></td></tr>
<tr><td>합계</td><td>①</td><td>②</td><td>③</td><td>④</td></tr>
</table>

<table>
<tr><td rowspan="2">⑤ 약제비 총액 (①+②+③+④)</td><td rowspan="2"></td><td rowspan="4">납부한 금액</td><td>카드</td><td></td></tr>
<tr><td>현금영수증</td><td></td></tr>
<tr><td rowspan="2">⑥ 환자부담 총액 (⑤-②)</td><td rowspan="2"></td><td>현금</td><td></td></tr>
<tr><td>합계</td><td></td></tr>
</table>

<table>
<tr><td colspan="2">현금영수증(　　　)</td><td rowspan="3">* 요양기관 임의활용공간</td></tr>
<tr><td>신분확인번호</td><td></td></tr>
<tr><td>현금영수증 승인번호</td><td></td></tr>
</table>

<table>
<tr><td>처방한 요양기관</td><td colspan="4">[ ] 의원급 · 보건기관　[ ] 병원급
[ ] 종합병원　[ ] 상급종합병원</td></tr>
<tr><td>사업자등록번호</td><td colspan="2"></td><td>상 호</td><td></td></tr>
<tr><td>사업장 소재지</td><td colspan="4"></td></tr>
<tr><td>전화번호</td><td></td><td colspan="2">대 표 자</td><td>[인]</td></tr>
<tr><td colspan="5">년　　월　　일</td></tr>
</table>

항목별 설명	일반사항 안내
1. 일부 본인부담: 일반적으로 본인부담률은 요양기관의 종별에 따라 30%~50% (의료급여 500원)이나, 환자 자격 등에 따라 달라질 수 있습니다. ※「국민건강보험법」 제41조의 4에 따른 요양급여에는 보건복지부장관이 고시한 본인부담률이 적용됩니다. 2. 전액 본인부담: 「국민건강보험법 시행규칙」 별표 6 또는 「의료급여법 시행규칙」 별표 1의 2에 따라 적용되는 항목으로 건강보험에서 금액을 정하고 있으나 진료비 전액을 환자 본인이 부담합니다.	1. 야간(공휴일)조제 등 이 계산서 · 영수증에 대한 세부내용은 요양기관에 요구하여 제공받을 수 있습니다. 2. 「국민건강보험법」 제48조 또는 「의료급여법」 제11조의 3에 따라 환자가 전액 부담한 비용과 비급여로 부담한 비용의 타당성 여부를 건강보험심사평가원(☎1644-2000, 홈페이지: www.hira.or.kr)에 확인 요청하실 수 있습니다. 3. 계산서 · 영수증은 「소득세법」에 따른 의료비 공제신청 또는 「조세특례제한법」에 따른 현금영수증 공제신청(현금영수증 승인번호가 적힌 경우만 해당합니다)에 사용할 수 있습니다. 다만, 지출증빙용으로 발급된 "현금영수증(지출증빙)"은 공제신청에 사용할 수 없습니다. (현금영수증 문의 126 인터넷 홈페이지: http://현금영수증.kr)

148mm×210㎜(백상지 80/㎡)

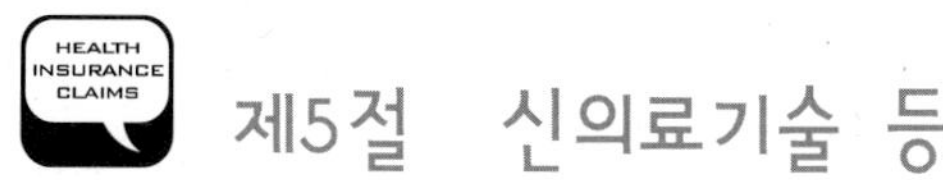

제5절 신의료기술 등

1. 신의료기술평가제도

1) 제도도입 배경

신의료기술평가제도 도입 이전에는 새로 개발된 의료기술의 건강보험 요양급여결정 신청 시 해당 기술의 안전성과 유효성을 전문가단체에 확인하는 과정을 거쳤으나, 전문가단체 의견에 따라 새로 개발된 의료기술에 대한 평가가 이루어짐으로 인해 그 결과에 대한 객관성과 투명성이 부족하다는 비판이 제기되었다. 이에 정부는 국가차원에서 안전성과 유효성을 전문적이고 객관적으로 평가하여 국민의 건강을 보호하고 신의료기술의 발전을 촉진할 목적으로 「의료법」 제54조에 따라 신의료기술평가제도를 도입하게 되었다.

2) 신의료기술 평가

(1) 안전성 · 유효성 평가(「의료법」 제53조)

신의료기술에 대한 평가는 「의료법」에 따른 신의료기술평가위원회에서 시행하고 있다. 안전성과 유효성에 대한 평가는 국내외 관련문헌을 수집하여 분석하는 체계적 문헌고찰 방법으로 평가한다. 안전성은 해당 의료기술이 생명이나 장기, 인체의 기능에 치명적인 손상을 초래하는 합병증이나 부작용 여부를 검토한다. 유효성은 의료기술이 목적에 맞게 의료결과 효과가 있는지 여부를 평가하며, 동일한 목적으로 시행되고 있는 의료기술이 있는 경우 해당 기술과 비교한다. 신의료기술평가는 신청일로부터 1년에 걸쳐 평가를 수행한다.

(2) 신의료기술평가위원회(「의료법」 제54조)

① 신의료기술의 안전성 · 유효성 평가 및 최종 심의기구

② 20명 위원으로 구성(임기 3년)

2. 신의료기술 등의 요양급여 대상여부 결정(조정)

신의료기술평가 결과 안전성과 유효성이 확인된 신의료기술 등에 대한 건강보험 요양급여 대상여부 결정 및 조정기준은 아래와 같다('국민건강보험 요양급여의 기준에 관한 규칙' 및 보건복지부 고시).

1) 신의료기술 등의 요양급여 대상여부 결정(조정)대상

(1) 요양급여 대상여부 결정

① 결정신청자: 요양기관, 의약관련 단체, 치료재료의 제조업자·수입업자(「인체조직 안전 및 관리 등에 관한 법률」에 따른 조직은행의 장 포함)

② 대상: 요양급여대상 또는 비급여대상으로 결정되지 아니한 새로운 행위 및 치료재료로서 가입자 등의 진료에 필요한 경우

(2) 요양급여 대상여부 조정

① 조정신청자: 요양기관, 의약관련 단체, 약제·치료재료의 제조업자·위탁제조판매업자(약제의 경우)·수입자(치료재료가 인체조직인 경우에는 조직은행의 장) 또는 가입자

② 대상: 다음 각 호에 해당하는 경우 요양급여대상·비급여대상, 요양급여대상의 상대가치점수·상한금액을 조정신청

ⓐ 행위에 포함된 업무량 또는 자원의 양, 가격 등이 현저히 변화되어 행위의 상대가치점수를 조정할 필요가 있는 경우

ⓑ 고시된 질병군 상대가치점수를 조정할 필요가 있는 경우

ⓒ 고시된 상한금액의 산정이 현저히 불합리하다고 판단되는 경우

ⓓ 행위, 약제 및 치료재료의 요양급여 또는 비급여의 결정이 현저히 불합리하다고 판단되는 경우

2) 신의료기술 등 요양급여 대상여부 결정신청(행위, 치료재료)

(1) 요양급여 대상여부 결정신청

요양기관, 의약관련 단체, 치료재료의 제조업자·수입업자(치료재료가 인체조직인 경우에는 조직은행의 장)는 요양급여대상 또는 비급여대상으로 결정되지 아니한 새로운 행위 및 치료재료에 대하여는 다음 각 호에 규정된 날부터 30일 이내에 보건복지부장관에게 요양급여 대상여부 결정신청

① 행위: 「의료법」에 따른 신의료기술평가 결과 안전성·유효성 등을 인정받은 이후 가입자 등에게 최초로 실시한 날

② 치료재료: 다음 각 목에서 정한 날

ⓐ 치료재료인 경우에는 식품의약품안전처장으로부터 품목허가를 받거나 품목신고를 한 날. 다만, 품목허가나 품목신고 대상이 아닌 치료재료의 경우에는 해당 치료재료를 가입자 등에게 최초로 사용한 날

ⓑ 인체조직의 경우에는 보건복지부장관으로부터 조직은행 설립허가를 받은 날

ⓒ 신의료기술 평가대상이 되는 치료재료의 경우에는 신의료기술 평가결과 안전성·유효성 등을 인정받은 이후 해당 치료재료를 가입자 등에게 최초로 사용한 날

③ 보건복지부장관은 요양기관이 정당한 사유 없이 신의료기술 등에 대하여 제1항의 규정에 위반하여 요양급여 대상여부의 결정을 신청하지 아니하고 가입자 등에게 실시 또는 사용한 후 그 비용을 부담시킨 신의료기술 등이 요양급여대상으로 확인된 경우에는 당해 요양기관의 업무정지를 명하거나 과징금 처분을 하여야 한다.

3) 약제 요양급여의 결정신청

① 약제의 제조업자·위탁제조판매업자·수입자는 급여목록표로 고시되지 아니한 새로운 약제에 대하여 보건복지부장관에게 요양급여 대상여부의 결정을 신청할 수 있다.

② 「약사법」에 따른 희귀의약품 등으로서 '의약품 등의 안전에 관한 규칙'에 따라 식품의약품안전처장이 환자의 치료를 위하여 긴급한 도입이 필요하다고 인정한 품목에 대해서는 한국희귀의약품센터의 장이 요양급여 대상여부의 결정신청을 할 수 있다.

4) 신청에 의한 결정 및 조정(제11조, 제11조의 2)

① 신의료기술 등에 대한 요양급여 대상여부의 결정신청을 받은 보건복지부장관은 정당한 사유가 없는 한 결정신청일부터 150일 이내에 법 제4조에 따른 건강보험정책심의위원회의 심의를 거쳐 요양급여대상 또는 비급여대상에 대한 해당 여부를 결정하여 고시한다.

② 약제에 대한 평가를 신청 받은 건강보험심사평가원장은 150일 이내에 약제급여평가위원회의 심의를 거쳐 평가하고, 평가가 끝난 날부터 15일 이내에 신청인에게 서면 또는 전자문서로 통보한다. 약제를

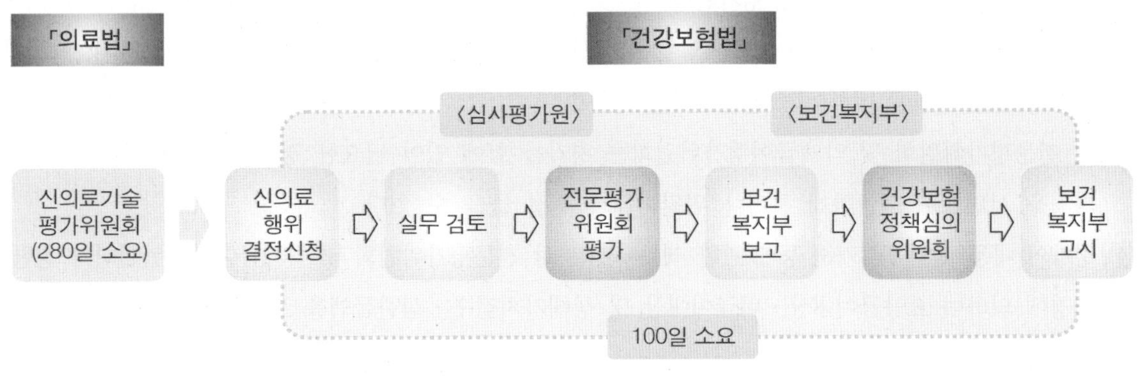

[그림 3-2] **신의료기술 결정과정**

요양급여대상으로 하려는 때에는 약제급여평가위원회 평가 외에 급여평가위원회의 평가를 거치도록 할 수 있다.

③ 장관은 결정・조정 신청된 신의료기술 등이 질병군 요양급여대상으로 결정되어 상대가치점수의 결정・조정이 필요한 경우에는 제1항의 규정에도 불구하고 그 기한을 달리할 수 있다.

④ 요양급여대상으로 결정한 신의료기술 등 및 약제군 대하여는 요양급여의 상대가치 점수 또는 치료재료의 상한금액을 함께 정하여 고시하여야 한다. 신의료기술 등의 결정과정은 [그림 3-2]와 같다.

3. 신의료기술 등에 대한 평가(제11조)

1) 신의료기술 등에 대한 평가

① 각 전문평가위원회 및 약제급여평가위원원회는 '국민건강보험 요양급여기준에 관한 규칙'에 의한 신의료기술 등 및 약제를 평가함에 있어 경제성의 경우에는 대체 가능성 및 비용효과성을 고려하고, 급여의 적정성의 경우에는 보험급여원리 및 건강보험 재정 상태 등을 고려한다.

② 각 전문평가위원회 및 약제급여평가위원회는 경제성 및 급여의 적정성을 고려하여 요양급여 대상여부, 상대가치점수 및 상한금액 등 다음 각 호의 사항을 평가한다.

ⓐ 각 전문평가위원회는 요양급여기준 [별표 2]의 규정에 의한 비급여대상 기준을 고려하여 요양급여 대상여부(100분의100본인부담 포함)를 평가한다. 이 경우 질병군 전문평가위원회의 평가를 거친 신의료기술등에 대하여 질병군 요양급여 대상여부를 평가한다.

ⓑ 의료행위・한방의료행위 전문평가위원회는 행위에 소요되는 시간・노력 등 업무량, 인력・시설・장비 등 자원의 양, 행위의 위험 정도 등을 고려하여 상대가치점수를 평가한다.

ⓒ 치료재료전문평가위원회는 치료재료 상한금액을 평가한다.

ⓓ 인체조직전문평가위원회는 인체조직의 상한 금액을 평가한다.

ⓔ 질병군전문평가위원회는 의료행위의 상대가치점수와 약제 및 치료재료의 상한금액 등을 고려하여 질병군상대가치점수를 평가한다.

ⓕ 약제급여평가위원회는 약제의 요양급여 대상여부, 상한금액 등을 평가 또는 재평가하되, 협상대상이 아닌 약제에 대하여는 상한금액을 평가한다.

③ 각 전문평가위원회 및 약제급여평가위원회는 평가를 함에 있어 필요한 경우 관련단체 또는 전문가의 의견을 서면으로 제출하게 하거나 위원회에서 직접 들을 수 있다.

④ 평가의 내용, 방법 및 기준 등에 관한 세부사항은 각 전문평가위원회 및 약제급여평가위원회가 정한다.

⑤ 신청에 의하여 요양급여대상・비급여대상 및 상대가치점수・상한금액을 조정하는 경우에는 제1항 내지 제2항의 규정을 준용한다.

2) 전문평가위원회의 구성

① 의료행위전문평가위원회는 장관이 임명 또는 위촉하는 다음 각 호의 위원으로 구성한다. 전문평가위원회는 다음 각 호에 해당하는 자를 보건복지부장관이 추천받아 임명 또는 위촉하는 300명 내외의 위원으로 구성한다.

ⓐ 대한의사협회장 및 대한병원협회장이 추천하는 전문가 각 2인

ⓑ 대한치과의사협회장, 대한한의사협회장, 대한치과의사병원협회장, 대한약사회장, 대한간호협회장이 추천하는 전문가 각 1인

ⓒ 국민건강보험공단이사장이 추천하는 전문가 2인

ⓓ 건강보험심사평가원장이 추천하는 전문가 2인

ⓔ 소비자단체가 추천하는 전문가 2인

ⓕ 관련학계 또는 전문기관에 종사하는 전문가 2인

ⓖ 식품의약품안전처장이 추천하는 담당공무원

ⓗ 보건복지부 담당공무원

② 한방의료행위전문평가위원회, 치료재료전문평가위원회, 인체조직전문평가위원회, 질병군전문평가위원회는 장관이 임명 또는 위촉하는 위원으로 구성한다.

4. 직권에 의한 결정 및 조정(제13조)

① 보건복지부장관은 신의료기술 등의 요양급여 대상여부에 관한 결정신청이 없는 경우에도 직권으로 요양급여대상, 상대가치점수 또는 상한금액을 결정・조정하고자 할 때에는 제11조(신의료기술 등의 요양급여의 결정) 절차에 따라 결정・조정할 수 있다.

② 보건복지부장관은 질병군 상대가치점수를 조정하고자 할 때에는 행위・약제・치료재료의 상대가치점수・상한금액의 변동요인 등을 반영하여 매년 조정할 수 있다. 다만, 급격한 경제지표 변화 등이 발생한 경우에는 수시로 할 수 있다.

③ 보건복지부장관은 약제 및 치료재료의 상한금액에 대하여 요양기관으로부터 제출받은 실구입가 자료 또는 요양기관 및 공급업자에 대한 현지 확인 조사결과 조정할 필요가 있는 경우에는 조정할 수 있다.

HEALTH INSURANCE CLAIMS
건강보험청구실무

제4장

건강보험 요양급여기준

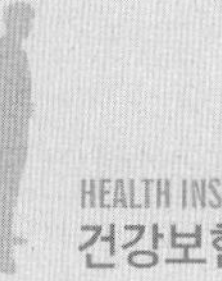

CHAPTER

4

건강보험 요양급여기준

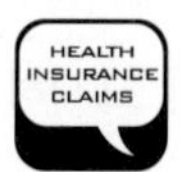

제1절 일반원칙

건강보험체계 내에서는 요양급여의 적용기준과 방법을 구체적으로 정하고 있다. 요양급여의 일반원칙부터 약제의 지급, 치료재료의 지급, 수술・검사 등의 치료, 예방・재활, 입원, 의료장비 등에 관해 적용기준 및 방법을 정하고 있다.

1. 요양급여의 일반원칙

① 요양급여는 가입자 등의 연령・성별・직업 및 심신 상태 등의 특성을 고려하여 진료의 필요가 있다고 인정되는 경우에 정확한 진단을 토대로 하여 환자의 건강증진을 위하여 의학적으로 인정되는 범위 안에서 최적의 방법으로 실시하여야 한다.

② 요양급여를 담당하는 의료인은 의학적 윤리를 견지하여 환자에게 심리적 건강효과를 주도록 노력하여야 하며, 요양상 필요한 사항이나 예방의학 및 공중보건에 관한 지식을 환자 또는 보호자에게 이해하기 쉽도록 적절하게 설명하고 지도하여야 한다.

③ 요양급여는 경제적으로 비용효과적인 방법으로 행하여야 한다.

④ 요양기관은 가입자 등의 요양급여에 필요한 적정한 인력・시설 및 장비를 유지하여야 한다. 이 경우 보건복지부장관은 인력・시설 및 장비의 적정기준을 정하여 고시할 수 있다.

⑤ 가입자 등에 대한 최적의 요양급여를 실시하기 위하여 필요한 경우 보건복지부장관이 정하여 고시하는 바에 따라 다른 기관에 검사를 위탁하거나, 당해 요양기관에 소속되지 아니한 전문성이 뛰어난 의

료인을 초빙하거나, 다른 요양기관에서 보유하고 있는 양질의 시설·인력 및 장비를 공동 활용할 수 있다.

⑥ 요양기관은 요양급여에 필요한 약제·치료재료를 직접 구입하여 가입자 등에게 지급하여야 한다. 다만, 다음의 1에 해당하는 경우에는 그러하지 아니하다.
   ⓐ 「약사법」에 따라 의사 또는 치과의사가 직접 약제를 조제할 수 없는 경우
   ⓑ 「약사법」에 따라 의사 또는 치과의사가 직접 약제를 조제할 수 있는 경우 중 보건복지부장관이 정하는 경우

⑦ 개설자가 동일한 요양기관은 동일가입자 등의 동일상병에 대하여 같은 날 외래로 요양급여를 중복하여 실시하여서는 아니 된다. 이 경우 요양급여 중복의 범위는 보건복지부장관이 정하여 고시한다.

⑧ 「의료급여법」에 따라 의료급여를 받는 자가 건강보험의 가입자 또는 피부양자로 자격이 변동된 경우 요양급여의 기간 또는 인정개수 등을 정하고 있는 행위·약제 및 치료재료에 대하여는 건강보험의 요양급여 내용과 의료급여의 수급내용을 연계하여 적용한다.

⑨ 요양급여는 연구 또는 시험(제8조의 2에 따른 임상연구 제외)의 목적으로 이루어지는 의료행위 등에는 실시해서는 아니 된다. 다만, 보건복지부장관이 정하여 고시하는 기준 및 절차 등에 따라 이루어지는 임상연구 또는 임상시험과 관련하여 해당 연구 또는 시험에 참여하는 환자의 질병이나 부상 등을 위한 진료 및 치료 등의 통상적 요양급여로서 보건복지부장관이 정하는 요양급여는 그렇지 않다.

2. *진찰·검사, 처치·수술 및 기타의 치료*

① 각종 검사를 포함한 진단 및 치료행위는 진료상 필요하다고 인정되는 경우에 한하여야 하며, 연구의 목적으로 하여서는 아니 된다.

② 보건복지부장관이 정하여 고시하는 질병군에 대한 입원진료의 경우 그 입원진료 기간 동안 행하는 것이 의학적으로 타당한 검사·처치 등의 진료행위는 당해 입원진료에 포함하여 행하여야 한다.

3. *약제의 지급*

1) 처방·조제

① 영양공급·안정·운동 그 밖에 요양상 주의를 함으로써 치료효과를 얻을 수 있다고 인정되는 경우에는 의약품을 처방·투여하여서는 아니 되며, 이에 관하여 적절하게 설명하고 지도하여야 한다.

② 의약품은 약사법령에 의하여 허가 또는 신고된 사항(효능·효과 및 용법·용량 등)의 범위 안에서 환

자의 증상 등에 따라 필요 · 적절하게 처방 · 투여하여야 한다. 다만, 안전성 · 유효성 등에 관한 사항이 정하여져 있는 의약품 중 진료상 반드시 필요하다고 보건복지부장관이 정하여 고시하는 의약품의 경우에는 허가 또는 신고된 사항의 범위를 초과하여 처방 · 투여할 수 있으며, 중증환자에게 처방 · 투여하는 약제로서 보건복지부장관이 정하여 고시하는 약제의 경우에는 건강보험심사평가원장이 공고한 범위 안에서 처방 · 투여할 수 있다.

③ 요양기관은 중증환자에 대한 약제의 처방 · 투여 시 해당약제 및 처방 · 투여의 범위가 ②의 허용범위에는 해당하지 아니하나 해당 환자의 치료를 위하여 특히 필요한 경우에는 건강보험심사평가원장에게 해당 약제의 품목명 및 처방 · 투여의 범위 등에 관한 자료를 제출한 후 건강보험심사평가원장이 중증질환심의위원회의 심의를 거쳐 인정하는 범위 안에서 처방 · 투여할 수 있다.

④ 식품의약품안전처장이 긴급한 도입이 필요하다고 인정한 품목의 경우에는 식품의약품안전처장이 인정한 범위 안에서 처방 · 투여하여야 한다.

⑤ 항생제 · 스테로이드제제 등 오남용의 폐해가 우려되는 의약품은 환자의 병력 · 투약력 등을 고려하여 신중하게 처방 · 투여하여야 한다.

⑥ 진료상 2품목 이상의 의약품을 병용하여 처방 · 투여하는 경우에는 1품목의 처방 · 투여로는 치료효과를 기대하기 어렵다고 의학적으로 인정되는 경우에 한한다.

2) 주사

① 주사는 경구투약을 할 수 없는 경우, 경구 투약 시 위장장애 등의 부작용을 일으킬 염려가 있는 경우, 경구투약으로 치료효과를 기대할 수 없는 경우 또는 응급환자에게 신속한 치료효과를 기대할 필요가 있는 경우에 한한다.

② 동일 효능의 내복약과 주사제는 병용하여 처방 · 투여하여서는 아니 된다. 다만, 경구투약만으로는 치료효과를 기대할 수 없는 불가피한 경우에 한하여 병용하여 처방 · 투여할 수 있다.

③ 혼합주사는 치료효과를 높일 수 있다고 의학적으로 인정되는 경우에 한한다.

④ 당류제제 · 전해질제제 · 복합아미노산제제 · 혈액대용제 · 혈액 및 혈액성분제제의 주사는 의학적으로 특히 필요하다고 인정되는 경우에 한한다.

3) 약제료 산정

보건복지부장관이 정하여 고시한 상한금액 범위 내에서 실제 구입한 가격을 산정한다. 의약품공급업자는 의약품관리종합정보센터에 공급내역을 신고하고, 요양기관은 매분기마다 가중평균가를 산출하여 약제료를 산정한다.

치료재료의 지급

치료재료는 「약사법」, 기타 다른 관계법령에 의하여 허가 · 신고 또는 인정된 사항(효능 · 효과 및 사용방법)의 범위 안에서 환자의 증상에 따라 의학적 판단에 의하여 필요 · 적절하게 사용한다. 다만, 안전성 · 유효성 등에 관한 사항이 정하여져 있는 치료재료 중 진료에 반드시 필요하다고 보건복지부장관이 정하여 고시하는 치료재료의 경우에는 허가 · 신고 또는 인정된 사항(효능 · 효과 및 사용방법)의 범위를 초과하여 사용할 수 있다.

5. 예방 · 재활

재활 및 물리치료(이학요법)는 약물투여 또는 처치 및 수술 등에 의하여 치료효과를 얻기 곤란한 경우로서 재활 및 물리치료(이학요법)가 보다 효과가 있다고 인정되는 경우에 행한다.

입원

① 입원은 진료상 필요하다고 인정되는 경우에 한하며, 단순한 피로회복 · 통원불편 등을 이유로 입원지시를 하여서는 아니 된다.

② 퇴원은 의학적 타당성과 퇴원계획의 충분성 등을 신중하게 고려하여 적절한 시기에 행하여져야 한다.

③ 입원환자에 대한 식사는 환자의 치료에 적합한 수준에서 의료법령 및 식품위생법령에서 정하는 기준에 맞게 위생적인 방법으로 제공하여야 한다.

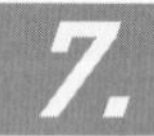

가정간호

가정간호는 진료상 퇴원 후 계속적인 치료와 관리가 필요한 경우에 의사 또는 한의사의 진단과 처방에 의하여 가정전문간호사가 실시하여야 한다.

8. 의료장비

① 요양기관은 의료기기를 사용할 경우 식품의약품안전처장의 제조 또는 수입 허가를 받거나 신고한 것에 한하여 그 허가 또는 신고된 범위에서 사용하여야 한다.

② 요양기관은 진단용 방사선 발생장치를 사용할 경우 「의료법」과 '진단용 방사선 발생장치의 안전관리에 관한 규칙'에 따라 시장·군수·구청장에게 신고한 것에 한하여 사용하여야 하며, 「의료법」과 '진단용 방사선 발생장치의 안전관리에 관한 규칙'에 따라 검사를 받지 아니하거나 검사결과 부적합 판정을 받은 진단용 방사선 발생장치를 사용하여서는 아니 된다.

③ 요양기관은 치료용 방사선 발생장치를 사용할 경우 「원자력안전법」에 따라 원자력안전위원회의 사용허가를 받거나 신고 후 사용하여야 하며, 같은 법에 따른 검사를 받지 아니하거나 검사결과 부적합 판정을 받은 치료용 방사선 발생장치를 사용하여서는 아니 된다.

④ 요양기관은 특수의료장비를 사용할 경우 「의료법」과 '특수의료장비의 설치 및 운영에 관한 규칙'에 따라 특별시장·광역시장·도지사 또는 특별자치도지사에게 등록한 것만을 사용하여야 하며, 「의료법」과 '특수의료장비의 설치 및 운영에 관한 규칙'에 따라 검사를 받지 아니하거나 검사결과 부적합 판정을 받은 특수의료장비를 사용하여서는 아니 된다.

⑤ 요양기관은 그 밖에 다른 법령에서 정하고 있는 의료장비를 사용할 경우 해당 법령에서 정하고 있는 의료장비의 사용기준에 맞게 사용하여야 한다.

⑥ 가목부터 라목까지의 규정에도 불구하고 안전성·유효성 등에 관한 사항이 정하여져 있는 의료장비 중 진료에 반드시 필요하다고 보건복지부장관이 정하여 고시하는 의료장비의 경우에는 관계 법령상의 허가 또는 신고된 범위를 초과하여 사용할 수 있다.

⑦ 「국민건강보험법 시행규칙」에 따라 의료장비의 현황을 신고 받은 건강보험심사평가원장은 해당 의료장비의 제조·수입업체, 품목, 제조연월 등 의료장비의 품질관리 및 이력관리에 필요한 사항을 식별부호화 하여 관리할 수 있다. 이 경우 식별부호화의 방법 및 절차에 필요한 사항은 보건복지부장관이 정하여 고시한다.

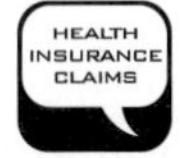

제2절 행위급여 일반원칙

① 요양기관이 국민건강보험법령의 규정에 의한 요양급여를 실시하고 행위에 대한 비용을 산정할 때에는 제2부 각 장에 분류된 분류항목이 상대가치점수에 「국민건강보험법」에 따라 정하여진 점수당 단가를 곱하여 10원 미만은 4사5입한 금액으로 산정한다. 다만, 요양기관 종별가산율에 의하여 산출된 금액에 대하여는 원 미만을 4사5입한다.

② 각종 가감률에 의하여 산출된 금액에 대하여는 1호와 동일한 방법으로 산정하되 상대가치점수에 가감률을 곱하여 총 점수(소수점 이하 셋째자리에서 4사5입)를 산출하고, 각종 가감률이 복합 적용될 경우에는 가감률을 모두 합한 총 가감률을 상대가치점수에 곱하여 총 점수(소수점 이하 셋째 자리에서 4사5입)를 산출한다. 이 경우 가감률이 중복 적용될 경우에는 중복 가산하지 아니한다.

③ 제2부 각 장에 분류되지 아니한 진찰・처치・수술 및 기타의 치료에 대한 요양급여를 실시한 경우에 우선적으로 행위의 내용・성격과 상대가치점수가 가장 유사한 분류항목에 준용하여 산정하여야 한다.

④ 상급종합병원, 종합병원, 병원, 요양병원(의과), 의원, 보건의료원(의과), 의과진료과목이 있는 한방병원・치과병원인 요양기관은 제1장(기본진료료) 내지 제9장(처치 및 수술료 등) 및 제16장(전혈 및 혈액성분제제료), 제17장(입원환자 식대에 분류된 분류항목)과 제10장(치과 처치・수술료)에 분류된 분류항목 중 고정장치의 제거, 악간고정술, 치간고정술, 순열수술 후 보호장치, 상고정장치술, 구강내 소염수술, 구강외 소염수술, 구강내 열상봉합술, 구강외 열상봉합술, 협순소대성형술, 악골수염수술, 악골내 고정용 금속제거술에 한하여 산정한다.

⑤ 치과병원, 치과의원, 보건의료원(치과), 치과 진료과목이 있는 상급종합병원, 종합병원, 병원인 요양기관은 제1장(기본진료료), 제5장(주사료), 제10장(치과 처치・수술료), 제17장(입원환자 식대)에 분류된 분류항목에 한하여 산정한다.

⑥ 국립병원 한방진료부, 한방병원, 한의원, 보건의료원(한방과), 한방 진료과목이 있는 상급종합병원・종합병원・병원・요양병원・치과병원인 요양기관은 제2부 제1장(기본진료료), 제5장(주사료), 제13장(한방 검사료), 제14장(한방 시술 및 처치료), 제17장(입원환자 식대)에 분류된 분류항목에 한하여 산정한다.

⑦ 약국 및 한국희귀의약품센터인 요양기관은 제15장(약국 약제비)에 분류된 분류항목에 한하여 산정한다.

⑧ 조산원인 요양기관은 제11장(조산료) 및 제17장(입원환자 식대)에 분류된 분류항목과 제9장(처치 및 수술료)에 분류된 분류항목 중 자궁내장치 삽입술 및 자궁내장치 제거료를 산정한다.

⑨ 보건소, 보건지소, 보건진료소인 요양기관은 다음 분류항목에 한하여 산정한다.

ⓐ 제2부 제12장(보건기관의 진료수가)에 분류된 분류항목과 제9장(처치 및 수술료)에 분류된 정관절제술 또는 결찰술, 난관 결찰술, 자궁내장치 삽입술, 자궁내장치 제거료를 산정한다.

⑩ 「의료법」 제35조에 의한 사업장 부속 의료기관은

ⓐ 재진진찰료, 의약품관리료

ⓑ 퇴장방지의약품 사용장려비

ⓒ 주사료, 처치 및 수술료, 치과 처치・수술료, 한방 검사료, 한방 시술 및 처치료, 전혈 및 혈액성분제제료에 분류된 분류항목에 한하여 산정한다.

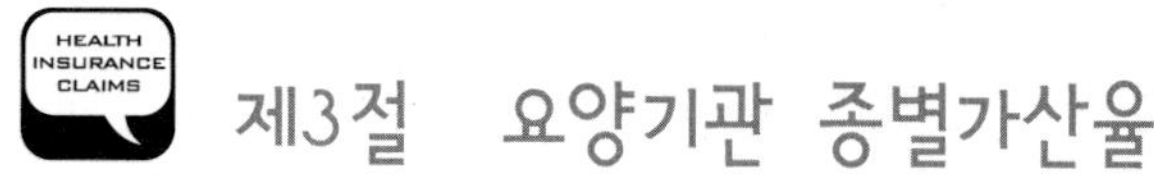

제3절 요양기관 종별가산율

① 제2부 제2장(검사료) 내지 제10장(치과 처치 · 수술료), 제13장(한방 검사료) 및 제14장(한방시술 및 처치료)에 분류된 분류항목에 대하여는 소정점수에 점수당 단가를 곱한 금액을 모두 합산한 금액에 요양기관은 종별에 따라 다음 각 호의 비율을 가산한다.

ⓐ 다음 각 항의 요양기관은 30%

1. 상급종합병원으로 인정받은 종합병원
2. 상급종합병원에 설치된 치과대학 부속 치과병원
3. 상급종합병원에 설치된 특수전문병원
4. 상급종합병원에 설치된 한의과대 부속 한방병원

ⓑ 다음 각 항의 요양기관은 25%

1. 상급종합병원을 제외한 종합병원
2. 상급종합병원에 설치된 경우를 제외한 치과대학 부속 치과병원
3. 허가 병상수가 30병상 이상이고, 한방 6개 과가 설치되어 있는 한의과대학 부속 한방병원
4. 국립병원 한방진료부

ⓒ 다음 각 항의 요양기관은 20%

1. 병원
2. 치과병원
3. 한방병원
4. 요양병원

ⓓ 다음 각 항의 요양기관은 15%

1. 의원
2. 치과의원
3. 한의원
4. 보건의료원

ⓔ 다음 각 항의 요양기관은 종별가산율을 적용하지 아니한다.

1. 약국 및 한국희귀의약품센터
2. 조산원, 보건소, 보건지소, 보건진료소
3. 「의료법」 제35조에 의한 사업장 부속 의료기관

② 아래 항목은 요양기관 종별가산율을 적용하지 아니한다.

ⓐ 바이러스 혈청검사(나-476)

ⓑ 각 장의 산정지침 또는 분류항목의 "주"에서 별도로 산정할 수 있도록 규정한 약제비, 치료재료대 등

ⓒ 영상저장 및 전송시스템(Full PACS)을 이용한 처리비용, C-Arm형 영상증폭장치 이용료

ⓓ 생혈, 교환, 조혈모세포의 이식 준비 - 냉동 처리 및 보관, 자가수혈채혈료, 연성신요관경하 요관협착확장술 "주", 연성신요관경하 결석제거술 "주3"

ⓔ 퇴장방지의약품 사용장려비

ⓕ 가정간호 기본방문료, 가정간호 교통비

ⓖ '검체검사 위탁에 관한 기준'에서 정한 수탁기관으로 위탁하는 경우의 검사료 및 위탁검사관리료

ⓗ Infusion Pump 사용료

ⓘ 마취통증의학과 전문의 초빙료

ⓙ 응급 의료수가 중 응급 기본진료료

③ 종합병원 종별가산율을 적용받은 종합병원이 「의료법」 기준에 부적합한 경우에는 3월 이내의 범위 내에서 기간을 정하여 시정하도록 하고 동 시정기간 내에 시정하지 아니한 때에는 시정기간 종료 익일부터 병원 종별가산율을 적용한다.

〈표 4-1〉 **요양기관 종별가산율 적용 항목**

구분	종별가산율	항목
진료행위	적용	• 검사료, 방사선료, 마취료, 처치 및 수술료 • 조제료, 주사행위료, 캐스트료, 이학요법료, 정신요법료 • 치과 처치 및 수술료, 한방침술료
	미적용	• 진찰료, 입원료, 응급의료관리료, 가정간호방문료, 응급기본진료료 • 혈액료(전혈, 혈액성분제제, 생혈, 교환수혈, 자가수혈 채혈료) • 바이러스 혈청검사(나-476), Infusion pump 사용료, C-Arm형 영상증폭장치 이용료, Full pacs 이용료, CR(Compyted Radiography)료, 마취통증의학과 전문의 초빙료

요양기관 종별가산율을 적용한 진료행위수가

건강보험 의료행위수가는 단일수가 체계이나 투자비용 및 인력 운용에 대하여 차별적으로 보상하기 위해 의료행위에 대해서는 요양기관 종별에 따라 가산율을 다르게 적용하는 요양기관종별가산율 제도를 운영하고 있다. 요양기관 종별 가산율은 의료행위 요양급여비용에만 적용(일부 행위료는 예외)되는 것으로, 약제료 및 치료재료대에는 적용되지 않는다.

추간판제거술(요추) 자-49 수가산정방법은 다음과 같다.

수가산정: 추간판제거술(요추) 자-49

종별	산정방법	진료수가
의원	(6,500.15점 x 76.6원) × 종별가산율(15%)	572,590원
병원	(6,500.15점 x 71.0원) × 종별가산율(20%)	553,810원
종합병원	(6,500.15점 x 71.0원) × 종별가산율(25%)	576,880원
상급종합병원	(6,500.15점 x 71.0원) × 종별가산율(30%)	599,960원

주: 진료수가 산출공식=[상대가치점수×점수당 단가(환산지수)]×요양기관 종별가산율.

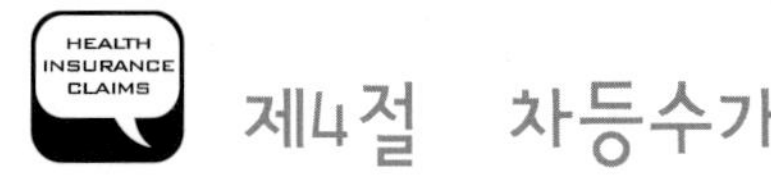

제4절 차등수가

치과의원, 한의원, 보건의료원, 약국 및 한국희귀의약품센터의 경우에는 의사, 치과의사, 한의사, 약사 1인당 1일 진찰횟수, 약국 및 한국희귀의약품센터의 경우에는 조제건수(처방전 매수)에 따라서 요양기관에 진찰료와 조제료 등(조제료, 약국관리료, 조제기본료, 복약지도료)을 아래와 같이 차등지급한다. 다만, 장관이 별도로 정한 기준에 따른 평일 18시~익일 09시 및 토요일과 관공서의 공휴일에 관한 규정에 의한 공휴일의 진찰료 및 조제료 등, 기타 장관이 별도로 정하는 경우에는 차등수가 적용대상에서 제외할 수 있다.

① 치과의원, 한의원, 보건의료원의 의사, 치과의사, 한의사 1인당 1일 진찰횟수를 기준으로 진찰료에 대하여 다음과 같이 차등지급한다.

ⓐ 75건 이하: 100%

ⓑ 75건을 초과하여 100건까지: 90%

ⓒ 100건을 초과하여 150건까지: 75%

ⓓ 150건을 초과한 건: 50%

② 약국 및 한국희귀의약품센터의 약사 1인당 1일 조제건수를 기준으로 조제료 등에 대하여 다음과 같이 차등지급한다.

ⓐ 75건 이하: 100%

ⓑ 75건을 초과하여 100건까지: 90%

ⓒ 100건을 초과하여 150건까지: 75%

ⓓ 150건을 초과한 건: 50%

③ 차등지급 되는 진찰료(약국의 경우 조제료)는 차등지수에 1개월(1주일)간 총 진찰료를 승하여 산출하되 10원 미만은 4사5입한 금액으로 산출하며, 차등지수는 의사·치과의사·한의사·약사 1인당 1일 평균 진찰횟수(약사의 경우 조제건수)를 n으로 할 때에 다음과 같이 산정하되, 소수점 여덟째 자리에서 4사5입한다.

ⓐ n이 75 이하일 경우에는 차등지수를 1로 한다.

ⓑ n이 75를 초과하여 100 이하일 경우에는 $\{75 \times 1.00 + (n-75) \times 0.90\} / n$

ⓒ n이 100을 초과하여 150 이하일 경우에는 $\{75 \times 1.00 + 25 \times 0.90 + (n-100) \times 0.75\} / n$

ⓓ n이 150을 초과하는 경우에는 $\{75 \times 1.00 + 25 \times 0.90 + 50 \times 0.75 + (n-150) \times 0.5\} / n$

④ 의사, 치과의사, 한의사 1인당 1일 평균 진찰횟수, 약사 1인당 1일 평균 조제건수는 내원환자의 순서 및 초·재진을 구분하지 아니하고 1개월(1주일)간 총 진찰(조제)횟수의 합을 구하고 이를 해당 요양기관이 「국민건강보험법 시행규칙」 제12조 제3항 및 제4항의 규정에 의하여 통보한 의사, 치과의사, 한의사가 진료한 총일수, 약국 및 한국희귀의약품센터의 약사가 조제한 총일수로 나누어서 계산하되

소수점 첫째 자리에서 절사하여 산정한다.

⑤ 진료(조제)일수는 1개월(1주일) 동안 의사(약사)가 실제 진료(조제)한 날수를 말한다.

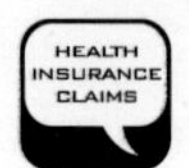

제5절 예외규정

① 「의료법」 제35조에 의한 사업장 부속 의료기관은 해당 산정항목에 대하여 공휴・야간 가산 등 각종 가산을 산정하지 아니한다.

② 공무원 및 교직원의 공무상 질병 또는 부상에 대한 요양급여에 소요된 비용의 산정은 「산업재해보상보험법」 제40조 제5항의 규정에 의한 기준에 의한다.

제5장

의료행위수가 산정지침(기준)

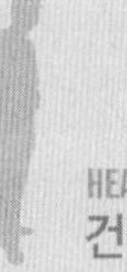

CHAPTER

5

의료행위수가 산정지침(기준)

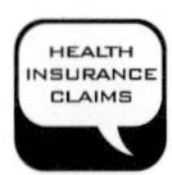

제1절 진료행위 항목 분류

'건강보험 행위 급여・비급여 목록표 및 급여 상대가치점수' 제1편 제2부 행위급여목록・상대가치점수 및 산정지침에서는 제1장 기본진료료에서 제17장 입원환자 식대까지 총 17장으로 구분하여 각 장별로 산정지침과 행위분류별 점수를 정하여 고시하고 있다. 2016년부터 정신의학적 집중관리료, 치과 집중관리료, 치과 안전관찰료, 의료질평가 지원금, 암환자 교육・상담료, 전문병원 관리료, 전문병원 의료질지원금 등이 신설되었다. 진료행위별 분류항목 및 번호는 〈표 5-1〉과 같다.

〈표 5-1〉 **진료행위별 분류항목 및 번호**

분류번호(항목)	구분	세부 행위료
가(항목)	기본진료료	진찰료, 입원료, 회송료, 낮병동입원료, 협의진찰료, 집중영양치료료, 의약품관리료, 혈액관리료, 가정간호관리료, 만성질환관리료, 다학제 통합진료료, 심장통합진료료, 회복관리료, 외래 항암주사관리료, 항암화학요법 부작용 및 반응평가료, 정신의학적 집중관리료, 치과 집중관리료, 치과 안전관찰료, 의료질평가지원금, 교육・상담료, 전문병원 관리료, 전문병원 의료질지원금, 감염예방・관리료, 야간진료관리료, 뇌사장기기증자관리료, 야간전담간호사 관리료, 입원환자 안전관리료
나(항목)	검사료	검체검사료, 병리검사료, 기능검사료, 내시경, 천자 및 생검, 초음파검사료
다(항목)	영상진단 및 방사선치료료	방사선단순영상진단료, 방사선특수영상진단료, 핵의학영상진단 및 골밀도검사료
라(항목)	투약 및 조제료	투약 및 조제료
마(항목)	주사료	주사료, 채혈 및 수혈료
바(항목)	마취료	마취료, 치과마취료, 신경차단술, 신경파괴술
사(항목)	이학요법료	기본물리치료료, 단순/전문 재활치료료, 이학요법료

(계속)

분류번호(항목)	구분	세부 행위료
아(항목)	정신요법료	정신요법료
자(항목)	처치 및 수술료	처치 및 수술료, 캐스트료
차(항목)	치과	치아질환 처치, 수술 후 처치 등, 구강외과수술, 치주질환 수술, 보철물
카(항목)	조산료	조산료
타(항목)	보건기관 진료수가	보건기관(보건진료소, 보건지소, 보건소) 요양급여비용
한(항목)	한방검사	한방검사료
하(항목)	한방시술 및 처치료	한방시술료, 처치료, 정신요법료
약(항목)	약국약제비	약국약제비(관리료, 조제기본료, 복약지도료, 조제료)
파(항목)	혈액, 식대	전혈 및 혈액성분제제료, 입원환자식대
찬(항목)	치과보철	레진상 완전틀니, 임시 레진상 완전틀니
(고, 노, 도, 모, 보, 소, 오, 조, 초, 헌, 허)항목	행위 비급여목록	검사료(검체검사료, 병리검사료, 기능검사료, 내시경, 천자), 영상진단 및 방사선치료료, 주사료, 마취료, 이학요법료, 처치 및 수술료, 치과수술료, 한방

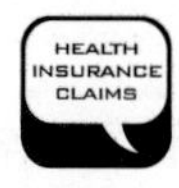

제2절 기본진료료(분류번호: 가)

1. 진찰료

1) 진찰료 산정지침

① 진찰료는 외래에서 환자를 진찰한 경우에 처방전의 발행과는 관계없이 산정하며 초진환자를 진찰하였을 경우에는 초진진찰료, 재진환자를 진찰하였을 경우에는 재진진찰료를 산정한다.

ⓐ 진찰료(구성요소)는 기본진찰료와 외래관리료(진찰료에서 기본진찰료를 제외한 점수)의 소정점수를 합하여 산정한다.

ⓑ 초진환자란 해당 상병으로 동일 의료기관의 동일 진료과목 의사에게 진료받은 경험이 없는 환자를 말한다.

ⓒ 재진환자란 해당 상병으로 동일 의료기관의 동일 진료과목 의사에게 계속해서 진료받고 있는 환자를 말한다.

ⓓ 해당 상병의 치료가 종결되지 아니하여 계속 내원하는 경우에는 내원 간격에 상관없이 재진환자로 본다. 또한 완치 여부가 불분명하여 치료의 종결 여부가 명확하지 아니한 경우 90일 이내에 내원 시 재진환자로 본다.

진찰료 산정 Tip

진찰료 산정의 기본원칙은 약제나 검사 처방을 받았느냐가 아니라 의사를 만났느냐 안 만났느냐가 기본이 된다. 즉 의사를 만나 상담만 하였더라도 진찰료 산정 가능

- 진찰료: 의사의 시진 · 촉진 · 문진 등의 행위를 보상하는 비용으로, 요양기관 종별 및 초 · 재진 여부로 구분
  - 기본진찰료(병원관리 및 진찰권 발급 등)+외래관리료(외래환자의 처방 등에 소요되는 비용 포함)
  - 외래에서 환자를 진찰한 경우에 처방전의 발행과는 관계없이 산정

진찰료 부분 산정

- 의사의 진찰행위 없이 매일 또는 반복 내원(49.09점 산정)
  - 일시 처방 지시하여 매일 또는 반복 내원하여 물리치료 · 주사 등을 시술받은 경우
  - 주사제를 처방한 당일이 아닌 다른 날에 의사의 진찰 없이 주사를 실시한 경우
- 재진진찰료 소정점수의 50% 산정
  - 환자가 직접 내원하지 아니하고 환자가족이 내원하여 진료담당 의사와 상담한 후 약제를 수령하거나 처방전만을 발급받는 경우
- 진찰료 중 외래관리료 소정점수 산정
  - 「사회복지사업법」에 따른 사회복지시설 내에서 촉탁의 또는 의료기관 의사가 시설입소자에게 원외처방전을 교부한 경우

진찰료 1회 산정

- 동일 의사가 동시에 2가지 이상의 상병에 대하여 진찰을 한 경우
  - 예: 동일의사가 감기와 관절염 진료 시, 진찰료 ____ 회
- 하나의 상병에 대한 진료를 계속 중에 다른 상병이 발생하여 동일의사가 동시에 진찰을 한 경우
  - 예: 동일의사가 척추디스크로 진료 중 감기 발병하여 각각 진료 시, 진찰료 ____ 회
- 동일한 상병에 대하여 2인 이상의 의사가 동일한 날에 진찰을 한 경우
  - 예: 뇌경색 상병에 내과, 신경외과 진료 시, 진찰료 ____ 회

진찰료 각각 산정

- 2개 이상의 진료과목이 설치, 해당과 전문의 상근하는 요양기관에서 동일환자의 다른 상병에 대하여 전문과목 또는 전문분야가 다른 진료담당 의사가 각각 진찰한 경우에는 진찰료를 각각 산정
  - 예: 고혈압-순환기내과, 당뇨-내분비내과 진료 시, 진찰료 ____ 회
  - 예: 관절염-정형외과, 고혈압-내과 진료 시, 진찰료 ____ 회
- 응급의료관리료와 진찰료는 함께 산정

진찰료 가산 산정

- 만 6세 미만 소아(9.03/3.61점), 의원, 보건의료원내 의과의 경우 만 1세 미만 소아(27.09/10.83점), 만 1세 이상 만 3세 미만의 소아(18.06/7.22점)에 대하여 소정점수 각각 가산산정
- 평일 18시(토요일은 13시)~익일 09시 또는 관공서의 공휴일에 관한 규정에 의한 공휴일에는 진찰료 중 기본진찰료 초진(재진) 소정점수의 30% 가산
- 의원급 및 병원급(종합병원급 이상 제외) 요양기관에서 만 6세 미만의 소아에 대하여 20시~익일 07시에는 진찰료 중 기본 진찰료(초 · 재진) 소정점수의 100% 가산

ⓔ 해당 상병의 치료가 종결된 후 동일 상병이 재발하여 진료를 받기 위해서 내원한 경우에는 초진환자로 본다. 다만, 치료 종결 후 30일 이내에 내원한 경우에는 재진환자로 본다.

ⓕ 치료의 종결이라 함은 해당 상병의 치료를 위한 내원이 종결되었거나, 투약이 종결되었을 때로 본다.

ⓖ 진찰료 중 기본진찰료는 병원관리 및 진찰권발급 등, 외래관리료는 외래환자의 처방 등에 소요되는 비용을 포함한다.

② 다음 각 호의 1에 해당하는 경우에는 진찰료는 1회 산정한다.

ⓐ 동일 의사가 동시에 2가지 이상의 상병에 대하여 진찰을 한 경우

ⓑ 하나의 상병에 대한 진료를 계속 중에 다른 상병이 발생하여 동일의사가 동시에 진찰을 한 경우 (재진진찰료)

ⓒ 동일한 상병에 대하여 2인 이상의 의사가 동일한 날에 진찰을 한 경우

③ 2개 이상의 진료과목이 설치되어 있고 해당과의 전문의가 상근하는 요양기관에서 동일 환자의 다른 상병에 대하여 전문과목 또는 전문분야가 다른 진료담당 의사가 각각 진찰한 경우에는 진찰료를 각각 산정할 수 있다.

④ 진료담당의사가 검사·방사선 진단 등을 처방지시 하였으나 요양기관의 사정에 의하여 진료 당일에 검사·방사선 진단 등을 실시하지 못한 경우에는 검사·방사선 진단을 실시한 당일의 진찰료는 산정하지 아니한다.

⑤ 「의료법」 제18조에 따라 요양기관인 의료기관의 의사 또는 치과의사가 작성·교부한 처방전에 따라 요양기관인 약국 또는 한국희귀의약품센터에서 조제 받은 주사제를 투여받기 위해서 당해 요양기관에 당일에 재내원 하는 경우에는 진찰료를 별도 산정하지 아니한다.

⑥ 평일 18시(토요일 13시)~익일 09시 또는 공휴일(법정)에는 진찰료 중 기본진찰료(초진 또는 재진) 소정점수의 30%를 가산한다.

⑦ 의원급 또는 병원급(종합병원 이상은 제외) 요양기관에서 만 6세 미만의 소아에 대하여 20시~익일 07시에는 진찰료 중 기본진찰료(초진 또는 재진) 소정점수의 100%를 가산한다.

⑧ 토요일 09시 후~13시 전의 진료 시에는 의원급 요양기관(보건의료원 포함)에 한하여 기본 진찰료(초진) 소정점수의 30%를 별도 산정한다.

⑨ 외래진료 시 종합병원 이상은 내과는 세부 전문분야별(소화기, 호흡기, 심장, 알레르기, 혈액종양, 내분지, 신장내과 등)로 초·재진 진찰료를 산정할 수 있다.

2) 진찰료 분류번호

외래환자 진찰료는 초진진찰료(분류번호 가-1-가)와 재진진찰료(분류번호 가-1-나)로 분류된다.

<table>
<tr><th>분류번호</th><th>코드</th><th>분류</th><th>기준 및 산정지침</th></tr>
<tr><td rowspan="2">가-1</td><td>AA154~157
AA100~101100</td><td>가. 초진진찰료
• 의원:
• 병원:
• 종합병원:
• 상급종합병원:</td><td>주1) 만 6세 미만의 소아에 대하여는 9.03점을 가산한다. 다만, 의원, 보건의료원 내 의과의 경우 만 1세 미만의 소아에 대하여는 27.09점을, 만 1세 이상 만 3세 미만의 소아에 대하여는 18.06점을 각각 가산한다.
주2) 치과에서 장애인으로 등록되어 있는 뇌병변장애인, 지적장애인, 정신장애인, 자폐성 장애인에 대하여는 9.03점을 가산한다.</td></tr>
<tr><td>AA222
AA254~257
AA200
AA209
10200</td><td>나. 재진진찰료
• 의원:
• 병원:
• 종합병원:
• 상급종합병원:</td><td>주1), 주2)는 상기와 동일
주3) 물리치료·주사 등을 일시에 처방 지시하여 의사의 진찰행위 없이 매일 또는 반복하여 내원하여 물리치료·주사 등을 시술받은 경우 또는 주사제를 처방한 당일이 아닌 다른 날에 의사의 진찰 없이 주사를 실시한 경우에는 49.09점을 산정한다.
주4) 환자가 직접 내원하지 아니하고 환자가족이 내원하여 치료담당의사와 상담한 후 약제를 수령하거나 처방전만을 발급받는 경우에는 재진진찰료 소정점수의 50%를 산정한다.
주5) 「사회복지사업법」에 따른 사회복지시설(「노인장기요양보험법」에 따른 장기요양기관 포함) 내에서 의료기관소속 촉탁의 또는 협약의료기관 의사가 시설입소자에게 원외처방전을 교부한 경우에는 진찰료 중 외래관리료 소정점수를 산정한다.</td></tr>
</table>

3) 재진진찰료 본인부담률 경감대상 및 산정방법

재진진찰료 본인부담률 경감대상 및 산정방법(보건복지부 고시 제2012-153호)

「국민건강보험법 시행령」 제19조 제1항 관련 [별표 2] 요양급여비용 중 본인이 부담할 비용의 부담률 및 부담액 제1호 나목 비고 5에 따른 재진진찰료 본인부담률 경감 적용대상 및 산정방법은 아래와 같다.

가. 적용대상
  (1) 대상질환: 고혈압(I10) 또는 당뇨병(E11)
  (2) 대상기관: 의원
  (3) 대상환자: 대상질환으로 대상기관에서 진료받는 건강보험 환자 중 의사로부터 지속적 질환관리 필요성에 대한 설명을 듣고, 당해 의료기관에서 대상질환을 지속적으로 관리받을 의사를 표명한 환자. 이 경우 요양기관은 대상환자가 의사를 표명한 사실을 진료기록부에 기록·보관하여야 한다.

나. 산정방법: 상기 '가'항에 따른 대상질환을 주상병으로 진료한 경우에 한하여 환자가 지속적으로 관리받을 의사를 표명한 익일부터 직접 내원하여 진료받은 경우 재진진찰료로 적용하며, 진료수가코드는 'AA250'으로 산정한다.

2. 의약품관리료

의약품관리료는 의약품을 원내 투약한 경우에 산정한다.

1) 의약품관리료 산정기준

구분	상급종합병원, 종합병원, 병원, 치과병원, 요양병원 · 한방병원 내 의 · 치과	의원, 치과의원, 보건의료원 의 · 치과	비고
외래환자	투약한 경우 방문당으로 산정	내복약 조제일수에 따라 산정	외용약 및 주사제를 복합 또는 단독으로 조제한 경우에는 1일분 소정점수 산정
	외용약 및 주사제(주사료 미산정한 경우 포함)를 복합 또는 단독 조제한 경우 외래환자 의약품관리료(방문당) 소정점수 산정	외용약 또는 주사제를 내복약과 복합으로 조제한 경우 내복약의 조제일수에 의함.	
입원환자	입원기간 중 투약한 경우 투약일수에 따라 산정		

주: 한방병원, 한의원, 보건의료원 한의과, 상급종합병원 · 종합병원 · 병원 · 요양병원 · 치과병원 내 한의과 등은 산정안함.

3. 이송처치료 및 회송료

1) 이송처치료

이송처치료는 「응급의료에 관한 법률 시행규칙」 제11조의 규정에 의한 일반구급차와 특수구급차로 구분하여 산정한다.

구분	이송료		이송 중 응급처치료
일반 구급차	기본요금 (이송거리 10km 이내)	30,000원	법 제23조 규정에 따라 보건복지부장관이 정하는 응급의료수가기준에 의한 금액
	추가요금 (이송거리 10km 초과)	1,000원/km	
	부가요금 (의사, 간호사 또는 응급구조사가 탑승한 경우)	15,000원	
특수 구급차	기본요금 (이송거리 10km 이내)	75,000원	
	추가요금 (이송거리 10km 초과)	1,300원/km	

※할증요금(00:00~04:00): 기본 및 추가요금에 각각 20%씩 가산.

2) 회송료(Transfer Service)

① 2단계 요양급여를 담당한 요양기관에서 요양급여 회송서와 해당 환자의 요양급여에 관한 정보를 제공하여 1단계 진료를 담당할 수 있는 요양기관으로 회송한 경우에 산정한다.

② 회송 시 제공한 진료기록부 등의 복사에 소요된 비용은 실비로 가입자가 부담한다.

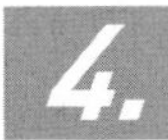

진찰료 산정에 대한 유권해석 등

1) 검사결과만을 알기 위해 내원한 경우 진찰료 산정 여부(보건복지부 고시 제2000-73호)

방사선 촬영 및 각종 검사의 결과만을 알기 위하여 검사 익일 이후 내원하여 의사와 면담을 한 경우에는 재진진찰료를 산정할 수 있음.

2) 응급실 진찰료 산정방법(보건복지부 고시 제2013-36호)

응급실의 진료의사가 환자 상태를 종합적으로 파악하고 다른 진료과목 · 전문분야 전문의에게 진료를 요청하여 해당 전문의가 응급환자를 직접 진료한 경우에는 진료과목(전문분야)별로 진찰료를 각각 산정함(진료전문의 기재). 다만, 응급실 내원 후 진료상 계속적인 치료를 위해 같은 날 외래에서 다시 진료를 받은 경우에 진찰료는 1회만 산정함.

3) 건강검진 실시 당일 진료 시 진찰료 산정방법(보건복지부 고시 제2012-153호)

1. 「국민건강보험법」 제52조에 의거 가입자 및 피부양자에게 실시하는 건강검진 당일 동일 요양기관에서 건강검진과는 별도로 질환에 대한 진찰이 이루어져 진찰 이외에 의사의 처방(약제 처방전 발급, '건강보험 행위 급여 · 비급여 목록표 및 급여 상대가치점수'에 의하여 산정 가능한 진료행위)이 발생한 경우 해당 진찰료는 다음과 같이 산정함.

— 다 음 —

'건강보험 행위 급여 · 비급여 목록표 및 급여 상대가치점수' 제1편 제2부 제1장 기본진료료[산정지침] 1. 진찰료 '가'에 의거 초진(또는 재진)진찰료의 50%를 산정하며, 코드는 다음과 같이 기재함. 진찰료 산정 사유에 대하여는 진료기록부에 기록하고, '요양급여비용 청구방법, 심사청구서 · 명세서서식 및 작성요령'에 의하여 작성 · 청구토록 함.

(가) 일반건강검진(생애전환기 건강검진 포함) 시 질환에 대한 진찰이 이루어진 경우: 산정코드 세 번째 자리에 일반건강검진은 3, 생애전환기 건강검진은 4로 기재

(나) 암검진 시 질환에 대한 진찰이 이루어진 경우: 산정코드 세 번째 자리에 5로 기재

(다) 영유아 건강검진 시 질환에 대한 진찰이 이루어진 경우: 산정코드 세 번째 자리에 2로 기재

2. 상기 '1'항에도 불구하고 '건강보험 행위 급여 · 비급여 목록표 및 급여 상대가치점수' 제1편 제2부 제1장 기본진료료[산정지침]에 의거 2개 이상의 진료과목이 설치되어 있고 해당과의 전문의가 상근하는 요양기관에서 건강검진 당일 검진실시 의사와 전문과목 및 전문분야가 다른 진료담당의사가 건강검진과는 별도로 질환에 대하여 진료한 경우에 한하여 초진(또는 재진) 진찰료를 산정할 수 있음.

3. 또한 건강검진을 실시한 요양기관에서 동일 의사에게 검진 결과에 대해 다른 날 설명하는 것은 검진결과 상담에 해당되어 진찰료를 별도 산정할 수 없으나, 검진결과 이상소견에 대해 단계적 정밀검사 또는 별도의 진료가 이루어진 경우에는 재진진찰료를 산정

4) 진찰료 산정 질의응답(보험급여과-925, 2013.03.05)

① 만 6세 미만 소아의 진찰료 야간가산 시 의원급 및 병원급(종합병원 이상 제외) 요양기관에 적용한다고 하였는데, 요양병원 및 치과 · 한방병원도 포함되나요?

- 만 6세 미만 소아의 야간가산(100%) 신설 취지 등을 고려, 종합병원 이상을 제외한 병원급 및 의원급 요양기관이 야간(20시~익일 07시) 시간대에 소아환자의 진찰을 한 경우에는 병 · 의원급 의료기관의 종류를 불문하고 동일한 가산이 적용된다(요양병원, 치과 및 한방 병 · 의원에서도 동일하게 적용).

② 만 6세 미만 소아의 진찰료 야간가산 시 의원급 및 병원급(종합병원 이상 제외) 요양기관에 적용한다고 하였는데, 병원급 요양기관의 지역응급의료기관에도 동일하게 가산이 적용되나요?

- 만 6세 미만 소아의 야간진료 시 진찰료(조제료 포함) 중 기본진찰료의 100%를 가산토록 개정한 것은 야간시간대의 응급실 내원환자의 비율이 높은 점을 고려, 야간진료 의료기관(병 · 의원)을 확대하여 소아 경증환자가 외래진료를 받을 수 있도록 유도하기 위함으로서, 이는 야간에 응급실 경증환자의 분산 및 응급실 이용으로 인한 환자의 비용부담을 경감하는 효과를 기대할 수 있다.
- 따라서 동 취지를 고려, 만6세 미만의 소아 환자가 지역응급의료기관에 해당되는 병원급 요양기관에 평일 22시에 내원하여 진료를 받은 경우에는 응급의료관리료와 진찰료 산정이 가능하므로, 진찰료의 경우 기존 야간가산(30%)을 적용받는다.

③ 응급실 진료의사가 동일상병의 환자에 대하여 다른 진료과목 전문의에게 진료를 요청한 경우 진찰료 각각 산정 여부

- 현행 '건강보험 행위 급여 · 비급여 목록표 및 급여상대가치점수' 제1편 제2부 제1장 기본진료료 [산정지침] 1. 진찰료-나(3)항에 의거 "동일한 상병에 대하여 2인 이상의 의사가 동일한 날에 진찰 시 진찰료를 1회 산정"하도록 정해져 있다.
- 2013년 3월 1일부터 필수의료서비스 개선항목 중 응급의료서비스 개선을 위하여 위 규정에도 불구하고 응급실의 진료의사가 환자 상태를 종합적으로 파악하고 다른 진료과목 · 전문분야 전문의에게 진료를 요청하여 해당 전문의가 응급환자를 직접 진료한 경우에는 진료과목(전문분야)별로 진찰료를 각각 산정토록 '요양급여의 적용기준 및 방법에 관한 세부사항'이 개정되었다.
- 현행 '건강보험 행위 급여 · 비급여 목록표 및 급여상대가치점수' 제1편 제2부 제1장 기본진료료 [산정지침] 1. 진찰료-나(3)항에 의거 "동일한 상병에 대하여 2인 이상의 의사가 동일한 날에 진찰 시 진찰료를 1회 산정"하도록 정해져 있다.

- 2013년 3월 1일부터 필수의료서비스 개선항목 중 응급의료서비스 개선을 위하여 위 규정에도 불구하고 응급실의 진료의사가 환자 상태를 종합적으로 파악하고 다른 진료과목 · 전문분야 전문의에게 진료를 요청하여 해당 전문의가 응급환자를 직접 진료한 경우에는 진료과목(전문분야)별로 진찰료를 각각 산정토록 '요양급여의 적용기준 및 방법에 관한 세부사항'이 개정되었다.
- 이는 응급실에서의 진찰은 위급한 상태로 내원하는 응급환자에 대하여 환자 상태를 종합적으로 파악하고, 즉시 필요한 응급처치를 받지 아니하면 생명을 보존할 수 없거나 심신에 중대한 위해가 발생할 가능성이 있어 신속하고 적절한 응급의료가 제공되어야 할 필요성 및 「응급의료에 관한 법률 시행규칙」의 개정에 따라 당직전문의 배치기준의 변경을 고려한 것으로,
- '건강보험 행위 급여 · 비급여 목록표 및 급여 상대가치점수' 제1편 제2부 제1장 기본진료료 [산정지침] 1. 진찰료-나(3)항에도 불구하고 응급실 진료의사가 응급환자의 특별한 문제에 대한 평가 및 진단을 위해 다른 진료과목 · 전문분야 전문의에게 진료 요청하여 해당전문의가 진료한 경우에 진료과목(전문분야)별로 진찰료를 각각 산정토록 한 것이다.

5. 입원료

1) 입원료 산정지침

입원료(inpatient care)는 일반병실 입원료, 무균치료실 입원료, 낮병동 입원료, 신생아 입원료, 중환자실 입원료, 격리실 입원료, 납차폐특수치료실 입원료 등

① 입원료의 소정점수(구성요소)에는 입원환자 의학관리료(40%), 입원환자 간호관리료(25%), 입원환자 병원관리료(35%)가 포함되어 있으며 요양기관 종별에 따라 산정한다.

② 무균치료실 입원료, 낮병동 입원료, 신생아 입원료, 중환자실 입원료, 격리실 입원료 등 특수병실 입원료를 산정할 수 있는 경우는 아래의 '(2) 무균치료실 입원료' 이하와 같으며, 특수병실 입원료를 산정하는 경우에는 입원료 등을 중복하여 산정하지 아니한다.

(1) 입원료 및 가산

① 내과질환자, 정신질환자, 만8세 미만의 소아환자에 대하여는 소정점수의 30%를 가산한다.

② 강내치료를 위하여 밀봉소선원치료실에 입원한 경우에는 3일 이내의 기간 동안 소정점수의 100%를 가산한다.

③ 방사성 옥소를 이용한 개봉선원치료를 위하여 원자력법령에 의한 시설을 갖춘 요양기관에서 납으로 차폐된 특수치료실에서 관리하는 경우에는 소정점수의 200%를 가산한다.

(2) 무균치료실 입원료(Aseptic Room Patient Care)

조혈모세포이식환자를 '조혈모세포이식의 요양급여에 관한 기준' 제3조 제2항 제1호의 기준에 적합한 무균치료실에 격리하여 치료한 경우에 산정한다.

☞ 무균치료실의 청정도 유지를 위한 세균검사 및 기타 소모품의 비용은 소정점수에 포함되어 있으므로 별도로 산정하지 아니한다.

(3) 낮병동 입원료(Day Care)

① 분만 후 당일 귀가 또는 이송하여 입원료를 산정하지 아니한 경우

② 지역응급의료기관, 응급의료시설, 응급의료기관이 아닌 종합병원 응급실·수술실 등에서 처치·수술 등을 받고 연속하여 6시간 이상 관찰 후 귀가 또는 이송하여 입원료를 산정하지 아니한 경우

③ 정신건강의학과의 "낮병동"에서 6시간 이상 진료를 받고 당일 귀가한 경우

④ 낮병동 입원료를 산정하는 당일 외래 또는 응급실에서 진찰을 행한 경우에는 진찰료를 함께 산정할 수 있다. 다만, 예정된 외래수술을 위해 내원하는 경우 또는 정신건강의학과의 "낮병동"에서 매일 또는 반복하여 진료를 받는 경우에는 진찰료를 산정하지 아니한다.

⑤ 낮병동 입원료를 산정하는 당일의 본인일부부담금은 입원진료 본인일부부담률에 따라 산정한다.

(4) 신생아 입원료(Neonatal Care)

① 신생아실 입원료는 신생아를 신생아실에서 진료·간호한 경우 산정한다(질병이 있는 신생아실 입원료와 질병이 없는 신생아실 입원료로 구분).

② 모자동실 입원료는 질병이 없는 신생아를 모자동실에서 진료·간호한 경우에 산정한다.

③ 신생아제대처치, 기저귀 교환, 혈압, 맥박, 호흡 측정, 목욕 등의 비용과 기저귀 비용이 포함되어 있으므로 그 비용을 별도 산정하지 아니한다.

④ 신생아 모유수유간호관리료는 신생아실 입원료 또는 모자동실 입원료를 산정하는 신생아에게 모유수유를 한 경우에 산정한다.

(5) 보육기(Incubator for Neonate)

질병이 있는 신생아를 보육기에서 진료한 경우에는 입원료와 함께 보육기료를 1일당 수가로 산정한다.

보육기 인정기준(보건복지부 고시 제2008-169호)

1. 저체중출산아의 체중증가목적 시: 체중이 2,100g 도달 시까지 인정
2. Phototherapy 치료목적 시
   (1) 용혈이 없는 신생아는 7일 이내 인정
   (2) 미숙아 및 저체중 출산아는 Prophylactic Phototherapy를 포함하여 10~14일 이내 인정

(3) 다만, 위 (1), (2)의 기간을 초과한 경우에는 bilirubin수치 참조하여 사례별로 인정
3. 상기 인정기준 이외에도 고위험 산모에게 태어난 출생아나 질환이 있는 신생아의 경우, 생후 4주후 재입원하는 경우 경과과정 등 참조하여 사례별로 인정함.

(6) 중환자실 입원료(ICU Patient Care)

① 중환자실의 시설・장비를 갖춘 중환자실(ICU)이 설치된 상급종합병원, 종합병원, 병원에서 지극히 심각한 질환이나 손상을 입어 집중적인 치료 및 간호가 필요한 성인 또는 소아환자(성인 또는 소아중환자실 입원료) 또는 신생아(신생아 중환자실 입원료)를 중환자실에서 진료한 경우 산정한다.
② 성인 또는 소아 중환자실에 전담의를 두는 경우에는 272.06점을 별도 산정한다.
③ 신생아 중환자실에는 전담전문의를 두어야 한다.

신생아 중환자실 입원료 산정을 위한 신생아의 범주에 대하여(보건복지부 고시 제2013-36호)

출생 직후 또는 생후 4주 이내에 신생아 중환자실에서 치료받는 신생아는 치료 도중 생후 4주가 경과한 경우일지라도 퇴실 시까지 신생아 중환자실 입원료를 산정함.
다만, 교정연령이 만 1세를 초과하는 경우, 그 이후는 신생아 중환자실 입원료의 80%를 인정함.

신생아 중환자실 입원료 인정기준(보건복지부 고시 제2013-36호)

1. 재태기간 33주 이하 혹은 출생체중 1,750g 이하의 저체중 출생아
   (1) 수유가 가능하고 체중이 2,000g이 되는 때까지 인정
   (2) 특별한 합병증이 있거나 처치가 필요한 경우는 그 기간 동안 인정
2. 신생아에서 재태기간, 출생체중과 관계없이 환아의 상태가 위중하여 각종 인공호흡기, 감시장치, ECMO 등의 처치 또는 관리가 필요한 경우 그 기간 동안 인정
3. 재태기간 34주 이상 혹은 출생체중 1,750g 초과에서 다음 중 하나 이상의 질환으로 특별한 처치나 관리가 필요한 경우 그 기간 동안 인정
   (1) 산모의 임신, 진통, 분만상의 중요 문제
   (2) 신생아의 활력증후군에 영향을 미쳐 즉각적인 검사나 처치가 필요한 선천성 기형, 복잡한 문제
   (3) 산모의 질환이 태아에 영향을 미치는 경우
   (4) 신경계 질환
   (5) 신생아에서 호흡곤란을 초래하는 경우나 호흡기질환
   (6) 중증 신생아 황달, 핵황달 혹은 중등도 신생아 황달에서 각종 위험인자를 동반하는 경우
   (7) 순환기계 이상
   (8) 급성탈수증, 탈수열, 급성쇼크
   (9) 급성대사장애

(10) 신부전, 핍뇨, 혈뇨
(11) 혈액질환
(12) 신생아감염증
(13) 위장관질환
(14) 미숙아, 저체중 출생아에서 잘 생기는 중요 합병증
(15) 수술 후 중환자실 관리가 필요한 경우

4. 미숙아가 생후 4주후 재입원하는 경우에는 교정연령이 44주 이내인 경우로서 상기 '(3)'항에 해당하는 경우
5. 상기 인정기준에 해당되지는 않으나 신생아 중환자실 입원이 필요한 경우는 담당의사의 소견서 및 진료내역 등을 참조하여 사례별로 인정함.
6. 상기 1.~5.에 해당되지는 않으나 재태기간 34주 6일 이하 혹은 출생체중 2,000g 이하로 출생한 저체중 출생아의 경우에는 수유가 가능하고 체중이 2,000g이 되는 때까지 신생아 중환자실 입원료의 80%를 인정함.

(7) 격리실 입원료(Isolation Room Patient Care)

격리실 입원료 급여기준(일반원칙)(보건복지부 고시 제2019-275호)

「건강보험 행위 급여・비급여 목록표 및 급여 상대가치점수」 제1편 제2부 제1장 기본진료료 [산정지침] 2. 다.(6) 격리실 입원료 중 "(나) 일반 환자를 보호하기 위하여 전염력이 강한 전염성 환자를 일반 환자와 격리하여 치료한 경우"에서의 격리실 입원료는 진료상 입원이 반드시 필요한 경우에 산정하되, 다음의 경우 요양급여함.

— 다 음 —

가. 급여대상
1) 「감염병의 예방 및 관리에 관한 법률」에 따른 제1급감염병 중 탄저, 중동호흡기증후군(MERS), 디프테리아
2) 「감염병의 예방 및 관리에 관한 법률」에 따른 제2급감염병. 단, b형헤모필루스인플루엔자, 폐렴구균 감염증, 한센병 제외
3) 「감염병의 예방 및 관리에 관한 법률」에 따른 제3급감염병 중 중증열성혈소판감소증후군(SFTS)
4) 「감염병의 예방 및 관리에 관한 법률」에 따른 제4급감염병 중 인플루엔자, 수족구병
5) 「감염병의 예방 및 관리에 관한 법률」 제2조제12호에 따른 의료관련감염병
6) 기타 감염병: 로타바이러스 감염증, 노로바이러스 감염증, C. difficile 감염증, 파종성 대상포진, 옴
7) 기타 공중보건상의 문제로 격리가 필요하다고 인정되어 보건복지부장관이 정하는 감염병 등

나. 격리기간
1) 상기 가.1), 2), 4)에 해당하는 질환, 가.6)에 해당하는 질환 중 파종성 대상포진과 옴은 질환이 의심되는 객관적인 소견이 있는 시점부터 감염력이 소실될 때까지. 다만, 제2급 감염병 중 반코마이신내성황색포도알균(VRSA) 감염증과 카바페넴내성장내세균속균종(CRE) 감염증은 상기 가.5)의 의료관련 감염병 격리기간을 따름.
2) 상기 가.3)에 해당하는 질환, 가.6)에 해당하는 질환 중 로타바이러스 감염증, 노로바이러스 감염증, C. difficile 감염증은 진단검사 결과 확진된 시점부터 감염력이 소실될 때까지

3) 상기 가.5)에 해당하는 질환은 미생물학적 검사 결과 감염이 확인된 시점부터 주 1회 이상 실시한 감수성 검사 결과에서 연속 3회 음성이 나타날 때까지. 다만, 과거 입원(3개월 이내)에서 균이 분리되어 선제 격리된 VRE, VRSA(VISA 포함), CRE는 감시배양에서 2~3회 음성(1~2일 간격)이 나타날 때까지

4) 상기 가.7)에 해당하는 질환은 보건복지부장관이 정하는 기간 동안

(2020.1.1. 시행)

격리실 입원료 급여기준(보건복지부 고시 제2018-185호)

「건강보험 행위 급여·비급여 목록표 및 급여 상대가치점수」 제1편 제2부 제1장 기본진료료 [산정지침] 2. 다.(6) 격리실 입원료 중 "(가) 면역이 억제된 환자를 보호하기 위하여 일반 환자와 격리하여 치료한 경우"에 대한 급여기준은 다음과 같음.

— 다 음 —

가. 급여대상

1) ANC가 500/mm^3 이하인 환자에서 담당의사가 감염 위험이 있다고 판단하는 경우

2) 조혈모세포이식 등 이식환자에서 GradeⅡ 이상의 급성 이식편대숙주질환(Graft Versus Host Disease, GVHD)이 발생한 경우

3) 후천성면역결핍증(Acquired Immune Deficiency Syndrome, AIDS) 환자

나. 격리기간

1) 상기 가.1): ANC가 3일간 계속하여 500/mm^3 이상 또는 감염의 위험이 소실될 때까지

2) 상기 가.2): GradeⅡ 이상의 급성 GVHD가 GradeⅠ으로 호전될 때까지

3) 상기 가.3): 면역 기능이 현저히 회복될 때까지

다. 상기 급여기준 이외 격리실 입원이 필요한 경우에는 환자 상태에 따라 사례별로 요양급여함.

(2018.11.1. 시행)

렙토스피라 상병에 격리실 입원료 인정 여부(보건복지부 고시 제2000-73호)

렙토스피라증은 오염된 물과 토양 등에서 피부상처를 통해 감염되는 질병이나 사람에서 사람으로 전파되지 않으므로 격리수용의 필요성이 없는 것으로 판단되므로 격리실 입원료를 산정할 수 없음.

(8) 납차폐특수치료실 입원료

방사성옥소를 이용한 개봉선원치료를 위하여 원자력 안전법령에 의한 시설을 갖춘 요양기관에서 납으로 차폐된 특수치료실에서 관리하는 경우 산정한다.

2) 입원료 산정방법

입원료는 1일당(단입제)으로 아래와 같이 산정하고 입원일수는 입원일과 퇴원일을 포함하는 양입제로 산정한다.

> 예) 4월 1일 입원하여 4월 15일 입원한 경우 입원료 산정방법
> ☞ 14박 15일이므로
> - 입원일수: 15일 산정　　　　- 입원료: 14일 산정

① 1일이라 함은 12시(정오)부터 다음날 12시(정오)까지를 의미한다.
② 0~6시 사이에 입원하거나, 18~24시 사이에 퇴원한 경우에는 입원료 소정점수의 50%를 별도 산정한다.
③ 6~12시 사이에 입원하거나, 12~18시 사이에 퇴원한 경우에는 동기간의 입원료는 별도 산정하지 아니한다.
④ 입원과 퇴원이 24시간 이내에 이루어진 경우에는 전체 입원시간이 6시간 이상인 경우에 한하여 1일의 입원료를 산정한다.
⑤ 입원료(가-2 입원료)는 입원 16일째부터 30일째까지는 해당 점수의 90%를 산정한다.
⑥ 입원료(가-2 입원료)는 입원 31일째부터 해당점수의 85%를 산정한다.

※집중치료실, 격리병실 입원료 체감제는 2014년 9월 1일부터 폐지됨

입원환자 외박 시 병원관리료 산정방법(고시 제2003-65호)

입원중인 환자가 주치의의 허가를 받아 외박 시 입원료는 산정할 수 있으나, 연속하여 24시간을 초과하는 경우는 입원료 중 입원환자 병원관리료만 산정함. 이때 병원관리료는 내과질환자·정신질환자·만8세 미만의 소아환자에 대한 가산, 간호인력 확보 수준에 따른 입원환자 간호관리료 차등가산 및 입원일수에 따른 체감이 적용되지 않은 상태에서 입원료 소정점수의 35%를 산정함.

건강보험에서는 의료급여에서 건강보험으로 자격이 변경되는 경우 의료급여 적용일로부터 입원료 체감제를 적용하고 있는데 건강보험에서 의료급여로 자격이 변경되는 경우에도 동일하게 적용하는지?(기초의료보장과-158호, 2008.03.21)

입원환자가 건강보험에서 의료급여로 자격이 변경된 경우 건강보험 적용일로부터 입원료 체감제가 적용됨(단, 2008년 4월 1일 이후 건강보험으로 입원 개시한 환자부터 적용)

입원료 체감제 적용 시 재입원하는 경우의 입원기간 산정기준(기초의료보장과-3110호, 2008.09.11)

'의료급여수가의 기준 및 일반기준' 제11조 제2항 단서에 따라 퇴원한 환자가 퇴원한 날부터 30일 이내에 재입원하는 경우에는 입원기간에 종전 입원기간을 합산하여 진료수가를 적용함

3) 보험유형별 입원료 체감제 비교

보험유형별(건강보험, 의료급여, 산업재해보상보험, 자동차보험 등) 입원료 체감제는 〈표 5-2〉 보험유형별 입원료 체감제 비교와 같다.

〈표 5-2〉 **보험유형별 입원료 체감제 비교**

보험유형	입원일수 및 입원료 산정		
건강보험/의료급여	1～15일	16～30일	31일 이후
	100%	90%	85%
산업재해보상보험/자동차보험	1～50일	51～150일	151일 이후
	100%	90%	85%
요양병원	1～180일	181～360일	361일 이후
	100%	95%	90%

4) 간호인력 확보 수준에 따른 입원환자 간호관리료 차등제

① 일반병동의 직전 분기 평균 환자수 대 병동에서 간호업무에 종사하는 간호사수(일반병상수 / 일반병상 간호사수)에 따라 1～7등급으로 구분한다. 다만, 의원 · 치과의원 · 한의원 · 보건의료원은 7등급에 해당되는 경우에도 6등급을 적용한다.

② 일반병동의 병상은 요양기관 전체병상에서 응급실, 신생아실, 분만실, 회복실, 중환자실, 격리실, 무균치료실, 인공신장실, 낮병동 등을 제외한 "가-2 입원료"를 산정하는 병상을 말한다. 이때 별도의 병동으로 구분 운영하지 않는 격리실, 무균치료실 등은 일반병동의 병상으로 본다. 다만, 「정신보건법」에 의한 정신보건의료시설 중 폐쇄병동의 경우 일반병동의 병상에서 제외할 수 있다.

③ 간호인력 확보 수준에 따른 입원료는 등급별로 다음과 같이 가감하여 산정한다.

ⓐ 상급종합병원, 의원, 치과의원, 한의원 보건의료원

가. 1등급: 입원료 소정점수의 50% 가산

나. 2등급: 입원료 소정점수의 40% 가산

다. 3등급: 입원료 소정점수의 30% 가산

라. 4등급: 입원료 소정점수의 20% 가산

마. 5등급: 입원료 소정점수의 10% 가산

바. 6등급: 입원료 소정점수로 산정

ⓑ 종합병원

가. 1등급: 2등급 입원료에 2등급 입원료 소정점수의 10% 가산

나. 2등급: 3등급 입원료에 3등급 입원료 소정점수의 10% 가산

다. 3등급: 4등급 입원료에 종합병원은 4등급 입원료 소정점수의 15%, 병원은 4등급 입원료 소정점수의 10% 가산

라. 4등급: 5등급 입원료에 5등급 입원료 소정점수의 10% 가산

마. 5등급: 6등급 입원료에 종합병원은 6등급 입원료 소정점수의 10%, 병원은 6등급 입원료 소정점수의 15% 가산

바. 6등급: 입원료 소정점수로 산정

사. 7등급

가) 의료취약지역 소재 요양기관은 6등급 입원료 소정점수

나) 서울특별시 및 광역시 구지역 소재 요양기관은 입원료 소정점수의 5% 감산

다) 위의 "가)" 및 "나)"에 해당되지 안하는 요양기관은 입원료 소정점수의 2% 감산

ⓒ 병원, 치과병원, 한방병원

가. 1등급: 입원료 소정점수의 70% 가산

나. 2등급: 입원료 소정점수의 55% 가산

다. 3등급: 입원료 소정점수의 45% 가산

라. 4등급: 입원료 소정점수의 30% 가산

마. 5등급: 입원료 소정점수의 20% 가산

사. 6등급: 입원료 소정점수로 산정

아. 7등급

가) 「소득세법 시행규칙」 제7조 제4호에 의한 의료취약지역 소재 요양기관은 6등급 입원료 소정점수

나) 서울특별시 및 광역시 구지역 소재 요양기관은 입원료 소정점수의 5% 감산

다) 위 "가)" 및 "나)"에 해당되지 아니하는 요양기관은 입원료 소정점수의 2% 감산

④ 간호인력 확보 수준에 따른 성인 또는 소아 중환자실 입원환자 간호관리료 차등제

ⓐ 성인 또는 소아 중환자실의 직전 분기 평균 병상수 대비 당해 병동에서 간호업무에 종사하는 직전 분기 평균 간호사수(병상수 대 간호사수의 비)에 따라 간호인력 확보 수준을 1~9등급으로 구분한다.

ⓑ 간호인력 확보 수준에 따라 등급별로 성인 또는 소아 중환자실 입원료에 다음과 같이 가감한다.

ⓒ 위의 간호인력 확보 수준에 따른 등급별 가감점수는 간호관리료 차등제에 의한 간호관리료에 해당된다.

분류번호	코드	분류	기준 및 산정지침
가-9	AJ001 (I9001)	중환자실 입원료	가. 성인 또는 소아 중환자실 입원료 주: 성인 또는 소아 중환자실에 전담의를 두는 경우에는 272.06점을 별도 산정 나. 신생아 성인 또는 소아 중환자실 주: 신생아 중환자실에는 전담전문의를 두어야 한다.

5) 협의진찰료(Consultation)

① 입원 중인 환자의 특별한 문제에 대한 평가 및 관리를 위하여 그 환자의 주치의가 아닌 다른 진료과목 의사의 견해나 조언을 얻는 경우에 산정하며, 협의진료를 요청하는 특별한 문제 및 협의진료의사의 견해 등을 의무기록에 명시하여야 한다.

② 진료과목당 산정횟수는 입원기간 중 30일에

ⓐ 상급종합병원, 상급종합병원에 설치된 치과대학부속치과병원은 5회 이내. 다만, 중환자실 입원환자의 경우 환자 상태 변화 등으로 인해 협진이 필요한 경우 추가산정 가능

ⓑ 종합병원, 상급종합병원에 설치된 경우를 제외한 치과대학부속치과병원은 3회 이내

ⓒ 병원 · 한방병원 · 치과병원은 2회 이내

ⓓ 요양병원 · 의원 · 한의원 · 치과의원 · 보건의료원은 1회 산정한다(2014년 8월 1일 변경).

③ 「의료법」 제47조에 의한 감염관리위원회 및 감염관리실을 설치 · 운영하는 요양기관에서 감염전문관리를 실시한 경우에도 협의진찰료(소정점수)를 산정한다.

④ 외래진료 시 내과의 경우 세부전문분야별로 진찰료 산정이 가능하나 입원진료 시 협의진찰료는 세부전문분야별로 산정할 수 없다.

〈표 5-3〉 진료(전문)과목 또는 세부 전문과목(분야)

구분	진료/전문과목	세부 전문과목(분야)[주)]	영문
의과	내과		Internal Medicin
		내과 소화기 분과	Department of Gastroenterology
		내과 순환기 분과	Department of Cardiology
		내과 호흡기 분과	Department of Pulmonary
		내과 내분비-대사 분과	Department of Endocrinology/Metabolism
		내과 신장 분과	Department of Nephrology
		내과 혈액종양 분과	Department of Hematology Oncology
		내과 감염 분과	Department of Infectious Diseases
		내과 알레르기 분과	Department of Allergy
		내과 류마티스 분과	Department of Rheumatory

(계속)

구분	진료/전문과목	세부 전문과목(분야)[주)]	영문
의과	외과		General Surgery
		간담췌외과	Division of Hepato-Biliary & Pancreas Surgery
		대장항문외과	Division of Colorectal Surgery
		소아외과	Child Surgery
		위장관외과	Division of Stomach Surgery
		외과 유방질환 분과	
	소아청소년과		Pediatrics
		소아청소년감염	Pediatric Infectious Diseases
		소아청소년내분비	Pediatric Endocrinology
		소아청소년소화기영양	Pediatric Gastroenterology, Hepatology and Nutrition
		소아청소년신경	Child Neurology
		신생아	Neonatology
		소아청소년신장	Pediatric Nephrology
		소아청소년심장	Pediatric Cardiology
		소아청소년알레르기호흡기	Pediatric Allergy and Respiratory Disease
		소아청소년혈액종양	Pediatric Hematology Oncology
	신경과		Department of Neurology
	정신건강의학과		Department of Psychiatry
	정형외과		Department of Orthopedic Surgery
	신경외과		Department of Neurological Surgery
	흉부외과		Department of Thoracic and Cardiovascular Surgery
	성형외과		Department of Plastic Surgery
	마취통증의학과		Department of Anesthesiology & Pain Medicine
	산부인과		Department of Obestetrics/Gynecology
	안과		Department of Ophthalmology
	이비인후과		Department of Otolaryngology
	피부과		Department of Dermatology
	비뇨기과		Department of Urology
	영상의학과		Department of Radioology
	방사선종양학과		Department of Radiation Oncology
	병리과		Department of Pathology
	진단검사의학과		

(계속)

구분	진료/전문과목	세부 전문과목(분야)[주]	영문
의과			Department of Laboratory Medicine
	재활의학과		Department of Rehabilitation Medicine
	결핵과		Tuberculosis
	가정의학과		Department of Family Medicine
	핵의학과		Department of Neuclear Medicine
	직업환경의학과		Occupational & Environmental medicine
	응급의학과		Department of Emergency Medicine
	예방의학과		Preventive Medicine
		대한수부외과	Surgery of the Hand
		외상외과	Traumatology
		중환자의학	Critical Care Medicine
치과			Dentistry
	구강악안면외과		Departmentoforalandmaxillofacialsurgery
	치과보철과		Division of Prosthodontics
	치과교정과		Departmentoforthodontics
	소아치과		Departmentofpediatricdentistry
	치주과		Department of Periodontics
	치과보존과		Departmentofconservativedentistry
	구강내과		DepartmentofOralMedicine
	구강악안면방사선과		Department of Oral and Maxillofacial Radiology
	구강병리과		DepartmentofOralPathology
	예방치과		Preventive Dentistry
한방			Korean Medicine
	한방내과		Internal Medicine of Korean Medicine
	한방부인과		Gynecology of Korean Medicine
	한방소아과		Pediatrics of Korean Medicine
	한방안・이비인후・피부과		Ophthalmology, Otorhinolaryngology & Dermatology of Korean Medicine
	한방신경정신과		Neuropsychiatry of Korean Medicine
	한방재활의학과		Rehabilitation Medicine of Korean Medicine
	사상체질과		Sasang Constitutional Medicine
	침구과		Acupuncture and Moxibustion Medicine

주: 대한의학회 인증.

6. 가정간호 기본방문료

① 진료담당의사 또는 한의사(이하 "진료담당의사")의 진단과 처방에 따라 가정전문간호사가 환자의 자택을 방문하여 가정간호대상 환자에게 가정간호를 행하는 경우 산정
☞ 환자의 특성, 진료내용, 소요시간 등 불문 모든 환자에게 동일 적용

② 가정간호 기본방문료 이외 각 장의 분류된 항목의 점수를 입원환자 산정기준에 따라 별도산정. 다만, 의약품관리료는 외래환자 의약품관리료, 조제료는 퇴원환자 조제료 산정

ⓐ 진료담당의사의 진단과 처방에 따라 가정전문간호사가 환자의 가정을 방문하여 검사(요일반검사, 반정량당검사, 경피적혈액산소포화도 측정에 한함) 투약·주사 및 처치(간단한 처치의 비용은 기본방문료에 포함되므로 별도 산정안함) 등을 실시한 경우

ⓑ 진료담당의사의 진단과 처방에 따라 가정전문간호사가 환자의 가정을 방문하여 검사에 필요한 검체를 채취하여 검사한 경우, 이때 검체채취·검체운반 등에 따른 비용은 별도 산정하지 아니함.

③ 교통비는 가정전문간호사가 진료담당의사의 진단과 처방에 따라 환자자택을 방문하는 경우 소요시간, 방문지역 등에 불문하고 1회 방문당 108.30점을 환자본인이 전액부담(100분의100)

④ 가정간호기본방문료(1일당): 평일 18시 토요일 13시~익일 09시 또는 공휴일에 실시한 경우 소정점수의 50% 가산

⑤ 만 1세 미만 소아에 대하여는 소정점수의 50%를 가산하며, 만 1세 이상 만 6세 미만의 소아 또는 만 70세 이상의 노인에 대하여는 소정점수의 30% 가산한다.

7. 의료질평가지원금

① '의료질평가지원금 산정을 위한 기준'의 평가결과에 따라 상급종합병원·종합병원에 한하여 3개 분야(의료 질과 환자안전, 공공성, 의료전달체계 분야, 교육수련 분야, 연구개발 분야)별 최종등급에 해당하는 소정점수를 산정한다.

② 입원 의료질평가지원금은 각 분야의 등급별로 아래 항목의 산정횟수와 동일하게 산정한다. 다만, 입원료 중 병원관리료만을 산정하는 경우에는 제외

ⓐ 입원료
ⓑ 무균치료실 입원료
ⓒ 낮병동 입원료
ⓓ 신생아 입원료
ⓔ 중환자실 입원료
ⓕ 격리실 입원료

ⓖ 납차폐특수치료실 입원료

③ 외래 의료질평가지원금은 각 분야의 등급별로 아래 항목의 산정횟수와 동일하게 산정한다.

ⓐ 외래환자 진찰료, 다만 재진진찰료의 "주6"(의사진찰 없이 물리치료, 주사만 실시) 및 "주8"(환자 가족이 내원하여 처방전만 발급)은 제외

ⓑ 응급진료 전문의 진찰료

8. 전문병원 관리료 등(전문병원 관리료 · 전문병원의료질지원금)

① 전문병원 관리료는 「의료법」에 따라 전문병원으로 지정받은 의료기관에서 산정

ⓐ 전문병원 입원관리료는 다음과 같이 각 분야별로 소정점수를 산정한다.

㉠ 1분야는 뇌혈관, 수지접합, 심장, 알코올, 유방, 화상, 주산기 질환 및 소아청소년과, 재활의학과 진료과목으로 지정받은 전문병원에서 산정

㉡ 2분야는 중풍 질환 및 산부인과, 안과, 외과, 이비인후과, 신경과, 한방부인과 진료과목으로 지정받은 전문병원에서 산정

㉢ 3분야는 관절 · 대장항문 · 척추질환으로 지정받은 전문병원에서 산정

ⓑ 전문병원 외래관리료는 안과 · 이비인후과 진료과목으로 지정받은 전문병원에서 산정

② 전문병원 입원관리료 및 전문병원 입원의료질지원금은 아래 항목의 산정횟수와 동일하게 산정한다. 다만, 입원료 중 병원관리료만을 산정하는 경우에는 제외한다.

ⓐ 입원료

ⓑ 무균치료실 입원료

ⓒ 낮병동 입원료

ⓓ 신생아 입원료

ⓔ 중환자실 입원료

ⓕ 격리실 입원료

ⓖ 납차폐특수치료실 입원료

③ 외래 의료질평가지원금은 각 분야의 등급별로 아래 항목의 산정횟수와 동일하게 산정한다.

ⓐ 외래환자 진찰료, 다만 재진진찰료의 "주6"(의사진찰 없이 물리치료, 주사만 실시) 및 "주8"(환자 가족이 내원하여 처방전만 발급)은 제외

ⓑ 응급진료 전문의 진찰료

9. 만성질환관리료(Management of Chronic Disease)

① 고혈압 · 당뇨병 등의 상병으로 당해 의료기관에 지속적으로 내원하는 재진환자에 대하여 교육 · 상담 등을 통하여 환자가 자신의 질병을 이해하고 합병증을 예방할 수 있도록 관리체계를 수립한 경우 산정

② 대상환자는 의원급 요양기관(보건의료원 포함)의 외래에서 진료하는 환자로서

ⓐ 고혈압(I10~I13, I15), 당뇨병(E10~E14)을 상병명으로 하는 자

ⓑ 정신 및 행동장애(F00~F99, G40~G41), 호흡기결핵(A15~A16, A19), 심장질환: I05~I09, I20~I27, I30~I52, 대뇌혈관질환: I60~I69, 신경계질환: G00~G37, G43~G83, 악성신생물: C00~C97, D00~D09, 갑상선의 장애: E00~E07, 간의 질환: B18, B19, K70~K77, 만성신부전증: N18)를 주상병명으로 하는 자

③ 기관당 한 환자에 대하여 연간 12회 이내 단 월 2회 이내로 산정

④ 해당 만성질환자를 진료한 기관은 개인별 진료기록부에 만성질환자 관리내역을 기록 · 보관하여야 함.

10. 교육상담료

① 교육상담료는 교육상담 등을 통해 환자가 자신의 질환 및 치료과정을 이해하여 합병증 예방 등 자가관리를 할 수 있도록 지속적인 관리체계를 수립하여야 한다.

② 교육상담료 산정대상은 암환자, 심장질환, 장루 · 요루 환자, 만성 신부전이다.

③ 교육내용은 자신의 질환에 대한 이해, 치료의 목적, 치료계획, 부작용에 대한 대처 및 관리방법, 일상생활관리, 식이관리, 치료기간 동안 주의식품 안내 등이다.

④ 6세 미만의 소아환자와 보호자에게 직접 교육한 경우 소정점수의 10%를 가산한다.

11. 감염예방관리료

① 감염예방관리료는 의료 관련 감염 등 효율적인 감염예방 및 관리 프로그램 운영을 위하여 감염관리실을 설치하고 인력 등 조건을 모두 갖춘 요양기관에서 감염예방 및 관리 활동을 실시하는 경우에 입원환자 입원 1일당 1회 산정한다.

② 감염예방관리료는 「의료법」 제58조에 따라 의료기관평가인증원에서 실시하는 의료기관인증을 받아야 하고, 질병관리본부에서 운영하는 '전국병원감염감시체계(Korea Of Nosocomial Infection Surveillance, KONIS)'에 참여하여야 한다(2018년 1월부터 적용).

③ 감염예방관리료를 산정하는 기간 동안에는 감염관리실은 감염관리위원회를 운영하여야 하며, 전 직원 대상의 감염관리교육을 연 1회 이상 실시하고, 교육내용, 교육시간, 참석자를 포함하여 기록하여야 한다.

④ 감염관리지침(감염관리실 활동, 감염대책, 연간계획 수립・시행・평가, 실적분석・평가 및 경영진 보고, 관련직원 공유지침, 부서별 감염관리, 환경관리, 세척・소독 및 멸균 과정의 감염관리 등)을 마련하고, 의료기관의 감염관리 현황 파악 및 개선활동을 위해 주 1회 정기적으로 순회를 실시하고 기록하여야 한다.

12. 야간진료관리료

소아 야간・휴일 진료(달빛어린이병원) 운영사업에 따라 달빛어린이병원으로 지정된 의료기관에서 지정된 요일의 운영시간(평일 18~24시, 토・일・공휴일 0~24시의 범위 내에서 지정한 시간)에 만 18세 이하 소아・청소년 환자를 진료한 경우에 산정한다.

13. 야간전담간호사 관리료

서울특별시를 제외한 지역의 병원(상급종합병원, 종합병원, 요양병원 제외) 중 간호인력 확보 수준에 따른 입원환자 간호관리료 차등제 등급이 6등급 이상이며, 야간전담간호사를 2명 이상 확보한 경우 1일당 1회 산정한다.

14. 입원환자 안전관리료

① 「환자안전법」 제11조, 제12조 및 동법 시행규칙 제5조, 제9조 제1항에 해당하는 의료기관으로, 전담인력을 배치하고 환자안전위원회를 설치・운영하는 기관이며 전담인력은 환자 안전활동에 대한 연간계획을 수립하고 관리하여야 한다.

② 「환자안전법」 제9조 및 동법 시행령 제6조에 따른 환자안전기준 준수를 위해 입원환자 병문안 관리 규정을 자체적으로 수립하여 시행하고, 입원기간 동안 낙상・욕창 예방 및 관리 등을 시행하여야 한다.

③ 입원환자 안전관리료는 환자 안전활동을 실시하는 경우에 입원환자 입원 1일당 1회 산정한다.

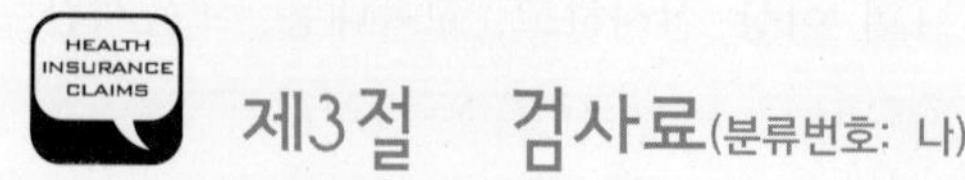

제3절 검사료(분류번호: 나)

1. 검사료 산정지침

① "검사료"에 기재되지 아니한 검사로서 외관(外觀), 취기(醉氣), 색도(色度) 등의 간단한 검사 또는 계산 방법에 의하여 검사치를 얻는 경우에는 검사료를 산정하지 아니한다.

② 대칭기관에 대한 양측검사를 하였을 때에도 "편측"이라는 표기가 없는 한 소정점수만 산정한다.
예) 정밀안저검사(편측), 안저촬영(편측), 형광안저혈관조영술(편측) 등은 양측 검사 시 각각 산정

③ 검사에 사용된 재료대 및 약제(1회용 주사침 및 주사기포함)는 소정점수에 포함되므로 별도 산정하지 아니한다. 다만, 다음의 경우에는 '약제 및 치료재료의 구입금액에 대한 산정기준'에 의하여 별도 산정한다.

ⓐ 인체에 주입된 약제
ⓑ 부하(負荷) 검사 시 사용된 약제
ⓒ 안기능 검사 시 사용된 필름, 형광물질, 사진현상 등 인화료
ⓓ 내시경 검사 시 사용된 슬라이드 필름 및 사진현상료, 포라로이드필름 또는 칼라프린트 인화지
ⓔ 핵의학기능 검사 시 사용된 방사선 동위원소 및 약제
ⓕ 제2장 분류 항목에 별도로 규정한 약제 및 재료대
ⓖ 기타 장관이 별도로 인정한 약제 및 재료대

④ 인체에서 채취한 가검물에 대한 검사를 수탁기관으로 위탁하는 경우에는 10%를 "위탁검사관리료"로 산정한다.

⑤ 아래의 경우에는 소정점수의 10%를 가산하여 산정한다.

ⓐ 진단검사의학과 전문의가 판독하고, 판독소견서를 작성, 비치한 경우
ⓑ B세포 면역글로블린, 세포표지검사, 면역조직(세포)화학검사, 세포주기 및 핵산분석검사, 분자병리검사에 대하여 병리과전문의가 판독하고 소견서를 비치한 경우
ⓒ 분자병리검사에 대해 관련분야에 인증받은 전문의가 판독하고 판독소견서를 작성·비치한 경우
ⓓ 면역조직(세포)화학검사에 대해 구강병리과가 설치된 요양기관의 치과의사가 판독하고 판독소견서를 작성·비치한 경우

⑥ 제1절 검체검사료 및 제2절 병리검사료 분류항목에 대하여 다음에 해당되는 검체검사질가산 평가 및 인증 결과에 따라 해당 기관에서 직접 또는 수탁받아 실시하는 검사에 대해 검체검사질가산을 산정한다. 다만, 임상병리검사 종합검증료에 대하여는 그러하지 아니한다.

ⓐ 제1절 검체검사료(핵의학적 방법으로 검사한 경우 제외) 및 제2절 병리검사료 중 나-557 면역조

직(세포)화학검사, 나-558 편광현미경검사, 너551가 세포주기 및 핵산 분석검사-유세포측정법(CY551) 및 분자병리검사 분류항목은 진단검사 분야 질가산 평가결과에 따라 소정점수의 1등급은 4%, 2등급은 3%, 3등급은 2%, 4등급은 1%를 가산한다.

ⓑ 제1절 검체검사료 분류항목 중 '핵의학적 방법으로 검사한 경우'에는 대한핵의학회에서 실시하는 인증을 받은 경우 소정점수의 4%를 가산한다.

ⓒ 제2절 병리검사료 및 제1절 검체검사료 중 나-111 골수검사(B1113, B1114, B1117), 나-511 B세포 표면면역글로불린, 나-512 세포표지검사 분류항목은 대한병리학회에서 실시하는 인증을 받은 기관은 소정점수의 4%를 가산한다.

2. 검사료 산정기준

검사료 보험청구 Tip

① Set화된 검사 지양: 혈액화학검사, CBC(일반혈액검사) 등
② 일반검사와 정밀검사, 정성검사와 정량검사의 동시 시행 지양
③ 환자의 원에 의한 검사는 건강검진 목적으로 비급여 대상: 혈액형검사, 예방접종을 위한 간염검사 등
④ 대칭기관에 양측검사 시행 시 '편측' 표기 없는 항목은 소정 점수만 산정: 시력검사(조절 및 굴절검사) 등
⑤ 계산방법에 의해 검사치를 얻는 경우에는 검사료를 산정할 수 없다.

1) 검체검사료

검체검사는 혈액검사, 소변검사, 분변검사, 객담검사 등이 있다.

〈표 5-4〉 **검체검사 분류항목**

검사분류	항목
일반혈액검사	적혈구수, 백혈구수, 혈소판수, 헤모글로빈, 헤마토크리트 등
혈액응고검사	BT(출혈시간), PT(응고시간), PT(프로트롬빈시간), APTT(활성화부분 트롬보플라스틴 시간) 등
혈액화학검사	전해질, 총단백, 알부민, AST(SGOT), ALT(SGPT), 혈당, 콜레스테롤 등
면역혈청검사	간염검사, CRP(C반응단백), 자가면역항체검사 등
조직검사	조직검사, 세포흡인 등으로 얻은 검체를 고정·염색하여 검사
소변검사	시험지법에 의한 단백질, 당, 유로빌리노겐 등 현미경 검사에 의한 요침사
대변검사	잠혈검사, 충란검사
미생물검사	혈액, 소변, 객담, 기도분비물, 고름 등 배양하여 검사
수혈검사	혈액형 검사, Cross matching

(1) 혈액학 검사(Complete Blood Count: B1010, B1020, B1040, B1050, B1060, B1091)

혈액학 검사(CBC)는 혈액구성요소의 상태를 측정하는 검사로 혈색소 양(Hemoglobin), 헤마토크리트, 혈소판 수, 적혈구 수, 백혈구 수 등이 있다.

CBC 검사	검사치 증가	검사치 감소
나101 혈색소 Hb	만성 일산화탄소중독증, 심질환, 탈수	빈혈, 백혈병, 출혈, 용혈
나102 헤마토크리트 Hct	황달, 폐기종, 선천성 심질환	빈혈, 간경변증, 출혈
나103 적혈구침강속도 ESR	류마치스열, 심근경색증	고혈당, 다혈구증, 저 fibrinogen
나104 적혈구수 RBC count	탈수, shock, 심폐질환	각종 빈혈, 골수기증부전, SLE
나105 백혈구수 WBC count	백혈병, 급성감염증	재생불량성빈혈, 과립구감소증, 악성빈혈
나106 혈소판수 PLT count	만성과립구성 백혈병, 골수증식성질환	재생불량성빈혈, 백혈병, 다발성골수종
나108 망상적혈구수 Reticulocyte count	급성출혈, 용혈성빈혈, 비장 적출 후	재생불량성빈혈, 빈혈, 철결핍성빈혈
나109 백혈구백분율 Differential count	혈액 내에 있는 각종 형태의 백혈구(Neutrophil, Lymphocyte, Monocyte, Eosinophil, Basophil 등)의 상대적인 수를 검사	

(2) 출혈 및 혈전검사(Bleeding Time, Coagulation Time, Prothrombine Time, APT, Fibrinogen)

검사	검사치 증가	검사치 감소
나151 출혈시간(BT. bleeding time)	자반증, 혈소판 감소	
나152 응고시간(CT. coagulation time)	혈액질환, 여러 가지 혈액응고인자결핍	
나154 프로트롬빈시간(PT. prothrombine time)	혈액질환, Vt. K 결핍, 간염, 간괴사	
나153 활성화 부분트롬보플라스틴시간(APT)	혈우병, Vt. K 결핍, 간질환, DIC	암, DIC초기, 급성출혈직후
나160 섬유소원(Fibrinogen)	임신, 폐렴, 백혈구 증가 감염	급성간 위축, 경화증

다종의 응고검사 동시 실시

- 출혈성질환을 선별하거나 출혈성경향이 의심되는 경우에 시행하는 응고검사(나-151 출혈시간, 나-152 응고시간, 나-153 활성화부분트롬보플라스틴시간, 나-154 프로트롬빈시간) 중 나-152 검사와 나-153 검사는 내인계 혈액 응고과정 이상에 대한 선별검사를 위해 실시하는 검사로, 검사 실시목적이 동일함.
- 또한 나-152 응고시간검사는 통상 출혈성질환의 선별목적으로 활용되지 않으며, 출혈성경향이 있는 환자의 응급수술 전 선별검사로 일부 필요하나 재현성 및 민감도가 낮아 유용성이 떨어짐.
- 따라서 나-151, 나-152, 나-153, 나-154 검사가 동시 시행된 경우 나-152 응고시간 검사는 인정하지 아니함.

(3) 수혈검사(ABO, Rh, Cross matching 등)

나201(ABO혈액형)

- ABO 및 Rh 혈액형검사는 안전수혈을 도모하기 위해 1일 1회 인정함.
- 혈액 및 혈액 성분제제 수가에는 ABO·Rh 혈액형검사비용이 포함되어 있으며, 수혈 시 ABO혈액형 오류의 검출 등을 위해 매 수혈용 혈액마다 교차시험료가 별도로 인정되고 있으므로 수혈용 혈액에 대한 ABO·Rh 혈액형검사비용은 별도 산정할 수 없음.
- 성분채혈(Pheresis)에 의한 수혈 시 검사료 및 주사료 산정방법
  - 혈액성분채집술에 의한 혈액성분을 채혈하는 비용에는 공혈적합성 여부를 판정하기 위한 진단비용, 즉 혈색소, 혈액형, 매독, 간기능, AIDS 및 간염(C형간염 포함) 등의 검사료가 포함된 포괄수가임.
  - 혈액성분제제를 동일 공혈자가 여러 번 수혈하는 경우에도 ABO 및 Rh 혈액형 검사는 1일 1회, 교차시험은 매 Unit마다 산정할 수 있음.
  - 수혈자에 대한 혈액성분 주사료는 마5 정맥내 점적주사 소정금액을 산정할 수 있음.

(4) 간기능검사(LET: Liver Function Test)

간기능검사는 간·담도계 질환의 간접적인 증거를 제시하는 생화학적 검사로, 간질환의 발견, 진단, 중증도 평가, 치료 감시, 예후 평가 등에 이용된다.

LFT(Liver function test)	검사치 증가	검사치 감소
나220 총단백정량 (Total protein)	• 혈청단백: 다발성골수종, 종양 • 요단백: 신증후군 • 체액단백: 뇌막염, 화농성(유행성) 수막염, 뇌출혈, 지주막 출혈	• 신증후군, 특발성저단백혈증
나221 알부민(Albumin)	• 영양과다, 탈수증	• 영양불량, 흡수장애, 혈관외 유출
나257 AST(SGOT)	• 심근경색, 급성간염, 근이형성증	
나258 ALT(SGPT)	• 급(만)성 간염, 바이러스성 간염, 간경변증	
나259 LDH	• 간질환, 심질환, 악성종양	
나260 포스파타제(ALP)	• 급성간염, 간암, 담도암, 부갑상선기능항진증	• 악성빈혈, 갑상선기능저하증
나271 γ-GTP	• 담도폐색, 간암, 알코올성 간장애	
나372 빌리루빈정량 (총, 직접)	• 황달의 진단	

(5) 간염검사

나480 B형 간염 표면항원(HBsAg)	나482 B형 간염 e항원(HBeAg)
나481 B형 간염 표면항체(HBsAb)	나483 B형 간염 e항체(HBeAb)

(계속)

나484 B형 간염 핵심항체(HBcAb)	나486 A형 간염 항체 Anti-HAV(IgM)
나485 HBV-DNA prove	

(6) 내분비검사

가) 갑상선검사

갑상선 Screening Test

- 갑상선질환이 의심되어 실시하는 갑상선 Screening검사로는 나329 트리요도타이로닌(T3), 나333 싸이록신(T4, 혹은 나334 Free T4), 나336 갑상선자극호르몬(TSH) 3종을 인정함.
- 갑상선질환으로 진단되어 추적검사 시에 T4와 Free T4 검사는 TBG(Thyroid Binding Globulin)결핍증 이외에는 동시에 검사할 필요가 없으므로 Free T4와 T4를 동시에 실시할 경우에는 1종만 인정함.

나) 당뇨검사

나371 당검사 Glucose

- 매일 실시할 경우 3주까지는 매일 1일 2회까지 인정함.
- 반정량 검사는 4회/1일까지 인정하며, 그 이후로는 1일 2회씩 인정함.

나 382마 헤모글로빈 A1C Hemoglobin A1C

나382마 Hemoglobin A1C 검사와 나397 Fructosamine검사는 당뇨병 환자에게 시행하는 혈당조절 지표검사로 Hemoglobin A1C 검사는 3～4개월 간격으로 인정하며, 나397 Fructosamine검사는 Hgb A1C검사가 부정확할 때(용혈성빈혈, 혈색소병증 등) 실시 시 인정함.

(7) 혈청지질검사(Lipid Profile)

LFT(Liver Function Test)	검사치 증가
나241 총콜레스테롤 Cholesterol Total	가족성 고지혈증, 2차성 고지혈증
나244 중성지질 Triglyceride	고지단백혈증, 비만, 지방간
나242 고밀도 지질단백 High Density Lipoprotein	가족성 고지단백혈증
나243 저밀도 지질단백 Low Density Lipoprotein	일차성 고지단백혈증

(8) 전해질검사(Electrolyte)

나379 전해질검사	검사치 증가	검사치 감소
가. 소디움 Na	수분결핍, 요붕증, Cushing 증후군	신증후군, 심부전, 간경변, Addison병
나. 포타슘 K	급성용혈성 신부전, 출혈 용혈성 질환	구토, 설사, 다뇨, 기아, 쿠싱증후군
다. 염소 Cl	수분결핍, 산혈증, 부갑상선 기능항진증	당뇨병, 설사, 구토, 장협착, 열성 상태

(9) 신장기능검사(Renal Function Test)

검사	검사치 증가	검사치 감소
나373 요소질소(BUN)	신기능장애, 신부전, 탈수증, 요로폐색	간부전
나375 크레아티닌(Creatinine)	다발성 근염, 근dystrophy, 갑상선기능항진증	간장애, 갑상선기능저하증

(10) 면역혈청검사

검사	검사치 증가	검사치 감소
나463 ASO 검사	류마티스열, 급성사구체신염, 성홍열	면역부전증후군
나224 C-반응성 단백(CRP)	세균감염증, 악성종양, 심근경색, 외상, 골절	
나490 RA factor	만성 관절류마티즘(RA), SLE, 간경변, 만성간염	
나464 위달검사	장티푸스, paratyphi A · B 예방 접종자	

(11) 종양표지자 검사(Tumor Marker)

나421 α-Fetoprotein검사

- 악성종양 치료 시: Initail αFP수치가 상승되어 있는 환자의 경우 그 수치가 단기간에 급작스런 변화를 나타내지 않으므로 수술 전 · 후 각 1회, 경과 관찰을 위해서 2~3개월에 1회씩 인정
- 간암 조기진단 시: 간암 고위험군(간경변, 40세 이상 바이러스성 (B · C형) 만성간염, αFP가 증가된 경우, 간암의 가족력 등)인 경우에는 3~6개월 간격으로 시행 시 인정
- 종양표지자(Tumor marker) 중 나421 α-Fetoprotein (AFP) 검사의 인정횟수
  ① 악성종양 치료 시
    - 수술 전 · 후 각 1회, 경과 관찰을 위해서 2~3개월에 1회씩 인정
    - 시술(예: TACE, PEIT, RF ablation 등)의 효과 판정을 위해 시술 후 1회 인정
    - Germ cell tumor 치료 후 추적검사는 첫 1년은 1개월에 1회를 인정

  ② 간암 조기진단 시: 간암의 고위험군[간경변, 40세 이상 바이러스성(B,C형) 만성간염, AFP가 증가된 경우, 간암의 가족력 등]인 경우에는 3~6개월 간격으로 인정

Tumor Marker 검사 세부인정기준(보건복지부 고시 제2007-92호, 2007.10.26)

- 악성종양 원발장기만 있는 경우: 최대 2종
- 악성종양이 원발장기와 속발(전이)장기에 있거나 악성종양이 의심되는 경우: 원발장기 2종을 포함하여 최대 3종 인정한다.
- 원발장기가 확인이 안 된 상태에서 암이 의심되어 실시하는 경우: 장기별로 1종씩 인정하되, 최대 3종까지만 인정한다. 다만, 난소암이 의심되는 경우는 조직학적 타입에 따라 Specific Tumor Marker가 각기 다를 수 있으므로, 치료 전 검사로 1회에 한하여 최대 5종까지 인정한다.
- 각 장기의 Specific Tumor Marker는 아래와 같으며, Specific Tumor Marker가 없는 장기의 경우도 상기 인정기준을 적용한다.
  - Liver: AFP
  - Testis: HCG, AFP
  - Breast: CA 15-3
  - Pancreas: CA19-9
  - Chorionic carcinoma: HCG
  - Colon: CEA, CA 19-9
  - Prostate: PSA, PAP
  - Ovary: HCG, AFP, CEA, CA125, CA130, CA 19-9
  - Hepatoblastoma: HCG, AFP

(12) 미생물검사

나400 미생물현미경 검사

항산균검경은 항산성 집균도말검사의 과정에 포함되므로 나400다 항산균검경검사를 나400라 항산성 집균도말검사와 동시에 실시한 경우에 항산균검경은 별도 산정할 수 없음.

나405 미생물배양 및 동정검사

주3. 동일 검체에서 2가지 이상의 균주가 분리되어 그 균주에 대하여 각각 검사한 경우에도 소정 점수만 산정

약제감수성검사를 목적으로 배양검사와 약제감수성검사를 지시하였으나 배양검사 결과 미생물이 생장되지 않아 약제 감수성검사를 실시하지 못한 경우에는 나405 미생물배양 및 동정검사의 소정금액만 산정하고 나405 미생물배양 및 동정검사와 나406 미생물 약제 감수성검사의 소정금액을 각각 산정함.

나406 미생물 약제 감수성검사

주: 검사결과지를 첨부(다만, 항산균 약제감수성 검사를 위탁검사실시기관에 의뢰하여 검사 결과지가 도착되지 아니한 경우에는 검사 실시기관이 발급한 검사의뢰 접수증을 첨부)

- 항산균 집균도말 및 배양검사는 1회 실시로는 음성으로 나오는 경우가 많으므로 처음 실시 시에는 실시간격 불문하고 3회 인정하며 그 이후 경과 관찰을 위해 필요한 경우에는 1주에 1회 인정

• Blood Culture 1 · 2 · 3회 실시로 각각에서 동일균 동정 시에는 각각의 specimen으로 약제 내성검사를 할 필요가 없으므로 미생물 약제 감수성검사는 1회만 인정

나415 헬리코박터항체검사 H. pylori Ab

Helicobacter Pylori균은 위장점막에 주로 감염되어 위염, 위궤양, 십이지장 궤양, 위선암, 위림프종 등을 유발한다. 위장점막의 표면이나 위장의 점액에서 발견된다. 내시경 등에 의해 위염 또는 소화성 궤양이 확진된 환자로서 치료에 잘 반응하지 않거나 치료 후 재발하는 환자에게 선택적으로 실시한 경우에 보험급여 한다.

(13) 감염증 혈청검사

에이즈 HIV항체검사 세부인정기준(보건복지부 고시 제2008-169호, 2008.12.26)

에이즈바이러스(Human Immunodeficiency Virus, HIV) 감염후 본인이 감지하지 못한 상태에서도 타인에게 전염력이 있게 되므로, 감염자의 조기발견과 수혈 등으로 인한 감염요인 사전규명 및 진료과정에서의 감염예방 등을 위하여 실시한 나-471가 및 나HIV 항체검사(일반 또는 정밀)는 아래와 같이 산정한다.

- 장기이식수술을 위하여 장기를 제공하는 경우
- 수술 또는 수혈이 필요하거나 예측되는 환자
- 중증감염환자, 불명열환자 또는 투석환자(혈액, 복막)
- 비전형적 피부질환자 또는 원인불명의 전신성 림프선 종창환자
- 동성애, 매춘, 성병, 마약주사 경험자
- 기타 후천성 면역결핍증이 의심되는 경우

(14) 천자검사

① 천자를 치료목적(약물주입 또는 지속적인 배액)으로 실시한 경우에는 분류항목 소정점수의 30% 가산

② 만 1세 미만 소아에 대하여는 소정점수의 50%를 가산, 만 1세 이상 만 6세 미만의 소아는 소정점수의 30% 가산

천자검사 종류

- Lumbar Puncture(요추천자, 나-800)
- Subdural Puncture(경막하천자, 나-800-1)
- Arthrocentesis(관절천자, 나-802)
- 골수천자 Bone Marrow Aspiration(나-802)
- Thoracentesis(흉막천자, 나-804)
- Paracentesis(복수천자, 나-805)

• Ventricular Puncture(뇌실천자, 나-807)
• Bladder Aspiration(방광천자, 나-812) 등

(15) 내시경검사 및 생검

가) 내시경검사

① 기기(Scopy, Fibroscopy, Microscopy)의 종류를 불문하고 소정점수 산정
② 만 1세 미만 소아에 대하여는 소정점수의 50%를 가산, 만 1세 이상 만 6세 미만의 소아는 소정점수의 30% 가산
③ 내시경하 생검을 하는 경우 해당 내시경 점수의 20% 산정(산정코드 두 번째 자리 1로 기재)
④ 내시경적 역행성 담췌관조영술, 담도경검사에 내시경하 췌담도내 점막세포 채취용 치료재료를 이용하여 Brushing을 하는 경우 해당 내시경 점수의 20%를 산정한다. 다만, 내시경하 생검과 중복 산정하지 아니한다.

• 일반생검: 만 1세 미만 소아에 대하여는 소정점수의 50%를, 만 1세 이상 만 6세 미만의 소아는 소정점수의 30% 가산한다.
• 초음파: 만 1세 미만 소아에 대하여는 소정점수의 50%를, 만 1세 이상 만 6세 미만의 소아는 소정점수의 30% 가산한다.
• 진정내시경 관리료: 신생아는 소정점수의 100%를, 만 1세 미만 소아에 대하여는 소정점수의 50%를, 만 1세 이상 만 6세 미만의 소아 또는 만 70세 이상 노인은 소정점수의 30% 가산한다.

나) 내시경검사 종류

• GFS(Esophagogastroduodenoscopy, 나-761): 상부소화관 내시경검사
• CFS(Colonoscopy, 나-766): 결장경검사
• Cystoscopy(나-773): 방광경검사
• Arthroscopy(나-750): 관절경검사
• Laryngosocopy(나-7581): 후두경검사
• Bronchoscopy(나-759): 기관지경검사

(16) 병리조직검사

병리과 전문의 또는 구강병리과가 설치된 요양기관의 치과의사가 판독하고 판독소견서를 작성 · 비치한 경우에만 산정한다. 병리조직검사는 1장기당 산정하고 탈회과정을 별도로 시행하는 경우에는 46.91점을 별도 산정한다. 당해 요양기관에 상근하는 병리과 전문의가 외부슬라이드를 판독하고 판독소견서를 작성 · 비치한 경우에는 소정점수의 20%를 산정한다.

나550 병리조직검사(1장기당)

- 양측 장기에 대한 나550 병리조직검사 수가산정방법
  - 유방, 신장, 고환, 부신, 안구, 경부림프절청소를 양측으로 절제 또는 적출한 경우: 나550 병리조직검사의 소정점수를 양측으로 각각 산정함.
  - 상기 "가"를 제외한 양측 장기에 대한 수술 후 실시하는 나550 병리조직검사는 양측의 파라핀 블록수를 합하여 나550의 소정점수로 산정함
- 림프절 청소 포함 위전절제술의 병리조직검사는 나550다에 의하여 소정금액을 산정하고, 동시에 췌장절제술, 비장절제술, 담낭절제술을 시행한 후 각각의 병리조직 검사 시는 부수장기에 대한 검사이므로 나550나의 소정금액을 장기별로 각각 산정함
- 악성 뇌종양수술 후의 해부병리조직검사는 두 부위에 각각 수술을 실시한 경우에는 2회 인정하며 한 부위에 실시한 경우에는 1회만 산정함.
- 피부종양을 여러 부위에서 적출한 후 실시한 해부병리조직검사는 나550나의 소정점수를 전신을 두부, 경부, 상·하·전·후 체간, 좌·우·상·하지, 회음부로 구분(11부위)하여 부위별로 각각 산정함.

(17) 기능검사

① 뇌파검사: Digital 뇌파분석을 실시한 경우에는 소정점수의 50%를 가산한다.

② 순환기 기능검사(중심정맥압 측정/1일당)

ⓐ 사용된 CVP Catherer는 별도 산정

ⓑ 응급의료수가기준([별표 1])에 해당하는 응급환자에 대한 처치를 목적으로 실시한 경우에는 소정점수의 50% 가산

기능검사 종류

- PET(Pulmonary Function Test: 나-601): 폐기능검사
- 신경학적검사(나-610): 신경학적검사
- EMG(Electromyogram, EMG 나-611)는 척수, 신경근, 신경총, 말초신경의 장애부위 특정과 근위축성 측색 경화증, 근염, 중증 근무력증 등의 진단에 유용하다.
- EEG(Electroencephalography: 나-614: 뇌파검사
- 지속적비디오뇌파검사(나-615): 지속적비디오뇌파검사는 간질 수술 전에 하는 검사
- EKG(Electrocardiography: 나-725): 심전도검사
- EKG Monitoring(나-725다): 심전도 침상감시[1일당]
- Audiometry(나634): 표준순음청력검사

나610 신경학적검사

신경계통(중추신경계 및 말초신경계)의 이상 유무 및 진행과정을 객관적으로 가려내기 위한 검사로서 정신기능, 뇌신경운동기능, 지각기능, 반사자율신경계 및 자세, 보행, 실화 등의 순서로 전 신체 신경부위에 대하여 시행하였을 경우를 뜻하며 1~2개의 단편적인 신경을 검사하는 경우, 즉 Muscle Tonus, Muscle Power, D.T.R, Sensory Joint Coordination 등을 관찰하는 것은 신경학적 검사의 한 부분적인 검사로서 이 경우에는 기본진료료에 포함됨.

나614 뇌파검사

전산화 뇌전기활동도(Brain Mapping) 검사는 기존의 뇌파검사와 뇌유발검사를 좀 더 구체적이고 객관화하는 검사방법으로 전산화뇌파(QEEG)는 실시 채널수 및 검사방법에 따라 나614 뇌파검사 각 항목의 소정점수만 정하고, 유발전위영상(EP Mapping)은 나618 뇌유발전위검사의 30%를 가산하여 산정하며, 재료는 Disk에 한 하여 요양기관 실구입가의 ⅓을 산정함.

나 725 심전도검사

심장 안 동방결절(sinoauricular node/SA node)에서 만들어내는 전기는 심장 내의 전기전도시스템을 따라 심장 전체에 전달되고, 심장의 각 부위에 전달된 전기신호에 의해 심장근육을 이루는 세포가 수축을 하며 심장활동이 이루어진다.

심전도란 위에 설명한 심장의 전기신호를 피부에 부착한 전극을 통해 그래프나 그림으로 기록하는 것으로, 부정맥, 심근장애, 심근경색의 진단 등 각종 심장질환을 검사하는 방법이다.

(18) 골수검사(Bone Marrow Examination, 나-111)

① 병리과 또는 진단검사의학과 전문의가 판독하고 판독소견서를 작성한 경우에는 소정점수의 10% 가산
② 당해 요양기관에 상근하는 병리과 전문의가 외부슬라이드를 판독하고 판독소견서를 작성 배치 · 비치한 경우에는 소정점수의 20% 산정

• 골수도말검사(나-111가), Clot section검사(나-111나), 생검조직절편검사(나-111다)

(19) 생식 · 임신 · 분만(분만전 감시료)

분만, 둔위분만, 제왕절개술 기왕력이 있는 질식분만의 시술 시 1회만 산정하되, 질식분만을 위하여 6시간 이상 분만전감시를 실시하였으나, 부득이하여 제왕절개술 및 자궁적출술 또는 제왕절개만출술을 시행한 경우에도 1회 산정

(20) 감각기 검사

① 나-666 정밀안저검사

② 나-671 굴절 및 조절검사

③ 나-675 안압측정(Tonometry)

④ 나-681 세극동현미경 검사

⑤ 나-689 순음청력검사(Standard Pure Tone Audiometry)

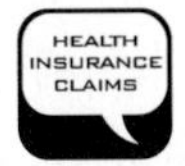

제4절 영상진단 및 방사선치료료(분류번호: 다)

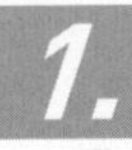

1. 영상진단료 산정지침

① 영상진단 및 방사선 치료에 사용된 다음의 약제 및 재료대는 '약제 및 치료재료의 비용에 대한 결정기준'에 의하여 별도 산정한다.

ⓐ 조영제

ⓑ 방사선 필름, 폴라로이드 필름 및 SPECT 시 사용된 칼라프린터 인화지

ⓒ 맥관조영용 카테터

ⓓ 혈관조영용 가이드와이어

ⓔ 1회용 방사성 입자 및 방사성 동위원소

ⓕ 부하검사 시 사용된 약제, 인체에 주입된 약제

ⓖ 운동부하 검사 시 사용된 EKG Paper 및 1회용 Electrode

ⓗ 기타 장관이 별도로 인정한 약제 및 재료

② 조영제 주입료와 방사선 필름 현상료(현상액 및 정착액 비용 등)는 소정 방사선 진단료에 포함되므로 별도 산정하지 아니한다.

③ 제1절 및 제2절에 분류된 영상진단을 실시한 경우에는 반드시 판독소견서를 작성・비치하여야 한다.

④ 영상진단료의 소정점수에는 판독료(소정점수의 30%)와 촬영료 등(소정점수의 70%)이 포함되어 있다.

⑤ 판독소견서를 작성・비치하지 아니한 경우에는 촬영료 등(소정점수의 70%)만 산정한다. 다만, 영상저장 및 전송시스템(Full PACS)을 이용한 처리비용, C-Arm형 영상증폭장치 이용료(다-101)에 대하여는 그러하지 아니한다.

2. 단순영상진단료 및 특수영상진단료 산정지침

1) 방사선 단순영상진단료

① 당해 요양기관에 상근하는 영상의학과 전문의가 판독을 하고 판독소견서를 작성한 경우에는 소정점수의 10%를 가산한다. 다만, "주3" 및 "C-Arm형 영상증폭장치이용료"에 대하여는 그러하지 아니한다.

② 만 6세 미만의 소아에 대하여 방사선 단순영상진단을 한 경우에는 소정점수의 15%를 가산한다. 다만, "주3" 및 "C-Arm 형 영상증폭장치이용료"에 대하여는 그러하지 아니한다.

③ 영상저장 및 전송시스템(Full PACS)을 이용하여 필름을 사용하지 않은 경우에는 제1매에 대해서 상급종합병원은 19.08점, 종합병원은 14.36점, 병원, 치과병원, 요양병원·한방병원 내 의·치과는 10.14점, 의원, 치과의원 및 보건의료원 의·치과는 10.08점을 산정하고 제2매부터는 소정점수의 50%씩을 각각 가산하되 최대 5매까지만 산정한다.

2) 방사선 특수영상진단료

① 당해 요양기관에 상근하는 영상의학과 전문의가 판독을 하고 판독소견서를 작성한 경우에는 소정점수의 10%를 가산한다. 다만, "주4"에 대하여는 그러하지 아니한다.

② 촬영매수, 투시, 스팟트촬영 유무를 불문하고 소정점수로 산정하며 또한 조영제 주입료도 소정점수에 포함되므로 별도 산정하지 아니한다.

③ 만 6세 미만의 소아에 대하여 방사선특수영상진단을 한 경우에는 소정점수의 20%를 가산한다. 다만, "주4"에 대하여는 그러하지 아니한다.

④ 영상저장 및 전송시스템(Full PACS)을 이용하여 필름을 사용하지 않은 경우에는 일련의 촬영과정에 대하여 상급종합병원은 57.24점, 종합병원은 43.08점, 병원, 치과병원, 요양병원·한방병원 내 의·치과는 30.42점, 의원, 치과의원 및 보건의료원 의·치과는 30.24점을 산정한다.

⑤ 당해 요양기관에 상근하는 영상의학과 전문의가 외부병원 필름을 판독하고 판독소견서를 작성·비치하는 경우에는 소정점수의 20%로 산정한다. 다만, 이 경우 "주1", "주3", "주4"에 대하여는 그러하지 아니한다.

3) 핵의학영상진단 및 골밀도검사

① 핵의학과 전문의 또는 방사성 동위원소 취급자 특수면허를 소지한 의사가 핵의학영상진단검사를 판독하고 판독소견서를 작성한 경우에는 판독료로 소정점수의 10%를 가산한다. 다만, 양전자단층촬영, "주4" 및 "주5"에 대하여는 그러하지 아니한다.

② 핵의학영상진단 시 정량분석(1), 동적영상(2), 혈류영상(3)을 실시하는 경우에는 각 해당 항목 소정점

수의 30%를 각각 가산한다.

③ 만 6세 미만의 소아에 대하여 핵의학영상진단을 한 경우에는 소정점수의 15%를 가산한다. 다만, "주4" 및 "주5"에 대하여는 그러하지 아니한다.

④ 핵의학영상진단 시 영상저장 및 전송시스템(Full PACS)을 이용하여 필름을 사용하지 않은 경우에는 제1매에 대해서 상급종합병원은 19.08점, 종합병원은 14.36점, 병원, 치과병원, 요양병원·한방병원 내 의·치과는 10.14점, 의원, 치과의원 및 보건의료원 의·치과는 10.08점을 산정하고 제2매부터는 소정점수의 50%씩을 각각 가산하되 최대 5매까지만 산정한다.

4) 방사선치료료

만 1세 미만의 소아에 대하여 방사선치료를 한 경우에는 소정점수의 50%를, 만 1세 이상 만 6세 미만의 소아에 대하여는 소정점수의 30%를 가산한다.

3. 방사선진단 요양급여기준

1) 방사선 필름 등

방사선 필름: 8×10, 10×12, 14×14, 14×17 인치 등 다양한 Size를 촬영부위에 따라 사용

Full PACS 요양급여비용 기준

- 영상저장 및 전송시스템을 이용하여 필름을 사용하지 않는 경우(Full PACS)에 대한 요양급여비용 산정은 영상의학과 전문의가 상근하는 요양기관으로서, 건강검진 환자 및 초음파 검사 등 비급여 대상을 포함한 모든 환자에게 필름 없이 운영되는 것을 원칙으로 함.
- 다만, 아래와 같은 경우는 Filmless 예외대상으로 인정함.
  ① 유방촬영필름(Mammography)
  ② 수술장에서 실시한 영상진단
  ③ 정형외과에서 수술 전 인공삽입물의 종류 및 크기를 결정할 필요가 있는 경우
  ④ 치과 필름과 긴 카세트(long cassette) 필름 등 현재의 PACS 수준으로 지원이 곤란한 경우
  ⑤ 타 병원으로 환자 이송 시 또는 환자의 요구로 film을 생성하는 경우
- 판독용 web PACS는 인정하지 아니함.

2) 특수촬영(CT, MRI, SPECT 및 골밀도검사 등)

(1) CT(Computed Tomography) 세부인정기준(보건복지부 고시 제2012-119호, 2014.09.14)

가) 일반기준

1. 악성종양과 감별을 요하는 종괴성질환(양성종양, 육아종, 비전형적인 낭종, 농양 등)의 진단, 감별진단
2. 악성종양의 병기 결정 및 추적검사
3. 급성외상(뇌, 흉부, 복부, 골반강, 척추 등)
4. 수술 또는 치료 후 호전되지 않거나 심부 합병증이 의심될 때
5. 선천성질환 중 해부학적 구조 확인이 필요한 경우(뇌, 안구, 안면, 측두골, 척추 및 체부의 심부)
6. 대동맥질환, 동맥류

나) 두부 Brain CT

1. 뇌혈관질환(뇌졸중, 뇌동정맥기형, 뇌동맥류, 뇌출혈, 뇌허혈증, 뇌경색)
2. 뇌막염, 뇌염, 뇌농양 등 염증성 질환(진균 및 기생충질환 포함)
3. 대사성질환, 퇴행성질환 및 회백질 질환, 저산소증으로 인한 뇌증의 진단
4. 간질
5. 수두증의 진단, 감별진단
6. 합당한 증상 또는 신경학적 소견이 있어 뇌신경질환이 의심되는 경우

다) 안면 및 두개기저 Face CT or Skull Base CT

1. 종괴형성, 안와염증, 안구돌출(갑상선 기능항진증 등)
2. 타액선 결석
3. 임상소견상 수술을 요할 정도의 부비동염
4. 터키안내 양성종양, 낭종(선천성, 후천성) 또는 염증성 질환, 뇌하수체호르몬 이상 시, Empty Sella
5. 중이염에서 진주종, 뇌막염 등의 합병증이 의심될 때
6. 내이(Inner ear)의 정밀 해부학적 구조 파악이 필수적일 때(혈관성 또는 원인불명의 이명, 원인불명의 청각장애 등)

라) 경부 Neck CT

1. 원인불명의 심부 림프선 종대
2. 기도폐쇄의 원인진단 및 범위 결정

마) 흉부 Chest CT

1. 비만성 간질 폐질환, 원인불명의 기흉, (폐기)종, 세기관지 질환, 기관계 이형성증

2. 종격동 질환의 감별진단

3. 단순 X선 사진으로는 감별이 어려운 폐결절의 감별진단

4. 단순 X선 사진으로는 진단이 어려운 기관지확장증의 확진 또는 수술 전 해부학적 범위 결정

5. 원인불명의 각혈, 무기폐, 늑막삼출액

6. 종양과 감별이 어려운 소방형성 늑막삼출, 폐경화 등

7. 기관지 이물

8. 단순 X선 사진상 폐문종대가 있어 감별진단을 필요로 할 때

9. 단순흉부 X선 및 객담검사상 폐결핵의 활동성 여부를 결정하기 어려울 때

10. 심장 전산화단층영상진단(Cardiac CT)은 64채널(channel) 이상의 CT로 촬영한 경우에 요양급여로 인정하며, 세부인정기준은 다음과 같음. 다만, 자.~타.는 64채널(Channel) 미만의 CT로 촬영한 경우에도 인정함.

— 다 음 —

가. 급성흉통으로 응급실에 내원한 환자를 대상으로 급성관동맥증후군을 감별하기 위하여 촬영한 경우로서 다음 요건을 모두 충족하는 경우
  (1) 관상동맥질환의 위험이 저위험도이거나 중등도위험도이면서 이전에 관상동맥질환을 진단받은 적이 없는 환자
  (2) 심전도 검사결과 허혈성 소견이 없는 환자
  (3) 심근표지자 검사가 진단적이지 않은 환자

나. 관상동맥질환의 발병위험이 저위험도이거나 중등도 위험도이면서 이전에 관상동맥질환을 진단받은 적이 없고 안정형 흉통이 있는 환자를 대상으로 촬영한 경우로서 다음 요건 중 하나 이상을 충족하는 경우
  (1) 선행부하검사 결과 관상동맥질환의 판정이 곤란한 경우
  (2) 기저심전도검사 결과 이상이 있어 운동부하검사 판독이 곤란한 경우
  (3) 환자의 상태가 운동부하검사를 실시할 수 없는 객관적인 소견이 있는 경우

다. 관상동맥우회로수술 후 흉통이 있는 환자를 대상으로 이식혈관의 개통성을 평가하기 위하여 촬영하는 경우

라. 좌주간지 관상동맥 중재시술(직경 3mm 이상 스텐트 삽입)을 받은 환자를 대상으로 혈관의 개통성을 평가하기 위하여 촬영하는 경우

마. 임상적으로 유의한 선천성 관상동맥 기형 평가

바. 심실재동기화치료(cardiac resynchronization therapy, CRT) 전 관상정맥의 해부학적 평가를 위하여 촬영하는 경우

사. 관상동맥질환의 발병위험이 중등도위험도인 환자를 대상으로 다음의 수술을 시행하기 전에 관상동맥질환 여부를 진단하기 위하여 촬영하는 경우
  (1) 비관상동맥 심장질환수술 또는 대동맥수술
  (2) 죽상경화성 말초동맥폐쇄성질환의 우회로(Bypass graft) 수술

아. 관상동맥질환을 진단받은 적이 없고, 새롭게 심부전(좌심실 구혈률 35% 이하)을 진단받은 환자를 대상으로 심부전의 원인을 감별하기 위하여 촬영하는 경우

자. 교착성 심낭염

차. 심낭 재수술 시 흉벽과 심낭사이의 유착 확인

타. 복잡 선천성 심장기형의 구조 평가

* 관상동맥질환의 위험도 분류는 교과서(Brauwald's heart disesase 등), 임상진료지침 참고

바) 복부[골반포함] Abdomen CT

1. 만성간염, 간경화증으로 조기 암이 의심될 때
2. TIPS(간내 문맥정맥간 단락술) 시
3. 합병증이 의심되는 담관 또는 췌관의 확장
4. 원인불명의 담도 또는 췌관의 확장
5. 선행검사상 원인을 알 수 없는 혈뇨
6. 선행검사상 원인을 알 수 없는 요로폐쇄
7. 심부 헤르니아
8. 허혈성 장질환
9. 자궁내막증
10. 자궁외임신
11. 정류고환

사) 상지 및 하지 Upper or Lower Extremity CT

1. 해부학적으로 복잡한 부위의 골절(관절, 수족골, 안면, 두개기저, 측두골, 척추 등)
2. 관절내 유리골편의 확인
3. 염증 또는 외상후 관절내 이상소견의 치료 전 평가 및 치료 후 경과 관찰
4. 골연골증의 수술 전 진단 및 범위 결정
5. 수술 후 내고정물의 정확한 위치 평가
6. 골수염의 활동성 여부 결정
7. 단순 X선 사진상 골절 유합의 평가가 어려울 때
8. 만성관절염, 척추분리증의 수술 여부 정밀평가

아) 척추 Spine CT

1. 척수의 염증성, 기생충 질환
2. 합당한 증상 또는 신경학적 증상이 있는 추간판탈출증, 척추강협착증, 퇴행성질환, 추간반 팽윤증 등의 진단 및 감별진단

자) 기타

위 항목에 포함되지 않는 질환들 중 진료담당의사의 진단 및 치료방향 설정을 위해 부득이 촬영했을 때는 합당한 관련 자료와 소견서를 첨부하여 촬영의 필요성이 인정된 경우

(2) MRI(Magnetic Resonance Imaging: 자기공명영상) 급여기준

(보건복지부 고시 제2019-229호(행위), 2019.10.23)

자기공명영상(MRI: Magnetic Resonance Imaging) 급여기준

(보건복지부 고시 제2019-229호(행위), 2019.10.23)

1. 자기공명영상진단(MRI) 급여기준은 다음과 같이 하며, 동 기준을 초과하여 실시하는 경우에는 비급여대상임.

— 다 음 —

가. 적응증

1) 암

가) 원발성 암(부위별)

-연조직 육종 및 골 육종, 척추(척수)를 침범한 경우

나) 전이성 암(원발종양에 관계없이 전이 혹은 침범된 부위별)

-척추(척수), 연조직 및 골

다) 타 진단방법 이후 2차적으로 시행한 경우

2) 척수손상 및 척수질환

가) 척수손상

나) 척수종양(척추강내종양)

다) 혈관성 척수병증(척수경색, 척추동정맥기형, 척수내 정맥염 등)

라) 척수에 발생한 탈수초성 질환(급성 횡단성 척수염 등)

마) 척수의 염증성 질환(척수염, 척수내농양 및 육아종, 기생충 등)

바) 척수기형(척수공동증, 구공동증 등)

3) 척추질환

가) 염증성 척추병증

나) 척추 골절

다) 강직성 척추염

4) 관절질환

가) 외상으로 인한 급성 혈관절증

나) 골수염

다) 화농성 관절염

라) 관절 손상 및 인대 손상(탈구 포함)

(1) 무릎부위(반달연골, 무릎안의 유리체 등)만 해당되며, 타 부위는 해당되지 않음

(2) (1)의 경우, 급성만 해당되며, 퇴행성 등 만성은 해당되지 않음

나. 인정횟수

1) 진단시 1회 인정하며, 추적검사는 아래와 같이 시행함을 원칙으로 함.

— 아 래 —

가) 수술후(중재적시술 포함): 1개월 경과 후 1회 인정하되, 위 가.의 3), 4)는 제외함. 다만, 척수농양, 혈관성 척수병증, 척수기형 등을 수술 또는 시술 후 잔여 병변을 확인하기 위해 48시간이내 촬영한 경우 인정함.

나) 방사선치료 후: 3개월 경과 후 1회

다) 항암치료중: 2-3주기(cycle) 간격

라) 위 가)~다) 이후의 장기추적검사

(1) 양성종양: 매 1년마다 1회씩 2년간, 그 이후부터 매 2년마다 1회씩 4년간

(2) 악성종양: 매 1년마다 2회씩 2년간, 그 이후부터 매 1년마다 1회씩

마) 수술, 방사선·항암 치료 등을 시행하지 않은 종양의 경우는 위 라)-(1) 양성종양의 장기추적검사와 동일하게 적용함.

2) 위 1) 이외에도 환자상태 변화 또는 새로운 병변 발생 등 진료상 추가촬영의 필요성이 있는 경우 인정함.

다. 「본인일부부담금 산정특례에 관한 기준(보건복지부 고시)」 [별표 4] 희귀질환자 산정특례 대상의 구분 2~5, [별표 4의 2] 중증난치질환자 산정특례 대상의 구분 5, [별표 5] 시행령 별표 2 제3호 가목 3)에 따른 결핵 질환의 적용범위 중 진단받은 질환의 특성상 특정부위의 MRI 촬영이 임상적으로 의학적 필요성이 있는 경우 별도 인정함.

2. 상기 1.에도 불구하고, 「요양급여의 적용기준 및 방법에 관한 세부사항」에서 별도로 자기공명영상진단(MRI) 적용기준을 정한 경우, 해당 고시에 따름.

3. 보건복지부 장관이 정하여 고시한 질병군 진료 시 시행된 MRI는 상기 1. 또는 2.의 적응증 및 인정횟수에 해당되는 경우 「건강보험 행위 급여·비급여 목록표 및 급여 상대가치점수」 제2편 제2부 각 장에 분류된 질병군 상대가치점수에 포함되어 별도 산정할 수 없으며, 비급여에 해당하는 경우에는 비급여로 산정함.
(고시 제2019-229호, 2019.11.1 시행)

뇌, 뇌혈관, 경부혈관 자기공명영상진단(MRI) 급여기준

(보건복지부 고시 제2020-45호(행위), 2020.02.26)

1. 뇌, 뇌혈관, 경부혈관 자기공명영상진단(MRI) 기본 및 특수검사는 다음의 경우 요양급여함.

— 다 음 —

가. 급여대상

1) 아래 상병 등의 뇌질환이 있거나, 이를 의심할만한 신경학적 이상 증상이 있는 경우 또는 신경학적검사 등 타 검사상 이상소견이 있는 경우

— 아 래 —

가) 원발성 뇌종양, 전이성 뇌종양, 두개골종양

나) 뇌혈관질환

다) 중추신경계 탈수초성질환

라) 중추신경계 감염성 및 염증성질환

마) 중추신경계 자가면역(면역이상) 질환

바) 이상운동질환 및 중추신경계 퇴행성질환

사) 신경계의 기타 선천 기형

아) 치매

자) 뇌전증

차) 뇌성마비

카) 두부손상(저산소성 뇌손상 포함)

타) 기타: 수두증, 자간증 및 전자간증, 안면경련, 삼차신경통, 두개골조기유합증, 성장호르몬 결핍증(뇌하수체기능저하증), 중추성조발사춘기, 중추성 요붕증

2) 상기 1)에도 불구하고 아래 가)~마)는 각 호의 조건을 만족하는 경우 인정

— 아 래 —

가) 두통, 어지럼

- 아래 중 하나에 해당하여 나610나 신경학적검사(일반검사)를 실시하고 그 결과를 기록한 경우

— 아 래 —

(1) 갑자기 혹은 급격히 발생한 지속적인 심한 두통(벼락두통)

(2) 발열, 울렁거림(또는 구토), 어지럼 중 2가지 이상을 동반하는 지속적인 두통

(3) 발살바(기침, 힘주기) 또는 성행위로 유발 혹은 악화되는 두통

(4) 군발두통 또는 전조를 동반하는 편두통으로 뇌 이상 여부의 확인이 필요한 경우

(5) 소아에서 새로운 형태의 심한 두통 또는 수개월동안 강도가 심해지는 두통

(6) 암 또는 면역억제상태 환자에서 새롭게 발생한 두통

(7) 중추성 어지럼

나) 신생아

- 주산기 가사 중 신경학적 이상 증상이 있는 경우 또는 저산소성 허혈성 뇌증(뇌손상)이 의심되는 경우

다) 발달지연, 수면장애

- 상기 가. 1)의 뇌질환이 의심되는 경우로 진료의가 임상적으로 의학적 필요성이 있다고 판단한 경우

라) 정신질환으로 외래 초발 또는 입원 시(단, 낮병동 제외) 정신건강의학과 전문의 또는 전공의가 상기 가. 1)의 뇌질환과 감별진단이 필요하다고 판단한 경우

마) 타 진단장비 이용이 불가하여 MRI 촬영이 불가피한 경우(사구체여과율 60ml/min 이하의 신장 기능 저하 환자로 조영제 사용이 불가능한 환자, 임산부 등)

나. 급여횟수: 상기 가.의 급여대상에 해당하는 경우

1) 진단 시: 1회. 단, 정확한 진단을 위해 특수촬영 등의 다른 촬영기법이 필요한 경우 추가 1회

2) 추적검사

가) 수술(뇌정위적수술 및 중재적시술 포함), 방사선치료(뇌정위적방사선수술 포함), 항암치료를 시행하는 경우

(1) 시행 전: 치료목적(수술 및 방사선치료 범위결정 등)으로 촬영한 경우 1회

(2) 수술(뇌정위적수술 및 중재적시술 포함) 후: 1개월 내 1회, 2~6개월 내 추가 1회, 7~12개월 내 필요시 추가 1회

(3) 방사선치료(뇌정위적방사선수술 포함) 후: 1~3개월 경과 후 1회. 단, 악성종양은 필요시 1년 이내 추가 1회

(4) 항암치료 중: 2~3주기(cycle) 간격

나) 상기 나. 2) 가)에 해당하지 않는 경우

-뇌졸중 및 일과성허혈발작: 1개월 내 1회, 2~12개월 내 추가 1회

3) 상기 나. 1) 또는 나. 2) 이후의 장기추적검사

가) 뇌혈관질환: 1회/년 2년간, 그 이후 1회/2년 4년간(최대 6년)

나) 양성종양: 1회/년 2년간, 그 이후 1회/2년 8년간(최대 10년)

단, 수술(시술) 등을 시행 후 잔여 종양이 확인된 경우 1회/년 5년간, 그 이후 1회/2년

다) 악성종양: 2회/년 2년간, 그 이후 1회/년

단, 만 18세 이하에서 진단받은 소아청소년암은 4회/년 5년간(또는 완치 시까지)

라) 다발성경화증: 1회/년

마) 발달지연

(1) 만 3세 이하에서 진단받은 경우 1회/년(최대 만 6세까지)

(2) 만 4세 이상에서 진단받은 경우 필요시 최대 3회

4) 상기 나. 1)~3)에도 불구하고, 환자상태의 변화 또는 새로운 병변 발생 등 진료상 추가촬영의 필요성이 있는 경우 추가 인정함.

다. 아래 각 호에 해당하는 경우 「선별급여 지정 및 실시 등에 관한 기준」에 따라 본인부담률을 80%로 적용함.

— 아 래 —

1) 상기 가. 2) 가)에 해당하지 않으나 뇌질환을 의심할만한 두통, 어지럼으로 나610나 신경학적검사(일반검사)를 실시하고 그 결과를 기록한 경우

2) 상기 나. 1)~3)의 급여횟수 초과 시(단, 최대기간, 최대횟수가 명시된 경우는 최대범위 내에 한함.)

라. 「본인일부부담금 산정특례에 관한 기준」 [별표 4] 희귀질환자 산정특례 대상의 구분 2~5, [별표 4의 2] 중증난치질환자 산정특례 대상의 구분 5, [별표 5] 시행령 별표 2 제3호 가목 3)에 따른 결핵 질환의 적용 범위 중 진단받은 질환의 특성상 MRI 촬영이 임상적으로 의학적 필요성이 있는 경우 별도로 인정함.

마. 산정기준

1) 상기 가.~라.의 경우 영상진단료는 아래와 같이 표준영상을 획득하고, 판독의가 판독소견서를 작성·비치한 경우에 산정하며, 판독소견서 기재범위는 아래와 같음.

— 아 래 —

가) 표준영상의 범위

(1) 뇌

(가) 맥동파 순서열(Pulse sequence): 축상면 T1 강조영상(axial T1WI), 축상면 T2 강조영상(axial T2WI), 축상면 T2 FLAIR 영상(axial T2 FLAIR), 시상면 T1 강조영상(sagittal T1WI)

단, 1.5테슬라(tesla) 이상은 축상면 T2*경사에코영상(axial T2* gradient echo image) 또는 자화강조영상(susceptibility-weighted imaging)을 추가로 포함하여야 함.

(나) 절편: 두께 5mm 이하, 간격 2mm 이하 수준

(다) 조영제 주입 후 촬영: 2개 이상의 수직면 및 조영제 주입 전 영상과 같은 평면 1개 이상

(라) 단, 3차원 MRI 영상을 획득하여 다양한 평면이나 절편 간격으로 재구성한 영상을 적용하

거나, 특별한 의학적 목적을 위한 경우에서 영상면 또는 영상기법 등의 표준영상을 변경할 수 있음.

(2) 뇌혈관: 혈관영상을 위한 재구성 영상 및 혈관 재구성 전 원본 영상

(3) 경부혈관: 혈관영상을 위한 재구성 영상

나) 판독소견서 기재범위

(1) 임상정보(병력, 검사실시 사유 등), 획득한 영상기법, 조영제 사용 여부

(2) 뇌는 대뇌, 소뇌, 뇌간, 뇌실, 뇌실질외 공간의 주요 이상소견(허혈성 병변, 출혈, 종괴, 수두증, 위축) 여부를 포함하며, 뇌·경부혈관은 혈관의 주요 이상소견(협착, 폐색, 동맥류 등) 여부를 포함하되, 이상이 있는 경우 세부내용을 상세 기술함.

2) 상기 마. 1) 이외 별도로 규정하지 않은 산정기준은 「방사선 영상진단의 판독료 산정기준」에 의함.

2. 상기 1.에 해당하지 않은 경우 비급여하되, 이때 담당 진료의가 충분히 설명하고 환자가 동의서에 서명하여야 함.

3. 상기 1.~2.에도 불구하고 경도인지장애는 「경도인지장애의 자기공명영상진단(MRI) 급여기준」에 따름.
(고시 제2020-45호, 2020.4.1. 시행)

(3) 양전자단층촬영(PET Positron Emission Tomography)

양전자를 방출하는 방사선의약품을 체내에 정맥으로 주사하고 그 물질의 분포를 PET라는 장비로 촬영하여 인체 내부의 각 장기와 조직의 생화학적 및 기능적 변화를 영상화하여 질병을 진단한다.

양전자단층촬영(PET Positron Emission Tomography) 세부인정기준

(보건복지부 고시 제2010-31호, 2010.05.28)

1. 일반원칙
질환별 급여대상 및 산정기준에 해당하지 않는 경우는 요양급여하지 않는다(비급여).

2. 질환별 급여대상

가. 암

1) 병기설정(진단 포함), 재발평가, 치료효과 판정(병기재설정)에 유용한 경우: 폐암, 대장암(직장암), 식도암, 위암, 두경부암, 자궁경부암, 난소암, 유방암, 악성흑색종, 악성림프종, 갑상선암, 간암, 담도계종양, 췌장암, 전이성뇌종양, 뇌신경교종, 육종, 신경아세포종, 윌름스종양, 원발부위 미상암

2) 재발평가, 치료효과 판정(병기재설정)에 유용한 경우: 위 1)의 암을 제외한 고형암

나. 부분성 간질(partial-onset seizure)

다. 허혈성 심질환에서 심근의 생존능 평가

3. 산정횟수

가. 암

1) 병기설정(진단 포함) 시: 1회

2) 추적검사

(가) 추적검사는 아래와 같이 시행함을 원칙으로 하되, 그 외에 환자 상태 변화가 있어 추가적으로 촬영 시에도 인정함.

— 아 래 —

(1) 수술(중재적시술 포함) 후: 1회

(2) 항암치료(항암화학요법 혹은 방사선치료) 중: 2회

(3) 위 (1)~(2)항 이후의 장기추적검사: 매 1년마다 2회씩 2년간, 그 이후부터 매 2년마다 1회씩

(나) 위 (가)에도 불구하고 방사선치료 계획 시에는 별도 인정함.

나. 부분성 간질(partial-onset seizure): 수술 전, 수술 후 각각 1회로 인정함.

다. 허혈성 심질환에서 심근의 생존능 평가: 치료 전, 치료 후 각각 1회로 인정함.

4. 기타

보건복지부장관이 정하여 고시한 질병군 진료 시 시행한 PET는 질환별 급여대상 및 산정기준에 해당되는 경우 '건강보험 행위 급여·비급여 목록표 및 급여 상대가치점수' 제2편 제2부 각 장에 분류된 질병군 상대가치점수에 포함되어 별도 산정할 수 없으며, 질환별 급여대상 및 산정기준에 해당하지 않는 경우에는 요양급여하지 아니함(비급여).

(4) SPECT 단일광자 전산화단층촬영(다-329)

SPECT 단일광자 전산화단층촬영 세부인정기준(보건복지부 고시 제2007-46호, 2007.05.28)

다-329가 뇌 단일광자전산화단층촬영(Brain SPECT) 검사의 인정횟수는 수술 또는 치료 전 1회, 수술 또는 치료 후 1회 및 추적검사 1회로 총 3회 이내로 하며, 추가 실시한 경우 소견서 첨부 시 사례별로 인정함.

(5) 골밀도검사 Bone Densitometry(다-239)

골밀도검사 세부인정기준(보건복지부 고시 제2007-92호, 2007.10.26)

가. 적응증

(1) 65세 이상의 여성과 70세 이상의 남성

(2) 고위험 요소가 1개 이상 있는 65세 미만의 폐경 후 여성

(3) 비정상적으로 1년 이상 무월경을 보이는 폐경 전 여성

(4) 비외상성(fragility) 골절

(5) 골다공증을 유발할 수 있는 질환이 있거나 약물을 복용중인 경우

(6) 기타 골다공증 검사가 반드시 필요한 경우

※ 고위험요소

1. 저체중(BMI < 18.5)

2. 비외상성 골절의 과거력이 있거나 가족력이 있는 경우

3. 외과적인 수술로 인한 폐경 또는 40세 이전의 자연폐경

나. 산정횟수

(1) 진단 시: 1회 인정하되, 말단골 골밀도검사 결과 추가검사의 필요성이 있는 경우 1회에 한하여 central bone (spine, hip)에서 추가검사 인정함.

(2) 추적검사

(가) 추적검사의 실시간격은 1년 이상으로 하되, 검사결과 정상골밀도로 확인된 경우는 2년으로 함.

(나) 치료효과 판정을 위한 추적검사는 central bone(spine, hip)에서 실시한 경우에 한하여 인정함.

(다) 위 (가), (나)의 규정에도 불구하고 스테로이드를 3개월 이상 복용하거나 부갑상선기능항진증으로 약물치료를 받는 경우는 종전 골밀도검사 결과에 따라 아래와 같이 할 수 있으며, 이 경우 central bone(spine, hip)에서 시행함.

— 아　래 —

- 정상골밀도(T-score ≥ −1)인 경우: 첫 1년에 1회 측정, 그 이후부터는 2년에 1회
- T-score ≤ −3인 경우: 첫 1년은 6개월에 1회씩, 그 이후부터는 1년에 1회

(6) 초음파 검사의 급여기준(보건복지부 고시 제2019-166호(행위), 2019.07.29)

초음파 검사의 급여기준(보건복지부 고시 제2019-166호, 2019.07.29)

초음파 검사는 다음과 같은 경우에 요양급여하며, 이에 해당하지 않는 경우에는 비급여함.

— 다　음 —

가. 급여대상 및 범위

1) 기본, 진단, 특수 초음파

가) 암, 심장질환, 뇌혈관질환, 희귀질환, 중증난치질환, 결핵질환

(1) 「본인일부부담금 산정특례에 관한 기준」에 따른 산정특례 대상자: 해당 산정특례 적용기간 중 산정특례 대상 상병 및 관련 합병증에 대해 실시한 경우

(2) 산정특례 질환이 의심되는 환자: 해당 산정특례 질환이 의심되어 실시한 경우(1회 인정)

나) 신생아 중환자실 환자: 신생아 중환자실 입원기간에 실시한 경우

2) 임산부 초음파

가) 산전진찰을 목적으로 아래와 같이 시행하는 경우에 인정하며, 다태아의 경우 제2태아부터는 소정점수의 50%를 산정함.

(나951나(1) '주'항 제외)

— 아　래 —

행위명		인정 주수	인정 횟수
제1삼분기	일반	임신 13주 이하 - 임신 여부 및 자궁 및 부속기의 종합적인 확인을 하는 경우 산정하고, 임신 여부만을 확인하는 경우 '주'항에 따라 산정	2회
	정밀	임신 11~13주	1회
제2, 3삼분기	일반	임신 14~19주, 임신 20~35주, 임신 36주 이후	각 1회
	정밀	임신 16주 이후	1회

나) 임신과정 중 의학적 판단 하에 태아에게 이상이 있거나 이상이 예상되어 상기 산정횟수를 초과하여 시행해야 하는 경우에는 해당 삼분기의 일반 또는 일반의 제한적 초음파로 산정하며('주'항 제외), 입원 중 동일 목적으로 1일 수회 시행하는 경우에도 1일 1회만 산정함.

다) 나951나(1) '주'항을 산정할 수 있는 경우는 아래와 같음.

— 아 래 —

(1) 태아에게 문제를 초래하는 임부의 질환상태(임신성 당뇨병, 임신성 고혈압 등)

(2) 태아에게 문제를 초래하는 임부 자궁의 이상(여성생식기종양, 자궁경관무력증, 자궁기형 등)

(3) 정상 분만이 불가능한 태반의 이상(전치태반, 태반조기박리 등)

(4) 양수과다증 또는 양수과소증

(5) 자궁내 태아 성장지연

3) 유도 초음파

상기 1)의 적용을 받는 환자에게 「건강보험 행위 급여 · 비급여 목록표 및 급여 상대가치점수」 제1편 제2부 제2장(검사료) 또는 제9장(처치 및 수술료 등)에 분류된 행위를 초음파 유도 하에 아래와 같이 실시한 경우 해당 소정점수를 산정함.

— 아 래 —

가) 유도초음파(Ⅰ): 흉막천자, 심낭천자, 더글라스와 천자, 양수천자, 배액 시 시술부위 확인

나) 유도초음파(Ⅱ): 조직생검, 세침흡인생검, 시술 시 간헐적 유도

다) 유도초음파(Ⅲ): 시술 시 지속적 모니터링

라) 유도초음파(Ⅳ): 고주파 열치료술, 냉동제거술과 같은 고난이도 시술

나. 산정방법

1) 각 장기별 검사는 해당 장기 및 주변 림프절, 혈관, 연부조직 등을 포함하는 것으로 상기 가.의 적용을 받는 환자에게 서로 인접된 부위에 초음파 검사를 동시에 시행하는 경우 주된 검사는 소정점수의 100%, 제2의 검사는 소정점수의 50%를 산정하며, 최대 150%까지 산정함.

2) 상기 가. 1) 진단 초음파와 3) 유도 초음파를 동시에 시행한 경우에는 각각의 소정점수를 산정함.

3) 상기 가. 1)의 적용을 받는 환자에게 단순초음파를 동일 날, 동일 목적으로 수회 시행하더라도 해당 항목의 소정점수를 1회 산정함.

다. 상기 가.의 규정 이외에 아래와 같은 경우에도 요양급여를 인정함.

— 아 래 —

1) 경피적 대동맥판삽입, 경피적 좌심방이폐색술을 시행한 경우에 관련 고시*에 따라, 임상자료 제출을 위해 심장초음파를 실시한 경우

*「선별급여 지정 및 실시 등에 관한 기준」 제4조 관련 [별첨 1], [별첨 2]

2) 「암관리법」에 의한 완화의료전문기관의 완화의료병동에 입원한 말기암환자에게 유도초음파를 실시한 경우

3) 나943다 태아정밀 심초음파는 산전진찰 결과 태아의 심장에 이상소견이 있어 정밀검사를 시행하는 경우 산정하며, 이 경우 다태아는 가. 2). 가)의 적용을 받음.

4) 보조생식술을 위해 초음파를 시행하는 경우

가) 보조생식술 진료시작일에 자궁부속기 및 자궁내막의 상태 등을 보는 경우 나944라(1) 여성생식기 초음파(일반)를 산정함.

나) 보조생식술 관련 약제투여 후 난포의 크기 및 수, 자궁내막두께 등을 관찰하는 경우 나940나 단순초음파(Ⅱ)를 산정함.

5) 자궁내 태아의 질환 치료를 위한 급여 시술 시(선별급여 포함) 유도초음파를 시행하는 경우 나956라 유도초음파(Ⅳ)를 산정함.

(2019.8.1 시행)

(7) X선 조영제[721] 세부인정기준

Ferucarbotran 주사제(품명: 레조비스트주사)(보건복지부 고시 제2013-127호, 2013.09.01)
자기공명영상진단(MRI) 검사가 요양급여인 경우에 1회 투여 당 148,361원까지 인정하며, 초과금액은 약값 전액을 환자가 부담토록 함.
Barium sulfate 제제(품명: 솔로탑 등)(보건복지부 고시 제2013-127호, 2013.09.01)
1. 허가사항 범위 내에서 투여 시 요양급여 함을 원칙으로 하며, 황산바리움 현탁액(70%)을 대장조영촬영에 사용 시는 250~500ml 범위 내에서 인정토록 함. 2. 허가사항 범위(효능·효과)를 초과하여 비뇨계통의 종양질환(Tumor)에 투여한 경우에도 요양급여를 인정함.
Iotrolan 제제(품명: 이소비스트)(보건복지부 고시 제2013-127호, 2013.09.01)
이소비스트 240 및 300은 허가사항 범위 내에서 척수조영과 간접임파조영(10ml까지)하는 경우 요양급여를 인정하며, 동 인정기준 이외에는 약값 전액을 환자가 부담토록 함.
PEG3350외(품명: 콜론라이트산 등)(보건복지부 고시 제2013-127호, 2013.09.01)
허가사항 범위 내에서 대장경검사 및 대장수술 시 전처치용하제로 사용하는 경우 요양급여를 인정하며, 동 인정기준 이외에는 약값 전액을 환자가 부담토록 함. ※대장경검사: 나766 결장경검사, 나768 S상결장경검사 ※대장수술: 자267 결장절제술, 자292 직장 및 에스장절제술, 자292-1 결장 및 직장 전절제술, 자279 장루조성술(인공항문조성술) -단, 허가사항에 따라 쿨프렙산은 대장경검사 시에만 요양급여를 인정함.

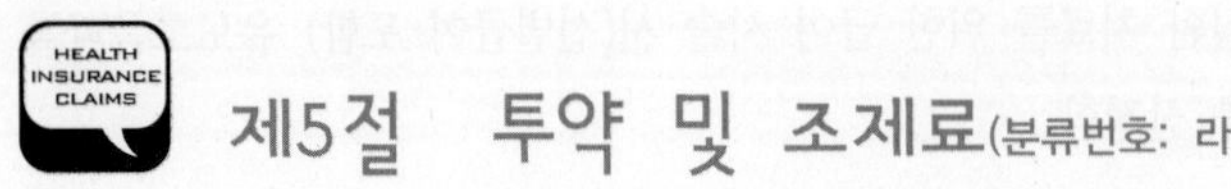

제5절 투약 및 조제료(분류번호: 라)

1. 투약 및 조제료 산정지침

1) 투약 및 조제료 산정지침

① 투약 시 사용된 용기(투약병, 연고곽, 안약병, 포장지 등 포함)의 재료대는 소정점수에 포함되므로 별도 산정하지 아니한다.

② 퇴원환자 조제료는 「약사법」에 따라 퇴원하는 입원환자에게 요양기관인 의료기관의 의사 또는 치과의사의 처방에 따라 당해 의료기관의 조제실에서 조제투약한 경우에 산정한다.

③ 외래환자 조제 · 복약지도료는 「약사법」에 따라 의약분업 예외환자에게 요양기관인 의료기관의 의사 또는 치과의사가 처방하고 당해 의료기관의 약사가 조제실에서 조제 투약한 경우에 산정한다.

④ 한방 외래 · 퇴원환자 조제료는 외래환자 또는 퇴원하는 입원환자에게 요양기관인 한방의료기관의 한의사의 처방에 따라 당해 한방의료기관의 조제실에서 한약제제를 조제투약한 경우에 산정한다.

⑤ 「약사법」에 의한 조제실 제제를 조제투약한 경우에는 퇴원환자 조제료, 외래환자 조제 · 복약지도료 또는 입원환자 조제 · 복약지도료 소정점수의 50%를 제제료로 별도 산정한다.

⑥ 퇴장방지의약품사용장려비는 장관이 별도로 정하는 "퇴장방지의약품목록"에 해당하는 의약품을 처방한 경우에 산정한다.

2) 조제료 산정기준

내복약 조제 · 복약지도료는 다음과 같이 산정한다.

<table>
<tr><td>퇴원환자 조제료
[라1]</td><td>• 퇴원 익일부터 산정
• 제수, 투약량 등 불문
• 내복약 조제 시 만 1세 미만의 소아에 대하여는 소정점수의 50%를, 만 1세 이상 만 6세 미만의 소아에 대하여는 소정점수의 30%를 가산한다.</td><td rowspan="2">• (내복약의 경우) 2개 이상의 진료과목이 설치되어 있고, 해당 과의 전문의가 상근하는 요양기관에서 동일(퇴원) 환자의 다른 상병에 대하여 전문과목 또는 전문분야가 다른 진료담당의사의 처방에 따라 각각 조제한 경우에는 각각 산정</td></tr>
<tr><td>외래환자 조제 · 복약지도료
[라-1-1]</td><td>• 의약분업 예외환자에게 조제한 경우 또는 예외의약품을 조제투약한 경우 산정
• 동일 환자에게 1일 2회 이상 처방 조제하더라도 1회만 산정</td></tr>
</table>

(계속)

입원환자 조제 · 복약지도료 [라-2 / 1일당]	• 입원환자의 입원기간 중 투약한 경우 산정 • 내복약 외용약 투약량 진료과목 수 불문 • 내복약과 외용약을 동시 또는 각각 투약한 경우 소정점수만 산정 • 약제 고시에서 정한 상한금액이 포장단위로 책정된 의약품(병 · 팩 등)을 지급하는 경우는 1일분의 소정점수 산정
주사제 무균조제료 [라-4] / 1일당]	• 의사의 처방에 따라 무균조제대에서 약사가 직접 조제한 경우 산정 • 만8세 미만 소아 또는 면역기능 저하환자에 한하여 항생제, 생물학적제제, 안전역이 좁은 전문치료약제, 안정성이 낮아 혼합 시 약물 변화를 유발하기 쉬운 약제를 수액제와 혼합 조제 시 산정

3) 주사제 무균조제료[1일당]

① 의사의 처방에 따라 무균조제대에서 약사가 직접 조제한 경우에 한하여 산정

ⓐ 주사용 항암제

ⓑ 고영양수액제 TPN(Total Parenteral Nutrition)

ⓒ 일반 주사제

② 주사제 무균조제료는 만 8세 미만의 소아 또는 면역기능이 저하된 환자에 한하여 항생제, 생물학적제제, 안전역이 좁은 전문치료약제, 안정성이 낮아 혼합 시 약물 변화를 유발하기 쉬운 약제를 수액제와 혼합 조제하는 경우에 산정

4) 퇴장방지의약품 사용장려비

'약제급여목록 및 급여상한금액표'에 별도로 명시된 금액으로 산정한다.

5) 한방 외래 · 퇴원환자 조제료[1회당]

만 6세 미만의 소아에 대하여는 소정점수의 20%를 가산한다.

6) 한방 입원환자 조제 · 복약지도료

한방 입원환자 조제 · 복약지도료는 1일당으로 산정한다.

2. 의약품 분류

1) 의약품(Medicine)

의약품은 인체의 질병에 대한 진단, 예방 및 치료목적으로 사용하는 약물(drug)을 뜻하며, 약의 종류 및 용량, 투여 방법 및 횟수 등은 의사가 처방하고 약사가 조제한다.

2) 의약품의 분류

(1) 일반의약품

일반의약품(OTC: Over The Counter 약품)은 의사, 치과의사의 처방에 의하지 않고 환자가 선택할 수 있는 의약품으로서(「약사법」 제2조) 식품의약품안전처장이 정하여 고시하는 기준에 해당하는 의약품을 말한다.

(2) 전문의약품

전문의약품(POM: Precription Only Medicine, 처방약)은 일반의약품이 아닌 의약품으로서 의사 또는 치과의사의 처방에 의해서만 조제·판매할 수 있다(보건복지부 고시 제2010-141호).

3) 약물의 형태 및 투여방법

(1) 경구투약(Oral Medicine)

경구 투여는 투약의 편리성 때문에 가장 많이 사용된다. 정제·과립제·산제·액제·현탁액·시럽제·구강용제가 있다.

(2) 비경구투약(Parenteral Medicine)

주사제 투여는 주사(바늘)를 사용하여 약물을 피하, 근육내, 정맥내, 기타 방법으로 주입한다.

(3) 기타 투약

기타 투약에는 좌제, 흡입제, 안과용제, 이비인후과용제, 외용제, 연고제, 거즈 등이 있다.

4) 의약품 약효별 분류

(1) 신경계에 작용하는 의약품[100]

① 전신마취제(Narcotics)[111]: 전신마취제, 정맥주사용 마취제, 직장 마취제, 마취보조제

② 국소마취제[121]: 대뇌피질에는 작용하지 않고 동통 중추에만 작용

③ 해열 · 진통 · 소염제(Antipyretic, Analgesic & Inflammatory Drugs)[114]

④ 정온제(Tranquilizer): 신경안정제[117]

⑤ 골격근이완제(Skeletal Muscle Relaxants)[122]: 수술 시 근이완, 근육의 이상긴장, 경련, 근육통, 뇌성마비, 염좌 요배통, 변형성 척추염, 신경통, 좌골 신경통, 견비통, 요통

⑥ 자율신경제(Automatic Nerve System Drugs)[123]: 위장관의 경련성 통증, 변비, 야뇨증, 소화성궤양, 위경련, 현훈(어지러움), 빈맥, 파킨스씨병, 수술 후 장관마비, 뇌성마비

(2) 알레르기에 작용하는 의약품[140]

- 항히스타민제(Antihistamine)[141]: 체내에서 발생된 히스타민에 특이적으로 길항해서 그에 의한 장애를 경감시키는 약물

(3) 순환계에 작용하는 의약품[210]

① 강심제[211]: 심장기능 부전에 사용

② 이뇨제(Diuretics)[213]: 요량을 증가시켜서 부종 제거

③ 혈압강하제(Antihypertensive Drugs)[214]

④ 혈관수축제(Vasoconstrictors)[216]: 혈관을 수축시키는 약물

⑤ 혈관확장제(Vasodilators)[217]

(4) 호흡기계에 작용하는 의약품[220]

- 진해거담제[220]: 진해제(鎭咳劑)는 원인에 관계없이 기침을 가라앉히는 약물이다. 거담제(祛痰劑)는 호흡기질환 환자가 고통을 받는 끈끈한 점액(가래)를 녹이는 데 도움을 주어 녹아서 묽게 된 점액을 기도 밖으로 배출시키는 약물이다.

(5) 소화기계에 작용하는 의약품[230]

① 소화성궤양용제[232]: 위십이지장궤양, 위산과다증

② 건위소화제[233]: 소화제(digestives)

③ 제산제(Antacids)[234]: 체내에서의 산을 줄여주는 약물이다. 즉 위액의 염산을 화학적으로 중화시킨다.

④ 최토제, 진토제, 구토약[235]: 구역질이나 구토를 멈추게 하는 약물

⑤ 지사제[237]: 설사를 멈추게 한다.

⑥ 정장제[237]

⑦ 하제[238]: 장내의 내용물을 배설하고 또는 분변을 유연하게 하기 위해 사용

(6) 내분비계에 작용하는 의약품[240]

① 호르몬제 ② 성호르몬제[246, 247]

(7) 대사성 의약품[300]

① 비타민제[310] ② 무기질제제[322] – Na, Cl, $CaCl_2$
③ 빈혈치료제[322] ④ 당류제[323] – 포도당, 당류보급
⑤ 단백아미노산제제[325] ⑥ 혈액대용제[331]: 혈액의 대용품으로 사용
⑦ 혈액응고 저지제(Anticoagulant Drug)[333]: 항응혈제 요법이라고 하며, 정맥혈전증이나 심근경색증에 사용
⑧ 지혈제[333]: 혈액을 직접 응고시키거나 혈액응고 촉진시키는 것
⑨ 전해질 보충 및 체액용제[339]: 삼투, 완충, 약물작용, 체액 조절작용
⑩ 간장질환용제[391]
⑪ 해독제[392]
⑫ 효소제제[395]
⑬ 당뇨병용제[396]: 인슐린, 설포닐우레아제, 메조수산염제, 구아니딘 유도체

(8) 항생물질[615~618]

세균이나 미생물의 발육과 번식을 억제하는 물질로 그람음성균, 그람양성균, 리켓치아, 대형 바이러스, 곰팡이 원충, 악성종양에 작용하는 것 등이 있다.

(9) 항결핵제[622]

결핵균의 감염에 대한 치료 약물

(10) 마약제제[800]

① 마약성 진통제(Narcotic Analgegics): 아편[811]
② 모르핀, Codein 유도체, Morphin 유도체, 합성마약[821], 펜타조신: 진통작용을 가진 마약성 약제

3. 경구투여약제 요양급여기준

1) 일반원칙

간장용제(보건복지부 고시 제2013-127호, 2013.09.01)

허가사항 중 간질환에 투여하는 경우에는 아래와 같은 기준으로 투여 시 요양급여를 인정하며, 동 인정기준 이외에는 약값 전액을 환자가 부담토록 한다.

— 아 래 —

가. 대상환자

1) 투여 개시 AST(Aspartate Transaminase) 또는 ALT(Alanine Transaminase) 수치가 60U/L 이상인 경우 또는 AST 또는 ALT 수치가 40~60U/L인 경우는 3개월 이상 40U/L 이상으로 지속되는 경우

2) 투여 중 AST 또는 ALT 수치가 40U/L 미만이라 할지라도 환자의 상태나 투여소견에 따라 지속투여 인정

※ 간암, 간경변 환자가 간염을 동반한 경우에도 동일한 기준 적용

나. 투여방법

1) 이담제를 포함하여 경구제 2종 이내 인정

2) '국민건강보험 요양급여의 기준에 관한 규칙' [별표 1] "요양급여의 적용기준 및 방법 제3호 나목. 주사"의 조건에 적합한 경우에 한하여 비경구제 1종과 경구제 1종 인정

다. 항바이러스제(Lamivudine, Clevudine, Telbivudine, Entecavir, Adefovir, Tenofovir 경구제, 인터페론제제, 페그인터페론제제)와 병용 투여 시 1종은 약값 전액을 환자가 부담토록 한다.

고지혈증치료제(보건복지부 고시 제2014-34호, 2014.03.01)

허가사항 범위 내에서 아래와 같은 기준으로 투여 시 요양급여를 인정하며, 동 인정기준 이외에 투여한 경우에는 약값 전액을 환자가 부담토록 한다.

— 아 래 —

가. 순수 고저밀도지단백콜레스테롤(LDL-C)혈증

1) 투여대상

가) 위험요인*이 0~1개인 경우: 혈중 LDL-C ≥ 160mg/dL일 때

나) 위험요인*이 2개 이상인 경우: 혈중 LDL-C ≥ 130mg/dL일 때

다) 관상동맥질환 또는 이에 준하는 위험(말초동맥질환, 복부대동맥류, 증상이 동반된 경동맥질환, 당뇨병)인 경우: 혈중 LDL-C ≥ 100mg/dL일 때

라) 급성 관동맥증후군인 경우: 혈중 LDL-C ≥ 70mg/dL일 때

2) 해당 약제: HMG-CoA 환원효소억제제, 담즙산제거제, Fibrate 계열 약제 중 1종

나. 순수 고트리글리세라이드(TG)혈증

1) 투여대상

가) 혈중 TG ≥ 500mg/dL일 때

나) 위험요인* 또는 당뇨병이 있는 경우: 혈중 TG ≥ 200mg/dL일 때

2) 해당 약제: Fibrate 계열, Niacin 계열 중 1종

다. 고LDL-C 및 고TG혈증 복합형

1) 투여대상

"가. 순수 고LDL-C혈증"과 "나. 순수 고TG혈증"에 해당하는 경우

2) 해당 약제

LDL-C 및 TG에 작용하는 약제별로 각각 1종씩 인정

라. 약제투여는 치료적 생활습관 변화(therapeutic lifestyle changes)를 병행하여 실시토록 권장함.

* 위험요인

- 흡연
- 고혈압(BP ≥ 140/90mmHg 또는 항고혈압제 복용)
- 낮은 고밀도지단백콜레스테롤(HDL-C)(〈 40mg/dL)
- 관상동맥질환 조기 발병의 가족력(부모, 형제자매 중 남자 〈 55세, 여자 〈 65세에서 관상동맥질환이 발병한 경우)
- 연령(남자 ≥ 45세, 여자 ≥ 55세)

※ HDL-C ≥ 60mg/dL은 보호인자로 간주하여 총 위험요인 수에서 하나를 감한다.

고혈압약제(보건복지부 고시 제2013-127호, 2013.09.01)

동반질환 및 합병증이 없는 고혈압 환자에게 투여하는 혈압강하제는 허가사항 범위 내에서 아래와 같은 기준으로 투여 시 요양급여를 인정함.

— 아 래 —

가. 약제 치료시점

1) 수축기혈압 140mmHg 이상 또는 이완기혈압 90mmHg 이상에서 약제 투여를 시작할 수 있음.

2) 심혈관질환 위험인자를 동반하지 않는 환자에서는 우선적으로 생활습관 개선을 권고함.

나. 약제 투여원칙

1) 혈압강하제는 1종부터 투여하며, 수축기혈압이 160mmHg 이상 또는 이완기혈압이 100mmHg 이상일 경우 처음부터 2제 요법 인정 가능함.

2) 혈압강하제를 투여해도 수축기혈압이 140mmHg 이상 또는 이완기혈압이 90mmHg 이상이면 다른 기전의 혈압강하제를 1종씩 추가할 수 있음. 다만, 4성분군 이상 투여할 경우 투여소견 기재 시 사례별로 인정함.

3) 2제 요법시 다음의 병용 조합은 권장하지 아니하며, 타당한 사유 기재 시 사례별로 인정함.

— 다 음 —

가) Diuretic + α Blocker

나) β Blocker + ACE inhibitor

다) β Blocker + Angiotensin Ⅱ receptor antagonist

라) ACE inhibitor + Angiotensin Ⅱ receptor antagonist

4) 동일 성분군의 혈압강하제는 1종 투여하며, 복합제는 복합된 성분수의 약제를 투여한 것으로 인정함.

※ 대상환자: 아래의 동반질환 또는 합병증이 없는 고혈압 환자
심혈관계질환: 협심증, 심근경색, 좌심실비대, 심부전, 허혈성 심질환·뇌혈관질환
만성신질환(단백뇨 포함)
당뇨병
말초혈관질환

골다공증 치료제(보건복지부 고시 제2013-127호, 2013.09.01)

1. 허가사항 범위 내에서 아래와 같은 기준으로 투여 시 요양급여를 인정하며, 동 인정기준 이외에는 약값 전액을 환자가 부담토록 한다.

— 아 래 —

가. 칼슘 및 Estrogen제제 등의 약제 골밀도검사에서 T-score가 -1 이하인 경우(T-score ≤ -1.0)

나. Elcatonin제제, Raloxifene제제, Bazedoxifene제제, 활성형 Vit D3제제 및 Bisphosphonate제제 등의 약제(검사결과지 첨부)

1) 투여대상

가) 중심골[Central bone; 요추, 대퇴(Ward's triangle 제외)]: 이중 에너지 방사선 흡수계측(Dual-Energy X-ray Absorptiometry: DEXA)을 이용하여 골밀도 측정시 T-score가 -2.5 이하인 경우(T-score ≤ -2.5)

나) 정량적 전산화 단층 골밀도 검사(QCT): 80mg/cm^3 이하인 경우

다) 상기 가), 나)항 이외: 골밀도 측정시 T-score가 -3.0 이하인 경우(T-score ≤ -3.0)

2) 투여기간: 1년 이내로 급여하며,

가) 투여대상이 다)항에 해당하는 경우에는 6개월 이내

나) 투여대상이 가), 나)에 해당하는 환자로서 추적검사에서 T-score가 -2.5 이하(QCT 80mg/cm^3 이하)로 약제투여가 계속 필요한 경우는 급여토록 함.

다. 단순 X-ray에서 골다공증성 골절이 확실히 있는 경우를 제외하고는 단순 X-ray는 골다공증 진단에 사용해서는 안 됨.

2. 골다공증 치료제에는 호르몬요법(Estrogen, Estrogen derivatives 등)과 비호르몬요법(Bisphosphonate, Elcatonin, 활성형 Vit.D3, Raloxifene 및 Bazedoxifene제제 등)이 있으며, 호르몬요법과 비호르몬요법을 병용투여하거나 비호르몬요법 간 병용투여는 인정하지 아니함. 다만, 아래의 경우는 인정 가능함.

— 다 음 —

가. 칼슘제제와 호르몬대체요법의 병용

나. 칼슘제제와 그 외 비호르몬요법의 병용

다. Bisphosphonate와 Vit. D 복합경구제(성분: Alendronate+Cholecalciferol 등)를 투여한 경우

3. 특정 소견 없이 단순히 골다공증 예방목적으로 투여하는 경우에는 비급여함.

내용액제(시럽 및 현탁액 등)(보건복지부 고시 제2013-127호, 2013.09.01)

1. 동일성분의 정제 또는 캡슐제가 있는 내용액제(시럽 및 현탁액 등)는 허가사항 범위 내에서 아래와 같은 기준으로 투여 시 요양급여로 인정하며, 동 인정기준 이외에는 약값 전액을 환자가 부담토록 한다.

— 아 래 —

가. 만 12세 미만 소아에게 투여한 경우

나. 고령, 치매 및 연하곤란 등으로 정제 또는 캡슐제를 삼킬 수 없는 경우

2. 제산제 및 Sucralfate제제는 허가사항 범위 내에서 투여 시 요양급여를 인정함.

비타민제(보건복지부 고시 제2014-75호, 2014.06.01)

소모성 질환에는 허가된 용량 범위 내에서 투약한 경우 요양급여를 인정하며, 비타민 결핍증에는 다량 투여가 필요하므로 허가된 용량을 초과한 경우에도 요양급여를 인정함.

안연고(보건복지부 고시 제2014-75호, 2014.06.01)

1. 허가사항 범위 내에서 투여 시 요양급여 함을 원칙으로 함.
2. 허가사항 범위를 초과하여 수술 후 비강 점막 또는 두경부 점막 등 상처감염 예방목적에는 약값 전액을 환자가 부담토록 함.

Probiotics(정장생균제)(보건복지부 고시 제2013-127호, 2013.09.01)

허가사항 범위 내에서 아래와 같은 기준으로 투여 시 요양급여로 인정하며, 동 인정기준 이외에는 약값 전액을 환자가 부담토록 한다.

가. 6세 미만의 급성감염성설사(Acute infectious diarrhea)

나. 6세 미만의 항생제에 의한 설사(Antibiotic-associated diarrhea: 항생제 연관설사)

다. 괴사성 장염(Necrotizing enterocolitis)

진해거담제(보건복지부 고시 제2013-127호, 2013.09.01)

허가사항 범위 내에서 아래와 같은 기준으로 투여 시 요양급여를 인정하며, 동 인정기준 이외에는 약값 전액을 환자가 부담토록 함.

가. 경구 진해거담제는 약제의 성분, 약리작용 및 효능·효과, 환자의 증상에 따라 선별적으로 투여함을 원칙으로 하며,

나. 상기도 질환에 시럽제를 포함하여 2종 이내, 그 이외의 호흡기질환(천식 및 만성 폐쇄성폐질환 제외)에는 시럽제를 포함하여 3종 이내로 인정함.

다. 만 6세 미만 소아의 경우에는 함량 및 성분 등이 과량 또는 중복되지 아니하는 범위 내에서 복합시럽제 1종을 추가로 인정함.

라. 식품의약품안전처장이 정한 의약품분류번호 222, 229에 해당되는 약제라도 약리작용이 진해, 거담, 기관지 확장이 아닌 약제는 적용되지 아니함.

마. 진해거담 주사제는 신속한 치료효과가 필요한 경우에 인정함.

항생제(보건복지부 고시 제2013-127호, 2013.09.01)

1. 전반적인 감염증에 사용토록 되어 있고, 실제 임상에서 항생제 선택 시에는 적응증별 선택보다 약제감수성 검사에 따라 선택하고 있으므로 환자의 병력 등을 참조하여 허가사항 범위 내에서 1차 약제부터 단계적으로 사용해야 한다.
2. 중증 감염증에는 경구 투약만으로 치료효과를 기대할 수 없는 경우 주사제와 병용하여 처방 투여할 수 있다.

2) 치과구강용제[231]

가글용제(보건복지부 고시 제2013-127호, 2013.09.01)

허가사항 범위 내에서 아래와 같은 기준으로 투여 시 요양급여를 인정함,

가. 입원환자 및 암환자: 허가사항(용법 · 용량) 범위 내

나. 외래환자

1) 인정용량: 100ml, Ketoprofen lysine(품명: 오키펜액)은 50ml

2) 인정용량 초과한 경우: 초과한 용량의 약값 전액을 환자가 부담토록 함.

3) 뇌하수체호르몬제[241]

Desmopressin acetate 경구제(미니린정 등)(보건복지부 고시 제2013-127호, 2013.09.01)

1. 허가사항 범위 내에서 아래와 같은 기준으로 투여 시 요양급여를 인정하며, 동 인정기준 이외에는 약값 전액을 환자가 부담토록 한다.

   가. 일차성 야뇨증(5세 이상)

   - 기존에 사용하던 약제(이미프라민정)에 효과가 적거나 부작용이 있는 경우에만 인정

   나. 야간다뇨와 관련이 있는 야간뇨 증상의 치료(성인에 한함)

   - 배뇨일지(Frequency volume chart)등으로 야간다뇨로 인한 야간뇨가 확진된 경우에만 인정

2. 허가사항 범위(효능 · 효과 등)를 초과하여 요붕증에 투여하는 경우에도 주사제 및 비강분무(Nasal spray)와 동일하게 요양급여를 인정함.

4) 기타 호르몬제[249]

Danazol경구제(다노실캅셀 등)(보건복지부 고시 제2013-127호, 2013.09.01)

1. 허가사항 범위 내에서 아래와 같은 기준으로 투여 시 요양급여를 인정하며, 동 인정기준 이외에는 약값 전액을 환자가 부담토록 한다.
   가. 복강경검사 등으로 자궁내막증이 확진된 경우
   나. 유전성 혈관부종에 투여한 경우
2. 허가사항의 범위(효능 · 효과 등)를 초과하여 아래와 같은 기준으로 투여 시 요양급여를 인정한다.
   가. 스테로이드치료 또는 비장절제 후에도 호전되지 않는 특발성 혈소판 감소증(ITP)
   나. 표준치료에 반응하지 않는 심각한 불응성 혈소판 감소증이나 용혈성 빈혈을 동반하는 일부 난치성혈액질환[PNH(발작성 야간 혈색소증), IMF(특발성 골수섬유화증), MDS(골수이형성증후군), AIHA(후천성 자가면역성 용혈성 빈혈) 등]

5) 외피용 살균소독제[261]

Povidone iodine 외용제(포타딘연고 등)(보건복지부 고시 제2011-163호, 2012.01.01)

화상처치 시 살균 등의 치료목적에 다량 사용 시는 별도 산정 가능함.

의약품 처방조제지원 서비스(DUR)

1) 의의

환자가 여러 의료기관을 방문하는 경우에는 의사와 약사가 환자가 복용하고 있는 약을 알지 못하고 처방 · 조제하여 환자가 약물 부작용에 노출될 수 있기 때문에 DUR(Drug Utilization Review)은 의약품을 처방하고 조제할 때 함께 복용하면 부작용이 발생할 수 있거나 연령금기 약물, 중복투약 되는 약 등 의약품 안전성과 관련된 정보를 의사와 약사에게 컴퓨터 화면에 팝업창으로 실시간 제공하여 부적절한 약물 사용을 사전에 점검하는 서비스이다.

2) DUR 대상의약품

DUR에서 실시간 제공하는 의약품 정보는 병용·연령·임부금기 의약품과 안전성관련 사용중지 의약품, 동일성분 중복 의약품 및 효능군 중복 의약품이며, 의약품의 안전성과 관련은 없지만 약의 비용 효과적 사용을 위하여 고함량 약제가 있음에도 저함량 의약품을 배수로 처방하는 경우에도 해당 의약품 정보를 제공하고 있다.

병용·연령·임부금기 의약품은 보건복지부장관이 고시한 '요양급여 적용기준 및 방법에 관한 세부사항'에 의거 식품의약품안전처에서 해당 성분을 공고하고, 건강보험심사평가원은 금기 성분에 해당하는 의약품을 추출하여 DUR 기준 DB에 반영하고 매월 홈페이지에 공개하고 있다. DUR 대상의약품은 〈표 5-5〉, DUR 절차는 [그림 5-1]과 같다.

〈표 5-5〉 DUR 대상의약품

(단위: 품목 수)

항목	성분 수	품목 수		
		계	급여	비급여
병용금기	612 (조합)	4,779 (153,778조합)	3,070 (63,450조합)	1,709 (90,328조합)
연령금기	128	2,064	1,170	894
임부금기	567	9,528	6,529	2,999
효능군 중복	174	3,268	2,325	943
안전선속보(서한)관련 사용중지		548	420	128
저함량 배수 처방조제 대상		1,498	1,498	
동일성분 중복				

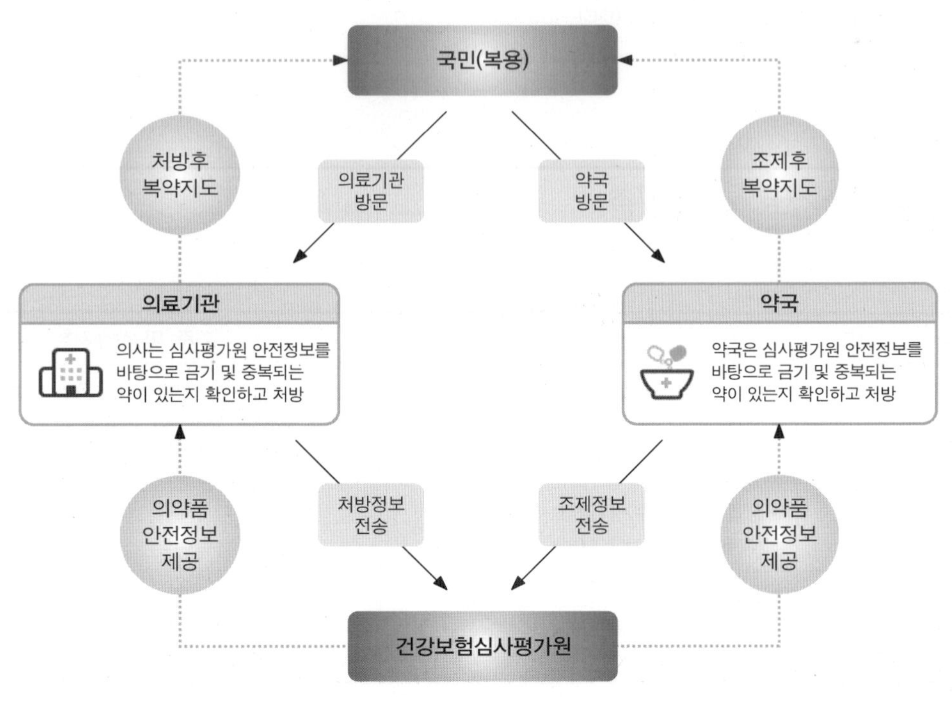

[그림 5-1] DUR 절차

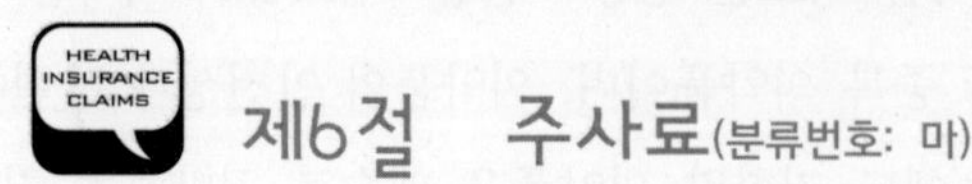

제6절 주사료(분류번호: 마)

1. 주사료 산정지침

① 주사 시 사용된 주사재료대(1회용 주사기, 1회용 주사침, 나비침, 정맥 내 유치침, 수액세트, 혈액 bag 등)와 수혈에 소요된 약제 및 재료대는 소정점수에 포함되므로 별도 산정하지 아니한다. 다만, 정맥 내 유치침을 사용한 경우에는 「마-5-주」 및 「마15-다주」에 따라 산정하며, 다음의 경우에는 '약제 및 치료재료의 비용에 대한 결정기준'에 의하여 별도 산정한다.

ⓐ 치료적 성분채집술에 사용된 약제 및 재료대(요양기관이 대한적십자사 혈액원 등으로부터 성분채집에 의한 혈액성분제제를 구입한 경우 포함)

ⓑ 조혈모세포 이식 시 사용된 골수 말초혈액(CD34+Collection Kit, Cryo Bag)

ⓒ 적혈구 수집기(Cell Salvage)를 이용한 자가수혈에 사용된 재료대

② 제1절 주사료를 산정하는 경우 만 1세 미만의 소아에 대하여는 주사료 소정점수의 50%를, 만 1세 이상 만 6세 미만의 소아에 대하여는 주사료 소정점수의 30%를 가산한다. 다만, 피하 또는 근육내 주사(마1), 생물학적 제제 주사(마4), 수액제 주입로를 통한 주사(마5-1), 항암제 피하내 주사(마15-가), 급속항온주입(마16)은 그러하지 아니한다.

2. 주사수기료 산정기준

분류번호	코드	분류	기준 및 산정지침
마-1	KK010	• 피하 또는 근육내 주사 • Subcutaneous(SC) • Intramuscular Injection(IM)	• 외래는 1일 1회, 입원은 1일 2회 이내만 산정한다. **다만, 응급을 요하거나 진료상 반드시 필요한 경우에는 예외로 한다.**
마-2	KK020	• 정맥 내 일시주사(1일당) • Intravenous Injection(IV)	
마-4	KK041~7	• 생물학적 제제 주사[반응시험 포함] • Biological Preparation Injection	• 생물학적 제제 주사는 각종 톡소이드, 백신, 항독소, 치료혈청 중 열거한 약제를 주사한 경우에 한하여 산정한다.

(계속)

분류번호	코드	분류	기준 및 산정지침
마-5	KK051 KK052 KK053	• 정맥 내 점적주사 [1병 또는 포장단위당] • Continuous Intravenous Injection - 100ml 미만 - 100ml ~ 500ml - 501ml ~ 1000ml	• 정맥 내 유치침을 사용한 경우 개당 5.42점을 산정한다. • 정밀지속적 점적주입을 위해 Infusion Pump를 사용한 경우에는 기기당 27.08점을 1일 1회 산정한다.
	KK059	• 정맥 내 유치침	
마-5-1	KK054	• 수액제 주입로를 통한 주사 • IV Side Injection(IVS)	• 외래는 1일 1회, 입원은 1일 2회 이내만 산정한다.
마-6	KK061	• 신경간 내 주사 Perineural Injection	• 건초 내 주사를 실시한 경우에는 52.18점을 산정한다.
마-15	KK156 KK151	• 항암제 주입 - 정맥 내 일시주사[1일당] - 정맥 내 점적주사[1병 또는 포장단위당]	• 정맥 내 유치침을 사용한 경우 개당 5.42점을 산정한다. • 정밀 지속적 점적주입을 위해 Infusion Pump를 사용한 경우에는 기기당 27.08점을 1일 1회 산정한다.
마-11	KK110	• 결막하주사 Subconjunctival Injection	• 마취목적으로 실시한 경우 소정 처치 및 수술료에 포함. 별도 산정 안 됨.
마-16	KK160	• 급속항온주입(1회당) Rapid and Warming Blood(Fluid) Infusion	• Disposable Set는 별도 산정

예) 다음 보기의 진료기록 내용에서 주사약제 투여량과 주사료 적정횟수를 산정하시오.

2016년 4월 15일부터 17일(외래)

가. 부스코판주 1ⓐ × 2 IV　　　나. 겐타마이신주 1ⓥ × 2 IM

다. 5% 포도당 500ml × 1 IV　　　라. 트라마돌주 1ⓐ × 2 IV

× 3days

1. 근육주사료 (　　　)　　　2. 부스코판주 (　　　)
3. 정맥내 점적주사료 (　　　)　　　4. 겐타마이신주(　　　)
5. 기타 (　　　)　　　6. 트라마돌주 (　　　)

3. 채혈 및 수혈료

1) 생혈(마-103)

① 공혈자에 대한 채혈 및 검사비용은 소정점수에 포함되어 별도 산정하지 아니한다.

② 혈액형검사(A · B · O 혈청혈액형검사, Rho 혈액형검사), 교차시험 및 수혈주사료는 별도 산정한다.

2) 교환(마-104)

요양기관 종별가산율을 적용하지 않으며, 혈액비용은 별도 산정한다.

3) 조혈모세포 이식(마-105)

① 조혈모세포 이식기간 중 각 항목별로 1회에 한하여 산정. 다만, 말초혈액 조혈모세포의 수집은 그러하지 아니한다.

② 조혈모세포 이식에 사용된 약제료 및 재료대 등은 소정점수에 포함되므로 별도 산정하지 아니한다. 다만, 골수, 말초혈액, CD34+Collection Kit는 별도 산정한다.

ⓐ 조혈모세포의 수집: 만6세 미만의 소아에 대하여는 소정점수의 10% 가산. 다만, 제대혈 조혈모세포의 수집에 대하여는 그러하지 아니한다.

ⓑ 제대혈: 당해 요양기관에서 수집한 제대혈을 주입한 경우에 한하여 산정한다.

4) 자가수혈(마-106)

① 환자로부터 채혈한 혈액 또는 혈액성분제제를 환자 본인에게 수혈한 경우 산정한다.

② 채혈료는 1일당으로 산정하며 채혈료에는 검사료, 혈액보존비용 등 포함한다.

③ 자가수혈 시 혈액형검사(A, B, O & Rho 혈액형검사)는 산정하지 아니하며, 교차시험 및 수혈주사료는 1 Unit(혈액 pack)마다 산정한다.

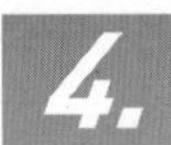

4. 주사제 요양급여기준

단백아미노산제제(보건복지부 고시 제2013-151호, 2013.10.01)

허가사항 범위 내에서 아래와 같은 기준으로 투여 시 요양급여를 인정하며, 동 인정기준 이외에는 약값 전액을 환자가 부담토록 한다.

가. 전해질 이상의 교정, 대수술, 중증 전신화상 환자 등에게 경구로 영양공급이 불충분하여 비경구적으로 영양공급이 필요한 경우

나. 총정맥영양법(TPN요법)에 사용 시에는 환자 개별 상태에 따라 열량 계산하여 투여한 경우 인정

Albumin 주사제(보건복지부 고시 제2013-151호, 2013.10.01)

1. 허가사항 범위 내에서 만성 저단백혈증으로 인한 급성 합병증을 치료 시 혈중 알부민 검사치가 3.0 이하면서 아래와 같은 기준으로 투여하는 경우에 인정하며, 동 인정기준 이외 3.5 미만의 저알부민혈증에 진료 시 필요하여 투여 시는 약값 전액을 환자가 부담토록 한다.
   가. 일반원칙
      1) 저단백혈증으로 인한 Oncotic Deficit(삼투압 결핍) 치료
      2) 저단백혈증으로 인한 혈장 또는 혈량결핍(plasma or volume deficit) 치료
   나. 적응증
      1) 쇼크(shock)
      2) 화상(burns)
      3) 성인호흡곤란증후군(adult respiratory distress syndrome)
      4) 심폐우회술(cardiopulmonary bypass)
      5) 신생아용혈병(hemolytic disease of the newborn)
      6) 급성 신증(acute nephrosis)
      7) 아급성 또는 만성 저단백혈증(subacute or chronic hypoproteinemia)(만성신질환, 만성간질환 등)로 인해 발생한 급성 합병증의 치료
   ※ 급성합병증의 예: 쇼크(shock), 치료적 복수천자(대량의 복수천자로 인한 순환 불안정(circulatory instability)이 있는 경우 등), 자발적 세균성 복막염(spontaneous bacterial peritonitis)과 동반하여 혈청 크레아티닌(creatinine)치가 정상 이상으로 상승된 경우, 간신증후군(hepatorenal syndrome), 복수나 늑막삼출에 의한 호흡곤란(dyspnea), 부종(edema) 등
   다. 금기사항(contraindication)
      1) 심부전(heart failure)
      2) 폐부종(pulmonary edema)
      3) 심한 빈혈(severe anemia)
      4) 만성신장질환(chronic renal insufficiency)
2. 허가사항 범위를 초과하여 아래와 같은 기준으로 투여 시 요양급여를 인정한다.
   가. 뇌지주막하 출혈환자에게 볼륨확장(volume expansion) 목적으로 5% 알부민주 투여 시 혈관조영(angiogram)이나 도플러(doppler), 자기공명영상진단(MRI) 등으로 Vasospasm(뇌혈관 연축)이 확인된 경우에 한해 혈중 알부민 수치에 관계없이 1~1.5g/kg/day 용량으로 7일까지 투여 시 요양급여를 인정하고, 그 이상 투여가 필요하여 투여한 경우에는 투여소견서를 첨부토록 함.
   나. 개심술시 Osmorality(삼투압) 유지목적 또는 심근보호 목적으로 충전액이나 심정지액(cardioplegic sol.)에 추가하는 경우 통상 1~2병(함량 관계없이 100ml/1병 포장단위)을 인정함.
   다. 혈장교환(plasma exchange) 시 사용한 알부민은 인정함[혈장분리교환술(plasmapheresis) 시 Eval Filter 사용하면 Albumin은 인정하지 아니함].
   라. 신이식술시 Plasmanate 대용으로 5% 알부민주 투여 시는 알부민 수치와 관계없이 수술 당시에 2~3병 정도 인정한다.

골격근이완제(122) Atracurium besylate 주사제(아쿠렉스주 등)

(보건복지부 고시 제2013-127호, 2013.09.01)

허가사항 범위 내에서 아래와 같은 기준으로 투여 시 요양급여를 인정하며, 동 인정기준 이외에는 약값 전액을 환자가 부담토록 한다.

가. 입원의 경우

1) 제왕절개술(C-sec)
2) 개심술
3) 안압이 현저히 높은 환자의 수술
4) 짧은 시간 수술(1시간 이내)
5) 노인(65세 이상) 및 중환자실 환자
6) 빈혈이 있는 환자
7) 심장 및 신장환자 수술 시
8) 빈맥이 있는 환자
9) 만15세 이하의 환자
10) 인공호흡기와의 부조화(ventilator fighting) 시

나. 외래환자 마취 시

다. 간 또는 신기능이 저하된 환자

Triamcinolone acetonide 주사제(트리암시놀론 주 등)(보건복지부 고시 제2013-127호, 2013.09.01)

허가사항 범위 내에서 투여 시 요양급여 함을 원칙으로 하고, 허가사항 범위(효능·효과, 용법·용량)를 초과하여 아래와 같은 기준으로 투여한 경우에도 요양급여를 인정한다.

가. 원형탈모증 및 켈로이드반흔 상병 등에 병변 내 주입시 환자 상태에 따라 1일 40mg 이내로 투여한 경우

나. 추간관절차단(facet joint block/injection) 시는 1 level당 20mg으로 최대 3 level(60mg)까지, 양측은 각각 최대 2 level(80mg)까지 인정

스테로이드주사제(Triamcinolone acetonide, Methylprednisolone acetate, Betamethasone sodium phosphate 등)(보건복지부 고시 제2013-127호, 2013.09.01)

허가사항 범위 내에서 투여 시 요양급여함을 원칙으로 하고, 허가사항 범위(효능·효과, 용법·용량)를 초과하여 아래와 같은 기준으로 투여한 경우에도 요양급여를 인정한다.

가. 신경차단술시 사용한 경우

나. 추간관절차단(facet joint block/injection) 시 사용된 Triamcinolone Acetonide 주사제는 1 level당 20mg으로 최대 3 level(60mg)까지, 양측은 각각 최대 2 level(80mg)까지 인정

※단, Triamcinolone Acetonide는 사용상의 주의사항에 따라 경막 외 또는 척수강 내로 투여하지 않음.

Vancomycin 주사제(품명: 반코마이신주 등)(보건복지부 고시 제2013-127호, 2013.09.01)

허가사항 범위 내에서 아래와 같은 기준으로 투여 시 요양급여를 인정한다.

가. 감염예방 목적으로 사용하는 경우에는 요양급여를 인정하지 아니한다.

나. 반드시 사전에 미생물 배양 및 동정검사를 실시하여 Methicillin 또는 Oxacillin에 내성을 보이는 포도상구균(MRSA, ORSA)이나 혈장응고효소(coagulase) 음성 포도상구균에 의한 임상적으로 의미있는 감염증인 경우, 베타락탐 항균제에 내성을 보이거나 심각한 과민반응을 보이는 그람양성균에 의한 임상적으로 의미 있는 감염증인 경우에 한하여 요양급여를 인정한다(반드시 약제 감수성 결과지를 첨부토록 함).

다. 다음과 같은 경험적 치료의 경우에는 다른 항생제의 사전 투여 없이 동 약제를 바로 투여했을 때에도 요양급여를 인정하며, 원인균이 동정되면 감수성결과에 따라 약제를 변경 투여하여야 한다.

1) 신경외과 수술 후 중추신경계 감염
2) 대체삽입물(prosthesis)관련 골수염 또는 관절염
3) 인공호흡기(ventilator) 관련 폐렴
4) 안구내염
5) 계속적복막관류술(CAPD)으로 인한 복막염
6) 지역사회에서 발생한 급성세균성 뇌수막염
7) 그람양성균 감염의 고위험 요인 있는 심한 면역저하 환자(악성종양, 장기이식, 면역억제제 사용, 선천성 면역결핍증인 만성육아종질환 환자 등)에서의 중증 감염

Thrombin 제제(보건복지부 고시 제2013-127호, 2013.09.01)

1. 허가사항 범위 내에서 아래와 같은 기준으로 투여 시 요양급여를 인정하며, 동 인정기준 이외에는 약값 전액을 환자가 부담토록 한다.

가. 식도정맥류 출혈에 경화요법(비관혈적) 실시 시 사용하는 경우 5,000단위 1병 범위 내에서 인정

나. 외과적 수술(관혈적) 시에는 결찰법이나 직접압박법 등 통상의 지혈방법으로는 지혈이 곤란하여 동 약제 사용시 반드시 필요한 경우에 한하여 트롬빈 5,000단위 2병 범위 내에서 인정

2. 상부 위장관(Upper gastrointestinal) 출혈시 동 약제의 경구투여는 별도 인정하지 아니한다.

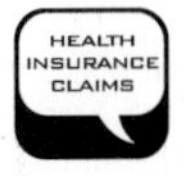

제7절 마취료(분류번호: 바)

1. 마취료 산정지침

① 마취약제 주사 시 사용한 1회용 주사기 및 주사침 등의 재료대는 마취료 소정점수에 포함되므로 별도 산정하지 아니한다.

② 신생아 마취 시 마취료 소정점수의 100%를 가산하며, 만 1세 미만 소아의 경우에는 마취료 소정점수의 50%를, 만 1세 이상 만 6세 미만의 소아 또는 만 70세 이상의 노인의 경우에는 마취료 소정점수의

30%를 가산한다.

③ 장기이식수술 마취, 심폐체외순환법 마취, 일측폐환기법 마취, 고빈도제트환기법 마취, 개흉적 심장수술 마취, 뇌종양, 뇌혈관질환에 대한 개두술 마취 시에는 마취료 소정점수의 50%를 가산한다.

마취료 가산율 비교

대상 및 마취방법	가산율	대상 및 마취방법	가산율
신생아 마취	100%	장기이식수술 마취	50%
만 1세 미만 소아	50%	심폐체외순환법 마취	50%
만 1세 이상 만 6세 미만 소아	30%	일측폐환기법 마취	50%
만 70세 이상의 노인	30%	고빈도제트환기법 마취	50%
야간 및 공휴	50%	개흉적 심장수술 마취	50%
		뇌종양, 뇌혈관질환에 대한 개두술 마취	50%

④ 18시~익일 09시 또는 공휴일에 응급진료가 불가피하여 마취를 행한 경우에는 소정점수의 50%를 가산한다. 이 경우 해당 마취를 시작한 시각을 기준으로 산정한다.

⑤ 수술 중에 발생하는 우발사고에 대한 처치(산소흡입, 응급적 인공호흡 또는 주사(강심제) 등의 비용은 별도 산정할 수 있으나, 그 밖의 경우에는 산소흡입, 응급적 인공 호흡비용 및 EKG Monitoring료는 산정하지 아니한다.

⑥ 동일목적을 위하여 2가지 이상의 마취를 병용한 경우 또는 마취 중에 다른 마취법으로 변경한 경우에는 주된 마취의 소정점수만 산정한다.

⑦ 표면마취, 침윤마취 및 간단한 전달마취의 비용은 소정 시술료에 포함되므로 별도 산정하지 아니한다.

⑧ 마취통증의학과 전문의 초빙료를 산정하는 경우에는 초빙된 마취통증의학과 전문의의 면허종류, 면허번호를 요양급여비용청구명세서에 기재하고 마취통증의학과 전문의가 서명 또는 날인한 마취 기록지를 비치하여야 한다.

2. 마취료 산정기준

분류번호	코드	분류	기준 및 산정지침
바-1	정맥마취		
	가. 마취관리 기본(30분 기준)		
	L0101	가. 전신마취	
	L0102	나. 부위(국소)마취	• 정맥내 국소마취제를 주입하여 실시한 경우에 산정한다.
	나. 마취 유지		• 30분을 초과하여 마취관리를 지속시킨 경우에 매15분 증가할 때마다 산정한다.

(계속)

분류번호	코드	분류	기준 및 산정지침
바-2	L7990	• 마취통증의학과 전문의를 초빙하여 실시한 경우에는 1,415.18점을 산정한다. 다만, 「의료법」 제3조의 규정에 의한 종합병원인 요양기관 또는 마취통증의학과전문의가 상근하고 있는 병・의원급 요양기관은 제외한다.	
	가. 마취관리 기본(1시간 기준)		
바-2	L1211~5	(1) 기관 내 삽관에 의한 폐쇄순환식전신마취	
		(2) 마스크에 의한 폐쇄순환식전신마취	
		(3) 척추마취	
		(4) 경막외마취	
		(5) 상박신경총마취	
	나. 마취 유지		• 1시간을 초과하여 마취관리를 지속시킨 경우에 매15분 증가할 때마다 산정한다.
바-2	L1221~5	(1) 기관내 삽관에 의한 폐쇄순 환식전신마취	
		(2) 마스크에 의한 폐쇄순환식전신마취	
		(3) 척추마취	
		(4) 경막외마취	
		(5) 상박신경총마취	
바-3		마취중 감시료	• 마취(바-2)중 감시를 실시한 경우에 산정한다. 다만, 산정지침 (2) 소아가산 등 마취료 가산 및 (3) (야간・공휴) 가산의 가산율은 적용하지 아니한다.
	L1310	가. 마취중말초산소포화도감시	
	L1320	나. 마취중 중심정맥압감시	
	L1330	다. 마취중 침습적동맥압감시	
버-1	LX001	굴곡성 기관지경을 이용한 기관내 삽관술(마취를 위해 삽관한 경우)	• 일반후두경으로 기관내 삽관이 곤란한 경우, 구강내 이물 또는 종양이 있는 경우, 목의 신전이 어려운 경우, 의식이 없어지면 기도유지가 어려운 경우에 한하여 산정한다.
바-8	L0800	치과침윤마취(1/3악당)	
바-9	L0901~5	치과전달마취	• 상・하악 양측으로 각각 산정한다.

3. 신경차단술

신경차단술 시 사용한 약제(국소마취제, 스테로이드제, 조영제 등)는 '약제 급여 목록 및 급여 상한금액표'에 따라 실사용량으로 산정한다.

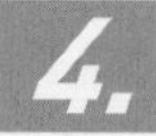

마취료 명세서 작성

① 마취료는 마취행위료와 마취 진료재료 및 마취약제로 구성된다.

② 마취료의 요양급여비용명세서 작성은 마취 진료재료 및 약제료는 (I)란에 기재하고 마취행위료(기술료)는 (II)란에 기재한다.

마취료 청구 Tip

• 마취료 산정
 - 마취행위료는 마취관리 기본(1시간 기준)과 마취유지로 구성
 - 마취관리 기본은 1시간 기준이므로 1시간을 초과하여 마취하는 경우에는 매 15분마다 마취유지 산정

예 1) 1시간 45분 마스크에 의한 폐쇄순환식 전신마취료를 산정하시오.
 ☞

예 2) 공휴일에 만6세 미만 소아환자에게 전신마취 시행 시 마취료를 산정하시오.
 ☞ 소정마취료 ×

마취약제료 명세서 작성방법 예시(전신마취 1시간 30분 실시)				
분류(의약분예외 구분코드)	단가(원)	일일투여량	총 투여일수	비고
아산화질소 45l/15분(55)	480	645	1	
산소 1L/1분(55)	1	45	6	45L/15분=3L/1분
판크로니움 4mg(55)	332	1	1	2ml/A
썩시닐콜린 200mg(55)	1,231	0.5	1	1일 투여량 100mg
치오펜탈나트륨 500mg(55)	866	1	1	1일 투여량 500mg
탄산가스흡수제 450g/90분(55)	3,270	1	1	450g/1시간 30분
할로탄 7.7ml/15분(55)	103	7.5	6	
아리레인 7.5ml/15분(55)	243	7.5	6	요양급여기준 참조
에어레인(이소프루란)	580	40.4	1	

5. 마취약제 요양급여기준

흡입마취에 사용되는 약제(보건복지부 고시 제2014-75호, 2014.06.01)

흡입마취에 사용되는 약제 중 일부 약제의 요양급여비용은 아래와 같이 산정하며, 동 사용량을 초과하여 투여하는 경우에는 투여소견서를 첨부하여야 한다.

대상	사용량
Oxygen gas(품명: 산소)	• 15분당 45 ℓ (전신마취에 한함)
Enflurane(품명: 게로란액 등)	• 15분당 7.5ml
Isoflurane(품명: 에어레인액 등)	• 초회량: 15분까지 12.9ml • 유지량: 15분당 5.5ml
Sevoflurane(품명: 세보레인흡입액 등)	• 초회량: 15분까지 9.5ml • 유지량: 15분당 5ml
Desflurane(품명: 슈프레인)	• 실제 사용량초회량: 15분까지 15ml • 유지량: 15분당 10.7ml
Thiopental sodium(품명: 펜토탈소디움)	• 실제 사용량
Suxamethonium chloride(품명: 석시콜린)	• 실제 사용량
Nitrous oxide(품명: 아산화질소)	• 15분당 45 ℓ (전신마취에 한함)

Propofol 주사제(보건복지부 고시 제2013-127호, 2013.09.01)

1. 허가사항 범위 내에서 아래와 같은 기준으로 투여 시 요양급여를 인정하며, 동 인정기준 이외에는 약값 전액을 환자가 부담토록 한다.
   가. 30분 초과 2시간 이내의 마취를 요하는 수술
   나. 뇌질환, 심장질환, 신장질환, 장기이식 시술환자, 간기능 이상환자, 간질환의 기왕력이 있는 환자에게 마취유도 및 유지목적으로 사용한 경우로서
      1) 마취유지 시 최초 10분간은 10mg/kg/hr
      2) 추가 10분간은 8mg/kg/hr
      3) 그 이후는 6mg/kg/hr 용량의 범위 내에서 투여 시
   다. 마취유도 목적으로 150mg/ 15ml/Amp 1개 투여 시

2. 개심술의 마취 시 Fentanyl citrate을 주마취제로, Propofol을 보조마취제로 병용 투여하는 경우에는 Propofol을 4mg/kg/hr 이내로 인정

세보레인 흡입액(보건복지부 고시 제2011-163호, 2012.12.01)

허가사항 범위 내에서 아래와 같은 기준으로 투여 시 요양급여를 인정하며, 동 인정기준 이외에는 약값 전액을 환자가 부담토록 함.

- 소아의 마취유도와 유지
- 뇌질환, 심장질환, 신장질환 및 장기이식수술
- 간기능 이상 환자, 간질환의 기왕력이 있는 환자의 마취유도와 유지
- 2시간 이내 마취를 요하는 수술

Isoflurane제제(포란액)(보건복지부 고시 제2005-71호, 2005.11.01)

허가사항 범위 내에서 아래와 같은 기준으로 투여 시 요양급여를 인정하며, 동 인정기준 이외에는 약값 전액을 환자가 부담토록 한다.

- 뇌질환, 심장질환, 신장질환 및 장기이식수술
- 신생아 마취에 선택적으로 사용할 경우
- 2시간 이내 마취를 요하는 수술
- 간기능 이상 환자, 간질환의 기왕력이 있는 환자의 마취유도와 유지

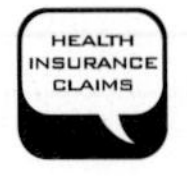

제8절 이학요법료(분류번호: 사)

1. 이학요법료 산정지침

1) 기본 물리치료료

① 해당 항목의 물리치료를 실시할 수 있는 일정한 면적의 해당 치료실과 실제 사용할 수 있는 장비를 보유하고 있는 요양기관에서 의사의 처방에 따라 상근하는 물리치료사가 실시하고 그 결과를 진료기록부에 기록한 경우에 산정한다.

② 표층열치료, 한냉치료, 경피적 전기신경자극치료, 간섭파전류치료는 1일 2회 이상 실시한 경우에도 외래는 1일 1회, 입원은 1일 2회만 산정한다.

〈표 5-6〉 기본 물리치료료 산정기준(지침)

분류번호	코드	분류	기준 및 산정지침
사-101	MM010	표층열치료	• 온습포, 적외선치료 등을 포함한다. • 같은 날 심층열 치료와 동시에 실시한 경우에는 소정점수의 50%를 산정한다.
사-101-1		한냉치료	• 한냉치료와 온열치료를 동시에 실시한 경우에는 한 가지만 산정한다. • 장비에 불문하고 소정점수를 산정한다.
	MM011 MM012	가. 콜드팩 나. 냉동치료	
사102	MM020	심층열치료[1일당]	• 초음파치료, 극초단파치료, 초단파치료 등을 포함한다.
사103	MM030	자외선치료[1일당]	
사104	MM070 MM080	경피적전기신경자극치료(TENS) 간섭파전류치료(ICT)	
사105	MM090	마사지치료[1일당]	• 근마비로 인한 연부조직 위축, 감염 및 외상으로 인한 연부조직유착을 개선하기 위하여 수기로 20분 이상 실시한 경우에 산정한다.
사106	MM101	단순운동치료[1일당]	• 근육기능장애와 관절기능장애에 대해 각종 운동, 자세교정운동 등을 포함하여 10분 이상 실시한 경우에 산정한다. • 복합운동치료, 재활기능치료와 동시에 실시하는 경우에는 주된 항목의 소정점수만 산정한다.

2) 단순재활치료

① 해당 항목의 물리치료를 실시할 수 있는 일정한 면적의 해당 치료실과 실제 사용할 수 있는 장비를 보유하고 있는 요양기관에서 재활의학과, 정형외과, 신경외과, 신경과, 외과, 흉부외과 또는 마취통증의학과전문의가 상근하여야 하며, 해당 전문의 또는 전공의의 처방에 따라 상근하는 물리치료사가 실시하고 그 결과를 진료기록 부에 기록한 경우에 산정한다.

② 간헐적 견인치료, 전기자극치료는 1일 2회 이상 실시한 경우에도 외래는 1일 1회, 입원은 1일 2회만 산정한다.

③ 전기자극치료(EST)는 마비근자극치료를 목적으로 실시한 경우에 산정한다.

④ 운동점차단술은 동 시술 시 사용된 약제, 신경파괴제 등은 소정점수에 포함되어 있으므로 별도 산정하지 아니한다.

⑤ 이온삼투요법에 사용한 스테로이드약제는 '약제급여목록 및 급여상한금액표'에 따라 실사용량으로 산정하며, 사용된 재료대 등은 소정점수에 포함되므로 별도 산정하지 아니한다.

⑥ 단순재활치료에는 파라핀욕, 수치료, 유속치료, 전기자극치료(EST), 간헐적견인치료, 재활저출력레이저치료, 복합운동치료 등이 있다.

3) 전문재활치료

① 해당 항목의 물리치료를 실시할 수 있는 일정한 면적의 해당 치료실과 실제 사용할 수 있는 장비를 보유하고 있는 요양기관에서 재활의학과전문의가 상근하고 해당 전문의 또는 전공의의 처방에 따라 상근하는 물리치료사(작업치료, 일상생활동작훈련치료, 재활사회사업, 연하장애재활치료 제외) 또는 해당분야 전문치료사(작업치료사는 작업치료, 일상생활동작훈련치료, 연하장애재활치료에 한하고, 사회복지사는 재활사회사업에 한함)가 실시하고, 그 결과를 진료기록부에 기록한 경우에 산정한다.

② 중추신경계발달재활치료, 작업치료, 신경인성방광훈련치료, 기능적 전기자극치료, 재활기능치료는 1일 2회 이상 실시한 경우에도 외래는 1일 1회, 입원은 1일 2회만 산정한다.

③ 단순작업치료와 복합작업치료는 정형외과 또는 신경외과전문의가 상근하고 해당 전문의 또는 전공의의 처방에 따라 작업치료사가 실시하며, 그 결과를 진료기록부에 기록한 경우에도 산정할 수 있다.

④ 근막동통유발점주사자극치료는 재활의학과전문의 또는 동통재활분야 교육을 이수한 의사가 직접 실시한 경우에 산정한다.

〈표 5-7〉 **전문재활치료 산정기준(지침)**

분류번호	코드	분류	기준 및 산정지침
사-121	MM047	풀치료(pool therapy)(1일당) 가. 보행풀치료	• 뇌졸중, 두부손상, 신경계의 이상 등으로 대기 중에서 체중부하가 불가능한 경우 보행 및 보행에 필요한 하지근력을 강화시킬 목적으로 1인의 물리치료사가 1인의 환자를 1대 1로 중점적으로 30분 정도 풀내의 평행봉을 이용한 혼자서기, 체중이동, 균형 잡기 등의 훈련을 하는 경우에 산정한다.
사-122	MM105	중추신경계발달재활치료	• 중추신경계장애로 인한 발달지연 및 근육마비와 경직의 치료를 목적으로 보이타 또는 보바스 요법 등의 교육과정을 120시간 이상 이수한 재활의학과 전문의나 물리치료사가 1인의 환자를 1대 1로 중점적으로 30분 이상 실시한 경우에 산정한다.
사-123	MM111	작업치료	• 1인의 작업치료사가 2인 이상의 환자를 상대로 동시에 10분 이상의 훈련을 실시하는 경우에 산정한다.
사-124	MM114	일상생활동작훈련치료	• 1인의 작업치료사가 1인의 환자를 1대 1로 중점적으로 식사, 옷 입고 벗기, 배변 및 위생훈련 등 일상생활동작 적응훈련을 최소 20분 이상 실시한 경우에 산정한다.
사-125	MM120	신경인성방광훈련치료	• 척수손상, 뇌졸중, 두부손상, 말초신경 손상 등으로 인해 스스로 배뇨를 하지 못하는 신경인성방광환자에게 배뇨반사를 자극하고 방광내압의 증가, 요도괄약근 이완 등의 방법으로 배뇨를 유도하면서 간헐적으로 도뇨를 시행하는 경우에 산정한다(도뇨 산정불가).
사-126	MM151	기능적전기자극치료	• 기능적 전기자극치료는 환자에게 최소 20분 이상 실시한 경우에 산정한다.
사-127	MM131	근막동통유발점주사자극치료	• 근막동통유발점에 생리식염수나 국소마취제 등을 주사 후 스트레치 운동을 실시한 경우에 산정한다.

4) 기타 이학요법료

① 적외선치료(사-30), 자외선치료(사-31), 약욕(사-32), 피부과적 적외선치료(사-33), 피부광학요법(사-34), 간헐적호흡치료(사-36), 요실금 전기자극치료(사-34) 등은 1일당 진료수가로 산정한다.

② 상기도증기흡입치료(사-30-1)은 급만성후두염에 한하여 산정하되, 적외선치료(사-30)와 동일 실시한 경우에는 상기도증기흡입치료의 소정점수만을 산정하며, 외래는 주 2회, 입원은 1일 1회에 한하여 산정한다(Disposable Nebulizer Kit, Mask 재료대는 별도 산정 불가).

2. 이학요법료 요양급여기준

물리치료사 1인당 1일 물리치료 실시인원(보건복지부 고시 제2010-31호, 2010.05.28)

해당 항목의 물리치료를 실시할 수 있는 일정한 면적의 해당 치료실과 실제 사용할 수 있는 장비를 보유하고 있는 요양기관(보건기관 포함)에서 재활 및 물리치료를 실시한 경우에 상근하는 물리치료사 1인당 물리치료 실시인원(물리치료 실시 총 청구건수를 의미함)은 월평균(또는 주평균) 1일 30명까지 인정하며, 이 경우 의료급여 환자를 포함함. 다만, 상근물리치료사 1인 이상이 근무하는 기관에서 시간제, 격일제 근무자(주 3일 이상이면서 주 20시간 이상 근무하는 자)의 경우 0.5인으로 보아 월평균(또는 주평균) 1일 15명까지 인정함.

※ 월평균(주평균) 물리치료 실시인원
=1개월간(1주일간) 총 물리치료 청구건수(물리치료 실시 연인원)÷1개월간(1주일간) 물리치료사 근무일수

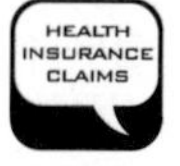

제9절 정신요법료(분류번호: 아)

1. 정신요법료 산정지침(기준)

① 정신요법료는 정신건강의학과 전문의가 정신건강의학과 환자에게 행한 경우에 산정하되, 반드시 분류항목별 치료행위에 관한 내용을 진료기록부 등에 기록한 경우에 산정할 수 있다.

② 다음의 분류항목은 정신건강의학과 전문의 지도하에 정신건강의학과 전공의가 실시한 경우에도 산정할 수 있다. 다만, 심층분석요법(아-1-다), 분석집단정신치료(아-2-나), 약물이용면담(아-5)는 3년차 이상 전공의가 실시한 경우에 산정할 수 있다.

ⓐ 심층분석요법(아-1-다), 분석집단정신치료(아-2-나), 약물이용면담(아-5)

ⓑ 지지요법(아-1-가), 집중요법(아-1-나), 가족치료(아-3), 전기충격요법(아-7), 지속적수면요법(아-8)

③ 위 "②"에서 규정한 분류항목 이외는 정신건강의학과 전문의 지도하에 정신건강 의학과 전공의 또는 상근하는 전문가(정신간호사, 사회복지사 등)가 실시한 경우에도 산정할 수 있다. 다만, 정신의학적 사회사업(아-11)은 사회복지사가 직접 실시한 경우에만 산정한다.

〈표 5-8〉 정신요법료 산정기준(지침)

분류번호	코드	분류	기준 및 산정지침
아-1	개인정신치료		• "가", "나", "다"를 동시에 산정할 수 없다. • 외래의 경우 "가", "나", "다"를 합하여 주 2회 이내 산정 • 입원의 경우 "가", "나", "다"를 합하여 주 6회 이내 산정
	NN011	가. 지지요법	• 정신의학적 평가하에 환자의 건전한 방어기전들을 강화하고 심리적 장애요인을 억제하여 정신장애를 해소 내지 경감목적으로 15분 미만 치료한 경우에 산정한다.
	NN013	나. 집중요법	• 정신의학적 평가하에 환자의 상태에 따라 지지적 기법 등 면담기법을 혼용하여 증상을 경감하고 자아방어에 대한 이해를 목적으로 15분 이상, 45분 미만 치료한 경우에 산정한다.
	NN012	다. 심층분석요법	• 환자의 무의식 내용에 대하여 증상의 완화, 성격구조 및 자아방어양상의 수정목적으로 45분 이상 심층적으로 분석하는 경우에 산정한다.
아-2	NN021~3	집단정신치료 가. 일반 나. 분석 다. 정신치료극	• "가", "나", "다" 각각 주 2회 이내만 산정한다.
아-3	NN031~2	가족치료 가. 개인 나. 집단	• "가" 주 3회 산정 • "나" 주 1회 산정
아-4	NN040	작업 및 오락요법	• 실시종목 수에 관계없이 소정점수를 산정한다. • 외래의 경우 주1회, 입원의 경우 주 5회 이내만 산정한다. • 각종 소모 재료비용은 별도 산정하지 아니한다.
아-5	NN050	약물이용면담	• 치료기간 중 2회 이내만 산정한다.
아-7	N0071~2	전기충격요법(일반/특수)	• 치료기간 중 20회 이내로 산정한다.
아-9	N0090	정신의학적 재활요법	• 2~3개 3월 이상 장기입원 치료 후 퇴원 전 10회 정도 산정할 수 있다.
아-11	NN111~14	정신의학적 사회사업 가. 개인력 조사 나. 사회사업지도 다. 사회조사 라. 가정방문	• "가"는 치료기간 중 1회만 산정한다. • "나", "다", "라"는 각각 주 1회 산정하되, 치료기간 중 2회 이내만 산정한다.

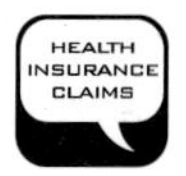

제10절 처치 및 수술료 · 캐스트료(분류번호: 자, 카)

수술료 보험청구 Tip

- 동일 피부절개 하에 2가지 이상 수술을 동시에 시술한 경우: 주된 수술은 소정점수 산정, 제2의 수술부터 소정점수의 50%(종합병원 이상은 70%) 산정
- 처치 및 수술료에 기재된 분류항목과 경부의 림프절 청소술 병행. 단, 경부의 림프절 청소술 병행시 소정점수 별도 산정
- 다발성 절종을 수개 처에서 절개한 경우 또는 동일 검 내에 존재하는 맥립종, 산립종: 1회 절개
- 수술을 개시했지만 중도에 중단한 경우: 수술의 중단까지와 시술 상태가 비슷한 항목 준용 산정(분류항목의 소정점수만 산정)
- 처치 및 수술에 레이저를 이용한 경우: 각 분류항목의 소정점수만 산정

1. 처치 및 수술료 산정지침

① 18~익일 09시 또는 공휴일에 응급진료가 불가피하여 처치 및 수술을 행한 경우에는 소정점수의 50%를 가산한다. 다만, 22~익일 06시에 분만(자-435, 자-436, 자-438, 자-450, 자-451)을 시행한 경우에는 소정점수의 100%를 가산한다.

② 제1절에 기재되지 아니한 처치 및 수술로서 간단한 처치 및 수술의 비용은 기본 진료료에 포함되므로 산정하지 아니한다.

③ 제1절에 기재되지 아니한 처치 및 수술로서 위 "③"에 해당되지 아니하는 처치 및 수술료는 제1절에 기재되어 있는 처치 및 수술 중에서 가장 비슷한 처치 및 수술 분류항목의 소정점수에 의하여 산정한다.

④ 대칭기관에 관한 처치 및 수술 중 "양측"이라고 표기한 것은 "양측"을 시술을 할지라도 소정점수만 산정한다.

⑤ 동일 피부 절개 하에 2가지 이상 수술을 동시에 시술한 경우 주된 수술은 소정점수에 의하여 산정하고 제2의 수술부터는 해당 수술 소정점수의 50%를 산정(상급종합병원, 종합병원은 70% 산정)한다. 다만, 주된 수술 시에 부수적으로 동시에 실시하는 수술의 경우에는 주된 수술의 소정점수만 산정한다.

⑥ 제1절에 기재된 분류항목 중 상 · 하악골악성종양절제술(자40-나, 자43-나), 비강, 부비동 악성종양 적출술(자96), 비인강악성종양적출술(자104-1), 후두전적출술(자122-1-다), 후두 및 하인두전적출술(자

125), 후두전적출 및 하인두부분적출술(자125-1), 구순암적출술(자215), 설암수술(자218), 구강내악성종양적출(자220-다), 이하선악성종양적출술(자223-나), 인두악성종양수술(자229-1), 부갑상선악성 종양절제술(자454-나), 갑상선악성종양근치수술(자456) 시행 시 경부의 림프절청소 술을 병행한 경우에는 위 "⑥"에도 불구하고 경부림프절청소술(자211) "주"의 소정점수를 별도 산정한다.

⑦ 근접하고 있는 다발성절종을 수개 처에서 절개한 경우나 동일 검내에 존재하는 맥립종 · 산립종의 수술 등은 1회 절개로 간주한다.

⑧ 수술은 개시하였으나 병상의 급변 등 부득이한 사유로 인하여 그 수술을 중도에서 중단하여야 할 경우에는 수술의 중단까지와 시술 상태가 가장 비슷한 항목의 수술료를 산정한다.

⑨ 각 분류항목의 처치 및 수술 등에 레이저를 이용한 경우에도 각 분류항목의 소정점수만을 산정한다.

⑩ 각 분류항목의 처치 및 수술 등에 내시경을 이용한 경우 내시경료는 소정 시술료에 포함되므로 별도 산정하지 아니한다.

⑪ 처치 및 수술 시에 사용된 약제 및 치료재료대는 소정점수에 포함되므로 별도 산정하지 아니한다. 다만, 다음에 열거한 약제 및 치료재료대는 '약제 및 치료재료의 비용에 대한 결정기준'에 의하여 별도 산정한다.

ⓐ 인공식도
ⓑ 인공심장판막
ⓒ 인공심폐회로
ⓓ 인공심박기
ⓔ 인조혈관
ⓕ 인공관절
ⓖ 골, 관절의 수복 또는 결손보철용 인공재료(체내유치)
ⓗ 인공수정체
ⓘ 조직대용인조섬유포
ⓙ 1회용 혈산화기
ⓚ 동정맥간도회로
ⓛ 경정맥용 심박기도선전극
ⓜ 심근부착용 심박기도선전극
ⓝ 심장수술용 카테터
ⓞ 혈관내수술용 카테터
ⓟ 담석제거용 카테터
ⓠ 뇌동맥류 수술용 클립
ⓡ 체내고정용 나사, 고정용 금속핀, 고정용 금속선, 고정용 못
ⓢ 지속적 주입, 지속적 배액 및 지속적 배기용도관(체내유치)
ⓣ 폴리비니루, 호루말 등 충전술 사용재료
고주파신경자극기(수술 삽입 시만 산정)

고정용 신축성 붕대

개심술, 안면수술 등 장관이 별도로 정한 처치 및 수술 시 사용된 봉합사

일반처치 또는 수술 후 처치(자-2-1), 피부과처치(자-18), 화상처치(자-18-1), 위세척(자-590)에 사용된 생리식염수[단, 총사용량이 500ml 이상인 경우에 한함]

피부과처치(자-18) 또는 화상처치(자-18-1) 시 사용된 연고, 처치 및 수술 시 사용된 인체주입용 약제(단, KMnO4 등의 소독약제는 소정 처치 및 수술료에 포함되므로 별도 산정하지 아니한다.)

산정지침 (9)에 해당되는 레이저시술 중 장관이 별도로 인정한 "레이저시술"에 소요된 레이저 재료대

제1절 및 제2절 분류항목에 별도로 표기한 경우

기타 장관이 별도로 인정한 약제 및 치료재료(인체조직 포함)

⑫ [별표 1] 및 [별표 2]에 열거한 항목을 외과 전문의가 시행한 경우에는 해당 항목 소정점수의 [별표 1]은 20%, [별표 2]는 30%를 가산한다.

⑬ [별표 3], [별표 4], [별표 5] 및 [별표 6]에 열거한 항목을 흉부외과 전문의가 시행한 경우에는 해당 항목 소정점수의 [별표 3]은 20%, [별표 4]는 30%, [별표 5]는 70%, [별표 6]은 100%를 가산한다.

⑭ 입원 중인 신생아에게 처치 및 수술을 행한 경우에는 해당 항목 소정점수의 100%를 가산한다.

⑮ 입원 중인 만 1세 미만 소아에게 처치 및 수술을 행한 경우에는 해당 항목 소정 점수의 50%를 가산한다.

⑯ 입원 중인 만 1세 이상 만 6세 미만 소아에게 처치 및 수술을 행한 경우에는 해당 항목 소정점수의 30%를 가산한다.

⑰ [별표 7]에 열거한 항목을 성형외과 전문의가 시행한 경우 소정점수의 50%를 가산한다.

⑱ "기관, 기관지 및 폐," "소화기내시경 하 시술"의 항목 중 진정내시경 환자관리료의 '요양급여의 적용기준 및 방법에 관한 세부사항'에 따라 진정내시경을 실시한 경우 제2장 제4절 "내시경"의 진정내시경 환자관리료의 소정점수 및 주항의 가산율을 적용한다.

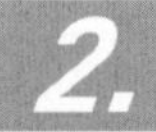

2. 처치 및 수술료 산정기준

절개술 & 창상봉합술

- 길이는 절개 및 봉합의 길이에 의함
  - 근접하지 아니한 부위의 산정기준: 두부, 복부, 배부, 좌 , 우, 상, 하지의 7부위별로 구분하여 각각 산정
  - 창상봉합과 절개술에서의 근접부위
    ① 4×4인치(10cm) 거즈 한 장 초과범위 경우에는 제2범위로 구분하여 산정
    ② 4×4인치(10cm) 거즈 한 장 범위 내 둘 이상의 절개창 또는 창상이 있는 경우 길이를 합산하여 산정

예) 안면부 이마 3cm, 턱 2cm 절개창에 대한 수가산정

☞

자-2	창상봉합술	
	가. 안면 또는 경부(Face or Neck)	
	(1) 단순봉합 Simple Suture	
	(가) 제1범위	
		1) 길이 1.5cm 미만
		2) 길이 1.5cm 이상~3.0cm 미만
		3) 길이 3.0cm 이상이거나, 근육에 달하는 것
	(나) 제2범위부터(1범위당)	
		1) 길이 1.5cm 미만
		2) 길이 1.5cm 이상~3.0cm 미만
		3) 길이 3.0cm 이상이거나, 근육에 달하는 것

일반처치 또는 수술 후 처치(1일당)

- 수술 후 처치료는 수술 익일부터 산정
- 수술 후 처치에 사용된 거즈, 탈지면, 붕대, 반창고의 비용은 별도 산정 불가
- 같은 날에 처치 시 중복 산정불가 항목
  - 수술 후 튜브 삽입에 의한 자연배액처치 & 흡입배농 및 배액처치
  - 좌욕 & 회음부 간호
  - 체위변경 & 침상목욕(체위변경처치는 척수손상, 뇌졸중환자 등에서 산정)
  - 통목욕 & 침상목욕
- 같은 날 단순처치 또는 염증성 처치를 여러 부위 실시 시 7부위로 구분하여 각 부위별로 소정점수 1회만 산정

하기도 증기흡입치료(1일당)

천식, 만성폐쇄성폐질환의 급성 악화기, 급성 폐기관지염의 호흡곤란치료에 인정

- 1일 1회 산정을 원칙으로 함
- 소아, 노인, 안면마비, 의식불명 등 일반흡입제 사용 곤란한 환자의 천식발작 치료 시: 1일 3회
- 천식 지속 발작 시: 1일 6회까지 산정 가능
- 재료대는 별도산정 가능(MASK & Nebulizer kit)

화상처치

- 화상부위가 수개부위일 경우 전신 수개 부위의 화상범위를 합산하여 산정
- 1도 화상 범위는 제외함
- 탈지면, 반창고 등은 소정점수에 포함되므로 별도 산정 불가
- 거즈, 붕대, 탄력붕대는 실 사용량으로 산정

티눈 제거술

- 티눈이 수개 처에 있는 경우 수기료 산정방법
  - 제1의 것은 100%, 제2의 것부터 50% 산정, 최대 200%까지 산정
  - 발등(손등)과 발가락(손가락)사이에 발생한 티눈은 타 범위로 간주하여 소정금액 각각 산정
  - 업무 또는 일상생활에 지장을 초래하여 실시한 사마귀 제거술은 티눈제거술을 준용 산정

자가유래연골세포이식술(Autologous Chondrocyte Transplantation)

① 채취술[관절경검사 포함]: 단독으로 실시한 경우에 한하여 산정한다.

② 이식술

ⓐ 골막 이용(using peritoneum)

ⓑ 피브린글루 이용(using fibringlue)

- 무릎관절 연골결손 환자는 다음의 조건을 모두 만족하는 경우 산정
  - 만 15세 이상 만 50세 이하의 연령층
  - 급성 또는 반복적 손상에 의한 대퇴과(femur condyle)의 연골손상
  - 편측당 한 개 또는 그 이상 병변을 합하여 $2cm^2$ 이상 $10cm^2$ 이하
  - 국소적이며 전층의 연골손상(Outer bridge Ⅲ-Ⅳ)로서 무릎관절 간격이 50% 이상 유지되어 있는 경우
- 발목관절 연골결손 환자는 다음의 조건을 모두 만족하는 경우 산정
  - 만 15세 이상 만 50세 이하의 연령층
  - 급성 또는 반복적 손상에 의한 거골(talar dome)의 연골손상
  - 편측당 한 개 또는 그 이상 병변을 합하여 $1.5cm^2$ 이상 $3cm^2$ 이하
  - 국소적이며 전층의 연골손상(Outer bridge Ⅲ-Ⅳ)으로서 손상부위 인접연골 상태가 비교적 건강한 상태(Outer bridge Ⅰ-Ⅱ)이고 발목관절 간격이 50% 이상 유지되어 있는 경우

체외충격파 쇄석술(Extracoporeal Shock Wave Lithotripsy[신, 요관결석 또는 담석, 췌석]): 자-350

- 적응증: 4mm 미만의 하부요로결석이 무증상이거나 통증이 있더라도 1회의 진통제 투여로 통증이 완화되는 경우는 일정기간(1주) 대기요법 또는 보존적 치료를 원칙으로 하되, 다음의 경우에는 1차로 시행 가능

- 신장이 한 개인 경우
- 양측성 결석
- 반대편 신장의 기능이 정상이 아닌 경우
- 요독증(azotemia)이 있는 경우
- 마약을 사용해야 할 정도의 통증이 있는 경우
- 기타 임상적으로 신속한 시술이 필요한 경우(의사 소견서 제출)

• 금기증
- 출혈경향이 있는 사람
- 신동맥류
- 임신 등

• ESWL시술 여부 판단을 위한 사전검사
- 초음파 촬영, IVP, precontrast CT 등으로 결석을 확인한 후 실시하는 경우에 인정

※ 실시횟수
• 1회: 소정점수 산정
• 2~5회: 매회 당 소정점수의 50% 산정
• 6~10회: 매회 당 소정점수의 25% 산정
단, 10회를 초과하여 산정할 수 없음.

※ 시술에 따른 재료대는 소정점수에 포함되므로 별도 산정하지 아니한다. 다만, Electrode를 사용한 경우에는 1회당 60,700원을 산정함.

분만(Delivery)

• 분만(Delivery): 자-435/자436
- 정상분만, 유도분만, 겸자 및 흡입분만은 동시에 산정할 수 없다.
- 장애인으로 등록되어 있는 장애인에 대하여는 소정점수의 50% 가산
- 2013. 2. 15.부터는 만 35세 이상 산모에 대하여 소정점수의 30%를 추가 가산

• 분만 전 처치(Antepartum Care): 자-437
- 관장, 도뇨, 회음부 면도, 소독 등의 비용 포함
- 분만, 둔위분만 또는 제왕절개술 기왕력이 있는 질식분만항목의 시술 시 1회만 산정하되, 질식분만 도중 부득이하여 제왕절개술을 시행한 경우에도 1회 산정
- 장애인으로 등록되어 있는 장애인에 대하여는 소정점수의 50% 가산
- 만 35세 이상 산모에 대하여는 소정점수의 30% 가산

• 분만 후 처치(Postpartum Care): 자-437-1
- Uterine Massage, Breast Care, Heat Lamp, Dressing 등 포함
- 분만, 둔위분만, 제왕절개술 기왕력이 있는 질식분만 또는 태반용수박리술 항목의 시술 시 1회만 산정
- 입원기간 중 사용한 1회용 Pad는 1일 1통 10개입 이상 사용한 경우에 한하여 1일당 16.25점 산정
- 장애인으로 등록되어 있는 장애인에 대하여는 소정점수의 50% 가산
- 만 35세 이상 산모에 대하여는 소정점수의 30% 가산

• 제왕절개술 기왕력이 있는 질식분만(Vaginal Birth after Cesarean Section): 자-438
- 분만방법별(정상분만, 유도분만, 겸자 또는 흡입분만) 구분 없이 소정점수 산정
- 장애인으로 등록되어 있는 장애인에 대하여는 소정점수의 50% 가산
- 만 35세 이상 산모에 대하여는 소정점수의 30% 가산(2013. 2. 15.부터)

응급처치(소아열성경련 처치 Preventive Care of Febrile Convulsion): 자-594

• 38.5℃ 이상의 고열이 있다가 경련을 일으킨 소아 환자에게 혀깨뭄, 질식, 산소공급부족 방지와 경련시간이 장기화되지 않도록 약물처치를 할 정맥 확보, 의료진의 관찰(활력징후 체크, 의식 상태 평가) 등을 한 경우에 산정한다.
• 38.5℃ 이상의 고열이 있는 환자가 열성경련을 일으키지 않도록 미지근한 물이나 알코올 솜, 마사지, 관장 등의 방법을 시행하여 위험 수준 이하로 빠른 시간 내에 해열을 시키기 위한 조치를 한 경우에 산정한다.

혈액투석(Hemodialysis[1회당]): 자-702

• 사용된 재료대(Dialyser, Tubing Set, Fistula Needle, IV Set, Syringe, Protector 등)와 약제(Heparin, Heparin 길항제, 생리식염수)의 비용으로 33,900원 산정
• 사용된 투석액은 별도 산정한다. 건강보험은 항목별 행위별 진료수가를 산정하고 의료급여는 고시된 정액 진료수가를 산정한다.

〈표 5-9〉 **기타 처치 및 수술료 산정기준**

분류번호	코드	분류	기준 및 산정지침
자-65	N0655 N0651 N0652	견인술(Traction) 가. 골견인술 (1) 두개골 (2) 사지골 (3) Halovest	• 입원의 경우에만 소정시술행위에 따라 1회 산정 • 견인장치기간 중 시행일로부터 감시료로 1일당 30.64점 산정
자-99	O0991 O0992 O0993 O0994	비출혈지혈법(Control of Epistaxis) 가. 소작법(Cauterization) 나. 전비공팩킹[복잡한 것](Anterior Nasal Packing) 다. 후비공팩킹(Posterior Nasal Packing) 라. 동맥결찰술(Artery Ligation)	• 간단한 전비공팩킹은 기본진료료에 포함되므로 별도 산정하지 아니함.
자-165	O1650 O1651	중심정맥내카테터유치술 (Placement of Central Venous Catheter)	• 장기유치용 Catheter, G-wire, 천자침 Sheath, Tunnel Device, Reservoir, Dilator 재료대는 별도 산정
자-226	Q2260	인후두소작술 (Cauterization of Pharynx or Larynx)	• 인후두소작술은 국소마취제(리도카인, 테트라카인 등)로 국소마취 후 5% 이상의 $AgNO_3$ 등으로 소작한 경우에 산정하되, 궤양성, 위막성, 육아종성 변화(granulomatous change) 등이 있는 경우에 실시 시 인정함. • 치료기간 중 2회 이내 산정

(계속)

분류번호	코드	분류	기준 및 산정지침
자-253	OA536	위전절제술(Total Gastrectomy)	
자-301	Q3013	치핵수술 라. 치핵근치술(Hemorrhoidectomy)	• 원형자동문합기를 이용하여 치핵절제술을 실시한 경우에는 3,386.97점 산정하며, 시술 시 사용된 원형자동문합기(진료재료)는 별도 산정
자-445	R4452 R4453 R4456	인공임신중절수술 (Induced Abortion)	• 「모자보건법」 제4조 및 동법 시행령 제5조 5의 규정에 해당되는 경우에 소정점수를 산정한다.
자-447	R4471	가사신생아소생술 (Asphyxial Newborn Resuscitation)	• 산소투여와 입과 입을 통한 호흡 및 양압 호흡을 시킨 경우에 한하여 산정한다.
자-585-1	M5859	기관내 삽관술(Tracheal Intubation)	• 검사 또는 마취를 위해 삽관하는 경우는 산정하지 아니하며, 치료적 목적으로 단독행위를 실시한 경우에 산정한다.
자-660	M6601	경피적혈관내금속스텐트 삽입술 (Percutaneous Intravascular Installation of Metallic Stent)	• 경피적풍선혈관성형술(PTA)과 동시에 시술한 경우에는 경피적풍선혈관성형술의 수기료는 산정하지 아니한다. • 실패로 인하여 관혈적 수술을 시행한 경우에는 방사선진단에 소요된 비용과 동 시술 시 사용된 재료대만을 산정한다. • Stent, Balloon Catheter(Bare형 Stent 사용 시, Introducer, G-wire, 조영제 필름 재료대는 별도 산정한다.

3. 캐스트료 산정지침

캐스트료 보험청구 Tip

- 근골격계 질환 시 외부고정을 목적으로 함.
- Splint(부목)와 Cast(Gips, 석고붕대)를 사용해 해당부위를 둘러싸고 굳혀서 골유합의 도모 및 불안정 등 고정
- 캐스트료에 기재되지 아니한 시술료는 비슷한 분류항목의 소정점수로 산정
- 석고붕대, 합성캐스트, 외고정용 소모성 재료대 등은 별도 산정
- Cast heel, 고정용신축성붕대는 실사용한 개수 및 규격에 따라 산정
- 석고붕대 및 합성캐스트는 '부위별 석고붕대(합성캐스트) 사용기준'에 의해 산정
- 외고정용 소모성 재료대(합성수지 splint)는 치료기간 중 1회만 산정

① 만 1세 미만의 소아에 대하여는 소정점수의 50%를, 만 1세 이상 만 6세 미만의 소아에 대하여는 소정점수의 30%를 가산한다.

② 18시~익일 09시 또는 공휴일에 응급진료가 불가피하여 시술을 행한 경우에는 소정점수의 50%를 가산한다.

③ 제1절에 기재되지 아니한 시술료는 제2절에 기재되어 있는 시술 중에서 가장 비슷한 분류항목의 소정점수에 의하여 산정한다.

④ 캐스트에 사용되는 석고붕대 또는 합성캐스트는 실사용 개수 및 규격에 불문하고 부위별 및 시술방법

에 따라 정한 '부위별 석고붕대사용기준' 또는 '부위별 합성 캐스트사용기준'에 의한다.

⑤ 캐스트에 사용되는 재료 중 석고붕대, 합성캐스트, 외고정용 소모성치료재료(합성수지 Splint, 석고, Splint Roll), Cast Heel, 고정용신축성붕대의 재료대는 별도 산정하고, Stockinet, Cotton Bandage, Cast Wire, Cast Remove Wire 등의 재료대는 소정 캐스트료에 포함되므로 별도 산정하지 아니한다[외고정용 소모성 치료재료(합성수지〈Splint〉)는 치료기간 중 1회만 산정].

⑥ Cast Heel, 고정용신축성붕대는 실사용한 개수 및 규격에 따라 산정한다.

⑦ 부위별 석고붕대의 사용기준은 〈표 5-10〉 및 〈표 5-11〉과 같다.

〈표 5-10〉 **부위별 석고붕대 사용기준**(6인치 4야드 기준)

<table>
<tr><th rowspan="2">분류번호</th><th rowspan="2" colspan="2">분류</th><th colspan="2">성인</th><th colspan="2">소아(만 8세 미만)</th></tr>
<tr><th>캐스트</th><th>부목</th><th>캐스트</th><th>부목</th></tr>
<tr><td>자-601</td><td colspan="2">견수상[흉부로부터 수부까지]
(Shoulder Spica)</td><td>18개</td><td>-</td><td>9개</td><td>-</td></tr>
<tr><td>자-602</td><td colspan="2">장상지[상완으로부터 수부까지]
(Long Arm Cast)</td><td>7개</td><td>3개</td><td>3개</td><td>2개</td></tr>
<tr><td>자-603</td><td colspan="2">단상지[전완으로부터 수부까지]
(Short Arm Cast)</td><td>4개</td><td>2개</td><td>2개</td><td>1개</td></tr>
<tr><td>자-604</td><td colspan="2">고수상[요부로부터 족부까지, 척추 캐스트 포함]
(Hip Spica)</td><td>19개</td><td>-</td><td>9개</td><td>-</td></tr>
<tr><td rowspan="2">자-605</td><td rowspan="2">장하지[대퇴로부터 족부까지]
(Long leg Cast)</td><td>가. Without walker</td><td>10개</td><td rowspan="2">4개</td><td>5개</td><td rowspan="2">3개</td></tr>
<tr><td>나. With walker</td><td>12개</td><td>6개</td></tr>
<tr><td rowspan="3">자-606</td><td rowspan="3">단하지[하퇴로부터 족부까지]
(Short leg Cast)</td><td>가. Without walker</td><td>6개</td><td rowspan="3">3개</td><td>3개</td><td rowspan="3">2개</td></tr>
<tr><td>나. With walker</td><td>8개</td><td>4개</td></tr>
<tr><td>다. 슬개건 부하 캐스트</td><td>10개</td><td>5개</td></tr>
<tr><td rowspan="2">자-607</td><td rowspan="2">체간캐스트</td><td>가. Minerva 형</td><td>20개</td><td rowspan="2">-</td><td>10개</td><td rowspan="2">-</td></tr>
<tr><td>나. Risser형</td><td>18개</td><td>9개</td></tr>
<tr><td>자-609</td><td colspan="2">손가락 캐스트
(Finger Cast)</td><td>산정
불가</td><td>산정
불가</td><td>산정
불가</td><td>산정
불가</td></tr>
<tr><td>자-611</td><td colspan="2">벨포 캐스트
(Velpeau Cast)</td><td>10개</td><td>-</td><td>5개</td><td>-</td></tr>
<tr><td>자-612</td><td colspan="2">8자형 캐스트
(Figure of Eight Czst)</td><td>4개</td><td>-</td><td>2개</td><td>-</td></tr>
</table>

〈표 5-11〉 **부위별 합성캐스트 사용기준**(6인치 4야드 기준)

분류번호	분류		성인		소아(만8세 미만)	
			캐스트	부목	캐스트	부목
자-601	견수상[흉부로부터 수부까지] (Shoulder Spica)		10개	-	5개	-
* 자-602	장상지[상완으로부터 수부까지] (Long Arm Cast)		2개	1개	1개	1개
* 자-603	단상지[전완으로부터 수부까지] (Short Arm Cast)		1개	1개	1개	1개
자-604	고수상[요부로부터 족부까지, 척추 캐스트 포함] (Hip Spica)		14개	-	8개	-
자-605	장하지[대퇴로부터 족부까지] (Long leg Cast)	가. Without walker	4개	2개	3개	1개
		나. With walker	5개		4개	
자-606	단하지[하퇴로부터 족부까지] (Short leg Cast)	가. Without walker	2개	1개	2개	1개
		나. With walker	3개		2개	
		다. 슬개건 부하 캐스트	4개		3개	
자-607	체간캐스트	가. Minerva 형	10개	-	7개	-
		나. Risser형	10개		5개	
자-609	손가락 캐스트 (Finger Cast)		산정 불가	산정 불가	산정불가	산정 불가
자-611	벨포 캐스트 (Velpeau Cast)		5개	-	3개	-
자-612	8자형 캐스트 (Figure of Eight Czst)		2개	-	1개	-

주: * 표 부위(만 8세 미만 소아, 자-602, 자-603)는 3인치 4야드 기준임.

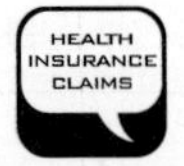

제11절 치과처치 및 수술료

1. *치과처치 및 수술료 산정지침*

① 본 장에 기재되지 아니한 치과진료 영역의 행위에 대하여는 건강보험요양급여비용 제2부 제1장 내지 제9장 및 제6장, 제7장 7에 의하여 산정한다.

② 18시~익일 09시 또는 공휴일에 응급진료가 불가피하여 처치 및 수술을 행한 경우에는 소정점수의

50%를 가산한다. 이 경우 해당 처치 및 수술을 시작한 시각을 기준하여 산정한다.

③ 본 장 및 제9장에 기재되지 아니한 간단한 구강연조직 질환의 처치는 기본진료료에 포함되므로 별도 산정하지 아니한다.

④ 동일피부 절개 하에 2가지 이상 수술을 동시에 시술한 경우 주된 수술은 소정점수에 의하여 산정하고, 제2의 수술부터는 해당수술 소정점수의 50%, 상급종합병원 종합병원 치과대학부속치과병원은 해당 수술 소정점수의 70%를 산정한다. 다만, 주된 수술 시에 부수적으로 동시에 실시하는 수술의 경우에는 주된 수술의 소정점수만 산정한다.

⑤ 상・하악골 악성종양절제술 시행 시 경부의 림프절청소술을 병행한 경우에는 위 "④"에도 불구하고 제9장 제1절에 기재된 분류항목 중 경부림프절청소술(자211) "주"의 소정점수를 별도 산정한다.

⑥ 각 분류항목의 처치 및 수술 등에 레이저를 이용한 경우에도 각 분류항목의 소정점수만을 산정한다.

⑦ 처치 및 수술에 사용된 약제 및 치료재료대는 소정점수에 포함되므로 별도 산정하지 아니한다. 다만, 다음에 열거하는 약제 및 치료재료대는 '약제 및 치료재료의 비용에 대한 결정기준'에 의하여 별도 산정하되, 본 장에 기재되지 아니한 약제 및 치료재료대는 제2장 내지 제9장에 의한다.

ⓐ 충전재료(글래스아이오노머시멘트, 아말감, 복합레진 등)

ⓑ 치간고정용 재료(금속선, 아취바 등)

ⓒ 체내고정용 나사, 고정용 금속핀, 고정용 금속선, 고정용 못

ⓓ 지속적 주입, 지속적 배액 및 지속적 배기용도관(체내유치)

ⓔ 고정용 신축성 붕대

ⓕ 안면수술 등 장관이 별도로 정한 처치 및 수술 시 사용된 봉합사

ⓖ 인공관절

ⓗ 골관절의 수복 또는 결손보철용 인공재료(체내유치)

ⓘ 조직대용 인조섬유포

ⓙ 기타 장관이 별도로 인정한 약제 및 치료재료(인체조직 포함)

⑧ 만 8세 미만의 소아에 대하여 치과질환처치(보통처치, 치아진정처치, 치아파절편제거, 근관와동형성, 즉일충전처치, 치수절단, 발수, 근관세척, 근관확대, 근관충정, 충전 등)를 실시한 경우에는 소정점수의 30%를 가산한다.

⑨ 치석 제거에 대한 보험급여를 아래와 같이 확대 시행한다.

ⓐ 대상자: 20세 이상 후속 치주질환치료 없이 치석제거만으로 치료가 종료된 환자

※비급여대상: 구취제거, 치아 착색물질 제거, 치아교정・및 보철을 위한 치석제거, 구강건강 증진 차원에서 정기적으로 실시하는 치석제거

ⓑ 급여횟수: 연 1회(연 기준은 7월 1일부터 다음해 6월 30일까지), 연 1회 초과 시 비급여

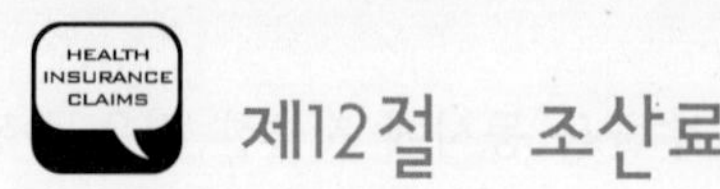

제12절 조산료

1. 조산료 산정지침

① 조산원에 입원하여 분만한 경우에는 해당 소정점수를 산정한다.

② 조산료에는 입원료 산전·산후 처치료 및 재료대, 지도의사의 지시 하에 행한 주사 및 투약, 모자동실료 등의 비용이 포함된다. 다만, 식사를 제공한 경우 식대는 제17장에 의하여 별도 산정한다.

③ 다태아를 조산한 경우에는 제2의 태아부터 해당 점수의 50%를 산정한다.

④ 고위험 분만에 해당되는 경우에는 소정점수의 30%를 가산한다.

⑤ 분만 취약지 소재 조산원에서 분만한 경우 소정점수의 200%를 가산한다. 다만, 고위험 분만과 가산이 동시 적용되는 경우에는 산정코드 첫 번째 자리에 'T'로 기재한다.

⑥ 위 "①, ⑤"에도 불구하고 조산원에서 자궁내장치삽입술 및 자궁내장치제거술을 시행한 경우에는 "제9장 제1절"에 분류된 해당 항목(자427, 자427-1)에 의하여 산정한다.

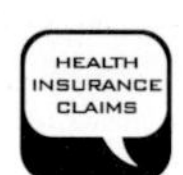

제13절 보건기관의 진료수가

1. 보건기관의 산정지침

① 보건기관의 진료수가는 방문당으로 한다.

② 방문당이란 수진자가 보건기관을 방문하여 진료를 받는 경우 또는 진료요청에 의해서 의료인력이 환자가정을 방문하여 진료를 행하는 경우를 말하며 환자의 성별·연령·특성, 질병의 종류, 합병증의 유무, 진료 소요시간 등을 불문한다.

③ 1회 방문당 진료수가에는 초·재진 불문하고 진찰, 처방, 각종 검사, 처치·수술 등의 비용이 포함되어 있다.

④ 방문당 진료수가는 초진 또는 재진을 구분하지 아니하며, 동시에 2가지 이상의 상병에 대하여 각각 진료를 행한 경우에도 방문당 진료수가는 1회만 산정한다.

⑤ 의과・치과・한방과별로 각각 진료를 행한 경우에는 방문당 진료수가를 각각 산정한다. 다만, 진료담당의사 및 한의사가 진료상 필요에 의하여 한방진료(양방진료)를 의뢰하여 한・양방 진료를 같이 받았을 때는 의과 방문당 진료수가(한방 방문당 진료수가)를 1회만 산정한다.

⑥ 조산료는 보건기관에 방문하거나 조산요청에 의하여 의료인력이 환자가정을 방문하여 조산한 경우에 산정한다.

⑦ 조산료에는 입원료, 투약 및 주사료, 간단한 봉합 등의 처치, 검사, 약제 및 소모품의 비용이 포함되어 있으므로 별도 산정하지 아니한다.

⑧ 퇴원 후 산후치료를 위한 진료는 퇴원 익일부터 1회 방문당 진료수가를 산정한다.

⑨ 보건소 또는 보건지소에서 입원진료를 행한 경우 입원료는 제1장 의원급 입원료를 산정하되, 입원료를 제외한 입원 요양급여비용은 입원 1일당 해당 의과 또는 치과 요양급여비용의 1회 방문당 진료수가와 1일 투약 시 진료수가를 산정하며, 퇴원 시 투약분은 투약일수에 따른 소정점수를 산정한다.

⑩ 피임시술(정관절제술 또는 결찰술, 자궁내장치삽입술, 난관결찰술)을 시행한 경우에 는 "제9장 제1절"에 분류된 해당 항목 자389-1-라 자427, 자427-1)에 의하여 산정한다.

⑪ 보건지소에 방사선진단과 임상병리검사를 실시할 수 있는 시설 및 장비를 보유하고 방사선사와 임상병리사가 상근하면서 해당 의료기사업무에 종사하는 경우에는 보건소의 진료수가를 산정한다.

⑫ 보건소 및 보건지소를 방문하여 의약분업에 따른 처방전을 발급받아 약국 또는 한국 희귀의약품센터에서 주사제 등의 약품을 구입한 후 투약을 위하여 당일에 재방문한 경우에는 당초 방문진료행위에 포함되므로 별도의 방문당 진료수가를 산정하지 아니한다.

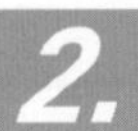

2. 보건소 진료수가 산정기준

분류번호	코드	분류	기준 및 산정지침
타-2	W0203 W0333 W00433	보건소, 보건지소, 보건진료소 조산료	• 18시~익일 09시 또는 공휴일에 조산한 경우에는 소정점수의 50%를 가산한다.
타-3 타-4	W0311 W0313 W0411 W0412	보건소, 보건지소 요양급여비용 가. 의과 요양급여비용 (1) 1회 방문당	• 보건소, 보건지소에 물리치료사가 상근하면서 물리치료를 실시한 경우에는 물리치료의 종류 및 실시횟수, 소요시간을 불문하고 1일당 1,500원을 산정한다.
타-6	80625 80634	보건(지소) 한방 요양급여비용 가. 침술, 구술, 부항술을 실시한 경우 나. 투약한 경우 다. 침술 등 시술행위와 투약 병행한 경우	• 4일분 이상 투약 시 4일분부터 매 3일분 이내당 1,300원을 가산한다.

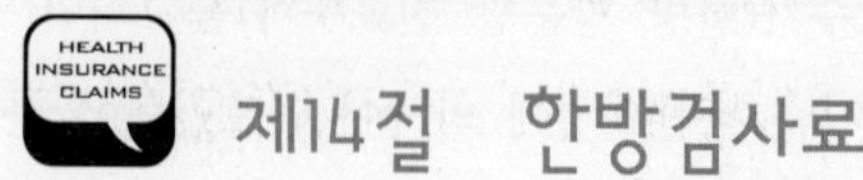

제14절 한방검사료

1. 한방검사료 산정지침

① 검사에 소요된 재료대(roll paper 등)는 검사료의 소정점수에 포함되므로 별도 산정하지 아니한다.

② 최초 진단 시와 최종 치료 여부 확인 시 실시한 경우에는 외래・입원, 실시횟수를 불문하고 각 1회 산정할 수 있다

③ 염좌・골절・탈구 등과 같이 상병원인이 확실하고 내과적 진찰을 필요로 하지 않는 경우에는 산정하지 아니한다.

2. 한방검사료 산정기준

분류번호	코드	분류	기준 및 산정지침
한-1	20010	양도락검사	
한-2	20020	맥전도검사	
한-3	20030	경락기능검사	• "한1"과 "한3"을 각각 실시하더라도 주된 검사 1종만 산정 • 좌우 20개씩의 경락 40개의 대표점을 모두 측정한 경우 산정 • 양명경 경락기능검사를 시행한 경우 48.76점 산정 • 수양명 경경락기능검사를 시행한 경우 49.31점 산정
한-4	29004	인성검사	한방신경정신과에서 실시한 경우에 산정한다.
한-5	29005	치매검사	한방신경정신과에서 실시한 경우에 산정한다.

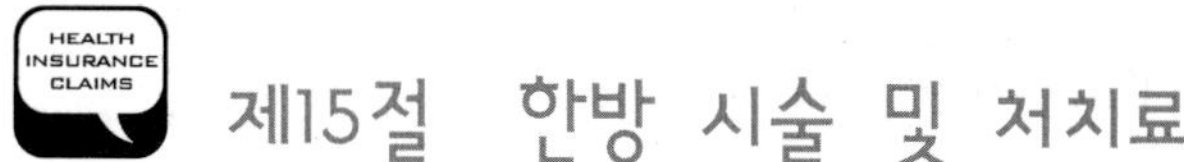

제15절 한방 시술 및 처치료

1. 한방 시술 및 처치료 산정지침

① 침구 부항술은 1일 2회 이상 시술(施術)한 경우에도 외래는 1일 1회 입원은 1일 2회 산정한다.

② 침술은 1일 3종 이내로 산정하되, "하3" 내지 "하8," "하10"의 침술은 2종 이상 시술하더라도 주(主)된 침술은 소정점수를 산정하고, 제2의 침술은 소정점수의 50%만 산정한다.

③ 같은 날에 "하51"과 "하53" 또는 "하53"과 "하54"를 실시한 경우에는 "하53"의 소정점수만을 산정한다.

④ 경혈침술(하-1)에 자락술 또는 도침술, 산침술(산자법)을 시술한 경우에는 경혈침술(하-1) 소정점수의 20%를 가산한다.

⑤ 경혈침술(하-1)에 사암침법, 오행침법, 체질침법을 시술한 경우에는 경혈침술(하-1) 소정점수의 50%를 가산한다.

⑥ 경혈침술(하-1)에 화침 또는 온침을 시행한 경우에는 경혈침술(하-1) 소정점수의 50%를 가산한다.

⑦ 신생아(생후 4주 이내)에게 침술을 시술한 경우에는 소정점수의 60%를 가산하고, 만 1세 미만의 소아에게 침・구・부항술을 시술한 경우에는 소정점수의 50%, 만 1세 이상 만 6세 미만의 소아에게 침・구・부항술을 시술한 경우에는 소정점수의 30%를 가산한다.

⑧ 18시~익일 09시 또는 공휴일에 응급진료가 불가피하여 시술 및 처치를 행한 경우에는 소정점수의 50%를 가산한다. 이 경우 해당 시술 및 처치를 시작한 시각을 기준하여 산정한다.

⑨ 제1절 시술료의 시술 시 사용된 재료대는 소정 시술료에 포함되므로 별도 산정하지 아니하나, 부항술 자락관법(하31-나)에 사용된 1회용 부항컵과 고정용 신축성붕대 및 제2절 처치료의 처치 시 사용된 재료대는 '약제 및 치료재료의 비용에 대한 결정기준'에 의하여 별도 산정한다.

2. 한방정신요법료(精神療法料)

① 한방신경정신과 전문의(전속지도 전문의) 또는 한방신경정신과 전공의가 정신과 환자에게 행한 경우에 산정하되, 반드시 분류항목별 치료행위에 관한 내용을 진료기록부 등에 기록한 경우에 산정할 수 있다.

② 경자평지요법 및 오지상승위치료법은 한방신경정신과 전문의(전속지도 전문의) 또는 3년차 이상 한방신경정신과 전공의가 실시한 경우에 산정할 수 있다.

3. 한방시술료 산정기준

분류번호	코드	분류	기준 및 산정지침
하-1	40011~2	경혈침술	• 신체를 두·경부, 흉·복부, 요·배부, 상지부, 하지부의 5부위로 구분하여 2개 부위 이상을 시술한 경우에는 소정점수의 50%를 가산한다.
하-57	일반처치		• 같은 날에 "가" 또는 "나"를 여러 부위에 실시한 경우에는 두·경부, 흉·복부, 요·배부, 상지부, 하부의 5부위로 구분하여 각 부위별로 소정금액을 1회만 산정한다.
	45571	가. 단순처치	• 열상 및 좌상, 욕창의 경미한 염증 처치에 산정한다.
	45572	나. 염증성처치	• 심한욕창, 염증이 심한 상처의 처치에 산정한다.
허-102	59102	한방정신요법료 2. 정신과적 개인력조사	• 한방신경정신과 전문의(전속지도 전문의) 지도하에 한방신경정신과 전공의 또는 상근하는 전문가(정신간호사, 사회복지사 등)가 실시한 경우에도 산정할 수 있다.

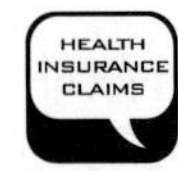

제16절 약국 약제비

1. 약국 약제비 산정지침

① 투약 시 사용된 용기(투약병, 연고곽, 안약병, 포장지 등 포함)의 재료대는 조제료 소정점수에 포함되므로 별도 산정하지 아니한다.

② 「약사법」 제21조 제4항 제1호에 해당하는 약국에서 의사 또는 치과의사의 처방전에 의하지 아니하고 조제하는 경우에는 약국관리료(약-1), 조제기본료(약-2), 복약지도료(약-3), 처방전에 의하지 아니한 조제료(약-4-나), 의약품관리료(약-5) 및 퇴장방지 의약품사용장려비(약-6)를 산정할 수 있으며, 퇴장 방지의약품사용장려비는 장관이 별도로 정하는 '퇴장방지의약품목록'에 해당하는 의약품을 사용하여 조제한 경우에 산정한다.

③ 약국 또는 한국희귀의약품센터에서 의사 또는 치과의사의 처방전에 의하여 조제하는 경우에는 약국 관리료(약-1), 조제기본료(약-2), 복약지도료(약-3), 처방전에 의한 조제료(약-4-가), 의약품관리료(약-5)를 산정할 수 있다. 다만, 주사제 단독 투약 시에는 의약품관리료(약-5)만 산정한다.

④ 동일 환자에 대하여 2매 이상의 처방전에 의하여 조제하는 경우에는 약국관리료(약-1), 조제기본료(약-2), 복약지도료(약-3), 조제료(약-4-가) 및 의약품관리료(약-5)는 각각 산정한다.

⑤ 의약분업 예외지역에서 동일환자에 대하여 동일 요양기관에서 1일 2회 이상 직접 조제·투약하는 경우에는 약국관리료(약-1), 조제기본료(약-2)는 1회만 산정하고, 복약지도료(약-3), 조제료(약-4-나), 의약품관리료(약-5) 및 퇴장방지의약품 사용 장려비(약-6)는 각각 산정한다.

⑥ 처방전에 의하지 아니한 조제료(약-4-나)는 「약사법 시행규칙」 제44조 제3항 제2호의 규정에 의거 전문 의약품을 포함하여 조제하는 경우에는 1회 5일분을 초과할 수 없으며 마약, 향정신성의약품 한 외 마약과 식품의약품안정처장이 오남용의 우려가 현저하다고 인정하여 고시하는 품목에 대해서는 산정할 수 없다.

⑦ 약국관리료(약-1) 및 의약품관리료(약-5)에는 의약품의 구입·재고관리 등에 관한 비용이 포함된 바, 의사 또는 치과의사가 처방한 의약품이 없어 다른 약국 또는 의약품 도매상 등으로부터 해당 의약품을 긴급하게 구입하거나 배송받아 조제하는 경우에도 별도의 비용을 산정할 수 없다.

⑧ 평일 18시~익일 09시 또는 관공서의 공휴일(토요일 포함)에 관한 규정에 의한 공휴일에 조제 투약하는 경우에는 조제 기본료(약-2), 복약지도료(약-3) 및 조제료(약-4) 소정점수의 30%를 가산한다.

⑨ 위 "⑧"의 규정에도 불구하고 만 6세 미만의 소아에 대하여 20시~익일 07시에 조제 투약하는 경우에는 조제기본료(약-2), 복약지도료(약-3) 및 조제료(약-4) 소정점수의 100%를 가산한다.

⑩ 토요일 09시 후~13시 전에 조제투약하는 경우에는 조제기본료(약-2), 복약지도료(약-3) 및 조제료(약-4) 소정점수의 30%를 별도 산정한다(산정코드 두 번째 자리에 3으로 기재).

⑪ 만 6세 미만의 소아에 대하여 조제 투약하는 경우에는 조제기본료(약-2)에 6.67점을 가산한다.

⑫ 평일 18시~익일 09시에 차등수가 적용대상에서 제외하는 경우는 산정코드 세 번째 자리에 1을 기재한다(단, 의료급여환자 제외).

2. 약제비 산정기준

분류번호	코드	분류	기준 및 산정지침
약-4	Z4100	가. 처방전에 의한 조제료 (1) 내복약 (가) 1일분~91일분 이상	• '약제급여목록 및 급여상한금액표' 고시에서 정한 상한금액이 포장단위로 책정된 의약품병·팩 등을 지급하는 경우에는 1일분의 소정점수를 산정한다.
	Z4120	(2) 처방전에 의한 외용약 조제료	• 처방전매수, 진료과목 수, 품목 수, 투약량, 투약일수 등 불문하고 소정점수를 산정한다. • 내복약과 동시에 조제 투약한 경우에는 12.17점을 산정한다.
약-4	Z4200 Z4220	나. 처방전에 의하지 아니한 조제료 (1) 내복약(1일당) (2) 외용약(1회당)	• 처방전에 의하지 아니하고 약국에서 직접 조제 투약하는 경우 투약일수에 따라 소정점수를 산정한다. • 1일당 규정에도 불구하고 '약제급여목록 및 급여상한금액표' 고시에서 정한 상한금액이 포장단위로 책정된 의약품 병·팩 등을 지급하는 경우에는 1일분의 소정점수를 산정한다.
약-5	Z5000	의약품관리료(방문당)	

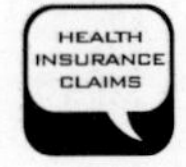

제17절 전혈 및 혈액성분제제료

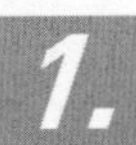

전혈 및 혈액성분제제료 산정지침

① 「혈액관리법」 제1조 1의 규정에 의하여 장관이 별도 고시한 항목과 금액으로 산정한다.

② 수혈에 소요되는 약제 및 재료대(1회용 주사기, 1회용 주사침, 나비침, 정맥내유치침, 수액세트, 혈액Bag 등)는 소정금액에 포함되므로 별도 산정하지 아니한다. 다만, 정맥 내 유치침을 사용한 경우에는 "마5-주"에 따라 산정하며 다음의 경우에는 '약제 및 치료재료의 비용에 대한 결정기준'에 의하여 별도 산정한다.

ⓐ 백혈구여과제거적혈구 및 백혈구여과제거혈소판의 경우에 사용된 약제 및 재료대

ⓑ 혈액성분채집술(복합성분채집혈장은 제외)에 사용된 약제 및 재료대(요양기관이 대한적십자사 혈액원 등으로부터 성분채집에 의한 혈액성분제제를 구입한 경우 포함)

③ 혈액성분채집술에 의한 혈액성분 채혈 시 공혈자에 대한 공혈적합성 여부를 판정하기 위한 검사비용은 소정금액에 포함되므로 별도 산정하지 아니한다.

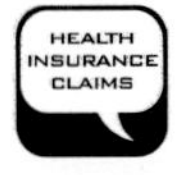

제18절 입원환자 식대

입원환자 식대 산정지침

① 입원환자 식대는 요양기관에 입원한 환자에게 의사 처방에 의하여 식사를 제공한 경우에 산정한다.

② 입원환자 식대는 「의료법」 및 「식품위생법」에서 정한 인력 · 시설기준을 갖춘 요양기관에서 환자식사를 제공한 경우에 산정한다.

③ 입원환자 식대는 1식당 산정하되, 1일 3식 이내만 산정한다. 다만, 산모식은 1일 4식 이내로 산정하고 분유는 1일 1당으로 산정한다.

1) 식대 본인부담

입원환자 식대 본인부담율은 50%이다.

2) 식사종류

(1) 기본식사

① 일반식: 일반 유동식, 연식
② 치료식: 당뇨식, 신장질환식, 케톤식, 간질환식, 항응고식, 위절제술후식, 연하보조식, 저지방식, 저염식, 검사식 등
③ 멸균식: 무균치료실에서 진료받고 있는 입원환자에게 제공한 경우
④ 분유(1일당): 일반분유, 특수분유
⑤ 산모식
⑥ 경관영양유동식: 조제식, 완제품

(2) 일반식 가산

① 영양사 가산(일반식의 경우 의원 1명, 병원급 이상은 2명 이상인 경우 산정)
② 조리사 가산(일반식의 경우 의원 1명, 병원급 이상은 2명 이상인 경우 산정)
③ 직영 가산

3) 치료식영양관리료(1일당)

영양사 1인당 40명 이내 산정

4) 입원환자의 식대산정기준(예)

분류번호	코드	분류	기준 및 산정지침
파-51		가. 기본식사 (1) 일반식	• 일반식은 유동식, 연식 포함
	Y2100	(가) 상급종합병원	
	Y2200	(나) 종합병원	
	Y2300	(다) 병원, 요양병원, 치과병원, 한방병원	
		(2) 치료식	• 질환 상태에 맞는 케톤식, 당뇨식, 신장질환식, 심장질환식, 간질식, 체중조절식, 저단백식, 연하보조식, 저지방식 등 기타 이에 준하는 식사가 해당

(계속)

분류번호	코드	분류	기준 및 산정지침
파-51	Y3100	(가) 상급종합병원	
	Y3200	(나) 종합병원	
	Y3300	(다) 병원, 요양병원, 치과병원, 한방병원	
	Y4000	(3) 멸균식	
		(4) 분유(1일당)	
	Y5000	(가) 일반분유	
	Y5001	(나) 특수분유	
		(5) 산모식	
	Y6100	(가) 상급종합병원	
	Y6200	(나) 종합병원	
	Y6300	(다) 병원, 요양병원, 치과병원, 한방병원	
	Y6400	(라) 의원, 치과의원, 한의원, 보건의료원, 조산원	
	Y7000~ Y7001	(6) 경관영양 유동식(조제식, 완제품)	치료식 등 기본식사의 종류에 관계없이 경관으로 영양을 제공한 경우는 경관영양유동식으로 청구함.
		나. 일반식 가산	
	Z0010	(1) 영양사	• 영양사 가산은 당해 요양기관에 소속된 상근 영양사수에 따라 산정한다. • 조리사 가산은 적시 급식을 실시한 경우 산정하되, 당해 요양기관에 소속된 상근 조리사 수에 따라 산정한다. • 영양사 및 조리사수는 환자 식사를 담당하는 전전월 평균영양사 및 조리사수에 따라 산정한다.
	Z0011	(2) 조리사	
	Z0020	다. 치료식 영양관리료(1일당)	• 환자 1인에게 1일단위로 산정토록 신설된 수가 • 영양사가 면담이나 식사 순회시 환자에게 제공되는 식사의 종류 및 사유, 주의사항을 설명하고, 치료식 수용도 또는 식이요구 등을 파악·반영하는 일련의 환자별 영양관리를 말함. • 영양사 1인당 40명(초과 시 산정불가, 건강보험환자만 해당)
	Z030	(3) 직영 가산	• 요양기관에서 식당을 직접 운영하는 경우 산정한다.

※2015년 10월 1일부터 선택 가산 삭제됨.

5) 식대 관련 행정해석

치료식 영양관리료 유권해석(보건복지부 고시 제2015-159호 및 160호 관련, 2015. 10. 1. 시행)

1. 치료식 영양관리료의 제공대상은(공동간병인, 요양기관 내 있지 않는 보호자 등 포함 여부)?
   ☞ 치료식 영양관리료는 치료식 관리강화를 목적으로 환자 1인에게 1일 단위로 산정토록 신설된 수가이며, 영양사가 면담이나 식사 순회(meal rounding) 시 환자에게 제공되는 식사의 종류 및 사유, 주의사항을 설명하고, 치료식 수용도 또는 식이요구 등을 파악·반영하는 일련의 환자별 영양관리를 말함.
   영양관리 실시대상은 치료식을 제공받는 입원환자 본인은 물론, 소아환자 또는 의사소통이 어려운 환자 등의 경우를 고려하여 보호자와 실질적 보호자 역할을 하는 개별간병인으로까지 확대 적용함.
   다만, 동 수가는 환자 개인별 영양관리 및 치료식 질 향상이라는 취지에서 도입된 것으로 여러 환자를 함께 간병하는 공동간병인의 경우에는 적용되지 않음.
   더불어 요양기관 내 있지 않은 보호자에게 유선으로 영양관리를 하는 경우에도 입원 중인 환자에게 직접적인 영향을 미친다고 보기 어려우므로 산정대상에 해당되지 않음.

2. 치료식 영양관리료의 기재방식은 어떻게 해야 하는지?
   ☞ 치료식 영양관리의 기재방식은 별도의 서식을 정하고 있지 않으며, 다만, 요양급여비용 관련자료 제출요구 시 증빙 가능하여야 함.

3. 영양사가 출근하지 않은 당일 영양관리료를 산정할 수 있는지?
   ☞ 치료식 영양관리료는 1일당 수가로 당해 요양기관에 소속된 영양사가 해당 요양기관의 입원환자에게 치료식 영양관리를 시행한 날에 산정가능하므로, 영양사가 출근하지 않은 당일은 산정할 수 없음.

4. 의식이 없거나, 인지기능이 없는 환자에게 치료식 영양관리료를 시행하고 산정할 수 있는지?
   ☞ 치료식 영양관리료는 영양관리 필요성이 요구되거나, 환자 개인별 영양관리 효과를 기대할 수 있는 경우 등을 판단하여 시행되어야 함.
   따라서, 치료식 영양관리 효과를 기대할 수 없는 환자에게 일률적으로 시행하는 것은 바람직하지 않음.

2. 식대 세부산정기준

1) 입원환자 식대 세부산정기준(보건복지부 고시, 제2015-159호)

① 일반원칙

1. 일반원칙
   가. 입원환자 식대는 요양기관에 입원한 환자에게 의사처방에 의하여 식사를 제공한 경우에 산정함.
   나. 입원환자 식대는 1식당 산정하되, 1일 3식 이내만 산정함. 다만, 산모식은 1일 4식 이내로 산정하고, 분유 및 치료식 영양관리료는 1일당으로 산정함.

② 기본식사

가. 일반식

(1) 일반식은 일반 상식(常食, general diet), 일반연식, 일반유동식 등이 해당되며, 한국인 영양섭취기준을 기본으로 하고, 1식당 4찬 이상(밥・국 제외)을 제공하도록 함.

(2) 1항의 규정에도 불구하고, 일반 상식에 해당하는 일품요리는 찬수를, 일반연식 및 일반유동식은 한국인 영양섭취기준 및 찬수를 예외로 할 수 있음.

나. 치료식

(1) 질환 상태에 맞는 케톤식, 당뇨식, 신장질환식, 심장질환식, 간질환식, 체중조절식, 위절제후식, 항응고제식, 저단백식, 연하보조식, 저지방식, 저염식, 검사식 등 기타 이에 준하는 식사가 해당됨.

(2) 의원급(보건의료원 포함)은 당해 요양기관에 소속된 영양사와 조리사가 각각 1인 이상인 경우 산정하며, 동 인정기준 이외에는 일반식으로 산정함.

다. 멸균식

무균치료실에서 진료받고 있는 입원환자에게 제공한 경우에 산정함.

라. 특수분유

특수분유는 일반분유에 포함된 성분의 일부를 변형 또는 제거시킨 것으로 인정기준은 다음과 같음.

— 다　음 —

(1) 종류

대두단백 분유, 저알레르기 분유(유단백 가수분해 분유), 무유당분유, 미숙아용 분유, MCT분유, 저인산 분유, 선천성대사이상 질환용 분유 등

(2) 대상

영양 및 대사질환, 소화기계 선천성기형 등으로 일반분유 처방이 불가능한 환자

※ 다만, 타 법령에 의해 특수분유를 지원(모자보건사업 등)받는 경우는 제외함.

③ 일반식 가산

가. 영양사 가산, 조리사 가산에 필요한 인력산정기준은 다음과 같음.

— 다　음 —

(1) 환자식 제공업무를 주로 담당하는 당해 요양기관에 소속된 인력으로 의원급(보건의료원 포함)은 각각 1명, 병원급 이상은 각각 2명 이상인 경우

(2) 영양사 및 조리사수는 환자식사를 담당하는 전전월 평균 영양사 및 조리사수에 따름.

(3) 전일제 영양사 및 조리사로 1주간의 근로시간이 월평균 40시간인 근무자는 1인으로 산정함.

(4) 단시간 근무로 1주간의 근로시간이 월평균 32시간(이상)~40시간(미만) 근무자는 0.8인으로 산정하며, 32시간 미만 근무자는 산정대상에서 제외함.

(5) 전일제 및 단시간 근무하는 영양사 및 조리사는 「기간제 및 단시간근로자보호 등에 관한 법률」 제17조(근로조건의 서면 명시)를 준수하고, 4대 사회보험에 가입 및 1년 이상 고용계약을 체결한 경우 산정함. 다만, 출산휴가자 및 육아휴직자, 질병휴직(휴가)자 등의 대체 영양사・조리사의 경우 계약기간에 관계없이 산정가능함.

(6) 영양사 및 조리사가 연속적 부재기간이 16일 이상인 경우 동 기간 동안은 인력산정대상에서 제외함. 다만, 동 기간 동안에 대체인력이 있을 경우는 산정가능함.

(7) 영양사와 조리사의 2가지 면허를 가진 자는 한 가지 면허에 대해서만 산정함.

(계속)

(8) 영양사 및 조리사 가산 산정 시 평균 인원수는 소수점 이하 절사함(단, 소수점 이하 첫 번째 자리가 9 이상인 경우는 올림으로 함).

(9) 영양사 및 조리사 가산은 환자에게 제공하는 식사규모 및 타 시설에 식사제공 여부와 관계없이 당해 요양기관 소속 영양사와 조리사 수에 따라 산정함.

나. 조리사 가산은 적시급식을 실시한 경우 산정하며, 적시급식이란 배식간격(전날 석식 제공시간~익일 조식 제공시간)이 '14시간 이내'인 경우임.

④ 환자가 건강보험으로 적용되는 환자식 이외를 선택하는 경우는 그 비용을 본인이 전액 부담하여야 함.

⑤ 치료식 영양관리료

가. 당해 요양기관에 소속된 영양사 1인당 1일 40명 이하의 환자에게 치료식(멸균식 포함)을 제공한 경우에 산정 가능함. 이때 치료식(멸균식 포함)을 제공받는 환자(건강보험)에게 영양관리를 실시한 경우에 산정하며, 제공하는 식사의 종류, 제공사유, 주의사항 등에 대하여 환자나 보호자에게 직접 설명하고 기재하여야 함.

나. 치료식 영양관리료 산정에 필요한 영양사 인력 산정기준은 다음과 같음.

— 다 음 —

(1) 입원환자식 제공업무를 주로 담당하는 당해 요양기관에 소속된 영양사로 전전분기 마지막 월 15일부터 전분기 마지막 월 14일까지 영양사별 재직일수의 합으로 산정함.

(2) 치료식(멸균식 포함)을 제공받는 환자에게 영양관리를 실시하는 경우 산정하되, 전전분기 마지막 월 15일부터 전분기 마지막 월 14일까지 환자수의 합으로 산정함.

(3) 영양사 1인당 1일 치료식(멸균식 포함) 환자 수는 소수점 이하 절사함.

(4) 영양사의 근로시간 및 근무형태에 따른 산정방법은 상기 '3. 가. (3)~(6)'의 인력 산정기준에 따름.

⑥ 요양기관 의무

가. 요양기관은 다음 사항을 기재한 안내문을 환자 또는 그 보호자가 쉽게 볼 수 있는 장소에 게시 또는 비치하여야 함.

— 다 음 —

(1) 당해 요양기관에서 산정하는 식사종류별 가격

(2) 환자의 원에 의해 비급여식을 선택할 수 있고, 이 경우 그 비용은 환자가 전액부담해야 한다는 내용

나. 요양기관은 [별지 제1호 서식]에 의한 입원환자식[신규·변경] 운영현황 통보서를 건강보험심사평가원에 제출하여야 함.

다. 치료식 영양관리료를 산정하는 기관은 [별지 제1-1호] 치료식 영양관리료[신규·변경] 운영현황 통보서를 건강보험심사평가원에 매 분기 말 16일부터 20일까지 제출하여야 하며, 미제출 기관은 치료식 영양관리료를 산정할 수 없음. 다만, 제출기간을 경과하여 적용분기 전일까지 제출하는 경우 부득이한 사유를 소명하는 경우에 한하여 확인하여 적용함.

7. 보건복지부장관이 정하여 고시한 질병군 진료 시 식대는 '건강보험 행위 급여·비급여 목록표 및 급여 상대가치점수' 제1편 행위 급여·비급여 목록 및 급여 상대가치점수에서 정한 소정점수를 별도 산정하되, 요양급여 범위 및 그 산정기준은 제1호 내지 제6호와 같이 함.

⑦ 식대 산정(병원)

구분	기본식대(A)	식대가산			치료식영양관리료(D)	식대(F) (A+B+C+D)
		영양사(B)	조리사(C)	직영가산		
일반식	4,290	550	500	200	-	5,540
치료식	5,460	550	550	200	1,010	7,770
멸균식	14,720	-	-		-	14,720
산모식	5,460	-	-		-	5,460
경관영양유동식	4,580	-	-		-	4,580
일반식(의료급여)	3,390	-	-		-	3,390

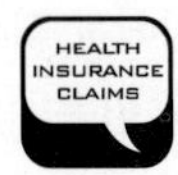

제19절 치과 보철료

1. 치과 보철료 산정지침

① 치과에서 치아의 보철을 정착한 경우에는 본장의 해당 소정점수를 산정한다.

② 본 장에 기재된 치과의 보철은 처치 시 사용된 치료재료, 약제, 진찰료가 해당 소정점수에 포함되어 별도 산정하지 아니한다. 다만, 분리형 식립재료의 고정체(Fixture), 지대주(Abutment)는 '약제 및 치료재료의 비용에 대한 결정기준'에 의하여 별도 산정한다.

분류번호	코드	분류	기준
차-1	UA101~109	레진상 완전틀니(1악당) 가. 진단 및 치료계획(1단계) 나. 인상체득(2단계) 다. 악간관계체득(3단계) 라. 납의치 시작(4단계) 마. 의치장착 및 조정(5단계)	
차-2	UA201~209	임시 레진상 완전틀니(1악당)	• 완전틀니를 전제로 완전틀니 전 임시완전틀니를 시술한 경우에 한하여 산정한다.

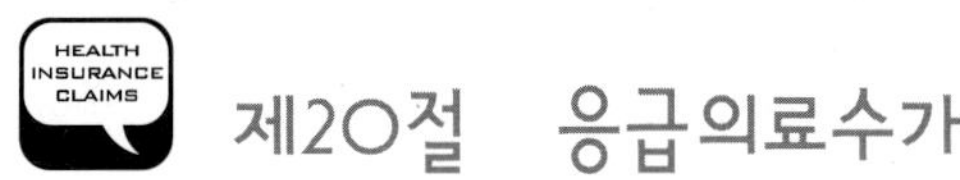

제20절 응급의료수가

1. 응급기본진료료 산정지침

1. 응급의료관리료: 응급의료기관 응급실에서 응급환자(응급실에 내원 환자 포함)에게 응급처치 및 응급의료를 행한 경우 초일에 1회 산정(응급의료기관평가결과에 따라 기관등급별로 가감)
2. 응급진료 전문의 진찰료: 중증응급환자 또는 중증응급의심환자를 응급의료센터 응급실에서 전문의가 직접 진료한 경우 소정점수만 산정(야간 · 공휴 가산 불가. 다만, 소아전문응급의료센터에 내원한 6세 미만 소아가산 별도 산정)
3. 중증응급환자 진료구역 관찰료
   - 중증응급환자 또는 중증응급의심환자가 응급의료센터의 중증응급환자 진료구역 병상을 배정받아 진료받은 경우 1회 산정
   - 중증응급환자 진료구역 관찰료와 간호인력 확보 수준에 따른 중증응급환자 진료구역 관찰료 차등제는 응급의료기관평가결과에 따라 기관등급별로 가감
4. 응급환자 진료구역 관찰료
   - 중증응급환자 또는 중증응급의심환자가 응급의료센터의 응급환자 진료구역 병상을 배정받아 진료받은 경우 1회 산정
   - 응급환자 진료구역 관찰료와 간호인력 확보 수준에 따른 중증응급환자 진료구역 관찰료 차등제는 응급의료기관평가결과에 따라 기관등급별로 가감
5. 응급전용 중환자실 관리료: 중증응급환자 또는 중증응급의심환자가 응급의료센터의 응급전용 중환자실 병상에 입원하는 경우에 산정(응급의료기관 평가결과에 따라 기관등급별로 응급전용 중환자실 관리료 가감)

1. 응급의료관리료

   가. 「응급의료에 관한 법률」에 의한 응급의료기관이 응급실에서 응급환자 또는 응급실에 내원한 환자에게 응급처치 및 응급의료를 행한 경우에는 초일에 한하여 응급의료관리료를 산정한다.

   나. 「응급의료에 관한 법률」에 따른 응급의료기관 평가결과에 따라 응급의료관리료는 기관등급별로 가감한다(단, 지역응급의료기관은 가감 대상에서 제외).

      (1) A등급: 응급의료관리료 소정점수의 10% 가산

      (2) B등급: 응급의료관리료 소정점수로 산정

      (3) C등급: 응급의료관리료 소정점수의 10% 감산

2. 응급진료 전문의 진찰료

가. 중증응급환자 또는 중증응급의심환자를 중앙응급의료센터, 권역응급의료센터, 권역외상센터, 소아전문응급의료센터, 지역응급의료센터 응급실에서 전문의가 직접 진료한 경우에 산정한다.

나. 해당 항목의 소정점수만을 산정하고 공휴・야간 가산 등을 포함한 모든 가산은 적용하지 아니한다. 다만, 소아전문응급의료센터에 내원한 만6세 미만의 소아에 대한 가산은 별도 산정한다.

3. 중증응급환자 진료구역 관찰료

가. 중증응급환자 진료구역관찰료는 중증응급환자 또는 중증응급의심환자가 「응급의료에 관한 법률」 시행규칙에 의한 중앙응급의료센터, 권역응급의료센터, 소아전문응급의료센터의 중증응급환자 진료구역 병상을 배정받아 진료받은 경우 1회에 한하여 산정한다.

나. 「응급의료에 관한 법률」에 따른 응급의료기관 평가결과에 따라 중증응급환자 진료구역관찰료는 기관등급별로 다음과 같이 가감한다.

(1) A등급: 중증응급환자 진료구역 관찰료 소정점수의 20% 가산

(2) B등급: 중증응급환자 진료구역 관찰료 소정점수로 산정

(3) C등급: 중증응급환자 진료구역 관찰료 소정점수의 20% 감산

다. 간호인력 확보 수준에 따른 중증응급환자 진료구역관찰료 차등제

(1) 간호인력 확보 수준에 따른 등급은 2016년 진료분부터 적용하며, 「응급의료에 관한 법률」에 따른 전년도 응급의료기관 평가결과에 따라 다음년도에 1년간 적용한다.

(2) 간호인력 확보 수준에 따라 등급별로 중증응급환자 진료구역 관찰료를 다음과 같이 가감한다.

(가) 1등급: 중증응급환자 진료구역 관찰료 소정점수의 40% 가산

(나) 2등급: 중증응급환자 진료구역 관찰료 소정점수의 30% 가산

(다) 3등급: 중증응급환자 진료구역 관찰료 소정점수의 20% 가산

(라) 4등급: 중증응급환자 진료구역 관찰료 소정점수의 15% 가산

(마) 5등급: 중증응급환자 진료구역 관찰료 소정점수의 10% 가산

(바) 6등급: 중증응급환자 진료구역 관찰료 소정점수의 5% 가산

(사) 7등급: 중증응급환자 진료구역 관찰료 소정점수로 산정

(아) 8등급: 중증응급환자 진료구역 관찰료 소정점수의 10% 감산

(자) 9등급: 중증응급환자 진료구역 관찰료 소정점수의 20% 감산

4. 응급환자 진료구역 관찰료

가. 응급환자 진료구역 관찰료는 중증응급환자 또는 중증응급 의심환자가 「응급의료에 관한 법률 시행규칙」에 의한 중앙응급의료센터, 권역응급의료센터, 소아전문응급의료센터, 지역응급의료센터의 응급환자 진료구역 병상을 배정받아 진료받은 경우 1회에 한하여 산정한다.

나. 「응급의료에 관한 법률」에 따른 응급의료기관 평가결과에 따라 응급환자 진료구역 관찰료는 기관등급별로 다음과 같이 가감한다.

(1) A등급: 응급환자 진료구역 관찰료 소정점수의 20% 가산

(2) B등급: 응급환자 진료구역 관찰료 소정점수로 산정

(3) C등급: 응급환자 진료구역 관찰료 소정점수의 20% 감산

다. 간호인력 확보 수준에 따른 응급환자 진료구역 관찰료 차등제

(1) 간호인력 확보 수준에 따른 등급은 2016년 진료분부터 적용하며, 「응급의료에 관한 법률」에 따른 전년도 응급의료기관 평가결과에 따라 다음년도에 1년간 적용한다.

(2) 간호인력 확보 수준에 따라 등급별로 응급환자 진료구역 관찰료를 다음과 같이 가감한다.

(가) 1등급: 응급환자 진료구역 관찰료 소정점수의 40% 가산

(나) 2등급: 응급환자 진료구역 관찰료 소정점수의 30% 가산

(다) 3등급: 응급환자 진료구역 관찰료 소정점수의 20% 가산

(라) 4등급: 응급환자 진료구역 관찰료 소정점수의 15% 가산

(마) 5등급: 응급환자 진료구역 관찰료 소정점수의 10% 가산

(바) 6등급: 응급환자 진료구역 관찰료 소정점수의 5% 가산

(사) 7등급: 응급환자 진료구역 관찰료 소정점수로 산정

(아) 8등급: 응급환자 진료구역 관찰료 소정점수의 10% 감산

(자) 9등급: 응급환자 진료구역 관찰료 소정점수의 20% 감산

5. 응급전용 중환자실 관리료

가. 응급전용 중환자실 관리료는 중증응급환자 또는 중증응급의심환자가 「응급의료에 관한 법률 시행규칙」에 의한 중앙응급의료센터, 권역응급의료센터, 권역외상센터, 전문응급의료센터 응급전용 중환자실 병상에 입원하는 경우에 산정한다.

나. 「응급의료에 관한 법률」에 따른 응급의료기관 평가결과에 따라 기관등급별로 응급전용 중환자실 관리료는 다음과 같이 가감한다.

(1) A등급: 응급전용 중환자실 관리료 소정점수의 20% 가산

(2) B등급: 응급전용 중환자실 관리료 소정점수로 산정

(3) C등급: 응급전용 중환자실 관리료 소정점수의 20% 감산

6. 상기 1, 3, 4, 5항의 기관등급은 2016년 응급의료기관 평가결과에 따라 2017년 진료분부터 적용하며, 2016년까지는 기본등급으로 산정한다.

7. 제1절에 기재하지 아니한 진료영역의 행위에 대하여는 제2부 제1장 내지 제18장에 의하여 산정한다.

분류번호	코드	분류	기준 및 산정지침
응-1	 V1100 V1200 V1300 V1400	응급의료관리료 가. 중앙응급의료센터 나. 권역응급의료센터 다. 지역응급의료센터 라. 지역응급의료기관	• 응급의료관리료와 진찰료는 함께 산정할 수 있다.
응-2	 V2100 V2200 V2300 V2500 V2600	응급진료 전문의 진찰료 가. 중앙응급의료센터 나. 권역응급의료센터 다. 지역응급의료센터 라. 권역외상센터 마. 소아전문응급의료센터	만6세 미만의 소아에 대하여는 76.74점을 가산한다(산정코드 첫 번째 자리에 6으로 기재).
응-3	 V3100 V3200 V3300	중증응급환자 진료구역 관찰료 가. 중앙응급의료센터 나. 권역응급의료센터 다. 소아전문응급의료센터	
응-4	V4100 V4200 V4300 V4400	응급환자 진료구역 관찰료 가. 중앙응급의료센터 나. 권역응급의료센터 다. 지역응급의료센터 라. 소아전문응급의료센터	
응-5	 V5100 V5200 V5500	응급전용 중환자실 관리료 가. 중앙응급의료센터 나. 권역응급의료센터 다. 지역응급의료센터	
응-5	 V5600 V5700	라. 전문응급의료센터 (1) 소아전문응급의료센터 (2) 소아전문응급의료센터가 아닌 전문응급의료센터	

2. 응급의료행위 산정지침

응급의료수가는 2016년 신설된 수가로 「응급의료에 관한 법률」에 의한 응급의료기관에서 응급환자에게 [별표 1], [별표 2], [별표 3]에 해당하는 처치 및 수술료뿐만 아니라 검사, 영상진단(방사선치료료 포함)에도 소정점수의 50% 가산한다.

☞ 기존에는 야간, 공휴에 처치 및 수술을 한 경우에 야간, 공휴가산을 산정

☞ 응급의료행위수가는 야간 또는 공휴일이 아니어도 응급환자에게 응급의료기관에서 처치 및 수술, 검사, 영상진단에 대하여도 50% 가산하는 것임.

1. 「응급의료에 관한 법률」에 의한 응급의료기관에 내원한 응급환자에게 응급실에서 [별표 1]의 행위를 실시한 경우 소정점수의 50%를 가산한다(산정코드 두 번째 자리에 2로 기재, 단, 2장 검사료는 산정코드 첫 번째 자리에 7기재).
2. 중앙응급의료센터, 권역응급의료센터, 권역외상센터, 전문응급의료센터, 지역응급의료센터에서 중증응급환자 또는 중증응급 의심환자에 대해 응급실 내원 후 응급실에서 24시간 이내([별표 2])의 행위를 실시하는 경우 소정점수의 50%를 가산한다(산정코드 두 번째 자리에 2로 기재, 단, 2장 검사료는 산정코드 첫 번째 자리에 7기재).
3. 중앙응급의료센터, 권역응급의료센터, 권역외상센터, 전문응급의료센터에서 중증응급환자 또는 중증응급 의심환자에 대해 응급실 내원 후 24시간 이내([별표 3])의 행위를 실시하는 경우 소정점수의 50%를 가산한다(산정코드 두 번째 자리에 2로 기재, 단, 2장 검사료 및 제3장 영상진단 및 방사선치료료는 산정코드 첫 번째 자리에 7 기재).
4. 다만, 권역외상센터의 경우 중증외상환자에게 [별표 2], [별표 3]에 열거한 항목을 응급실 내원 후 24시간을 초과하여 실시한 경우에도 소정점수의 50%를 가산할 수 있다.
5. [별표 1], [별표 2], [별표 3]에 열거한 항목 중 야간과 응급 3), 공휴와 응급 4) 가산이 동시 적용되는 경우에는 산정코드 두 번째 자리에 각각 3, 4를 기재한다. 또한 2장 및 3장에서 만 8세 미만 소아와 응급 8) 가산이 동시 적용되는 경우에는 산정코드 첫 번째 자리에 8로 기재하여 산정한다.

[별표 1] 해당 분류항목

장	분류번호	코드	분류
02	나720	E7200	중심정맥압 측정[1일당]
02	나804	C8040	흉막천자
02	나805	C8050	복수천자, 복막천자
02	나806	C8060	심낭천자
05	마7	KK070	골수내주사
09	자130가	O1300	관혈적 기관절개술
09	자130나	O1301	경피적 확장기관절개술
09	자130-1가	O1303	윤상갑상막절개술(투관침에 의한 경우)
09	자130-1나	O1306	윤상갑상막절개술(피부절개에 의한 경우)
09	자151가	O1510	흉강삽관술(폐쇄식)
09	자151나	O1520	흉강삽관술(개방식)
09	자165가	O1650	중심정맥내카테터유치술(컷다운법)
09	자165가주	O1651	중심정맥내 카테터유치술(컷다운방법에 의한 동맥삽관술)
09	자200가(1)	O2001	체외용 심박기장치술[심박기사용료 포함]
09	자200가(2)	O2002	체외용 심박기조작[1일당]

(계속)

장	분류번호	코드	분류
09	자200가(3)	O2005	경피적 인공심박동술[심박기사용료 포함]
09	자200나(1)(가)1)	O0203	경정맥 체내용 심박기거치술-심박기거치술(심방 또는 심실 전극을 삽입하는 경우)
09	자200나(1)(가)2)	O0204	경정맥 체내용 심박기거치술-심박기거치술(심방 및 심실 전극을 삽입하는 경우)
09	자200나(2)	O2004	개흉적 체내용 심박기거치술
09	자248	Q2481	복막세척술
09	자583	M5830	경피적 기관카테터 삽입 및 인공호흡[윤상갑상막천자를 통한 것]
09	자585가	M5850	인공호흡[기관내삽관료 별도]-3시간까지
09	자585나	M5857	인공호흡[기관내삽관료 별도]-3시간을 초과하여 8시간까지
09	자585다	M5858	인공호흡[기관내삽관료 별도]-8시간을 초과하여 12시간까지
09	자585라	M5860	인공호흡[기관내삽관료 별도]-12시간 초과 1일당
09	자585-1	M5859	기관내삽관술
09	자586가	M5861	고압산소처치-30분까지
09	자586나	M5862	고압산소처치-30분을 초과하여 1시간까지
09	자586다	M5863	고압산소처치-1시간을 초과하여 1시간 30분까지
09	자586라	M5864	고압산소처치-1시간 30분을 초과하여 2시간까지
09	자586마	M5865	고압산소처치-2시간을 초과하여 2시간 30분까지
09	자586바	M5866	고압산소처치-2시간 30분을 초과하여 3시간까지
09	자586사	M5867	고압산소처치-3시간을 초과하여 8시간까지
09	자586아	M5868	고압산소처치-8시간 초과 1일당
09	자587가	M5873	심폐소생술(15분까지)
09	자587나	M5874	심폐소생술(15분을 초과하여 30분까지)
09	자587다	M5875	심폐소생술(30분을 초과하여 45분까지)
09	자587라	M5876	심폐소생술(45분을 초과하여 60분까지)
09	자587마	M5877	심폐소생술(60분 초과 1일당)
09	자588	M5880	제세동술 및 전기적 심조율전환[1일당]
09	자590가	M5901	위세척[위관삽입료 포함][1일당]-구위관삽입에 의한 세척
09	자590나(1)	M5902	위세척[위관삽입료 포함][1일당]-비위관삽입에 의한 세척-위출혈의 경우
09	자590나(2)	M5903	위세척[위관삽입료 포함][1일당]-비위관삽입에 의한 세척-기타의 경우
09	자591	M5910	식도압박지혈튜브 삽입
09	자592	M5920	기관내 세척[1일당]
09	자593	M5930	쇼크방지용하의 장착
09	자594가	M5941	소아열성경련 응급처치[관장, 산소흡입료 포함]
09	자594나	M5942	소아열성경련 예방처치[관장료 포함]

(계속)

장	분류번호	코드	분류
09	자595가	M5951	응급고정술[Cervical Collar 착용 등을 이용한 경추부 고정]
09	자595나	M5952	응급고정술[척추고정]
09	자595다	M5953	응급고정술[Air-Splint 등에 의한 사지고정]
09	자596가	M5961	급속내부체온조절요법-위세척에 의한 경우
09	자596나	M5962	급속내부체온조절요법-복강세척에 의한 경우
09	자596다	M5963	급속내부체온조절요법-직장세척에 의한 경우
09	자597	M5970	치료적 저체온요법[1일당]

[별표 2] 해당 분류항목

장	분류번호	코드	분류
02	나619	F6190	두개내압측정[1일당]
02	나720-1	E7202	연속적 중심정맥산소포화도 측정[1일당]
02	나722가	E7221	스완-간즈카테터법에 의한 검사-카테터삽입술 당일[카테터 삽입료 포함]
02	나722나	E7222	스완-간즈카테터법에 의한 검사-심박출량측정[1일당]
02	나722다	E7223	스완-간즈카테터법에 의한 검사-폐동맥압 및 쐐기압 측정[1일당]
02	나722-1	E7225	Esophageal Probe을 이용한 비침습적 심기능 측정[1일당]
02	나723	E7230	경피적 혈액산소포화도 측정[1일당]
02	나724	E7240	경피적 혈액산소분압 측정[1일당]
02	나725가	E6541	심전도검사-심전도기록 및 판독[표준12유도]
02	나725다(1)	E6544	심전도침상 감시[1일당]
02	너874	EX874	침습적 동맥압혈압 측정[1일당]
02	나800	C8000	요추천자[뇌척수압 측정 포함]
02	나800-1	C8005	경막하천자
02	나801	C8010	후두하대조천자, 경지주막하천자
02	나807	C8070	뇌실천자
02	나809	C8090	고실천자[편측]
02	나810	C8100	더글라스와 천자[간단한 액검사 포함]
02	나812	C8120	방광천자
02	나813	C8130	음낭수종천자
05	마16	KK160	급속항온 주입[1회당]
05	마16가(1)	KK161	급속항온 주입-혈액 및 수액제제주입료-100ml 미만[1병 또는 포장단위당]
05	마16가(2)	KK162	급속항온 주입-혈액 및 수액제제주입료-100ml~500ml[1병 또는 포장단위당]

(계속)

장	분류번호	코드	분류
05	마16가(3)	KK163	급속항온 주입-혈액 및 수액제제주입료-501ml~1000ml[1병 또는 포장단위당]
05	마16나(1)	KK164	급속항온 주입-혈액 및 수액제제주입료-100ml 미만[1병 또는 포장단위당]
05	마16나(2)	KK165	급속항온 주입-혈액 및 수액제제주입료-100ml~500ml[1병 또는 포장단위당]
05	마16나(3)	KK166	급속항온 주입-혈액 및 수액제제주입료-501ml~1000ml[1병 또는 포장단위당]
06	바1나	L0102	정맥마취(부위(국소)마취)
08	아10	NN100	정신의학적 응급처치
09	자1가(1)(가)	S0011	절개술(안면 또는 경부, 제1범위, 1cm 미만)
09	자1가(1)(나)	S0012	절개술(안면 또는 경부, 제1범위, 1cm 이상~2cm 미만)
09	자1가(1)(다)	S0013	절개술(안면 또는 경부, 제1범위, 2cm 이상)
09	자1가(2)(가)	S0014	절개술(안면 또는 경부, 제2범위부터 1범위당, 1cm 미만)
09	자1가(2)(나)	S0015	절개술(안면 또는 경부, 제2범위부터 1범위당, 1cm 이상~2cm 미만)
09	자1가(2)(다)	S0016	절개술(안면 또는 경부, 제2범위부터 1범위당, 2cm 이상)
09	자1나(1)(가)	SA011	절개술(안면과 경부 이외, 제1범위, 1cm 미만)
09	자1나(1)(나)	SA012	절개술(안면과 경부 이외, 제1범위, 1cm 이상~2cm 미만)
09	자1나(1)(다)	SA013	절개술(안면과 경부 이외, 제1범위, 2cm 이상)
09	자1나(2)(가)	SA014	절개술(안면과 경부 이외, 제2범위부터 1범위당, 1cm 미만)
09	자1나(2)(나)	SA015	절개술(안면과 경부 이외, 제2범위부터 1범위당, 1cm 이상~2cm 미만)
09	자1나(2)(다)	SA016	절개술(안면과 경부 이외, 제2범위부터 1범위당, 2cm 이상)
09	자2가(1)(가)1)	S0021	창상봉합술(안면 또는 경부, 단순봉합, 제1범위, 길이 1.5cm 미만)
09	자2가(1)(가)2)	S0022	창상봉합술(안면 또는 경부, 단순봉합, 제1범위, 길이 1.5cm 이상~3.0cm 미만)
09	자2가(1)(가)3)	S0023	창상봉합술(안면 또는 경부, 단순봉합, 제1범위, 길이 3.0cm 이상 또는 근육에 달하는 것)
09	자2가(1)(나)1)	S0024	창상봉합술(안면 또는 경부, 단순봉합, 제2범위, 1범위당, 길이 1.5cm 미만)
09	자2가(1)(나)2)	S0025	창상봉합술(안면 또는 경부, 단순봉합, 제2범위, 1범위당, 길이 1.5cm 이상~3.0cm 미만)
09	자2가(1)(나)3)	S0026	창상봉합술(안면 또는 경부, 단순봉합, 제2범위, 1범위당, 길이 3.0cm 이상 또는 근육에 달하는 것)
09	자2가(2)(가)1)	SA021	창상봉합술(안면 또는 경부, 변연절제 포함, 제1범위, 길이 1.5cm 미만)
09	자2가(2)(가)2)	SA022	창상봉합술(안면 또는 경부, 변연절제 포함, 제1범위, 길이 1.5cm 이상~3.0cm 미만)
09	자2가(2)(가)3)	SA023	창상봉합술(안면 또는 경부, 변연절제 포함, 제1범위, 길이 3cm 이상 또는 근육에 달하는 것)
09	자2가(2)(나)1)	SA024	창상봉합술(안면 또는 경부, 변연절제 포함, 제2범위부터 1범위당, 길이 1.5cm 미만)

(계속)

장	분류번호	코드	분류
09	자2가(2)(나)2)	SA025	창상봉합술(안면 또는 경부, 변연절제 포함, 제2범위부터 1범위당, 길이 1.5cm 이상~3.0cm 미만)
09	자2가(2)(나)3)	SA026	창상봉합술(안면 또는 경부, 변연절제 포함, 제2범위부터 1범위당, 길이 3cm 이상 또는 근육에 달하는 것)
09	자2나(1)(가)1)	SB021	창상봉합술(안면과 경부 이외, 단순봉합, 제1범위, 길이 2.5cm 미만)
09	자2나(1)(가)2)	SB022	창상봉합술(안면과 경부 이외, 단순봉합, 제1범위, 길이 2.5cm 이상~5.0cm 미만)
09	자2나(1)(가)3)	SB023	창상봉합술(안면과 경부 이외, 단순봉합, 제1범위, 길이 5.0cm 이상 또는 근육에 달하는 것)
09	자2나(1)(나)1)	SB024	창상봉합술(안면과 경부 이외, 단순봉합, 제2범위부터 1범위당, 길이 2.5cm 미만)
09	자2나(1)(나)2)	SB025	창상봉합술(안면과 경부 이외, 단순봉합, 제2범위부터 1범위당, 길이 2.5cm 이상~5.0cm 미만)
09	자2나(1)(나)3)	SB026	창상봉합술(안면과 경부 이외, 단순봉합, 제2범위부터 1범위당, 길이 5cm 이상 또는 근육에 달하는 것)
09	자2나(2)(가)1)	SC021	창상봉합술(안면과 경부 이외, 변연절제 포함, 제1범위, 길이 2.5cm 미만)
09	자2나(2)(가)2)	SC022	창상봉합술(안면과 경부 이외, 변연절제 포함, 제1범위, 길이 2.5cm 이상~5.0cm 미만)
09	자2나(2)(가)3)	SC023	창상봉합술(안면과 경부 이외, 변연절제 포함, 제1범위, 길이 5cm 이상 또는 근육에 달하는 것)
09	자2나(2)(나)1)	SC024	창상봉합술(안면과 경부 이외, 변연절제 포함, 제2범위부터 1범위당, 길이 2.5cm 미만)
09	자2나(2)(나)2)	SC025	창상봉합술(안면과 경부 이외, 변연절제 포함, 제2범위부터 1범위당, 길이 2.5cm 이상~5.0cm 미만)
09	자2나(2)(나)3)	SC026	창상봉합술(안면과 경부 이외, 변연절제 포함, 제2범위부터 1범위당, 길이 5cm 이상 또는 근육에 달하는 것)
09	자2나(3)	SC027	창상봉합술(안면과 경부 이외, 창상청소 및 변연절제만 실시한 경우)
09	자2-1가(1)	M0111	단순처치[1일당]
09	자2-1가(1)주5	M0115	단순처치-상급종합병원 중환자실 입원
09	자2-1가(2)	M0121	염증성 처치[1일당]
09	자2-1가(2)주5	M0125	염증성 처치-상급종합병원 중환자실 입원
09	자3가	M0031	피부 및 피하조직, 근육내 이물제거술[봉침, 파편 등]-근막절개하 이물제거술
09	자3나	M0032	피부 및 피하조직, 근육내 이물제거술[봉침, 파편 등]-기타
09	자4	M0040	산소흡입[1일당]
09	자4-1	M0045	하기도증기흡입치료[1일당]
09	자5	M0050	도뇨[1회당]
09	자6	M0060	유치 카테터 설치
09	자7가	M0076	약물저류관장[관장제 포함]
09	자7나	M0073	가스관장[관장제 포함]

(계속)

장	분류번호	코드	분류
09	자7다	M0077	기타관장(글리세린관장, 생리식염수관장, 에스에스관장 등)[관장제 포함]
09	자7-1	M0074	직장분변제거술
09	자7-3	M0078	직장내삽관술
09	자18-1(1)(가)	N0011	화상처치-9% 이하의 범위[수족지, 안면, 경부, 성기를 포함하는 경우]
09	자18-1(1)(나)	N0012	화상처치-9% 이하의 범위[수족지, 안면, 경부, 성기를 포함하지 아니한 경우]
09	자18-1가(2)	N0053	화상처치-열탕, 화염, 동상, 화학화상 등의 경우-하지의1지, 복부 또는 배부에 준하는 범위[10~18%의 범위]
09	자18-1가(3)	N0054	화상처치-열탕, 화염, 동상, 화학화상 등의 경우-양하지 또는 동체 (복부 및 배부) 에준하는 범위[19~36%의 범위]
09	자18-1가(4)	NA055	화상처치-열탕, 화염, 동상, 화학화상 등의 경우-상하지 또는 양하 지와 복부 또는 배부에 준하는 범위[37~54%]
09	자18-1가(5)	NA056	화상처치-열탕, 화염, 동상, 화학화상 등의 경우-전신 대부분의 범위[55% 이상]
09	자18-1나(1)	N0057	화상처치-전기화상의 경우(근육, 골격, 인대의 손상이 포함된 경우)
09	자18-1나(1)주	NA057	화상처치-전기화상의 경우(근육, 골격, 인대의 손상이 포함된 경우)-섬광 또는 화염 동반
09	자18-1나(2)	N0058	화상처치-전기화상의 경우(기타)
09	자18-1나(2)주	NA058	화상처치-전기화상의 경우(기타)-섬광 또는 화염 동반
09	자32가	N0321	천두술(진단목적)
09	자32나(1)	N0322	천두술(낭종, 혈종, 농양 제거 및 배액)-경막하 혹은 경막외
09	자32나(2)	N0323	천두술(낭종, 혈종, 농양 제거 및 배액)-뇌실질내
09	자32다	N0324	천두술(기타의 것[도관, reservoir, ICP monitor 삽입 등])
09	자35가	N0353	비골골절 비관혈적 정복술
09	자38가(1)	N0951	하악골절수술(비관혈적 정복술)
09	자38나(1)	N0961	상악골골절 비관혈적 정복술
09	자48-1	N0630	척추골절 및 탈구의 도수정복술
09	자52	N0521	쇄골골절고정술
09	자53가	N0531	늑골골절 비관혈적 정복술
09	자64가	N0641	사지골절도수 정복술[골반골, 대퇴골]
09	자64나	N0642	사지골절도수 정복술[상완골, 하퇴골]
09	자64다	N0643	사지골절도수 정복술[전완골]
09	자64라	N0644	사지골절도수 정복술[수근골, 족근골]
09	자64마	N0645	사지골절도수 정복술[중수골, 중족골, 지골]
09	자65주2	N0655	견인장치기간 중의 감시료[1일당]
09	자65가(1)	N0651	골견인술(두개골)

(계속)

장	분류번호	코드	분류
09	자65가(2)	N0652	골견인술(사지골)
09	자65가(3)	N0653	골견인술(Halovest)
09	자65나	N0654	피부견인술(골반, 반창고, Halter Traction)
09	자76가	N0761	관절탈구 도수정복술(고관절)
09	자76나	N0762	관절탈구 도수정복술(견관절)
09	자76다	N0763	관절탈구 도수정복술(주관절, 슬관절)
09	자76라	N0764	관절탈구 도수정복술(완관절, 족관절, 지관절)
09	자76마	N0765	관절탈구 도수정복술(요골골두 아탈구)
09	자77가	N0771	악관절탈구비관혈적 정복술
09	자92-2가	N0922	근막절개술-단순 절개
09	자92-2나	N0923	근막절개술-복잡 절개[여러 구획이나 근육 및 신경의 변연절제술을 시행한 경우]
09	자97가	O0971	비내이물제거술-간단한 것[비내접근]
09	자99나	O0992	비출혈지혈법-전비공팩킹[복잡한 것]
09	자99다	O0993	비출혈지혈법-후비공팩킹
09	자129가	O1291	후두이물제거술(성문상부)
09	자129나	O1292	후두이물제거술(성문, 성문하부)
09	자165나(1)	O1654	중심정맥내 카테터유치술(터널식 또는 피하매몰정맥포트법)-방사선투시하
09	자165나(1)주	OA654	중심정맥내 카테터유치술(동맥포트법)-방사선투시하
09	자165나(2)	O1655	중심정맥내 카테터유치술(터널식 또는 피하매몰정맥포트법)-혈관조영술하
09	자165나(2)주	OA655	중심정맥내 카테터유치술(동맥포트법)-혈관조영술하
09	자165나(3)	O1656	중심정맥내 카테터유치술(터널식 또는 피하매몰정맥포트법)-기타[방사선하에서 실시하지 않은 경우]
09	자165나(3)주	OA656	중심정맥내 카테터유치술(동맥포트법)-기타[방사선하에서 실시하지 않은 경우]
09	자165다(1)	O1657	중심정맥내 카테터유치술(기타[비터널식 카테터 삽입])-방사선 투시하
09	자165다(2)	O1658	중심정맥내 카테터유치술(기타[비터널식 카테터 삽입])-혈관조 영술하
09	자165다(3)	O1659	중심정맥내 카테터유치술(기타[비터널식 카테터 삽입])-기타[방사선하에서 실시하지 않은 경우]
09	자165-1	OA651	제대정맥카테터삽입술
09	자189-1	O1895	개흉심장마사지
09	자227가	Q2271	인두이물제거술(단순[편도상와])
09	자227나	Q2272	인두이물제거술(복잡[설근부, 하인두 등])
09	자262가	Q2621	비위관삽관술
09	자262나	Q2622	비위장관삽관술

(계속)

장	분류번호	코드	분류
09	자274	Q2740	감돈허니아 비관혈적 정복술
09	자349	R3490	요도 및 방광 세척[1일당]
09	자357나	R3576	방광루설치술(경피적)
09	자357-1	R3577	방광루카테터 교환
09	자383	R3830	감돈포경 정복술
09	자402-3	R4028	자궁내풍선카테터충전술[자궁용적 측정 포함]
09	자410-1	R4105	질이물제거술
09	자447가	R4471	가사신생아소생술-Apgar 6점 이하 4점까지
09	자447나	R4472	가사신생아소생술-Apgar 3점 이하
09	자489가	S4891	안구내이물제거술-자석 이용
09	자489나	S4892	안구내이물제거술-기타의 것
09	자489-1	S4895	안와내이물제거술
09	자493	S4930	결막이물제거술
09	자497가	S4971	각막이물제거술-단순[filament 제거 포함]
09	자497나	S4972	각막이물제거술-복잡[심층, 녹제거를 하는 경우]
09	자521나	S5213	안와골절정복술-비관혈적
09	자557가	S5571	외이도이물 또는 이구전색 제거[간단한 것은 기본진료료에 포함]-복잡한 것
09	자557나	S5572	외이도이물 또는 이구전색 제거[간단한 것은 기본진료료에 포함]-극히 복잡한 것[진주종 제거 포함]
09	자701가(1)	O7011	혈액투석을 위한 정맥내 카테터삽입술-쇄골하, 내경정맥-컷다운법
09	자701가(2)(가)	O7012	혈액투석용정맥내 카테터삽입술-쇄골하, 내경정맥-터널식, 피하매몰정맥포트법(방사선투시하)
09	자701가(2)(나)	O7013	혈액투석용정맥내 카테터삽입술-쇄골하, 내경정맥-터널식, 피하매몰정맥포트법(혈관조영술하)
09	자701가(2)(다)	O7014	혈액투석용정맥내 카테터삽입술-쇄골하, 내경정맥-터널식, 피하매몰정맥포트법(방사선하에서 하지 않은 경우)
09	자701가(3)(가)	O7015	혈액투석용정맥내 카테터삽입술-쇄골하, 내경정맥-기타[비터널식 카테터 삽입](방사선투시하)
09	자701가(3)(나)	O7016	혈액투석용정맥내 카테터삽입술-쇄골하, 내경정맥-기타[비터널식 카테터 삽입](혈관조영술하)
09	자701가(3)(다)	O7017	혈액투석용정맥내 카테터삽입술-쇄골하, 내경정맥-기타[비터널식 카테터 삽입](방사선하에서 하지 않은 경우)
09	자701나	O7018	혈액투석을 위한 정맥내 카테터삽입술-대퇴정맥
09	자702	O7020	혈액투석[1회당]
09	자703가(1)	O7031	지속적 정정맥혈액투석-카테터삽입 당일[카테터삽입료 포함]

(계속)

장	분류번호	코드	분류
09	자703가(2)	O7032	지속적 정정맥혈액투석-카테터삽입 익일부터[1일당]
09	자703나(1)	O7033	지속적 동정맥혈액투석-카테터삽입 당일[카테터삽입료 포함]
09	자703나(2)	O7034	지속적 동정맥혈액투석-카테터삽입 익일부터[1일당]
09	자704	O7040	혈액관류[카테터삽입술 포함][1회당]
09	자705가(1)	O7051	지속적 정정맥혈액여과-카테터삽입 당일[카테터삽입료 포함]
09	자705가(2)	O7052	지속적 정정맥혈액여과-카테터삽입 익일부터[1일당]
09	자705나(1)	O7053	지속적 동정맥혈액여과-카테터삽입 당일[카테터삽입료 포함]
09	자705나(2)	O7054	지속적 동정맥혈액여과-카테터삽입 익일부터[1일당]
09	자706가	O7061	급성복막투석-도관삽입술
09	자706나	O7062	급성복막투석-투석액교환[1일당]
09	자611	T6110	벨포캐스트
09	자612	T6120	8자형 석고
09	자613-1가	T6136	캐스트절할 사용-견수상, 고수상, 체간캐스트
09	자613-1나	T6137	캐스트절할 사용-장상지, 장하지, 벨포캐스트
09	자613-1다	T6138	캐스트절할 사용-단상지, 단하지, 8자형 석고캐스트
09	자615가	T6151	부목-장상지[상완으로부터 수부까지]
09	자615나	T6152	부목-단상지[전완으로부터 수부까지]
09	자615다	T6153	부목-장하지[대퇴로부터 족부까지]
09	자615라	T6154	부목-단하지[하퇴로부터 족부까지]
09	자615마	T6155	부목-수지부
09	자616가	T6161	반창고부착술-흉곽부, 하요추부
09	자616나	T6162	반창고부착술-견관절부, 고관절부
09	자616다	T6163	반창고부착술-주관절부, 슬관절부, 완관절부, 족관절부

[별표 3] 해당 분류항목

장	분류번호	코드	분류
02	나758	E7581	후두경검사
02	나759가	E7590	기관지경검사(기본)
02	나761	E7611	상부소화관내시경검사
02	나762가	E7621	내시경적역행성담(췌)관조영술
02	나762나	E7622	경유두적담(췌)관경검사
02	나763	E7631	경피적담관(낭)경검사[T-tube, PTBD를 통한 것]

(계속)

장	분류번호	코드	분류
02	나769	E7690	복강경검사
03	다260가	HA601	두경부동맥조영-추골동맥
03	다260나	HA602	두경부동맥조영-총경동맥
03	다260다	HA603	두경부동맥조영-외경동맥
03	다260라	HA604	두경부동맥조영-내경동맥
03	다260라주	HA606	두경부동맥조영-내경동맥폐색검사(조영술료 포함)
03	다260마	HA605	두경부동맥조영-전뇌동맥
03	다261가	HA610	흉부동맥조영-우심방조영
03	다261나	HA611	흉부동맥조영-우심실조영
03	다261다	HA612	흉부동맥조영-좌심실조영
03	다261라	HA613	흉부동맥조영-좌심방조영
03	다261마	HA614	흉부동맥조영-폐동맥
03	다261바	HA615	흉부동맥조영-흉부대동맥
03	다261사	HA616	흉부동맥조영-쇄골하동맥
03	다261아	HA617	흉부동맥조영-기관지동맥
03	다261자	HA618	흉부동맥조영-내유동맥
03	다261차	HA619	흉부동맥조영-늑간동맥
03	다262가	HA621	복부 및 골반동맥조영-복부대동맥
03	다262나	HA622	복부 및 골반동맥조영-복강동맥
03	다262다	HA623	복부 및 골반동맥조영-비장동맥
03	다262라	HA624	복부 및 골반동맥조영-간동맥
03	다262마	HA625	복부 및 골반동맥조영-좌위동맥
03	다262바	HA626	복부 및 골반동맥조영-하횡격막동맥
03	다262사	HA627	복부 및 골반동맥조영-위십이지장동맥
03	다262아	HA628	복부 및 골반동맥조영-상장간막동맥
03	다262자	HA629	복부 및 골반동맥조영-하장간막동맥
03	다262차	HA630	복부 및 골반동맥조영-신장동맥
03	다262카	HA631	복부 및 골반동맥조영-부신장동맥
03	다262타	HA632	복부 및 골반동맥조영-요추동맥
03	다262파	HA633	복부 및 골반동맥조영-총장골동맥
03	다262하	HA634	복부 및 골반동맥조영-외장골동맥
03	다262거	HA635	복부 및 골반동맥조영-내장골동맥

(계속)

장	분류번호	코드	분류
03	다262너	HA636	복부 및 골반동맥조영-자궁동맥
03	다262더	HA637	복부 및 골반동맥조영-내음부동맥
03	다264가	HA641	상지-상완동맥
03	다264나	HA642	상지-역행성상지동맥
03	다264다	HA643	상지-동정맥단락
03	다265가	HA651	하지-대퇴동맥
03	다265나	HA652	하지-슬와동맥
03	다267	HA670	관상동맥조영
03	다269가	HA691	척추동맥조영(1~4혈관)
03	다269나	HA692	척추동맥조영(5~10혈관)
03	다269다	HA693	척추동맥조영(11~20혈관)
03	다269라	HA694	척추동맥조영(21혈관 이상)
06	바1가	L0101	정맥마취(전신마취)
06	바2가(1)	L1211	기관내삽관에 의한 폐쇄순환식 전신마취관리기본[1시간 기준]
06	바2가(2)	L1212	마스크에 의한 폐쇄순환식 전신마취관리기본[1시간 기준]
06	바2가(3)	L1213	척추마취관리기본[1시간 기준]
06	바2가(4)	L1214	경막외마취관리기본[1시간 기준]
06	바2가(5)	L1215	상박신경총차단마취관리기본[1시간 기준]
06	바2나(1)	L1221	기관내삽관에 의한 폐쇄순환식 전신마취 유지[1시간 초과 15분당]
06	바2나(2)	L1222	마스크에 의한 폐쇄순환식 전신마취 유지[1시간 초과 15분당]
06	바2나(3)	L1223	척추마취 유지[1시간 초과 15분당]
06	바2나(4)	L1224	경막외마취 유지[1시간 초과 15분당]
06	바2나(5)	L1225	상박신경총차단마취 유지[1시간 초과 15분당]
06	바3가	L1310	마취중 말초산소포화도 감시
06	바3나	L1320	마취중 중심정맥압 감시[카테터삽입료 포함]
06	바3다	L1330	마취중 침습적동맥압 감시[카테터삽입료 포함]
06	버1	LX001	굴곡성기관지경을 이용한 기관내삽관술[마취를 위해 삽관한 경우]
09	자16가(1)(가)	SB161	피판작성술-피부-국소(안면부)
09	자16가(1)(나)	S0161	피판작성술-피부-국소(기타)
09	자16가(2)(가)1)	SB162	피판작성술-피부-원거리-수부이외[서혜부, 복부, 둔부, 교차상지, 교차하지 등](안면부)
09	자16가(2)(가)2)	S0162	피판작성술-피부-원거리-수부이외[서혜부, 복부, 둔부, 교차상지, 교차하지 등](기타)
09	자16가(2)(나)1)	SB163	피판작성술-피부-원거리-수부내[교차수지피판, 무지구피판 등](안면부)

(계속)

장	분류번호	코드	분류
09	자16가(2)(나)2)	S0163	피판작성술-피부-원거리-수부내[교차수지피판, 무지구피판 등](기타)
09	자16나(1)	SB164	피판작성술-도서형(안면부)
09	자16나(2)	S0164	피판작성술-도서형(기타)
09	자16다(1)	SB165	피판작성술-근(안면부)
09	자16다(2)	S0165	피판작성술-근(기타)
09	자16라(1)	SB166	피판작성술(근-피부)(안면부)
09	자16라(2)	S0166	피판작성술(근-피부)(기타)
09	자16마(1)	SB167	피판작성술-근막(안면부)
09	자16마(2)	S0167	피판작성술-근막(기타)
09	자16바(1)	SB168	피판작성술(근막-피부)(안면부)
09	자16바(2)	S0168	피판작성술(근막-피부)(기타)
09	자16사(1)	SC161	피판작성술-유리피판술[피부 또는 근육](안면부)
09	자16사(2)	SA161	피판작성술-유리피판술[피부 또는 근육](기타)
09	자16아(1)	SC162	피판작성술-유리감각피판술[근육-신경](안면부)
09	자16아(2)	SA162	피판작성술-유리감각피판술[근육-신경](기타)
09	자16자(1)(가)	SC163	피판작성술-유리복합조직이식술(유리건-피부피판술[피부-건-신경 또는 피부-건])(안면부)
09	자16자(1)(나)	SA163	피판작성술-유리복합조직이식술(유리건-피부피판술[피부-건-신경 또는 피부-건])(기타)
09	자16자(2)(가)	SC164	피판작성술-유리복합조직이식술(유리근육-피부피판술[피부-근육-신경 또는 피부-근육])(안면부)
09	자16자(2)(나)	SA164	피판작성술-유리복합조직이식술(유리근육-피부피판술[피부-근육-신경 또는 피부-근육])(기타)
09	자16차(1)	SC165	피판작성술-유리대망이식술, 유리공장이식술(안면부)
09	자16차(2)	SA165	피판작성술-유리대망이식술, 유리공장이식술(기타)
09	자17가(1)(가)	S0171	식피술-전층피부이식술(안면부)-25cm^2 미만
09	자17가(1)(나)	S0172	식피술-전층피부이식술(안면부)-25cm^2 이상
09	자17가(2)(가)	S0173	식피술-전층피부이식술(수족부)-25cm^2 미만
09	자17가(2)(나)	S0174	식피술-전층피부이식술(수족부)-25cm^2 이상
09	자17가(3)(가)	S0175	식피술-전층피부이식술(기타)-25cm^2 미만
09	자17가(3)(나)	S0176	식피술-전층피부이식술(기타)-25cm^2 이상
09	자17나(1)(가)	N0173	부분층피부이식술-안면 또는 관절부(25cm^2 미만)
09	자17나(1)(나)	N0174	부분층피부이식술-안면 또는 관절부(25cm^2 이상)
09	자17나(2)(가)	N0175	부분층피부이식술-기타(25cm^2 미만)

(계속)

장	분류번호	코드	분류
09	자17나(2)(나)	N0176	부분층피부이식술-기타(25cm^2 이상~100cm^2 미만)
09	자17나(2)(다)	N0178	부분층피부이식술-기타(100cm^2~400cm^2 미만)
09	자17나(2)(라)	N0179	부분층피부이식술-기타(400cm^2~900cm^2 미만)
09	자17나(2)(마)	N0170	부분층피부이식술-기타(900cm^2 이상)
09	자18-2가(1)	N0041	화상의 가피절제술-9% 이하의 범위[수. 족, 지에 준하는 범위]
09	자18-2가(2)	N0042	화상의 가피절제술-9% 이하의 범위[상지대부분, 하지의반 or 두부, 경부, 안면의 대부분에 준하는 범위]
09	자18-2나	N0043	화상의 가피절제술-10~18%의 범위[하지의1지, 복부 또는 배부에 준하는 범위]
09	자18-2다	N0044	화상의 가피절제술-19~36%의 범위[양하지 또는 동체(복부 및 배부)에 준하는 범위]
09	자18-2라	N0048	화상의 가피절제술-37~54%의 범위[상, 하지 대부분, 양하지와 복부 또는 배부에 준하는 범위]
09	자18-2마	N0049	화상의 가피절제술-55% 이상의 범위[전신 대부분의 범위]
09	자33가	N0331	개두술 또는 두개절제술(진단목적)
09	자33나	N0333	개두술 또는 두개절제술(두개감압술)
09	자35나	N0354	비골골절 관혈적정복술
09	자35다	N0355	비사골 골절의 관혈적정복술
09	자36-1	N0366	후두골절 관혈적정복술
09	자38가(2)(가)	N0952	하악골절관혈적 정복술(정중부, 골체부, 우각부)
09	자38가(2)(나)	N0953	하악골절관혈적 정복술(하악 과두부)
09	자38나(2)(가)	N0962	상악골골절관혈적 정복술(Le Fort Ⅰ)
09	자38나(2)(나)	N0963	상악골골절관혈적 정복술(Le Fort Ⅱ)
09	자38나(2)(다)	N0964	상악골골절관혈적 정복술(Le Fort Ⅲ)
09	자38다(1)	N0965	관골골절정복수술(길리씨수술)[관골궁, 관골체 포함]
09	자38다(2)	N0966	관골골절관혈적정복수술[관골궁, 관골체 포함]
09	자45가	N0451	척추체제거술(경추)
09	자45나	N0452	척추체제거술(흉추)
09	자45다	N0453	척추체제거술(요추)
09	자46가(1)(가)	N2461	척추고정술[기기, 기구사용고정 포함]-전방고정-경추-경구강 접근
09	자46가(1)(나)	N2462	척추고정술[기기, 기구사용고정 포함]-전방고정-경추-경추치 상돌기나사못고정술
09	자46가(1)(다)	N2463	척추고정술[기기, 기구사용고정 포함]-전방고정-경추-기타의 경우
09	자46가(2)(가)	N2464	척추고정술[기기, 기구사용고정 포함]-전방고정-흉추-경흉골 병 접근
09	자46가(2)(나)	N2465	척추고정술[기기, 기구사용고정 포함]-전방고정-흉추-경흉골 접근
09	자46가(2)(다)	N2466	척추고정술[기기, 기구사용고정 포함]-전방고정-흉추-기타의 경우
09	자46가(3)	N0466	척추고정술[기기, 기구사용고정 포함]-전방고정-요추

(계속)

장	분류번호	코드	분류
09	자46가(3)주	N1466	척추고정술[기기, 기구사용고정 포함]-전방고정-요추-복잡
09	자46나(1)(가)	N2467	척추고정술[기기, 기구사용고정 포함]-후방고정-경추-후두골 경추간
09	자46나(1)(나)	N2468	척추고정술[기기, 기구사용고정 포함]-후방고정-경추-제1~2 경추간
09	자46나(1)(다)	N2469	척추고정술[기기, 기구사용고정 포함]-후방고정-경추-기타의 경우
09	자46나(2)	N0468	척추고정술[기기, 기구사용고정 포함]-후방고정-흉추
09	자46나(3)	N0469	척추고정술[기기, 기구사용고정 포함]-후방고정-요추
09	자46나(3)주1	N1469	척추고정술[기기, 기구사용고정 포함]-후방고정-요추-복잡
09	자46나(3)주2	N2470	척추고정술[기기, 기구사용고정 포함]-후방고정-요추-Cage를 이용한 추체간유합술
09	자46나(3)주3	N1460	척추고정술[기기, 기구사용고정 포함]-후방고정-요추-복잡-Cage를 이용한 추체간 유합술
09	자49가(1)	N1491	관혈적 추간판제거술[척추후궁절제술 포함]-경추
09	자49가(2)	N1492	관혈적 추간판제거술[척추후궁절제술 포함]-흉추
09	자49가(3)	N1493	관혈적 추간판제거술[척추후궁절제술 포함]-요추
09	자49-1가	N1497	척추후궁절제술-경추
09	자49-1가주	N2497	척추후궁절제술-복잡-경추
09	자49-1나	N1498	척추후궁절제술-흉추
09	자49-1나주	N2498	척추후궁절제술-복잡-흉추
09	자49-1다	N1499	척추후궁절제술-요추
09	자49-1다주	N2499	척추후궁절제술-복잡-요추
09	자53나	N0532	늑골골절 관혈적 정복술
09	자57가	N0571	사지절단술[골반]
09	자57나	N0572	사지절단술[대퇴]
09	자57다	N0573	사지절단술[상완, 전완, 하퇴]
09	자57라	N0574	사지절단술[수족]
09	자57마	N0575	사지절단술[지]
09	자58가(1)	N0581	단단성형술-골성형을 요하는 것(대퇴, 하퇴, 상완, 전완)
09	자58가(2)	N0582	단단성형술-골성형을 요하는 것(지)
09	자58나(1)	N0583	단단성형술-연부조직의 성형을 요하는 것(대퇴, 하퇴, 상완, 전완)
09	자58나(2)	N0584	단단성형술-연부조직의 성형을 요한는 것(지)
09	자58-1가	N0587	사지접합수술[사지]
09	자58-1나	N0588	사지접합수술[수, 족지]
09	자59	N0590	척추 또는 골반골절 및 탈구의 관혈적 정복수술
09	자60가(1)	N0601	사지골절정복술[복잡골절 포함]-관혈적[대퇴골]

(계속)

장	분류번호	코드	분류
09	자60가(1)주	N0611	사지골절정복술[복잡골절 포함]-관혈적-복잡-대퇴골
09	자60가(2)	N0602	사지골절정복술[복잡골절 포함]-관혈적[상완골, 견갑골]
09	자60가(2)주	N0612	사지골절정복술[복잡골절 포함]-관혈적-복잡-상완골, 견갑골
09	자60가(3)(가)	N0607	사지골절정복술[복잡골절 포함]-관혈적[전완골, 하퇴골]-요골과 척골 중 하나, 경골과 비골 중 하나
09	자60가(3)(가)주	N0617	사지골절정복술[복잡골절 포함]-관혈적-복잡-전완골, 하퇴골-요・척골 중 하나, 경・비골 중 하나
09	자60가(3)(나)	N0603	사지골절정복술[복잡골절 포함]-관혈적[전완골, 하퇴골]-요척골 동시, 경비골 동시
09	자60가(3)(나)주	N0613	사지골절정복술[복잡골절 포함]-관혈적-복잡-전완골, 하퇴골-요・척골 동시, 경・비골 동시
09	자60가(4)	N0604	사지골절정복술[복잡골절 포함]-관혈적-쇄골, 슬개골[슬개골적출술 포함], 수근골, 족근골
09	자60가(4)주	N0614	사지골절정복술[복잡골절 포함]-관혈적-복잡-쇄골, 슬개골[슬개골적출술 포함], 수근골, 족근골
09	자60가(5)	N0605	사지골절정복술[복잡골절 포함]-관혈적[중수골, 중족골, 지골]
09	자60가(5)주	N0615	사지골절정복술[복잡골절 포함]-관혈적-복잡-중수골, 중족골, 지골
09	자60나(1)	N0991	사지골절정복술[복잡골절 포함]-Closed pinning[대퇴골]
09	자60나(2)	N0992	사지골절정복술[복잡골절 포함]-Closed pinning[상완골, 견갑골]
09	자60나(3)(가)	N0993	사지골절정복술[복잡골절 포함]-Closed pinning[전완골, 하퇴골]-요골과 척골 중 하나, 경골과 비골 중 하나
09	자60나(3)(나)	N0994	사지골절정복술[복잡골절 포함]-Closed pinning[전완골, 하퇴골]-요척골 동시, 경비골 동시
09	자60나(4)	N0995	사지골절정복술[복잡골절 포함]-Closed pinning-쇄골, 슬개골[슬개골적출술 포함], 수근골, 족근골
09	자60나(5)	N0606	사지골절정복술[복잡골절 포함]-Closed pinning[중수골, 중족골, 지골]
09	자60-1가	N0981	체외금속고정술(골반골, 대퇴골)
09	자60-1나	N0982	체외금속고정술(상완골, 하퇴골)
09	자60-1나주	N0986	체외금속고정술(상완골, 하퇴골)-복잡
09	자60-1다	N0983	체외금속고정술(전완골)
09	자60-1라	N0984	체외금속고정술(수근골, 족근골)
09	자60-1마	N0985	체외금속고정술(중수골, 중족골, 지골)
09	자68가	N0681	급성화농성관절염절개술(고관절)
09	자68가주	N0680	급성화농성관절염절개술-복잡-고관절
09	자68나	N0684	급성화농성관절염절개술(견관절, 슬관절)
09	자68나주	N0687	급성화농성관절염절개술-복잡-견관절, 슬관절
09	자68다	N0685	급성화농성관절염절개술(주관절, 완관절, 족관절)

(계속)

장	분류번호	코드	분류
09	자68다주	N0688	급성화농성관절염절개술-복잡-주관절, 완관절, 족관절
09	자68라	N0686	급성화농성관절염절개술(지관절)
09	자68라주	N0689	급성화농성관절염절개술-복잡-지관절
09	자75가	N0751	관절탈구 관혈정복술(고관절)
09	자75나	N0752	관절탈구 관혈정복술(견관절)
09	자75다	N0753	관절탈구 관혈정복술(주관절)
09	자75라	N0754	관절탈구 관혈정복술(슬관절)
09	자75마	N0755	관절탈구 관혈정복술(완관절, 족관절)
09	자75바	N0756	관절탈구 관혈정복술(지관절)
09	자77나	N0772	악관절탈구관혈적 정복술
09	자84가	N0841	근농양배농술(요장근농양)
09	자84나	N0842	근농양배농술(둔근농양)
09	자84다	N0843	근농양배농술(대퇴근농양)
09	자84라	N0844	근농양배농술(기타근농양)
09	자93가	N0931	건 및 인대성형술-간단한 것[절제, 봉합, 박리]
09	자93가주	N0933	건 및 인대성형술-간단한 것-근에 대한 봉합술, 이식술, 이행술, 교환술을 실시한 경우
09	자93나	N0932	건 및 인대성형술-복잡한 것[이식, 이전, 교환, 인공건성형]
09	자93나주	N0934	건 및 인대성형술-복잡한 것-근에 대한 봉합술, 이식술, 이행술, 교환술을 실시한 경우
09	자97나	O0972	비내이물제거술-복잡한 것[전신마취하 실시 또는 비외 접근시]
09	자99가	O0991	비출혈지혈법-소작법
09	자99라	O0994	비출혈지혈법-동맥결찰술
09	자133가	O1332	내시경적기관 또는 기관지이물제거술(연성기관지경)
09	자133나	O1333	내시경적기관 또는 기관지이물제거술(경성기관지경)
09	자133-1	O1336	개흉적기관 또는 기관지이물제거술
09	자136	O1360	진단적개흉술
09	자141	O1410	폐구역절제술
09	자142가	O1421	단일폐엽절제술
09	자142나	O1422	쌍폐엽절제술
09	자142다	O1423	폐엽과 폐구역절제술
09	자142라	O1424	소매폐엽절제술
09	자144	O1440	폐봉합술

(계속)

장	분류번호	코드	분류
09	자154-1	O1541	흉골골절 관혈적정복술
09	자160	O1600	횡격막봉합술
09	자161	O1610	횡격막탈장정복술
09	자163가(1)	OA631	혈관성형술(직접 봉합)-개흉에 의한 것
09	자163가(1)주	OB631	혈관성형술(개흉에 의한 직접 봉합)-대동맥교차감자(Cross-Clamping) 동시실시
09	자163가(2)	OA632	혈관성형술(직접 봉합)-개복에 의한 것
09	자163가(2)주	OB632	혈관성형술(개복에 의한 직접 봉합)-대동맥교차감자(Cross-Clamping) 동시실시
09	자163가(3)	OA633	혈관성형술(직접 봉합)-기타
09	자163가(3)주	OB633	혈관성형술(기타 직접 봉합)-대동맥교차감자(Cross-Clamping) 동시실시
09	자163나(1)(가)	OA634	혈관성형술(팻취 이용한 경우)-개흉에 의한 것(인조혈관 이용)
09	자163나(1)(가)주	OB634	혈관성형술(팻취 이용-개흉에 의함, 인조혈관 이용)-대동맥교차 감자(Cross-Clamping) 동시실시
09	자163나(1)(나)	OA635	혈관성형술(팻취 이용한 경우)-개흉에 의한 것(자가혈관 이용[채취료 포함])
09	자163나(1)(나)주	OB635	혈관성형술(팻취 이용-개흉에 의함, 자가혈관 이용[채취료 포함])-대동맥교차감자(Cross-Clamping) 동시실시
09	자163나(2)(가)	OA636	혈관성형술(팻취 이용한 경우)-개복에 의한 것(인조혈관 이용)
09	자163나(2)(가)주	OB636	혈관성형술(팻취 이용-개복에 의함, 인조혈관 이용)-대동맥교차 감자(Cross-Clamping) 동시실시
09	자163나(2)(나)	OA637	혈관성형술(팻취 이용한 경우)-개복에 의한 것(자가혈관 이용[채취료 포함])
09	자163나(2)(나)주	OB637	혈관성형술(팻취 이용-개복에 의함, 자가혈관 이용[채취료 포함])-대동맥교차감자(Cross-Clamping) 동시실시
09	자163나(3)(가)	OA638	혈관성형술(팻취 이용한 경우)-기타(인조혈관 이용)
09	자163나(3)(가)주	OB638	혈관성형술(팻취 이용-기타, 인조혈관 이용)-대동맥교차감자(Cross-Clamping) 동시실시
09	자163나(3)(나)	OA639	혈관성형술(팻취 이용한 경우)-기타(자가혈관 이용[채취료 포함])
09	자163나(3)(나)주	OB639	혈관성형술(팻취 이용-기타, 자가혈관 이용[채취료 포함])-대동맥교차감자(Cross-Clamping) 동시실시
09	자163-1	O1635	복재정맥-슬와정맥문합술
09	자164가(1)(가)	O1641	동맥간우회로조성술(대동맥-관동맥간)[자가혈관채취료 포함]-단순(1개소)
09	자164가(1)(가)주	OA641	무인공심폐관상동맥우회로술(대동맥-관동맥간)-단순,1개소
09	자164가(1)(나)	O1642	동맥간우회로조성술(대동맥-관동맥간)[자가혈관채취료 포함]-단순(2개소 이상)
09	자164가(1)(나)주	OA642	무인공심폐관상동맥우회로술(대동맥-관동맥간)-단순, 2개소 이상
09	자164가(2)	O1647	동맥간우회로조성술(대동맥-관동맥간)[자가혈관채취료 포함]-복잡[관상동맥우회로술의 기왕력이 있는 경우]
09	자164가(2)주	OA647	무인공심폐관상동맥우회로술(대동맥-관동맥간)-복잡[관상동 맥우회로술의 기왕력이 있는 경우]

(계속)

장	분류번호	코드	분류
09	자164나(1)	O1643	대동맥-신동맥간, 흉대동맥 또는 복대동맥-대퇴동맥간,대동맥-내장동맥간우회로조성술-자가혈관[채취료 포함]
09	자164나(2)	O1644	대동맥-신동맥간, 흉대동맥 또는 복대동맥-대퇴동맥간,대동맥-내장동맥간우회로조성술-인조혈관 이용
09	자164다(1)	O0161	동맥간우회로조성술(대퇴-대퇴동맥간, 쇄골하-쇄골하 또는 액와-액와동맥간)-자가혈관 이용[채취료 포함]
09	자164다(2)	O0162	동맥간우회로조성술(대퇴-대퇴동맥간, 쇄골하-쇄골하 또는 액와-액와동맥간)-인조혈관 이용
09	자164라(1)	O0163	동맥간우회로조성술(대퇴-슬와동맥간[슬관절상부])-자가혈관 이용[채취료 포함]
09	자164라(2)	O0164	동맥간우회로조성술(대퇴-슬와동맥간[슬관절상부])-인조혈관 이용
09	자164마(1)	O0165	동맥간우회로조성술(대퇴-슬와동맥간[슬관절하부])-자가혈관 이용[채취료 포함]
09	자164마(2)	O0166	동맥간우회로조성술(대퇴-슬와동맥간[슬관절하부])-인조혈관 이용
09	자164바(1)	O0167	동맥간우회로조성술(대퇴-경골, 비골 동맥간)-자가혈관 이용[채취료 포함]
09	자164바(2)	O0168	동맥간우회로조성술(대퇴-경골, 비골 동맥간)-인조혈관 이용
09	자164사(1)	O0169	동맥간우회로조성술(슬와-경골, 비골 동맥간)-자가혈관 이용[채취료 포함]
09	자164사(2)	O0170	동맥간우회로조성술(슬와-경골, 비골 동맥간)-인조혈관 이용
09	자164아	O0171	동맥간우회로조성술(액와-대퇴 동맥간)-인조혈관 이용
09	자164자(1)	O1645	동맥간우회로조성술(기타의 것)-자가혈관 이용[채취료 포함]
09	자164자(2)	O1646	동맥간우회로조성술(기타의 것)-인조혈관 이용
09	자164-1가	OB641	정맥간우회로조성술(하대정맥-대정맥간)[자가혈관시채취료 포함]
09	자164-1나(1)	OB642	정맥간우회로조성술(대퇴정맥-대퇴정맥간)-자가혈관 이용[채취료 포함]
09	자164-1나(2)	OB643	정맥간우회로조성술(대퇴정맥-대퇴정맥간)-인조혈관 이용
09	자166	O1660	심장 창상봉합술
09	자189	O1890	인공심폐순환[1회당]
09	자190	O1901	부분체외순환
09	자190주	O1902	부분체외순환 10시간 초과 익일부터[1일당]
09	자190	O1903	부분체외순환-ECMO 사용
09	자190주	O1904	부분체외순환 10시간 초과 익일부터[1일당]-ECMO 사용
09	자190	O1905	부분체외순환-ILA Membrane Ventilator 사용
09	자190주	O1906	부분체외순환 10시간 초과 익일부터[1일당]-ILA Membrane Ventilator 사용
09	자191	O1910	국소관류[1회당]
09	자192	O1921	대동맥내풍선펌프
09	자192주	O1922	대동맥내풍선펌프-10시간 초과 익일부터[1일당]
09	자193	O1931	심낭루조성술

(계속)

장	분류번호	코드	분류
09	자193-1가	O1932	심낭창형성술(개흉적)
09	자193-1나	O1935	심낭창형성술(내시경하)
09	자194	O1940	심막절제술
09	자195	O1950	폐동맥혈전제거술
09	자197	O1970	심내이물제거술[개심술에 의한 것]
09	자203가	O2031	동맥류절제술[혈관이식술 포함]-상행대동맥
09	자203나	O2032	동맥류절제술[혈관이식술 포함]-궁부대동맥
09	자203다	O2033	동맥류절제술[혈관이식술 포함]-하행흉부대동맥
09	자203라(1)	O0223	동맥류절제술[혈관이식술 포함]-복부대동맥(신동맥 상방[근접하방 포함])
09	자203라(2)	O0224	동맥류절제술[혈관이식술 포함]-복부대동맥(신동맥 하방)
09	자203마	O2034	동맥류절제술[혈관이식술 포함]-복부대동맥 및 장골동맥[양측]
09	자203바(1)	O2037	동맥류절제술[혈관이식술 포함]-양측장골동맥
09	자203바(2)	O2038	동맥류절제술[혈관이식술 포함]-편측장골동맥
09	자203사	O2039	동맥류절제술[혈관이식술 포함]-내장동맥[신동맥, 간동맥, 비장동맥, 장간막동맥 등]
09	자203아	O2035	동맥류절제술[혈관이식술 포함]-기타의 것
09	자204	O2040	사혈술
09	자204-1	O2045	하대정맥여과기설치술
09	자205-1가(1)	O2053	혈전제거술(동맥-흉부)
09	자205-1가(2)	O2054	혈전제거술(동맥-복부)
09	자205-1가(3)	O2055	혈전제거술(동맥-경부)
09	자205-1가(4)	O2056	혈전제거술(동맥-기타)
09	자205-1나(1)	O2057	혈전제거술(심부정맥-흉부)
09	자205-1나(2)	O2058	혈전제거술(심부정맥-복부)
09	자205-1나(3)	O0218	혈전제거술(심부정맥-하지)
09	자205-1나(4)	O2059	혈전제거술(심부정맥-기타)
09	자206-1가(1)	O0226	혈관내죽종제거술[혈관성형술 포함]-경동맥(내막박리술 포함) [단순]
09	자206-1가(2)	O0227	혈관내죽종제거술[혈관성형술 포함]-경동맥(내막박리술 포함)[복잡]
09	자206-1가(2)주	O2066	혈관내죽종제거술[혈관성형술 포함]-경동맥(내막박리술 포함)[복잡]-제거후 팻취이용하여 봉합한 경우
09	자206-1나	O2064	혈관내죽종제거술[혈관성형술 포함]-복부동맥 또는 장골동맥
09	자206-1나주	O2067	혈관내죽종제거술[혈관성형술 포함]-복부동맥 또는 장골동맥-제거후 팻취이용하여 봉합한 경우
09	자206-1다	O2065	혈관내죽종제거술[혈관성형술 포함]-기타

(계속)

장	분류번호	코드	분류
09	자206-1다주	O2068	혈관내죽종제거술[혈관성형술 포함]-기타-제거후 팻취 이용하여 봉합한 경우
09	자207가	O2071	혈관결찰술(개흉에 의한 것)
09	자207나	O2072	혈관결찰술(개복에 의한 것)
09	자207다	O2073	혈관결찰술(기타)
09	자207다주	O2074	혈관결찰술(기타)-혈관결찰술 및 혈관봉합술의 간단한 것
09	자209가	P2091	비전절제술
09	자209나	P2093	비부분절제술
09	자209-1	P2094	비봉합술
09	자234가	Q2341	식도봉합술(경부접근)
09	자234나	Q2342	식도봉합술(흉부접근)
09	자234다	Q2343	식도봉합술(복부접근)
09	자238가	Q2383	식도이물제거술(경부접근)
09	자238나	Q2382	식도이물제거술(흉부접근)
09	자243가(1)	Q2431	식도정맥류수술(직접결찰법)-흉부접근
09	자243가(2)	Q2430	식도정맥류수술(직접결찰법)-복부접근
09	자243나	Q2433	식도정맥류수술(식도, 위주위 혈행차단술)
09	자243다	Q2432	식도정맥류수술(식도 혹은 상부 위절단 문합술)
09	자243라	Q2438	식도정맥류수술-식도, 위 주위 혈행차단술과 식도 혹은 상부위절 단문합술 동시실시
09	자244	Q2440	진단적개복술
09	자245	Q2450	복강농양 개복배액술
09	자249	Q2490	횡격막하 농양 절개 및 배농술
09	자251	Q2510	위절개술[이물제거, 혈관결찰 등 단순한 수술 포함]
09	자253주	QA536	위전절제술-장관간치술 동시 실시한 경우
09	자253가(2)	Q2536	위전절제술(복부접근)-림프절 청소를 포함하지 않는 것
09	자253나(2)	Q2537	위전절제술(흉복부접근)-림프절 청소를 포함하지 않는 것
09	자254	Q2540	위 또는 십이지장 천공 단순 봉합술
09	자256나	Q2562	유문성형술(기타)
09	자257가	Q2571	위장문합술(십이지장)
09	자257나	Q2572	위장문합술(공장)
09	자257다	Q2573	위장문합술(Roux-en-Y공장)
09	자259주	Q0259	위아전절제술-장관간치술 동시 실시한 경우
09	자259가(2)	Q0251	위아전절제술(부분절제)-림프절 청소를 포함하지 않는 것

(계속)

장	분류번호	코드	분류
09	자259나(2)	Q0253	위아전절제술(원위부절제)-림프절 청소를 포함하지 않는 것
09	자259다(2)	Q0255	위아전절제술(유문부보존)-림프절 청소를 포함하지 않는 것
09	자259라(2)	Q0257	위아전절제술(설상절제)-림프절 청소를 포함하지 않는 것
09	자259마(2)	Q2598	위아전절제술(근위부절제)-림프절 청소를 포함하지 않는 것
09	자261가(1)	Q2613	위루술(관혈적)-일시적[튜브 이용하는 경우]
09	자261가(2)	Q2614	위루술(관혈적)-영구적
09	자264	Q2640	장절개술
09	자265나	Q2650	소장절제술-림프절 청소를 포함하지 않는 것
09	자267가(2)	Q2671	결장절제술(우반 또는 좌반)-림프절청소를 포함하지 않는 것
09	자267나(2)	Q1262	결장절제술(아전절제[우반 및 좌반결장 동시절제 또는 좌반 및 에스상결장 동시절제)-림프절청소 포함하지 않는 것
09	자267다(2)	Q2672	결장절제술(전체)-림프절청소를 포함하지 않는 것
09	자267라(2)	Q2673	결장절제술(부분절제)-림프절청소를 포함하지 않는 것
09	자267마(2)	Q2679	결장절제술 및 결장루, 원위장 폐쇄[하트만수술]-림프절청소를 포함하지 않는 것
09	자268	Q2680	장문합술
09	자269가	Q2691	장폐색증수술(장절제동반)
09	자269나	Q2692	장폐색증수술(우회술)
09	자269다	Q2693	장폐색증수술(폐색장관유착박리술)
09	자271	Q2710	장고정술
09	자272가	Q2721	제허니아근본수술(장관절제를 동반하는 것)
09	자272나	Q2722	제허니아근본수술(기타의 것)
09	자273가	Q2731	반흔허니아근본수술(장관절제를 동반하는 것)
09	자273나	Q2732	반흔허니아근본수술(기타의 것)
09	자275가(1)	Q2753	서혜부허니아근본수술(장관절제를 동반하는 것, 고위결찰만 하는 경우)
09	자275가(1)주	QA753	재발서혜부허니아수술(장관절제를 동반하는 것, 고위결찰만 하는 경우)
09	자275가(2)	Q2754	서혜부허니아근본수술(장관절제를 동반하는 것, 고위결찰 및 후벽보강-인공막이용 포함)
09	자275가(2)주	QA754	재발서혜부허니아수술(장관절제를 동반하는 것, 고위결찰 및 후벽보강-인공막이용 포함)
09	자275나(1)	Q2755	서혜부허니아근본수술(기타의 것, 고위결찰만 하는 경우)
09	자275나(1)주	QA755	재발서혜부허니아수술(기타의 것, 고위결찰만 하는 경우)
09	자275나(2)	Q2756	서혜부허니아근본수술(기타의 것, 고위결찰 및 후벽보강-인공막 이용 포함)
09	자275나(2)주	QA756	재발서혜부허니아수술(기타의 것, 고위결찰 및 후벽보강-인공막 이용 포함)
09	자275-1	Q2757	대퇴허니아수술

(계속)

장	분류번호	코드	분류
09	자277가(1)	Q2773	장 및 장간막손상수술(장막 또는 장파열봉합만 하는 경우)
09	자277가(2)	Q2774	장 및 장간막손상수술(장간막봉합만 하는 경우)
09	자277가(3)	Q2775	장 및 장간막손상수술(장막 또는 장파열봉합과 장간막봉합 동시실시)
09	자277나	Q2771	장 및 장간막손상수술(장관절제를 동반하는 것)
09	자279가	Q2791	장루조성술[인공항문조성술]-튜브형(Feeding Jejunostomy 포함)
09	자279나	Q2792	장루조성술[인공항문조성술]-루프형
09	자279다	Q2793	장루조성술[인공항문조성술]-말단형
09	자279라	Q2794	장루조성술[인공항문조성술]-이중말단형
09	자279마	Q2795	장루조성술[인공항문조성술]-장루교정술
09	자280가	Q2801	장루폐쇄술-루프형
09	자280나	Q2802	장루폐쇄술-말단형
09	자280다	Q2803	장루폐쇄술-이중말단형
09	자280라	Q2804	장루폐쇄술-하트만술식복원술
09	자281	Q2810	장관유착박리술
09	자285	Q2850	충수주위농양절개술
09	자286가	Q2861	충수절제술(단순)
09	자286나	Q2862	충수절제술(천공성)
09	자286다	Q2863	충수절제술(충수농양절제 및 충수주위농양배액술)
09	자287가	Q2871	내장탈장수술(정복술)
09	자287나	Q2872	내장탈장수술(장절제술)
09	자287-1	Q2875	수술중장세척
09	자288가(1)	Q2881	직장항문주위농양수술(표재성-절개배농)
09	자288가(2)	Q2882	직장항문주위농양수술(표재성-괄약근절개동반)
09	자288나	Q2883	직장항문주위농양수술(심부)
09	자292가(2)	Q2921	직장 및 에스장절제술(전방절제)-림프절청소를 포함하지 않는 것
09	자292나(2)	Q2922	직장 및 에스장절제술(저위전방절제)-림프절청소를 포함하지 않는 것
09	자292다(2)	Q2923	직장 및 에스장절제술(복회음절제 혹은 복천골절제)-림프절청소를 포함하지 않는 것
09	자292라(2)	Q2924	직장 및 에스장절제술(복부풀수루수술)-림프절청소를 포함하지 않는 것
09	자293가(2)	Q2934	직장탈교정술(회음부수술)-직장 및 결장점막절제후 장봉축술[델롬씨수술]
09	자293가(3)	Q2935	직장탈교정술(회음부수술)-장관절제술[알테마이어씨수술]
09	자293가(4)	Q2936	직장탈교정술(회음부수술)-기타
09	자293나(1)	Q2937	직장탈교정술(개복수술)-천골고정술

(계속)

장	분류번호	코드	분류
09	자293나(2)	Q2938	직장탈교정술(개복수술)-장절제
09	자297가	Q2974	저위관통형치루절개술 및 절제술
09	자297나(1)	Q2975	고위 혹은 복잡형 치루수술(한리수술 및 기타 괄약근보존술식)
09	자297나(3)(가)	Q2977	고위 혹은 복잡형 치루수술(시톤수술-설치술)
09	자299-1	Q2996	항문협착확장술[Hegar Dilator, 수지 등 이용의 경우]
09	자304가	Q3041	모소동수술(조대술)
09	자304나	Q3042	모소동수술(절제술)
09	자306가	Q3062	화농성 한선염 수술[항문 및 직장 주위]-절제 및 조대술
09	자327가	R3271	신적출술(단순전적출)
09	자331-1	R3312	신장파열봉합술
09	자332나	R3321	신루설치술(경피적[방사선료 포함])
09	자340	R3400	신우, 요관성형술
09	자355	R3550	방광파열봉합술
09	자357가	R3571	방광루설치술(관혈적)
09	자379-1	R3795	음경재문합술
09	자385가	R3851	고환적출술-단순고환
09	자385나	R3852	고환적출술-정류고환
09	자385다	R3853	고환적출술-부분
09	자385-1	R3856	고환파열교정술
09	자402	R4021	회음절개 및 봉합술[분만시]
09	자402-1가	R4023	회음열창봉합술-항문에 달하는 것
09	자402-1나	R4024	회음열창봉합술-질원개에 달하는 것
09	자402-1다	R4025	회음열창봉합술-직장열창을 동반하는 것
09	자402-2	R4026	자궁경관열상봉합술
09	자405	R4050	바도린선농양절개술
09	자412-1가	R4125	자궁경하자궁근종절제술-3cm 미만
09	자412-1나	R4126	자궁경하자궁근종절제술-3cm 이상[다발성 포함]
09	자414가(1)	R4143	전자궁적출술(림프절절제를 하는 경우)-단순
09	자414가(2)	R4144	전자궁적출술(림프절절제를 하는 경우)-복잡[유착박리를동반 한경우]
09	자414나(1)	R4145	전자궁적출술(림프절절제를 하지 않는 경우)-단순
09	자414나(2)	R4146	전자궁적출술(림프절절제를 하지 않는 경우)-복잡[유착박리를 동반한 경우]
09	자415가	R4154	광범위자궁적출 및 양측골반림프절절제술-대동맥주위림프절생검을 하는 경우

(계속)

장	분류번호	코드	분류
09	자415나	R4155	광범위자궁적출 및 양측골반림프절절제술-대동맥주위림프절생검을 안하는 경우
09	자416-2	R4166	골반경에 의한 이물제거술
09	자422가	R4221	자궁파열수술-전자궁적출을 하는 경우
09	자422나	R4223	자궁파열수술-자궁질상부절단을 하는 경우
09	자422다	R4224	자궁파열수술-자궁파열봉합술을 하는 경우
09	자428라	R4284	자궁경관봉축술-양막복원 후 자궁경부원형봉합술
09	자431	R4310	자궁경부(질)전기소작술
09	자435가(1)(가)	R4351	정상분만(초산)-제1태아
09	자435가(2)(가)	R4356	정상분만(경산)-제1태아
09	자438	R4380	제왕절개술 기왕력이 있는 질식분만
09	자439	R4390	하복동맥결찰술[양측]
09	자442가	R4421	부속기종양적출술[양측]-양성
09	자445가	R4452	인공임신중절수술[임신 8주 이내]
09	자445나	R4456	인공임신중절수술[임신 8주 초과~12주 미만]
09	자445다	R4457	인공임신중절수술[임신 12주 이상~16주 미만]
09	자445라	R4458	인공임신중절수술[임신 16주 이상~20주 미만]
09	자445마	R4459	인공임신중절수술[임신 20주 이상]
09	자450가(1)(가)	R4507	제왕절개술 및 자궁적출술(1태아 임신의 경우)-부분절제(초산)
09	자450가(1)(나)	R4508	왕절개술 및 자궁적출술(1태아 임신의 경우)-부분절제(경산)
09	자450가(2)(가)	R4509	제왕절개술 및 자궁적출술(1태아 임신의 경우)-전절제(초산)
09	자450가(2)(나)	R4510	제왕절개술 및 자궁적출술(1태아 임신의 경우)-전절제(경산)
09	자450나(1)	R5001	제왕절개술 및 자궁적출술-다태아 임신의 경우(초산)
09	자450나(2)	R5002	제왕절개술 및 자궁적출술-다태아 임신의 경우(경산)
09	자451가(1)(가)	R4517	제왕절개만출술(1태아 임신의 경우)-초회(초산)
09	자451가(1)(나)	R4518	제왕절개만출술(1태아 임신의 경우)-초회(경산)
09	자451가(2)	R4514	제왕절개만출술(1태아 임신의 경우)-반복
09	자451나(1)(가)	R4519	제왕절개만출술(다태아 임신의 경우)-초회(초산)
09	자451나(1)(나)	R4520	제왕절개만출술(다태아 임신의 경우)-초회(경산)
09	자451나(2)	R4516	제왕절개만출술(다태아 임신의 경우)-반복
09	자451-1	R4522	제왕절개술전질식분만시도
09	자452	R4521	자궁소파수술
09	자452-1	R4526	태반용수박리술

(계속)

장	분류번호	코드	분류
09	자453가	R4531	자궁외임신수술-난관 또는 난소 임신
09	자453나	R4532	자궁외임신수술-자궁각임신
09	자453다	R4533	자궁외임신수술-자궁경관임신
09	자453라	R4534	자궁외임신수술-복강내임신
09	자460가	S4605	신경이식술[이식편채취 포함]-4cm 미만
09	자460나	S4606	신경이식술[이식편채취 포함]-4cm 이상
09	자460-1가	S4601	신경봉합술-두개강외뇌신경
09	자460-1나	S4602	신경봉합술-상완 및 요, 천추신경총
09	자460-1다	S4603	신경봉합술-중요말초신경[사지부, 구간 등]
09	자460-1라	S4604	신경봉합술-수족지부
09	자462가	S4621	혈종제거를 위한 개두술-경막하 혹은 경막외
09	자462나	S4622	혈종제거를 위한 개두술-뇌실질내
09	자462-1	S4625	두개강내 이물제거
09	자463가(1)	S4634	종양절제를 위한 개두술(천막상부)-단순
09	자463가(2)	S4635	종양절제를 위한 개두술(천막상부)-복잡
09	자463나(1)	S4636	종양절제를 위한 개두술(천막하부)-단순
09	자463나(2)	S4637	종양절제를 위한 개두술(천막하부)-복잡
09	자463다	S4633	종양절제를 위한 개두술-경피적뇌하수체종양적출술
09	자464가	S4641	뇌동맥류수술-단순[경부 Clipping]
09	자464나	S4642	뇌동맥류수술-복잡[경부 Clipping]
09	자465가(1)	S4653	뇌동정맥기형적출술-뇌실질내[단순]
09	자465가(2)	S4654	뇌동정맥기형적출술-뇌실질내[복잡]
09	자465나(1)	S4655	뇌동정맥기형적출술-뇌경막[단순]
09	자465나(2)	S4656	뇌동정맥기형적출술-뇌경막[복잡]
09	자465다(1)	S4657	뇌동정맥기형적출술-해면성혈관기형[단순]
09	자465다(2)	S4658	뇌동정맥기형적출술-해면성혈관기형[복잡]
09	자466가	S4661	두개강내혈관문합술-직접법
09	자467	S4670	경동맥결찰술
09	자472가	S4721	뇌척수액루수술-두개강내
09	자472나	S4722	뇌척수액루수술-척추강내
09	자472다	S4723	뇌척수액루수술-비강접근
09	자472라	S4724	뇌척수액루수술-이과적 접근

(계속)

장	분류번호	코드	분류
09	자474라	S4744	뇌내시경수술-기타[혈종, 농양배액 등]
09	자475가	S4756	중추신경계정위수술-생검, 흡인, 병소절제, 혈종제거
09	자480-1가	S4801	뇌기저부수술[경막을 이용한 이식 포함]-전두개와
09	자480-1나	S4802	뇌기저부수술[경막을 이용한 이식 포함]-중두개와
09	자480-1다	S4803	뇌기저부수술[경막을 이용한 이식 포함]-후두개와
09	자480-2	S4805	뇌기저부수술 후 경막복원술
09	자488	S4880	안구내용제거술
09	자490	S4900	안구적출술
09	자494	S4941	결막봉합술
09	자499	S4990	공막이물제거술
09	자500	S5000	공막봉합술
09	자504가	S5041	녹내장수술[레이저사용수술 포함]-홍채절제술[원거술, 공막절개, 공막절제, 홍채절제]
09	자504다	S5043	녹내장수술[레이저사용수술 포함]-섬유주절제술
09	자504마	S5044	녹내장수술[레이저사용수술 포함]-홍채, 모양체응고술
09	자508	S5080	전방천자
09	자509	S5091	전방세척
09	자513	S5130	망막박리수술
09	자514	S5140	망막열공냉동응고술
09	자516	S5160	안저 광응고술[1/4 범위]
09	자520	S5200	안와내용제거술
09	자521가(1)	S5211	안와골절정복술-관혈적[Blow-out 골절]
09	자521가(2)	S5212	안와골절정복술-관혈적[기타골절]
09	자522	S5220	안구적출 및 조직충전술
09	자655가	M6551	경피적관상동맥확장술-단일혈관
09	자655나	M6552	경피적관상동맥확장술-추가혈관
09	자656가	M6561	경피적관상동맥스텐트삽입술-단일혈관
09	자656가주	M6563	경피적관상동맥스텐트삽입술(경피적관상동맥확장술 및 경피적관상동맥죽상반절제술과 동시)-단일혈관
09	자656나	M6562	경피적관상동맥스텐트삽입술-추가혈관
09	자656나주	M6564	경피적관상동맥스텐트삽입술(경피적관상동맥확장술 및 경피적관상동맥죽상반절제술과 동시)-추가혈관
09	자657가	M6571	경피적관상동맥죽상반절제술-단일혈관
09	자657나	M6572	경피적관상동맥죽상반절제술-추가혈관

(계속)

장	분류번호	코드	분류
09	자659가	M6593	경피적풍선혈관성형술-뇌혈관
09	자659나	M6594	경피적풍선혈관성형술-경동맥[추골동맥 포함]
09	자659다	M6595	경피적풍선혈관성형술-대동맥
09	자659라	M6596	경피적풍선혈관성형술-폐동맥
09	자659마	M6597	경피적풍선혈관성형술-기타혈관
09	자659-1	M6599	경피적뇌혈관약물성형술
09	자660가	M6601	경피적혈관내금속스텐트삽입술-뇌혈관
09	자660나	M6602	경피적혈관내금속스텐트삽입술-경동맥[추골동맥 포함]
09	자660다	M6603	경피적혈관내금속스텐트삽입술-대동맥
09	자660라	M6604	경피적혈관내금속스텐트삽입술-폐동맥
09	자660마	M6605	경피적혈관내금속스텐트삽입술-기타혈관
09	자661가	M6611	경피적혈관내스텐트-이식설치술[대동맥]
09	자661나	M6612	경피적혈관내스텐트-이식설치술[대동맥 및 장골동맥]
09	자661다	M6613	경피적혈관내스텐트-이식설치술[기타 혈관]
09	자662	M6620	경피적혈관내죽종제거술
09	자663가(1)	M6631	경피적혈전제거술-혈전용해술[뇌혈관]
09	자663가(2)	M6634	경피적혈전제거술-혈전용해술[관상동맥]
09	자663가(3)	M6632	경피적혈전제거술-혈전용해술[기타혈관]
09	자663나	M6633	경피적혈전제거술-기계적혈전제거술[카테터법]
09	자664가(1)(가)	M1661	혈관색전술-뇌혈관[척추 포함]-동맥류-보조물지지
09	자664가(1)(나)	M1662	혈관색전술-뇌혈관[척추 포함]-동맥류-기타의 경우
09	자664가(2)(가)	M1663	혈관색전술-뇌혈관[척추 포함]-동정맥기형[동정맥루 포함]-뇌혈관
09	자664가(2)(나)1)	M1664	혈관색전술-뇌혈관[척추 포함]-동정맥기형[동정맥루 포함]-뇌경막동정맥루(동맥경유)
09	자664가(2)(나)2)	M1665	혈관색전술-뇌혈관[척추 포함]-동정맥기형[동정맥루 포함]-뇌경막동정맥루(정맥경유)
09	자664가(2)(다)	M1666	혈관색전술-뇌혈관[척추 포함]-동정맥기형[동정맥루 포함]-내경동맥해면동루
09	자664가(2)(라)	M1667	혈관색전술-뇌혈관[척추 포함]-동정맥기형[동정맥루 포함]-두경부
09	자664가(2)(마)	M1668	혈관색전술-뇌혈관[척추 포함]-동정맥기형[동정맥루 포함]-척추
09	자664가(2)(바)	M1669	혈관색전술-뇌혈관[척추 포함]-동정맥기형[동정맥루 포함]-척추경막
09	자664나	M6644	혈관색전술-기타혈관
09	자665	M6650	경피적하대정맥여과기설치술
09	자667	M6670	경피경간담즙배액술[유도료 별도 산정]
09	자668가	M6681	경피적담도협착확장술-풍선카테터에 의한 것

(계속)

장	분류번호	코드	분류
09	자668나	M6682	경피적담도협착확장술-스텐트에 의한 것
09	자669	M6690	경피적담낭조루술[유도료 별도 산정]
09	자670	M6700	경피적담석제거술
09	자671	M6710	경경정맥간내문맥정맥단락술[유도료 별도 산정]
09	자674	M6741	경피적튜브배액술[유도료 별도 산정]
09	자678가	M6781	장중첩증 비관혈적정복술-성공한 경우
09	자678나	M6782	장중첩증 비관혈적정복술-실패하여 관혈적 수술을 실시한 경우
09	저762	MY762	투시하 이물제거술
09	저762주2	MY763	투시하 이물제거술(상부소화관이물제거술의 경우)[유도료 별도 산정]
09	자721가	Q7211	간농양(낭종)수술-개복에 의한 흡인 또는 주입술
09	자721나	Q7212	간농양(낭종)수술-배액을 위한 간절개술
09	자722가	Q7221	간절제술-부분절제
09	자722나	Q7222	간절제술-구역절제
09	자722다	Q7223	간절제술-간엽절제
09	자722라	Q7224	간절제술-3구역절제
09	자724	Q7240	간파열봉합술
09	자725	Q7250	간동맥결찰술
09	자731	Q7310	담도절개술 및 담석제거술
09	자738	Q7380	담낭절제술
09	자739	Q7390	담낭조루술, 담낭절개술[담석제거 포함]
09	자740	Q7400	담낭장문합술
09	자751가	Q7511	췌장농양절개술 또는 주위배액술-단순[절개, 주위배액 등]
09	자751나	Q7512	췌장농양절개술 또는 주위배액술-복잡[변연절제, 부분절제 포함]
09	자752	Q7520	췌장손상봉합술
09	자754가	Q7541	췌장가성낭종수술-조대술
09	자754나	Q7542	췌장가성낭종수술-외부배액법
09	자754다	Q7543	췌장가성낭종수술-내부배액법
09	자756가	Q7561	췌절제술-전절제
09	자756나	Q7562	췌절제술-십이지장보존췌장두부절제
09	자756다	Q7563	췌절제술-체부절제
09	자756라	Q7564	췌절제술-구역절제
09	자756마	Q7565	췌절제술-미부절제

(계속)

장	분류번호	코드	분류
09	자756바	Q7566	췌절제술-쐐기절제
09	자757가	Q7571	췌십이지장절제술-위풀씨수술
09	자757나	Q7572	췌십이지장절제술-유문보존수술
09	자758	Q7580	췌장루제거술
09	자759가	Q7591	췌관장문합술-측측문합
09	자759나	Q7592	췌관장문합술-단단문합
09	자761가	Q7611	내시경적 상부소화관이물제거술-단순
09	자761나	Q7612	내시경적 상부소화관이물제거술-복잡
09	자762	Q7620	내시경적 상부소화관출혈지혈법
09	자763가	Q7631	내시경적 식도 또는 위 정맥류 치료-경화요법
09	자763나	Q7633	내시경적 식도 또는 위 정맥류 치료-결찰요법
09	자766	Q7660	내시경적 상부소화관천공치료술
09	자767	Q7670	결장경하 이물 제거술
09	자768	Q7680	결장경하 출혈 지혈법
09	자771	Q7710	내시경적 S상 결장 염전 감압술
09	자772	Q7720	에스상결장경하 이물 제거술
09	자773	Q7730	에스상결장경하 출혈 지혈법
09	자776가	Q7761	역행성 담췌관 내시경 수술-유두괄약근절개술
09	자776나	Q7762	역행성 담췌관 내시경 수술-담(췌)관배액술
09	자776다	Q7763	역행성 담췌관 내시경 수술-내시경적 담(췌)관 협착확장술
09	자776라(1)	Q7764	역행성 담췌관 내시경 수술-담(췌)석제거술(바스켓 또는 풍선 카테터이용, 기계적 쇄석술시)
09	자776라(2)	Q7765	역행성 담췌관 내시경 수술-담(췌)석제거술(전기수압쇄석술시)
09	자776마	Q7766	역행성 담췌관 내시경 수술-용종 및 종양제거술
09	자776바	Q7767	역행성 담췌관 내시경 수술-이물질제거술
09	자777가(1)	Q7771	경피적담관[낭]경이용시술[PTBD Route 또는 T-Tube 이용]-담관확장술(단순[카테터 등 이용 확장만 하는 경우])
09	자777가(2)	Q7772	경피적담관[낭]경을 이용한 시술[PTBD Route 또는 T-Tube 이용]-담관확장술(스텐트 삽입)
09	자777나(1)	Q7773	경피적담관[낭]경이용시술[PTBD 또는 T-Tube 이용]-담석제거술(바스켓 또는 풍선 카테터 이용, 기계적 쇄석술시)
09	자777나(2)	Q7774	경피적담관[낭]경이용시술[PTBD Route 또는 T-Tube 이용]-담석제거술(전기수압식 쇄석술시)
09	자777다	Q7775	경피적담관[낭]경을 이용한 시술[PTBD Route 또는 T-Tube 이용]-용종 및 종양제거술
09	자777라	Q7776	경피적담관[낭]경을 이용한 시술[PTBD Route 또는 T-Tube 이용]-이물질제거술

제6장

요양급여비용 청구방법 및 명세서 작성

HEALTH INSURANCE CLAIMS

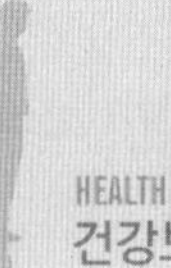

CHAPTER

6

요양급여비용 청구방법 및 명세서 작성

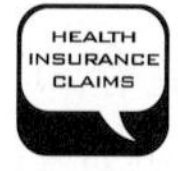

제1절 요양급여비용 청구 및 명세서 작성

'요양급여비용 청구방법, 심사청구서・명세서서식 및 작성요령'은 보건복지부 고시 제2017-호(2017 시행)에 의거 아래와 같다.

1. 목적

「국민건강보험법 시행규칙」 제19조 제3항에 따른 요양급여비용의 청구방법, 요양급여비용심사청구서, 요양급여비용명세서 및 검체검사공급내역통보서의 서식과 작성요령에 관한 사항을 규정함을 목적으로 한다.

2. 청구인

요양급여비용청구인 또는 검체검사공급내역통보인은 해당 요양기관의 대표자(개설자)가 된다.

3. 정보통신망이용촉진 및 정보보호 등에 관한 법률의 준용

요양기관이 요양급여 비용을 정보통신망을 이용한 전자문서교환방식(EDI, 포털서비스, 인터넷 등)으로 청구하거나, '검체검사위탁에 관한 기준'에 따른 수탁기관이 검체검사공급내역을 정보통신망으로 통보하는 경우 전자문서, 전자서명, 전자문서의 효력, 전자문서의 도달시기, 전자문서 내용의 추정 등은 「정보통신망 이용촉진 및 정보보호 등에 관한 법률」을 준용한다.

4. 작성방법

정보통신망으로 요양급여비용을 청구하거나 검체검사공급내역을 통보하는 경우에는 "전자문서 작성요령(별첨 1)"에, 전산매체(디스켓 또는 CD)로 청구하는 경우에는 "전산매체 작성요령(별첨 2)"에, 서면으로 청구하는 경우에는 "서면서식 작성요령"에 각각 의하되 이 요령에서 정하지 않은 세부작성요령은 건강보험심사평가원장이 정할 수 있다.

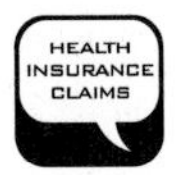

제2절 요양급여비용 청구방법

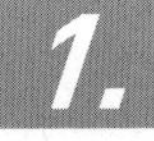

1. 요양급여비용 청구 및 자료제출 매체의 선택

① 요양기관은 정보통신망, 전산매체 또는 서면 중 한 가지의 방법을 선택하여 요양급여비용을 청구한다. 다만, 수탁기관의 검체검사공급내역은 정보통신망으로 제출한다.

② 요양기관이 정보통신망으로 요양급여비용을 청구하거나 수탁기관이 정보통신망으로 검체 검사공급내역을 통보하고자 하는 경우에는 "전산청구(포털, EDI, 전산매체)신청서" 1부를 건강보험심사평가원에 제출한다. 단, EDI를 이용한 전자문서교환방식의 경우에는 보건복지부장관이 지정한 전산망관리자의 전산망 이용서비스에 가입한 후 "전산청구신청서" 1부를 심사평가원에 제출한다.

③ 요양기관이 전산매체로 요양급여비용을 청구하고자 하는 경우에는 사전에 "전산청구(포털, EDI, 전산매체)신청서" 1부를 심사평가원에 제출한다.

④ 정보통신망 또는 전산매체로 청구하는 요양기관에서 제2항 또는 제3항에 따른 청구방법을 변경하고자

하는 경우에는 사전에 "전산청구(포털, EDI, 전산매체) 변경신청서" 1부를 심사평가원에 제출한다.

⑤ 심사평가원은 전산청구 신청이 접수되면 정보통신망 또는 전산매체 청구기관으로 등록・변경(해지)한 후 요양기관에 통보한다.

⑥ 원료약, 요양기관 자체 조제(제제)약 및 치료재료 구입내역목록표의 제출매체는 다음 각 호와 같다.

ⓐ 정보통신망으로 요양급여비용을 청구하는 요양기관은 정보통신망으로 목록표를 제출한다.

ⓑ 전산매체 또는 서면으로 요양급여비용을 청구하는 요양기관은 서면 또는 정보통신망으로 목록표를 제출한다.

ⓒ 정보통신망 또는 전산매체로 요양급여비용을 청구하는 요양기관이 청구오류에 대한 수정・보완을 요청받은 경우에는 정보통신망으로 목록표를 제출한다.

⑦ 요양병원의 환자평가표는 포털서비스로 제출한다.

⑧ "전산청구(포털, EDI, 전산매체) 신청・변경신청서" 제출 및 결과 등에 대한 통보는 정보통신망을 이용할 수 있다.

2. 요양급여비용심사청구서 등의 제출

① 요양기관은 요양급여비용을 청구하고자 하는 때에는 요양급여비용심사청구서에 요양급여 비용명세서와 기타 필요한 서류를 첨부하여 심사평가원에 제출한다.

② 요양기관은 원료약, 요양기관 자체 조제(제제)약 및 치료재료의 실구입가격을 확인할 수 있는 목록표를 심사평가원에 제출한다.

③ 요양병원은 정액수가 적용 명세서별 환자평가표를 심사평가원에 제출한다.

④ 요양기관 종별, 소재지별 제출처는 다음 각 호와 같다.

1. 상급종합병원은 치과대학부속치과병원은 심사평가원의 본원
2. 종합병원, 병원, 치과병원, 요양병원, 한방병원, 의원, 치과의원, 한의원, 보건의료원 및 보건소, 보건지소, 보건진료소, 조산원, 약국, 한국희귀의약품센타의 요양기관 소재지별로 [별표 1]에 해당되는 심사평가원의 지원

⑤ 수탁기관이 검체검사공급내역을 심사평가원에 통보할 경우에는 검체검사를 의뢰한 요양기관의 요양급여비용청구처로 통보한다.

1) 요양기관별 요양급여비용 청구체계

요양급여비용 청구체계는 [그림 6-1]과 같다.

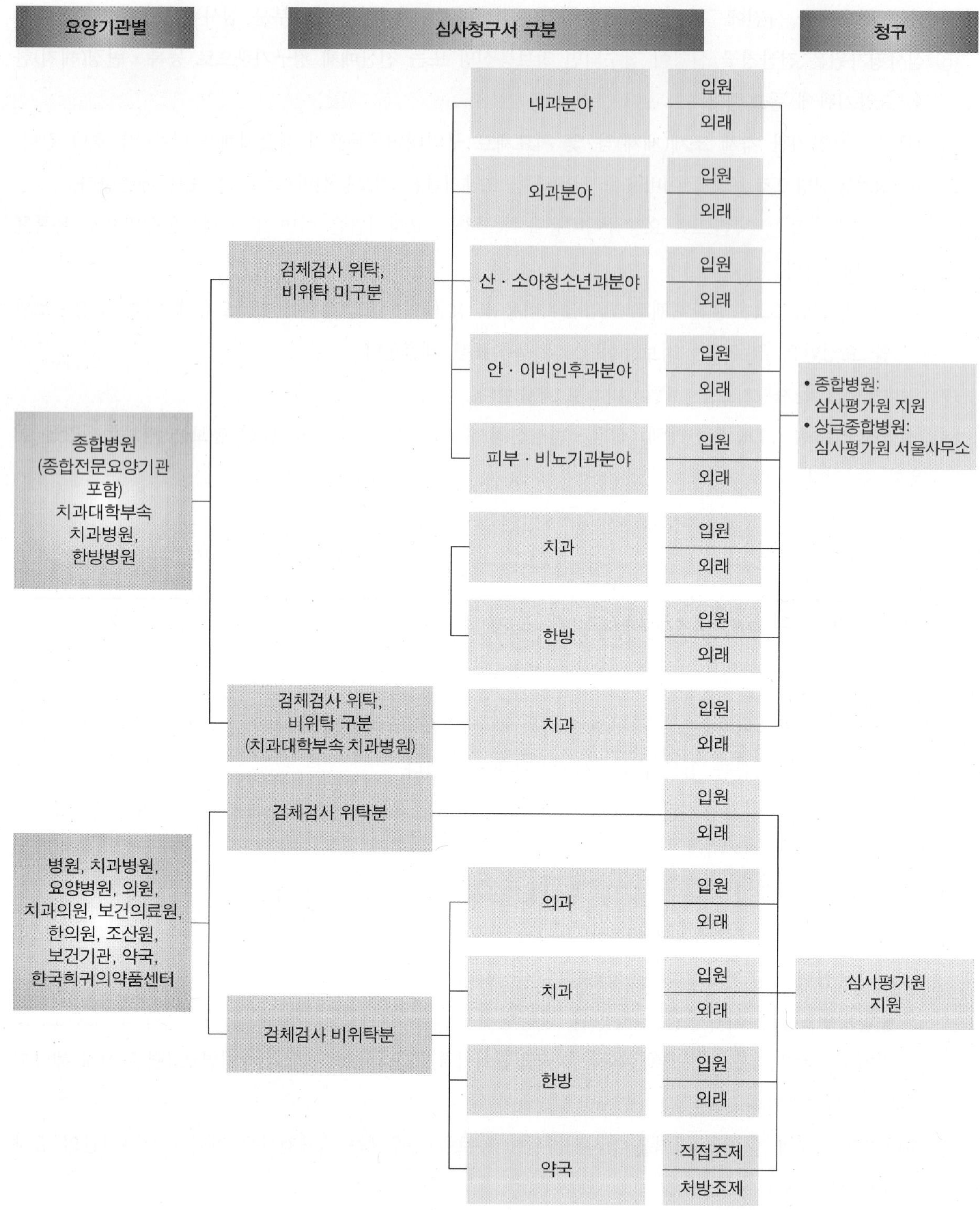

주: 1. EDI, 전산매체로 요양급여비용을 청구하는 요양기관은 검체검사 위탁 여부에 관계없이 진료분야별로 입원, 외래로 구분하여 청구함.
2. 요양병원의 의과 입원은 장기환자와 제외환자의 요양급여비용으로 구분하여 청구함.

[그림 6-1] **요양기관종별 요양급여비용 청구체계**(제1편 제10조 제5항 관련)

2) 요양기관 종별, 소재지별 청구서 제출처

상급종합병원, 종합병원, 병원, 치과병원, 요양병원, 의원, 치과의원, 한의원, 보건의료원, 조산원, 약국, 한국희귀의약품센타의 요양기관 소재지별 요양급여비용 청구처는 〈표 6-1〉과 같다.

〈표 6-1〉 **병원, 치과병원, 의원, 한의원, 치과의원, 약국, 보건기관**

지역	청구처
서울특별시	서울지원
부산광역시, 제주도	부산지원
대구광역시, 경상북도	대구지원
광주광역시, 전라남도	광주지원
대전광역시, 충청북도, 충청남도	대전지원
경기 남부	수원지원
울산광역시, 경상남도	창원지원
경기 북부, 강원	의정부지원
전북	전주지원
인천광역시	인천지원

주: 상급종합병원, 치과대학부속 치과병원은 건강보험심사평가원 서울사무소로 청구.

3. 자료의 전송 등

① 정보통신망으로 요양급여비용을 청구할 때 전송한 전자문서가 심사평가원에 접수되었는지 여부를 확인하여야 하고, 접수일은 전자문서 전체가 심사평가원에 도달한 날로 한다.

② 정보통신망으로 요양급여비용을 청구하는 요양기관이 청구내역을 소명하기 위한 진료기록부 등 기타 필요한 자료를 제출하고자 할 때에는 화상자료(image data) 또는 모사전송(fax) 등을 이용할 수 있으며, 모사전송을 이용할 때에는 해당 자료가 요양급여비용 청구 전에 도달될 수 있도록 한다.

4. 명세서의 구분 및 작성방법

① 동일 수진자에 대한 명세서는 구분하여 다음과 같이 작성한다.

ⓐ 입원의 경우 입원진료기간의 요양급여내역을 동일한 명세서에 통합하여 작성한다. 다만, 요양병원

형 진료수가를 적용하는 수진자의 명세서는 정액수가 적용기간과 행위별수가 적용기간(특정기간)의 요양급여내역을 구분하여 각각 작성한다.

ⓑ 외래의 경우 요양급여내역을 방문일자별로 각각 작성한다.

ⓒ 약국(한국희귀의약품센터를 포함)의 처방조제인 경우에는 처방전별로 명세서를 각각 작성하며, 직접조제인 경우에는 방문일자별로 각각 작성한다.

② 동일 수진자의 명세서는 연이어 각각 작성한다.

5. 요양급여비용 청구 및 자료제출시기

① 정보통신망으로 요양급여비용을 청구할 경우에 청구시기는 다음 각 호와 같다.

ⓐ 입원진료는 퇴원일이 속한 날의 다음 주 월요일부터 주 1회 청구할 수 있다. 다만, 월의 말일과 초일이 모두 포함된 주의 요양급여비용을 청구하는 경우에는 이를 월별로 구분하여 청구한다(월단위 청구: 0, 주단위 청구: 1~6).

ⓑ 외래진료(약국 포함)는 내원일이 속한 날의 다음 달 초일부터 월별로 청구한다.

② 서면 또는 전산매체로 요양급여비용을 청구하는 경우에는 내원일(입원진료의 경우는 퇴원일)이 속한 다음달 초일부터 월별로 청구한다.

③ 명세서를 방문일자별(약국의 경우 처방전별)로 작성하는 의료기관의 외래요양급여비용 및 약국약제비는 방문일이 속한 다음 주 월요일부터 주단위로 구분하여 청구할 수 있다. 다만, 월의 말일과 초일이 모두 포함된 주의 요양급여비용을 청구하는 경우에는 이를 월별로 구분하여 청구한다.

④ 30일을 초과하여 입원진료를 하는 경우에는 연계심사가 가능하도록 다음의 기재방법에 따라 월단위로 분할청구할 수 있다. 다만, 의약품관리료의 경우에는 일괄하여 청구한다.

ⓐ 정보통신망과 전산매체의 경우 청구 구분란에 분리청구코드, 기청구명세서의 접수번호, 명세서일련번호 및 최초 입원개시일을 기재한다.

ⓑ 서면의 경우 명세서 상단에 최초 입원개시일을 기재하고, 진료내역 하단의 "특정내역"란에 기청구명세서의 접수번호, 명세서일련번호, 당월요양개시일, 수술명 및 주요 진료내용, 월별 요양급여비용 총액 등을 기재한다.

⑤ 요양기관은 원료약, 요양기관 자체 조제(제제)약 및 치료재료에 대한 구입내역을 명세서 접수 전에 제출하여야 한다.

⑥ 수탁기관은 위탁기관에 검사결과를 통보하는 시점에 정보통신망으로 검체검사공급내역을 통보할 수 있다.

⑦ 요양병원의 환자평가표는 해당 진료분의 명세서 접수 전에 제출하여야 한다.

⑧ 본인일부부담금이 연간 120만~500만원을 넘는 경우에는 그 초과금액에 대하여는 심사평가원에 청구한다. 이 경우 심사평가원은 정보통신망 또는 전산매체 청구기관의 해당 요양급여비용이 청구되는

즉시 그 내용을 확인하여 국민건강보험공단에 통보한다. 다만, 외래진료분은 환자 개인별 누적관리가 가능한 경우 입원 진료분과 동일한 방법으로 청구·통보할 수 있다.

⑨ 요양병원형 진료수가를 적용하는 요양급여 비용은 청구매체 및 입원기간에 관계없이 월별로 구분하여 진료월 다음 달 초일부터 청구한다. 이 경우 명세서 기재방법은 제4항 각 호에 따른다.

6. 소멸시효(법 제91조)

소멸시효는 권리의 불행사 상태가 일정기간 계속되는 경우에 당해 권리의 행사가 거부되는 제도로서 법적 안정성 및 법률관계의 조속한 확정의 필요성에 그 취지가 있다. 「국민건강보험법」 제91조에서는 아래의 경우 3년의 소멸시효를 규정하고 있다. 청구시기는 요양급여비용 청구권 소멸시효와 매우 밀접한 관련이 있다.

① 보험료·연체금을 징수할 권리

② 보험료·연체금으로 과오납부한 금액을 환급받을 권리

③ 보험급여를 받을 권리

④ 보험급여 비용을 받을 권리

⑤ 과다납부된 본인일부부담금을 돌려받을 권리

⑥ 제61조(요양급여비용 정산)에 따른 근로복지공단의 권리

☞ 근로복지공단이 「산업재해보상보험법」에 따른 요양급여를 지급한 후 산재급여 불인정으로 결정되어 해당 요양급여의 비용을 공간에 청구하는 경우에는 「국민건강보험법」에 따라 실시할 수 있는 요양급여에 상당한 것으로 인정되면 그 금액을 지급할 수 있다.

7. 검체검사위탁 요양급여비용 청구

① 요양급여비용을 서면으로 청구하는 위탁기관 중 검체검사를 위탁한 건은 반드시 검체검사위탁분에 대하여 입원·외래로 분철하여야 하며, 동일 수진자의 정률 및 정액건 중 어느 한 쪽에 위탁검사가 있을 경우에는 함께 앞뒤로 편철하여 청구한다. 다만, 종합병원의 경우 검체검사 위탁건을 포함하여 진료분야, 입원, 외래로 각각 구분하여 검체검사위탁건목록표를 심사청구서에 첨부하여 청구한다.

② 항산균약제 감수성 검사는 청구 시 검사의뢰 접수증을 첨부한다.

③ 장기 또는 골수공여 적합성 여부 확인을 위한 조직형 검사 및 HLA교차시험은 검사비용 전액을 본인이 부담토록 하고, 추후 보험급여 여부를 결정하는 검사임을 검체검사의뢰지에 반드시 기재하여야 하며, 보험급여로 결정된 때에는 즉시 수탁기관에 통보한다.

8. 가정간호 요양급여비용 청구

가정간호를 실시하는 요양기관은 가정간호요양 급여에 소요된 비용을 '건강보험 행위 급여・비급여 목록표 및 급여 상대가치점수' 제1편 제2부 제1장 기본진료료 4. 가정간호 기본방문료 산정지침에 따라 청구한다.

9. 심사청구서와 명세서의 구분

① 심사청구서와 명세서는 진료분야, 입원과 외래, 처방조제와 직접조제로 각각 구분한다.

② 제1항에 따른 진료분야의 구분은 다음 각 호와 같다.

ⓐ 상급종합병원, 종합병원, 치과대학부속치과병원 및 한방병원은 구분한다.

ⓑ 병원(치과대학부속치과병원 및 한방병원 제외), 의원, 보건의료원 등은 의과, 치과 및 한방, 입원과 외래로 구분한다.

③ 전산매체로 요양급여(의료급여)비용을 청구할 때에는 건강보험, 의료급여로 각각의 심사청구서 등을 구분, 생성하여 동일한 디스켓 또는 CD 등에 수록하여 제출할 수 있다.

④ 수탁기관의 검체검사공급내역통보서는 위탁기관별로 구분한다.

⑤ 요양병원 입원 요양급여비용 심사청구서와 명세서는 장기환자와 제외환자로 각각 구분한다.

⑥ 요양급여비용의 청구서 및 명세서 작성 시 진료분야 구분은 〈표 6-2〉와 같다.

〈표 6-2〉 **진료분야 구분**

진료분야	진료과
내과	내과, 정신건강의학과, 신경과, 결핵과, 영상의학과, 방사선종양의학과, 가정의학과, 직업환경의학과, 병리과, 진단검사의학과, 핵의학과, 예방의학과
외과	외과, 흉부외과, 신경외과, 정형외과, 성형외과, 재활의학과, 마취통증의학과, 응급의학과
산・소아청소년과	산부인과, 소아청소년과
안・이비인후과	안과, 이비인후과
피부・비뇨기과	피부과, 비뇨기과
치과	치과
한의과	한의과

진료과목별 코드

"진료과목"은 실제 진료를 받은 진료과목(병원 이상) 또는 상병명에 해당되는 진료과목(의원)을 아래 코드로 기재하되, 진료과목이 2개 이상에 해당되는 경우에는 이를 모두 기재하여야 한다.

의과

진료과목	코드번호	진료과목	코드번호
내과	01	피부과	14
신경과	02	비뇨기과	15
정신건강의학과	03	영상의학과	16
외과	04	방사선종양학과	17
정형외과	05	병리과	18
신경외과	06	진단검사의학과	19
흉부외과	07	결핵과	20
성형외과	08	재활의학과	21
마취통증의학과	09	핵의학과	22
산부인과	10	가정의학과	23
소아청소년과	11	응급의학과	24
안과	12	직업환경의학과	25
이비인후과	13	예방의학과	26

내과 세부전문과목

진료과목	코드번호	진료과목	코드번호
내과 통합	00	신장내과	05
소화기내과	01	혈액종양내과	06
순환기내과	02	감염내과	07
호흡기내과	03	알레르기내과	08
내분비 · 대사내과	04	류마티스내과	09

주: 내과 세부전문과목 운영기관 중 일부 분리하지 않고 통합운영하는 분야는 '00'으로 기재.

치과

진료과목	코드번호	진료과목	코드번호
치과	49	치과보존과	55
구강악면외과	50	구강내과	56
치과보철과	51	구강악안면방사선과	57
치과보정과	52	구강병리과	58
소아치과	53	예방치과	59
치주과	54		

한방

진료과목	코드번호	진료과목	코드번호
한방내과	80	침구과	85
한방부인과	81	한방재활의학과	86
한방소아과	82	사상체질과	87
한방안 · 이비인후 · 피부과	83	한방응급	88
한방신경정신과	84		

보건기관 진료과

진료과목	코드번호	진료과목	코드번호
의과	1	물리치료를 실시한 경우	5
치과	2	한방에서 시술만 시행한 경우	7
조산	3	한방에서 투역만 실시한 경우 응급	8
피임시술(자궁내장치, 정관절제술 또는 난관결찰술)을 시행한 경우		한방에서 시술과 투역을 병행한 경우	9

10. 심사청구서와 명세서의 보관

① 청구인은 심사청구서와 명세서의 사본을 「국민건강보험법 시행규칙」에서 정한 바에 따라 보관한다.
② 공단 및 심사평가원은 심사청구서와 명세서를 5년간 보관한다.
③ 보관기간의 기산일은 심사가 완결된 날이 속하는 연도의 다음 연도 1월 1일로 한다.

11. 접수

① 심사평가원은 심사청구서 등이 접수된 경우 지체 없이 접수증을 발급한다.

② 심사청구서 등을 정보통신망으로 접수한 경우에는 심사평가원은 전송된 자료가 적합한지 여부를 확인하여 접수하고 그 결과를 정보통신망으로 해당 요양기관에 통보한다.

12. 대행청구 통지방법

① 「국민건강보험법」에 따라 대행청구단체로 하여금 요양급여비용을 대행하여 심사청구하게 하고자 하는 요양기관의 대표자는 최초로 대행청구를 하는 때까지 서식에 따른 대행청구통지서를 심사평가원에 통지하여야 하며, 통지한 내역에 변동사항이 있는 경우에는 서식에 따른 대행청구통지서에 그 내역을 기재하여 지체 없이 심사평가원에 통지하여야 한다.

② 「국민건강보험법」에 따라 대행청구업무를 하고자 하는 단체의 장은 대행청구가 이루어지기 전에 단체의 장, 작성자 및 대행청구수수료에 관한 정보를 심사평가원에 통지하여야 하며, 통지한 내역에 변동사항이 있는 경우에는 지체 없이 심사평가원에 통지한다.

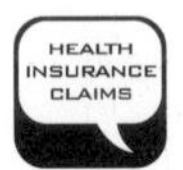

제3절 심사청구서 및 명세서 서식

요양기관과 심사평가원이 요양급여비용 청구와 관련하여 사용할 수 있는 문서의 종류는 다음 각 호와 같다.

① 요양급여비용심사청구서

② 요양급여비용명세서(별지서식)

ⓐ 의 · 치과용명세서

ⓑ 한방용명세서

ⓒ 보건기관용명세서

ⓓ 약국용명세서

ⓔ 정신건강의학과정액 의료급여비용명세서

③ 치료재료 및 약제 구입내역 통보서

④ 요양기관 자체 조제・제제약 내역 통보서
⑤ 보완자료 제출내역서
⑥ 검체검사 공급내역통보서
⑦ 요양급여(의료급여)비용심사청구서・명세서 등 접수(반송)증
⑧ 요양급여비용 심사결과통보서
⑨ 의료급여비용 심사결과통보서
⑩ 보완자료 요청내역서
⑪ 수탁기관 통보확인결과통보서
⑫ 원외처방약제비 심사결과통보서
⑬ 원외처방약제비 심사결과(추가)통보서
⑭ 요양급여비용 정산심사내역서
⑮ 의료급여비용 정산심사내역서
⑯ 원외처방약제비 정산심사내역서
⑰ 이의신청(재심사조정청구, 정산심사)결정서
⑱ PACS 등 영상자료 제출내역서
⑲ 환자평가표 파일

■ 요양급여비용 심사청구서 · 명세서 접수증([별지 제3호 서식])

(별지 제3호서식)

요양급여비용 심사청구서·명세서 접수증

요양기관기호 : 　　　　　　　　　　　　요양기관명 :

접수번호	진료 년월	보험자 구 분	청구 구분	청구 건수	청구금액	접수번호	진료 년월	보험자 구 분	청구 구분	청구 건수	청구금액

주) 1. 보험자 구분란은 4=국민건강보험공단, 5=의료급여, 7=보훈(상이처, 무자격자)
2. 청구구분란은 0=원청구, 1=보완청구, 2=추가청구

귀하께서 제출하신 요양급여비용 심사청구서와 명세서를 상기와 같이 접수하였음을 알려드립니다.

20 년 월 일

건강보험심사평가원장 직인

210㎜×297㎜(일반용지60g/㎡(재활용품))

▌요양급여비용심사청구서([별지 제9-1호 서식])

(별지 제9-1호서식)

서식번호	G	I	0	1	(　　년　월분) **요양급여비용심사청구서**	보험자 종별 구분		※접수번호	

요양기관	①기　호		②명칭		③전화번호		④청구단위 구분	
	⑤소재지				⑥우편번호			
작성자	⑦성명	(서명 또는 날인)			대행청구 단체	⑨기호		
	⑧생년월일					⑩명칭		

구 분			⑪건수	⑫요양급여 비용총액 1	⑬본인 일부 부담금	⑲지원금	⑳장애인 의료비	⑭청구액	⑮차등 수가 청구액	⑯본인부담 상한액 초과금총액	⑰요양급여 비용총액 2, 진료비총액	⑱보훈 청구액	㉑건강보험 100분의100 본인부담금 총액	㉒보훈 본인일부 부담금	㉓100분의 100미만 총액	㉔100분의 100미만 본인일부 부담금	㉕100분의 100미만 청구액	㉖100분의 100미만 보훈 청구액
의과	입원	1																
	외래	2																
치과	입원	3																
	외래	4																
한방	입원	5																
	외래	6																
조산		7																
DRG		10																

상급종합병원 종합병원 치과대학부속치과병원 한방병원 진료분야구분	1	2	3	4	5	6	9
	내과 분야	외과 분야	산·소아청소년과 분야	안·이비인후과 분야	피부·비뇨기과 분야	치과	한방

차등수가 적용기준	차등지수	진료일수
	.	.

☐「국민건강보험법 시행규칙」 제19조제1항에 따라 요양급여비용의 심사를 청구합니다.

☐「한국보훈복지의료공단법 시행령」 제17조의2에 따라 진료비용의 심사를 청구합니다.

청구일자:　　　년　　월　　일

청 구 인:　　　　　　　　　(서명 또는 날인)

☐ 건강보험심사평가원장 귀하

☐ 국민건강보험공단이사장 귀하

☐ 한국보훈복지의료공단이사장 귀하

다중바코드 출력부분

※ 첨 부: 요양급여비용명세서　매
전산매체 (　　)　매
처 방 전　매

주 : 1. ※란은 건강보험심사평가원이 기재합니다.
2. 상급종합병원, 종합병원, 치과대학부속치과병원 및 한방병원 요양급여비용명세서의 진료분야별 분리 청구시 해당 진료분야 구분란에 표시(○)하여야 합니다.
3. 보험자 종별 구분: 건강보험 진료분은 기재하지 않으며, 보훈위탁진료 요양기관의 "보훈 국비환자(상이처, 무자격자)" 입원·외래진료분인 경우에만 "7"을 기재합니다.
4. '진료비총액', '보훈청구액' 및 '보훈 본인일부부담금'은 보훈위탁진료 요양기관의 '보훈국비환자' 또는 '보훈감면환자' 진료분인 경우에 한하여 기재합니다.

(190㎜ x 268㎜ 신문용지 50g/㎡(재활용품))

▌요양급여비용심사청구서([별지 제9-2호 서식])

(별지 제9-2호서식)

서식번호	G	I	0	1	(년 월분) **요양급여비용심사청구서**	보험자 종별 구분		※접수번호	

요양기관							
	①기 호		②명칭		③ 전화번호		④청구단위구분
	⑤소재지				⑥ 우편번호		
	작성자	⑦성명	(서명 또는 날인)		대행청구 단 체	⑨기호	
		⑧생년월일				⑩명칭	

구 분			⑪건수	⑫요양급여 비용총액 1	⑬본인 일부 부담금	⑱지원금	⑭청구액	⑮차등 수가 청구액	⑯요양급여 비용총액 2, 진료비총액	⑰보훈 청구액	⑲건강보험 100분의100본인 부담금총액	⑳보훈 본인일부 부담금	㉑100분의 100미만 총액	㉒100분의 100미만 본인일부 부담금	㉓100분의 100미만 청구액	㉔100분의 100미만 보훈청구액
약국	처방 조제	8														
	직접 조제	9														

차등수가 적용기준	차등지수									조제일수					
		.											.		

□「국민건강보험법 시행규칙」 제19조제1항에 따라 요양급여비용의 심사를 청구합니다.
□「한국보훈복지의료공단법 시행령」 제17조의2에 따라 진료비용의 심사를 청구합니다.

청구일자: 년 월 일

청 구 인: (서명 또는 날인)

□ 건강보험심사평가원장 귀하
□ 국민건강보험공단이사장 귀하
□ 한국보훈복지의료공단이사장 귀하

다중바코드 출력부분

※ 첨 부: 요양급여(의료급여)비용명세서 매
처 방 전 매

주 : 1. ※ 란은 접수기관에서 기재합니다.
2. 보험자 종별 구분: 건강보험 조제분은 기재하지 않으며, 보훈위탁진료 요양기관에서 발행한 처방전에 따른 "보훈 국비환자(상이처, 무자격자)"의 처방 조제분인 경우에만 "7"을 기재합니다.
3. '진료비총액', '보훈청구액' 및 '보훈 본인일부부담금"은 보훈위탁진료 요양기관에서 발행한 처방전에 따른 '보훈 국비환자' 또는 '보훈감면환자' 처방 조제분인 경우에 한하여 기재합니다.

(190㎜ x 268㎜ 신문용지 50g/㎡(재활용품))

▌요양병원 요양급여비용심사청구서([별지 제9-3호 서식])

(별지 제9-3호서식)

서식번호	G	I	0	1	(　　년　　월분) **요양병원 요양급여비용심사청구서**	보험자 종별 구분		※접수번호	

요양기관							
	①기　호		②명칭		③전화번호	④청구단위구분	
	⑤소재지				⑥우편번호		
	작성자	⑦성명	(서명 또는 날인)		대행청구 단　체	⑨기호	
		⑧생년월일				⑩명칭	

구　분				⑪건수	⑫요양급여 비용총액 1	⑬본인 일부 부담금	⑲지원금	⑳장애인 의료비	⑭청구액	⑯본인부담 상한액 초과금총액	⑰요양급여 비용총액 2, 진료비총액	⑱보훈 청구액	㉑건강보험 100분의100 본인부담금 총액	㉒보훈 본인일부 부담금	㉓100분의 100미만 총액	㉔100분의 100미만 본인일부 부담금	㉕100분의 100미만 청구액	㉖100분의 100미만 보훈 청구액
의과	입원	장기 환자	11															
		제외 환자	1															
	외래		2															
치과	입원		3															
	외래		4															
한방	입원		5															
	외래		6															

□ 「국민건강보험법 시행규칙」 제19조제1항에 따라 요양급여비용의 심사를 청구합니다.
□ 「한국보훈복지의료공단법 시행령」 제17조의2에 따라 진료비용의 심사를 청구합니다.

첨　부: 요양급여비용명세서　　　　매
전산매체 (　　　)　　　　매
처　방　전　　　　매

청구일자:　　　년　　월　　일

청 구 인:　　　　　　(서명 또는 날인)

□ 건강보험심사평가원장　귀하
□ 국민건강보험공단이사장　귀하
□ 한국보훈복지의료공단이사장　귀하

다중바코드 출력부분

주 : 1. ※란은 건강보험심사평가원이 기재합니다.
2. 보험자 종별 구분: 건강보험 진료분은 기재하지 않으며, 보훈위탁진료 요양기관의 "보훈 국비환자(상이처, 무자격자)" 입원·외래진료분인 경우에만 "7"을 기재합니다.
3. '진료비총액', '보훈청구액' 및 '보훈 본인일부부담금'은 보훈위탁진료 요양기관의 '보훈국비환자' 또는 '보훈감면환자' 진료분인 경우에 한하여 기재합니다.

(190㎜ x 268㎜ 신문용지 50g/㎡(재활용품))

▌요양급여비용명세서([별지 제10호 서식])

(별지 제10호서식)

의과 입원

서식번호	G	I	O	2	요양급여비용명세서		요 양 기 관	
등록번호								
가입자성명					증번호		기 호	
수진자성명					공상 등 구분		명 칭	
					주민등록번호	-		

상 병 명	분류기호	수술	진료과목	상해외인	특정기호	면허종류	면허번호	당월요양개시일 / 최초입원개시일	당월요양급여일수 (투약일수포함)	진료결과
	.								일	
	.								일	
	.								일	

입원일수	일	처방전 발급번호			
		점검번호		처방일수	

구	분	기본진료 약제,특정 재료(I)	진료행위 (II)
1. 진찰료 (외래관리료 포함)	①초 진 회	원	야간,공휴 회
	②재 진 회	원	야간,공휴 회
	③의약품관리료	원	
	④응급 및 회송료	원	
2. 입원료	①일 반 일	원	
	②내과질환자, 정신질환자 만8세미만의 소아 일	원	
	③중환자실 일	원	
	④격리병실 일	원	
	⑤신생아 일	원	
	⑥기 타 일	원	
	⑦기본식대	원	
	⑧가산식대	원	
3. 투약료 및 처방전	①내 복 일분	원	원
	②외 용 일분	원	원
	③처방전 회	원	
4. 주사료	①피하 또는 근육내 일	원	원
	②정맥내 일	원	원
	③수액제 회	원	원
	④기 타 회	원	원
	⑤특정 재료	원	
	⑥수 혈 회	원	원
5. 마취료	① 회	원	원
6. 이학요법료	① 종	원	원
7. 정신요법료	① 종	원	원
8. 처치 및 수술료	①처치 및 수술 종	원	원
	③캐스트 회	원	원
9. 검사료	①자체검사 종	원	원
	②위탁검사관리	원	
	③위탁검사 종	원	
10.영상진단 및 방사선 치료료	①진 단 종	원	원
	②치 료 종	원	원
S. 특수장비	①CT 회	원	원
	②MRI 회	원	원
	③PET 회	원	원
A. 100분의100미만 본인부담 1	①의약품	원	원
	②치료재료	원	원
	③진료행위	원	원
B. 100분의100미만 본인부담 2	①의약품	원	원
	②치료재료	원	원
	③진료행위	원	원
U. 건강보험100분의 100본인부담	①의약품	원	원
	②치료재료	원	원
	③진료행위	원	원
V. 보훈 등 100분의100 본인부담	①의약품	원	원
	②치료재료	원	원
	③진료행위	원	원
W. 비급여	①의약품	원	원
	②치료재료	원	원
	③진료행위	원	원

약품코드 (일반명 또는 제품명 코드)	약품명 (일반명 또는 제품명)		1회투약량	1일투여횟수	총투약일수			
코 드	분류 (예외구분코드)	단가	1회투약량	1일투여량 또는 실시횟수	총투여일수 또는 실시횟수	금액	면허종류	면허번호

특정내역	
수술 코드	

특수장비총액		원
보훈 등 100분의100본인부담금총액		원
비급여총액		원
11. 소계	원	원
12. 가산율	%	원
15. 요양급여비용총액 1		원
16. 본인일부부담금		원
17. 지원금		원
18. 장애인의료비		원
일련번호		※심사조정

19. 청구액	원
20. 본인부담상한액초과금	원
21. 요양급여비용총액 2, 진료비총액	원
22. 보훈청구액	원
23. 건강보험 100분의100본인부담금총액	원
24. 보훈본인일부부담금	원
25. 100분의100미만 총액	원
26. 100분의100미만 본인일부부담금	원
27. 100분의100미만 청구액	원
28. 100분의100미만 보훈청구액	원

※ 심사내역	구 분	코 드	조 정	I.II
				감I
				감II
				중I
				중II
	계			

190mm×320mm(일반용지 60g/㎡(재활용품))

다중 바코드

▌요양급여비용명세서([별지 제10-1호 서식])

(별지 제10-1호서식)

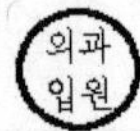

요양급여비용명세서

서식번호	G	I	O	2
등록번호				
가입자성명				
수진자성명				

증번호	
공상 등 구분	
주민등록번호	-

요양기관	
기호	
명칭	

상병명	분류기호	수술	진료과목	상해외인	특정기호	면허종류	면허번호	당월요양개시일 / 최초입원개시일	당월요양급여일수(투약일수포함)	진료결과
									일	
									일	
									일	

입원일수	일	처방전 발급번호		처방일수	
		점검번호			

구분		단위	기본진료 약제,특정재료(I)	진료행위(II)
1. 진찰료 (외래관리료 포함)	①초 진	회	원	야간,공휴 회
	②재 진	회	원	야간,공휴 회
	③의약품관리료		원	
	④응급 및 회송료		원	
2. 입원료	①일 반	일	원	
	②내과질환자, 정신질환자 만8세미만의 소아	일	원	
	③중환자실	일	원	
	④격리병실	일	원	
	⑤신생아	일	원	
	⑥기 타	일	원	
	⑦기본식대		원	
	⑧가산식대		원	
3. 투약료 및 처방전	①내 복	일분	원	원
	②외 용	일분	원	원
	③처방전	회	원	
4. 주사료	①피하 또는 근육내	일	원	원
	②정맥내	일	원	원
	③수액제	회	원	원
	④기 타	회	원	원
	⑤특정 재료		원	
	⑥수 혈	회	원	원
5. 마취료	①	회	원	원
6. 이학요법료	①	종	원	원
7. 정신요법료	①	종	원	원
8. 처치 및 수술료	①처치 및 수술	종	원	원
	③캐스트	회	원	원
9. 검사료	①자체검사	종	원	원
	②위탁검사관리		원	
	③위탁검사	종	원	
10. 영상진단 및 방사선 치료료	①진 단	종	원	원
	②치 료	종	원	원
L. 장기요양	①	일	원	
S. 특수장비	①CT	회	원	원
	②MRI	회	원	원
	③PET	회	원	원
A. 100분의100미만 본인부담 1	①의약품		원	원
	②치료재료		원	원
	③진료행위		원	원
B. 100분의100미만 본인부담 2	①의약품		원	원
	②치료재료		원	원
	③진료행위		원	원
U. 건강보험100분의100본인부담	①의약품		원	원
	②치료재료		원	원
	③진료행위		원	원
V. 보훈 등 100분의100 본인부담	①의약품		원	원
	②치료재료		원	원
	③진료행위		원	원
W. 비급여	①의약품		원	원
	②치료재료		원	원
	③진료행위		원	원

약품코드(일반명 또는 제품명 코드)	약품명(일반명 또는 제품명)		1회투약량	1일투여횟수	총투약일수			
코드	분류(예외구분코드)	단가	1회투약량	1일투여량 또는 실시횟수	총투여일수 또는 실시횟수	금액	면허종류	면허번호

특정내역	

수술코드			

구분			
특수장비총액			원
보훈 등 100분의100본인부담금총액			원
비급여총액			원
11. 소계		원	원
12. 가산율		%	원
15. 요양급여비용총액 1			원
16. 본인일부부담금			원
17. 지원금			원
18. 장애인의료비			원
일련번호		※심사조정	

19. 청구액	원
20. 본인부담상한액초과금	원
21. 요양급여비용총액 2, 진료비총액	원
22. 보훈청구액	원
23. 건강보험 100분의100본인부담금총액	원
24. 보훈본인일부부담금	원
25. 100분의100미만 총액	원
26. 100분의100미만 본인일부부담금	원
27. 100분의100미만 청구액	원
28. 100분의100미만 보훈청구액	원

※ 심사내역	구분	코드	조정	I.II
				감 I
				감 II
				중 I
				중 II
	계			

190mm×320mm(일반용지 60g/㎡(재활용품)

[요양병원 정액]

다중 바코드

(별지 제11호서식)

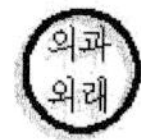

요양급여비용명세서

서식번호	G	I	0	3		요 양 기 관	
등록번호							
가입자성명					증번호	기 호	
수진자성명					공상 등 구분	명 칭	
					주민등록번호 -		

상 병 명	분류기호	수술	진료과목	상해외인	특정기호	면허종류	면허번호	내원일자	요양급여일수(원내투약일수포함)	진료결과
	.								일	
	.								일	
	.								일	

구분		기본진료 약제,특정 재료(I)	진료행위(II)
1. 진찰료 (외래관리료 포함)	①초 진 회	원	야간,공휴 회
	②재 진 회	원	야간,공휴 회
	③의약품관리료	원	
	④응급 및 회송료	원	
	⑤가정간호기본방문료	원	
	⑥만성질환관리료 회	원	
3. 투약료 및 처방전	①내 복 일분	원	원
	②외 용 일분	원	원
	③처방전 회	원	
4. 주사료	①피하 또는 근육내 일	원	원
	②정맥내 일	원	원
	③수액제 회	원	원
	④기 타 회	원	원
	⑤특정재료	원	
	⑥수 혈 회	원	원
5. 마취료	① 회	원	원
6. 이학요법료	① 종	원	원
7. 정신요법료	① 종	원	원
8. 처치 및 수술료	①처치 및 수술 종	원	원
	③캐스트 회	원	원
9. 검사료	①자체검사 종	원	원
	②위탁검사관리	원	
	③위탁검사 종	원	
10. 영상진단 및 방사선 치료료	①진 단 종	원	원
	②치 료 종	원	원
S. 특수장비	①CT 회	원	원
	②MRI 회	원	원
	③PET 회	원	원
T. 특수재료 및 관련 행위료	①치료재료	원	
	②진료행위	원	원
A. 100분의 100미만 본인부담 1	①의약품	원	원
	②치료재료	원	원
	③진료행위	원	원
B. 100분의 100미만 본인부담 2	①의약품	원	원
	②치료재료	원	원
	③진료행위	원	원
U. 건강보험100분의 100본인부담	①의약품	원	원
	②치료재료	원	원
	③진료행위	원	원
V. 보훈 등 100분의100 본인부담	①의약품	원	원
	②치료재료	원	원
	③진료행위	원	원
W. 비급여	①의약품	원	원
	②치료재료	원	원
	③진료행위	원	원

처방전 발급번호		처방일수		본인부담금 발생횟수		직접조제횟수	
점검번호							

약품코드(일반명 또는 제품명 코드)	약품명(일반명 또는 제품명)		1회투약량	1일투여횟수	총투약일수			
코드	분류(예외구분코드)	단가	1회투약량	1일투여량 또는 실시횟수	총투여일수 또는 실시횟수	금액	면허종류	면허번호

특정내역	
수술 코드	

투약료총액		원	17. 지원금	원
특수장비총액		원	18. 장애인의료비	원
특수재료 및 관련 행위료 총액		원	19. 청구액	원
보훈 등 100분의100본인부담금총액		원	20. 본인부담상한액초과금	원
비급여총액		원	21. 요양급여비용총액 2, 진료비총액	원
11. 소계	원	원	22. 보훈청구액	원
12. 가산율	%		23. 건강보험 100분의100본인부담금총액	원
15. 요양급여비용총액 1		원	24. 보훈본인일부부담금	원
16. 본인일부부담금		원	25. 100분의100미만 총액	원
일련번호		※심사조정	26. 100분의100미만 본인일부부담금	원
수진자 일련번호	-		27. 100분의100미만 청구액	원
			28. 100분의100미만 보훈청구액	원

※ 심사내역

구 분	코 드	조 정	I.II
			감I
			감II
			증I
			증II
계			

190mm×320mm(일반용지 60g/㎡(재활용품))

[일 자 별]

다중 바코드

(별지 제11-1호서식)

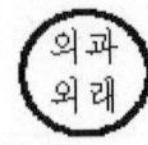

요양급여비용명세서

서식번호	G	I	0	3			요양기관	
등록번호							기호	
가입자성명					증번호			
수진자성명					공상 등 구분		명칭	
					주민등록번호	-		

상병명	분류기호	수술	진료과목	상해외인	특정기호	면허종류	면허번호	당월 요양개시일	당월요양급여일수 (원내투약일수포함)	진료결과
	.								일	
	.								일	
	.								일	

총내원일수		일	내원일	1 2 3 4 5 6 7 8 9 10 11 12 13 14 15 16 17 18 19 20 21 22 23 24 25 26 27 28 29 30 31

구분		기본진료 약제,특정재료(I)	진료행위(II)
1. 진찰료 (외래관리료 포함)	①초 진 회	원	야간,공휴 회
	②재 진 회	원	야간,공휴 회
	③의약품관리료	원	
	④응급 및 회송료	원	
	⑤가정간호기본방문료	원	
	⑥만성질환관리료 회	원	
3. 투약료 및 처방전	①내 복 일분	원	원
	②외 용 일분	원	원
	③처방전 회	원	
4. 주사료	①피하 또는 근육내 일	원	원
	②정맥내 일	원	원
	③수액제 회	원	원
	④기 타 회	원	원
	⑤특정재료	원	
	⑥수 혈 회	원	원
5. 마취료	① 회	원	원
6. 이학요법료	① 종	원	원
7. 정신요법료	① 종	원	원
8. 처치 및 수술료	①처치 및 수술 종	원	원
	③캐스트 회	원	원
9. 검사료	①자체검사 종	원	원
	②위탁검사관리	원	
	③위탁검사 종	원	
10.영상진단 및 방사선 치료료	①진 단 종	원	원
	②치 료 종	원	원
S. 특수장비	①CT 회	원	원
	②MRI 회	원	원
	③PET 회	원	원
T. 특수재료 및 관련 행위료	①치료재료	원	
	②진료행위	원	원
A. 100분의 100미만 본인부담 1	①의약품	원	원
	②치료재료	원	원
	③진료행위	원	원
B. 100분의 100미만 본인부담 2	①의약품	원	원
	②치료재료	원	원
	③진료행위	원	원
U. 건강보험100분의 100본인부담	①의약품	원	원
	②치료재료	원	원
	③진료행위	원	원
V. 보훈 등 100분의100 본인부담	①의약품	원	원
	②치료재료	원	원
	③진료행위	원	원
W. 비급여	①의약품	원	원
	②치료재료	원	원
	③진료행위	원	원

처방전 발급번호			처방일수		본인부담금 발생횟수		직접조제횟수	
점검번호								

약품코드 (일반명 또는 제품명 코드)	약품명 (일반명 또는 제품명)		1회투약량	1일투여횟수	총투약일수			
코드	분류 (예외구분코드)	단가	1회투약량	1일투여량 또는 실시횟수	총투여일수 또는 실시횟수	금액	면허종류	면허번호

특정내역	

수술 코드			

투약료총액		원	18. 장애인의료비		원
특수장비총액		원	19. 청구액		원
특수재료 및 관련 행위료 총액		원	20. 본인부담상한액초과금		원
보훈 등 100분의100본인부담금총액		원	21. 요양급여비용총액 2, 진료비총액		원
비급여 총액		원	22. 보훈청구액		원
11. 소계	원	원	23. 건강보험 100분의100본인부담금총액		원
12. 가산율	%	원	24. 보훈본인일부부담금		원
15. 요양급여비용총액 1		원	25. 100분의100미만 총액		원
16. 본인일부부담금		원	26. 100분의100미만 본인일부부담금		원
17. 지원금		원	27. 100분의100미만 청구액		원
일련번호		※심사조정	28. 100분의100미만 보훈청구액		원

※ 심사내역	구 분	코 드	조 정	I.II
				감I
				감II
				증I
				증II
	계			

190mm×320mm(일반용지 60g/㎡(재활용품))

[정 불]

다중 바코드

▌요양급여비용명세서([별지 제11-2호 서식])

(별지 제11-2호서식)

외과
외래

서식번호	G	I	O	3		요양기관	
등록번호					요양급여비용명세서	기호	
가입자성명					증번호		
수진자성명					공상 등 구분	명칭	
					주민등록번호		

상병명	분류기호	수술	진료과목	상해외인	특정기호	면허종류	면허번호	당월요양개시일	당월요양급여일수 (원내투약일수포함)	진료결과
									일	
									일	
									일	

총내원일수		일	내원일	1 2 3 4 5 6 7 8 9 10 11 12 13 14 15 16 17 18 19 20 21 22 23 24 25 26 27 28 29 30 31

구분		기본진료 약제,특정재료(I)	진료행위(II)
1. 진찰료 (외래관리료 포함)	①초 진 회	원	야간,공휴 회
	②재 진 회	원	야간,공휴 회
	③의약품관리료	원	
	④응급 및 회송료	원	
	⑤가정간호기본방문료	원	
	⑥만성질환관리료 회	원	
3. 투약료 및 처방전	①내 복 일분	원	원
	②외 용 일분	원	원
	③처방전 회	원	
4. 주사료	①피하 또는 근육내 일	원	원
	②정맥내 일	원	원
	③수액제 회	원	원
	④기 타 회	원	원
	⑤특정재료	원	
	⑥수 혈 회	원	원
5. 마취료	① 회	원	원
6. 이학요법료	① 종	원	원
7. 정신요법료	① 종	원	원
8. 처치 및 수술료	①처치 및 수술 종	원	원
	③캐스트 회	원	원
9. 검사료	①자체검사 종	원	원
	②위탁검사관리	원	
	③위탁검사 종	원	
10. 영상진단 및 방사선 치료료	①진 단 종	원	원
	②치 료 종	원	원
S. 특수장비	①CT 회	원	원
	②MRI 회	원	원
	③PET 회	원	원
T. 특수재료 및 관련 행위료	①치료재료	원	
	②진료행위	원	원
A. 100분의100미만 본인부담 1	①의약품	원	원
	②치료재료	원	원
	③진료행위	원	원
B. 100분의100미만 본인부담 2	①의약품	원	원
	②치료재료	원	원
	③진료행위	원	원
U. 건강보험100분의 100본인부담	①의약품	원	원
	②치료재료	원	원
	③진료행위	원	원
V. 보훈 등 100분의100 본인부담	①의약품	원	원
	②치료재료	원	원
	③진료행위	원	원
W. 비급여	①의약품	원	원
	②치료재료	원	원
	③진료행위	원	원

처방전 발급번호		처방일수		본인부담금 발생횟수		직접조제횟수	
점검번호							

약품코드 (일반명 또는 제품명 코드)	약품명 (일반명 또는 제품명)		1회투약량	1일투여횟수	총투약일수			
코드	분류 (예외구분코드)	단가	1회투약량	1일투여량 또는 실시횟수	총투여일수 또는 실시횟수	금액	면허종류	면허번호

특정내역	

수술 코드			

구분			구분	
투약료총액		원	18. 장애인의료비	원
특수장비총액		원	19. 청구액	원
특수재료 및 관련 행위료 총액		원	20. 본인부담상한액초과금	원
보훈 등 100분의100본인부담금총액		원	21. 요양급여비용총액 2, 진료비총액	원
비급여총액		원	22. 보훈청구액	원
11. 소계	원	원	23. 건강보험 100분의100본인부담금총액	원
12. 가산율	%	원	24. 보훈본인일부부담금	원
15. 요양급여비용총액 1		원	25. 100분의100미만 총액	원
16. 본인일부부담금		원	26. 100분의100미만 본인일부부담금	원
17. 지원금		원	27. 100분의100미만 청구액	원
일련번호		※심사조정	28. 100분의100미만 보훈청구액	원

※심사내역	구분	코드	조정	I.II
				감 I
				감 II
				증 I
				증 II
	계			

190mm×320mm(일반용지 60g/㎡(재활용품))

[정 액]

다중 바코드

▌요양급여비용명세서([별지 제12호 서식])

(별지 제12호서식)

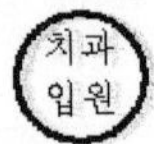

서식번호	G	I	0	4	요양급여비용명세서	요양기관	
등록번호						기 호	
가입자성명					증번호		
수진자성명					공상 등 구분	명 칭	
					주민등록번호		

상 병 명	분류기호	수술	진료과목	상해외인	특정기호	면허종류	면허번호	당월요양개시일 / 최초입원개시일	당월요양급여일수(투약일수포함)	진료결과
									일	
									일	
									일	

입원일수	일	처방전 발급번호		처방일수	
		점검번호			

구 분		기본진료 약제,특정재료(I)	진료행위(II)
1. 진찰료 (외래관리료 포함)	①초 진 회	원	야간,공휴 회
	②재 진 회	원	야간,공휴 회
	③의약품관리료	원	
	④응급 및 회송료	원	
2. 입원료	①일 반 일	원	
	②기 타 일	원	
	③기본식대	원	
	④가산식대	원	
3. 투약료 및 처방전	①내 복 일분	원	원
	②외 용 일분	원	원
	③처방전 회	원	
4. 주사료	①피하 또는 근육내 일	원	원
	②정맥내 일	원	원
	③수액제 회	원	원
	④기 타 회	원	원
	⑤특정 재료	원	
	⑥수 혈 회	원	원
5. 마취료	① 회	원	원
6. 이학요법료	① 종	원	원
8. 처치 및 수술료	①처치 및 수술 종	원	원
	③캐스트 회	원	원
9. 검사료	①자체검사 종	원	원
	②위탁검사관리	원	
	③위탁검사 종	원	
10. 영상진단 및 방사선 치료료	①진 단 종	원	원
	②치 료 종	원	원
S. 특수장비	①CT 회	원	원
	②MRI 회	원	원
	③PET 회	원	원
A. 100분의100미만 본인부담 1	①의약품	원	원
	②치료재료	원	원
	③진료행위	원	원
B. 100분의100미만 본인부담 2	①의약품	원	원
	②치료재료	원	원
	③진료행위	원	원
U. 건강보험100분의100본인부담	①의약품	원	원
	②치료재료	원	원
	③진료행위	원	원
V. 보훈 등 100분의100 본인부담	①의약품	원	원
	②치료재료	원	원
	③진료행위	원	원
W. 비급여	①의약품	원	원
	②치료재료	원	원
	③진료행위	원	원

약품코드(일반명 또는 제품명 코드)	약품명(일반명 또는 제품명)		1회투약량	1일투여횟수	총투약일수			
코드	분류(예외구분코드)	단가	1회투약량	1일투여량 또는 실시횟수	총투여일수 또는 실시횟수	금액	면허종류	면허번호

특정내역

수술 코드				

특수장비총액		원	19. 청구액	원	※ 심사내역
보훈 등 100분의100본인부담금총액		원	20. 본인부담상한액초과금	원	
비급여총액		원	21. 요양급여비용총액 2, 진료비총액	원	
11. 소계	원	원	22. 보훈청구액	원	
12. 가산율	%	원	23. 건강보험 100분의100본인부담금총액	원	
15. 요양급여비용총액 1		원	24. 보훈본인일부부담금	원	
16. 본인일부부담금		원	25. 100분의100미만 총액	원	
17. 지원금		원	26. 100분의100미만 본인일부부담금	원	
18. 장애인의료비		원	27. 100분의100미만 청구액	원	
일련번호		※ 심사조정	28. 100분의100미만 보훈청구액	원	

구 분	코 드	조 정	I.II
			감I
			감II
			증I
			증II
계			

190mm×320mm(일반용지 60g/㎡(재활용품))

다중 바코드

▮ 요양급여비용명세서([별지 제13호 서식])

(별지 제13호서식)

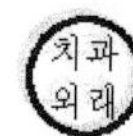

요양급여비용명세서

서식번호	G	I	O	5
등록번호				
가입자성명				
수진자성명				

증번호	
공상 등 구분	
주민등록번호	-

요양기관	
기호	
명칭	

상병명	분류기호	수술	진료과목	상해외인	특정기호	면허종류	면허번호	내원일자	요양급여일수(원내투약일수포함)	진료결과
									일	
									일	
									일	

구분		기본진료약제, 특정재료(I)	진료행위(II)
1. 진찰료(외래관리료 포함)	①초 진 회	원	야간,공휴 회
	②재 진 회	원	야간,공휴 회
	③의약품관리료 ④응급 및 회송료	원 원	
3. 투약료 및 처방전	①내 복 일분 ②외 용 일분	원 원	원 원
	③처방전 회	원	
4. 주사료	①피하 또는 근육내 일 ②정 맥 내 일 ③수 액 제 회 ④기 타 회 ⑤특정 재료 ⑥수 혈 회	원 원 원 원 원 원	원 원 원 원 원
5. 마취료	① 회	원	원
8. 처치 및 수술료	보 통 / 복 조 / 즉 처 / 지각과민	원	원
	치수절단 / 즉발근충 / 근관와동 / 근관성형	원	원
	발 수 / 근세척 / 근 충 / 근관확대	원	원
	치면세마 / 치근활택술 / 후 처 치 / 내소염	원	원
	치석제거 / 치주소파 / 치은박리 / 치은절제	원	원
	치주처치 / 교합조정 / 러버댐 / 응급근관	원	원
	충전물연마 / 신부착 / 보철물제거 / 치아진정	원	원
	발유치 / 전 / 구 / 난 / 예	원	원
	충전 아말감 1면 2면 3면 4면 / 복합레진 1면 2면 3면 4면 / 완동형성 1면 2면 3면 4면	원	원
	기 타	원	원
9. 검사료	①자체검사 종 ②위탁검사관리 ③위탁검사 종	원 원 원	원
10. 영상진단 및 방사선 치료료	①진 단 종 ②치 료 종	원 원	원 원
S. 특수장비	①CT 회	원	원
	②MRI 회	원	원
	③PET 회	원	원
A. 100분의100미만 본인부담 1	①의약품	원	원
	②치료재료	원	원
	③진료행위	원	원
B. 100분의100미만 본인부담 2	①의약품	원	원
	②치료재료	원	원
	③진료행위	원	원
U. 건강보험100분의100본인부담	①의약품 ②치료재료 ③진료행위	원 원 원	원 원 원
V. 보훈 등 100분의100 본인부담	①의약품 ②치료재료 ③진료행위	원 원 원	원 원 원
W. 비급여	①의약품 ②치료재료 ③진료행위	원 원 원	원 원 원

처방전 발급번호		처방일수		본인부담금 발생횟수		직접조제횟수	
점검번호							

약품코드(일반명 또는 제품명 코드)	약품명(일반명 또는 제품명)		1회투약량	1일투여횟수	총투약일수			
코드	분류(예외구분코드)	단가	1회투약량	1일투여량 또는 실시횟수	총투여일수 또는 실시횟수	금액	면허종류	면허번호

특정내역	

수술코드			

투약료총액		원
특수장비총액		원
보훈 등 100분의100본인부담금총액		원
비급여총액		원
11. 소계	원	원
12. 가산율	%	원
15. 요양급여비용총액 1		원
16. 본인일부부담금		원
17. 지원금		원
일련번호		※심사조정
수진자 일련번호	-	

18. 장애인의료비	원
19. 청구액	원
20. 본인부담상한액초과금	원
21. 요양급여비용총액 2, 진료비총액	원
22. 보훈청구액	원
23. 건강보험 100분의100본인부담금총액	원
24. 보훈본인일부부담금	원
25. 100분의100미만 총액	원
26. 100분의100미만 본인일부부담금	원
27. 100분의100미만 청구액	원
28. 100분의100미만 보훈청구액	원

※ 심사내역

구분	코드	조정	I.II
			감I
			감II
			중I
			중II
계			

190mm×320mm(일반용지 60g/㎡(재활용품))

[일 자 별]

다중
바코드

(별지 제13-1호서식)

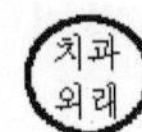

요양급여비용명세서

서식번호	G	I	O	5
등록번호				
가입자성명				
수진자성명				

증번호	
공상 등 구분	
주민등록번호	-

요양기관	
기호	
명칭	

상병명	분류기호	수술	진료과목	상해외인	특정기호	면허종류	면허번호	당월요양개시일	당월요양급여일수(원내투약일수포함)	진료결과
									일	
									일	
									일	

총내원일수	일	내원일	1 2 3 4 5 6 7 8 9 10 11 12 13 14 15 16 17 18 19 20 21 22 23 24 25 26 27 28 29 30 31

처방전 발급번호		처방일수		본인부담금 발생횟수		직접조제횟수	
점검번호							

구분		기본진료약제, 특정재료(I)	진료행위(II)
1. 진찰료(외래관리료 포함)	①초 진 회	원	야간,공휴 회
	②재 진 회	원	야간,공휴 회
	③의약품관리료 ④응급 및 회송료	원 원	
3. 투약료 및 처방전	①내 복 일분 ②외 용 일분	원 원	원 원
	③처방전 회	원	
4. 주사료	①피하 또는 근육내 일 ②정 맥 내 일 ③수 액 제 회 ④기 타 회 ⑤특정 재료 ⑥수 혈 회	원 원 원 원 원 원	원 원 원 원 원
5. 마취료	① 회	원	원
8. 처치 및 수술료	보 통 x / 복 조 x / 즉 처 x / 지각과민 x	원	원
	치수절단 x / 즉발근충 x x / 근관와동 x / 근관성형 x	원	원
	발 수 x / 근세척 x / 근 충 x / 근관확대 x	원	원
	치면세마 x / 치근활택술 x / 후 처 치 x x x x / 내소염 x x x x	원	원
	치석제거 x / 치주소파 x / 치은박리 xx / 치은절제 x	원	원
	치주처치 x x / 교합조정 x / 러버댐 x / 응급근관 x	원	원
	충전물연마 x / 신부착 x / 보철물제거 x x / 치아진정 x	원	원
	발유치 x / 전 x / 구 x / 난 x / 매 xxx	원	원
	충 아 1면 x 복 1면 x 와 1면 x 말 2면 x 합 2면 x 동 2면 x 감 3면 x 레 3면 x 형 3면 x 전 4면 x 진 4면 x 성 4면 x	원	원
	기 타	원	원
9. 검사료	①자체검사 종 ②위탁검사관리 ③위탁검사 종	원 원 원	원
10. 영상진단 및 방사선 치료료	①진 단 종 ②치 료 종	원 원	원 원
S. 특수장비	①CT 회	원	원
	②MRI 회	원	원
	③PET 회	원	원
A. 100분의100미만 본인부담 1	①의약품	원	원
	②치료재료	원	원
	③진료행위	원	원
B. 100분의100미만 본인부담 2	①의약품	원	원
	②치료재료	원	원
	③진료행위	원	원
U. 건강보험100분의 100본인부담	①의약품 ②치료재료 ③진료행위	원 원 원	원 원 원
V. 보훈 등 100분의100 본인부담	①의약품 ②치료재료 ③진료행위	원 원 원	원 원 원
W. 비급여	①의약품 ②치료재료 ③진료행위	원 원 원	원 원 원

약품코드(일반명 또는 제품명 코드)	약품명(일반명 또는 제품명)		1회투약량	1일투여횟수	총투약일수			
코드	분류(예외구분코드)	단가	1회투약량	1일투여량 또는 실시횟수	총투여일수 또는 실시횟수	금액	면허종류	면허번호

특정내역	

수술코드			

항목	금액	항목	금액
투약료총액	원	19. 청구액	원
특수장비총액	원	20. 본인부담상한액초과금	원
보훈 등 100분의100본인부담금총액	원	21. 요양급여비용총액 2, 진료비총액	원
비급여총액	원	22. 보훈청구액	원
11. 소계	원 / 원	23. 건강보험 100분의100본인부담금총액	원
12. 가산율	% / 원	24. 보훈본인일부부담금	원
15. 요양급여비용총액 1	원	25. 100분의100미만 총액	원
16. 본인일부부담금	원	26. 100분의100미만 본인일부부담금	원
17. 지원금	원	27. 100분의100미만 청구액	원
18. 장애인의료비	원	28. 100분의100미만 보훈청구액	원
일련번호		※심사조정	

※심사내역	구분	코드	조정	I.II
				감I
				감II
				증I
				증II
	계			

190mm×320mm(일반용지 60g/m²(재활용품))

[정 률]

다중
바코드

■ 요양급여비용명세서([별지 제13-2호 서식])

(별지 제13-2호서식)

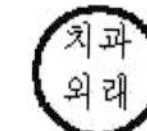

요양급여비용명세서

서식번호	G	I	0	5			요양기관	
등록번호							기호	
가입자성명					증번호			
수진자성명					공상 등 구분		명칭	
					주민등록번호	-		

상병명	분류기호	수술	진료과목	상해외인	특정기호	면허종류	면허번호	당월요양개시일	당월요양급여일수(원내투약일수포함)	진료결과
									일	
									일	
									일	

총내원일수	일	내원일	1 2 3 4 5 6 7 8 9 10 11 12 13 14 15 16 17 18 19 20 21 22 23 24 25 26 27 28 29 30 31

구분		기본진료 약제, 특정재료(I)	진료행위(II)
1. 진찰료(외래관리료 포함)	①초 진 회	원	야간,공휴 회
	②재 진 회	원	야간,공휴 회
	③의약품관리료	원	
	④응급 및 회송료	원	
3. 투약료 및 처방전	①내 복 일분	원	원
	②외 용 일분	원	원
	③처방전 회	원	
4. 주사료	①피하 또는 근육내 일	원	원
	②정 맥 내 일	원	원
	③수 액 제 회	원	원
	④기 타 회	원	원
	⑤특정 재료	원	
	⑥수 혈 회	원	원
5. 마취료	① 회	원	원
8. 처치 및 수술료	보통 × / 복조 × / 즉처 × / 지각과민 ×	원	원
	치수절단 × / 즉발근충 × × / 근관와동 × / 근관성형 ×	원	원
	발수 × / 근세척 × / 근충 × / 근관확대 ×	원	원
	치면세마 × / 치근활택술 × / 후처치 × × × × / 내소염 × × × ×	원	원
	치석제거 × / 치주소파 × / 치은박리 ×× / 치은절제 ×	원	원
	치주처치 × × / 교합조정 × / 러버댐 × / 응급근관 ×	원	원
	충전물연마 × / 신부착 × / 보철물제거 × × / 치아진정 ×	원	원
	발유치 × / 전 × / 구 × / 난 × / 매 ×××	원	원
	충전: 아말감 1면 × 2면 × 3면 × 4면 × / 복합레진 1면 × 2면 × 3면 × 4면 × / 와동형성 1면 × 2면 × 3면 × 4면 ×	원	원
	기 타	원	원
9. 검사료	①자체검사 종	원	원
	②위탁검사관리	원	
	③위탁검사 종	원	
10. 영상진단 및 방사선 치료료	①진 단 종	원	원
	②치 료 종	원	원
S. 특수장비	①CT 회	원	원
	②MRI 회	원	원
	③PET 회	원	원
A. 100분의100미만 본인부담 1	①의약품	원	원
	②치료재료	원	원
	③진료행위	원	원
B. 100분의100미만 본인부담 2	①의약품	원	원
	②치료재료	원	원
	③진료행위	원	원
U. 건강보험100분의100본인부담	①의약품	원	원
	②치료재료	원	원
	③진료행위	원	원
V. 보훈 등 100분의100 본인부담	①의약품	원	원
	②치료재료	원	원
	③진료행위	원	원
W. 비급여	①의약품	원	원
	②치료재료	원	원
	③진료행위	원	원

처방전 발급번호							
점검번호		처방일수		본인부담금 발생횟수		직접조제횟수	

약품코드(일반명 또는 제품명 코드)	약품명(일반명 또는 제품명)		1회투약량	1일투여횟수	총투약일수			
코드	분류(예외구분코드)	단가	1회투약량	1일투여량 또는 실시횟수	총투여일수 또는 실시횟수	금액	면허종류	면허번호

특정내역			
수술코드			

투약료총액		원
특수장비총액		원
보훈 등 100분의100본인부담금총액		원
비급여총액		원
11. 소계	원	원
12. 가산율	%	원
15. 요양급여비용총액 1		원
16. 본인일부부담금		원
17. 지원금		원
18. 장애인의료비		원
일련번호		※심사조정

19. 청구액	원
20. 본인부담상한액초과금	원
21. 요양급여비용총액 2, 진료비총액	원
22. 보훈청구액	원
23. 건강보험 100분의100본인부담금총액	원
24. 보훈본인일부부담금	원
25. 100분의100미만 총액	원
26. 100분의100미만 본인일부부담금	원
27. 100분의100미만 청구액	원
28. 100분의100미만 보훈청구액	원

※ 심사내역	구분	코드	조정	I.II
				감I
				감II
				증I
				증II
	계			

190mm×320mm(일반용지 60g/㎡(재활용품))

[정 액]

다중 바코드

(별지 제14호서식)

서식번호	GI06	조 산 원 요 양 급 여 비 용 명 세 서	요양기관	
			기 호	
진료형태	입원		명 칭	

일련번호	증번호	공상 등 구분	가입자(세대주) 성명	수진자		당월요양 개시일	입원 일수	당월요양 급여일수 (투약일수 포함)	조산 구분	시간	가산 구분	다태아 여부	요양급여비용								※ 심사내역	
				성명	주민등록번호								식대		요양급여 비용총액 1	본인일부 부담금	장애인 의료비	청구액	요양급여비 용총액 2	건강보험 100분의 100본인부담금 총액	증	감
													기본	가산								
														합계								

주: 1. ※ 란은 건강보험심사평가원이 기재합니다.

2. 조산구분란에는 초산①, 경산②, 골반위만출술③, 자궁내장치④로 기재합니다.

3. 시간란은 주간①, 18시~09시(22시~06시 제외) 또는 공휴일②, 22시~06시③로 기재합니다.

4. 가산구분란에는 고위험 분만①, 분만취약지 분만②, 고위험 분만과 분만취약지 분만 동시적용③으로 기재합니다.

5. 다태아 여부란에는 쌍태아②, 삼태아③ 등으로 기재합니다.

6. '식대(기본)'란에는 기본식사종류(일반식, 치료식, 멸균식, 분유, 산모식, 경관영양 유동식)에 따른 총액, '식대(가산)'란에는 식사가산종류(영양사, 조리사, 치료식 영양관리료, 직영)에 따른 총액을 기재합니다.

320mm × 190mm(일반용지 60g/㎡(재활용품))

다중 바코드

■ 보건기관요양급여비용명세서([별지 제15호 서식])

(별지 제15호서식)

서식번호	GI07	보 건 기 관 요 양 급 여 비 용 명 세 서	요양기관	
진료형태	입원		기 호	
			명 칭	

일련 번호	증번호	가입자 (세대주) 성명	공상 등 구분	수 진 자		상 병		진료과	면허 종류	면허 번호	당월요양 개 시 일	입원 일수	당월요양 급여일수 (투약일수 포함)	요양급여비용										※ 심사내역	
				성명	주민 등록 번호	상병명	분류 기호							보훈 등 100분의 100본인 부담금 총액	비급여 총액	요양 급여 비용 총액 1	본인 일부 부담금	지원금	청구액	요양 급여 비용 총액 2, 진료비 총액	보훈 청구액	건강보험 100분의 100본인 부담금 총액	보훈 본인일부 부담금	증	감

진료내역(의약품)							진료내역(의약품)						
코 드	분 류	단 가	1일 투여횟수 또는 실시횟수	총 투여일수 또는 실시횟수	금 액	급여구분	코 드	분 류	단 가	1일 투여횟수 또는 실시횟수	총 투여일수 또는 실시횟수	금 액	급여구분

주: 1. ※ 란은 건강보험심사평가원이 기재합니다.

2. 진료과란은 의과①, 치과②, 조산③, 의과(피임시술)④, 물리치료⑤의 순으로 기재하되, 각 진료과목별 소계를 분류하여야 합니다.

3. 보건기관에서 18시~09시 또는 공휴일에 조산하여 소정금액의 50%를 가산하는 경우에는 조산시각 또는 공휴일임을 "상병명"란에 기재하여야 합니다.

4. 치과의 경우 상병명은 임상진단명을 기재하되 상병 부위(치식)를 기재합니다.

5. 보훈위탁진료 보건기관의 보훈 국비환자 진료분인 경우 급여구분란에 보훈 등 100분의100본인부담 진료내역(의약품)은 'V', 비급여 진료내역(의약품)은 'W'를 기재합니다.

320mm × 190mm(일반용지 60g/㎡(재활용품))

다중 바코드

(별지 제16-1호서식)

서식번호	GI08	보 건 기 관 요 양 급 여 비 용 명 세 서	요양기관	
			기 호	
진료형태	외래		명 칭	

일련번호	증번호	가입자(세대주) 성 명	공상 등 구분	수 진 자		상 병		진료과	면허종류	면허번호	당월요양개시일	방문횟수	진찰횟수	투약일수	물리치료일수	예외구분코드	당월요양급여일수(원내투약일수 포함)	요양급여비용										※ 심사내역	
				성명	주민등록번호	상병명	분류기호											보훈 등 100분의100본인부담금 총액	비급여 총액	요양급여비용 총액 1	본인일부부담금	지원금	청구액	요양급여비용총액 2, 진료비총액	보훈 청구액	건강보험 100분의100본인부담금 총액	보훈 본인일부부담금	증	감

진 료 내 역 (의 약 품)							진 료 내 역 (의 약 품)						
코 드	분 류	단 가	1일 투여횟수 또는 실시횟수	총 투여일수 또는 실시횟수	금 액	급여구분	코 드	분 류	단 가	1일 투여횟수 또는 실시횟수	총 투여일수 또는 실시횟수	금 액	급여구분

주: 1. ※ 란은 건강보험심사평가원이 기재합니다.

2. 진료과란은 의과①, 치과②, 조산③, 의과(피임시술)④, 물리치료⑤, 한방시술단독⑦, 한방투약단독⑧, 한방시술과, 투약병행⑨의 순으로 기재하되, 각 진료과목별 소계를 분류하여야 합니다.

3. 치과의 경우 상병명은 임상진단명을 기재하되, 상병 부위(치식)를 기재합니다.

4. 같은 진료과이고 본인부담금 산정방법이 같은 경우에는 한 줄에 통합하여 작성합니다.

5. 보건진료소는 진료내역(의약품)을 기재하지 않습니다.

6. 보훈위탁진료 보건기관의 보훈 국비환자 진료분인 경우 급여구분란에 보훈 등 100분의100본인부담 진료내역(의약품)은 'V', 비급여 진료내역(의약품)은 'W'를 기재합니다.

320mm × 190mm(일반용지 60g/㎡(재활용품))

다중 바코드

(별지 제16-2호서식)

서식번호	GI08	보 건 기 관 요 양 급 여 비 용 명 세 서	요양기관	
진료형태	외래		기 호	
			명 칭	

일련번호	증번호	가입자(세대주) 성 명	공상 등 구분	수 진 자		상 병		진료과	면허종류	면허번호	당월 요양 개시일	방문횟수	진찰횟수	투약일수	물리치료일수	예외구분코드	원외처방			당월요양급여일수(원내투약일수포함)	요양급여비용										※ 심사내역	
				성명	주민등록번호	상병명	분류기호										처방전 발급 횟수	처방전 발급번호 / 점검번호	총 처방 일수		보훈 등 100분의 100본인 부담금 총액	비급여 총액	요양 급여 비용 총액 1	본인 일부 부담금	지원금	청구액	요양급여 비용 총액 2, 진료비 총액	보훈 청구액	건강보험 100분의 100본인 부담금 총액	보훈 본인일부 부담금	증	감

원 외 처 방 내 역 및 진 료 내 역 (의 약 품)								원 외 처 방 내 역 및 진 료 내 역 (의 약 품)							
처방전 발급번호	약품코드 (일반명 또는 제품명코드)	약품명 (일반명 또는 제품명)	1회 투약량	1일 투여횟수	총 투약일수		급여 구분	처방전 발급번호	약품코드 (일반명 또는 제품명코드)	약품명 (일반명 또는 제품명)	1회 투약량	1일 투여횟수	총 투약일수		급여 구분
	코 드	분 류	단 가	1일 투여횟수 또는 실시횟수	총 투여일수 또는 실시횟수	금 액	급여 구분		코 드	분 류	단 가	1일 투여횟수 또는 실시횟수	총 투여일수 또는 실시횟수	금 액	급여 구분

주: 1. ※ 란은 건강보험심사평가원이 기재합니다.

2. 진료과란은 의과①, 치과②, 조산③, 의과(피임시술)④, 물리치료⑤, 한방시술단독⑦, 한방투약단독⑧, 한방시술과투약병행⑨의 순으로 기재합니다.

3. 치과의 경우 상병명은 임상진단명을 기재하되 상병 부위(치식)를 기재합니다.

4. 같은 진료과이고 본인부담금 산정방법이 같은 경우에는 한 줄에 통합하여 작성합니다.

5. 원외처방내역은 "처방전 교부번호"를 기재한 순서대로 각각 구분하여 처방전교부번호, 코드, 약품명, 1회투약량, 1일투여횟수, 총투약일수, 급여구분를 기재한다.

6. 원외처방 약제 중 약값의 100분의100 본인부담에 해당되는 약제에 대해서는 급여구분란에 "F"코드를 기재한다.

7. 보훈위탁진료 보건기관의 보훈 국비환자 진료분인 경우 급여구분란에 보훈 등 100분의100본인부담 진료내역(의약품)은 'V', 비급여 진료내역(의약품)은 'W'를 기재합니다.

320mm × 190mm(일반용지 60g/㎡(재활용품))

다중 바코드

▌요양급여비용명세서([별지 제17호 서식])

(별지 제17호서식)

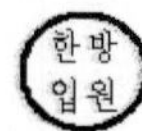

서식번호	G	I	O	12	요양급여비용명세서		요양기관	
등록번호							기호	
가입자성명					증번호			
수진자성명					공상 등 구분		명칭	
					주민등록번호	-		

상병명	한방상병분류기호	진료과목	특정기호	상해외인	면허종류	면허번호	당월요양개시일 / 최초입원개시일	당월요양급여일수(투약일수포함)	진료결과
								일	
								일	
								일	
처방명									
입원일수 일									

구분		기본진료, 약제 (I)	진료행위 (II)	분류	단가	1일투여량 또는 실시횟수	총투여일수 또는 실시횟수	금액	면허종류	면허번호
1. 진찰료 (외래관리료 포함)	①초진 회	원	야간,공휴 회							
	②재진 회	원	야간,공휴 회							
	③기타	원								
2. 입원료	①일반 일	원								
	②내과질환자, 정신질환자 만8세미만의 소아 일	원								
	③중환자실 일	원								
	④기본식대	원								
	⑤가산식대	원								
3. 투약료	①내복약 일분	원								
	②처방 · 조제 · 복약지도료 일분		원							
4.시술 및 처치료	①침술 회		원							
	②구술 회		원							
	③부항술 회		원							
	④처치료 회		원							
	⑤기타 회		원							
5. 검사료	①양도락검사 회		원							
	②맥전도검사 회		원							
	③경락기능검사 회		원							
	④기타 회		원							
A. 100분의100미만 본인부담 1	①의약품	원	원							
	②치료재료	원	원							
	③진료행위	원	원							
B. 100분의100미만 본인부담 2	①의약품	원	원							
	②치료재료	원	원							
	③진료행위	원	원							
U. 건강보험100분의100본인부담	①의약품	원	원							
	②치료재료	원	원							
	③진료행위	원	원							
V. 보훈 등 100분의100 본인부담	①의약품	원	원							
	②치료재료	원	원							
	③진료행위	원	원							
W. 비급여	①의약품	원	원	특정내역						
	②치료재료	원	원							
	③진료행위	원	원							

항목			항목		※심사내역	구분	코드	조정	I.II
보훈 등 100분의100본인부담금총액		원	18. 본인부담상한액초과금	원					
비급여총액		원	19. 요양급여비용총액 2, 진료비총액	원					
11. 소계	원	원	20. 보훈청구액	원					
12. 가산율	%	원	21. 건강보험 100분의100본인부담금총액	원					
13. 요양급여비용총액 1		원	22. 보훈본인일부부담금	원					
14. 본인일부부담금		원	23. 100분의100미만 총액	원					
15. 지원금		원	24. 100분의100미만 본인일부부담금	원					감 I
16. 장애인의료비		원	25. 100분의100미만 청구액	원					감 II
17. 청구액		원	26. 100분의100미만 보훈청구액	원					증 I
일련번호	※심사조정								증 II
						계			

190mm×320mm(일반용지 60g/㎡(재활용품))

다중
바코드

(별지 제18호서식)

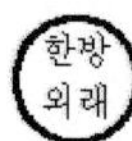

요양급여비용명세서

서식번호	G	I	O	13		요양기관	
등록번호						기호	
가입자 성명					증번호		
수진자 성명					공상 등 구분	명칭	
					주민등록번호	-	

상병명	한방상병 분류기호	진료과목	특정기호	상해외인	면허종류	면허번호	내원일자	요양급여일수 (원내투약일수 포함)	본인부담금 발생횟수	직접 조제 횟수	진료 결과
	.							일			
	.							일			
	.							일			
처방명											

구분		기본진료, 약제 (I)	진료행위 (II)	분류	단가	1일투여량 또는 실시횟수	총투여일수 또는 실시횟수	금액	면허종류	면허번호
1. 진찰료 (외래관리료 포함)	①초진 회	원	야간,공휴 회							
	②재진 회	원	야간,공휴 회							
	③기타	원								
	④가정간호기본방문료	원								
3. 투약료	①내복약 일분	원								
	②처방 · 조제 · 복약지도료 일분		원							
4.시술료 및 처치료	①침술 회		원							
	②구술 회		원							
	③부항술 회		원							
	④처치료 회		원							
	⑤기 타 회		원							
5. 검사료	①양도락검사 회		원							
	②맥전도검사 회		원							
	③경락기능검사 회		원							
	④기타 회		원							
A. 100분의100미만 본인부담 1	①의약품	원	원							
	②치료재료	원	원							
	③진료행위	원	원							
B. 100분의100미만 본인부담 2	①의약품	원	원							
	②치료재료	원	원							
	③진료행위	원	원							
U. 건강보험100분의 100본인부담	①의약품 ②치료재료 ③진료행위	원 원 원	원 원 원							
V. 보훈 등 100분의100 본인부담	①의약품 ②치료재료 ③진료행위	원 원 원	원 원 원							
W. 비급여	①의약품 ②치료재료 ③진료행위	원 원 원	원 원 원	특정내역						

항목			항목		※심사내역	구분	코드	조정	I.II
보훈 등 100분의100본인부담금총액		원	18. 본인부담상한액초과금	원					
비급여총액		원	19. 요양급여비용총액 2, 진료비총액	원					
11. 소계	원	원	20. 보훈청구액	원					
12. 가산율	%	원	21. 건강보험 100분의100본인부담금총액	원					
13. 요양급여비용총액 1		원	22. 보훈본인일부부담금	원					
14. 본인일부부담금		원	23. 100분의100미만 총액	원					
15. 지원금		원	24. 100분의100미만 본인일부부담금	원					감 I
16. 장애인의료비		원	25. 100분의100미만 청구액	원					감 II
17. 청구액		원	26. 100분의100미만 보훈청구액	원					증 I
일련번호		※심사조정							증 II
수진자 일련번호	-					계			

190mm×320mm(일반용지 60g/㎡(재활용품))

[일 자 별]

다중 바코드

▌요양급여비용명세서([별지 제18-1호 서식])

(별지 제18-1호서식)

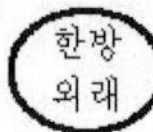

서식번호	G	I	O	13	요양급여비용명세서		요양기관	
등록번호							기호	
가입자 성명					증번호			
수진자 성명					공상 등 구분		명칭	
					주민등록번호	-		

상병명	한방상병 분류기호	진료과목	특정기호	상해외인	면허종류	면허번호	당월요양개시일	당월 요양급여일수 (원내투약일수 포함)	본인부담금 발생횟수	직접조제횟수	진료결과
	.							일			
	.							일			
	.							일			
처방명											

총 내원일수		일	내원일	1 2 3 4 5 6 7 8 9 10 11 12 13 14 15 16 17 18 19 20 21 22 23 24 25 26 27 28 29 30 31

구분		기본진료, 약제 (I)	진료행위 (II)	분류	단가	1일투여량 또는 실시횟수	총투여일수 또는 실시횟수	금액	면허종류	면허번호
1. 진찰료 (외래관리료 포함)	①초진 회	원	야간,공휴 회							
	②재진 회	원	야간,공휴 회							
	③기타	원								
	④가정간호기본방문료	원								
3. 투약료	①내복약 일분	원								
	②처방·조제·복약지도료 일분		원							
4.시술료 및 처치료	①침술 회		원							
	②구술 회		원							
	③부항술 회		원							
	④처치료 회		원							
	⑤기 타 회		원							
5. 검사료	①양도락검사 회		원							
	②맥전도검사 회		원							
	③경락기능검사 회		원							
	④기타 회		원							
A. 100분의100미만 본인부담 1	①의약품	원	원							
	②치료재료	원	원							
	③진료행위	원	원							
B. 100분의100미만 본인부담 2	①의약품	원	원							
	②치료재료	원	원							
	③진료행위	원	원							
U. 건강보험100분의 100본인부담	①의약품 ②치료재료 ③진료행위	원 원 원	원 원 원							
V. 보훈 등 100분의100 본인부담	①의약품 ②치료재료 ③진료행위	원 원 원	원 원 원							
W. 비급여	①의약품 ②치료재료 ③진료행위	원 원 원	원 원 원	특정내역						

항목			항목		※심사내역	구분	코드	조정	I.II
보훈 등 100분의100본인부담금총액		원	18. 본인부담상한액초과금	원					
비급여총액		원	19. 요양급여비용총액 2, 진료비총액	원					
11. 소계	원	원	20. 보훈청구액	원					
12. 가산율	%	원	21. 건강보험 100분의100본인부담금총액	원					
13. 요양급여비용총액 1		원	22. 보훈본인일부부담금	원					
14. 본인일부부담금		원	23. 100분의100미만 총액	원					
15. 지원금		원	24. 100분의100미만 본인일부부담금	원					감 I
16. 장애인의료비		원	25. 100분의100미만 청구액	원					감 II
17. 청구액		원	26. 100분의100미만 보훈청구액	원					증 I
									증 II
일련번호		※심사조정				계			

190mm×320mm(일반용지 60g/㎡(재활용품))

[정 품]

다중
바코드

▌요양급여비용명세서([별지 제18-2호 서식])

(별지 제18-2호서식)

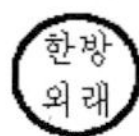

요양급여비용명세서

서식번호	G	I	O	13		요양기관	
등록번호						기호	
가입자 성명					증번호		
수진자 성명					공상 등 구분	명칭	
					주민등록번호	-	

상병명	한방상병 분류기호	진료과목	특정기호	상해외인	면허 종류	면허 번호	당월요양 개시일	당월요양급여 일수 (원내투약일수 포함)	본인부담금 발생횟수	직접 조제 횟수	진료 결과
								일			
								일			
								일			
처방명											

총 내원일수		일	내원일	1 2 3 4 5 6 7 8 9 10 11 12 13 14 15 16 17 18 19 20 21 22 23 24 25 26 27 28 29 30 31

구분		기본진료, 약제 (I)	진료행위 (II)	분류	단가	1일투여량 또는 실시횟수	총투여일수 또는 실시횟수	금액	면허종류	면허번호
1. 진찰료 (외래관리료 포함)	①초진 회	원	야간,공휴 회							
	②재진 회	원	야간,공휴 회							
	③기타	원								
	④가정간호기본방문료	원								
3. 투약료	①내복약 일분	원								
	②처방·조제·복약지도료 일분		원							
4.시술료 및 처치료	①침술 회		원							
	②구술 회		원							
	③부항술 회		원							
	④처치료 회		원							
	⑤기 타 회		원							
5. 검사료	①양도락검사 회		원							
	②맥전도검사 회		원							
	③경락기능검사 회		원							
	④기타 회		원							
A. 100분의100미만 본인부담 1	①의약품	원	원							
	②치료재료	원	원							
	③진료행위	원	원							
B. 100분의100미만 본인부담 2	①의약품	원	원							
	②치료재료	원	원							
	③진료행위	원	원							
U. 건강보험100분의100본인부담	①의약품	원	원							
	②치료재료	원	원							
	③진료행위	원	원							
V. 보훈 등 100분의100 본인부담	①의약품	원	원							
	②치료재료	원	원							
	③진료행위	원	원							
W. 비급여	①의약품	원	원	특정내역						
	②치료재료	원	원							
	③진료행위	원	원							

보훈 등 100분의100본인부담금 총액		원	18. 본인부담상한액초과금	원
비급여총액		원	19. 요양급여비용총액 2, 진료비총액	원
11. 소계	원	원	20. 보훈청구액	원
12. 가산율	%	원	21. 건강보험 100분의100본인부담금총액	원
13. 요양급여비용총액 1		원	22. 보훈본인일부부담금	원
14. 본인일부부담금		원	23. 100분의100미만 총액	원
15. 지원금		원	24. 100분의100미만 본인일부부담금	원
16. 장애인의료비		원	25. 100분의100미만 청구액	원
17. 청구액		원	26. 100분의100미만 보훈청구액	원
일련번호		※심사조정		

※심사내역 구분	코드	조정	I.II
			감 I
			감 II
			증 I
			증 II
계			

190mm×320mm(일반용지 60g/㎡(재활용품))

[정 역]

다중 바코드

(별지 제19호서식)

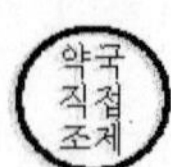

서식번호	G	I	2	0	요양급여비용명세서		요양기관	
가입자 성명 (세대주 성명)					증번호		기호	
수진자 성명					주민등록번호	-	명칭	

증상분류기호			면허종류	면허번호	조제투약일	요양급여일수 (투약일수포함)
						일

증 상 :

조 제 투 약 내 역

약 품 명	단가	1회 투약량 (1항 해당)	1일 투약횟수 또는 실시횟수	총 투약일수 또는 실시횟수	금액(원)	면허종류	면허번호

특정내역	

구 분	금 액
1. 약가	원
2. 조제료 등	원
3. 의약품관리료	원
6. 요양급여비용총액 1	원
7. 본인일부부담금	원
8. 청구액	원
9. 요양급여비용총액 2, 진료비총액	원
10. 건강보험 100분의100본인부담금총액	원
11. A항 100분의100미만 본인부담 1	원
12. B항 100분의100미만 본인부담 2	원
13. 100분의100미만 총액	원
14. 100분의100미만 본인일부부담금	원
15. 100분의100미만 청구액	원
일련번호	
수진자 일련번호	-
※심사조정	

※심 사 내 역

구분	코드	조정금액	I.II	구분	코드	조정금액	I.II
			감I				감I
			감II				감II
			증I				증I
			증II				증II
계				계			

주 : ※란은 건강보험심사평가원이 기재합니다.

190mm×320mm(일반용지 60g/㎡(재활용품))

다중
바코드

▌요양급여비용명세서([별지 제20호 서식])

(별지 제20호서식)

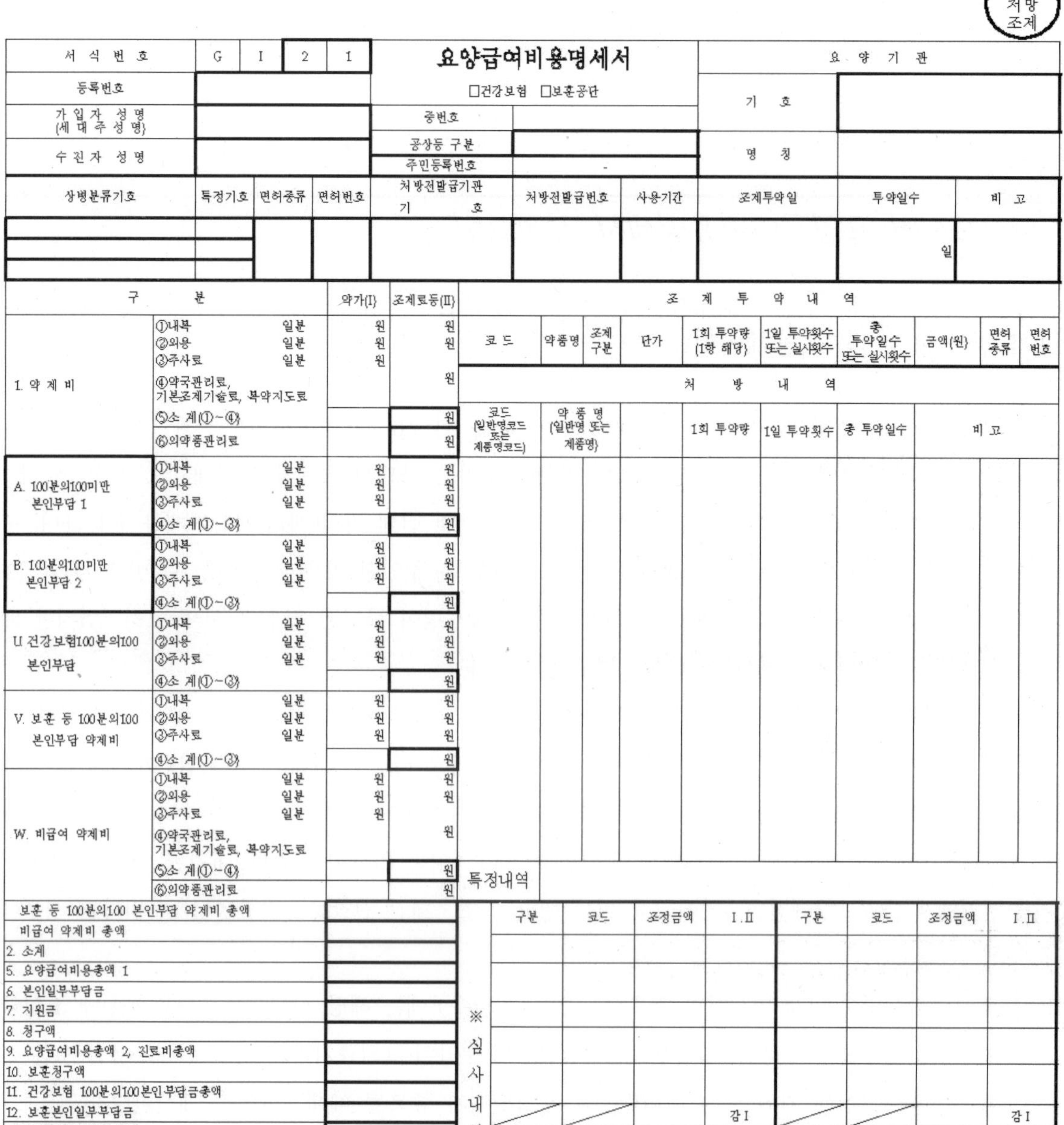

약국 처방 조제

서 식 번 호	G	I	2	1	요양급여비용명세서		요 양 기 관	
등록번호					□건강보험 □보훈공단		기 호	
가 입 자 성 명 (세 대 주 성 명)					증번호			
수 진 자 성 명					공상등 구분		명 칭	
					주민등록번호	-		

상병분류기호	특정기호	면허종류	면허번호	처방전발급기관 기 호	처방전발급번호	사용기간	조제투약일	투약일수	비 고
								일	

구 분		약가(I)	조제료등(II)
1. 약 제 비	①내복 일분	원	원
	②외용 일분	원	원
	③주사료 일분	원	
	④약국관리료, 기본조제기술료, 복약지도료		원
	⑤소 계(①~④)		원
	⑥의약품관리료		원
A. 100분의100미만 본인부담 1	①내복 일분	원	원
	②외용 일분	원	원
	③주사료 일분	원	원
	④소 계(①~③)		원
B. 100분의100미만 본인부담 2	①내복 일분	원	원
	②외용 일분	원	원
	③주사료 일분	원	원
	④소 계(①~③)		원
U. 건강보험100분의100 본인부담	①내복 일분	원	원
	②외용 일분	원	원
	③주사료 일분	원	원
	④소 계(①~③)		원
V. 보훈 등 100분의100 본인부담 약제비	①내복 일분	원	원
	②외용 일분	원	원
	③주사료 일분	원	원
	④소 계(①~③)		원
W. 비급여 약제비	①내복 일분	원	원
	②외용 일분	원	원
	③주사료 일분	원	
	④약국관리료, 기본조제기술료, 복약지도료		원
	⑤소 계(①~④)		원
	⑥의약품관리료		원
보훈 등 100분의100 본인부담 약제비 총액			
비급여 약제비 총액			
2. 소계			
5. 요양급여비용총액 1			
6. 본인일부부담금			
7. 지원금			
8. 청구액			
9. 요양급여비용총액 2, 진료비총액			
10. 보훈청구액			
11. 건강보험 100분의100본인부담금총액			
12. 보훈본인일부부담금			
13. 100분의100미만 총액			
14. 100분의100미만 본인일부부담금			
15. 100분의100미만 청구액			
16. 100분의100미만 보훈청구액			
일련번호		※ 심사조정	
수진자 일련번호	-		

조 제 투 약 내 역

코 드	약품명	조제 구분	단가	1회 투약량 (1항 해당)	1일 투약횟수 또는 실시횟수	총 투약일수 또는 실시횟수	금액(원)	면허 종류	면허 번호

처 방 내 역

코드 (일반명코드 또는 제품명코드)	약 품 명 (일반명 또는 제품명)	1회 투약량	1일 투약횟수	총 투약일수	비 고

특정내역

※ 심사내역

구분	코드	조정금액	I.II	구분	코드	조정금액	I.II
			감I				감I
			감II				감II
			중I				중I
			중II				중II
계				계			

주 : 1. ※란은 심사기관에서 기재합니다.
2. 공상 등 구분란은 해당번호(공상:1, 보훈감면환자(30%):3, 보훈국비환자(건강보험):4, 보훈감면환자(50%):5, 보훈감면환자(60%):6, 보훈국비환자(상이처, 무자격자):7, 군인가족 등:8, 군인 등의 군요양기관이용시:9)를 기재합니다.
3. 조제투약내역의 조제구분란은 해당번호(대체:1, 수정:2, 변경:3, 저가대체:4, 성분처방:5, 저가대체 가산금:9)를 기재합니다.
4. 보훈위탁진료 요양기관에서 발행한 처방전에 따른 "보훈 국비환자"의 처방 조제분인 경우에만 V항(보훈 등 100분의100 본인부담 약제비), W항(비급여 약제비)을 기재합니다.

190mm×320mm(일반용지 60g/㎡(재활용품))

다중 바코드

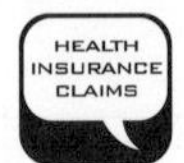

제4절 심사청구서 및 명세서 작성요령

1. 서면 요양급여비용명세서 작성요령

1) 요양개시일 및 요양급여일수 등

① "상병명 및 상병분류기호"란에는 통계청 고시에 따른 '한국표준질병・사인분류'의 상병명 및 분류기호를 주상병, 부상병, 배제된 상병 순으로 기재(영문자는 반드시 대문자로 기재, '・' 또는 *, † 등 특수기호는 기재 생략)한다. 이 경우 주상병은 반드시 첫 번째 자리(제1단)에 기재하여야 하며, 주상병과 함께 있었거나 발생된 병태로서 환자 진료에 영향을 주었던 병태(부상병)는 두 번째 자리(제2단)부터 중요도 순으로 기재한다. 또한 배제된 상병(최종상병이 확진된 경우 이전에 고려하였지만 배제된 상병)은 상병명에 배제된 상병임을 별도 명시한다.

② "당월요양개시일"란에는 당해 요양기관에 해당 상병의 요양급여를 위하여 그 달에 최초 입원한 연・월・일을 기재하고, 30일을 초과한 입원요양급여비용의 분리청구 시에는 "최초입원개시일"란에 해당 상병의 요양급여를 위해 최초 입원한 연・월・일을 기재한다.

③ "내원일자"란에는 해당 요양기관에 해당 상병의 요양급여를 위하여 외래에 내원한 일자를 기재하며, 동일인에게 초진 및 재진을 1일에 2회 이상 행하고 초・재진 진찰료를 2회 이상 산정하는 경우에는 명세서 '특정내역'란에 그 사유를 기재한다.

④ "당월요양급여일수(외래 명세서의 경우는 '요양급여일수')"에는 해당 상병으로 당월(당일)에 요양급여를 받은 실 일수를 기재하며, 입원 또는 내원일수에 투약일수(의료기관의 경우 원내투약일수)를 산입하여 산정한다. 이때 입원 또는 내원일수와 투약일수가 중복될 때에는 1일로 계산한다.

⑤ "입원일수"는 상대가치점수표 제2부 제1장 2. 입원료 등 산정지침에도 불구하고 수진자가 입원한 날부터 퇴원일까지의 일수를 기재한다.

⑥ 동일인에 대하여 정률제 명세서, 정액제 명세서 등으로 각각 작성될 경우에 "당월요양개시일"은 각 명세서상의 해당 최초 진료일자를, "당월요양급여일수(요양급여일수)"는 해당 명세서상의 투약일수를 포함한 요양급여기간만을 기재하며, "총내원일수"란에도 해당 명세서상의 내원일수만을 기재한다.

⑦ "총내원일수"는 수진자가 내원하여 진료를 받은 실 일수를 기재하되, 동일인에게 초진 및 재진을 1일에 2회 이상 행하고 초・재진 진찰료를 2회 이상 산정하는 경우에는 "특정내역"란에 그 사유를 기재하고 내원일수는 1일로 기재한다.

⑧ "진찰횟수"란은 차상위 (장애인) 만성질환 및 18세 미만 본인부담경감대상자가 외래진료 시 동일한 상

병에 대하여 1일 2회 이상 진찰을 한 경우 진찰한 횟수를 기재한다.

⑨ “직접조제횟수”란은 차상위(장애인) 만성질환 및 18세 미만 본인부담경감대상자가 외래진료 당일 의약분업 예외사항 발생으로 모든 의약품(경구, 외용제, 주사제 등)을 원외처방전 발행 없이 원내에서 직접조제・투약하는 경우 직접조제・투약횟수를 기재한다. 다만, 원외처방전 발행과 원내 직접조제가 동시에 이루어진 경우는 기재하지 않는다.

⑩ “특정내역”란은 100분의100본인부담내역, 신생아체중 등 특정의 진료(조제)내력, 처방내역 및 청구내역에 대한 추가적 기술사항 등을 기재한다.

⑪ “수진자 일련번호”란(외래 명세서에만 해당)에는 동일수진자가 요양급여(조제투약)를 받은 일수가 여러 날인 경우 해당 명세서마다 총 내원(방)일수에 일련번호를 부여하여 기재한다.

⑫ “다중바코드 출력”란에는 바코드 인쇄용 S/W(심사평가원 제공)를 이용, 명세서 아래여백(세로 2cm 이상, 바코드위치 서식참조)에 인쇄하여 청구한다.

2) 요양급여의 내용 및 처방내역 등

([별지 10호]부터 [별지 13-2호]까지, [별지 17호]부터 [별지 18-2호]까지의 서식)

(1) 종합병원・병원・의원

① 명세서 중단 우측란에는 “요양급여의 내역과 처방 내역”을 다음과 같은 순서로 기재한다.

ⓐ 처방전 발급번호 및 점검번호, 처방일수

ⓑ 처방내역

ⓒ 요양급여의 내역

② 동일월에 하나의 상병에 대한 요양급여 중에 다른 상병에 대하여 요양급여를 한 경우 또는 하나의 상병에 대한 요양급여가 끝나고 새로운 다른 상병에 대하여 요양급여 한 경우에는 한 장의 명세서에 작성하되, 상병별 요양급여 내역 등은 구분하여 기재한다.

③ 명세서 중단 좌측 란에 “요양급여의 내역과 처방내역”을 구분한 내역에 따라 회(종), 기본진료・약제・특정재료(I)에 해당하는 금액, 진료행위(II)에 해당하는 금액을 각각 구분 기재한다.

ⓐ “기본진료, 약제, 특정재료(I)”란은 기본진료료, 의약품관리료, 약제, 치료재료 및 혈액 등 요양기관 종별가산율이 적용되지 아니하는 비용을 기재한다.

ⓑ “진료행위(II)”란은 요양기관 종별가산율이 적용되는 비용을 기재한다.

④ “처방전 발급번호”는 발급연월일(CCYYMMDD)과 일련번호(5자리수 이내)로 구성된 처방전 발급번호를 발급일자 순으로 기재하고, 하단의 “점검번호”는 “처방전 발급번호의 일련번호”를 합산한 값을 기재한다.

⑤ “처방일수”는 처방전에 기재된 처방약품별 처방일수 중 가장 긴 처방일수를 기재하되, 일자별로 처방내역이 달라 각각 다른 의약품을 조제하도록 처방된 경우에는 각각의 처방일수를 합산하여 기재한다.

⑥ 처방내역은 “처방전 발급번호”를 기재한 순서대로 각각 구분하여 약품코드, 약품명, 1회 투약량, 1일 투여횟수, 총투약일수를 기재한다. 이때 「약사법」 제26조와 제27조에 따라 처방내역을 수정 또는 변경

한 경우에는 수정·변경된 처방내역을 기재하되, 대체조제의 경우에는 원 처방내역을 기재한다.

⑦ 수진자에게 발급한 처방전의 사본을 명세서에 첨부하는 경우에는 처방내역은 기재하지 않아도 무방하다.

⑧ 요양급여의 내역은 진찰료, 입원료(식대 포함), 투약료 및 처방전, 주사료, 마취료, 이학요법료, 정신요법료, 처치 및 수술료, 영상진단 및 방사선 치료료, 요양병원 정액, 특수장비, 특수재료, 건강보험 100분의100본인부담, 보훈 등 100분의100본인부담, 비급여 순서로 코드, 분류, 단가, 1회 투약량[의약품인 경우만 해당. 단, 한방은 제외], 1일 투여량 또는 투여(실시)횟수, 총투여일수 또는 실시횟수, 금액을 각각 기재하되, 보훈 등 100분의100본인부담 및 비급여는 보훈위탁진료 요양기관의 보훈 국비환자 진료분에 한하여 기재한다. 또한 치료재료를 구입·사용한 경우에는 "치료재료구입목록표"([별지 제8호 서식])를 작성하여 심사평가원에 요양급여비용 청구 전에 제출하여야 하며, 요양급여비용명세서 기재 시 코드, 품명, 규격, 구입연월일, 수량, 구입가, 단가, 구입처, 제조회사를 정확히 기재하여야 한다.

⑨ 평일 18시(토요일은 13시)~익일 09시 또는 공휴일('관공서의 공휴일에 관한 규정')에 진찰 또는 기타 진료행위를 하여 가산하는 경우 진료일자와 진료개시 시간을 명시한다. 이때 진찰료에 가산하는 경우에는 좌측 구분란의 "야간·공휴 회"란에 그 횟수를 기재한다.

⑩ 치과에서 「장애인복지법」의 관련 규정에 의해 장애인 등록증을 교부받은 뇌병변장애인, 지적장애인, 정신장애인, 자폐성장애인에 대하여 진찰료에 9.03점을 가산하는 경우 명세서 진료과목란의 하단에 "장애인"이라고 기재한다.

⑪ 「약사법」의 관련 규정에 해당되어 원내 투약한 경우에는 "분류"란에 "[별표 7] 의약분업 예외 구분코드"의 해당 코드와 의약품명을 함께 기재한다.

⑫ 검체검사 위탁의 경우 의뢰기관은 "검사료"란의 (I)란에 ② 위탁검사관리료, ③ 위탁검사료를 구분하여 각각 총 합산한 금액을 기재하되, ③ 위탁검사료에는 위탁검사 해당항목의 소정 검사료와 별도 산정 가능한 재료대를 합산하여 기재하여야 하며, 이 경우 해당 검사항목 뒷줄 여백에 검체검사 위탁 구분코드 "L"과 실시(수탁)한 요양기관의 "기호", "검사의뢰일"을 기재한다.

⑬ 「의료법」 제39조(시설 등의 공동이용)에 따라 의료자원(시설·장비 및 인력 등)을 공동이용하는 계약에 따른 경우에는 해당 진료항목 뒷줄 여백에 시설 등의 공동이용 진료구분자 "K"와 실시한 요양기관(수탁기관)의 "기호", "진료의뢰일"을 기재하며, 공동이용계약에 따른 경우가 아닌 시설·장비 및 인력 등을 보유한 다른 요양기관에 진료를 의뢰한 경우에는 해당 진료항목 뒷줄 여백에 위탁진료 구분자 "T"와 수탁한 요양기관의 "기호", "진료의뢰일"을 기재한다.

⑭ 상대가치점수표 제1주 1. 일반기준 제3호에 따라 제2부 각 장에 분류되지 아니한 진찰·처치·수술 및 기타의 치료에 대한 요양급여를 실시한 경우에 우선적으로 행위의 내용·성격과 상대가치점수가 가장 유사한 분류항목으로 산정하는 경우에는 "준용"항목임을 명시하고 해당코드 외에 실 진료행위 명칭을 기재한다.

(2) 조산원

① "조산 구분"란은 초・경산 및 골반위만출 여부에 따라 초산 ①, 경산 ②, 골반위만출술 ③으로 기재한다.

② "시간"란은 주간(09시를 초과한 때부터 18시 전까지)에 조산한 경우에는 ①, 18시~익일 09시 또는 공휴일에 조산한 경우에는 ②를 기재하되, ②의 경우에는 조산시각 또는 조산일자(공휴일인 경우)를 명기한다.

③ 본인이나 배우자가 우생학적 또는 유전학적 정신장애나 신체질환이 있는 경우 등에 해당되어 자궁내장치를 시행하여 상대가치점수표 '제11장 조산료'를 산정하지 않고, '제9장 제1절 처치 및 수술료'에 분류된 자궁내장치(R4271)에 따라 산정하는 경우에는 "입원일수"란에 내원일수를, "조산 구분"란에 ④를 기재하고, "요양급여비용 총액 1"란에는 자궁내장치(R4271) 수기료에 재료대를 합하여 기재하며, "본인일부부담금"란은 요양급여비용 총액 1의 30%에 해당하는 금액을 기재한다.

④ "다태아여부"란에 쌍태아는 ②, 삼태아는 ③으로 기재한다.

(3) 보건기관

① 투약일수에 따라 본인일부부담금이 다른 경우에는 동일인일지라도 요양급여비용명세서(GI08)란에 구분하여 작성한다.

② "진료과"란은 의과, 치과, 한방, 조산 여부에 따라 의과 ①, 치과 ②, 조산 ③으로 기재하고, 보건소 또는 보건지소에 물리치료사가 상근하면서 물리치료를 실시한 경우에는 ⑤를 기재하며, 한방의 경우에는 한방시술단독 ⑦, 한방투약단독 ⑧, 한방시술과 투약병행 ⑨를 기재한다.

③ 보건기관에서 18~익일 09시 또는 공휴일에 조산을 행하여 소정금액의 50%를 가산하는 경우에는 조산시각 또는 공휴일임을 "상병명"란에 기재한다.

④ 본인이나 배우자가 우생학적 또는 유전학적 정신장애나 신체질환이 있는 경우 등에 해당되어 피임시술(정관절제술 또는 결찰술, 난관결찰술, 자궁내장치)을 시행하여 상대가치점수표 '제12장 보건기관의 진료수가'를 산정하지 않고, '제9장 처치 및 수술료 등'에 분류된 해당항목에 따라 산정하는 경우에는 "의과(피임시술) ④"로 기재하며, 자궁내장치의 재료대는 '요양급여비용 총액 1'란에 해당 수기료와 합하여 기재한다.

⑤ 보건의료원은 의료기관과 같은 명세서를 사용한다.

⑥ 보건소와 의약분업 대상 보건지소에서 처방전을 발행하는 경우, "방문횟수란"에는 총 방문횟수를, "진찰횟수"란에는 실제 진찰이 이루어진 횟수를, "투약일수"란에는 의약분업 예외 사유료 보건기관 내 조제투약하는 경우의 실 투약일수를 기재하며, "물리치료일수"는 실 물리치료 일수를 기재한다. 동일 날에 동일 수진자에게 처방전 발행이 2회 이상일 경우 "처방전 발급횟수"란에는 처방전 발급횟수를, "처방전 발급번호"란에는 처방전 발급번호순으로 각각 구분하여 기재하고, "처방전 발급번호" 하단의 "점검번호"는 "처방전 발급번호의 일련번호"를 합산한 값을 기재하며, "총처방일수"는 처방전 당 처방일수의 합을 기재한다.

⑦ 의약분업 대상기관에서 예외사항 발생으로 원내 조제투약하는 경우에는 "예외 구분코드"란에 "[별표 7] 의약분업 예외 구분코드"의 해당코드를 기재하며, 처방전 발행과 분업예외 투약이 동시에 발생하는 경우에는 "투약일수, 예외 구분코드, 처방전발급횟수, 처방전발급번호 및 총처방일수"를 모두 기재한다.

⑧ 보건진료소와 의약분업 예외 보건지소에서도 "예외 구분코드"란에 반드시 해당코드를 기재한다. 예외적으로 처방전을 발급하는 경우에는 "처방전 발급횟수와 처방전발급번호, 총처방일수"를 기재한다.

⑨ 보건소 및 보건지소에서 처방전을 발행한 경우에는 처방내역란에 "처방전 발급번호"를 기재한 순서대로 각각 구분하여 코드, 약품명, 1회 투약량, 총투약일수, 급여 구분을 기재한다. 이때 원외처방약제 중 100분의100에 해당되는 약제에 대해서는 급여 구분란에 "F"코드를 기재한다.

⑩ 보건소 및 보건지소에서 의약분업 예외사항 발생으로 원내 조제투약하는 경우에는 진료내역(의약품)란에 코드, 분류, 단가, 1일 투여횟수(실시횟수), 총투여일수(총실시횟수), 금액을 기재하며, 보훈위탁진료 보건기관에서 보훈 국비환자를 진료한 경우에는 보훈 등 100분의100본인부담, 비급여 진료내역도 함께 기재한다. 이 경우 급여 구분란에 보훈 등 100분의100본인부담 진료내역(의약품)은 "V", 비급여 진료내역(의약품)은 "W"를 기재한다.

(4) 한방의료기관

① "처방명"란에는 '한방건강보험 기준처방별 가격표'에 따른 한방기준처방인 경우 처방번호와 처방명을 기재하고, 한의사의 임의의 처방(이하 "임의처방"이라 한다)인 경우는 처방명만 기재하되, 처방명이 2개 이상인 경우 2개 이상의 처방명을 모두 기재한다.

② 단미엑스산제를 56개 고시처방에 의하지 아니하고 한의사 임의처방으로 투여하는 경우에는 분류란 상단에 처방명을 기재하고, 그 하단에 '한약제제 급여목록 및 상한금액표'에 등재된 단미엑스산제의 품명, 단가 등을 기재한다.

③ "단가"란에는 기준처방(임의처방)별 1일당 약가 또는 '한약제제 급여목록 및 상한금액표' 상의 단위가격을 기재하되, 기준처방(임의처방)별 1일당 약가는 원미만을 4사5입하여 금액을 정확히 기재한다. 단미엑스산제(분할투여한 처방)인 경우 1일투여량란에 1일 총투여량(소수 셋째자리에서 4사5입)을 기재하며, 총투여일수 란에는 실투여일수를 기재한다. 금액은 기준처방(임의처방)별 1일당 약가 또는 '한약제제 급여목록 및 상한금액표' 단위가격에 1일투여량 총투여일수를 곱하여 금액란에 기재한다.

④ "처방・조제・복약지도료"란은 외래 또는 입(퇴)원환자에게 투약한 경우에 산정하며, 만 6세 미만의 소아에게 내복약을 처방・조제한 경우에는 소정금액의 20%를 가산하여 "진료행위(II)"란에 기재한다. 입원환자에 대하여 입원기간 중 투약한 경우에는 투약 1일단으로 산정하며, 퇴원환자에게 투약한 경우에는 퇴원익일부터 산정하되, 입원명세서의 "분류"란에 투약내역 기재 시 "퇴원약 ○일분"이라고 기재한다.

⑤ "시술 및 처치료"란에는 실시한 시술 및 처치명, 실시횟수, 금액을 "분류"란에 기재하고 실시횟수와 합계금액을 "구분"란과 "진료행위(II)"란에 기재한다.

⑥ 고정용 신축성 붕대 및 처치 시 사용된 재료대는 "4. 시술 및 처치료 ⑤ 기타"란의 "기본진료약제(I)"란에 기재한다.

⑦ 변증기술료(40400)는 "4. 시술 및 처치료 ⑤ 기타"란의 "진료행위(II)"란에 기재한다.

⑧ 한방요양기관에서 가정간호를 실시한 경우 명세서 상단 "특정기호"란에 해당되는 특정기호를 반드시 기재하되, 응급상황으로 인한 외래진료가 발생한 경우에는 가정간호건과 함께 앞뒤로 편철하여 청구한다.

(5) 약국

① 동일 환자에 대해서 처방전에 의해 조제・투약한 경우에는 처방전별로 명세서를 각각 작성한다.

② "상병분류기호"는 의사 또는 치과의사가 발행한 처방전에 기재된 상병분류기호를 기재한다.

③ "특정기호"는 [별표 6] "특정기호코드"에 사항에 해당되는 수진자에게 처방전이 발급되어 조제가 이루어진 경우에 처방전에 기재된 해당코드를 기재한다.

④ "처방전 발급기관기호"는 처방전을 발급한 의료기관(보건기관) 기호를 기재한다.

⑤ "처방전발급번호"란은 처방전에 기재된 발급연월일(CCYYMMDD)과 일자별 일련번호(5자리수 이내)를 기재한다.

⑥ "사용기간"은 의사 또는 치과의사가 처방전을 발급하여 약국에서 조제하기까지의 기간을 의미하며, 처방전의 "사용기간"에 기재된 대로 기재한다.

⑦ "조제투약일"은 실제 조제투약이 이루어진 일자를 기재한다.

⑧ "투약일수"는 처방전의 실투약일수를 기재한다.

⑨ "조제투약내역"은 약제 조제내역을 약제별로 코드, 약품명, 조제 구분, 단가, 1회투약량(의약품인 경우만 해당), 1일 투약횟수 또는 실시횟수, 총투약일수 또는 실시횟수, 금액을 기재하며, 조제투약내역 기재가 끝난 후에는 조제기술료 등 각 조제료의 해당코드와 산정내역을 모두 조제내역란에 기재한다.

⑩ "조제투약내역"기재가 끝난후 처방전의 대체・수정・변경・성분처방 등 실 처방내역과 조제내역이 상이한 경우에는 "처방내역"란에 해당 처방전의 약제내역 부분을 코드(일반명코드 또는 제품명코드), 약품명(일반명 또는 제품명), 1회투약량(소수 다섯째자리에서 4사5입), 1일 투여횟수, 총투약일수 순서대로 기재하며, 실 처방내역과 조제내역이 동일한 경우에는 처방내역을 생략할 수 있다.

⑪ 처방전의 대체・수정・변경 등이 있는 경우에는 그 내용을 처방전(약국보관용 및 환자보관용)에 기록하되, "대체"의 경우 원처방내역으로 기재하고, 수정・변경의 경우 수정・변경된 내역으로 기재하며, 조제투약내역의 "조제 구분"란에 해당기호를 기재한다(대체-1, 수정-2, 변경-3, 저가대체-4, 성분처방-5, 저가대체 가산금-9).

⑫ 각 "약제비"란의 "내복약"은 처방전에 따른 조제투약 시 내복약을 투약한 경우에, "외용약"은 외용약을 투약한 경우에, "주사제"는 주사제를 투약한 경우에 각각 총투약일수 및 약가의 총액을 "약가(I)"란에 기재한다.

⑬ 처방전에 따라 조제・투약한 경우에는 "약국관리료, 조제기본료, 복약지도료, 조제료"는 1. 약제비 "①부터 ④까지의 목 조제료 등(II)"란에 각각 기재하고, "①부터 ④까지의 목"의 합계액을 "⑤목 조제료 등(II)"란에 기재하며, 의약품관리료는 내복약 조제일수에 따라 산정하여 1. 약제비 "⑥목 조제료 등(II)"란에 별도 기재한다.

(6) 의약분업 예외지역의 약국

① 의약분업 예외지역에서 직접조제 · 투약 시 "증상분류기호"는 "(붙임 5) 약국 직접조제 · 투약 시 증상분류기호"에 따라 대분류기호와 소분류기호를 연결하여 3단으로 기재하며, "증상"란에는 수진자가 호소하는 증상을 기재하되, "증상분류기호"는 주된 증상분류기호만 기재한다.

ⓐ 예시 1) 증상: 기침, 콧물, 미열 – 증상분류기호

ⓑ 예시 2) 증상: 온몸이 가려움 – 증상분류기호

② "조제투약일"란에는 해당 요양기관에 해당 상병의 조제투약을 위하여 당일에 내방한 일자를 기재한다.

③ "요양급여일수"란에는 당일에 조제투약을 받은 실일수를 기재하되, 내방일수와 투약일수가 중복될 때에는 1일로 계산한다.

④ 동일 수진자가 동일 날에 하나의 증상에 대한 조제투약이 끝나고 새로운 다른 증상에 대하여 조제투약을 한 경우에도 한 장의 명세서에 작성하되, 증상별로 조제투약내역을 구분하여 기재한다.

⑤ "조제투약내역"은 약제 조제내역을 약제별로 약품명, 단가, 1회 투약량[의약품인 경우만 해당], 1일 투약횟수 또는 실시횟수, 총투약일수 또는 실시횟수, 금액을 기재하며, 조제투약내역 기재가 끝난 후에는 조제기술료 등 각 조제료의 해당코드와 산정내역을 모두 조제내역란에 기재한다.

⑥ "1. 약가"란에는 약가금액의 합계액을, "2. 조제료 등"란에는 "약국관리료, 조제기본료, 복약지도료, 조제료"를 기재하고, 의약품관리료는 "3. 의약품관리료"란에 기재한다.

3) 소계, 가산율 및 금액, 요양급여비용 총액 1, 본인일부부담금, 청구액 등

① "소계"란은 "1"란부터 "T"란까지의 (I)란의 합계금액과 (II)란의 합계금액을 각각 기재한다.

② "가산율"란은 요양기관 종별가산율을 기재하고, 가산금액란은 (II)란의 소계금액에 요양기관 종별가산율을 곱한 금액으로 기재하되, "원"미만은 4사5입한다.

③ "약제상한차액 총액"란은 약제상한차액을 모두 합하여 총 금액을 10원 미만 절사하여 기재한다.

④ "수진자요양급여비용 총액"란은 (I)란(약제상한차액 제외)과 (II)란의 소계와 가산금액을 합한 총 금액에서 10원미만을 절사한 금액을 기재한다.

⑤ "요양급여비용 총액 1"란은 (I)란과 (II)란의 소계와 가산금액을 합한 총 금액에서 10원 미만은 절사한 금액을 기재한다.

⑥ "본인일부부담금"란은 「국민건강보험법 시행령」 [별표 2] 및 같은 법 시행규칙 [별표 3] 및 [별표 4]에 따른 본인일부부담금(같은 법 시행령 [별표 2] 제4호에 따른 금액을 제외)에서 100원 미만 절사한 금액으로 기재하되, 입원진료의 경우에는 10원 미만 절사한 금액으로 기재한다(단, 상급종합병원, 종합병원, 병원, 치과병원, 한방병원, 요양병원 및 보건진료소의 2009년 6월 30일 이전 진료분까지는 10원 미만 절사한 금액으로 기재). 또한 본인부담정액제에 해당하는 경우는 정액 본인일부부담금을 기재하고, 「국민건강보험법 시행령」 제19조 제2항 및 제4항에 따라 본인부담상한액초과금이 발생한 경우는 실제본인이 부담하는 금액과 본인부담상한액초과금을 합하여 기재, 희귀난치성질환 지원대상자가 본인부담상한액초과금이 발생한 경우는 '희귀난치성질환자 의료비 지원사업'에서 지원하는 지원금과 본인부담

상한액초과금을 합하여 기재, 차상위 장애인 만성질환 및 18세 미만 본인부담경감대상자의 경우는 「국민건강보험법 시행령」 [별표 2]에 따른 본인부담액 중 '장애인복지사업'에서 지원하는 장애인의료비를 제외한 금액을 기재, 긴급복지 의료지원대상자가 본인부담상한액초과금이 발생한 경우는 실제 본인이 부담하는 금액, '긴급지원사업'에서 지원하는 지원금 및 본인부담상한초과금을 합하여 기재(건강보험 100분의100본인부담금 제외), 결핵환자 의료비지원대상은 실제 본인이 부담하는 금액과 '결핵환자 의료비지원사업'에서 지원하는 지원금을 합하여 기재하고 본인부담상한액초과금이 발생한 경우는 실제 본인이 부담하는 금액, '결핵환자 의료비지원사업'에서 지원하는 지원금, 본인부담상한액초과금을 합하여 기재(단, 한방, 보건소, 보건지소, 보건진료소는 제외), 보훈 국비환자의 경우에는 '국가보훈대상자 의료지원에 관한 규칙'에 따른 본인일부부담금을 기재한다.

⑦ "청구액"란은 "요양급여비용 총액 1"에서 「국민건강보험법 시행령」 [별표 2], 같은 법 시행규칙 [별표 3] 및 [별표 4]에 따른 "본인일부부담금"을 공제한 금액을 기재하며, 차상위 장애인 만성질환 및 18세 미만 본인부담경감대상자의 경우는 "요양급여비용 총액"에서 "본인일부부담금"과 "장애인의료비"를 공제한 금액으로 기재한다. 단, 보훈위탁진료 요양기관의 보훈국비환자 중 상이처, 무자격자인 경우에는 '0'으로 기재한다.

⑧ "본인부담상한액초과금"란은 「국민건강보험법 시행령」 제19조 제2항 및 제4항에 따른 입원기간 내에 본인일부부담금이 소득 수준에 따라 연간 121～500만원을 넘는 경우에는 그 초과금액(본인부담상한액을 확인할 수 있는 경우에는 그 초과금액)을 기재하며, 입원건의 분리 또는 추가청구 시에는 원청구와 연계하여 초과한 금액을 기재한다.

⑨ "장애인의료비"란은 차상위 장애인 만성질환 및 18세 미만 본인부담경감대상자의 경우 해당금액을 기재한다.

⑩ "요양급여비용 총액 2"란은 요양급여비용 총액 1과 건강보험 100분의100본인부담금 총액을 합하여 기재하고 "요양급여비용 총액"란은 보훈위탁진료 요양기관(동일한 기관에서 발행한 처방전에 따라 조제하는 약국)의 보훈 국비환자 진료분인 경우 건강보험 100분의100본인부담금 총액, 보훈 등 100분의100 본인부담금 총액, 비급여 총액, (I)란 소계, (II)란 소계, 및 가산금액을 모두 합하여 총 금액을 기재하되, 10원 미만은 절사한 금액을 기재한다.

⑪ "보훈청구액"란은 보훈위탁진료 요양기관(동일한 기관에서 발행한 처방전에 따라 조제하는 약국)의 보훈 국비환자 진료분인 경우 요양급여비용 총액에서 본인일부부담금, 청구액, 보훈 본인일부부담금 및 건강보험 100분의100본인부담금 총액을 제외한 금액을 기재한다.

⑫ 조산원의 경우 입원기간 중 산모・신생아에게 제공한 총 식사금액은 '식사종류(기본(분유포함)・가산)' 별로 해당란에 각각 기재한다.

⑬ "지원금"란은 희귀난치성질환 지원대상자의 경우 '희귀난치성질환자 의료비 지원사업'에 따른 해당 지원대상자에게 지원하는 비용(본인부담상한액초과금을 제외한 본인일부부담금)을 기재하고, 긴급복지 의료지원대상자의 경우 '긴급지원사업'에 따른 해당 지원대상자에게 지원하는 비용을 기재하며, 결핵환자 의료비지원대상은 '결핵환자 의료비지원사업'에서 지원하는 금액(본인부담상한액초과금이 발생한 경우는 본인부담상한액초과금을 제외한 본인일부부담금에서 지원하는 금액)을 10원 미만 절상하여 기재한다.

⑭ "건강보험 100분의100본인부담금 총액"란은 건강보험 100분의100본인부담금을 합하여 기재하되, 10원 미만은 절사한 금액을 기재한다.

⑮ "보훈 본인일부부담금"란은 보훈위탁진료 요양기관의 보훈 국비환자 명세서의 경우 '국가보훈대상자 의료지원에 관한 규칙'에 따른 보훈 등 100분의100본인부담액과 비급여를 합한 금액의 해당 본인일부부담금을 기재한다.

4) 공상 및 보훈환자 등 작성요령

① 공무상 질병, 부상 등에 대한 공상요양급여비용의 청구 시에는 명세서 '공상 등 구분'란에 반드시 "1"을 기재하고, 공무상 요양승인결정서 사본을 첨부하여 청구한다.

② 보훈 국비환자 또는 감면환자 등의 진료(조제)분인 경우 명세서 '공상 등 구분'란에 반드시 해당 구분자를 기재하여 청구하여야 한다.

- 공상 등 구분자

  1: 공상

  3: 보훈 감면환자(30%)

  4: 보훈위탁자료 요양기관의 보훈 국비환자(건강보험 또는 의료급여 수급권자)

  단, 약국은 '국가보훈대상자 의료지원에 관한 규칙' 제9조 단서의 일부본인부담 대상 전상군경 등에 해당하는 경우

  5: 보훈 감면환자(50%)

  6: 보훈 감면환자(60%)

  7: 보훈위탁진료 요양기관의 보훈 국비환자(상이처, 무자격자)

  8: 군인가족, 예비역 장군 및 대령, 창군 및 6·25참전요원의 군 요양기관 이용 시

  9: 군인, 군무원의 군 요양기관 이용 시

  C: 차상위 희귀질환 본인부담경감대상자

  E: 차상위 만성질환 및 18세 미만 본인부담경감대상자

  F: 차상위 장애인 만성질환 및 18세 미만 본인부담경감대상자

  G: 긴급복지 의료지원대상자

  H: 희귀난치성질환 지원대상자

  ※단, '3', '5', '6'은 약국에서만 기재하며, 약국은 보훈 국비환자의 경우 '4' 또는 '7'을 기재

③ 사업장부속요양기관은 해당 산정항목에 대하여 공휴·야간가산 등 각종 가산율을 산정하지 아니한다.

④ 「의료법」 제39조(시설 등의 공동이용)에 따라 참여의에 의해 개방병원에서 이루어진 입원 및 외래 수술 등의 진료인 경우에는 「상해외인」란에 개방병원 진료구분자 "P"를 기재한다. 또한 의료기관에 소속된 촉탁의 또는 협약의료기관의 의사가 해당 의료기관이 아닌 「사회복지사업법」에 따른 사회복지시설(「노인장기요양보험법」에 따른 장기요양기관을 포함) 내에서 시설입소자(사회복지시설에서 숙식하는 자를 뜻함)에게 진료 후 원외처방한 경우(약국의 처방조제 포함), 촉탁의가 소속된 의료기관(또는

협약의료기관) 및 사회복지시설이 모두 의약분업예외지역에 해당되어 사회복지시설에서 진료후 의료기관에서 원내조제하거나 한의사가 원내조제한 경우, 의료기관에 소속된 촉탁의(또는 협약의료기관 의사)가 사회복지시설에서 정신질환자를 진료후 의료기관에서 원내 직접조제・투약한 경우 "J"를 기재한다. 그리고 결핵환자 의료비지원대상이 '본인일부부담금 산정특례에 관한 기준' 제5조 및 같은 기준 [별표 4] 희귀난치성질환자 산정특례 대상에서 정한 해당 상병으로 가정간호를 받고 명세서 작성 시 특정기호 'V231'을 기재하는 경우에는 "L"을 기재한다.

⑤ "특정기호"란에는 만성신부전증환자 등 '본인일부부담금 산정특례에 관한 기준' 및 장기이식(신장, 간, 췌장 등)환자 등 「장기등 이식에 관한 법률」 등에 해당되는 경우 해당 코드([별표 6] 특정기호코드 참조)를 기재한다.

⑥ "등록번호"란은 등록 중증질환자 및 희귀난치성질환자가 해당 산정특례 대상 상병(합병증 포함)으로 진료를 받은 경우 또는 레진상 틀니 환자가 대상 상병으로 진료를 받은 경우에 해당되는 등록번호를 기재한다.

2. 전자문서 청구서 및 명세서 작성요령

1) 끝수계산

① 「국민건강보험법」 및 「국고금관리법」에 따라 심사청구서와 명세서에 기재하는 금액 중 요양급여비용 총액 1, 본인일부부담금, 청구액 및 건강보험 100분의100본인부담금 총액은 10원 미만의 끝수가 있을 때에는 그 끝수는 계산하지 아니한다. 다만, 「국민건강보험법 시행령」 부칙 제6조에 따라 외래진료 및 약국의 본인일부부담금은 100원 미만의 끝수가 있을 경우 그 끝수는 계산하지 아니한다.

② 제1항에서 정한 금액 이외의 금액은 원 미만을 사사오입한다. 다만, 정보통신망 또는 전산매체로 청구하는 기관은 코드단위 금액을 기재한다.

2) 한글 전용

심사청구서, 명세서 및 요양급여비용 청구에 필요한 서류의 기재사항은 한글과 아라비아 숫자로 정확하게 기재한다. 다만, 의학용어 등 특수한 용어가 필요한 경우에는 영문 또는 한문으로 표기할 수 있다.

3) 증번호

공단에서 발행한 증에 기재된 증번호를 기재한다.

4) 수진자 성명, 주민등록번호 등

① 건강보험증과 주민등록상의 주민등록번호가 서로 틀리는 경우에는 건강보험증에 기재되어 있는 주민등록번호를 기재하되, "특정내역기재란"에 그 사실을 표기한다.

② 신생아로서 건강보험증에 등재확인을 받지 못한 경우에는 "수신자 성명"란에 산모이름과 신생아임을 구분할 수 있도록 "아기"를 함께 쓰거나 "이름"을 쓰고, "주민등록번호"란에는 앞부분에 생년월일과 뒷부분은 남아는 "3", 여아는 "4"로 기재한다. 다만, 쌍태아의 경우에는 "주민등록번호"란의 끝자리에 첫째 아이는 "1", 둘째 아이는 "2"를 기재한다.

[예시] 2010. 1. 30 출산한 여자 쌍태아의 경우

구분		수진자 성명	주민등록번호
EDI 또는 전산매체	첫째 아이	이선영 아기 또는 김아영	1301304000001
	둘째 아이	이선영 아기 또는 김성주	1301304000002

5) 상병명 및 상병분류기호

① 요양급여비용 청구 시 사용하는 상병명 및 상병분류기호는 '한국표준질병・사인분류'에 따라 기재하되, 분류기호가 6단위로 분류되어 있는 경우 6단 분류기호까지 기재하고, 분류기호가 3단위, 4단위 또는 5단위까지만 분류된 경우는 3단, 4단 또는 5단 분류기호를 기재하며, 분류기호란의 앞자리에서부터 기재한다. 다만, 보건복지부장관이 별도의 기재요령을 정하는 경우는 그에 따른다.

② 치과진료의 경우에는 상병의 부위(치식)를 상병명과 함께 기재하되, 치식의 구분은 붙임 4. "치식 구분 기재요령"에 따른다.

③ 약국 직접 조제・투약의 경우에는 붙임 5. "약국 직접조제・투약 시 증상분류기호"에 따라 기재하며, 처방전조제의 경우에는 처방전에 기재된 "상병분류기호"를 기재한다.

6) 특정내역 등 기재

상해외인, 특정기호, 의약분업 예외 구분코드 등 특정의 진료(조제)내역 및 청구내역에 대한 추가적 기술사항 등이 있을 경우에는 [별표 8] "특정내역 구분코드"에 따라 해당 구분코드 및 내역을 "특정내역기재란"에 기재한다. 다만, 서면청구인 경우의 상해외인, 특정기호, 의약분업예외구분 코드는 각 호와 같이 해당 항목란에 각각 기재하고, 그 외 신생아체중 등 특정의 진료(조제)내역 및 청구내역에 대한 추가적 기술사항 등은 "특정내역"란에 기재한다. 또한 의료기관에서 발행하는 처방전의 '조제 시 참고사항'란에는 '본인일부부담금 산정특례에 관한 기준'에 따른 특정기호, '공상 등 구분', '상해외인' 등 환자부담율 산정과 관련된 환자정보를 함께 기재한다.

1. 상해외인

가. '한국표준질병 · 사인분류'에 따라 상병의 원인에 해당되는 분류기호 중 영문 첫 자리(V, W, X 또는 Y)만 기재한다.

나. 특정 입원기간 중 발생한 타 진료분 등 다음에 해당하는 경우 해당 상해외인 코드를 기재한다.

① 의과, 치과, 한의과가 개설된 병원급이상 의료기관 및 보건의료원에서 의과(치과, 한의과) 입원기간 중 한의과(의과, 치과) 협의 진료로 별도의 명세서 작성 시 C

② 고위험 임신부, 자연분만 및 제왕절개분만으로 인한 동일 입원기간 중 발생한 타 상병 진료로 별도의 명세서 작성 시 D

③ 차상위(장애인) 만성질환 및 18세 미만 본인부담경감대상자의 정신건강의학과 입원진료 중 다른 진료과목 전문의 진료 및 의료급여 수급권자의 정신건강의학과(다른 진료과목) 입원진료 중 다른 진료과목(정신건강의학과) 전문의 진료로 별도로 명세서 작성 시 E

④ 중증질환자 및 희귀난치성질환자가 해당 산정특례 대상 상병(합병증 포함)과 동시에 타 상병 진료로 별도의 명세서를 작성하거나 타 상병 치료에 대한 진료기간 중 해당 산정특례 대상 상병(합병증 포함) 진료로 별도의 명세서 작성 시 F

⑤ 의료급여 수급권자 및 차상위(장애인) 만성질환 및 18세 미만 본인부담경감대상자가 외래에서 의사 진찰 없이 예약된 검사만을 실시하여 그 해당 내역을 별도 명세서로 작성 시 H

⑥ 희귀 · 난치성질환 지원대상자(공상 등 구분 'H')가 의료비 지원대상(합병증 포함)과 동시에 타 상병진료로 별도의 명세서를 작성하거나 타 상병 치료에 대한 진료기간 중 지원대상 중 지원대상 상병(합병증 포함) 진료로 별도의 명세서 작성 시 I

⑦ 의료기관에 소속된 촉탁의 또는 협약의료기관의 의사가 해당 의료기관이 아닌 「사회복지사업법」에 따른 사회복지시설(「노인장기요양보험법」에 따른 장기요양기관을 포함) 내에서 시설입소자(사회복지시설에서 숙식하는 자를 뜻함)에게 진료 후 원외처방한 경우(약국의 처방조제 포함), 촉탁의가 소속된 의료기관 및 사회복지시설이 모두 의약분업 예외지역에 해당되어 사회복지시설에서 진료 후 의료기관에서 원내조제하거나 한의사가 원내조제한 경우, 의료기관에 소속된 촉탁의(또는 협약의료기관 의사)가 사회복지시설에서 정신질환자를 진료 후 의료기관에서 원내 직접조제 · 투약한 경우 J

⑧ 타 법령(산재보험, 자동차보험 등)으로 입원진료 중 동 진료와 무관한 그 외 질병(기왕증 포함)진료로 별도의 명세서 작성 시 K

⑨ 의료급여 혈액투석정액 외래진료 당일 동일 진료과목 의사가 혈액투석을 위한 정맥 내 카테터삽입술을 실시한 경우 별도의 명세서 작성 시 M

⑩ 잠복결핵감염 검진 비지원대상이 해당 지원대상 상병과 동시에 타 상병 진료로 별도의 명세서를 작성하거나 타 상병 치료에 대한 진료기간 중 해당 지원대상 상병 진료로 별도의 명세서 작성 시 N

⑪ 의료급여정액수가 진료 시 '의료급여수가의 기준 및 일반기준' 제23조의 2에 의한 항목을 실시한 경우의 별도의 명세서 작성 시 O

⑫ 잠복결핵감염 치료비 지원대상이 해당 지원대상 상병과 동시에 타 상병 진료로 별도의 명세서를 작성하거나 타 상병 치료에 대한 진료기간 중 해당 지원대상 상병 진료로 별도의 명세서 작성 시 Q

⑬ 여성 청소년 대상 사람유두종바이러스(HPV) 예방접종 및 진찰 · 상담사업 지원대상이 해당 지원대상 상병과 동시에 타 상병 진료로 별도의 명세서를 작성하거나 타 상병 치료에 대한 진료기간 중 해당 지원대상 상병 진료로 별도의 명세서 작성 시 R

⑭ 장기이식 수혜자가 「국민건강보험법 시행령」 [별표 2] 제3호 가목 4)의 규정에 의거 장기 등기증자의 장기등 적출 시 발생한 요양급여비용에 대해 별도 명세서 작성 시 S

2. 특정기호

만성신부전증환자, 암환자, 조혈모세포이식대상질환자, 혈우병환자, 장기(간장, 심장, 췌장)이식환자 등 [별표 6] "특정기호코드"에 해당되는 기호를 기재한다.

3. 의약분업 예외 구분코드

의약분업 예외사항 발생으로 의료기관 또는 보건기관인 요양기관에서 자체 조제·투약하는 경우에는 [별표 7] "의약분업 예외 구분코드"에 해당되는 코드를 기재한다.

7) 면허종류, 면허번호

① 명세서 상병내역의 면허종류, 면허번호란에 의과, 치과, 한방, 보건기관(보건소, 보건지소)에서 환자를 진료한 의사, 치과의사, 한의사 1인, 약국 및 한국희귀의약품센터에서 조제 및 투약한 약사 1인을 기재하되, 1인에 대한 세부사항은 다음 각 호와 같다.

1. 입원 및 외래의 경우 주상병명에 대하여 진료한 진료과목의 주된 의사, 치과의사, 한의사
2. 처방조제, 직접조제의 경우 의약품을 조제·투약한 주된 약사

② 다음 각 호에서 정하는 경우 명세서 진료(조제투약)내역에 해당 의료인 등 1인의 면허종류, 면허번호를 기재하여야 한다.

1. '건강보험 행위 급여·비급여 목록표 및 급여 상대가치점수(이하 '상대가치표'라 한다)' 제1편 제2부 제1장 기본진료료 가-1 외래환자 진찰료의 경우 진찰료를 1회 이상 산정하는 경우 각각에 대한 해당 의사, 치과의사, 한의사
2. 상대가치점수표 제1편 제2부 제6장 마취료 산정지침에 따른 "마취통증의학과 전문의 초빙료"를 산정하는 경우 해당 의사
3. '요양급여의 적용기준 및 방법에 관한 세부사항(이하 '세부사항'이라 한다)' 자-765 내시경적 상부소화관 종양수술 및 자-770 결장경하종양수술의 내시경적 점막하박리절제술(ESD)을 전액 본인 부담하는 경우 시술의사
4. 상대가치점수표 제1편 제2부 제15장 약국 약제비 약-2 조제기본료의 경우 조제기본료를 1회 이상 산정하는 경우 각각에 대한 해당 약사
5. 상대가치점수표 제1편 제2부 제2장 검사료 제5절 초음파 검사료를 산정하는 경우 해당 의사
6. 상대가치점수표 제1편 제2부 제6장 마취료 바-1다 감시 하 전신마취를 산정하는 경우 해당 의사
7. 상대가치점수표 제1편 제2부 제19장 응-2 응급진료 전문의 진찰료를 1회 이상 산정하는 경우 각각에 대한 해당 의사, 치과의사
8. 권역외상센터에서 중증외상환자에 대해 상대가치점수표 제1편 제2부 제19장 제2절 응급의료행위

를 산정하는 경우 해당 의사

9. 상대가치점수표 제1편 제2부 제1장 기본진료료 가-13 가정간호 기본방문료 [방문당]을 산정하는 경우 해당 간호사
10. 상대가치점수표 제1편 제2부 제7장 이학요법료 사-128 재활사회사업을 산정하는 경우 해당 사회복지사
11. 상대가치점수표 제1편 제2부 제8장 정신요법료 아-11 정신의학적 사회사업을 산정하는 경우 해당 사회복지사

8) 진료과목코드

진료과목은 실제 진료를 받은 진료과목(병원급 이상 요양기관) 또는 상병명에 해당되는 진료과목(의원급 요양기관)을 [별표 5] "진료과목별 코드"에 따라 기재하되, 진료과목이 2개 이상에 해당되는 경우에는 이를 모두 기재한다.

9) 진료코드

요양급여비용 청구 시 사용하는 진료코드는 붙임 3. "진료코드"에 따른다.

10) 진료결과

명세서상 최종진료일의 환자 상태를 구분하여 진료결과에 따라 해당 코드를 아래와 같이 기재한다.

진료결과	구분코드
최종진료일 당시 입원중이거나 계속내원이 예정된 경우(계속진료)	1
타 요양기관으로 환자의 진료를 의뢰한 경우(이송)	2
당초 의뢰한 요양기관 또는 1단계 요양기관으로 보낸 경우(회송)	3
요양기관 내에서 사망이 확인된 경우(사망)	4
이송, 회송, 사망에 해당되지 않은 퇴원인 경우이거나 계속 내원이 필요치 않아 외래진료가 종결된 경우	9

11) 전자문서 작성요령

정보통신망으로 요양급여비용을 청구하거나 검체검사공급내역을 통보할 경우 전자문서의 작성요령은 별첨 1. "전자문서 작성요령"과 같다.

12) 전산매체 작성요령

전산매체로 요양급여비용을 청구할 경우 전산매체 작성요령은 별첨 2. “전산매체 작성요령”과 같다.

13) 서면서식 작성요령

서면서식으로 요양급여비용을 청구할 경우 서식 기재요령은 별첨 3. “서면서식 작성요령”과 같다.

14) 요양급여비용 청구

① I란: 기본진료료(진찰료, 입원료, 의약품관리료), 약제, 치료재료 및 혈액 등: 종별가산율을 적용하지 않는다.
② II란: 진료행위
③ 종별가산금액(가산율): 진료행위(II)의 소계란 금액에 요양기관종별가산율을 곱한 금액을 기재하고 원 미만 4사5입한다.
④ 요양급여비용 총액(요양급여비용 총액): I항+II항+종별가산금액: 10원 미만을 절사한다.
⑤ 처방일수: 처방전에 기재된 처방약품별 처방일수 중 가장 긴 처방일수를 기재하되, 일자별로 처방내역이 달라 각각 다른 의약품을 조제하도록 처방된 경우에는 각각의 처방일수를 합산하여 기재한다.
⑥ 검체검사 위탁의 경우 의뢰기관은 “검사료”란의 (I)란에 위탁검사관리료, 위탁검사료를 구분하여 각각 총 합산한 금액을 기재하되, 위탁검사료에는 위탁검사 해당항목의 소정검사료와 별도 산정 가능한 재료대를 합산하여 기재한다.

3. 질병군 요양급여비용명세서 작성요령

1) 작성방법

질병군 요양급여비용(DRG)을 정보통신망으로 청구하는 경우에는 “질병군 요양급여비용 전자문서 작성요령(별첨 4)”에, 전산매체로 청구하는 경우에는 “질병군 요양급여비용 전산매체 작성요령(별첨 5)”에 각각 의하되 이 요령에서 정하지 않은 세부작성요령은 건강보험심사평가원장이 정할 수 있다.

2) 질병군 요양급여비용 청구 및 매체의 선택

① 요양기관은 정보통신망 또는 전산매체 중 한가지의 방법으로 질병군 요양급여비용을 청구한다. 다만, 정보통신망 청구는 정보통신망 청구기관으로 인정받은 요양기관에 한한다.

② 요양기관이 청구방법을 변경하고자 하는 경우에는 사전에 "전산청구(포털, EDI, 전산매체) 변경신청서"를 심사평가원에 제출한다.

3) 질병군 요양급여비용심사청구서 등의 제출

① 요양기관은 질병군 요양급여비용을 청구하고자 하는 때에는 요양급여비용심사청구서에 요양급여비용명세서와 기타 필요한 서류를 첨부하여 심사평가원에 제출한다.

② 요양기관종별, 소재지별 제출처는 제1편 제2장 제6조의 제4항과 같다.

4) 질병군 요양급여비용 청구 및 자료제출 시기

① 정보통신망으로 질병군 요양급여비용을 청구하는 경우에는 퇴원일(입원 30일까지를 질병군으로 적용받은 경우는 입원 30일째 되는 날)이 속한 날의 다음 주 월요일부터 주 1회 청구할 수 있다.

② 전산매체로 질병군 요양급여비용을 청구하는 경우에는 퇴원일(입원 30일까지를 질병군으로 적용받은 경우는 입원 30일째 되는 날)이 속한 날의 다음 달 초일부터 청구한다.

③ 「국민건강보험법 시행령」에도 불구하고 입원기간 내에 본인일부부담금이 연간 400만원을 넘는 경우에는 그 초과금액에 대하여는 심사평가원에 청구하여야 한다. 다만, 심사평가원은 정보통신망 또는 전산매체 청구기관의 해당 요양급여비용이 청구되는 즉시 그 내용을 확인하여 공단에 통보하여야 한다.

5) 청구의 원칙

① 동일인에 대한 입원일부터 퇴원일(입원 30일까지를 질병군으로 적용받은 경우는 입원 30일째 되는 날)까지의 질병군 요양급여비용은 반드시 한 건의 명세서로 청구하여야 하며, 이를 두 건 이상으로 분리하여 청구하여서는 아니 된다.

② 다음 각 호의 경우에는 제1편을 적용한다.

1. 30일을 초과하여 입원진료를 받은 경우 31일째 되는 날로부터 발생하는 진료분
2. 질병군 진료 이외의 목적으로 입원하여 입원일 수가 6일을 초과한 시점에 질병군 수술이 이루어진 경우 입원일로부터 수술시행일 전일까지의 진료분

[별표 8] 특정내역 구분코드(제편 제24조 및 제2편 제17조 관련

구분 코드	특정내역	특정내역 기재형식	설명
MS001	원내투약일수 (경구 · 외용)	9(3)	의약분업예외사항이 발생하여 경구 또는 외용약제를 원내에서 조제 · 투약 시 해당 명세서의 실 투약일수를 기재(입원인 경우 퇴원약 조제 · 투약일수까지 포함, 의 · 치과, 한방명세서 해당) ※100분의100본인부담약제는 제외
MS002	원내투약일수 (주사제)	9(3)	주사제를 원내 투여한 경우 해당 명세서의 주사제 실투여일수(인슐린 등 분할투여 주사제 포함)를 기재(입원인 경우 퇴원약 조제일수까지 포함, 의 · 치과명세서 해당) ※100분의100본인부담약제는 제외
MS003	의약분업 예외구분코드	9(2)	보건기관, 정신건강의학과 정액 의료급여명세서에서 의약분업 예외사항에 해당되어 원내 직접조제한 경우 해당 예외구분코드 기재 (별표 7. 의약분업예외구분코드 참조)
MS004	신생아체중 (*)	9(4)	모든 분만 명세서와 신생아 명세서의 경우 신생아 체중을 기재 분만 명세서에는 출생 당시의 신생아 체중으로 기재하고, 신생아 명세서에는 입원(또는 출생) 당시 신생아 체중을 그램(gram) 단위로 기재
MS005	낮병동, 응급실 재원시간 (*)	ccyymmddhhmm/ ccyymmddhhmm	낮병동, 응급실 재원 시 해당 날짜와 재원기간의 From/To를 기재
MS006	중증환자 (뇌혈관, 심장질환) 수술일자 (*)	ccyymmdd	본인일부부담금 산정특례에 관한 기준[별첨 1, 2] 상병의 뇌혈관 또는 심장질환자가 입원하여 [별첨 1, 2]에 해당하는 수술을 실시한 경우(특정기호 V191, V192) 수술일자를 기재
MS007	암질환 Stage 분류	X(6)/X(2)	등록 암환자가 C00~C97 상병으로 진료를 받은 경우 원 발암 상병코드와 확인된 병기 Stage 분류를 기재 ※MS008과 선택기재 가능 (예시) 위 유문부 악성 신생물로 StageⅢA인 경우 "C1641/3A"로 기재
MS008	암질환 TNM 분류	X(6)/X(3)/ X(2)/X(2)	등록 암환자가 C00~C97 상병으로 진료를 받은 경우 원 발암 상병코드와 확인된 병기 TNM 분류를 기재 ※MS007과 선택기재 가능 (예시) 위 유문부 악성 신생물로 T2aN2M0인 경우 "C1641/T2a/N2/M0"로 기재
MS009	항암화학요법 투여단계 및 주기	9(1)/9(2)/9(2)	등록 암환자가 C00~C97 상병으로 항암화학요법제를 투여받은 경우 투여단계(line) 및 투여주기(Cycle)를 기재 ※투여주기는 2 cycle 이상인 경우 From/To를 모두 기재 (예시) 항암요법 1차(1st line)에 3주기(cycle) 투여 시 "1/03/"로 기재 항암요법 1차(1st line)에 3주기부터 5주기(cycle)까지 투여 시 "1/03/05"로 기재
MS010	민원처리결과 급여결정 진료분 (*)	X(1)	심사평가원 민원처리결과 급여결정으로 해당 요양급여비용을 청구하는 경우는 'Y'를 기재 ※이 경우 세부 결정사항(내용) 등은 기타내역(MX999, JX999)에 기재하거나 관련자료를 별도 첨부하여야 함

(계속)

<table>
<tr><th>구분 코드</th><th>특정내역</th><th>특정내역 기재형식</th><th>설명</th></tr>
<tr><td>MS011</td><td>야간 및 공휴일 수술 (**)</td><td>ccyymmddhhmm</td><td>질병군 입원 진료 중 18시~09시 또는 공휴일에 응급진료가 불가피하여 수술을 한 경우 수술 또는 마취를 시행한 날과 시작한 시각을 기재</td></tr>
<tr><td>MS012</td><td>비급여 약제 처방(조제)내역 (의료기관)</td><td>X(9)/9(5).V9(4)/9(5).V9(2)/9(3)/X(50)</td><td>특정내역 구분코드 MT001(상해외인)에 "J" 기재 시 진료 후 비급여 약제만을 처방(조제)하는 경우 비급여약제 내역을 기재
약품코드 / 1회투약량 / 1일투여량 / 총투여일수 / 약품명</td></tr>
<tr><td>MS013</td><td>단순 · 유도초음파 세부내역 (**)</td><td>X(1)/X(5)/X(200)</td><td>단순 · 유도초음파를 시행한 경우 세부내역을 기재
해부학적 구분코드 / 수가코드(5단코드) / 구체적 사유
※수가코드(5 단코드)는 단순 · 유도초음파를 시행하게 된 관련 행위코드(검사, 처치 및 수술료 등)를 기재
※구체적 사유는 관련 행위코드가 불분명한 경우 평문(Free Text)으로 기재(영문 200자, 한글 100자)
〈해부학적 구분코드〉
<table>
<tr><th>코드</th><th>부위</th><th>코드</th><th>부위</th></tr>
<tr><td>A</td><td>뇌</td><td>H</td><td>남성생식기
(전립선 · 정낭등)</td></tr>
<tr><td>B</td><td>안</td><td>I</td><td>여성생식기</td></tr>
<tr><td>C</td><td>비 · 부비동</td><td>J</td><td>근골격</td></tr>
<tr><td>D</td><td>경부</td><td>K</td><td>연부</td></tr>
<tr><td>E</td><td>흉부 · 유방</td><td>L</td><td>혈관</td></tr>
<tr><td>F</td><td>복부
(간 · 담낭 · 췌장 · 대장등)</td><td>M</td><td>신경
(말초신경 등)</td></tr>
<tr><td>G</td><td>비뇨기계
(신장 · 부신 · 방광)</td><td>N</td><td>기타</td></tr>
</table></td></tr>
<tr><td>MT001</td><td>상해외인 (*)</td><td>X(1)</td><td>• 한국표준질병 · 사인분류의 제20장에 따라 상병의 원인에 해당하는 분류기호중 영문 첫 자리(V, W, X, Y)만 기재
• 의과, 치과, 한의과가 개설된 병원급 이상 의료기관 및 보건의료원에서 의과(치과, 한의과) 입원기간 중 한의과(의과, 치과) 협의진료로 별도의 명세서 작성 시 'C'를 기재
• 고위험임신부 자연분만 및 제왕절개분만으로 인한 동일 입원 기간 중 타 상병 진료로 별도의 명세서 작성 시 'D'를 기재
• 차상위(장애인) 만성질환 · 18세미만 본인부담경감대상자의 정신건강의학과 입원진료 중 다른 진료과목 전문의 진료 및 의료급여 수급권자의 정신건강의학과(다른 진료과목) 입원진료 중 다른 진료과목(정신건강의학과) 전문의 진료로 별도의 명세서 작성 시 'E'를 기재
• 중증질환자 및 희귀난치성질환자가 해당 산정특례 대상 상병(합병증 포함)과 동시에 타 상병 진료로 별도의 명세서를 작성하거나 타 상병 치료에 대한 진료기간 중 해당 산정특례 대상 상병(합병증 포함) 진료로 별도의 명세서 작성 시 'F'를 기재
• 의료급여 수급권자 및 차상위(장애인) 만성질환 · 18세미만 본인부담경감대상자가 외래에서 의사 진찰 없이 예약된 검사만을 실시하여 그 해당 내역을 별도 명세서로 작성하는 경우 'H'를 기재
• 희귀 · 난치성질환 지원대상자(공상 등 구분 'H')가 의료비 지원대</td></tr>
</table>

(계속)

구분 코드	특정내역	특정내역 기재형식	설명
			상 상병(합병증 포함)과 동시에 타 상병 진료로 별도의 명세서에 작성하거나, 타 상병 치료에 대한 진료 기간 중 지원대상 상병(합병증 포함) 진료로 별도의 명세서 작성 시 'I'를 기재 • 의료기관에 소속된 촉탁의 또는 협약의료기관의 의사가 해당 의료기관이 아닌 사회복지사업법에 따른 사회복지 시설(노인장기요양보험법에 따른 장기요양기관을 포함) 내에서 시설입소자(사회복지시설에서 숙식하는 자를 뜻함)에게 진료 후 원외처방한 경우(약국의 처방조제 포함), 촉탁의가 소속된 의료기관(또는 협약의료기관) 및 사회복지 시설이 모두 의약분업예외지역에 해당되어 사회복지시설에서 진료 후 의료기관에서 원내조제하거나 한의사가 원내 조제한 경우, 의료기관에 소속된 촉탁의(또는 협약의료기관 의사)가 사회복지시설에서 정신질환자를 진료 후 의료 기관에서 원내 직접조제·투약한 경우 'J'를 기재 • 타 법령(산재보험, 자동차보험 등)으로 입원진료 중 동일한 진료와 무관한 그 외 질병(기왕증 포함) 진료로 별도의 명세서 작성 시 'K'를 기재 • 의료급여 혈액투석정액 외래진료 당일 동일진료과목 의사가 혈액투석을 위한 정맥내카테타삽입술을 실시한 경우 별도의 명세서 작성시 'M'을 기재 • 잠복결핵감염 검진비지원대상이 해당 대상 상병과 동시에 타 상병 진료로 별도의 명세서를 작성하거나, 타 상병 치료에 대한 진료기간 중 해당 지원대상 상병 진료로 별도의 명세서 작성 시 'N'을 기재 • 의료급여정액수가 진료 시 '의료급여수가의 기준 및 일반기준' 제23조2에 의한 항목을 실시한 경우 별도의 명세서 작성 시 'O'를 기재 • 잠복결핵감염 치료비지원대상이 해당 대상 상병과 동시에 타 상병 진료로 별도의 명세서를 작성하거나, 타 상병 치료에 대한 진료기간 중 해당 지원대상 상병 진료로 별도의 명세서 작성 시 'Q'를 기재 • 여성 청소년 대상 사람유두종바이러스(HPV) 예방접종 및 진찰·상담사업 지원대상이 해당 지원대상 상병과 동시에 타 상병 진료로 별도의 명세서를 작성하거나 타 상병 치료에 대한 진료기간 중 해당 지원대상 상병 진료로 별도의 명세서 작성 시 'R'을 기재 • 장기이식 수혜자가 「국민건강보험법 시행령」 별표 2 제3호 가목 4)의 규정에 의거 장기등기증자의 장기등 적출 시 발생한 요양급여비용에 대해 별도 명세서 작성 시 'S'를 기재
MT002	특정기호 (*)	X(4)	만성신부전증환자, 암환자, 조혈모세포이식대상질환자, 혈우병 환자, 장기(간장, 심장, 췌장)이식환자 등 별표 6. "특정기호 코드"의 사항에 해당되는 기호를 기재
MT003	개방병원진료 시 의뢰기관기호 (*)	9(8)/9(1)	「의료법」 제39조(시설 등의 공동이용)에 따라 참여의가 개방 병원에서 입원 및 외래수술 등 요양급여를 행하고 동 소요 비용을 개방병원에서 청구할 경우 진료를 의뢰한 요양기관(참여병·의원) 기호 및 의뢰 당시 환자의 참여병·의원에서의 진료형태(입원: 1, 외래: 2)를 기재
MT004	소명자료 구분	X(1)	전산청구 시 우편 또는 전송망 등으로 명세서와 관련된 소명자료를 첨부하는 경우 'Y'로 기재

(계속)

구분 코드	특정내역	특정내역 기재형식	설명
MT005	주민등록번호 상이건 (*)	9(13)	건강보험증(의료급여증)과 주민등록증상의 주민등록번호가 상이한 경우에는 주민등록증에 기재되어 있는 주민등록번호를 기재(생년월일 다음의 '-' 기재 생략)
MT006	분만 임산부초음파 (**)	9(2)	제왕절개만출술 또는 임산부초음파를 시행하는 경우 임신주수를 기재 ※임신주수 산정 시 1주 미만의 끝수는 절사(切捨)함 ※동 특정내역이 발생한 명세서의 경우 신생아체중(MS004)도 동시에 기재하여야 함
MT007	DRG 세부내역 (**)	X(3)/ccyymmdd /X/X(9)/9(10)/9(5).V9(2)/9(3)/9(10)/X(200)/X(1)/ X(100)	질병군(DRG) 요양급여비용 명세서에서 "상대가치점수표 제2편 제 1부 5호"에 따라 질병군(DRG) 요양급여비용총액 1에 추가로 금액을 산정하는 식대, 외과전문의 가산, 초음파 검사(급여대상), 4인실 또는 5인실 이용 시 추가비용과 상급종합병원 1인실 이용에 따른 제외금액, 질병군 급여 항목(풍선 소장내시경검사 등), 마취통증의학과 전문의 초빙료, 질병군 분류번호를 결정하는 주된 수술 외에 실시한 수술, 의료질평가지원금, 전문병원 관리료 등, 응급의료행위 가산 수가, 통증자가조절법(PCA) 급여대상, 감염예방・관리료, 야간 전담간호사 관리료 및 보훈 100분의100본인부담・비급여(보훈위탁진료 요양기관의 보훈 국비환자 진료분만 해당), 건강보험 100분의100본인부담, 100분의100미만 총액을 산정하는 100분의100미만 본인부담 1, 100분의100미만 본인부담 2의 세부 내역을 기재(1일 투여량은 소수셋째 자리에서 4사5입하여 소수 둘째자리까지 기재하며, 금액은 원미만 4사5입하여 기재) 내역구분 / 투여(실시)일자 / 코드구분 / 코드 / 단가 / 1일투여량(실시횟수) / 총투여일수(실시횟수) / 금액 / 준용명 / 면허종류 / 면허번호 - 면허종류・면허번호는 초음파검사, 마취통증의학과전문의 초빙료, 권역외상센터에서 중증외상환자의 응급의료행위 가산 수가를 산정한 경우 기재 - 초음파검사비용의 본인일부부담은 "SON", 100분의100전액본인부담은 "ALL"에 기재 - 캡슐내시경검사비용의 본인일부부담은 "ADD", 100분의100미만본인부담 2는 "SEB"에 기재 - 통증자가조절법(PCA) 급여대상은 "PCA", 급여대상 이외는 "SEB"에 기재 - 응급의료행위 가산 수가의 경우 준용명에 수술 처치 마취료 등 응급의료행위의 실시 시각(ccyymmddhhmm) 기재 ※내역구분 .식대인 경우 "EAT" • 외과전문의 가산 해당 항목인 경우 "SUR" • 보훈 국비환자 100분의100인 경우 "100" • 보훈 국비환자 비급여인 경우 "NOP" • 건강보험 100분의100본인부담 "ALL" • 초음파검사(급여대상)의 경우 "SON" • 100분의100미만본인부담1의 경우 "SEA" • 100분의100미만본인부담2의 경우 "SEB" • 4인실 또는 5인실을 이용한 경우 "ADM" • 상급종합병원의 1인실을 이용한 경우 "SIN" • 질병군 급여 항목의 경우 "ADD" • 마취통증의학과전문의 초빙료의 경우 "ANE" • 질병군 주된 수술 외에 실시한 수술의 경우 "COP" • 의료질평가지원금의 경우 "EVA"

(계속)

<table>
<tr><th>구분 코드</th><th>특정내역</th><th>특정내역 기재형식</th><th>설명</th></tr>
<tr><td></td><td></td><td></td><td>• 전문병원 관리료 등의 경우 "SPE"
• 응급의료행위 가산 수가의 경우 "EME"
• 통증자가조절법(PCA) 급여대상의 경우 "PCA"
• 감염예방 관리료의 경우 "INF"
• 야간전담간호사 관리료의 경우 "NIG"</td></tr>
<tr><td>MT008</td><td>의사(약사)별
진료(조제)일수</td><td>9(6)/9(2)</td><td>1개월 또는 1주일 동안 각 의사(약사)별 실제 진료(조제)한 일수를 의사(약사) 주민번호 앞자리(생년월일) / 실제 진료(조제)한 일수 / 의사(약사) 주민번호 앞자리(생년월일) / 실제 진료(조제)한 일수…… 순으로 기재(첫 번째 명일련에만 기재)
※단, 주 3일 이상이면서 20시간 이상 근무하는 격일제, 시간제 근무자는 1개월(주단위청구의 경우 1주일) 동안 재직한 일수의 1/2로 기재(소수점 이하 4사5입)하되, 최대 월 15일(주단위청구의 경우 주 3일)을 초과할 수 없음</td></tr>
<tr><td>MT010</td><td>폐렴 정보</td><td>X(1)/X(1)/X(1)/
X(1)/X(1)/X(1)/
ccyymmdd</td><td>요양병원의 장기환자에게 폐렴이 발생되어 행위별수가를 적용하는 경우 '폐렴 환자에 대한 점검표 '항목별 해당유무(해당하면 "Y", 그렇지 않으면 "N")와 진단일을 순서대로 기재</td></tr>
<tr><td>MT011</td><td>패혈증 정보</td><td>X(1)/X(1)/X (1)/
X(1)/X(1)/
ccyymmdd</td><td>요양병원의 장기환자에게 패혈증이 발생되어 행위별수가를 적용하는 경우 '패혈증 환자에 대한 점검표' 항목별 해당유무(해당하면 "Y", 그렇지 않으면 "N")와 진단일을 순서대로 기재</td></tr>
<tr><td>MT014</td><td>등록번호
(*)</td><td>9(20)</td><td>등록 중증질환자 및 희귀난치성질환자가 해당 산정특례 대상 상병(합병증 포함)으로 진료를 받은 경우 또는 등록 틀니 및 치과임플란트 환자가 대상 상병으로 진료를 받은 경우에 등록번호를 기재</td></tr>
<tr><td>MT015</td><td>제출자료 목록표</td><td>X(2)</td><td>요양급여비용청구 시 심사참고자료 등을 제출하는 경우 기재 하되, 아래의 제출자료별 코드를 참조하여 '제출자료코드 / 제출자료코드 / ……' 형태로 기재
〈제출자료별 세부코드〉
<table>
<tr><th>구분</th><th>제출자료명</th><th>코드</th><th>제출자료명</th><th>코드</th></tr>
<tr><td rowspan="6">진료
기록부</td><td>입퇴원기록지</td><td>01</td><td>의사지시기록지</td><td>02</td></tr>
<tr><td>수술기록지</td><td>03</td><td>마취기록지</td><td>04</td></tr>
<tr><td>경과기록지</td><td>05</td><td>간호기록지</td><td>06</td></tr>
<tr><td>중환자실기록지</td><td>07</td><td>투약기록지</td><td>08</td></tr>
<tr><td>신경차단술시술기록지</td><td>09</td><td>혈액투여기록지</td><td>10</td></tr>
<tr><td>재활 · 물리치료기록지</td><td>11</td><td>방사선치료기록지</td><td>12</td></tr>
<tr><td rowspan="4">검사
결과지</td><td>검체검사결과지</td><td>21</td><td>병리검사결과지</td><td>22</td></tr>
<tr><td>기능검사결과지</td><td>23</td><td>내시경, 천자 및 생검료 결과지</td><td>24</td></tr>
<tr><td>골밀도검사결과지</td><td>25</td><td>핵의학영상진단결과지</td><td>26</td></tr>
<tr><td>판독결과지</td><td>27</td><td>–</td><td>–</td></tr>
<tr><td rowspan="4">영상
자료</td><td>X-RAY 필름</td><td>41</td><td>CD</td><td>42</td></tr>
<tr><td>디스켓</td><td>43</td><td>Full PACS</td><td>44</td></tr>
<tr><td>비디오테이프</td><td>45</td><td>Roll film</td><td>46</td></tr>
<tr><td>Cine 필름</td><td>47</td><td>file(mail)</td><td>48</td></tr>
<tr><td rowspan="2">기타
자료</td><td>의사소견서</td><td>61</td><td>장기입원사유서</td><td>62</td></tr>
<tr><td>중환자실 장기입원사유서</td><td>63</td><td>교과서적 자료 등 근거자료</td><td>64</td></tr>
</table></td></tr>
</table>

(계속)

<table>
<tr><th>구분 코드</th><th>특정내역</th><th>특정내역 기재형식</th><th>설명</th></tr>
<tr><td>MT016</td><td>제출자료 목록표
(기타)</td><td>X(200)</td><td>요양급여비용청구 시 심사참고자료 등을 제출하는 경우 기재하되, 'MT015'에서 정한 제출자료 이외의 자료를 제출 하는 경우 기재
- 평문(FreeText) ※영문(200자), 한글(100자)</td></tr>
<tr><td>MT018</td><td>본인부담
구분코드</td><td>X(4)</td><td>의료급여수가의기준및일반기준 별표 1 '본인부담 구분'의 사항에 해당되는 본인부담구분코드를 기재</td></tr>
<tr><td>MT019</td><td>진료확인번호</td><td>X(13)</td><td>선택의료급여기관 적용 대상자 및 이용절차 등에 관한 규정 제3조 제4항에 따라 공단에서 전송받은 진료확인번호(13자리)를 기재</td></tr>
<tr><td>MT020</td><td>원내 직접조제·
투약횟수</td><td>9(2)</td><td>의료급여 수급권자 및 차상위(장애인) 만성질환·18세미만 본인부담경감대상자 외래진료 당일 의약분업 예외사항 발생으로 모든 의약품(경구, 외용제, 주사제 등)을 원외처방전 발행 없이 원내에서 직접조제·투약하는 경우 직접 조제·투약 횟수를 기재
다만, 원외처방전 발행과 원내 직접조제가 동시에 이루어진 경우는 기재하지 않음
〈기재 대상〉
<table>
<tr><th>구분</th><th>기재대상</th></tr>
<tr><td>의료급여 1종 수급권자</td><td>제1차, 2차, 3차 의료급여기관 외래 진료분</td></tr>
<tr><td>의료급여 2종 수급권자</td><td>제1차 의료급여기관 외래진료, 만성질환자(의료급여 수가의 기준 및 일반 기준 제17조)의 제 2차 의료급여기관 외래진료</td></tr>
<tr><td>차상위 만성질환·18세 미만 본인부담경감대상자 차상위 장애인 만성질환·18세미만 본인부담 경감대상자</td><td>의원급(의원, 치과의원, 한의원, 보건의료원) 외래진료
병원급(병원, 치과병원, 한방병원, 요양병원) 및 종합병원에서 「의료급여법 시행령」 별표 제2호 가목에 따른 만성질환자의 외래진료</td></tr>
</table></td></tr>
<tr><td>MT021</td><td>입원 유형</td><td>9(1)</td><td>정신건강의학과 정액 입원환자의 경우 최초 입원일의 입원유형을 기재
1: 자의입원 2: 보호의무자에 의한 입원
3: 시장·군수·구청장에 의한 입원
4: 응급입원 9: 기타</td></tr>
<tr><td>MT022</td><td>퇴원 유형</td><td>9(1)</td><td>정신건강의학과 정액 입원환자의 경우 퇴원일의 퇴원 유형을 기재
1: 자의퇴원 2: 보호의무자에 의한 퇴원
3: 정신보건심의위원회의 퇴원 명령 9: 기타</td></tr>
<tr><td>MT023</td><td>퇴원 후 주거지</td><td>9(1)</td><td>정신건강의학과 정액 입원환자의 경우 퇴원후 의료급여 수급권자의 거주지를 기재
1: 자가 2: 사회복지시설 9: 기타</td></tr>
<tr><td>MT024</td><td>임부정보 및
임부금기 의약품
처방(조제)사유
(의료기관 및 약국)</td><td>X(1)/X(9)/X(200)</td><td>의료기관(의·치과 및 보건기관)에서 환자에게 의약품을 처방·조제하거나 약국에서 의약품을 조제(직접 조제 포함) 시 임부 여부를 확인하여 임부인 경우 'Y'를 기재하고 임부금기 의약품코드와 구체적 처방(조제) 사유를 기재
Y(임부) / 임부금기 의약품코드 / 구체적 사유
※구체적 사유는 평문(Free Text)으로 기재(영문 200자, 한글 100자)
※임부금기 의약품이 2개 이상인 경우 각각 기재</td></tr>
</table>

(계속)

<table>
<tr><th>구분 코드</th><th>특정내역</th><th>특정내역 기재형식</th><th>설명</th></tr>
<tr><td>MT025</td><td>물리치료사
공휴일
근무현황</td><td>ccyymmdd/
9(1).V9(1)</td><td>1개월 또는 1주일 동안 물리치료사가 공휴일 근무한 경우 공휴일 근무일자와 근무자수를 기재(접수번호별 첫 번째 명일련에만 기재)
※공휴일 근무일수가 2일 이상인 경우 각각 기재
※단, 시간제, 격일제 근무자는 주 3일 이상이면서 주 20시간 이상인 경우 0.5인으로 산정</td></tr>
<tr><td>MT026</td><td>인공호흡시간
(*)</td><td>9(5)</td><td>만1세 미만의 영아가 입원하여 인공호흡을 실시한 경우 실제 실시한 인공호흡 시간을 기재
동일 입원기간 중 총 발생시간을 합산하여 시간(hours) 단위로 기재
※총발생한 인공호흡시간을 합산하여 30분 기준으로 4사5입함</td></tr>
<tr><td>MT027</td><td>영아체중
(*)</td><td>9(4)</td><td>생후 29일 이상 만1세 미만 영아 명세서의 경우 입원당시의 체중이 2,500그램(gram) 미만인 경우 해당 체중을 그램(gram) 단위로 기재</td></tr>
<tr><td>MT028</td><td>산정특례 대상
세부 상병명</td><td>X(6)/X(200)</td><td>'본인일부부담금 산정특례에 관한 기준' 제1조, 제2조, 제4조 및 제5조에 따른 대상 상병명 중 '한국표준질병 · 사인분류'의 제1상병 하단의 세부 상병명에 해당되는 경우 아래의 해당 '상병분류기호 / 세부 상병명(한글)' 형태로 기재
〈산정특례대상 세부 상병명〉
<table>
<tr><th>상병분류기호</th><th>산정특례대상 세부 상병명</th></tr>
<tr><td>D126</td><td>가족샘종폴립증</td></tr>
<tr><td>D473</td><td>본태성(출혈성) 혈소판혈증</td></tr>
<tr><td>D473</td><td>특발성 출혈성 혈소판혈증</td></tr>
<tr><td>D686</td><td>항인지질 증후군</td></tr>
<tr><td>E230</td><td>쉬한 증후군</td></tr>
<tr><td>E230</td><td>콜만 증후군</td></tr>
<tr><td>E268</td><td>바터증후군</td></tr>
<tr><td>E831</td><td>혈색소증</td></tr>
<tr><td>G3181</td><td>아급성 괴사성 뇌병증[리이]</td></tr>
<tr><td>G360</td><td>시신경 척수염(데빅병)</td></tr>
<tr><td>G4001</td><td>난치성 뇌전증을 동반한 국소발병의 발작을 동반한 국소화-관련(초점성)(부분적)특발성 뇌전증 및 뇌전증 증후군</td></tr>
<tr><td>G4021</td><td>난치성 뇌전증을 동반한 복합부분발작을 동반한 국소화-관련(초점성)(부분적)증상성 뇌전증 및 뇌전증 증후군</td></tr>
<tr><td>G4031</td><td>난치성 뇌전증을 동반한 전신성 특발성 뇌전증 및 뇌전증 증후군</td></tr>
<tr><td>G404</td><td>레녹스-가스토 증후군</td></tr>
<tr><td>G404</td><td>웨스트 증후군</td></tr>
<tr><td>G564</td><td>팔의 복합부위통증 증후군 Ⅱ형</td></tr>
<tr><td>G723</td><td>주기마비(가족성) 저칼륨혈성</td></tr>
<tr><td>H3501</td><td>코츠</td></tr>
<tr><td>H3531</td><td>노년성 황반변성(삼출성)</td></tr>
<tr><td>H3551</td><td>색소망막염</td></tr>
<tr><td>H3558</td><td>스타르가르트병</td></tr>
</table>
(계속)</td></tr>
</table>

(계속)

<table>
<tr><th>구분 코드</th><th>특정내역</th><th>특정내역 기재형식</th><th>설명</th></tr>
<tr><td></td><td></td><td></td><td>
<table>
<tr><th>상병분류기호</th><th>산정특례대상 세부 상병명</th></tr>
<tr><td>H3559</td><td>레베르 선천성 흑암시</td></tr>
<tr><td>H498</td><td>컨스-세이어 증후군</td></tr>
<tr><td>I278</td><td>아이젠멘거복합</td></tr>
<tr><td>I278</td><td>아이젠멘거 증후군</td></tr>
<tr><td>I780</td><td>랑뒤-오슬러-웨버병</td></tr>
<tr><td>J840</td><td>폐포단백질증</td></tr>
<tr><td>J8418</td><td>특발성 폐섬유증</td></tr>
<tr><td>K830</td><td>원발성 담관염, 경화성 담관염</td></tr>
<tr><td>M317</td><td>현미경적 다발동맥염</td></tr>
<tr><td>M611</td><td>진행성 골화섬유형성이상</td></tr>
<tr><td>N04</td><td>선천성 신증후군</td></tr>
<tr><td>Q031</td><td>댄디-워커 증후군</td></tr>
<tr><td>Q043</td><td>무뇌이랑증</td></tr>
<tr><td>Q043</td><td>큰뇌이랑증(경뇌회증)</td></tr>
<tr><td>Q046</td><td>분열뇌증</td></tr>
<tr><td>Q204</td><td>단일심실</td></tr>
<tr><td>Q218</td><td>아이젠멘거결손</td></tr>
<tr><td>Q224</td><td>삼첨판폐쇄</td></tr>
<tr><td>Q383</td><td>무설증</td></tr>
<tr><td>Q783</td><td>카무라티-엥겔만 증후군</td></tr>
<tr><td>Q785</td><td>필레증후군</td></tr>
<tr><td>Q858</td><td>포이츠-제거스 증후군</td></tr>
<tr><td>Q858</td><td>스터지-베버(-디미트리) 증후군</td></tr>
<tr><td>Q858</td><td>폰 히펠-린다우 증후군</td></tr>
<tr><td>Q872</td><td>홀트-오람 증후군</td></tr>
<tr><td>Q872</td><td>클리펠-트레노우네이-베버 증후군</td></tr>
<tr><td>Q872</td><td>손발톱무릎뼈 증후군</td></tr>
<tr><td>Q872</td><td>루빈스타인-테이비 증후군</td></tr>
<tr><td>Q872</td><td>바테르 증후군</td></tr>
<tr><td>Q873</td><td>소토스 증후군</td></tr>
<tr><td>Q873</td><td>위버 증후군</td></tr>
<tr><td>Q878</td><td>알포트 증후군</td></tr>
<tr><td>Q878</td><td>로렌스-문(-바르데)-비들 증후군</td></tr>
<tr><td>Q878</td><td>젤웨거 증후군</td></tr>
<tr><td>Q878</td><td>좌지 증후군</td></tr>
<tr><td>Q935</td><td>스미스 마제니스 증후군</td></tr>
<tr><td>Q935</td><td>윌리엄스 증후군</td></tr>
<tr><td>Q935</td><td>엔젤만 증후군</td></tr>
<tr><td>Q935</td><td>캐취 22 증후군</td></tr>
<tr><td>Q992</td><td>취약 X 증후군</td></tr>
</table>
</td></tr>
<tr><td>MT030</td><td>질병군
분리청구</td><td>X(6)</td><td>질병군 진료로 30일을 초과 입원한 경우, 30일 초과분에 대하여 행위별 수가로 청구 시 질병군 분류번호를 기재</td></tr>
</table>

(계속)

구분 코드	특정내역	특정내역 기재형식	설명
MT031	인공수정체 재료대 (**)	ccyymmdd/ X/X(9)/9(10)/ 9(5).V9(2)/ 9(3)/9(10)	질병군 진료로 인공수정체수술을 실시하는 경우 치료 재료의 사용내역을 기재(1일사용횟수는 소수셋째자리에서 4사5입하여 소수둘째자리까지 기재하며, 금액은 원미만 4사5입하여 기재). 다만, 인공수정체의 단가는 "약제 및 치료재료의 비용에 대한 결정기준"에 따라 상한가 이내의 실구입가를 기재 사용일자 / 코드구분 / 코드 / 단가 / 1일사용횟수 / 총사용일수 / 금액
MT032	개문시각	ccyymmdd hhmm	상대가치점수표 제1편 제2부 제1장 및 제15장에 따라 차등 수가 미적용 진찰료(조제료 등)를 산정하는 경우(산정 코드 세번째 자리에 '1'을 기재) 해당 진료(조제)일자의 개문시각을 기재
MT034	행위・질병군 분리청구의 경우 최초입원개시일 (**)	ccyymmdd	행위별과 질병군 분리청구 기준에 따라 질병군 진료 이외의 목적으로 입원하여 진료 중 질병군 진료를 실시하여 분리 청구하는 경우 최초입원개시일을 기재
MT035	입원 시 상병 유무 (PoA, Present on admission) (**)	X(6)/X(1)/X(6)/ X(1)/X(6)/X(1)/ X(6)/X(1)/X(6)/ X(1)/X(6)/X(1)/ X(6)/X(1)/X(6)/ X(1)/X(6)X(1)/ X(6)/X(1)	질병군 분류번호 생성 시 입력된 진단명 순서에 따라 입원 당시부터 존재한 것인지(PoA), 입원 중 발생한 상병인지(non-PoA) 등을 구분하여 기재 [설명 / 코드] 해당 진단이 입원 당시에 존재하였음 / Y 해당 진단이 입원 당시에 존재하지 않았음 / N 해당 상태가 입원 당시에 존재하였는지를 결정할 수 있는 기록이 충분하지 못함 / U 임상적으로 결정할 수 없음. 해당 상태가 입원 당시에 존재하였는지 여부를 의료제공자가 임상적으로 결정할 수 없음 / W
MT036	의료의 질 점검 내용 (**)	ccyymmdd/X(1)/ 9(1)/X(1)/X(1)/ X(1)/X(1)/X(2)/ X(1)/X(1)/9(2)/ X(1)/X(1)/9(1)/ X(1)/X(1)/X(1)/ X(1)/X(1)	건강보험 행위 급여・비급여 목록표 및 급여 상대가치점수 제2편 질병군 급여・비급여 목록 및 급여 상대가치점수의 별지 서식 "의료의 질 향상을 위한 점검표"의 수술일과 점검 사항을 작성요령에 따라 순서대로 기재(미시행, 없음 및 이상의 경우 N, 시행, 있음 및 정상의 경우 Y로 표기)
MT037	등록 틀니, 치과임플란트 및 타 상병 진료	X(1)	등록 틀니 또는 치과임플란트 대상 진료와 동시에 타 상병 진료(등록 틀니 또는 치과임플란트 대상 진료 포함)로 별도의 명세서를 작성하거나 타 상병 치료(등록 틀니 또는 치과임플란트 대상 진료 포함)에 대한 진료기간 중 등록 틀니 또는 치과임플란트 대상 진료로 별도의 명세서 작성 시 'M'을 기재
MT038	보훈 본인부담 구분코드 (의료기관 및 약국)	X(1)	• 의료기관에서 '국가보훈대상자 의료지원에 관한 규칙' 제5조 제3항 및 제9조 제3항에 따라 본인부담금액의 10/100을 부담하는 전상군경 등에 해당하는 경우 '1'을 기재 • '국가보훈대상자 의료지원에 관한 규칙' 제5조 제1항에 단서 및 제9조 단서의 일부본인부담대상 전상 군경 등에 해당하는 경우 '2'를 기재 • 의료기관에서 '국가보훈대상자 의료지원에 관한 규칙' 제6조 제1항에 따라 본인부담금액의 40/100, 50/100, 70/100을 부담하는 보훈감면환자에 해당하는 경우 '4', '5', '7'을 기재

(계속)

<table>
<tr><th>구분 코드</th><th>특정내역</th><th>특정내역 기재형식</th><th>설명</th></tr>
<tr><td>MT039</td><td>복강경 수술 중
개복하여 수술
(**)</td><td>X(1)</td><td>복강경을 이용한 수술 중 부득이한 사유로 개복하여 수술을 종결한 경우 "Y"로 기재</td></tr>
<tr><td>MT040</td><td>본인부담금
발생횟수</td><td>9(2)</td><td>의료급여 수급권자 및 차상위(장애인) 만성질환・18세미만 본인부담 경감대상자가 외래 진료 시 1일 2회 이상 진찰한 경우 본인부담금 발생횟수 기재
※응급실의 경우 진료의사가 환자상태를 종합적으로 파악하고 다른 진료과목・전문분야 전문의에게 진료를 요청하여 해당 전문의가 응급환자를 직접 진료한 경우 진찰료 횟수와 관계없이 01로 계산
〈기재 대상〉
<table>
<tr><th>구분</th><th>기재대상</th></tr>
<tr><td>의료급여 1종 수급권자</td><td>제1차, 2차, 3차 의료급여기관 외래진료분</td></tr>
<tr><td>의료급여 2종 수급권자</td><td>제1차 의료급여기관 외래진료, 만성질환자(의료급여 수가의기준및일반기준 제17조)의 제2차 의료급여기관 외래진료</td></tr>
<tr><td>차상위 만성질환・18세미만 본인부담경감 대상자
차상위 장애인 만성질환・18세미만 본인부담 경감대상자</td><td>의원(치과의원, 한의원, 보건의료원 포함) 외래진료
병원(치과병원, 한방병원, 요양병원포함) 및 종합병원에서 의료급여법 시행령 별표 제2호 가목에 따른 만성질환자의 외래진료</td></tr>
</table></td></tr>
<tr><td>MT041</td><td>산부인과
가산점수 산정
(**)</td><td>X(1)</td><td>건강보험 행위 급여・비급여 목록표 및 급여 상대가치점수 제2편 질병군 급여・비급여 목록 및 급여 상대가치점수 제2부 제4장 산부인과 적용지침 2.에 따라 산부인과 가산점수를 산정한 경우 'Y'를 기재</td></tr>
<tr><td>MT042</td><td>다빈치 로봇을
이용한 수술
(**)</td><td>9(8)/X(1)</td><td>건강보험 행위 급여・비급여 목록표 및 급여 상대가치점수 제2편 질병군 급여・비급여 목록 및 급여 상대가치점수 제2부 제4장 산부인과 적용지침 6. 등에 따른 다빈치 로봇수술을 실시한 경우에는 해당 비급여 비용과 환자동의 여부를 기재
※환자동의서를 작성・비치한 경우 "Y"</td></tr>
<tr><td>MT043</td><td>국가재난 의료비
지원 대상유형</td><td>9(1)</td><td>대형사고, 자연재해, 전쟁 등으로 인한 재난발생 시 정부의 의료비 지원이 있는 경우 지원대상 유형을 기재
1: 특별재난 2: 전상자 3: 기타</td></tr>
<tr><td>MT045</td><td>분리청구 사유코드</td><td>9(1)</td><td>비승인 조혈모세포 이식을 위해 입원 진료기간의 요양 급여비용을 분리청구하는 경우 '1'을 기재</td></tr>
<tr><td>MT046</td><td>응급환자 중증도
분류기준
(*)</td><td>9(1)</td><td>한국 응급환자 중증도 분류기준(KTAS)에 해당되는 중증도 등급 기재</td></tr>
<tr><td>MT047</td><td>손상중증도 점수
(*)</td><td>9(2)</td><td>손상중증도점수(ISS)에 해당되는 점수 기재</td></tr>
</table>

(계속)

구분 코드	특정내역	특정내역 기재형식	설명
MT048	응급의료센터 구분코드 (*)	9(1)	동일 의료기관이 두 개 이상의 응급의료센터를 지정받은 경우 주된 진료를 받은 응급의료센터를 기재 1: 중앙응급의료센터 2: 권역응급의료센터 3: 지역응급의료센터 4: 소아전문응급의료센터 5: 화상전문응급의료센터 6: 권역외상센터 7: 외상전문응급의료센터
MT049	최초 입원시점	ccyymmddhhmm	응급의료센터 내원환자의 요양급여개시일과 입원료가 산정되는 첫 입원일이 다른 경우 최초 입원시점을 기재 ※입원기간 중간에 분리청구하는 경우에도 최초 입원 시점을 기재
MT050	한의사 토요일 · 공휴일 근무현황	ccyymmdd/ 9(1).V9(1)	한의원에서 토요일 · 공휴일의 진찰료에 대하여 차등수가를 제외(N차등)하는 경우 1개월 또는 1주일동안 한의사가 근무한 토요일 · 공휴일의 근무일자와 한의사수를 기재 (접수번호별 첫 번째 명일련에만 기재) ※토요일 · 공휴일 근무일수가 2일 이상인 경우 각각 기재 ※단, 시간제, 격일제 근무자는 주 3일 이상이면서 주 20시간 이상인 경우 0.5인으로 산정
MT051	조산아 등록번호	9(20)	조산아 및 저체중 출생아가 외래진료를 받은 경우에 등록번호를 기재
MX999	기타내역 (*)	X(700)	기타 명세서 추기내역 기재-평문(FreeText) ※영문(700자), 한글(350자)

Ⅰ. 요양기관이 심사평가원에 전송하는 전자문서

1. 요양급여비용(의료급여비용) 심사청구서

항목명	MODE	POSITION	항목설명
청구서서식버전	an(3)	1	'089'
명세서서식버전	an(3)	4	'089'
청구번호	an(10)	7	요양급여비용 심사청구 시 요양기관에서 부여하는 번호로서 '진료년월'과 해당 진료월에 발생된 청구서의 개수를 '일련번호'로 연이어 기재 • 유형: CCYYMM+일련번호 CCYYMM: 진료년월(6자리) 일련번호: 해당 진료년월에 발생한 청구서의 일련번호(4자리)
서식번호	an(4)	17	• 서식번호 H010: 건강보험 요양급여비용 심사청구서 H011: 의료급여비용 심사청구서
요양기관 (의료급여기관)기호	an(8)	21	요양기관(의료급여기관)기호를 기재
수신기관	an(1)	29	• "1"로 기재한다.
보험자종별구분 (의료급여진료 구분)	an(1)	30	건강보험의 경우 보험자종별구분, 의료급여는 의료급여 진료 구분을 기재 • 보험자종별구분 4: 건강보험 7: 보훈위탁진료 요양기관의 상이처·무자격자 또는 보훈병 원의 국비일반(상이처·무자격자), 국비보험(급여) 2차 • 의료급여진료구분 1: 1차진료 2: 2차진료(3차 포함)
청구구분	an(1)	31	요양기관이 당초 청구한 명세서 중 심사불능 건에 대해서는 심사불능 사유를 확인하여 보완 청구할 수 있으며, 요양기관이 기 청구하여 심사 지급된 명세서 중 진료내역의 일부가 당초 청구에서 누락된 경우는 누락된 내역을 추가 청구할 수 있다. 이 경우 청구구분란에 반드시 "보완청구", "추가청구" 구분자를 기재 • 청구구분 1: 보완청구 2: 추가청구
청구단위구분	an(1)	32	제8조 제1항 제2호 및 제3호에 따라 외래 또는 약국의 요양급여 비용을 주단위로 구분 청구하거나, 월단위로 청구하는 경우 해당 구분자를 기재 • 구분 1~6: 해당 주단위 0: 월단위 통합청구
진료구분	an(1)	33	• 진료구분 1: 의과 2: 치과 5: 의료급여정액 7: 보건기관 8: 약국 9: 한방

(계속)

항목명	MODE	POSITION	항목설명
진료분야구분	an(1)	34	상급종합병원, 종합병원, 치과대학부속치과병원 및 한방병원의 요양급여비용 명세서는 구분하여 기재 .진료분야 구분 1: 내과분야 2: 외과분야 3: 산.소아청소년과분야 4: 안.이비인후과분야 5: 피부 .비뇨기과분야 6: 치과 9: 한의과
진료형태	an(1)	35	• 진료형태 1: 의과입원, 보건기관입원 2: 의과외래, 보건기관외래 3: 치과입원, 의료급여정신건강의학과정액 입원 4: 치과외래, 의료급여정신건강의학과정액 외래 5: 의료급여정신건강의학과정액 낮병동 6: 약국처방조제 7: 약국직접조제 8: 한방입원 9: 한방외래 A: 요양병원 장기환자입원(의과) B: 완화의료 정액 입원(의과) H: 의료급여혈액투석정액 외래
진료년월	an(6)	36	입원의 경우 퇴원일이 속한 월을 진료 년 월로 기재 • 유형: CCYYMM
건수	n(6)	42	요양급여비용 명세서의 청구건수를 합하여 기재
요양급여비용총액 1	n(12)	48	요양급여비용 명세서의 요양급여비용총액 1을 합하여 기재
본인일부부담금	n(12)	60	요양급여비용 명세서의 본인일부부담금을 합하여 기재
본인부담상한액 초과금총액	n(12)	72	요양급여비용 명세서의 본인부담상한액초과금을 합하여 기재
청구액	n(12)	84	요양급여비용 명세서의 청구액을 합하여 기재
지원금	n(12)	96	요양급여비용 명세서의 지원금을 합하여 기재
장애인의료비	n(12)	108	• 의료급여의 경우 의료급여 2종 장애인 의료급여비용명세서의 장애인의료비를 합하여 기재 • 건강보험의 경우 차상위 장애인 만성질환 · 18 세미만 본인부담 경감대상자 요양급여비용 명세서의 장애인의료비를 합하여 기재
요양급여비용총액 2, 진료비총액	n(12)	120	• 요양급여비용총액 2: 요양급여비용 명세서의 요양급여비용 총액 2를 합하여 기재 • 진료비총액: 보훈국비환자의 경우 요양급여비용 명세서의 진료비총액을 합하여 기재
보훈청구액	n(12)	132	다음의 보훈국비환자 또는 보훈감면환자일 경우에 한하여 요양급여비용 명세서의 보훈청구액을 합하여 기재 • 보훈위탁진료 요양기관(동일한 기관에서 발행한 처방전에 따라 조제하는 약국)의 보훈국비환자 진료분(처방조제 분)인 경우 • 보훈병원의 국비일반(상이처, 무자격자), 국비보험(급여) 2차 명세서인 경우 • 보훈병원(동일한 기관에서 발생한 처방전에 따라 조제하는 약국)의 보훈감면환자 진료분(처방조제분)인 경우

(계속)

항목명	MODE	POSITION	항목설명
건강보험(의료급여) 100분의100 본인부담금총액	n(12)	144	요양급여비용 명세서의 건강보험(의료급여) 100분의100본인부담금총액을 합하여 기재
보훈 본인일부부담금	n(12)	156	요양급여비용 명세서의 보훈 본인일부부담금을 합하여 기재
100분의100미만총액	n(12)	168	요양급여비용 명세서의 100분의100미만총액을 합하여 기재
100분의100미만 본인일부부담금	n(12)	180	요양급여비용 명세서의 100분의100미만본인일부부담금을 합하여 기재
100분의100미만 청구액	n(12)	192	요양급여비용 명세서의 100분의100미만청구액을 합하여 기재
100분의100미만 보훈청구액	n(12)	204	요양급여비용 명세서의 100분의100미만보훈청구액을 합하여 기재
차등수가적용구분 진료 (조제)일수	n(4.2)	216	• 1개월 또는 1주일동안 의사 (약사)별 실제 진료 (조제)한 일수[차등수가 미적용 진료(조제)일 제외]의 합을 기재하되, 소수점 첫째자리에서 절사하여 기재 ※단, 주 3일 이상이면서 20시간 이상 근무하는 격일제, 시간제 근무자는 1개월(주단위청구의 경우 1주일) 동안 재직한 일수의 1/2로 산정(소수점 이하 4사5입)하되, 최대 월 15일(주단위청구의 경우 주 3일)을 초과할 수 없음 • 이 경우 별표 8 특정내역 구분코드의 해당 특정내역(MT008) 기재형식에 따라 첫 번째 명세서에 의사(약사)별 진료(조제)일수를 기재
의사 (약사)수	n(2.2)	222	(사용유보)
차등지수	n(1.7)	226	상대가치점수표 제1부 일반원칙 Ⅲ. 차등수가. 다항에 따라 월단위 또는 주단위로 산정된 차등지수를 소수점 여덟째 자리에서 4사5입하여 기재하며, 1일 평균 진찰횟수(약사의 경우는 조제횟수)는 총 진찰(조제)횟수[차등수가 미적용 진찰료(조제료 등) 제외]에서 의사, 치과의사, 한의사, 약사가 진료(조제)한 총 일수로 나누어 계산하되, 소수점 첫째자리에서 절사하여 산정
차등수가청구액	n(12)	234	차등수가청구액은 각각의 명세서별로 진찰료[약국은 조제료, 약국관리료, 조제기본료, 복약지도료(이하 "조제료 등"이라 한다)]를 차등 산정한 청구액을 합하여 기재. 단, 차등수가 미적용 진찰료(조제료 등) 제외 • 의원(치과의원, 한의원, 보건의료원) 차등수가청구액=[청구액 -{진찰료(차등수가 미적용 진찰료 제외) × (1-차등지수)}] • 약국 차등수가청구액=[청구액-{조제료 등(차등수가 미적용 조제료 등 제외) × (1-차등지수)}]
청구일자	an(8)	246	청구일자를 아래 유형(8 자리)으로 기재 • 청구일자: CCYYMMDD
청구인	an(20)	254	요양기관 대표자(개설자)의 성명을 한글로 기재
작성자성명	an(20)	274	요양급여비용청구명세서 작성자 또는 2인 이상이 공동으로 작성한 경우 작성책임자의 성명을 한글로 기재. 다만, 대행청구단체로 하여금 심사청구하게 하는 경우에는 대행 청구단체의 작성자 또는 2인 이상이 공동으로 작성한 경우 작성 책임자의 성명을 기재

(계속)

항목명	MODE	POSITION	항목설명
작성자생년월일	an(13)	294	요양급여비용청구명세서 작성자 또는 2인 이상이 공동으로 작성한 경우 작성책임자의 생년월일을 기재 다만, 대행청구단체로 하여금 심사청구하게 하는 경우에는 대행 청구단체의 작성자 또는 2인 이상이 공동으로 작성한 경우 작성 책임자의 생년월일을 기재
검사승인번호	an(35)	307	심사평가원에서 검사 인증한 프로그램의 승인번호를 기재
대행청구단체 기호	an(5)	342	의약단체에서 심사청구를 대행하는 경우 대행청구단체의 기호 (5 자리)를 기재 . 이 경우 기호는 제 15 조제 2항에 따라 대행청구통지를 받은 심사 평가원장이 부여한 기호를 말한다.
참조란	an(1750)	347	추가기술사항을 기재

2. 요양급여비용(의료급여비용) 명세서

▌의 · 치과

1) 명세서 일반내역

항목명	MODE	POSITION	항목설명
청구번호	an(10)	1	(요양급여비용 심사청구서의 항목설명 참조)
명세서일련번호	an(5)	11	요양급여비용 명세서의 일련번호로 아래 예시와 같이 5자리 숫자로 순차적으로 기재하되 반드시 00001 부터 연이어 기재 단, 100,000번째부터는 A0000부터 연이어 기재 • 유형 1. 50 번째 명세서인 경우 다음과 같이 기재 -00050 2. 100,500 번째 명세서인 경우 다음과 같이 기재 -A0500
내역구분	an(1)	16	• A: 일반내역
서식번호	an(4)	17	• 서식번호 H020: 건강보험 의과 입원 요양급여비용 명세서 H120: 건강보험 의과 입원 요양급여비용 명세서(요양병원 장기 환자) H021: 건강보험 의과 외래 요양급여비용 명세서 H022: 건강보험 치과 입원 요양급여비용 명세서 H023: 건강보험 치과 외래 요양급여비용 명세서 H030: 의료급여 의과 입원 명세서 H130: 의료급여 의과 입원 명세서(요양병원 장기 환자) H031: 의료급여 의과 외래 명세서 H032: 의료급여 치과 입원 명세서 H033: 의료급여 치과 외래 명세서
요양기관 (의료급여 기관)기호	an(8)	21	(요양급여비용 심사청구서와 동일)
보장기관기호	an(11)	29	의료급여를 받는 수급권자의 관할 시 · 군 · 구 기호를 기재
의료급여종별 구분	an(1)	40	의료급여종별 구분 기재 • 의료급여종별 구분 1: 1종 2: 2종 4: 행려

(계속)

항목명	MODE	POSITION	항목설명
			6: 2종 장애인의 2차의료급여 8: 2종 장애인의 1차의료급여 N: 노숙인 1종
공상 등 구분	an(1)	41	• 공상 등 구분 0: 무 1: 공상 4: 보훈위탁진료 요양기관의 보훈국비환자(건강보험 또는 의료급여 수급권자) 7: 보훈위탁진료 요양기관의 보훈국비환자(상이처, 무자격자) 8: 군인가족, 예비역장군 및 대령, 창군 및 6·25 참전요원의 군 요양기관 이용 시 9: 군인, 군무원의 군 요양기관 이용 시 B: 보훈병원의 국비일반(상이처, 무자격자) 또는 국비보험(급여) 1 차 C: 차상위 희귀질환 또는 중증질환 본인부담경감대상자 D: 보훈병원의 국비보험(급여) 2차 E: 차상위 만성질환·18세미만 본인부담경감대상자 F: 차상위 장애인 만성질환·18세미만 본인부담경감대상자 G: 긴급복지 의료지원대상자 H: 희귀난치성질환 지원대상자
정액·정률구분	an(1)	42	• 읍·면소재 병원 및 종합병원의 건강보험 외래요양급여비용 명세서를 월단위로 통합하여 작성하는 경우 정액, 정률 여부를 기재(2007.7.31 일까지의 진료분만 해당) 0: 정액 9: 정률 • 요양병원 장기환자 입원요양급여비용 명세서의 경우 정액 수가 적용과 행위별수가 적용(특정기간) 여부를 기재 1: 정액수가 적용 2: 행위별수가 적용(특정기간)
청구구분			보완청구, 추가청구(진료내역 일부 누락분 추가청구), 입원요양 급여비용 분리청구 시 구분코드를 기재
코드	an(1)	43	1: 보완청구 2: 추가청구 3: 분리청구
접수번호	an(7)	44	보완청구, 추가청구, 입원요양급여비용 분리청구의 경우 당초 청구한 명세서의 접수번호를 기재. 단, 보훈병원 국비보험(급여) 2차명세서의 경우 1차명세서 접수번호를 기재
명세서일련번호	an(5)	51	보완청구, 추가청구, 입원요양급여비용 분리청구의 경우 당초 청구한 명세서의 일련번호를 기재. 단, 보훈병원 국비보험(급여) 2차명세서의 경우 1차명세서 일련번호를 기재
사유코드	an(2)	56	보완청구의 경우 당초 청구한 명세서의 심사불능 사유를 기재
최초입원개시일	an(8)	58	입원 요양급여비용 분리청구의 경우 최초입원개시일을 기재 • 유형: CCYYMMDD
가입자(세대주) 성명	an(20)	66	건강보험의 경우 가입자성명, 의료급여는 세대주성명을 한글로 기재하되, 반드시 성과 이름을 붙여서 기재
증번호(보장시설 및 노숙인시설기호)	an(20)	86	건강보험은 증번호를 기재하고, 보장시설에 입소해 있는 의료 급여환자 또는 노숙인 의료급여환자가 진료를 받은 경우 보장 기관(시·군·구)에서 부여한 보장시설기호 또는 노숙인시설 기호를 기재
수진자 성명	an(20)	106	수진자의 성명을 한글로 기재하되 반드시 성과 이름을 붙여서 기재
수진자 주민등록번호	an(13)	126	수진자의 주민등록번호를 기재하되 생년월일 다음의 "–" 는 기재 생략

(계속)

항목명	MODE	POSITION	항목설명
요양급여일수	n(3)	139	해당 요양급여비용 명세서에서 요양급여를 받은 실 일수를 기재하되, 입원 또는 내원일수에 원내투약일수를 산입하여 기재. 이때 내원 또는 입원일수와 투약일수가 중복될 때에 는 1일로 계산함
입원일수, 총내원일수	n(3)	142	입원 또는 내원하여 진료를 받은 실 일수를 기재
공란	an(31)	145	
입원경로	an(2)	176	병원급 이상 입원 환자의 경우 요양기관 도착경로와 입원 경로를 조합하여 기재 • 도착경로 1: 타요양기관경유 2: 응급구조대후송 3: 기타 • 입원경로 1: 응급실 2: 외래
진료결과	an(1)	178	요양급여비용 명세서상 최종 진료일의 환자상태를 구분하여 기재 • 진료결과 1: 계속 2: 이송 3: 회송 4: 사망 9: 퇴원 또는 외래 치료종결
요양급여비용총액 1	n(10)	179	기본진료료, 약제등 요양기관 종별 가산율이 적용되지 않는 요양급여비용, 요양기관 종별 가산율이 적용되는 진료행위료와 가산금액을 모두 합하여 총 금액에서 10원미만 절사한 금액을 기재하되, 100분의100미만총액, 100분의100본인부담및비급여를 제외한 총금액을기재 단, 보훈병원의 국비일반(상이처, 무자격자) 또는 국비보험(급여) 2차 명세서의 경우 보훈병원의료수가를 적용한 총금액 및 가산 금액을 모두 합하여 기재(※국비가산 적용 이전 금액임)
본인일부부담금	n(10)	189	•「국민건강보험법 시행령」 별표 2 및 같은 법 시행규칙 별표 3에 따른 본인일부부담금(같은 법 시행령 별표 2 제4호 및 제6호에 따른 금액을 제외)을 기재 • 본인일부부담금은 100원미만 절사한 금액으로 기재하되, 입원진료의 경우에는 10원미만 절사한 금액으로 기재(단, 상급종합병원, 종합병원, 병원, 치과병원 및 요양병원의 2009.6.30. 이전 진료분까지는 10원미만 절사한 금액으로 기재) • 본인부담정액제에 해당하는 경우는 정액본인일부부담금을 기재 •「국민건강보험법 시행령」 제19조에 따른 본인부담상한액 초과금이 발생한 경우는 실제 본인이 부담하는 금액과 본인부담상한액초과금을 합하여 기재 • 희귀난치성질환 지원대상자가 본인부담상한액초과금이 발생한 경우는 '희귀난치성질환자 의료비 지원사업'에서 지원하는 지원금과 본인부담상한액초과금을 합하여 기재 • 차상위 장애인 만성질환 · 18세미만 본인부담경감대상자의 경우는「국민건강보험법 시행령」 별표 2에 따른 본인부담액 중 '장애인복지사업'에서 지원하는 장애인의료비를 제외한 금액을 기재 • 긴급복지 의료지원대상자가 본인부담상한액초과금이 발생한 경우는 실제 본인이 부담하는 금액, '긴급지원사업'에서 지원하는 지원금 및 본인부담상한액초과금을 합하여 기재(건강보험 100분의100본인부담금 제외)

(계속)

항목명	MODE	POSITION	항목설명
			• 잠복결핵감염 검진비지원대상은 '잠복결핵감염검진비지원사업'에서 지원하는 지원금을 기재하고 본인부담상한액초과금이 발생한 경우는 '잠복결핵감염 검진비지원사업'에서 지원하는 지원금, 본인부담상한액초과금을 합하여 기재(건강보험 100분의100 본인부담금 제외) • 잠복결핵감염치료비지원대상은 '잠복결핵감염치료비지원사업'에서 지원하는 지원금을 기재하고 본인부담상한액초과금이 발생한 경우는 '잠복결핵감염 치료비지원사업'에서 지원하는 지원금, 본인부담상한액 초과금을 합하여 기재(건강보험 100분의100 본인부담금 제외) • 보훈국비환자 또는 보훈감면환자의 경우에는 '국가보훈 대상자 의료지원에 관한 규칙'에 따른 본인일부부담금을 기재하고, 보훈병원 국비보험(급여) 2차명세서의 경우 1차명세서 심결 본인일부부담금을 기재
본인부담상한액 초과금	n(10)	199	「국민건강보험법 시행령」 제19조 제6항에 따라 입원기간 내에 본인일부부담금의 총액(법 제44조 제2항 및 영 제19조 제3항에 따른 금액)이 연간 500만원(2015년부터는 같은 법 시행령 별표 3 제2호 가목에 따라 산정한 본인부담상한액의 최고금액)을 넘는 경우에는 그 초과금액(본인부담상한액을 확인할 수 있는 경우에는 그 초과금액)을 기재하며, 입원건의 분리 또는 추가청구 시에는 원청구와 연계하여 초과한 금액을 기재
청구액	n(10)	209	요양급여비용총액 1에서 「국민건강보험법 시행령」 별표 2 및 같은 법 시행규칙 별표 3에 따른 본인일부부담금을 제외한 금액을 기재하며, 차상위 장애인 만성질환 · 18세미만 본인부담경감대상자의 경우는 요양급여비용총액 1에서 본인일부 부담금과 장애인의료비를 제외한 금액을 기재 단, 보훈위탁진료 요양기관의 보훈국비환자 중 상이처, 무자격자의 경우 '0'으로 기재하고, 보훈병원 국비보험(급여) 2차명세서의 경우 1차명세서 심결공단부담금을 기재하며, 보훈병원 보훈 감면환자의 경우 요양급여비용총액 1에서 본인일부부담금과 보훈청구액을 제외한 금액을 기재
지원금	n(10)	219	• 희귀난치성질환 지원대상자의 경우 '희귀난치성질환자 의료비 지원사업'에 따른 해당 지원대상자에게 지원하는 비용(본인부담상한액초과금을 제외한 본인일부부담금)을 기재 • 긴급복지 의료지원대상자의 경우 '긴급지원사업'에 따른 해당 지원대상자에게 지원하는 비용을 기재 • 잠복결핵감염 검진비지원대상은 '잠복결핵감염 검진비 지원사업'에서 지원하는 금액을 10원미만 절사하여 기재하되 본인부담상한액초과금이 발생한 경우는 본인부담상한액초과금을 제외한 금액을 기재 • 잠복결핵감염 치료비지원대상은 '잠복결핵감염 치료비 지원사업'에서 지원하는 금액을 10원미만 절사하여 기재 하되 본인부담상한액초과금이 발생한 경우는 본인부담상 한액초과금을 제외한 금액을 기재
장애인의료비	n(10)	229	• 의료급여의 경우 의료급여 2종 장애인 1차 진료 및 2차 진료의 경우 해당 금액을 기재 • 건강보험의 경우 차상위 장애인 만성질환 · 18세미만 본인 부담경감대상자의 경우 해당 금액을 기재
대불금	n(10)	239	2종 의료급여 수급권자의 입원진료의 경우 대불금 신청시만 기재

(계속)

항목명	MODE	POSITION	항목설명
요양급여비용총액 2, 진료비총액	n(10)	249	• 요양급여비용총액 2: 요양급여비용총액 1과 건강보험(의료 급여) 100분의100본인부담금총액을 합하여 기재하되, 10원미만 절사한 금액을 기재 • 진료비 총액: 다음의 보훈국비환자인 경우에 한하여 기재 - 보훈위탁진료 요양기관의 보훈국비환자 진료분인 경우 비급여와 요양급여비용 [건강보험(의료급여) 100분의100본인부담금총액, 보훈 등 100분의100본인부담 포함]을 모두 합한 총 금액을 기재하되, 10원미만 절사한 금액을 기재 - 보훈병원의 국비일반(상이처, 무자격자) 또는 국비보험(급여) 2차 명세서의 경우 보훈병원 의료수가를 적용한 총 금액을 기재하되, 국비가산금액을 합하여 10원미만 절사한 금액을 기재
보훈청구액	n(10)	259	다음의 보훈국비환자 또는 보훈감면환자인 경우에 한하여 기재 • 보훈위탁진료 요양기관의 보훈국비환자 또는 보훈병원 국비일반 (상이처, 무자격자) 명세서의 경우 진료비총액에서 본인일부 부담금, 청구액, 보훈 본인일부부담금 및 건강보험(의료급여) 100분의100본인부담금총액을 제외한 금액을 기재 • 보훈병원 국비보험(급여) 2차명세서의 경우 진료비총액에서 1차명세서 심결 공단부담금, 본인일부부담금, 건강보험(의료급여) 100분의100본인부담금총액 및 보훈 본인일부부담금을 제외한 금액을 기재 • 보훈병원의 보훈감면환자 진료분인 경우 요양급여비용총액 1에서 본인일부부담금과 청구액을 제외한 금액을 기재
공란	n(10)	269	
공란	n(10)	279	
건강보험(의료급여) 100분의100 본인부담금총액	n(10)	289	건강보험(의료급여) 100분의100본인부담금을 합하여 기재하되, 10원미만 절사한 금액을 기재 다만, 보훈병원 국비보험(급여) 1차명세서의 경우 '국가보훈 대상자 의료지원에 관한 규칙'에 따른 금액을 기재하고 2차명세서의 경우 1차명세서 심결 건강보험(의료급여) 100분의100본인부담금총액을 기재
보훈 본인일부부담금	n(10)	299	다음의 보훈국비환자인 경우에 한하여 기재 • 보훈위탁진료 요양기관의 보훈 국비환자 또는 보훈 병원 국비일반(무자격자) 명세서의 경우 '국가보훈대상자 의료 지원에 관한 규칙'에 따른 보훈 등 100분의100본인부담액과 비급여를 합한 금액의 해당 본인일부부담금을 기재 • 보훈 본인일부부담금은 100원미만 절사한 금액으로 기재하되, 입원진료의 경우에는 10원미만 절사한 금액으로 기재 단, 보훈병원의 국비보험(급여) 2차의 명세서의 경우 비급여항을 합한 금액의 해당 본인일부부담금을 기재
100분의100미만 총액	n(10)	309	A항과 B항의 치료재료, 약제 등 요양기관 종별가산율이 적용되지 않은 요양급여비용, 요양기관 종별 가산율이 적용되는 진료행위와 가산금액을 합하여 총 금액에서 10 원미만 절사한 금액을 기재 단, 보훈병원의 국비일반(상이처, 무자격자) 또는 국비보험 2차명 세서의 경우 보훈병원 의료수가를 적용한 총 금액 및 가산금액을 모두 합하여 기재(※국비가산적용 이전 금액임)

(계속)

항목명	MODE	POSITION	항목설명
100분의100미만 본인일부부담금	n(10)	319	• '요양급여비용의 100분의100미만의 범위에서 본인부담률을 달리 적용하는 항목 및 부담률의 결정 등에 관한 기준' 제3조에 따른 본인일부부담금을 기재하되 10원미만 절사한 금액을 기재 • 보훈 국비환자의 경우에는 '국가보훈대상자 의료지원에 관한 규칙'에 따른 100분의100미만본인일부부담금을 기재하고 보훈병원 국비보험 2차명세서의 경우 1차명세서 심결 100분의100미만 본인일부부담금을 기재
100분의100미만 청구액	n(10)	329	100분의100미만 총액에서 '요양급여비용의 100분의100미만의 범위에서 본인부담률을 달리 적용하는 항목 및 부담률의 결정 등에 관한 기준' 제3조에 따른 본인일부부담금을 제외한 금액을 기재 단, 보훈위탁진료 요양기관의 보훈국비환자 중 상이처, 무자격자인 경우 '0'으로 기재하며, 보훈병원 국비보험 2차명세서의 경우 1차명세서 심결공단부담금을 기재
100분의100미만 보훈청구액	n(10)	339	다음의 보훈국비환자인 경우에 한하여 기재 • 보훈위탁진료 요양기관의 보훈국비환자 또는 보훈병원 국비 일반(상이처, 무자격자) 명세서의 경우 100분의100미만총액에서 100분의100미만본인일부부담금 및 100분의100미만청구액을 제외한 금액을 기재 • 보훈병원 국비보험 2차명세서의 경우 100분의100미만 총액에서 1차명세서 심결 100분의100미만 본인일부부담금 및 100분의100미만 청구액을 제외한 금액을 기재

2) 명세서 일반내역: 생략

3) 명세서 진료내역

항목명	MODE	POSITION	항목설명
청구번호	an(10)	1	(요양급여비용 심사청구서의 항목설명 참조)
명세서일련번호	an(5)	11	요양급여비용 명세서의 일련번호로 아래 예시와 같이 5자리 숫자로 순차적으로 기재하되 반드시 00001부터 연이어 기재 단, 100,000번째부터는 A0000부터 연이어 기재 • 유형 1. 50번째 명세서인 경우 다음과 같이 기재 - 00050 2. 100,500번째 명세서인 경우 다음과 같이 기재 - A0500
내역구분	an(1)	16	• C: 진료내역
항번호	an(2)	17	"진찰료"항부터 "비급여"항까지 18개 항에 부여된 번호를 기재 01: 진찰료 02: 입원료 03: 투약료 04: 주사료 05: 마취료 06: 이학요법료 07: 정신요법료 08: 처치 및 수술료 09: 검사료 10: 영상진단 및 방사선치료료 L: 요양병원·완화의료 정액 S: 특수장비 T: 특수재료 및 관련 행위료 A: 100분의100미만 본인부담 1

(계속)

항목명	MODE	POSITION	항목설명
항번호	an(2)	17	B: 100분의100미만 본인부담 2 U: 건강보험(의료급여) 100분의100본인부담 V: 보훈 등 100분의100본인부담 W: 비급여 ※V항은 다음의 경우에 한하여 기재 • 보훈위탁진료 요양기관의 보훈국비환자 진료분 • 보훈병원의 국비일반(상이처, 무자격자) 또는 국비보험(급여) 2차 명세서 ※W항은 다음의 경우에 한하여 기재 • 보훈위탁진료 요양기관의 보훈국비환자 진료분 • 보훈병원의 국비일반(무자격자) 또는 국비보험(급여) 2차명세서('국가보훈대상자 의료지원에 관한 규칙' 제5조 제1항 단서의 일부본인부담대상 전상군경등에 해당하는 경우)
목번호	an(2)	19	18개 항의 소분류 단위로 부여된 번호 기재 • 목번호 분류 예시 - 진찰료 01: 초진 02: 재진 03: 응급 및 회송료 등 - 입원료 01: 일반 02: 내과질환자, 정신질환자, 만8세미만의 소아 03: 중환자실 04: 격리병실 10: 기본식대 11: 가산식대 12: (사용유보) 13: (사용유보) 99: 기타입원료 - 투약료 01: 내복약 02: 외용약 03: 처방전 - 주사료 01: 주사 99: 기타 - 마취료 01: 마취 - 이학요법료 01: 이학요법료 - 정신요법료 01: 정신요법료 - 처치 및 수술료 01: 처치 및 수술, (치과)보통처치외 처치항목 02: (치과)절개 외 수술항목 03: 캐스트 99: 치과기타 - 검사 01: 자체검사 02: 위탁검사 - 영상진단 및 방사선치료료 01: 진단 02: 치료 - 요양병원 · 완화의료 정액 01: 요양병원 정액수가 02: 완화의료 정액수가 81: 진찰료 82: 입원료 83: 투약료 84: 주사료 85: 마취료 86: 이학요법료 87: 정신요법료 88: 처치 및 수술료 89: 검사료 90: 영상진단 및 방사선치료료

(계속)

항목명	MODE	POSITION	항목설명
			91: 특수장비 92: 100분의100본인부담 93: 비급여 94: 기타 – 특수장비 01: CT 진단 02: MRI 진단 03: PET 진단 04: (사용유보) 05: (사용유보) – 특수재료 및 관련 행위료 01: 치료재료 02: 진료행위 – 100분의100미만 본인부담 1 01: 의약품 02: 치료재료 03: 진료행위 – 100분의100미만 본인부담 2 01: 의약품 02: 치료재료 03: 진료행위 – 건강보험(의료급여) 100분의100본인부담 01: 의약품 02: 치료재료 03: 진료행위 – 보훈 등 100분의100본인부담 01: 의약품 02: 치료재료 03: 진료행위 – 비급여 01: 의약품 02: 치료재료 03: 진료행위
줄번호	n(4)	21	진료코드에 일련번호를 4자리 숫자로 부여하되 항, 목 순으로 연이어 부여 기재 • 유형(101번째 줄번호인 경우 다음과 같이 기재) – 0101
코드구분	an(1)	25	코드를 구분하는 구분자로서, 코드를 기재할 경우는 반드시 해당 구분자를 기재 • 코드구분 1: 수가(상대가치점수표에 수록된 코드) 2: 준용수가 3: 보험등재약("약제 급여 목록 및 급여 상한금액표"에 수록된 코드) 4: 원료약, 요양기관 자체 조제(제제)약 8: 치료재료
코드	an(9)	26	진료수가, 보험등재약, 원료약, 조제 제제약, 치료재료를 기재하며, 코드에 대한 세부내역은 "진료코드" 참조
단가	n(8.2)	35	• 상대가치점수표상의 점수에 점수당 단가를 곱하여 10원미만은 4사5입한 금액을 기재 • 약가, 치료재료, 원료약 등의 경우는 '약제 및 치료재료의 비용에 대한 결정기준'에 따른 단가를 원 미만은 4사5입하여 기재하되, 단가가 1원 미만인 경우 1원으로 기재 • '요양급여비용의 100분의100미만의 범위에서 본인부담 률을 달리 적용하는 항목 및 부담률의 결정 등에 관한 기준'에 따른 단가를 기재
1일 투여량, 투여(실시)횟수	n(5.2)	45	1일 실시횟수(소수 셋째자리에서 4사5입하여 소수 둘째자리까지 기재)를 기재(의약품의 경우는 1일 투여횟수를 기재) 단, 위탁검사의 경우 위탁검사관리료를 반영하여 1.1을 기재하며, 위탁진료, 개방병원진료 및 시설 등의 공동이용 진료 시에는 실시(수탁)한 기관의 종별 가산율을 적용하여 기재
총투여일수, 실시횟수	n(3)	52	총 투여일수 또는 실시횟수를 기재 단, 수탁기관에 위탁한 진료(검사)료 산정 시에는 총 실시횟수(1일 진료(검사)실시횟수×총 실시일수)를 기재

(계속)

항목명	MODE	POSITION	항목설명
1회 투약량	n(5.4)	55	1회 투약량(소수 다섯째자리에서 4사5입하여 소수 넷째자리까지 기재)을 기재(의약품인 경우만 해당)
금액	n(10)	64	단가×1회 투약량×1일 투여량(투여(실시)횟수)×총 투여일수(실시횟수)를 계산한 후 원미만은 4사5입하여 기재
공란	n(10)	74	
공란	n(10)	84	
변경일	an(8)	94	다음의(당월요양개시일 이후에 신설되거나 단가가 변경된) 경우, 변경(또는 신설)된 단가의 최초 투여(실시)일자를 기재 • 당월요양개시일 이후에 단가가 변경된 경우 －수가 등의 고시가가 변경 고시된 경우 －실구입가 인정품목(치료재료, 조제・제제약 등)을 요양 개시일 이후에 구입(조제)하여 사용한 경우 －보건복지부에서 실구입가 인정품목 중 가격을 기준단가 범위 내 실구입가로 인정하도록 별도 고시한 품목의 기준단가 기준이 변경된 경우 • 당월요양개시일 이후에 코드가 신설된 경우 －수가 항목이 신설되거나 의약품이 신규 등재된 경우, 보험등재의약품을 최초 구입 사용한 경우 등 • 유형: CCYYMMDD
면허종류	an(1)	102	실제 환자를 진료한 의사 및 실시한 간호사 등의 아래 면허종류(단, 사회복지사는 자격종류)를 기재 • 면허종류: 1: 의사 2: 치과의사 6: 간호사 7: 사회복지사
면허번호	an(100)	103	실제 환자를 진료한 의사 및 실시한 간호사 등의 면허번호(단, 사회복지사는 자격번호)를 기재 • 유형(2 개 이상의 면허번호는 다음과 같이 기재) 12345 / 67890 / 54321……
치식구분			치과의 경우 검사, 마취, 처치 및 수술의 해당 치식번호를 (치식구분기재요령)과 같이 기재
우상	an(8)	203	우측 윗부분의 치아
좌상	an(8)	211	좌측 윗부분의 치아
우하	an(8)	219	우측 아랫부분의 치아
좌하	an(8)	227	좌측 아랫부분의 치아

4) 명세서 처방내역

항목명	MODE	POSITION	항목설명
청구번호	an(10)	1	(요양급여비용 심사청구서의 항목설명 참조)
명세서일련번호	an(5)	11	요양급여비용 명세서의 일련번호로 아래 예시와 같이 5자리 숫자로 순차적으로 기재하되 반드시 00001부터 연이어 기재 단, 100,000번째부터는 A0000부터 연이어 기재 • 유형 1. 50번째 명세서인 경우 다음과 같이 기재 －00050

(계속)

항목명	MODE	POSITION	항목설명
			2. 100,500번째 명세서인 경우 다음과 같이 기재 -A0500
내역구분	an(1)	16	• D: 처방내역
처방내역 처방전발급번호	an(13)	17	처방전을 발급한 경우에 기재 요양기관에서 부여하는 번호로서 처방전 발급일과 처방전 발급순서에 따른 일련번호를 연이어 기재 • 유형: CCYYMMDD+(일련번호) CCYYMMDD: 처방전발급 년·월·일(8자리) 일련번호: 처방전발급 년·월·일에 발생한 처방전의 일련번호(5자리)
처방일수	n(3)	30	해당 처방전에 따라 조제투약하도록 처방한 일수를 기재
반복조제횟수	n(2)	33	(사용유보)
줄번호	n(4)	35	처방전발급번호별로 처방약품의 일련번호를 4자리 숫자로 연이어 부여 기재 • 유형(3번째 줄번호인 경우 다음과 같이 기재) -0003
코드구분	an(1)	39	처방약품의 코드를 구분하는 구분자로서, 코드를 기재할 경우는 반드시 해당 구분자를 기재 • 코드구분 3: 보험등재약 4: 원료약 5: 보험등재약의 일반명
코드	an(9)	40	처방약품의 보험등재약 또는 일반명 코드, 원료약 코드를 기재하며 코드에 대한 세부내역은 "진료코드" 참조
1회투약량	n(5.4)	49	1회 투약량(소수 다섯째자리에서 4사5입하여 소수 넷째자리까지 기재)을 기재
1일투여횟수	n(2)	58	1일 투여횟수를 기재
총투약일수	n(3)	60	총 투약일수를 기재

5) 명세서 특정내역기재란

항목명	MODE	POSITION	항목설명
청구번호	an(10)	1	(요양급여비용 심사청구서의 항목설명 참조)
명세서일련번호	an(5)	11	요양급여비용 명세서의 일련번호로 아래 예시와 같이 5자리 숫자로 순차적으로 기재하되 반드시 00001부터 연이어 기재 단, 100,000번째부터는 A0000부터 연이어 기재 • 유형 1. 50번째 명세서인 경우 다음과 같이 기재 -00050 2. 100,500번째 명세서인 경우 다음과 같이 기재 -A0500
내역구분	an(1)	16	• E: 특정내역기재란
특정내역기재란 발생단위구분	an(1)	17	원내투약일수, 특정기호, 100/100 내역 등을 기재 특정내역 발생 단위별로 해당 구분자를 기재 1: 명세서단위 2: 줄번호단위 3: 처방내역 줄번호단위 4: 처방내역단위
처방전발급번호	n(13)	18	처방내역 줄번호단위 또는 처방내역단위로 특정내역을 기재할 경우 해당 처방전발급번호를 기재

(계속)

항목명	MODE	POSITION	항목설명
줄번호	n(4)	31	진료내역 또는 처방내역의 줄번호단위로 특정내역을 기재할 경우에 해당 줄번호를 4자리 숫자로 기재(단, 명세서단위의 특정내역인 경우에는 기재하지 않음)
특정내역구분 특정내역	an(5) an(700)	35 40	해당 내역의 구분코드를 특정내역구분란에 기재하고 그에 해당되는 기술사항을 특정내역란에 기재하되, 세부구분코드는 별표 8 "특정내역구분코드 "를 참조

3. 치료재료 및 약제 구입내역통보서

1) 치료재료 및 약제 구입내역 통보서 1

항목명	MODE	POSITION	항목설명
신청번호	an(12)	1	치료재료 및 원료약 구입내역을 심사평가원에 통보 시 요양기관에서 부여하는 번호로서 통보 년・월・일과 통보일에 발생한 구입내역통보서의 개수를 일련번호로 기재 • 유형: CCYYMMDD+일련번호 CCYYMMDD: 통보 년・월・일(8자리) 일련번호: 통보서의 일련번호(4자리)
서식번호	an(4)	13	• 서식번호 H060.치료재료 및 약제 구입내역통보서
요양기관기호	an(8)	17	요양기관기호를 기재
담당자	an(20)	25	요양기관의 치료재료 및 약제 구입내역통보서 담당자의 성명을 한글로 기재
총건수	n(4)	45	치료재료, 원료약 통보품목의 총 건수(줄번호수)를 기재
참조란	an(1750)	49	추가 기술사항 기재

2) 치료재료 및 약제 구입내역 통보서 2

항목명	MODE	POSITION	항목설명
신청번호	an(12)	1	치료재료 및 원료약 구입내역을 심사평가원에 통보 시 요양기관에서 부여하는 번호로서 통보 년・월・일과 통보일에 발생한 구입내역통보서의 개수를 일련번호로 기재 • 유형: CCYYMMDD+일련번호 CCYYMMDD: 통보 년・월・일(8자리) 일련번호: 통보서의 일련번호(4자리)
통보서구분	an(1)	13	통보하는 품목의 구분 기재 • 통보서 구분 A: 치료재료 B: 원료약
줄번호	n(3)	14	통보품목별 일련번호를 3자리 숫자로 기재하되 001부터 연이어 기재
코드	an(8)	17	치료재료, 원료약 등 통보품목에 대한 코드 기재
품명 / 제조회사명 / 수입업소명	an(140)	25	치료재료, 원료약 등의 품명과 제조회사 또는 수입업소명을 함께 기재

(계속)

항목명	MODE	POSITION	항목설명
규격	an(140)	165	치료재료, 원료약의 규격을 숫자로 기재
단위	an(70)	305	원료약의 단위를 문자로 기재
구입기관 사업장등록번호	an(17)	375	치료재료, 원료약 구입처의 사업장등록번호를 기재
구입기관 상호명	an(35)	392	치료재료, 원료약 구입처의 상호명을 기재
선납품 / 2년 경과 계속 사용구분	an(1)	427	응급 또는 기타사유로 세금계산서 없이 거래명세서로 물품 구입 시는 선납품에 대한 코드를 기재하며, 치료재료를 구입일로 부터 추가 구입 없이 2년경과 계속 사용 시는 2년경과 계속 사용을 구분 기재하여 만료 1개월 전에 통보 • 선납품 / 2년경과 계속 사용구분 B: 선납품 2: 2년경과 계속 사용
구입일자	an(8)	428	치료재료, 원료약의 구입 년 · 월 · 일을 아래 유형으로 기재 • 유형: CCYYMMDD
구입량	n(7)	436	치료재료, 원료약의 구입량을 기재. 이 경우 SET(PACKAGE, BOX) 품목은 반드시 개별 단가 산출이 가능하도록 SET 내의 수량 기재
구입가	n(10)	443	치료재료, 원료약의 구입총량에 대한 구입가 기재(부가가치세 포함)
개당 단가	n(10)	453	치료재료, 원료약의 규격, 단위당 개별단가(구입가 / 구입량) 기재

3) 치료재료 및 약제 구입내역 통보서 3

항목명	MODE	POSITION	항목설명
신청번호	an(12)	1	치료재료 및 원료약 구입내역을 심사평가원에 통보 시 요양기관에서 부여하는 번호로서 통보 년 · 월 · 일과 통보일에 발생한 구입내역통보서의 개수를 일련번호로 기재 • 유형: CCYYMMDD+일련번호 CCYYMMDD: 통보 년 · 월 · 일(8자리) 일련번호: 통보서의 일련번호(4자리)
통보서구분	an(1)	13	통보하는 품목의 구분 기재 • 통보서 구분 A: 치료재료 B: 원료약
줄번호	n(3)	14	통보품목별 일련번호를 3자리 숫자로 기재하되 001부터 연이어 기재
수진자 주민등록번호	an(13)	17	(미사용)
수진자성명	an(20)	30	(미사용)
사용일자	an(8)	50	(미사용)

(붙임 4)

치식 구분 기재요령(제1편 제23조 제2항 관련)

1. 정보통신망청구

치식번호를 우상, 좌상, 우하, 좌하순으로 일렬로 위치한 뒤 상병과 관련된 치식번호 위치에 영구치의 경우는 "＊"를, 유치의 경우는 "#"를 기재하며 관련이 없는 치식번호에는 "0"으로 채운다.

• 영구치와 유치의 치식번호 위치

	우상	좌상	우하	좌하
영구치:	8 7 6 5 4 3 2 1	1 2 3 4 5 6 7 8	8 7 6 5 4 3 2 1	1 2 3 4 5 6 7 8
유 치:	E D C B A	A B C D E	E D C B A	A B C D E

예시 1) 좌상 4, 5, 6번 치아(영구치)의 치아우식증 진단 시 치식 구분 기재방법

	우상	좌상	우하	좌하
치식번호:	8 7 6 5 4 3 2 1	1 2 3 4 5 6 7 8	8 7 6 5 4 3 2 1	1 2 3 4 5 6 7 8
기재방법:	0 0 0 0 0 0 0 0	0 0 0 ＊ ＊ ＊ 0 0	0 0 0 0 0 0 0 0	0 0 0 0 0 0 0 0

예시 2) 우하 D번, 좌하 A번 치아(유치)의 치아우식증 진단 시 치식 구분 기재방법

	우상	좌상	우하	좌하
치식번호:	E D C B A	A B C D E	E D C B A	A B C D E
기재방법:	0 0 0 0 0 0 0 0	0 0 0 0 0 0 0 0	0 0 0 0 # 0 0 0 0	# 0 0 0 0 0 0 0

2. 전산매체 청구

상병에 관련된 치식번호 및 처치, 수술부위의 치식번호를 아래와 같이 기재한다.

• 치식번호 표시방법

(영구치)

우상	좌상
8 7 6 5 4 3 2 1	1 2 3 4 5 6 7 8
8 7 6 5 4 3 2 1	1 2 3 4 5 6 7 8
우하	좌하

(유치)

우상	좌상
E D C B A	A B C D E
E D C B A	A B C D E
우하	좌하

(예시)

① 우상 유치 C, D, E와 좌상유치 D를 치식란에 기재할 경우

② 우하 영구치 8, 7, 6, 1과 좌하 영구치 2, 3을 치식란에 기재할 경우

구분	치식			
	우상	좌상	우하	좌하
①	E D C	D		
②			8 7 6 1	2 3

3. 서면 청구

(예시)

- 유치인 경우

부위 및 상병명: | D 가역적 치수염(상병분류기호 K0400)

- 영구치인 경우(복합상병시)

부위 및 상병명: | 4 5 6 만성 단순치주염(상병분류기호 K0530)

3 | 근단 및 외측의 치근낭(상병분류기호 K0480)

■ 전산청구(포털, EDI, 전산매체) 신청서([별지 제1-1호 서식])

(별지 제1-1호서식)

전산청구(포털, EDI, 전산매체) 신청서

1. 요양기관현황 및 청구 관련사항

요양기관 명 칭		요양기관 기호	
대 표 자 성 명			
요양기관 주 소	(우편번호 -)	전 화 번 호	
신 청 구 분 * 해당란에 ∨표기	요양급여비용( ), 질병군 요양급여비용( ), 검체검사공급내역( ), 의료급여정액비용( )		
청 구 방 법 * 해당란에 ∨표기	포털( ), [EDI 청구방식 VAN( ), WEB( )], 전산매체( )		
청구희망 청구년월		수·발신 식별자 (KT가 부여) * EDI 청구기관만 기재	

2. 프로그램 관련사항

가. 의원급·보건기관·약국

형 태 * 해당란에 ∨표기	①상용패키지 ( ) ②외주개발 ( ) ③자체개발 ( ) ④심평원제공( ) ※ ④심평원제공은 질병군 요양급여비용 청구기관만 해당됨
공급업체명	
소프트웨어명	

나. 병원급 이상

구 분		의과	치과	한방	질병군	정신건강의학과정액	혈액투석정액
①상용패키지	공급업체명						
	소프트웨어명						
②외주개발	공급업체명						
	소프트웨어명						
③자체개발							
④심평원제공		/	/	/		/	/

요양급여비용 청구방법, 심사청구서·명세서 서식 및 작성요령 제1편 제5조 제2항, 제3항에 따라 정보통신망, 전산매체로 요양급여비용을 청구하기 위해 신청합니다.

년 월 일

신청인 요양기관

대 표 자(원장) (인)

건강보험심사평가원장 귀하

210㎜×297㎜(일반용지60g/㎡(재활용품))

▌대행청구통지서([별지 제3-1호 서식])

(별지 제3-1호서식)

대 행 청 구 통 지 서			
통 지 구 분	□신규 □변경 □해지		
요양기관명칭		요양기관기호	
소 재 지		전화번호	
대 표 자			
대행청구단체명		전화번호	
변동·해지 사항			

「요양급여비용 청구방법, 심사청구서·명세서서식 및 작성요령」 제1편 제15조에 따라 요양급여비용 대행청구와 관련하여 위와 같이 통지합니다.

년 월 일

신청인(요양기관 대표자) (서명 또는 날인)

건강보험심사평가원장 귀하

주 : 해지통지의 경우에는 "변동·해지 사항"란에 대행청구단체와의 계약해지일자를 기재

210mm×297mm(일반용지 60g/㎡(재활용품))

▌요양급여비용심사청구서([별지 제9-1호 서식])

(별지 제9-1호서식)

서식번호	G	I	0	1	(년 월분) **요양급여비용심사청구서**	보험자 종별 구분		※접수번호	

요양기관		①기 호		②명칭		③전화번호		④청구단위 구분	
		⑤소재지				⑥우편번호			
	작성자	⑦성명	(서명 또는 날인)			대행청구 단체	⑨기호		
		⑧생년월일					⑩명칭		

구 분			⑪건수	⑫요양급여 비용총액 1	⑬본인 일부 부담금	⑲지원금	⑳장애인 의료비	⑭청구액	⑮차등 수가 청구액	⑯본인부담 상한액 초과금총액	⑰요양급여 비용총액 2, 진료비총액	⑱보훈 청구액	㉑건강보험 100분의100 본인부담금 총액	㉒보훈 본인일부 부담금	㉓100분의 100미만 총액	㉔100분의 100미만 본인일부 부담금	㉕100분의 100미만 청구액	㉖100분의 100미만 보훈 청구액
의과	입원	1																
	외래	2																
치과	입원	3																
	외래	4																
한방	입원	5																
	외래	6																
조산		7																
DRG		10																

상급종합병원 종합병원 치과대학부속치과병원 한방병원 진료분야구분	1	2	3	4	5	6	9
	내과 분야	외과 분야	산·소아청소년과 분야	안·이비인후과 분야	피부·비뇨기과 분야	치과	한방

차등수가 적용기준	차등지수	진료일수
	.	.

☐ 「국민건강보험법 시행규칙」 제19조제1항에 따라 요양급여비용의 심사를 청구합니다.
☐ 「한국보훈복지의료공단법 시행령」 제17조의2에 따라 진료비용의 심사를 청구합니다.

청구일자: 년 월 일

청 구 인: (서명 또는 날인)

☐ 건강보험심사평가원장 귀하
☐ 국민건강보험공단이사장 귀하
☐ 한국보훈복지의료공단이사장 귀하

다중바코드 출력부분

※ 첨 부: 요양급여비용명세서 매
전산매체 ( ) 매
처 방 전 매

주 : 1. ※란은 건강보험심사평가원이 기재합니다.
2. 상급종합병원, 종합병원, 치과대학부속치과병원 및 한방병원 요양급여비용명세서의 진료분야별 분리 청구시 해당 진료분야 구분란에 표시(○)하여야 합니다.
3. 보험자 종별 구분: 건강보험 진료분은 기재하지 않으며, 보훈위탁진료 요양기관의 "보훈 국비환자(상이처, 무자격자)" 입원·외래진료분인 경우에만 "7"을 기재합니다.
4. '진료비총액', '보훈청구액' 및 '보훈 본인일부부담금'은 보훈위탁진료 요양기관의 '보훈국비환자' 또는 '보훈감면환자' 진료분인 경우에 한하여 기재합니다.

(190㎜ x 268㎜ 신문용지 50g/㎡(재활용품))

(별지 제9-2호서식)

서식번호	G	I	0	1	(년 월분) **요양급여비용심사청구서**	보험자 종별 구분		※접수번호	

요양기관	①기 호		②명칭		③ 전화번호		④청구단위구분	
	⑤소재지				⑥ 우편번호			
작성자	⑦성명	(서명 또는 날인)			대행청구 단 체	⑨기호		
	⑧생년월일					⑩명칭		

구 분			⑪건수	⑫요양급여 비용총액 1	⑬본인 일부 부담금	⑱지원금	⑭청구액	⑮차등 수가 청구액	⑯요양급여 비용총액 2, 진료비총액	⑰보훈 청구액	⑲건강보험 100분의100본인 부담금총액	⑳보훈 본인일부 부담금	㉑100분의 100미만 총액	㉒100분의 100미만 본인일부 부담금	㉓100분의 100미만 청구액	㉔100분의 100미만 보훈청구액
약국	처방 조제	8														
	직접 조제	9														

차등수가 적용기준	차등지수								조제일수					
		.											.	

□「국민건강보험법 시행규칙」 제19조제1항에 따라 요양급여비용의 심사를 청구합니다.
□「한국보훈복지의료공단법 시행령」 제17조의2에 따라 진료비용의 심사를 청구합니다.

청구일자: 년 월 일

청 구 인: (서명 또는 날인)

□ 건강보험심사평가원장 귀하
□ 국민건강보험공단이사장 귀하
□ 한국보훈복지의료공단이사장 귀하

다중바코드 출력부분

※ 첨 부: 요양급여(의료급여)비용명세서 매
처 방 전 매

주 : 1. ※ 란은 접수기관에서 기재합니다.

2. 보험자 종별 구분: 건강보험 조제분은 기재하지 않으며, 보훈위탁진료 요양기관에서 발행한 처방전에 따른 "보훈 국비환자(상이처, 무자격자)"의 처방 조제분인 경우에만 "7"을 기재합니다.

3. '진료비총액', '보훈청구액' 및 '보훈 본인일부부담금''은 보훈위탁진료 요양기관에서 발행한 처방전에 따른 '보훈 국비환자' 또는 '보훈감면환자' 처방 조제분인 경우에 한하여 기재합니다.

(190㎜ x 268㎜ 신문용지 50g/㎡(재활용품))

(별지 제9-3호서식)

서식번호	G	I	0	1	(년 월분) **요양병원 요양급여비용심사청구서**	보험자 종별 구분		※접수번호	

요양기관							
	①기 호		②명칭		③전화번호		④청구단위구분
	⑤소재지				⑥우편번호		
	작성자	⑦성명	(서명 또는 날인)		대행청구 단 체	⑨기호	
		⑧생년월일				⑩명칭	

구 분				⑪건수	⑫요양급여 비용총액 1	⑬본인 일부 부담금	⑲지원금	⑳장애인 의료비	⑭청구액	⑯본인부담 상한액 초과금총액	⑰요양급여 비용총액 2, 진료비총액	⑱보훈 청구액	㉑건강보험 100분의100 본인부담금 총액	㉒보훈 본인일부 부담금	㉓100분의 100미만 총액	㉔100분의 100미만 본인일부 부담금	㉕100분의 100미만 청구액	㉖100분의 100미만 보훈 청구액
의과	입원	장기환자	11															
		제외환자	1															
	외래		2															
치과	입원		3															
	외래		4															
한방	입원		5															
	외래		6															

□「국민건강보험법 시행규칙」 제19조제1항에 따라 요양급여비용의 심사를 청구합니다.
□「한국보훈복지의료공단법 시행령」 제17조의2에 따라 진료비용의 심사를 청구합니다.

첨 부: 요양급여비용명세서 매
전산매체 ( ) 매
처 방 전 매

청구일자: 년 월 일

청 구 인: (서명 또는 날인)

□ 건강보험심사평가원장 귀하
□ 국민건강보험공단이사장 귀하
□ 한국보훈복지의료공단이사장 귀하

다중바코드 출력부분

주 : 1. ※란은 건강보험심사평가원이 기재합니다.
2. 보험자 종별 구분: 건강보험 진료분은 기재하지 않으며, 보훈위탁진료 요양기관의 "보훈 국비환자(상이처, 무자격자)" 입원·외래진료분인 경우에만 "7"을 기재합니다.
3. '진료비총액', '보훈청구액' 및 '보훈 본인일부부담금'은 보훈위탁진료 요양기관의 '보훈국비환자' 또는 '보훈감면환자' 진료분인 경우에 한하여 기재합니다.

(190㎜ x 268㎜ 신문용지 50g/㎡(재활용품))

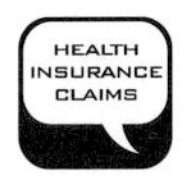

제5절 요양급여비용명세서 작성 실습

1. 요양급여비용명세서 작성방법

① 사업장기호: 건강보험증에 표기된 사업장기호를 기재한다.

② 가입자 성명: 건강보험증에 표기된 가입자 성명을 기재하되, 지역공단의 경우 세대주가 이에 해당되며 세대주가 반드시 가입자 성명이 아닐 수도 있다.

③ 수진자: 진료를 받고자 하는 수진자의 성명을 기재하되, 수급자격 여부(본인 여부, 자격취득일자, 수급절차(진료의뢰서 지참), 검인유효기간(직장공단), 보험료체납(지역공단), 급여제한대상 여부 등을 정확하게 확인하여야 한다.

④ 건강보험증번호: 건강보험증에 기재된 증번호를 기재하며, 공단과 도시지역공단에는 증번호가 없고, 직장공단과 지역공단에는 반드시 증번호가 있다.

⑤ 요양기관 지정번호: '건강보험 요양기관 지정서'에 명시된 번호를 기재한다.

⑥ 요양기관 명칭: '건강보험 요양기관 지정서'에 명시된 명칭을 기재한다.

⑦ 상병명: 임상적으로 최종 확인된 진단명을 주된 상병으로 기재하며 주증상, 의증의 순으로 기재한다. 상병명이 2개 이상일 경우도 모두 기재하여야 하며, 필요에 따라 부위를 기재한다.

⑧ 분류기호: KCDIII (Korean Standard Classfication of Disease), 즉 '한국표준질병·사인분류표'에 따라 6단 분류로 기재한다.

⑨ 수술: 상병명과 관련된 수술을 시행하였을 경우에 '9'를 기재하며, 처치는 제외된다.

⑩ 진료과목: 실제로 진료를 받은 진료과목(병원급 이상) 또는 상병명에 해당되는 진료과목(의원)을 코드로 기재하되 진료과목이 2개 이상일 경우에도 모두 기재한다.

⑪ 상해외인: '한국표준질병·사인분류표' 제20장에 의거 해당되는 분류기호 중 영문 첫 자리(V, W, X 또는 Y)만 기재한다.

⑫ 특정기호: 만성신부전증 환자, 골수질환자, 혈우병 환자에 대하여 관련기호를 4자리로 기재한다.

⑬ 당월요양개시일: 병원에 상병진료를 위하여 그 달에 최초로 내원한 년·월·일을 기재한다.

⑭ 당월요양일수: 내원일과 투약일을 합산한 급여일수를 의미하며, 한 상병으로 그 달에 진료를 받은 실일수와 투약일수가 중복될 때에는 1일로 계산한다.

⑮ 진료결과: 진료최종일 환자 상태를 구분하여 해당 항목에 '0'로 표시한다.

ⓐ 계속(1): 요양급여비용명세서상 최종 진료일 당시 입원중이거나 계속 내원이 예정된 경우

ⓑ 이송(2): 다른 요양기관으로 진료를 의뢰하는 경우

ⓒ 회송(3): 당초에 의뢰한 요양기관이나 거주지 중진료권 내의 1차 의료기관으로 보낸 경우

ⓓ 사망(4): 요양기관 내에서 사망한 경우

ⓔ 기타(5): (1)~(4)에 해당되지 않은 경우

⑯ 총내원일수: 수진자가 내원하여 진료를 받은 실일수를 기재한다.

⑰ 내원일: 초진 또는 재진으로 병원에 실제 내원한 날짜에 각각 '0' 표기를 한다.

ⓐ 진찰료: 초진료와 재진료를 산정하되 평일(18시~익일 09시), 토요일(13시 이후) 또는 공휴일에 초진과 재진을 행한 경우에는 기본진찰료의 30%를 가산하여 기재한다.

ⓑ 입원료: 입원환자의 의학관리, 간호관리 및 병원관리 등에 소요되는 비용이 포함되어 있으며 요양기관 종별에 따라 산정한다. 입원료(가-2)는 입원기간에 따라서 체감제가 적용되는데 입원 16일부터 30일까지는 소정입원료의 90%를, 31일부터는 85%를 산정한다.

ⓒ 투약 및 처방전료: 외래의 경우 의약분업지역의 경우 처방내역만 기재하고, 의약분업 예외지역과 입원의 경우는 투약한 약제내역을 합산하여 약제란(I)에 기재하고 처방·조제·복약지도료는 진료행위란(II), 의약품관리료는 1.진찰료항 의약품관리료 (I)란에 기재한다.

ⓓ 주사료: 주사한 약제내역을 합산하여 약제란(I)에 기재하고 주사수기료는 진료행위란(II)에 기재한다.

ⓔ 마취료: 전신마취(General Anesthesia) 또는 척추마취(Spinal Anesthesia)의 경우 실제 마취시간을 확인하여 마취행위료(바-2-가, 바-2-나)는 (II)란에, 마취 시 소요된 약제 및 재료는 (I)란에 기재한다.

ⓕ 이학요법: 물리치료를 시행한 경우에 소정진료수가를 산정하되, 특히 '재활 및 물리치료 실시기관 인정 등 기준'에 의거 적절한 진료수가를 (II)란에 기재한다.

ⓖ 정신요법료: 정신과전문의가 상근하는 요양기관에서 정신과 환자를 치료한 경우에 산정할 수 있으며 (II)란에 기재한다.

ⓗ 처치 및 수술료: 수술 및 처치료는 진료행위에 속하므로 (II)란에, 수술 시 사용된 진료재료는 (I)란에 기재한다.

ⓘ 검사료: 진단 및 치료를 위해 시행한 검사는 진료행위에 속하므로 (II)란에 기재하고 검사 시 사용된 약제 및 재료는 (I)란에 기재한다. 다만, 위탁검사에 대해서는 소정검사료에 위탁검사관리료를 합산하여 (I)란에 기재한다.

ⓙ 영상진단 및 방사선치료료: 영상진단 및 방사선치료료는 (II)란에, 진단 및 치료에 소요된 약제 및 필름을 실사용량을 합산하여 (I)란에 기재한다.

ⓚ 소계: (I)란에는 (I)란에 산정된 금액을 합산하여 기재, (II)란에는 (II)란에 산정된 금액을 합산하여 기재한다.

ⓛ 가산율: 요양기관 종별가산율을 적용하되 (II)란 소계에 한해서만 적용한다(소숫점 첫째자리 사사오입).

ⓜ 총요양급여비용: (I)란 소계와 (II)란 소계, 가산율을 합산하여 기재하되 100원 미만은 단수처리한다.

ⓝ 본인일부부담금: 입원은 총요양급여비용은 20%이며, 외래는 요양기관 종별, 지역, 총진료에 따라 본인부담율이 다르며, 100원 미만은 단수처리한다.

ⓞ 청구액: 총요양급여비용에서 본인일부부담금을 공제한 금액을 기재한다.

2. 요양급여비용명세서 작성

① 요양급여비용명세서는 기본진료, 약제, 특정재료(Ⅰ), 진료행위(Ⅱ)로 구분하여 산정한다.

② 요양급여비용 중 행위는 상대가치점수×점수당 단가로 산정한다(10원 미만 사사오입).
약제, 특정재료(진료재료)는 보건복지부장관이 정하여 고시하는 상한금액(상한가) 범위내 요양기관 실제 구입가격으로 산정한다.

③ 요양기관 종별가산율은 조제 및 복약지도료, 주사수기료, 수술 및 처치, 검사 등 진료행위(Ⅱ)에만 적용한다(약제, 특정재료 및 혈액은 종별가산율을 적용하지 않는다).

④ 요양급여비용총액은 10원 미만 절사한다.

1) 사례 1: 소화기내과

25세인 홍길동 씨는 평일 오전 10시에 OO내과의원에 1일간 내원하여 Blood Sugar Test를 FBS+PP2 for 1 day를 시행하였다(상대가치점수: 초진료 188.11점, 반정량 당검사 20.5점, 점수당 단가: 74.5원).

해설

1) 기본진료, 약제, 특정재료(Ⅰ)

진찰료: 188.11점×74.5원=14,010원(14,014원이나 10원 미만 사사오입)

⇒Tip: 진찰료는 진료행위에 해당하나 요양기관 종별에 따른 상대가치를 반영하여 점수를 고시하고 있어 종별가산율을 적용하지 아니한다.

2) 진료행위(Ⅱ)

반정량 당검사: 20.5점×74.5원=1,530원(1,527.25원이나 10원 미만 사사오입)

Blood Sugar Test를 FBS+PP2hrs로 2회 검사하여 1,530원×2회=3,060원

3) 요양기관 종별가산율(의원급 종별가산율 15%)

3,060원×15%=459원

4) 요양급여비용총액=소계(11)+가산율(12)

14,010원+3,060원+459원=17,520원(17,529원이나 10원 미만 절사)

<table>
<tr><th colspan="3">구분</th><th>기본진료, 약제, 특정재료(Ⅰ)</th><th>진료행위(Ⅱ)</th></tr>
<tr><td rowspan="4">1. 진찰료</td><td>① 초진</td><td>1회</td><td>14,010원</td><td></td></tr>
<tr><td>② 재진</td><td>회</td><td>원</td><td></td></tr>
<tr><td colspan="2">③ 의약품관리료</td><td>원</td><td rowspan="2"></td></tr>
<tr><td colspan="2">④ 응급 및 회송료</td><td>원</td></tr>
<tr><td rowspan="3">3. 투약 및 처방전료</td><td colspan="2">① 내복 3일분</td><td>원</td><td>원</td></tr>
<tr><td colspan="2">② 외용 일분</td><td>원</td><td>원</td></tr>
<tr><td colspan="2">③ 처방전 회</td><td>원</td><td>원</td></tr>
<tr><td rowspan="3">9. 검사료</td><td colspan="2">① 자체검사 2종</td><td>원</td><td>3,060원</td></tr>
<tr><td colspan="2">② 위탁검사관리</td><td>원</td><td>원</td></tr>
<tr><td colspan="2">③ 위탁검사 종</td><td>원</td><td></td></tr>
<tr><td colspan="3">11. 소계</td><td>14,010원</td><td>3,060원</td></tr>
<tr><td colspan="3">12. 가산율</td><td>15%</td><td>459원</td></tr>
<tr><td colspan="3">13. 요양급여비용 총액</td><td colspan="2">17,520원</td></tr>
<tr><td colspan="3">14. 본인부담금</td><td colspan="2">원</td></tr>
<tr><td colspan="3">15. 청구액</td><td colspan="2">원</td></tr>
</table>

2) 사례 2: 순환기내과

52세 남자인 정대세 환자는 8월 1일 고혈압 상병으로 OO내과의원에 내원하여 고혈압약제인 노바스크 5mg을 원외처방 받았다(5월 2일 내원하여 고혈압약제를 처방받았음; 상대가치점수: 초진료 188.11점, 재진료 134.47점, 만성질환관리료 24.24점, 점수당 단가: 74.5원).

정대세 환자는 초진으로 산정할 수 있는가?

●● 진찰료 산정지침

1) 진찰료 산정지침에 의거 해당상병으로 치료가 종결되지 아니하여 계속 내원하는 경우에는 내원 간격에 상관없이 재진으로 산정하여야 한다.
2) 그러나 의원급 요양기관(보건의료원 포함)의 외래에서 진료하는 환자로서 고혈압 · 당뇨병 등의 상병으로 당해 의료기관에 지속적으로 내원하는 재진환자에 대하여 교육 · 상담 등을 통하여 환자가 자신의 질병을 이해하고, 합병증을 예방할 수 있도록 관리체계를 수립한 경우에 만성질환관리료를 산정한다.
3) 대상환자 질병코드: 질병코드(고혈압: I10~I13, I15, 당뇨병: E10~E14)를 상병명으로 하는 자 및 질병코드(정신 및 행동장애: F00~F99, G40~G41, 호흡기 결핵: A15~A16, A19, 심장질환: I05~I09, I20~I27, I30~I52, 대뇌혈관질환: I60~I69, 신경계 질환: G00~G37, G43~G83, 악성신생물: C00~C97, D00~D09, 갑상선의장애: E00~E07, 간의질환: B18, B19, K70~K77, 만성신부전증: N18)를 주상병명으로 하는 자
4) 만성질환관리료는 초진 진찰료를 산정할 수 없는 만성질환자들에게 보전해주기 위해 만들어진 수가로, 기본진료, 약제, 특정재료(Ⅰ)에 산정한다(종별가산율 적용 안 됨).

●● 해설

1) 기본진료, 약제, 특정재료(Ⅰ)
- 재진진찰료: 134.47점×74.5원=10,020원(10,018.015원이나 10원 미만 사사오입)
- 만성질환관리료: 24.24점×74.5원=1,810원(1,805.88원이나 10원 미만 사사오입)

2) 요양급여비용총액
10,020원+1,810원=11,830원

3) 본인부담금(의원급 외래 본인부담금은 요양급여비용총액의 30%)
11,830원(요양급여비용총액)×30%=3,500원(약국 및 외래 본인부담금은 100원 미만 절사)

4) 청구액(보험자부담금)=요양급여비용총액 - 본인부담금
11,830원 - 3,540원=8,290원

구분			기본진료, 약제, 특정재료(Ⅰ)	진료행위(Ⅱ)
1. 진찰료	① 초진	회	원	
	② 재진	1회	10,020원	
	③ 의약품관리료		원	
	④ 응급 및 회송료	1	1,810원	
3. 투약 및 처방전료	① 내복	일분	원	원
	② 외용	일분	원	원
	③ 처방전	회	원	원
4. 주사료	① 자체검사	종	원	원
	② 위탁검사관리		원	원
	③ 위탁검사	종	원	
11. 소계			11,830원	원
12. 가산율			%	원
13. 요양급여비용 총액			11,830원	
14. 본인부담금			3,540원	
15. 청구액(보험자부담금)			8,290원	

3) 사례 3: 소화기내과

25세인 홍길동 씨는 갑자기 속이 쓰려 평일 오전 10시에 서울에 소재한 OO병원에 8월 5일(평일) 내원하여 잔탁주 1앰플 근육내주사, 암포젤 현탁액 80ml #4 PO, 잔탁 150mg 2Tab, 바리움 4mg, 알마겔 6Tab #3 PO for 3 days을 원외처방 받았다(상대가치점수: 초진료: 188.11점, 의약품관리료: 0.87점, 외래환자 조제 및 복약지도료 3일: 9.16점, 암포젤 현탁액 10원/ml, 바리움정 19원/2mg, 알마겔정 40원/정, 잔탁정 150mg 125원/정, 잔탁주 1앰플 690원, 근육내주사 14.7점, 점수당 단가: 72.5원).

●● 해설

1) 기본진료, 약제, 특정재료(Ⅰ)
- 진찰료: 188.11점×72.5원=13,640원(13,637.975원이나 10원 미만 사사오입)
- 의약품관리료: 0.87점×72.5원=60원
- 잔탁주 1앰플 690원

2) 진료행위(Ⅱ)
근육내주사수기료: 14.7점×72.5원=1,070원(1,065.75원이나 10원 미만 사사오입)
⇒주사기 등은 소정점수에 포함되어 별도 산정하지 아니한다.

3) 종별가산율(병원급 종별가산율 20%)
1,070원(진료행위(Ⅱ) 소계)×20%=214원

4) 요양급여비용총액: 소계(11)+가산율(12)
14,390원+1,070원+214원=15,670원(15,674원이나 10원 미만 절사)

5) 본인부담금(동지역 병원급 외래 본인부담금은 요양급여비용 총액 40%)
15,670원(요양급여비용 총액)×40%=6,200원(6,268원이나 약국 및 외래 본인부금은 100원 미만 절사)

6) 청구액(보험자부담금)=요양급여비용 총액－본인부담금
15,670원－6,200원=9,470원

구분			기본진료, 약제, 특정재료(Ⅰ)	진료행위(Ⅱ)
1. 진찰료	① 초진	회	원	
	② 재진	1회	13,640원	
	③ 의약품관리료		60원	
	④ 응급 및 회송료	1	원	
3. 투약 및 처방전료	① 내복	일분	원	원
	② 외용	일분	원	원
	③ 처방전	회	원	원
4. 주사료	① 피하 또는 근육내	1일	690원	1,070원
	② 정맥내	일	원	원
	③ 수액제	회	원	원
	④ 기타	회	원	원
	⑤ 특정재료		원	원
	⑥ 수혈	회	원	원
11. 소계			14,390원	1,070원
12. 가산율			20%	214원
13. 요양급여비용 총액			15,670원	
14. 본인부담금			6,200원	
15. 청구액(보험자부담금)			9,470원	

4) 사례 4: 외과

60세인 홍길동 씨는 넘어져 발등에 자상을 입어 평일 오후 8시에 서울에 소재한 OO병원에 8월 10일(평일) 내원하여 2.5cm Suture를 하고 토브라 마이신주 80mg 근육내주사, 5% D/W 500CC(씨제이)+디페인주 1Ⓐ MIX 정맥내 점적 주사를 맞고, 세파클러 캅셀 3캅셀, 바리다제정 3정, 알마겔정 3정 # 3 PO를 원외처방을 받았다(상대가치점수: 초진료 188.11점, 의약품관리료 0.87점, 세파클러캅셀 150원/캅셀, 바리다제 90원/정, 알마겔정 40원/정, 토브라마이신주 80mg 560원, 5% D/W 500CC(씨제이) 1,250원, 디페인주 1Ⓐ 500원, 근육내주사 14.7점, 정맥내점적주사 100~500ml 30.57점, 정맥내유치침 5.42점점수당 단가: 72.5원).

해설

1) 기본진료, 약제, 특정재료(Ⅰ)

- 진찰료: 188.11점×72.5원=13,640원(13,637.975원이나 10원 미만 사사오입)
- 진찰료 야간가산: (기본진찰료 155.57점×30%)×72.5원=3,380원
- 의약품 관리료: 0.87점×72.5원=60원
- 토브라마이신주 80mg 560원, 5% D/W 500CC(씨제이) 1,250원, 디페인주 1Ⓐ 500원
- 정맥내유치침: 5.42점×72.5원=390원(392.95원이나 10원 미만 사사오입)

⇒주사료 산정지침에 의거 100ml 이상 정맥내점적주사 시 정맥내유치침은 실사용량을 청구한다.

2) 진료행위(Ⅱ)

- 근육내주사수기료: 14.7점×72.5원=1,070원(1,065.75원이나 10원 미만 사사오입)
- 정맥내점적주사 100-500ml: 30.57점×72.5원=2,220원(2,216.325원이나 10원 미만 사사오입)

⇒Tip: 수액제 약제를 Mix하는 수가는 현재 보험수가가 없으므로 산정할 수 없다.

안면과 경부 이외 단순봉합 2.5cm~5cm 미만 213.38점×72.5원=15,470원

처치 및 수술료 야간가산(오후 8시) 50%=15,470원×0.5=7,740

⇒15,470+7,740=23,210원

3) 종별가산율(병원급 종별가산율 20%)

26,500원(진료행위(Ⅱ) 소계)×20%=5,300원

4) 요양급여비용총액(11+12)

19,780원+26,500원+5,300원=51,580원

5) 본인부담금(동지역 병원급 외래 본인부담금은 요양급여비용 총액의 40%)

51,580원(요양급여비용 총액)×40%=20,600원(20,632원이나 약국 및 외래 본인부담금은 100원 미만 절사)

6) 청구액(보험자부담금)=요양급여비용 총액-본인부담금

51,580원-20,600원=30,980원

구분			기본진료, 약제, 특정재료(Ⅰ)	진료행위(Ⅱ)
1. 진찰료	① 초진	회	원	
	② 재진	1회	17,020원	
	③ 의약품관리료		60원	
	④ 응급 및 회송료	1	원	
3. 투약 및 처방전료	① 내복	일분	원	원
	② 외용	일분	원	원
	③ 처방전	회	원	원
4. 주사료	① 피하 또는 근육내	2일	1,060원	1,070원
	② 정맥내	일	원	원
	③ 수액제	1회	1,250원	2,220원
	④ 기타	회	원	원
	⑤ 특정재료	1회	390원	원
	⑥ 수혈	회	원	원
8. 처치 및 수술료	① 처치 및 수술		원	23210원
	② 캐스트		원	원
11. 소계			19,780원	26,500원
12. 가산율			20%	5,300원
13. 요양급여비용 총액				51,580원
14. 본인부담금				20,600원
15. 청구액(보험자부담금)				30,980원

5) 사례 5: 외과

65세인 홍길동 씨는 요통으로 평일 오전 11시에 OO의원에 8월 10일(평일) 내원하여 디페인주 1앰플 근육내주사, 물리치료 표층열치료, 심부열치료, 간섭파전류치료를 받고 디페인정 3정, 바리다제정 3정, 알마겔정 3정 # 3 PO를 원외처방을 받았다(상대가치점수: 초진료 188.11점, 의약품관리료 0.87점, 디페인정 65원/정, 바리다제 90원/정, 알마겔정 40원/정, 디페인주 1Ⓐ 500원, 근육내주사 14.7점, 표층열치료 10.32점, 심층열치료 13.98점, 간섭파전류치료 41.79점 단가: 74.5원).

[물리치료 청구 시 Tip]

- 표층 열치료와 같은 날 심부 열치료와 동시 실시한 경우 소정점수 50% 산정하여야 한다.
- 물리치료 산정지침에 의거 물리치료사 1인당 30명 이내로 산정하여야 한다.

●● **해설**

1) **기본진료, 약제, 특정재료(Ⅰ)**
- 진찰료: 188.11점×74.5원=14,010원(14,014원이나 10원 미만 사사오입)
- 의약품 관리료: 0.87점×74.5원=60원
- 디페인주 1Ⓐ 500원

2) **진료행위(Ⅱ)**
- 근육내주사수기료: 14.7점×74.5원=1,100원(1,098.875원이나 10원 미만 사사오입)
- 표층열치료 (10.32점×50%)×74.5원=380원
- 심층열치료 13.98점×74.5원=1,040원
- 감섭파전류치료 41.79점×74.5원=3,110원

3) **종별가산율(의원급 종별가산율 15%)**
5,630원(진료행위(Ⅱ) 소계)×15%=845원

4) **요양급여비용 총액=소계(11)+가산율(12)**
14,570원+5,630원+845원=21,040원

5) **본인부담금(의원급 외래 본인부담금은 요양급여비용 총액의 30%)**
21,040원×30%=6,300원

6) **청구액(보험자부담금)=요양급여비용총액－본인부담금**
21,040원－6,300원=14,740원

구분			기본진료, 약제, 특정재료(Ⅰ)	진료행위(Ⅱ)
1. 진찰료	① 초진	회	원	
	② 재진	1회	14,010원	
	③ 의약품관리료		60원	
	④ 응급 및 회송료	1	원	
4. 주사료	① 피하 또는 근육내	1일	500원	1,100원
	② 정맥내	일	원	원
	③ 수액제	1회	원	원
	④ 기타	회	원	원
	⑤ 특정재료	1회	원	원
	⑥ 수혈	회	원	원
7. 이학요법료	①	3종	원	4,530원
11. 소계			14,570원	5,630원
12. 가산율			15%	845원
13. 요양급여비용 총액			21,040원	
14. 본인부담금			6,300원	
15. 청구액(보험자부담금)			14,740원	

3. 요양급여비용명세서 작성 및 실습(예제)

1) 외래 사례 1: 내과 호흡기계

DIAGNOSIS	1. Acute pharyngitis
3/17 10AM	C/C sore throat, cough (PTA: 5days)
	Ass Sx: febrile sensation(-), sputum(-), rhino(-)
	Headache(-), dyspnea(-)
	PHx: N-C
	FHx: N-C
	O) P/E: Acute ill looking appearance, alert M/S
	white sclera, not pale conjunctiva, LR(++/++)
	CBS without ⓒ, ⓦ RHB without ⓜ
	PTH(+/+) without slightly infection of tonsil
	other: free
	A) Acute Bronchitis(viral), Acute Pharyngitis
	P) ① Med) 타이레놀이알 서방정 3Ⓣ
	오구멘틴(625mg) 3Ⓣ #3 P.O
	아토크 3Ⓣ
	알마겔 3Ⓣ
	x 2days
	② F/U(Sx 관찰)

❒ 진료기록부 해설

1) 급성 비인두염

흔히 감기로 알려진 흔한 상기도감염, 전염성 질환

(1) 원인: 바이러스

(2) 발병력: 발생빈도는 노출횟수에 비례하며, 기도면역에 따라 다름 성인은 평균 2~4회/년, 소아는 평균 3~8회/년 발병(특히, 2세 이하에서 호발)

(3) 증상: 첫 번째 증상이 맑은 콧물, 병이 진행하면서 누렇고 끈적끈적하게 변한다. 목 통증, 목쉰소리, 미열과 피곤함, 식욕상실

(4) 합병증: 대표적인 합병증은 부비동염(축농증), 장액성 중이염이 흔하고, 그 밖에 인두후두 및 편도 주위 농양과 안와 주위 봉와직염 등이 있으며, 알레르기 소인이 있는 소아에서 알레르기성 비염 또는 천식 증상의 악화도 합병증으로 자주 나타난다.

(5) 치료: 내과적 약물치료 항생제 치료, 기침 억제제, 해열제, 항울혈제, 항히스타민제

요양급여비용명세서

서식번호	G	I	O	3

항목	내용	항목	내용
등록번호		증번호	1234567
가입자성명	홍길동	공상 등 구분	
수진자성명	홍길동	주민등록번호	900812 - 2000000

요양기관	
기호	14111111
명칭	연성의원

상병명	분류기호	수술	진료과목	상해외인	특정기호	면허종류	면허번호	내원일자	요양급여일수(원내투약일수포함)	진료결과
급성 인후두염	J029		내과					2.13	1일	1
	.								일	
	.								일	

처방전 발급번호	150213-00001	처방일수	3	본인부담금 발생횟수		직접조제횟수	
점검번호	1						

구분		기본진료 약제,특정재료(I)	진료행위(II)
1. 진찰료(외래관리료 포함)	①초 진 1회	13,190원	야간,공휴 회
	②재 진 회	원	야간,공휴 회
	③의약품관리료	원	
	④응급 및 회송료	원	
	⑤가정간호기본방문료	원	
	⑥만성질환관리료 회	원	
3. 투약료 및 처방전	①내 복 일분	원	원
	②외 용 일분	원	원
	③처방전 회	원	
4. 주사료	①피하 또는 근육내 일	원	원
	②정맥내 일	원	원
	③수액제 회	원	원
	④기 타 회	원	원
	⑤특정재료	원	
	⑥수 혈 회	원	원
5. 마취료	① 회	원	원
6. 이학요법료	① 종	원	원
7. 정신요법료	① 종	원	원
8. 처치 및 수술료	①처치 및 수술 종	원	원
	③캐스트 회	원	원
9. 검사료	①자체검사 종	원	원
	②위탁검사관리	원	
	③위탁검사 종	원	
10. 영상진단 및 방사선 치료료	①진 단 종	원	원
	②치 료 종	원	원
S. 특수장비	①CT 회	원	원
	②MRI 회	원	원
	③PET 회	원	원
T. 특수재료 및 관련 행위료	①치료재료	원	
	②진료행위	원	원
A. 100분의100미만 본인부담 1	①의약품	원	원
	②치료재료	원	원
	③진료행위	원	원
B. 100분의100미만 본인부담 2	①의약품	원	원
	②치료재료	원	원
	③진료행위	원	원
U. 건강보험100분의100본인부담	①의약품	원	원
	②치료재료	원	원
	③진료행위	원	원
V. 보훈 등 100분의100 본인부담	①의약품	원	원
	②치료재료	원	원
	③진료행위	원	원
W. 비급여	①의약품	원	원
	②치료재료	원	원
	③진료행위	원	원
투약료총액			원
특수장비총액			원
특수재료 및 관련 행위료 총액			원
보훈 등 100분의100본인부담금총액			원
비급여총액			원
11. 소계		13,190원	원
12. 가산율		%	
15. 요양급여비용총액 1			13,190원
16. 본인일부부담금			3,900원
일련번호		※심사조정	
수진자 일련번호	-		

약품코드(일반명 또는 제품명 코드) / 코드	약품명(일반명 또는 제품명) / 분류(예외구분코드)	단가	1회 투약량	1일투여횟수 / 1일투여량 또는 실시횟수	총투약일수 / 총투여일수 또는 실시횟수	금액	면허종류	면허번호
6421080	알마겔정		1	3	2			
655401520	오구멘틴정625mg		1	3	2			
646900690	타이레놀이알서방정		1	3	2			
645700690	아토크정		1	3	2			
————	——소 계——	————	————	————	————	————		
1. AA154	초진진찰료-의과의원	13,190	1	1	1	13,190		

특정내역	

수술 코드			

17. 지원금	원
18. 장애인의료비	원
19. 청구액	9,290원
20. 본인부담상한액초과금	원
21. 요양급여비용총액 2, 진료비총액	1,3190원
22. 보훈청구액	원
23. 건강보험 100분의100본인부담금총액	원
24. 보훈본인일부부담금	원
25. 100분의100미만 총액	원
26. 100분의100미만 본인일부부담금	원
27. 100분의100미만 청구액	원
28. 100분의100미만 보훈청구액	원

※심사내역

구분	코드	조정	I, II
			감 I
			감 II
			증 I
			증 II
계			

2) 외래 사례 2: 내과 소화기계

DIAGNOSIS	1. infectious enteritis				
PHYSICAL& LAB.FINDINGS	TEMP 38.5	PULSE	RESP.	B.P 110/70	B.W.T
3/26 9AM	C/C diarrhea (onset: 2days ago)				
	P/I) 본 환자는 2일전 볶음밥을 먹고 나서 4-5회/day의				
	watery diarrhea와 intermittent cramping nature				
	abdominal pain이 동반되고 fever 지속되어 내원				
	IMP) infectious enteritis				
	plan) Lab: CBC with diff, Bun/Cr, Na/k, LFT				
	Stool(분변) RBC/WBC with micro(검경)				
	X-ray: Abdomen E/S(복부 단순촬영 동시2매), film 14x17(2매)				
	결과) CBC: 정상, Bun/Cr: 정상, Na/k: 정상				
	Stool RBC(+)/WBC(+)/micro				
	Final Dx) Infectious enteritis				
	Tx) ① H/S 1000cc IV ——대한				
	Tiropa 1Ⓐ IVS ——대웅				
	② Cravit 3Ⓣ #3 P.O x3days ——제일				
	Acetaminophen 3Ⓣ #3 P.O x3days ——삼남				
	Smecta 3Ⓟ #3 P.O x3day ——대웅				

❒ 진료기록부 해설

1) 감염성 장염

6월에서 9월사이의 발생이 연중 발생의 40~50%

(1) 원인: 노로바이러스와 병원성 대장균. 노로바이러스는 전체 위장관염 원인의 20% 정도로 추정. 사람 간 전파 가능. 전염성이 높다. 기타 황색포도상구균, 살모넬라, 비브리오, 캄필로박터 등

(2) 증상: 감염후 24~48시간내 구토, 설사. 빠르면 12시간 이내에도 증상 발생. 원인미생물의 종류에 따라 증상이 다양하게 나타나지만 늦은 경우는 1주일 후에 감염성 장염 증상이 나타나기도 한다. 심한 경우에는 혈변, 발열, 구토 등의 증상이 나타나기도 한다.

(3) 치료: 감염성 장염 치료는 특별한 치료방법 없이, 구토를 심하게 해서 탈수가 일어나면 수분공급을 충분하게 해주고, 복통이 심할 경우에는 통증을 경감시키는 약물을 복용하는 등 각각의 증상에 따른 대증적인 치료가 일반적이다. 증상이 사라진 뒤에도 수일간 전염력 있을 수 있으므로 손씻기, 토사물 처치에 유의한다.

서식번호	G	I	O	3
등록번호				
가입자성명	김길동			
수진자성명	김길동			

요양급여비용명세서

증번호	2345678
공상 등 구분	
주민등록번호	920522 - 1111111

요양기관	
기호	14111111
명칭	연성의원

상병명	분류기호	수술	진료과목	상해외인	특정기호	면허종류	면허번호	내원일자	요양급여일수(원내투약일수포함)	진료결과
상세불명의 위장염 및 대장염	A099		내과					2.15	1일	1
	.								일	
	.								일	

처방전 발급번호	150213-00002	처방일수	3	본인부담금 발생횟수		직접조제횟수	
점검번호	2						

구분		기본진료 약제,특정재료(I)	진료행위(II)
1. 진찰료 (외래관리료 포함)	①초 진 1회	13,190원	야간,공휴 회
	②재 진 회	원	야간,공휴 회
	③의약품관리료 ④응급 및 회송료 ⑤가정간호기본방문료	160원 원 원	
	⑥만성질환관리료 회	원	
3. 투약료 및 처방전	①내 복 일분	원	원
	②외 용 일분	원	원
	③처방전 회	원	
4. 주사료	①피하 또는 근육내 일 ②정맥내 일 ③수액제 회 ④기 타 회 ⑤특정재료 ⑥수 혈 회	원 원 1538원 404원 380원 원	원 원 2700원 980원 원
5. 마취료	① 회	원	원
6. 이학요법료	① 종	원	원
7. 정신요법료	① 종	원	원
8. 처치 및 수술료	①처치 및 수술 종 ③캐스트 회	원 원	원 원
9. 검사료	①자체검사 21종 ②위탁검사관리 ③위탁검사 종	원 원 원	24380원
10. 영상진단 및 방사선 치료료	①진 단 1종 ②치 료 종	3180원 원	6780원 원
S. 특수장비	①CT 회	원	원
	②MRI 회	원	원
	③PET 회	원	원
T. 특수재료 및 관련 행위료	①치료재료 ②진료행위	원 원	원
A. 100분의100미만 본인부담 1	①의약품	원	원
	②치료재료	원	원
	③진료행위	원	원
B. 100분의100미만 본인부담 2	①의약품	원	원
	②치료재료	원	원
	③진료행위	원	원
U. 건강보험100분의 100본인부담	①의약품 ②치료재료 ③진료행위	원 원 원	원 원 원
V. 보훈 등 100분의100 본인부담	①의약품 ②치료재료 ③진료행위	원 원 원	원 원 원
W. 비급여	①의약품 ②치료재료 ③진료행위	원 원 원	원 원 원
투약료총액			원
특수장비총액			원
특수재료 및 관련 행위료 총액			원
보훈 등 100분의100본인부담금총액			원
비급여총액			원
11. 소계		18,852원	34,840원
12. 가산율		15 %	5,226원
15. 요양급여비용총액 1			58,910원
16. 본인일부부담금			17,600원
일련번호		※심사조정	
수진자 일련번호	-		

약품코드(일반명 또는 제품명 코드)	약품명(일반명 또는 제품명)		1회 투약량	1일투여횟수	총투약일수			
코드	분류(예외구분코드)	단가	1회 투약량	1일투여량 또는 실시횟수	총투여일수 또는 실시횟수	금액	면허종류	면허번호
645401470	제일크라비트정		1	3	3			
641601640	스멕타현탁액		20	3	3			
653700520	삼남아세트아미노펜		1	3	3			
	——01. 진찰료——							
AA154	초진진찰료-의과의원	13,190	1	1	1	13,190		
AL801	외래환자의약품관리	160	1	1		160		
	—04 주사료——							
641602480	티로파주(52)	404	1	1	1	404		
635102670	하트만액 1000ml(52)	1,538				1,538		
KK053	정맥내점적주사	2700				2700		
KK054	수액제 주입로를 통한 주사	980				980		
KK059	정맥내유치침	380				380		
	—검사료——							
B0650	분변잠혈반응	790				790		
B0670	분변검경	980				980		
B0675	분변백혈구검사	680				680		
B1000	혈색소(육안법)	790				790		

특정내역

수술 코드			

17. 지원금	원
18. 장애인의료비	원
19. 청구액	41,310원
20. 본인부담상한액초과금	원
21. 요양급여비용총액 2, 진료비총액	58,910원
22. 보훈청구액	원
23. 건강보험 100분의100본인부담금총액	원
24. 보훈본인일부부담금	원
25. 100분의100미만 총액	원
26. 100분의100미만 본인일부부담금	원
27. 100분의100미만 청구액	원
28. 100분의100미만 보훈청구액	원

※심사내역 구분	코드	조정	I, II
			감 I
			감 II
			증 I
			증 II
계			

요양급여비용명세서

서식번호	G	I	O	3		
등록번호		증번호	2345678	요양기관 기호	14111111
가입자성명	김길동	공상 등 구분		명칭	연성의원
수진자성명	김길동	주민등록번호	920522 - 1111111		

상병명	분류기호	수술	진료과목	상해외인	특정기호	면허종류	면허번호	내원일자	요양급여일수(원내투약일수포함)	진료결과
상세불명의 위장염 및 대장염	A099		내과					2.15	1일	1
	.								일	
	.								일	

구분		기본진료 약제,특정재료(I)	진료행위(II)
1. 진찰료(외래관리료 포함)	①초 진 1회	13,190원	야간,공휴 회
	②재 진 회	원	야간,공휴 회
	③의약품관리료 ④응급 및 회송료 ⑤가정간호기본방문료	원 원 원	
	⑥만성질환관리료 회	원	
3. 투약료 및 처방전	①내 복 일분	원	원
	②외 용 일분	원	원
	③처방전 회	원	
4. 주사료	①피하 또는 근육내 일 ②정맥내 일 ③수액제 1회 ④기 타 1회 ⑤특정재료 ⑥수 혈 회	원 원 원 원 원 원	원 원 원 원 원
5. 마취료	① 회	원	원
6. 이학요법료	① 종	원	원
7. 정신요법료	① 종	원	원
8. 처치 및 수술료	①처치 및 수술 종 ③캐스트 회	원 원	원 원
9. 검사료	①자체검사 21종 ②위탁검사관리 ③위탁검사 종	원 원 원	24380원
10. 영상진단 및 방사선 치료료	①진 단 1종 ②치 료 종	3180원 원	6780원 원
S. 특수장비	①CT 회	원	원
	②MRI 회	원	원
	③PET 회	원	원
T. 특수재료 및 관련 행위료	①치료재료 ②진료행위	원 원	원
A. 100분의100미만 본인부담 1	①의약품	원	원
	②치료재료	원	원
	③진료행위	원	원
B. 100분의100미만 본인부담 2	①의약품	원	원
	②치료재료	원	원
	③진료행위	원	원
U. 건강보험100분의 100본인부담	①의약품 ②치료재료 ③진료행위	원 원 원	원 원 원
V. 보훈 등 100분의100 본인부담	①의약품 ②치료재료 ③진료행위	원 원 원	원 원 원
W. 비급여	①의약품 ②치료재료 ③진료행위	원 원 원	원 원 원

처방전 발급번호		처방일수		본인부담금 발생횟수		직접조제횟수	
점검번호							

약품코드(일반명 또는 제품명 코드)	약품명(일반명 또는 제품명)		1회 투약량	1일투여횟수	총투약일수			
코드	분류(예외구분코드)	단가	1회 투약량	1일투여량 또는 실시횟수	총투여일수 또는 실시횟수	금액	면허종류	면허번호
B1020	헤마토크리트	770	1	1	1	770		
B1040	적혈구수	770	1	1	1	770		
B1050	백혈구수	770	1	1	1	770		
B1060	혈소판수	910	1	1	1	910		
B1091	백혈구백분율[혈액]	1780	1	1	1	1780		
B2570	AST[SGOT]	1650	1	1	1	1650		
B2580	ALT[SGPT]	1610	1	1	1	1610		
C2200	총단백정량	1240	1	1	1	1240		
C2210	알부민	1570	1	1	1	1570		
C2411	AST[총콜레스테롤	1540	1	1	1	1540		
C3711	당검사[정량]	1210	1	1	1	1210		
C3720	총빌리루빈	1210	1	1	1	1210		
C3730	요소질소	1510	1	1	1	1510		
C3750	크레아티닌	1170	1	1	1	1170		
C3791	전해질[소디움]Na	1100	1	1	1	1100		
C3792	전해질[포타슘]K	1180	1	1	1	1180		
	―――방사선―――							
K2053011	X-Ray film 14x17	1590	1	2	1	3180		
G2402	복부2매	6780	1	1	1	6780		

특정내역	

수술 코드			

항목	기본진료 약제,특정재료(I)	진료행위(II)
투약료총액		원
특수장비총액		원
특수재료 및 관련 행위료 총액		원
보훈 등 100분의100본인부담금총액		원
비급여총액		원
11. 소계	18,852원	34,840원
12. 가산율	15 %	5,226원
15. 요양급여비용총액 1		58,910원
16. 본인일부부담금		17,600원
일련번호		※심사조정
수진자 일련번호	-	

17. 지원금	원
18. 장애인의료비	원
19. 청구액	41,310원
20. 본인부담상한액초과금	원
21. 요양급여비용총액 2, 진료비총액	58,910원
22. 보훈청구액	원
23. 건강보험 100분의100본인부담금총액	원
24. 보훈본인일부부담금	원
25. 100분의100미만 총액	원
26. 100분의100미만 본인일부부담금	원
27. 100분의100미만 청구액	원
28. 100분의100미만 보훈청구액	원

※심사내역 구분	코드	조정	I,II
			감I
			감II
			증I
			증II
계			

3) 외래 사례 3: 정형외과

DIAGNOSIS	1. Crushing injury 2. Fx. Distal Fibula				
CHIEF COMPLAINT	발목골절 및 발등 열상				
PRESEBT ILLNESS	오토바이 바퀴에 발목이 끼임 Sensory(+), Motor(+)				
PAST & FAMILY HISTORY					
PHYSICAL& LAB.FINDINGS	TEMP	PULSE	RESP.	B.P	B.W.T
DATE					
9/15 15:00	Rx) 1. Rt Foot AP & Lat & Both Obl→Fx. Distal Fibula				
K2056001	Rt Ankle AP & Lat & Both Obl				
K2058001	2. C/R(도수정복술)-발목				
	3. Debridement & suture c̄ N/S 1000ml				
	4. Hypertat 1ⓥ IM				
	Tobra(대웅) 1ⓥ IM				
	5. Short Leg Splint				
	6. P.O Med				
	maxibupen ER 3Ⓣ				
	Cefacler(종근당) 3Ⓒ # 3 p.o x 3days				
	varidase 3Ⓣ				

❒ 진료기록부 해설

1) 정의: 골절(fracture)은 외부적 힘에 의하여 골 조직의 연속성이 파괴된 상태이다.
   (1) 폐쇄 골절(closed fracture): 피부 외층에 손상이 없는 비복합성 골절(simple fracture)이다.
   (2) 개방 골절(open fracture): 골절 부위가 피부 밖으로 돌출하여 외부 환경에 직접 노출된 상태로 감염의 우려가 있음, 복합 골절(compound fracture)이라고도 한다.
   (3) 분쇄 골절(comminuted fracture): 골절편이 하나 이상 세 개 혹은 그 이상으로 산산이 부서진 상태이다.
   (4) 압박 골절(compression fracture): 뼈의 장축에 무리한 하중이 가해졌을 때 발생한다.
2) 증상: 골절의 형태, 위치, 다른 조직의 손상에 따라 증상이 각각 다르다, 심한 통증(골절직후)이나 압통, 기능의 손실, 변형 위축, 국소적 부종, 마찰음 등이 있다. 동통은 골절 직후에 심하며, 골절 부위에 장액성 체액이 증가하고 주위조직이 손상되어 출혈이 일어나며 종창(swelling)과 피부변색이 나타난다.
3) 치료: 골절이 개방성인가 폐쇄성인가에 따라 정복(reduction)과 고정(fixation), 보호(protection)의 치료방법이 다르다.
   (1) 정복(Reduction)
      ① 도수정복(closed Reduction): 비수술적정복 또는 폐쇄적 정복) 골절의 도수정복 후에는 골절편의 정복으로 뼈가 재배열 되도록 골절편의 위치를 손으로 잡는다. 이때 약간의 견인과 사지의 회전이 필요하다(보험진료수가 자-64).
      ② 수술적 정복(open Reduction): 골절편 사이에 연조직이 끼어 있는 경우에 골절편을 원래의 위치로 직접 재배열한다. 뼈의 고정을 위해 나사(screw), 철판(plate), 핀(pin), 막대기(rod), 못(nail) 등을 사용하는데 이런 과정을 수술적 정복 및 내부적 고정이라 한다(나사 등 진료재료 보험청구).
      ③ 견인에 의한 정복: 견인장치를 한 후에는 X-ray로 적절하게 정립되었는지 확인해야 한다.
   (2) 고정(Fixation): 고정은 골절편을 재배열 한 후에 실시한다.
      ① 외적 고정(External fixation): 수술을 실시하지 않고 골절부의 외측면에서 부목이나 외고정장치(External fixator) 등을 이용하여 고정하는 방법이다.
      ② 내적 고정(internal fixation): 수술을 한 다음 골절의 종류에 따라 특수하게 제작된 강선(wire), pin, screw, 금속판(plate)등을 이용하여 고정하는 방법이다.
   (3) 보호(Protection): 골절 후 골유합이 되었다 하더라도 충분한 골질화가 일어나기 전에는 골절부의 근육에 의한 견인이 일어나지 않도록 보호해주는 것이 필요한데, 이때 부목이나 석고붕대 등을 사용하며 상지는 팔걸이나 금속부목을, 하지에는 보행석고, 목발 등을 이용해 보호해 준다(석고붕대, 탄력붕대는 보험급여(청구)하나 팔걸이, 목발은 비급여 대상임).

※생리식염수는 처치(단순처치, 피부과처치, 화상처치 등) 시 사용한 경우 보험청구

요양급여비용명세서

서식번호	G I O 3	증번호	3456789	요양기관	
등록번호		공상 등 구분		기호	14111111
가입자성명	정길동	주민등록번호	940523 - 1000000	명칭	연성의원
수진자성명	정길동				

상병명	분류기호	수술	진료과목	상해외인	특정기호	면허종류	면허번호	내원일자	요양급여일수 (원내투약일수포함)	진료결과
발목을 침범하는 비골 폐쇄성 골절	**S8260**	**0**	정형외과					2.09	3일	1
기타 발목 및 발의 부분의 압착손상	S979		정형외과						일	
	.								일	

처방전 발급번호	150209-00001	처방일수	3	본인부담금 발생횟수		직접조제횟수	
점검번호	1						

구분		기본진료 약제,특정재료(Ⅰ)	진료행위(Ⅱ)
1. 진찰료 (외래관리료 포함)	①초 진 1회	13,190원	야간,공휴 회
	②재 진 회	원	야간,공휴 회
	③의약품관리료 ④응급 및 회송료 ⑤가정간호기본방문료	160원 원 원	
	⑥만성질환관리료 회	원	
3. 투약료 및 처방전	①내 복 일분	원	원
	②외 용 일분	원	원
	③처방전 회	원	
4. 주사료	①피하 또는 근육내 1일 ②정맥내 일 ③수액제 회 ④기 타 회 ⑤특정재료 ⑥수 혈 회	20783원 원 원 원 원 원	2060원 원 원 원 원 원
5. 마취료	① 회	원	원
6. 이학요법료	① 종	원	원
7. 정신요법료	① 종	원	원
8. 처치 및 수술료	①처치 및 수술 1종 ③캐스트 1회	23350원 원	97820원 19750원
9. 검사료	①자체검사 종 ②위탁검사관리 ③위탁검사 종	원 원 원	원
10. 영상진단 및 방사선 치료료	①진 단 2종 ②치 료 종	3176원 원	14720원 원
S. 특수장비	①CT 회	원	원
	②MRI 회	원	원
	③PET 회	원	원
T. 특수재료 및 관련 행위료	①치료재료 ②진료행위	원 원	원
A. 100분의100미만 본인부담 1	①의약품	원	원
	②치료재료	원	원
	③진료행위	원	원
B. 100분의100미만 본인부담 2	①의약품	원	원
	②치료재료	원	원
	③진료행위	원	원
U. 건강보험100분의 100본인부담	①의약품 ②치료재료 ③진료행위	원 원 원	원 원 원
V. 보훈 등 100분의100 본인부담	①의약품 ②치료재료 ③진료행위	원 원 원	원 원 원
W. 비급여	①의약품 ②치료재료 ③진료행위	원 원 원	원 원 원
투약료총액			원
특수장비총액			원
특수재료 및 관련 행위료 총액			원
보훈 등 100분의100본인부담금총액			원
비급여총액			원
11. 소계		60,659원	134,350원
12. 가산율		15 %	20,153원
15. 요양급여비용총액 1			215,160원
16. 본인일부부담금			64,500원
일련번호		※심사조정	
수진자 일련번호	-		

약품코드 (일반명 또는 제품명 코드)	약품명 (일반명 또는 제품명)		1회 투약량	1일투여횟수	총투약일수			
코드	분류 (예외구분코드)	단가	1회 투약량	1일투여량 또는 실시횟수	총투여일수 또는 실시횟수	금액	면허종류	면허번호
643500810	맥시부펜이알정		1	3	3			
643302810	종근당세파클러캅셀		1	3	3			
644700620	바리다제		1	3	3			
	———소 계———							
1. AA154	초진진찰료-의과의원	13,190	1	1	1	13,190		
AL801	외래환자의약품관리료	160						
	———주사료———							
641602450	토브라주80밀리그람(52)	1523	1	1	1	1523		
643601840	하이퍼테트주(52)	19260	1	1	1	19260		
KK010	피하 또는 근육내주사	1030	1	2	1	2060		
	——처치 및 수술——							
K7202001	탄력붕대 4인치	462	1	1	1	462		
K8211001	스프린트롤	43050	1	0.16	1	22888		
SC023	창상봉합술(변연절제	28420	1	1	1	28420		
T6154	부목-단하지	19750	1	1	1	19750		
NO642	사지골절도수정복술	69400	1	1	1	69400		
	—방사선—							
K2056001	방사선필름10X12	462	1	4	1	3176		
G7404	족관절4매	7360	1	1	1	7360		
G7504	족부4매	7360	1	1	1	7360		

특정내역

수술 코드			

17. 지원금	원
18. 장애인의료비	원
19. 청구액	150,660원
20. 본인부담상한액초과금	원
21. 요양급여비용총액 2, 진료비총액	215,160원
22. 보훈청구액	원
23. 건강보험 100분의100본인부담금총액	원
24. 보훈본인일부부담금	원
25. 100분의100미만 총액	원
26. 100분의100미만 본인일부부담금	원
27. 100분의100미만 청구액	원
28. 100분의100미만 보훈청구액	원

※심사내역	구 분	코 드	조 정	Ⅰ.Ⅱ
				감Ⅰ
				감Ⅱ
				증Ⅰ
				증Ⅱ
	계			

4) 외래 사례 4: 외과

DIAGNOSIS	1. Lt. Tibia Lipoma(지방종, D17.1)				
PAST & FAMILY HISTORY	NO DM, HT				
PHYSICAL& LAB.FINDINGS	TEMP	PULSE	RESP.	B.P	B.W.T
DATE					
2/9 15:00	1년 전부터 아랫다리에 만져지는 덩어리가 있어 내원				
	IMP) Lt. Tibia Lipoma				
	1) Excision & Biopsy				
	2) Tobramycin 80mg 1 Amp IM				
	Dexametasone 1 Amp IM				
	3) Med) maxibupen ER 3Ⓣ				
	Cefacler(종근당) 3Ⓒ # 3 p.o x3days				
	varidase 3Ⓣ				
2/10~11	1) Dressing				
	2) Tobramycin 80mg 1 Amp IM				
2/11~12	1) Dressing				
	2) Tobramycin 80mg 1 Amp IM				
	Dexametasone 1 Amp IM				
	3) Med) maxibupen ER 3Ⓣ				
	Cefacler(종근당) 3Ⓒ # 3 p.o x3days				
	varidase 3Ⓣ				

❒ 진료기록부 해설

1) 지방종의 병태 생리
   (1) LR(지방종은 피부의 피하층에서 피낭으로 싸인 흔한 양성종양으로 지방성 조직(adipose tissue)으로 구성된다.
   (2) 크기가 다양하고 종종 고무 같은 느낌 혹은 압축하는 느낌을 주며 둔부, 대퇴, 경부, 어깨 등의 피하지방 조직에 발생한다.
2) 치료
   기능적인 장애가 있거나 외관상 보기 흉한 경우에만 외과적 절개를 시행한다.

요양급여비용명세서

서식번호	G	I	O	3		요양기관	
등록번호					증번호	1234567	기호	14111111
가입자성명	양길동				공상 등 구분		명칭	연성의원
수진자성명	양길동				주민등록번호	620323 - 2000000		

상병명	분류기호	수술	진료과목	상해외인	특정기호	면허종류	면허번호	내원일자	요양급여일수 (원내투약일수포함)	진료결과
하지의 피부 및 피부밑조직의의 양성 지방종성 신생물	D172	9	05					2.09	3일	1
	.								일	
	.								일	

처방전 발급번호	150209-00001	처방일수	3	본인부담금 발생횟수		직접조제횟수	
점검번호	1						

구분		기본진료 약재,특정재료(I)	진료행위(II)
1. 진찰료 (외래관리료 포함)	①초 진 1회	13190원	야간,공휴 회
	②재 진 2회	18860원	야간,공휴 회
	③의약품관리료 ④응급 및 회송료 ⑤가정간호기본방문료	480원 원 원	
	⑥만성질환관리료 회	원	
3. 투약료 및 처방전	①내 복 일분	원	원
	②외 용 일분	원	원
	③처방전 회	원	
4. 주사료	①피하 또는 근육내 3일 ②정맥내 일 ③수액제 회 ④기 타 회 ⑤특정재료 ⑥수 혈 회	4977원 원 원 원 원 원	5150원 원 원 원 원
5. 마취료	① 회	원	원
6. 이학요법료	① 종	원	원
7. 정신요법료	① 종	원	원
8. 처치 및 수술료	①처치 및 수술 2종 ③캐스트 회	462원 원	119220원 원
9. 검사료	①자체검사 종 ②위탁검사관리 ③위탁검사 1종	원 원 19790원	원
10. 영상진단 및 방사선 치료료	①진 단 2종 ②치 료 종	원 원	원 원
S. 특수장비	①CT 회	원	원
	②MRI 회	원	원
	③PET 회	원	원
T. 특수재료 및 관련 행위료	①치료재료 ②진료행위	원 원	원
A. 100분의100미만 본인부담 1	①의약품	원	원
	②치료재료	원	원
	③진료행위	원	원
B. 100분의100미만 본인부담 2	①의약품	원	원
	②치료재료	원	원
	③진료행위	원	원
U. 건강보험100분의 100본인부담	①의약품 ②치료재료 ③진료행위	원 원 원	원 원 원
V. 보훈 등 100분의100 본인부담	①의약품 ②치료재료 ③진료행위	원 원 원	원 원 원
W. 비급여	①의약품 ②치료재료 ③진료행위	원 원 원	원 원 원
투약료총액			원
특수장비총액			원
특수재료 및 관련 행위료 총액			원
보훈 등 100분의100본인부담금총액			원
비급여총액			원
11. 소계		57,759원	124,370원
12. 가산율		15 %	18,656원
15. 요양급여비용총액 1			200,780원
16. 본인일부부담금			60,200원
일련번호		※심사조정	
수진자 일련번호	-		

약품코드 (일반명 또는 제품명 코드)	약품명 (일반명 또는 제품명)		1회 투약량	1일투여횟수	총투약일수			
코드	분류 (예외구분코드)	단가	1회 투약량	1일투여량 또는 실시횟수	총투여일수 또는 실시횟수	금액	면허종류	면허번호
643500810	맥시부펜이알정		1	6	3			
643302810	종근당세파클러캅셀		1	6	3			
644700620	바리다제		1	6	3			
	—소 계—							
1. AA154	초진진찰료-의과의원	13,190	1	1	1	13,190		
AA254	재진진찰료-의과의원	9430	1	1	2	18,860		
AL801	외래환자의약품관리료	160	1	1	3	480		
	—주사료—							
641602450	토브라주80밀리그람(52)	1523	1	1	3	4,569		
643601840	덱사메타손주(52)	19260	1	1	2	408		
KK010	피하 또는 근육내주사	1030	1	1	5	5,150		
	—처치 및 수술—							
K7202001	탄력붕대	462	1	1	1	462		
M0111	단순처치	4070	1	1	2	8,140		
N0233	연부조직종양적출술	111080	1	1	1	111,080		
	—검사료—							
C5911	병리조직검사	19790	1	1	1	19,790		

특정내역	

수술 코드			

17. 지원금	원
18. 장애인의료비	원
19. 청구액	140,580원
20. 본인부담상한액초과금	원
21. 요양급여비용총액 2, 진료비총액	200,780원
22. 보훈청구액	원
23. 건강보험 100분의100본인부담금총액	원
24. 보훈본인일부부담금	원
25. 100분의100미만 총액	원
26. 100분의100미만 본인일부부담금	원
27. 100분의100미만 청구액	원
28. 100분의100미만 보훈청구액	원

※ 심사내역	구분	코드	조정	I, II
				감 I
				감 II
				증 I
				증 II
	계			

5) 외래 사례 5: 내과

DIAGNOSIS	1. Chronic renal failure(만성신부전, N18.9)				
PAST & FAMILY HISTORY	5년 전부터 만성신부전증으로 혈액투석 하던 환자로 이사관계로 본원 내원 가족 중에 어머니 고혈압(+), 당뇨(-)				
PHYSICAL& LAB.FINDINGS	TEMP	PULSE	RESP.	B.P	B.W.T
DATE					
2/9	1) BWt & Ht				
	2) I/O Check				
	3) HD				
	4) Chest PA, EKG				
	5) CBC, LFT, BUN/Cr, Na/K, Ca, P,				
	6) HbcAb, HIV(ADIS 검사)				
	7) 리코몬주 1AMP IM				
	8) MED 노바스크정5밀리그람 1정				
	네프비타정 1정				
	마이팜엽산 1정				
	훼로바유서방정 1정 x 15일				
	파마탄산칼슘정 3정 #3 x 15일				
	암포젤정 3정				
	돔페리돈정 3정 #3 x 4일				
2/11	HD, 리코몬주 1AMP IM				
2/13	HD, 리코몬주 1AMP IM				

❐ 진료기록부 해설

만성신부전(Chronic renal failure)

1) 정의: 만성 신부전은 Nephron의 비가역적 파괴로 신장이 체내 환경을 더 이상 적절히 유지하지 못하는 상태가 6개월 이상 지속되며, 신장기능이 정상으로 회복되는 것이 불가능한 상태를 말한다.
2) 원인: 만성사구체신장염이 가장 흔한 원인이며, 악성고혈압, 당뇨병성 신증, 요로폐색증, 선천성 다낭성신증, 요로폐색증, 통풍 등이 있다.
3) 증상
   (1) 심혈관계 증상: 순환적혈구 감소, 신장에서 적혈구 조혈인자인 Erythropoietin(에리드로포이에틴)을 생산하지 못하므로 빈혈을 초래하며, 빈혈로 인한 기능의 부담이 증가되어 부정맥이나 울혈성 심부전증과 같은 증상이 나타나게 된다. 또한 혈소판이 응고기전을 잘 촉진시키지 못해 출혈성경향이 나타나게 된다.
   (2) 신경계 증상: 피로, 수면장애, 두통, 무기력, 발작, 혼수 등이 있다.
   (3) 피부 증상: 신기능부전으로 인해서 혈액내 요독성 독소의 피부축적으로 가려움증이 있고, 멜라닌색소의 침착, 반산출혈 등이 나타난다.
   (4) 근골격계 증상: 사구체여과율의 감소로 인해 혈청인산의 증가와 칼슘의 감소로 부갑상선호르몬의 분비 이상이 생기며 이로 인해 칼슘 재흡수가 감소되어 신성 골이영양증, 골연화증, 골다공증 등이 나타난다.

(계속)

(5) 소화기계 증상: 모든 세포의 삼투압에 변화를 초래하여 식욕부진, 오심, 구토, 소화불량, 식후 포만감, 위장관궤양, 출혈 등이 일어날 수 있다.
(6) 수분, 전해질과 산염기 불균형: 신장의 수소이온 배설과 암모니아 생성, 중탄산염 보유기능이 안됨으로서 대사성 산독증이 초래된다.
(7) 호흡기계 증상: 폐수종, 폐삼출 등을 동반한다.
(8) 정신사회적 기능: 성격과 행동의 변화를 초래한다.

4) 진단 및 검사
(1) 전 혈구검사(CBC): 빈혈, 저칼슘혈증(혈중 헤모글로빈이 감소하고 혈중 Ca이 저하되며, 혈중 P은 증가한다)
(2) 동맥혈가스분석: 대사성 산혈증(PH와 중탄산염이 낮게 나타난다)
(3) 신장기능검사: 혈청 BUN과 Creatinin이 상승
- 검사종류(신농축검사, 크레아티닌청소율, 혈중 크레아티닌, 혈중요소질소, 단백질검사, 소변침전물검사)
(4) 치료일단 나빠진 신장기능은 원상으로 회복하기 어려우므로 더 이상 말기신부전증으로 진행되지 않도록 가능한 한 신장의 기능을 보존한다.

가. 보존요법
① 수분과 전해질의 조절
ⓐ 신장기능부전으로 인하여 체액 불균형이 나타나면 소디움(sodium)과 물의 균형을 맞추어 정상혈압과 체액 상태를 유지시킨다.
ⓑ 고칼륨혈증으로 인한 신경근육학적 증상은 식사와 약물과 양이온 교환수지를 통해 조정한다.
ⓒ 혈중 인을 감소시키기 위해서 Aluminum hydroxide제제를 투여한다.
ⓓ 혈중 칼슘을 증가시키기 위해 Vit. D를 투여한다.
② 식이조절
ⓐ 요소독성을 최소화하고, 영양실조를 방지하기 위해서 저단백식이를 필수아미노산으로 보충한다.
ⓑ 인산염의 정체를 예방하기 위해 닭고기나 우유와 콩류를 제한한다.
ⓒ 혈청칼륨을 저하시키기 위해서 바나나, 오렌지 등을 제한한다.
ⓓ 소금과 수분의 섭취를 제한한다.
ⓔ 칼슘과 Vit. D를 공급한다.
③ 부수적인 증상과 치료
ⓐ 고혈압을 조절하기 위해 항고혈압제를 투여한다.
ⓑ 당뇨병이 있으면 혈당을 조절한다.
ⓒ 빈혈이 있으면 합성 Erythropoietin, 인조합성 신장호르몬을 투여한다.
ⓓ 산독증이 있으면 중탄산염을 주사나 경구 투여한다.
ⓔ 신장의 독성이 있는 약물의 사용을 피한다.

나. 투석요법
① 확산, 삼투, 여과의 세 가지 원리를 이용한다.
② 신부전 환자에게서 대사성 노폐물과 과다한 전해질 및 체액을 인위적인 방법으로 제거하는 것이다.
③ 복막투석과 혈액투석의 차이점은 복막투석은 환자 자신의 복막을 반투과막으로 이용하는 것이고, 혈액투석은 특수하게 가공된 셀로판과 같은 투석막을 통해 투석한다.

다. 신장이식: 말기 신장질환자가 투석에 의존하지 않고 생명을 유지할 수 있는 유일한 방법이다.
① 장기 수혜자(Organ Recipient): 60세 이상의 환자는 제한하고 환자의 신장기능이 악화되어 요독증 증상이 나타나면 신장이식술을 고려한다.
② 장기 공여자(Organ Donor)의 선택: 18세 이상의 환자가족이 공여자가 될 수 있으며, 일란성 쌍생아가 가장 이상적이다. 우선 혈액형이 같아야 하고 조직적합성 검사결과가 절반 이상 맞아야 한다. 이때 공여자는 감염, 당뇨, 고혈압, 신장질환, 악성종양, 전신성 홍반성낭창 등의 전신질환이 없어야 하고 신장기능이 정상이어야 한다.
③ 거부반응은 신장이식 실패의 주된 원인으로 증상은 소변량의 감소, 발열, 부종, 압통 등이 나타난다. 따라서 거부반응을 예방하기 위해서 면역억제제를 투여한다.

※명세서 작성 시 TIP
- 혈액투석 행위료+재료대 산정
- Erythropoietin주 산정 시 헤모글로빈, 헤마토크리트 검사결과 기재

요양급여비용명세서

서식번호	G	I	O	3
등록번호				
가입자성명	이길동			
수진자성명	이길동			

증번호	2345678
공상 등 구분	
주민등록번호	520522 - 1111111

요양기관	
기호	14111111
명칭	연성의원

상병명	분류기호	수술	진료과목	상해외인	특정기호	면허종류	면허번호	내원일자	요양급여일수(원내투약일수포함)	진료결과
상세불명의 만성 신부전	N189		내과		V001			2.9	3일	1
	.								일	
	.								일	

처방전 발급번호		처방일수		본인부담금 발생횟수		직접조제횟수	
점검번호							

구분		기본진료 약제,특정재료(Ⅰ)	진료행위(Ⅱ)
1. 진찰료(외래관리료 포함)	①초 진 1회	13,190원	야간,공휴 회
	②재 진 2회	18,860원	야간,공휴 회
	③의약품관리료 ④응급 및 회송료 ⑤가정간호기본방문료	1710원 원 원	
	⑥만성질환관리료 회	원	
3. 투약료 및 처방전	①내 복 15일분 ②외 용 일분	10,203원 원	원 원
	③처방전 회	원	
4. 주사료	①피하 또는 근육내 3일 ②정맥내 일 ③수액제 회 ④기 타 회 ⑤특정재료 ⑥수 혈 회	21,075원 원 원 원 원 원	3,090원 원 원 원 원
5. 마취료	① 회	원	원
6. 이학요법료	① 종	원	원
7. 정신요법료	① 종	원	원
8. 처치 및 수술료	①처치 및 수술 1종 ③캐스트 회	168315원 원	226650원 원
9. 검사료	①자체검사 24종 ②위탁검사관리 ③위탁검사 종	원 원 원	44110원
10. 영상진단 및 방사선 치료료	①진 단 1종 ②치 료 종	1290원 원	5580원 원
S. 특수장비	①CT 회	원	원
	②MRI 회	원	원
	③PET 회	원	원
T. 특수재료 및 관련 행위료	①치료재료 ②진료행위	원 원	원
A. 100분의100미만 본인부담 1	①의약품	원	원
	②치료재료	원	원
	③진료행위	원	원
B. 100분의100미만 본인부담 2	①의약품	원	원
	②치료재료	원	원
	③진료행위	원	원
U. 건강보험100분의100본인부담	①의약품 ②치료재료 ③진료행위	원 원 원	원 원 원
V. 보훈 등 100분의100 본인부담	①의약품 ②치료재료 ③진료행위	원 원 원	원 원 원
W. 비급여	①의약품 ②치료재료 ③진료행위	원 원 원	원 원 원
투약료총액			원
특수장비총액			원
특수재료 및 관련 행위료 총액			원
보훈 등 100분의100본인부담금총액			원
비급여총액			원
11. 소계		234,643원	279,430원
12. 가산율		15 %	41,915원
15. 요양급여비용총액 1			555,980원
16. 본인일부부담금			**55,500원**
일련번호		※심사조정	
수진자 일련번호	-		

약품코드(일반명 또는 제품명 코드)	약품명(일반명 또는 제품명)		1회 투약량	1일투여횟수	총투약일수			
코드	분류(예외구분코드)	단가	1회 투약량	1일투여량 또는 실시횟수	총투여일수 또는 실시횟수	금액	면허종류	면허번호
	01. 진찰료							
AA154	초진진찰료-의과의원	13,190	1	1	1	13,190		
AA254	재진진찰료-의과의원	9430	1	1	2	18,860		
AL825	외래환자의약품관리	1710	1	1	1	1,710		
	03 투약료							
664100030	네프비타정(19)	64	1	1	15	960		
648900030	노바스크정5밀리그람(19)	367	1	1	15	5,505		
640900860	일화돔페리돈(19)	34	1	3	4	408		
699903190	마이팜엽산정(19)	13	1	1	15	195		
642901280	암포젤정(19)	30	1	3	4	360		
653003560	파마탄산칼슘정(19)	30	1	3	15	1,350		
642202450	훼로바-유서방정(19)	95	1	1	15	1,425		
	04 주사료							
644900840	리코몬주(52)	7,025	1	1	3	21,075		
KK010	피하또는 근육내주사	1,030	1	1	3	3,090		
	-처치 및 수술							
O7021	혈액투석시사용된재료	33,900	1	1	3	101,700		
O7020	혈액투석[1일당]	75,550	1	1	3	226,650		
644904550	헤모트레이트비2호	10,296	1	1	3	30,888		
644904540	헤모트레이트비1호	11,909	1	1	3	35,727		
	검사료							
B1000	혈색소(육안법)	790	1	1	1	790		
B1020	헤마토크리트	770	1	1	1	770		
B1040	적혈구수	770	1	1	1	770		
특정내역	원내투약(19)							

수술 코드			

17. 지원금	원
18. 장애인의료비	원
19. 청구액	600,480원
20. 본인부담상한액초과금	원
21. 요양급여비용총액 2, 진료비총액	555,980원
22. 보훈청구액	원
23. 건강보험 100분의100본인부담금총액	원
24. 보훈본인일부부담금	원
25. 100분의100미만 총액	원
26. 100분의100미만 본인일부부담금	원
27. 100분의100미만 청구액	원
28. 100분의100미만 보훈청구액	원

※심사내역	구분	코드	조정	Ⅰ, Ⅱ
				감Ⅰ
				감Ⅱ
				증Ⅰ
				증Ⅱ
	계			

서 식 번 호	G	I	O	3	요양급여비용명세서		요 양 기 관	
등록번호					증번호	2345678	기 호	14111111
가 입 자 성 명	이길동				공상 등 구분		명 칭	연성의원
수 진 자 성 명	이길동				주민등록번호	520522 - 1111111		

상 병 명	분류기호	수술	진료과목	상해외인	특정기호	면허종류	면허번호	내원일자	요양급여일수 (원내투약일수포함)	진료결과
상세불명의 만성 신부전	N189		내과		V001			2.15	3일	1
	.								일	
	.								일	

구 분		기본진료 약제,특정재료(Ⅰ)	진료행위(Ⅱ)
1. 진찰료 (외래관리료 포함)	①초 진 1회	원	야간,공휴 회
	②재 진 회	원	야간,공휴 회
	③의약품관리료 ④응급 및 회송료 ⑤가정간호기본방문료	원 원 원	
	⑥만성질환관리료 회	원	
3. 투약료 및 처방전	①내 복 일분	원	원
	②외 용 일분	원	원
	③처방전 회	원	
4. 주사료	①피하 또는 근육내 일 ②정맥내 일 ③수액제 1회 ④기 타 1회 ⑤특정재료 ⑥수 혈 회	원 원 원 원 원 원	원 원 원 원 원
5. 마취료	① 회	원	원
6. 이학요법료	① 종	원	원
7. 정신요법료	① 종	원	원
8. 처치 및 수술료	①처치 및 수술 종 ③캐스트 회	원 원	원 원
9. 검사료	①자체검사 21종 ②위탁검사관리 ③위탁검사 종	원 원 원	원
10. 영상진단 및 방사선 치료료	①진 단 1종 ②치 료 종	원 원	원 원
S. 특수장비	①CT 회	원	원
	②MRI 회	원	원
	③PET 회	원	원
T. 특수재료 및 관련 행위료	①치료재료 ②진료행위	원 원	 원
A. 100분의100미만 본인부담 1	①의약품	원	원
	②치료재료	원	원
	③진료행위	원	원
B. 100분의100미만 본인부담 2	①의약품	원	원
	②치료재료	원	원
	③진료행위	원	원
U. 건강보험100분의 100본인부담	①의약품 ②치료재료 ③진료행위	원 원 원	원 원 원
V. 보훈 등 100분의100 본인부담	①의약품 ②치료재료 ③진료행위	원 원 원	원 원 원
W. 비급여	①의약품 ②치료재료 ③진료행위	원 원 원	원 원 원

처방전 발급번호		처방일수		본인부담금 발생횟수		직접 조제 횟수	
점검번호							

약품코드 (일반명 또는 제품명 코드)	약품명 (일반명 또는 제품명)		1회 투약량	1일투여횟수	총투약일수			
코드	분류 (예외구분코드)	단가	1회 투약량	1일투여량 또는 실시횟수	총투여일수 또는 실시횟수	금액	면허종류	면허번호
B1050	백혈구수	770 .	1	1	1	770		
B1060	혈소판수	910	1	1	1	910		
C4712	HIV항체(정밀)	9260	1	1	1	9260		
B2570	AST[SGOT]	1650	1	1	1	1650		
B2580	ALT[SGPT]	1610	1	1	1	1610		
C2200	총단백정량	1240	1	1	1	1240		
C2210	알부민	1570	1	1	1	1570		
C2411	AST[총콜레스테롤	1540	1	1	1	1540		
C3711	당검사[정량]	1210	1	1	1	1210		
C3720	총빌리루빈	1210	1	1	1	1210		
C3730	요소질소	1510	1	1	1	1510		
C3750	크레아티닌	1170	1	1	1	1170		
C3791	전해질[소디움]Na	1100	1	1	1	1100		
C3792	전해질[포타슘]K	1180	1	1	1	1180		
C4801	B형간염표면항원(일반	2500	1	1	1	2500		
C4811	B형간염표면항체(일	2800	1	1	1	2800		
C3795	전해질(총칼슘)Ca	1120	1	1	1	1120		
C3794	전해질(인)P	1060	1	1	1	1060		
C4871	C형간염항체	3540	1	1	1	3540		
E6541	심전도검사	4830	1	1	1	4830		
	———방사선———							
K2054001	X-Ray film 14x14	1290	1	1	1	1290		
G2101	흉부1매	5580	1	1	1	5580		

특정내역	
수술 코드	

투약료총액		원	17. 지원금	원
특수장비총액		원	18. 장애인의료비	원
특수재료 및 관련 행위료 총액		원	19. 청구액	원
보훈 등 100분의100본인부담금총액		원	20. 본인부담상한액초과금	원
비급여총액		원	21. 요양급여비용총액 2, 진료비총액	원
11. 소계	원	원	22. 보훈청구액	원
12. 가산율	%		23. 건강보험 100분의100본인부담금총액	원
15. 요양급여비용총액 1		원	24. 보훈본인일부부담금	원
16. 본인일부부담금		원	25. 100분의100미만 총액	원
일련번호	※심사조정		26. 100분의100미만 본인일부부담금	원
수진자 일련번호 -			27. 100분의100미만 청구액	원
			28. 100분의100미만 보훈청구액	원

※ 심사내역	구 분	코 드	조 정	Ⅰ, Ⅱ
				감 Ⅰ
				감 Ⅱ
				증 Ⅰ
				증 Ⅱ
	계			

6) 입원 사례 6: 내과

DIAGNOSIS	Pneumonia(폐렴, J18.9)				
PAST & FAMILY HISTORY	기침, 가래 심해 외래 통해 입원함. 고혈압(+)				
PHYSICAL& LAB.FINDINGS	TEMP	PULSE	RESP.	B.P	B.W.T
DATE	C/C Cough(+), Sputum(+), BT: 38.2				
1/19	〈Admission Order〉				
	1) V/S $\bar{q}$ 8hrs				
	2) BR				
	3) TD				
	4) BWt & Ht				
	5) Humidication				
	6) Chest PA				
	7) CBC, UA & ⓜ, LFT, chol, TG				
	8) 세트라졸주 1G Ⅳ x 3				
	9) N/S 1000ml+아미노필린주 1 Ⓐ Mix Ⅳ				
	10) 라니탁주 1AMP Ⅳ				
	11) 후나콘주 1AMP Ⅳ				
	12) 겐타마이신주 1VIAL IM				
	13) 경구투여(푸라콩 #3, 바메딘 #3, 스터드마이신 150mg #3, #3 P.O, 아세펙트캡슐 2캡슐 #2 P.O)				
1/20	1) 하기도증기흡입치료				
	2) Repeat 8, 9, 11, 12, 13				
	3) Chest PA				
1/21～23	Repeat 1, 2				
1/22	Chest PA				
1/24	Chest PA				
	1) Repeat				
	2) 퇴원(경구약 3일)				

(계속)

❐ 진료기록부 해설

폐렴(pneumonia)

1) 병태생리

(1) 폐렴은 감염에 의해 폐포 내에 염증이 생긴 상태를 의미한다.

(2) 공기비말을 통하거나 음식물이나 음료수가 기도로 들어가서(aspiration pneumonia) 또는 혈액을 통해 감염되기도 한다.

2) 분류

(1) 해부학적 분류

① 기관지폐렴(Bronchopeumonia)

② 소엽성폐렴(Lobular peumonia)

③ 대엽성폐렴(Loba peumonia)

(2) 원인균에 의한 분류

① 폐렴구균성 폐렴: Streptococcus peumonia에 의해 생기며 가장 흔한 종류이다.

② Mycoplasmal peumonia: Mycoplasmal peumonia에 의한 비전형적인 폐렴이다.

③ Legionnaire's disease: Legionella peumonia에 의해 생기며 식수, 냉방장치, 흙이 오염원으로 추정된다.

④ 바이러스성 폐렴(Viral peumonia): 원인균은 influenza virus이며 만성 소모성 질환의 환자에게서 호발한다.

⑤ 포도상구균성 폐렴(Staphylicoccal peumonia): 원내감염으로 분류하며 세균방어기전에 이상이 생기는 경우 발생한다.

⑥ 폐렴간균성 폐렴(Klebsiella peumonia): 당뇨병환자, 알코올중독자에 호발하며 치명적인 결과를 가져올 수 있다.

⑦ 녹농균성 폐렴(Pseudomonal peumonia): Pseudomonas aeruginosa에 의해 발병하며, 이 균은 병원감염의 중요한 원인균이다.

⑧ 흡인성 폐렴(Aspiration peumonia): 보통 구토나 연하반사 이상으로 발생한다.

3) 치료

(1) 세균성 폐렴의 경우 항생제를 투여한다.

(2) 바이러스성 폐렴에는 특별한 치료가 없다.

(3) 증상에 따라 해열제, 진통제가 쓰일 수 있다.

4) 청구항목

1/19	3) TD, 6) Chest PA, 7) CBC, UA & ⓜ, LFT, Chol, TG 8) 세트라졸주, 9) N/S+아미노필린주, 10) 라니탁주 11) 후나콘주, 12) 겐타미히신주
1/20～24	하기도증기흡입치료, 8), 9), 11), 12), 13)

요양급여비용명세서

서식번호	G	I	O	2

등록번호	
가입자성명	김미래
수진자성명	김미래
증번호	11122233
공상 등 구분	
주민등록번호	560713-2000000

요양기관	
기호	12345678
명칭	연성의원

상병명	분류기호	수술	진료과목	상해외인	특정기호	면허종류	면허번호	당월요양개시일 / 최초입원개시일	당월요양급여일수 (투약일수포함)	진료결과
상세불명의 폐렴	J159		내과					20150119	32일	
상세불명의 천식	J459		내과					20150119	일	
출혈 또는 천공이 없는 급성 위궤양	K253		내과					20150119	일	

입원일수	6 일	처방전 발급번호		처방일수	
		점검번호			

구분		기본진료 약제,특정재료(I)	진료행위(II)
1. 진찰료 (외래관리료 포함)	①초 진 1회	14,000원	야간,공휴 회
	②재 진 회	원	야간,공휴 회
	③의약품관리료 ④응급 및 회송료	원 2,770원	
2. 입원료	①일반 일	173,550원	
	②내과질환자, 정신질환자 만8세미만의 소아 일	원	
	③중환자실 일	원	
	④격리병실 일	원	
	⑤신생아 일	원	
	⑥기타 일	원	
	⑦기본식대 ·	50,850원	
	⑧가산식대	원	
3. 투약료 및 처방전	①내 복 일분	13,624원	8,390원원
	②외 용 일분	원	원
	③처방전 회	원	
4. 주사료	①피하 또는 근육내 일 ②정맥내 일 ③수액제 회 ④기 타 회 ⑤특정재료 ⑥수 혈 회	3,046원 39,856원 6,564원 2,274원 원 원	13,080원 9,720원 17,220원 원 원
5. 마취료	① 회	원	원
6. 이학요법료	① 종	원	원
7. 정신요법료	① 종	원	원
8. 처치 및 수술료	①처치 및 수술 종 ③캐스트 회	원 원	16,800원 원
9. 검사료	①자체검사 종 ②위탁검사관리 ③위탁검사 종	원 원 19,107원	4680원
10. 영상진단 및 방사선 치료료	①진 단 종 ②치 료 종	원 원	원 23,720원
S. 특수장비	①CT 회	원	원
	②MRI 회	원	원
	③PET 회	원	원
A. 100분의100미만 본인부담 1	①의약품	원	원
	②치료재료	원	원
	③진료행위	원	원
B. 100분의100미만 본인부담 2	①의약품	원	원
	②치료재료	원	원
	③진료행위	원	원
U. 건강보험100분의 100본인부담	①의약품 ②치료재료 ③진료행위	원 원 원	원 원 원
V. 보훈 등 100분의100 본인부담	①의약품 ②치료재료 ③진료행위	원 원 원	원 원 원
W. 비급여	①의약품 ②치료재료 ③진료행위	원 원 원	원 원 원
특수장비총액			원
보훈 등 100분의100본인부담금총액			원
비급여 총액			원
11. 소계		325,641원	93,610원
12. 가산율		15 %	14,042원
15. 요양급여비용총액 1			433,290원
16. 본인일부부담금			153,970원
17. 지원금			원
18. 장애인의료비			
일련번호		※심사조정	

코드 (약품코드: 일반명 또는 제품명 코드)	분류 (예외구분코드) / 약품명 (일반명 또는 제품명)	단가	1회투약량	1일투여량 또는 실시횟수 (1일투여횟수)	총투여일수 또는 실시횟수 (총투약일수)	금액	면허종류	면허번호
01항	진찰료							
AA154	초진진찰료-의과의원	14,000	1	1	1	14000		
AL803	외래환자 의약품관리료	510	1	1	1	510		
AL856	입원환자 의약품관리료	2,260	1	1	1	2,260		
02항	입원료							
AB420	의원5인실입원료	34,710	1	1	5	173,550		
Y0000	일반식(1식당)	3,390	1	2	1	6,780		
Y0000	일반식(1식당)	3,390	1	3	4	40,680		
Y0000	일반식(1식당)	3,390	1	1	1	3,390		
03항	투약 및 처방전료							
J1030	퇴원환자조제료	290	1	1	1	290		
J2000	입원환자조제복약지도	1,350	1	1	6	8,100		
642401650	141 푸라콩	10	2	1	1	20		
642401650	141 푸라콩	10	3	1	7	210		
642401650	141 푸라콩	10	1	1	1	10		
647800630	232 바메딘	103	2	1	1	206		
647800630	232 바메딘	103	3	1	7	2,163		
647800630	232 바메딘	103	1	1	1	103		
647801400	614스키드마이신150mg	471	2	1	1	942		
647801400	614스키드마이신150mg	471	3	1	7	6,594		
6647801510	229아세펙트캡슐	211	1	1	2	422		
647801510	229아세펙트캡슐	211	2	1	7	2,954		
04항	주사료							
kk010	피하또는근육내주사	1,090	1	2	6	13,080		
648701210	618 세트라졸주사1g	2,491	1	3	5	37,365		
648701210	618 세트라졸주사1g	2,491	1	1	1	2,491		
650500410	211아미노필린주사액	379	1	1	6	2,274		

특정내역	

수술 코드			

19. 청구액	331,380원
20. 본인부담상한액초과금	원
21. 요양급여비용총액 2, 진료비총액	433,290원
22. 보훈청구액	원
23. 건강보험 100분의100본인부담금총액	원
24. 보훈본인일부부담금	원
25. 100분의100미만 총액	원
26. 100분의100미만 본인일부부담금	원
27. 100분의100미만 청구액	원
28. 100분의100미만 보훈청구액	원

※ 심사내역

구분	코드	조정	I, II
			감 I
			감 II
			증 I
			증 II
계			

요양급여비용명세서

서식번호	G	1	0	2
등록번호				
가입자성명				
수진자성명				

증번호	
공상 등 구분	
주민등록번호	-

요양기관	
기 호	12345678
명 칭	연성의원

상 병 명	분류기호	수술	진료과목	상해외인	특정기호	면허종류	면허번호	당월요양개시일 / 최초입원개시일	당월요양급여일수 (투약일수포함)	진료결과
									일	
									일	
									일	

입원일수	일	처방전 발급번호		처방일수
구 분	기본진료 약제,특정재료(Ⅰ) / 진료행위(Ⅱ)	점검번호		

구 분		기본진료 약제,특정재료(Ⅰ)	진료행위(Ⅱ)
1. 진찰료 (외래관리료 포함)	①초 진 회	원	야간,공휴 회
	②재 진 회	원	야간,공휴 회
	③의약품관리료	원	
	④응급 및 회송료	원	
2. 입원료	①일반 일	원	
	②내과질환자, 정신질환자 만8세미만의 소아 일	원	
	③중환자실 일	원	
	④격리병실 일	원	
	⑤신생아 일	원	
	⑥기타 일	원	
	⑦기본식대	원	
	⑧가산식대	원	
3. 투약료 및 처방전	①내 복 일분	원	원
	②외 용 일분	원	원
	③처방전 회	원	
4. 주사료	①피하 또는 근육내 일	원	원
	②정맥내 일	원	원
	③수액제 회	원	원
	④기 타 회	원	원
	⑤특정재료	원	
	⑥수 혈 회	원	원
5. 마취료	① 회	원	원
6. 이학요법료	① 종	원	원
7. 정신요법료	① 종	원	원
8. 처치 및 수술료	①처치 및 수술 종	원	원
	③캐스트 회	원	원
9. 검사료	①자체검사 종	원	원
	②위탁검사관리	원	
	③위탁검사 종	원	
10. 영상진단 및 방사선 치료료	①진 단 종	원	원
	②치 료 종	원	원
S. 특수장비	①CT 회	원	원
	②MRI 회	원	원
	③PET 회	원	원
A. 100분의100미만 본인부담 1	①의약품	원	원
	②치료재료	원	원
	③진료행위	원	원
B. 100분의100미만 본인부담 2	①의약품	원	원
	②치료재료	원	원
	③진료행위	원	원
U. 건강보험100분의100본인부담	①의약품	원	원
	②치료재료	원	원
	③진료행위	원	원
V. 보훈 등 100분의100 본인부담	①의약품	원	원
	②치료재료	원	원
	③진료행위	원	원
W. 비급여	①의약품	원	원
	②치료재료	원	원
	③진료행위	원	원

약품코드 (일반명 또는 제품명 코드) / 코드	약품명 (일반명 또는 제품명) / 분류 (예외구분코드)	단가	1회 투약량	1일투여횟수 / 1일투여량 또는 실시횟수	총투약일수 / 총투여일수 또는 실시횟수	금액	면허종류	면허번호
650501020	141후나콘주사액(52)	108	1	1	6	648		
652600020	618근화겐타마이신주(52)	329	1	1	6	1,974		
657800450	232라니탁주(52)	424	1	1	1	424		
kk020	정맥내일시주사	1,620	1	1	6	9,720		
KK053	정맥내점적주사	2,870	1	1	6	17,220		
667400170	0.9%생리식염주1000ml	1,094	1	1	6	6,564		
———08항	———		1	1	1			
M0045	하기도증기흡입치료	3,360	1	1	5	16,800		
———09항	———		1	1	1			
B1010	혈색소	1,260	1	1	1	1,260		
B1020	헤마토크리트	810	1	1	1	810		
B1040	적혈구수	820	1	1	1	820		
B1050	백혈구수	820	1	1	1	820		
B1060	혈소판수	870	1	1	1	870		
B0030	요일반검사10종까지	2,100	1	1	1	2,100		
B0043	요침사검사	1,250	1	1	1	1,250		
B2570	AST[SGOT]	1,750	1	1	1	1,750		
B2580	ALT[SGPT]	1,710	1	1	1	1,710		
C2411	총콜레스테롤	1,640	1	1	1	1,640		
C2443	지질[트리글리세라이드]	3,490		1	1	3,490		
C3711	당검사[정량]	1,290	1	1	1	1,290		
C3720	총빌리루빈	1,290	1			1,290		
C3730	요소질소	1,600	1	1	1	1,600		
C3750	크레아티닌	1,250	1	1	1	1,250		
———	———방사선———	———	———	———	———	———		
G2101	흉부1매	5,930	1	1	4	23,720		

특정내역	
수술 코드	

특수장비총액		원	19. 청구액	원
보훈 등 100분의100본인부담금총액		원	20. 본인부담상한액초과금	원
비급여 총액		원	21. 요양급여비용총액 2, 진료비총액	원
11. 소계	원	원	22. 보훈청구액	원
12. 가산율	%	원	23. 건강보험 100분의100본인부담금총액	원
15. 요양급여비용총액 1		원	24. 보훈본인일부부담금	원
16. 본인일부부담금		원	25. 100분의100미만 총액	원
17. 지원금		원	26. 100분의100미만 본인부담금	원
18. 장애인의료비			27. 100분의100미만 청구액	원
일련번호		※심사조정	28. 100분의100미만 보훈청구액	원

※심사내역	구 분	코 드	조 정	Ⅰ,Ⅱ
				감Ⅰ
				감Ⅱ
				증Ⅰ
				증Ⅱ
	계			

5) 입원 사례 7: 정형외과

DIAGNOSIS	OA Both Knee				
CHIEF COMPLAINT	Both Knee pain				
PRESEBT ILLNESS	4년 전부터 양쪽 무릎 통증이 있어 개인의원에서 경구 투약 및 물리치료 시행하여 왔으나 증상 호전 없어 수술위해 내원함.				
PAST & FAMILY HISTORY	P/H: DM(−) HT(−) TB(−) F/H: DM(−) HT(−) TB(−)				
PHYSICAL& LAB.FINDINGS	TEMP	PULSE	RESP.	B.P	B.W.T
DATE					
10/15 10AM	Chronically ill app				
	Both Knee) OA Knee Both				
	IMP) DJD Knee Both				
	〈Admission order〉				
	1. Check V/S q 8hrs				
	2. TD→MN NPO				
	3. BR				
	4. Lab) EKG, CBC $\bar{c}$ Diff, ESR, BT/CT, UA with micro				
	Na/K, LFT, HbsAg/Ab				
	5. X-Ray) Chest PA, Knee AP & Lat				
	6. H/S(씨제이) 1 ℓ IV				
10/16	〈pre OP order〉				
	1. Check V/S q 8hrs				
	2. NPO				
	3. BR				
	4. Skin preperation				
	5. Keep Foley cather				
	6. Send to OR				
	〈post OP order〉				
	1. Check V/S q 8hrs				
	2. Check I/O				
	3. NPO→SD→Tolerable Diet				
	4. Inj) ① N/S 1L(대한) + Maroviben-A 2Ⓐ mix IV				

(계속)

	② Ceftriaxone 1g(씨제이) + N/S 10CC(씨제이) $\bar{q}$ 6hrs IVS
	③ H2 4Ⓐ # 4 IVS
	5. Med) Mional 3Ⓣ
	Asec 3Ⓣ
	Varidse 3Ⓣ # 3 po
	Varidse 3Ⓣ
	Almagel 3Ⓣ
10/17	1. RD
	2. Dressing
	3. Repeat 4~5
1/18	1. Repeat 1~3
1/19	1. Repeat 1~3

❒ 진료기록부 해설

퇴행성관절염(Osteoarthritis)

1) 정의
   (1) 퇴행성관절염이라고도 불리는 골관절염은 관절 질환 중에서 가장 많이 발생하는 관절염으로 뼈의 관절면을 감싸고 있는 관절 연골이 마모되어 연골 밑의 뼈가 노출되고, 관절 주변의 활액막에 염증이 생겨서 통증과 변형이 발생하는 질환이다.
   (2) 호발부위: 손, 엉덩이, 척추, 무릎 등 무릎 퇴행성관절염의 경우에는 변화가 가장 빨리 나타난다.
2) 원인: 확실한 원인은 밝혀지지 않았지만 나이, 성별, 유전적 요소, 비만 등이 특정 관절부위에 영향을 끼치는 것으로 알려져 있다.
3) 증상
   (1) 무릎이 뻣뻣하거나 부어 있다.
   (2) 평지, 산길, 경사진 길을 걷는데 통증이 있다.
   (3) 의자에 오래 앉아 있다가 일어날 때 고통스럽다.
   (4) 양반다리 자세를 취하기 힘들다.
   (5) 무릎을 꿇고 앉기 힘들다.
   (6) 계단을 오르거나 내릴 때 통증이 심하다.
4) 진단: 간단한 문진과 진찰, 엑스레이 촬영
5) 치료
   (1) 약물요법: 약물요법으로는 단순히 통증을 완화하기 위한 진통제를 사용하기도 하며 관절이 붓고 심한 경우에는 비스테로이드계 소염제를 사용하기도 한다. 약물은 관절의 염증을 완화시키는 효과를 발휘하므로 통증과 뻣뻣함을 완화시켜 주고, 편안하고 정상적인 생활을 유지하는 데 큰 도움이 되며 운동치료를 잘 하도록 도와준다. 관절내 주사는 스테로이드 주사와 연골의 재생을 위해 연골 성분 제제인 하이아루론산(hyaluronic acid)을 관절 내로 주입하기도 한다.
   (2) 물리요법: 약물치료와 더불어 물리치료를 시행하는 것은 증상 완화에 큰 도움이 되며, 관절 주위의 근육을 강화시키는 것은 증상을 완화시킬 뿐만 아니라 골관절염의 악화를 방지하는 데에도 매우 중요하다.
   (3) 수술요법: 약물요법과 물리요법으로 효과를 거두지 못하면 수술을 고려하게 되는데, 수술은 관절경하수술과 뼈의 모양을 올바르게 해주는 절골술을 시행하기도 한다. 연골의 마모가 매우 심해서 여타의 방법으로도 낫지 않거나 나을 가능성이 없을 때는 인공관절 성형술을 시행한다.

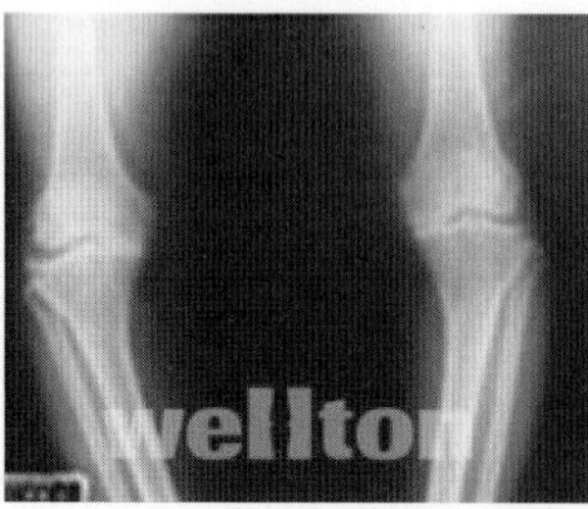

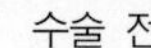

수술 전

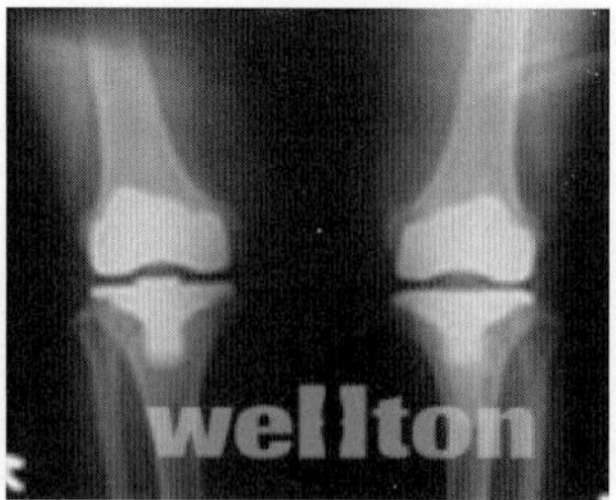

수술 후

요양급여비용명세서

서식번호	G	I	O	2
등록번호				
가입자성명	이미래			
수진자성명	이미래			

증번호	11122233	요양기관 기호	12345678
공상 등 구분		명칭	연성병원
주민등록번호	310713 - 1111111		

상병명	분류기호	수술	진료과목	상해외인	특정기호	면허종류	면허번호	당월요양개시일 / 최초입원개시일	당월요양급여일수 (투약일수포함)	진료결과
양측 일차성 무릎관절증	M170	9	정형외과					20141202	35일	
	.								일	
	.								일	

입원일수	25일	처방전 발급번호		처방일수	
		점검번호			

구분		기본진료 약제,특정재료(Ⅰ)	진료행위(Ⅱ)
1. 진찰료 (외래관리료 포함)	①초 진 회	원	야간,공휴 회
	②재 진 회	원	야간,공휴 회
	③의약품관리료 ④응급 및 회송료	7,250원 원	
2. 입원료	①일반 일	846,420원	
	②내과질환자, 정신질환자 만8세미만의 소아 일	원	
	③중환자실 일	원	
	④격리병실 일	원	
	⑤신생아 일	원	
	⑥기타 일	원	
	⑦기본식대	227,130원	
	⑧가산식대	75,040원	
3. 투약료 및 처방전	①내 복 일분	177,448원	29,300원
	②외 용 일분	원	원
	③처방전 회	원	
4. 주사료	①피하 또는 근육내 23일 ②정맥내 일 ③수액제 22회 ④기 타 14회 ⑤특정재료 ⑥수 혈 회	6,900원 원 28,992원 158,696원 5,180원 원	25,070원 원 53,000원 26,880원 원
5. 마취료	① 회	1868원	135,780원
6. 이학요법료	① 종	원	원
7. 정신요법료	① 종	원	원
8. 처치 및 수술료	①처치 및 수술 종 ③캐스트 회	2,362,160원 원	535,810원 원
9. 검사료	①자체검사 종 ②위탁검사관리 ③위탁검사 종	원 원 원	37,610원
10. 영상진단 및 방사선 치료료	①진 단 4종 ②치 료 종	4,540원 원	62,370원 원
S. 특수장비	①CT 회	원	원
	②MRI 회	원	원
	③PET 회	원	원
A. 100분의100미만 본인부담 1	①의약품	원	원
	②치료재료	원	원
	③진료행위	원	원
B. 100분의100미만 본인부담 2	①의약품	원	원
	②치료재료	원	원
	③진료행위	원	원
U. 건강보험100분의100본인부담	①의약품 ②치료재료 ③진료행위	원 원 원	원 원 원
V. 보훈 등 100분의100 본인부담	①의약품 ②치료재료 ③진료행위	원 원 원	원 원 원
W. 비급여	①의약품 ②치료재료 ③진료행위	원 원 원	원 원 원

약품코드 (일반명 또는 제품명 코드) / 코드	약품명 (일반명 또는 제품명) / 분류 (예외구분코드)	단가	1회 투약량	1일투여횟수 / 1일투여량 또는 실시횟수	총투약일수 / 총투여일수 또는 실시횟수	금액	면허종류	면허번호
——01항	진찰료——							
AL300	외래환자 의약품관리료	60	1	1	1	60		
AL786	입원환자 의약품관리료	7,190	1	1	1	7,190		
——02항	입원료——							
AB304	병원급4등급간호관리료	36,640	1	1	7	256,480		
AB304	병원급4등급간호관리료	36,640	1	1	8	293,120		
AB304800	병원급4등급간호관리료	32,980	1	1	9	296,820		
Y0000	일반식(1식당)	3,390	1	2	1	6,780		
Y0000	일반식(1식당)	3,390	1	3	19	193,230		
Y0000	일반식(1식당)	3,390	1	2	4	27,120		
Y0101	일반식조리사,직영가산	1,120	1	2	1	2,240		
Y0101	일반식조리사,직영가산	1,12	1	3	19	63,840		
Y0101	일반식조리사,직영가산	1,120	1	2	4	8960		
——03항	투약 및 처방전료——							
J1100	퇴원환자조제료	550	1	1	1	550		
J2000	입원환자조제복약지도	1,250	1	1	23	28,750		
643900020	232 글립타이드정	377	1	3	32	36,192		
650300920	114 아멘탈정	188	1	3	32	18,048		
650301290	122 에페리손정	115	1	3	32	11,040		
652902090	618 프로세프정	678	1	2	23	31,188		
693200920	395 글로나제	70	1	3	32	6,720		
641104870	333 자렐토정	3713	1	1	20	74,260		
——04항	주사료——							
kk010	피하 또는 근육내주사	1,090	1	2	8	17,440		
kk010	피하 또는 근육내주사	1,090	1	1	7	7,630		
668900580	618 세포티암주1그람	5632	1	2	14	157,696		
642300330	114 도란진주	300	1	2	8	4,800		
642300330	114 도란진주	300	1	1	7	2,100		
645101000	323대한5%포도당주사액	1602	1	1	14	22,428		
KK053	정맥내점적	2650	1	1	14	37,100		

특정내역	

수술 코드			

특수장비총액	원		19. 청구액	3,599,660원
보훈 등 100분의100본인부담금총액	원		20. 본인부담상한액초과금	원
비급여 총액	원		21. 요양급여비용총액 2, 진료비총액	4,990,600원
11. 소계	3,903,624원	905,820원	22. 보훈청구액	원
12. 가산율	20 %	181,164원	23. 건강보험 100분의100본인부담금총액	원
15. 요양급여비용총액 1	4,990,600원		24. 보훈본인일부부담금	원
16. 본인일부부담금	1,088,770원		25. 100분의100미만 총액	원
17. 지원금	원		26. 100분의100미만 본인일부부담금	원
18. 장애인의료비			27. 100분의100미만 청구액	원
일련번호		※심사조정	28. 100분의100미만 보훈청구액	원

※ 심사내역 구분	코드	조정	Ⅰ.Ⅱ
			감Ⅰ
			감Ⅱ
			증Ⅰ
			증Ⅱ
계			

서식번호	G	1	0	2	**요양급여비용명세서**		요양기관	
등록번호					증번호	11122233	기호	12345678
가입자성명	이미래				공상 등 구분		명칭	연성병원
수진자성명	이미래				주민등록번호	310713 - 1111111		

상병명	분류기호	수술	진료과목	상해외인	특정기호	면허종류	면허번호	당월요양개시일 / 최초입원개시일	당월요양급여일수(투약일수포함)	진료결과
양측 일차성 무릎관절증	M170 .	0	정형외과					20141202	35일	
	.								일	
	.								일	

입원일수	일	기본진료 약제,특정재료(I)	진료행위(II)	처방전 발급번호 / 점검번호	처방일수

구분		기본진료 약제,특정재료(I)	진료행위(II)
1. 진찰료 (외래관리료 포함)	①초 진 회	원	야간,공휴 회
	②재 진 회	원	야간,공휴 회
	③의약품관리료 ④응급 및 회송료	원 원	
2. 입원료	①일반 일	원	
	②내과질환자, 정신질환자 만8세미만의 소아 일	원	
	③중환자실 일	원	
	④격리병실 일	원	
	⑤신생아 일	원	
	⑥기타 일	원	
	⑦기본식대	원	
	⑧가산식대	원	
3. 투약료 및 처방전	①내 복 일분	원	원
	②외 용 일분	원	원
	③처방전 회	원	
4. 주사료	①피하 또는 근육내 일 ②정맥내 일 ③수액제 회 ④기 타 회 ⑤특정재료 ⑥수 혈 회	원 원 원 원 원 원	원 원 원 원 원
5. 마취료	① 회	원	원
6. 이학요법료	① 종	원	원
7. 정신요법료	① 종	원	원
8. 처치 및 수술료	①처치 및 수술 종 ③캐스트 회	원 원	원 원
9. 검사료	①자체검사 종 ②위탁검사관리 ③위탁검사 종	원 원 원	원
10. 영상진단 및 방사선 치료료	①진 단 종 ②치 료 종	원 원	원 원
S. 특수장비	①CT 회	원	원
	②MRI 회	원	원
	③PET 회	원	원
A. 100분의100미만 본인부담 1	①의약품	원	원
	②치료재료	원	원
	③진료행위	원	원
B. 100분의100미만 본인부담 2	①의약품	원	원
	②치료재료	원	원
	③진료행위	원	원
U. 건강보험100분의 100본인부담	①의약품 ②치료재료 ③진료행위	원 원 원	원 원 원
V. 보훈 등 100분의100 본인부담	①의약품 ②치료재료 ③진료행위	원 원 원	원 원 원
W. 비급여	①의약품 ②치료재료 ③진료행위	원 원 원	원 원 원

약품코드 (일반명 또는 제품명 코드) / 코드	약품명 (일반명 또는 제품명) / 분류 (예외구분코드)	단가	1회 투약량	1일투여횟수 / 1일투여량 또는 실시횟수	총투약일수 / 총투여일수 또는 실시횟수	금액	면허종류	면허번호
KK059	정맥내유치침	370	1	1	14	5,180		
KK054	수액제주입로를통한주사	960	11	2	14	26,880		
KK053	정맥내점적주사	2650	1	1	6	15,900		
667400170	0.9%생리식염주1000m	1,094	1	1	6	6,564		
———06항	마취료———							
657802670	121 염산부비바카인헤비	1868	1	1	1	1868		
L1213400	척추마취기본관리(1시간) 70세이상	88,230	1	1	1	88,230		
L1223400	척추마취유지(1시간초과15분당)70세이상	11,290	1	4	1	45,160		
L1310	마취중말초산소포화도 검사	2,390	1	1	1	2,390		
———08항	———							
M0060	유치카테터설치	8,620	1	1	1	8,620		
M0111	단순처치	3,990	1	1	14	55,860		
N2070	인공관절치환술-슬관절	471,330	1	1	1	471,330		
K5001004	SILICONE FOLEY	4,020	1	1	1	4,020		
	CATHETER		1	1	1			
K3100004	URINE BAG	1,180	1	1	1	1,180		
K7222034	Elaband15cmx274cm	785	1	1	10	7850		
B0541001	Vicryl	3660	10	1	1	36600		
E5002002	Simplex Antibiotic bone	87,950	1	1	1	87,950		
D1102031	ACM System	109,660	1	1	1	109,660		
E2001231	Triathlon Femoral component	873,080	1	1	1	873,080		
E2011331	Triathlon Tibial baseplate	700,060	1	1	1	700,060		
E2021231	Triathlon Tibial insert	357,970	1	1	1	357,970		
N0051001	사지 및 관절수술에 사용한 BURR,SAW	183,790	1	1	1	183,790		

특정내역	

수술 코드			

구분						※심사내역	구분	코드	조정	I, II
특수장비총액		원	19. 청구액		원					
보훈 등 100분의100본인부담금총액		원	20. 본인부담상한액초과금		원					
비급여 총액		원	21. 요양급여비용총액 2, 진료비총액		원					
11. 소계	원	원	22. 보훈청구액		원					
12. 가산율	%	원	23. 건강보험 100분의100본인부담금총액		원					
15. 요양급여비용총액 1		원	24. 보훈본인일부부담금		원					감I
16. 본인일부부담금		원	25. 100분의100미만 총액		원					감II
17. 지원금		원	26. 100분의100미만 본인일부부담금		원					증I
18. 장애인의료비			27. 100분의100미만 청구액		원					증II
일련번호		※심사조정	28. 100분의100미만 보훈청구액		원		개			

요양급여비용명세서

서식번호	G	I	O	2
등록번호				
가입자성명	이미래			
수진자성명	이미래			

증번호	11122233
공상 등 구분	
주민등록번호	310713 - 1111111

요양기관	
기호	12345678
명칭	연성병원

상병명	분류기호	수술	진료과목	상해외인	특정기호	면허종류	면허번호	당월요양개시일 / 최초입원개시일	당월요양급여일수 (투약일수포함)	진료결과
양측 일차성 무릎관절증	M170	0	정형외과					20141202	35일	
	.								일	
	.								일	

입원일수	일	기본진료 약제,특정재료(I)	진료행위(II)	처방전 발급번호		처방일수
구분				점검번호		

구분		(I)	(II)
1. 진찰료 (외래관리료 포함)	①초 진 회	원	야간,공휴 회
	②재 진 회	원	야간,공휴 회
	③의약품관리료 ④응급 및 회송료	원 원	
2. 입원료	①일반 일	원	
	②내과질환자, 정신질환자 만8세미만의 소아 일	원	
	③중환자실 일	원	
	④격리병실 일	원	
	⑤신생아 일	원	
	⑥기타 일	원	
	⑦기본식대	원	
	⑧가산식대	원	
3. 투약료 및 처방전	①내 복 일분	원	원
	②외 용 일분	원	원
	③처방전 회	원	
4. 주사료	①피하 또는 근육내 일 ②정맥내 일 ③수액제 회 ④기 타 회 ⑤특정재료 ⑥수 혈 회	원 원 원 원 원 원	원 원 원 원 원
5. 마취료	① 회	원	원
6. 이학요법료	① 종	원	원
7. 정신요법료	① 종	원	원
8. 처치 및 수술료	①처치 및 수술 종 ③캐스트 회	원 원	원 원
9. 검사료	①자체검사 종 ②위탁검사관리 ③위탁검사 종	원 원 원	원
10. 영상진단 및 방사선 치료료	①진 단 종 ②치 료 종	원 원	원 원
S. 특수장비	①CT 회	원	원
	②MRI 회	원	원
	③PET 회	원	원
A. 100분의100미만 본인부담 1	①의약품	원	원
	②치료재료	원	원
	③진료행위	원	원
B. 100분의100미만 본인부담 2	①의약품	원	원
	②치료재료	원	원
	③진료행위	원	원
U. 건강보험100분의 100본인부담	①의약품 ②치료재료 ③진료행위	원 원 원	원 원 원
V. 보훈 등 100분의100 본인부담	①의약품 ②치료재료 ③진료행위	원 원 원	원 원 원
W. 비급여	①의약품 ②치료재료 ③진료행위	원 원 원	원 원 원

약품코드 (일반명 또는 제품명 코드)	약품명 (일반명 또는 제품명)		1회 투약량	1일투여횟수	총투약일수			
코드	분류 (예외구분코드)	단가	1회 투약량	1일투여량 또는 실시횟수	총투여일수 또는 실시횟수	금액	면허종류	면허번호
09항								
B1010	혈색소	1170	1	1	1	1170		
B1020	헤마토크리트	750	1	1	1	750		
B1033	적혈구침강속도	710	1	1	1	710		
B1040	적혈구수	750	1	1	1	750		
B1050	백혈구수	760	1	1	1	760		
B1060	혈소판수	890	1	1	1	890		
B1091	백혈구백분율	1,740	1	1	1	1,740		
B2010	ABO혈액형검사	1,000	1	1	1	1,000		
B2021	RH혈액형검사	950	1	1	1	950		
B2570	AST[SGOT]	1620	1	1	1	1620		
B2580	ALT[SGPT]	1580	1	1	1	1580		
C2411	총콜레스테롤	1510	1	1	1	1510		
C2443	C-반응성단백	7,330	1	1	1	7,330		
B2602	알칼리포스파타제	1380	1	1	1	1380		
C2200	총단백정량	1220		1	1	1220		
C2210	알부민	1540	1	1	1	1540		
C3711	당검사[정량]	900	1	1		900		
C3720	총빌리루빈	1190	1	1		1190		
C3730	요소질소	1480	1	1		1480		
C3750	크레아티닌	1150		1		1150		
C3791	전해질(소디움)	1080				1080		
C3792	전해질(포타슘)	1160				1160		
C3793	전해질(염소)	1010				1010		
B6541	심전도	474				4740		
	방사선							
G2101006	흉부1매(영상의학과판독)	6030	1	1	1	6030		
G4602006	요추2매(영상의학과판독)	7980	1	1	1	7980		
G7202006	슬관절2매	5340	2	1	2	21,360		
G7204006	슬관절4매	6750	2	1	2	27,000		
GB031	Full-PACS이용1매	700	1	1	1	700		
GB032	Full-PACS이용2매	1050	1	1	2	1050		
GB032	Full-PACS이용2매	1050	2	1	2	1050		
GB034	Full-PACS이용4매	1740	2	1	2	1740		

특정내역	

수술 코드			

특수장비총액		원	19. 청구액	원
보훈 등 100분의100본인부담금총액		원	20. 본인부담상한액초과금	원
비급여 총액		원	21. 요양급여비용총액 2, 진료비총액	원
11. 소계	원	원	22. 보훈청구액	원
12. 가산율	%	원	23. 건강보험 100분의100본인부담금총액	원
15. 요양급여비용총액 1		원	24. 보훈본인일부부담금	원
16. 본인일부부담금		원	25. 100분의100미만 총액	원
17. 지원금		원	26. 100분의100미만 본인일부부담금	원
18. 장애인의료비			27. 100분의100미만 청구액	원
일련번호		※심사조정	28. 100분의100미만 보훈청구액	원

※ 심사내역	구 분	코 드	조 정	I, II
				감 I
				감 II
				증 I
				증 II
	계			

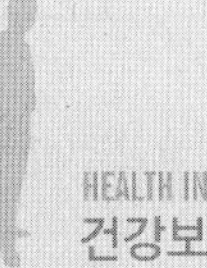

제7장

요양급여비용 심사

HEALTH INSURANCE CLAIMS

재미있는 건강보험 청구실무

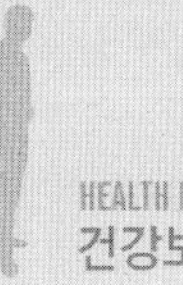

CHAPTER

7

요양급여비용 심사

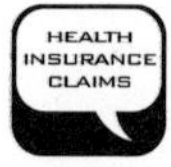

제1절 심사의 개요 및 기준

1. 심사의 필요성 및 의의

요양급여비용 심사는 관계법령에서 정한 기준과 원칙에 근거하여 의학적으로 보편타당하고 경제적으로는 비용효과적인 방법으로 요양급여가 행하여졌는지 여부를 공정하고 타당하게 심사함으로써, 불필요한 과다비용의 억제와 부당한 요양급여비용의 지급을 방지하고 의료자원의 과소이용 및 부적절한 이용을 방지하는 데 있다. 또한 사회보험제도하에서 의료보장 취지에 합당한 적정진료를 보장함으로써 요양급여에 대한 사회적 책임과 국민에 대한 의학적 보호기능을 실제화 하는 데 그 의의가 있다고 할 수 있다. 따라서 요양급여비용심사는 행위별로 산정한 요양기관의 청구내용이 요양급여기준 등에 적합한지를 심사하여 청구오류나 위반사항을 조정함으로써 요양급여비용의 청구질서를 확립하고 적정진료를 유도하는 데 그 목적이 있다.

2. 심사의 법적 근거

요양기관으로부터 요양급여에 관한 비용의 청구가 있을 때는 건강보험심사평가원이 요양급여비용(진료비)을 심사하고 보건복지부령에 따라 보험자(공단)가 요양급여비용을 지불하며, 심사의 법적인 근거는 아래와 같다.

심사의 법적 근거

① 「국민건강보험법」 제47조(요양급여비용의 청구와 지급 등)
② 「국민건강보험법」 제63조(건강보험심사평가원의 업무 등)
③ 「국민건강보험법 시행규칙」 제20조(요양급여비용의 심사지급)
④ '국민건강보험요양급여의 기준에 관한 규칙' 제5조(요양급여의 적용기준 및 방법)

3. 요양급여비용의 심사

① 심사평가원은 요양급여비용의 심사청구를 받은 때에는
　ⓐ '요양급여기준에 관한 규칙'에서 정한 기준
　ⓑ 요양급여비용의 산정내역
　ⓒ 보건복지부장관이 정한 요양급여비용의 산정지침
　ⓓ 기타 심사평가원의 원장이 진료심사평가위원회의 심의를 거쳐 정한 요양급여비용의 심사기준 등에 그 심사청구 내역이 적합한지를 심사하여야 한다.
　☞ ⓓ 심사기준의 경우에는 반드시 공개하여야 한다.

② 심사평가원은 요양급여비용을 심사함에 있어 진료심사평가위원회의 의학적 전문지식에 대한 자문을 받아 공정하고 타당하게 심사하여야 한다.

③ 심사평가원은 다음 각 호에 해당하는 경우에는 요양급여비용의 지급 후 심사내역에 대한 확인을 할 수 있다.
　ⓐ 보건복지부장관이 정하여 고시하는 질병군에 대하여 입원진료를 한 경우에 청구하는 요양급여비용
　ⓑ 약제 및 치료재료의 금액
　ⓒ 기타 심사평가원의 원장이 요양급여비용 심사내역의 확인이 필요하다고 인정하는 경우

④ 심사평가원은 질병군 입원진료 요양급여비용의 내역에 대한 질병군 착오청구, 분리청구, 본인부담금 과다징수 등의 확인 및 의료의 질과 퇴원의 적정성 여부를 확인할 수 있다.

4. 심사기준

심사기준은 요양기관이 청구한 요양급여비용의 심사 시 적합성 여부에 대한 판단기준을 의미하며, 요양급여비용청구에 대한 심사기준은 아래와 같다.

심사기준

① 「국민건강보험법」, 「국민건강보험법 시행령」, 「국민건강보험법 시행규칙」
② '국민건강보험요양급여의 기준에 관한 규칙'
③ '요양급여의 적용기준 및 방법에 관한 세부사항[고시]'
④ 요양급여비용의 내역, 건강보험 요양급여행위 및 그 상대가치 점수, 산정지침(고시)
⑤ 중증환자에게 처방·투여하는 약제중 보건복지부장관이 정하여 고시하는 약제에 대해 중증질환심의위원회의 심의를 거쳐 심사평가원장이 공고한 요양급여기준 및 방법에 관한 세부사항(공고)
⑥ 약가 실거래 상한액표 및 진료용 특정 재료대 실구입가
⑦ 보건복지부 유권해석 및 행정해석
⑧ 심사평가원장이 진료심사평가위원회의 심의를 거쳐 정한 요양급여비용의 심사기준(심사지침)
⑨ 요양급여비용 심사위원회 및 분과위원회 지침 등 기타 심사기준

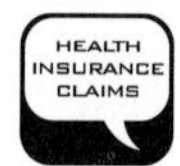

제2절 심사내용 및 방법

건강보험심사평가원은 요양기관의 청구내용이 법 제41조 제2항 및 제3항의 규정에 의한 요양급여기준과 법 제45조에 의한 요양급여비용의 내역에 적합한지를 심사한다(시행규칙 제20조). 심사처리절차는 청구 요양급여비용의 효율적 심사를 위하여 지표의 정도에 따라 일반심사(전산점검, 전산심사) 및 전문심사(심사직원심사, 심사위원심사, 심사위원회 심사)로 나뉘어진다.

1. 전산심사

접수된 모든 청구명세서는 전산프로그램을 활용하여 기재점검, 자동점검, 약제허가사항 전산심사, 심사기준 전산심사, DUR점검 등 항목별 점검과 상병 전산심사의 절차를 거치게 된다.

① 1단계: 기재점검
 - 청구서 명세서 필수기재사항 점검
② 2단계: 자동점검
 - 단가착오, 급여여부, 계산착오, 구입증빙자료 미제출, 코드착오 등 점검
③ 3단계: 약제 허가사항(효능·효과 등) 전산심사
 - 정형화 가능한 약제 허가사항 점검
④ 4단계: 심사기준 전산심사
 - 정형화 가능한 심사기준(고시 등) 점검

⑤ 5단계: 상병전산심사

- 외래청구 다빈도 상병을 중심으로 대상 상병을 정하여 진료비 청구내역과 심사기준과의 적합성 여부를 인공지능 전산프로그램을 활용하여 심사

⑥ 6단계: DUR(Drug Utilization Review)점검

- 약제의 식약청 허가사항에 의거 약제 간 병용금기 · 연령금기 · 임부금기 등 위반 여부를 점검

⑦ 7단계: 수가코드별 최대 산정횟수

- 전산입력 착오 등 청구착오 가능건의 심사누락 최소화를 위해 수가코드별 최대 일투 및 총투를 정하여 횟수를 초과하여 산정한 경우 그 초과분을 심사

2. 전문심사

전문심사는 청구명세서를 발췌하여 심사직원이 직접 심사하는 제도로써 전문의학적인 판단이 필요한 경우 심사위원 심사 또는 심사위원회 심의를 의뢰하게 되며, 진료내역 확인이 필요한 경우는 방문심사를 실시한다.

3. 심사직원 심사

요양기관의 청구경향을 파악한 후 청구명세서가 정확하게 작성되었는지 점검하며, 특히 일일투여량 등 착오청구 개연성이 높은 것을 집중적으로 확인하고, 요양급여비용 청구방법과 산정지침 등 심사기준에 맞는지 여부 등을 검토하고 심사기준의 적합여부 심사 후, 전문 의 · 약학적 판단이 필요한 경우 또는 고액 진료비 등은 심사소견을 첨부하여 심사위원에게 심사를 의뢰한다.

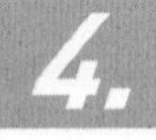

4. 심사위원 및 전문심사위원(Peer-Review) 심사

진료과목별 또는 전문분야별로 임상 현장에서 재직하고 있는 동료의사가 직접 심사에 참여하고 있다.

심사위원은 심사직원이 의뢰한 기관별 또는 사례별 심사대상건에 대하여 심사직원의 심사소견, 청구경향 및 급여기준 등을 고려하여 의 · 약학적 측면에서 진료의 적정성 여부를 심사한다. 역할로는 진료에 대한 전문적인 의학적 타당성 여부에 대한 심사와 요양급여비용의 적정성 여부 심사, 방문(현지확인)심사, 면담심사, 요양기관계도 등을 실시하고 있다.

5. 심사위원회 심사

전문과목별로 전문의학적 판단에 의한 새로운 기준이 필요한 사항이나 심사기준 설정을 요하는 사항 및 심사기준 적용 시 이견이 있는 사항, 기타 합의에 의한 결정을 필요로 하는 사항은 중앙 및 지역에 설치되어 있는 진료심사평가위원화의 심의를 거쳐 심사 · 결정한다.

6. 지표연동관리제

1) 개념

지표연동관리제는 의료의 질 향상이 필요하거나, 요양급여비용 증가에 영향이 큰 분야에 대하여 관련정보를 요양기관에 제공함으로써 자율적 개선을 유도하고, 개선되지 않는 경우 현지조사 및 평가와 연계하여 포괄적으로 관리하는 제도이다. 지표연동관리제 업무흐름도는 [그림 7-1]과 같다.

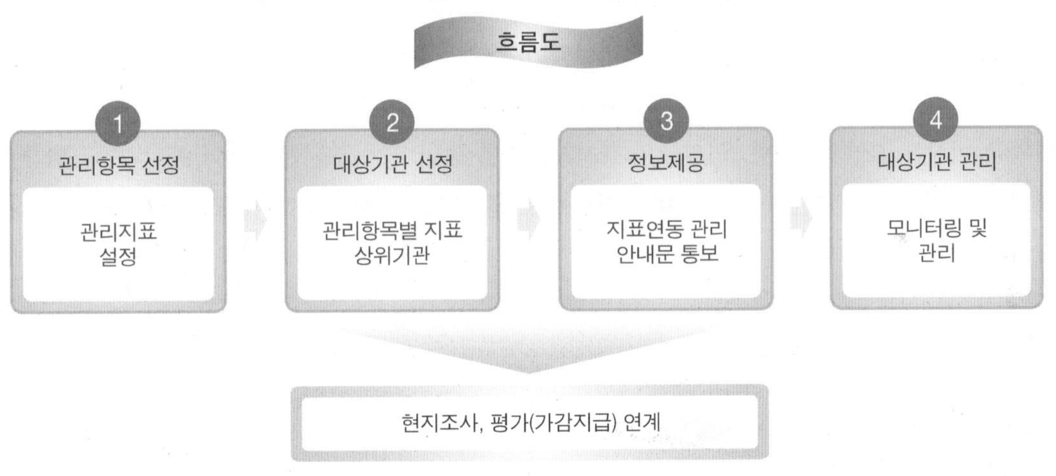

[그림 7-1] **지표연동관리제 업무흐름도**

2) 의의 및 정보제공

현행 개별 건단위 심사방식을 기관별 자율적 지표관리로 전환하여 "지표관리 · 자율개선유도 · 사후관리"가 연계되도록 함으로써, 요양기관의 적정진료 실현 및 의료의 질 향상 도모에 그 의의가 있다.

① 관리 필요도가 높은 관리지표를 선정하고, 관리지표가 높은 기관에 대해 정보를 제공하여 자율적인 진료행태 개선을 유도한다.

② 관리지표가 높은 의료공급자의 개선실적이 미흡할 경우, 현지조사 및 평가 등 유기적 연계를 통해 진

료행태 변화를 위한 작동기전을 강화한다.

지표연동관리제 정보제공 및 상담내용은 [그림 7-2]와 같다.

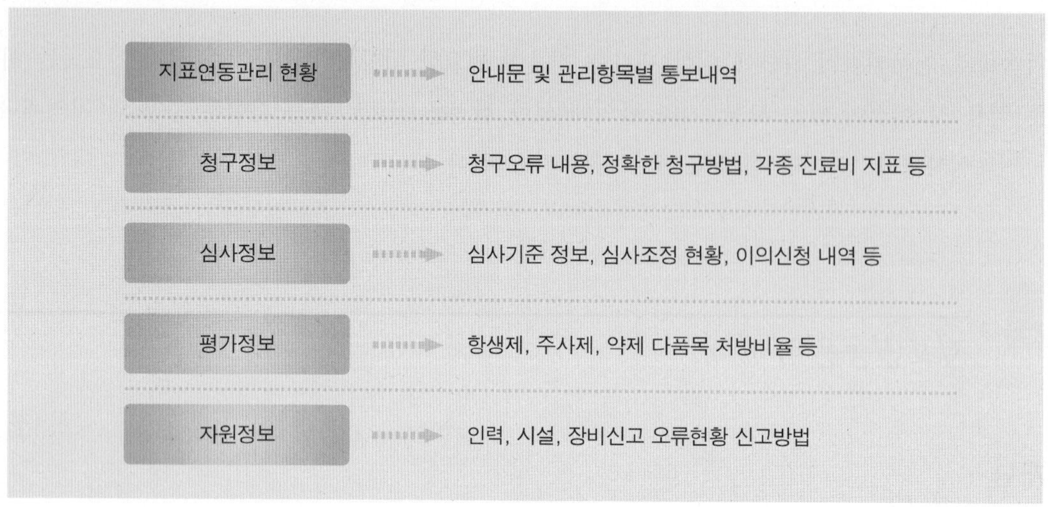

[그림 7-2] **정보제공 및 상담내용**

3) 지표연동 관리대상 항목 및 선정기준

① 요양급여비용 증가에 영향이 크고 사회적 이슈가 되는 항목, 질 향상의 필요성이 있는 항목, 유사그룹 요양기관 간 변이가 큰 항목 등이 관리대상이며, 현재 관리대상항목은 내원일수, 급성상기도감염 항생제처방률, 주사제 처방률, 약품목수, 외래처방 약품비, 입원진료비 등이다.

② 병원급 이상은 요양기관종별, 의원급은 표시과목별로 동일 평가군을 분류하여 동일평가군보다 관리항목별 관리지표 상위기관을 선정하여 관련정보를 분기별로 문서 및 웹서비스를 제공하고 있다.

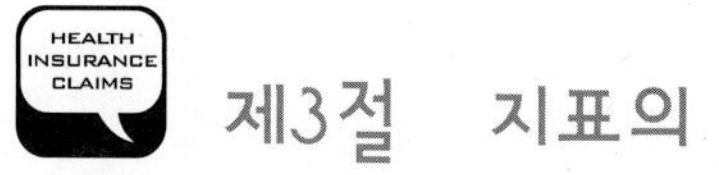

제3절 지표의 이해

1. 진료지표

요양기관에서 청구한 요양(의료)급여비용 청구내역을 요양기관 종별·표시과목별로 구분하여 요양급여비용 크기와 임상적 유사성을 고려한 환자분류체계(입원: KDRG, 외래: KOPG〈한방: KOPG-OM 등〉)를 이용한 질병군 단위로 해당 기관의 각종 요양급여비용 표를 산출하여 기관분류 및 상담관리에 활용하고 있다.

1) 절대지표

평균 건당(수진자당) 요양급여비용 및 입원(내원)일수 등

2) 상대지표

평균 '1'을 기준으로 한 요양기관의 상대적 비교치이다.

(1) 건당 요양급여비용 고가도 지표(ECI, Episode-Costliness Index)

한 요양기관의 환자 구성을 감안했을 때 기대되는 건당 요양급여비용 대비 실제 발생된 건당 요양급여비용의 비(ratio)를 의미한다.

$$ECI_h = \frac{\sum C_{hg} \cdot N_{hg}}{\sum C_g \cdot N_{hg}}$$

h: 대상요양기관
g: 질병군
N_{hg}: 대상요양기관의 질병군별 건수
C_g: 비교군 전체의 질병군별 건당 요양급여비용
C_{hg}: 대상요양기관의 질병군별 건당 요양급여비용
ECI_h: 대상요양기관의 건당 요양급여비용 고가도지표

※ECI가 1.2인 경우 해당요양기관의 환자구성을 감안했을 때 기대되는 적정 건당 요양급여비용보다 실제 건당 요양급여비용가 20% 높음을 의미한다.

(2) 입원일당 요양급여비용 고가도 지표(Days-Costliness Index: DCI)

한 요양기관의 환자 구성을 감안했을 때 기대되는 일당 요양급여비용 대비 실제 발생된 일당 요양급여비용의 비(ratio)를 의미한다.

$$DCI_h = \frac{\sum C_{hg} \cdot N_{hg}}{\sum C_g \cdot N_{hg}}$$

h: 대상요양기관
g: 질병군
N_{hg}: 대상요양기관의 질병군별 내(입)원일수
C_g: 비교군 전체의 질병군별 내(입)원일당 요양급여비용
C_{hg}: 대상요양기관의 질병군별 내(입)원일당 건당 요양급여비용
DCI_h: 대상요양기관의 내(입)원일당 요양급여비용 고가도지표

(3) 입원일수 장기도 지표(Lengthiness-Index: LI), 내원일수 지표(Visit-index: VI)

한 요양기관의 환자 구성을 감안했을 때 기대되는 입(내)원일수 대비 실제 발생된 입(내)원일수의 비(ration)를 의미한다.

$$\frac{LI_h}{(VI_h)} = \frac{\sum C_{hg} \cdot N_{hg}}{\sum C_g \cdot N_{hg}}$$

h: 대상요양기관
g: 질병군
N_{hg}: 대상요양기관의 질병군별 건수
C_g: 비교군 전체의 질병군별 건당 내(입)원일당
C_{hg}: 대상요양기관의 질병군별 건당 내(입)원일당
$LI_h(VI_h)$: 대상요양기관의 내(입)원일당 장기도(빈도)지표

※LI가 1.2인 경우 해당 요양기관의 환자구성을 감안했을 때 기대되는 적정입원일수보다 실제 입원일수가 20% 장기임을 의미한다.

(4) 환자구성 지표(Case-Mix Index: CMI)

대상기관의 환자 구성의 중증도(고액 요양급여비용 발생)를 반영하는 지표를 의미한다.

$$CMI_h = \frac{(\sum C_g \cdot N_{hg})/(\sum N_{hg})}{C}$$

h: 대상요양기관
g: 질병군
N_{hg}: 대상요양기관의 질병군별 건수
C_g: 비교군 전체의 질병군별 건당 요양급여비용
C_{hg}: 대상요양기관의 질병군별 건당 요양급여비용
C: 비교군 전체의 건당 요양급여비용
CMI_h: 대상요양기관의 환자구성지표

※CMI가 1.2인 것은 해당 요양기관의 환자구성을 감안할 때 고액 요양급여비용이 발생할 수 있는 환자가 평균보다 높게 구성되어 있다고 분석 가능하며 분기별로 CI변동요인을 모니터링하는 데 유용한 지표이다.

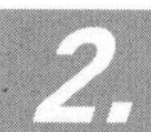

2. 지표분석에 활용되는 환자분류체계

상병이나 시술 등을 이용해서 환자들을 의료자원 소모와 임상적 의미 측면에서 유사한 질병군으로 분류하는 체계이다. 요양기관 간 요양급여비용이나 질적 수준을 비교하기 위해서는 비교대상이 되는 요양기관의 환자구성(case-mix)이 동일해야 하나 환자 구성이 요양기관마다 다르므로 이를 보정하기 위한 도구로 환자분류체계를 사용한다.

1) 입원환자 분류체계(KDRG)

① 주진단에 따라서 입원환자를 26개 대분류(MDC: Major Diagnostic Category)로 분류한 다음 수술을 받았는지 여부에 따라 외과계 질병군과 내과계 질병군으로 분류한다.

② 외과계 질병군은 수술에 따라 세부 외과계 질병군으로 분류하고, 내과계 질병군은 주진단명에 따라 세부 내과계 질병군으로 분류한다(이 단계까지 분류를 ADRG〈Adjacent DRG〉).

③ 연령 구분과 기타 진단명을 이용한 중증도 분류가 이루어져 최종 RDRG(Refined DRG)로 분류한다.

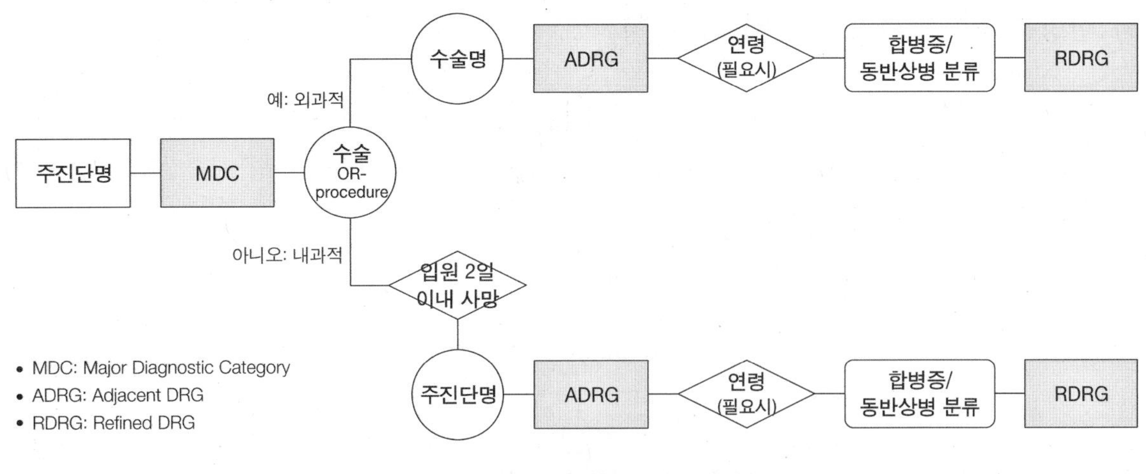

[그림 7-3] **입원환자 분류체계**

2) 외래환자 분류체계(KOPG)

외래방문의 주요목적에 따라 시술 · 상병 · 연령 · 진단명 등을 이용하여 주요시술 질병군, 내과계 질병군, 보조서비스 질병군 등으로 분류한다. 주요시술 질병군은 외래방문 중 자원소모의 주된 원인이 되는 시술의 종류에 따라 분류하고, 내과계 질병군은 주요 시술을 받지 않았으나 진찰을 받은 경우 주 진단명에 따라 분류한다. 보조서비스 질병군은 주요 시술이나 내과계 치료를 받지 않고 진단검사 · 영상검사 등을 실시한 경우로 보조 서비스 종류에 따라 분류한다.

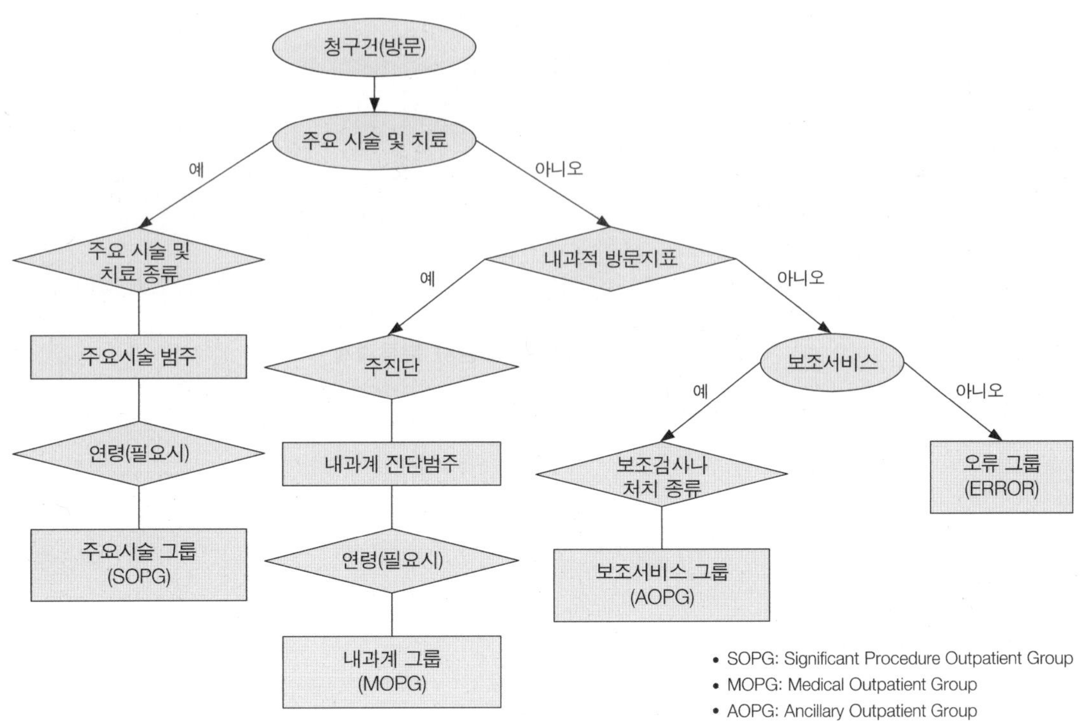

[그림 7-4] **외래환자 분류체계**

3) 한방분야 외래환자 분류체계(KOPG-OM)

한방분야 외래환자를 주진단에 의해 19개 대분류로 분류한 후 대분류 내에서 주진단의 임상적 유사성에 따라 54개 상병 그룹으로 분류한다. 상병그룹 분류 후 시술 유무를 확인하여 상병-시술질병군, 상병 진찰 및 투약 질병군으로 분류한다. 시술이 있는 경우 시술 종류와 방법에 따라 상병-시술 질병군으로 분류하고, 시술이 없는 경우 진찰 여부를 확인하여 상병-진찰 및 투약 질병군으로 분류한다.

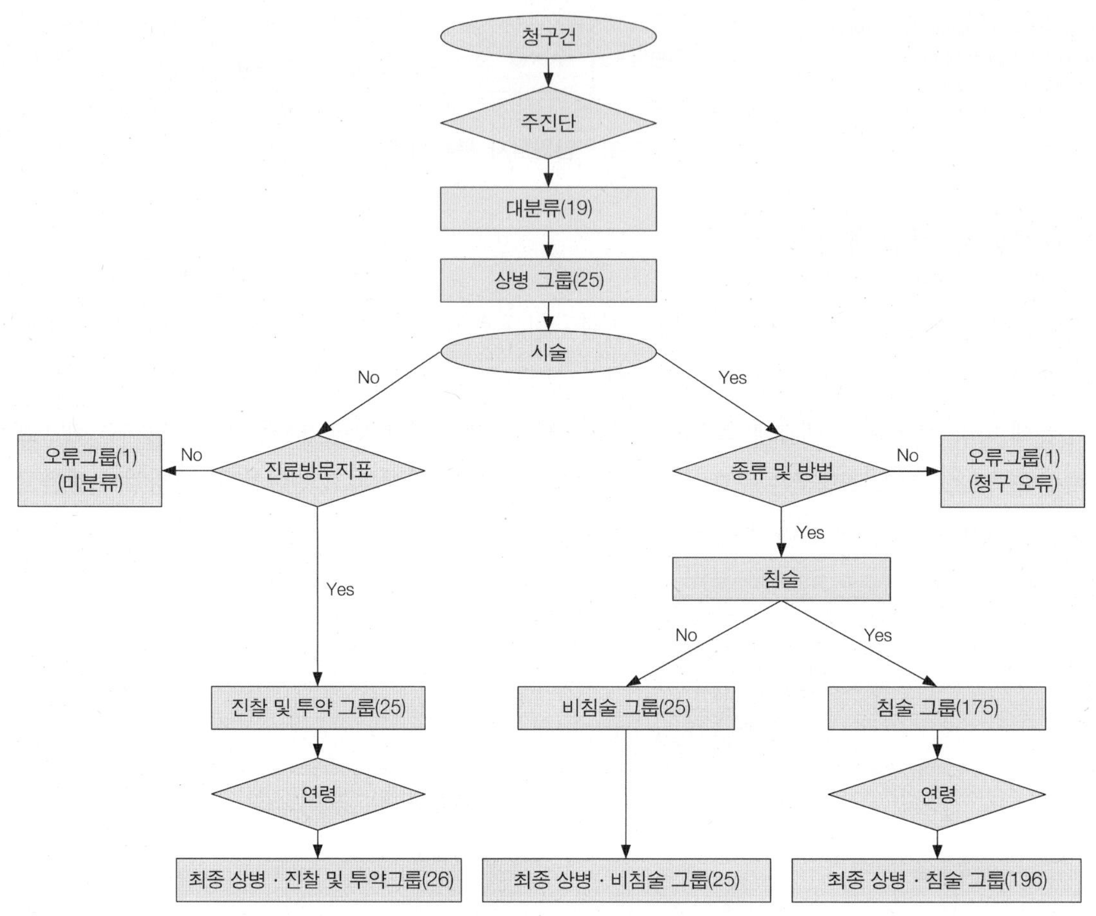

[그림 7-5] **한방분야 외래환자 분류체계**

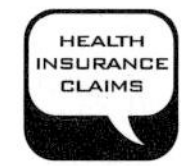

제4절 심사처리 절차 및 기간

1. 심사처리절차

심사처리절차는 아래 [그림 7-6]과 같이 '전산점검 → 심사직원심사 → 심사위원심사 → 전문심사' 순서로 진행된다.

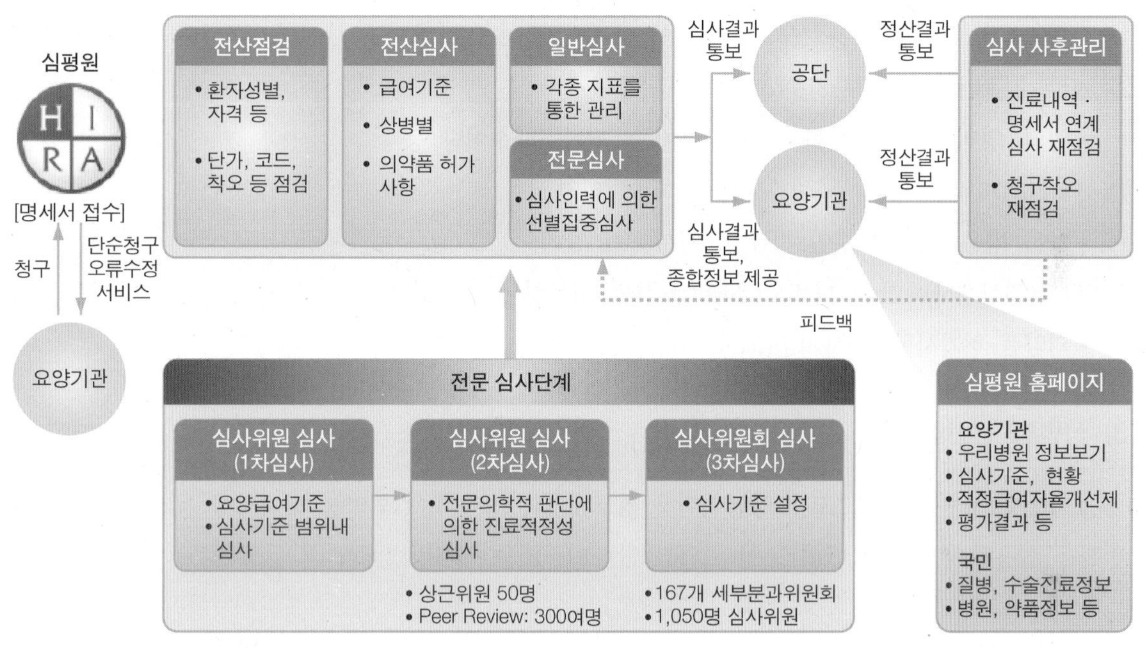

[그림 7-6] **심사처리절차**

1) 전산점검

요양급여비용 청구 시 내역에 대한 적합성 여부를 심사하기 이전에 일반사항의 오류에 대한 기재점검, 약가나 수가의 단가 등에 대한 자동점검, 심사기준 적용착오 등에 대한 전문가 점검 등을 전산으로 점검하고 급증하는 심사대상건의 적시, 적정 심사처리를 위한 방안으로 의원 외래의 비교적 단순 상병이면서 다빈도 질환인 급성호흡기감염증을 대상으로 전산점검할 수 있는 시스템이 개발되어 전산으로 점검하고 있다.

(1) 심사평가원 전산자동점검 시스템

① 심사평가원에 EDI, 전산매체로 접수된 청구명세서 중 단가착오(A), 증빙자료 미제출(F), 코드착오(K) 등 요양기관의 청구오류 건에 대하여 요양기관과 심평원 간에 접수단계에서 수정 · 보완처리가 가능

토록 하는 시스템으로

② 요양기관에서 청구된 청구명세서를 접수와 동시에 전산자동점검 후

③ A, F, K, L, U, B 코드로 조정된 내역 및 단순기재착오 심사불능된 내역을 즉시 요양기관에 웹-메일로 제공하고

④ 요양기관에서는 이를 수정 · 보완하면

⑤ 심평원에서 수정 · 보완된 내용을 토대로 전산자동점검 재실행 후 심사처리한다.

(2) 전산점검 절차건

① 1단계(기재점검): 필수 기재사항 점검 - 청구서 반송, 명세서 심사불능, 심사불능 30% 이상 시 반송

② 2단계(자동점검): 코드, 단가, 계산 착오 등 점검

- A(단가착오), F(자료 미제출), K(코드누락, 코드착오) 등
- '[표 3.1] 요양급여비용 심사(조정)내역 사유별 주요코드' 참조

③ 3단계(전문가점검): 심사기준(고시 등) 점검

- 인력, 장비 비교, 정형화 가능 심사기준, 저함량배수처방 등

④ 4단계(DUR점검): 의약품 허가사항 중 금기 점검

- 약물 병용 금기, 특정연령 금기, 임부(姙婦)금기

⑤ 5단계(전산심사): 단순, 다빈도(多頻度) 상병 전산심사

- 의약품 허가사항, 심사기준(고시, 지침) 등이 있다.

(3) 상병별 전산심사

단순, 다빈도 상병을 중심으로 요양급여비용 청구내역과 심사기준, 의약품 허가사항 등과의 적합성 여부를 전산을 활용하여 명세서 단위로 심사 완료하는 인공지능 심사방법이다.

2) 전문심사

(1) 심사직원 심사

심사업무를 담당하는 직원이 수진자의 인적사항, 상병명, 진료기간 등 일반사항의 확인과 요양기관의 요양급여비용 청구경향을 분석하고, 심사기준의 범위 안에서 청구내역의 적합성 여부에 대하여 점검하는 심사방법을 말한다.

(2) 심사위원 심사

심사위원이 의뢰한 전문심사대상기관에 대한 기관별 심사와 청구사례에 대하여 심사하는 것으로서 심사직원이 작성한 심사소견 등을 참조하여 해당 기관 또는 해당 명세서에 대한 진료경향분석 등을 통하여 전문의학적 판단에 의한 진료의 적정성 여부를 심사한다.

(3) 심사위원회 심사

요양급여비용에 대한 심사결정을 위하여 고도의 의학적 판단을 요하는 경우 합의에 의한 결정을 위하여 진료심사평가위원회에서 심의하여 결정하는 것을 말한다.

2. 심사기간

심사기간은 서면청구 및 전산기록장치에 의한 자기매체(diskette) 청구는 40일 이내, 전자문서교환방식(EDI)에 의한 청구는 15일 이내, DRG의 경우 3일 이내이다.

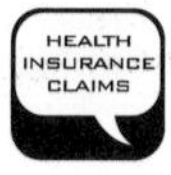

제5절 심사 사후관리 및 권리구제

1. 심사관리

1) 심사 사후관리

심사 사후관리란 요양급여비용 심사청구에 대하여 심사가 종결되고, 그 결과를 건강보험공단 및 요양기관에 통보한 후 심사가 심사기준에 의하여 정확하게 이루어졌는지를 재점검하여 부당청구 및 지급된 금액이 확인된 경우 이를 환수하고, 점검결과를 추후 심사과정에 반영하는 것을 말하며, 세부업무로는 고액진료건 청구착오 점검, 중복청구건 점검, 소멸시효완료건 점검, 요양기관현황(변경)신고에 대한 점검 등이 있다.

2) 이의신청 등 권리구제

심사평가처분에 대한 권리구제절차로서 요양급여비용 심사 및 요양급여의 적정성에 대한 평가 등에 관한 심사평가원의 처분에 불복하여 법령에서 정한 서식에 의거 처분의 취소나 변경을 신청하는 것이며, 이의신청은 일종의 행정심판으로써 이는 행정기관이 행하는 행정법상의 분쟁해결의 절차이다.

① 이의신청은 요양기관 또는 공단은 심사평가원의 요양급여비용의 심사결과에 이의가 있을 때에는 법 제76조 제3항의 규정에 의하여 처분이 있음을 안 날부터 90일 이내에 문서로 이의신청을 하여야 하며 처분이 있은 날부터 180일이 경과하면 이를 제기하지 못한다. 다만, 정당한 사유에 의하여 그 기간 내에 이의신청을 할 수 없었음을 소명한 때에는 그러하지 아니하다. 아울러, 제8조 제2항의 규정에 의한

새로운 조정사유에 대한 이의신청일 경우에는 조정사유를 통보받은 날로부터 가산한다.

이의신청대상 및 제기기간

이의신청대상은 요양기관에 통보된 요양급여비용 심사결과통보서의 내용, 요양급여비용의 적정성평가에 대한 처분에 이의가 있는 경우에 이의신청을 제기할 수 있다.

이의신청 제기기간은 처분이 있는 날부터 90일 이내에 하여야 한다. 처분이 있는 날이란 "요양급여비용심사결과통보서" 등이 요양기관에 도달한 날이며, 공단에서 요양기관에 송부하는 "요양급여비용지급통보서"와는 상관이 없다. 이의신청을 제기한 날은 이의신청서가 심사평가원에 도달한 날을 말하고 중간의 공휴일은 산입함을 주의하여야 한다.

② 이의신청 후 결과통보는 심사평가원이 제1항의 규정에 의한 이의신청을 받은 때에는 영 제51조의 규정에 의하여 60일 이내에 이의신청결과를 통보하여야 한다. 단, 부득이한 사정이 있을 경우에는 30일의 범위 안에서 그 기간을 연장할 수 있으며, 기간을 연장한 때에는 결정기간이 만료되기 7일 전까지 이의신청인에게 이를 통지하여야 한다.

③ 이의신청 및 이의신청의 결정서식은 규칙 제43조의 규정에 의한 서식([별지 제34호] 및 [별지 제35호])에 의한다.

④ 심판청구는 이의신청에 대한 결정에 불복이 있는 자는 보건복지부 건강보험분쟁조정위원회에 심사청구를 할 수 있다. 심사청구는 처분이 있는 날로부터 90일 이내에 하여야 하며, 건강보험분쟁조정위원회는 심사청구를 받은 날로부터 60일 이내에 그 결정을 해야 한다. 부득이한 사정이 있는 경우 30일 범위 내에서 연장가능하다.

⑤ 행정소송은 공단 또는 심사평가원의 처분에 이의가 있는 자와 제87조에 따른 이의신청 또는 제88조에 따른 심판청구에 대한 결정에 불복하는 자는 「행정소송법」에서 정하는 바에 따라 행정소송을 제기할 수 있다.

권리구제방법은 [그림 7-7]과 같다.

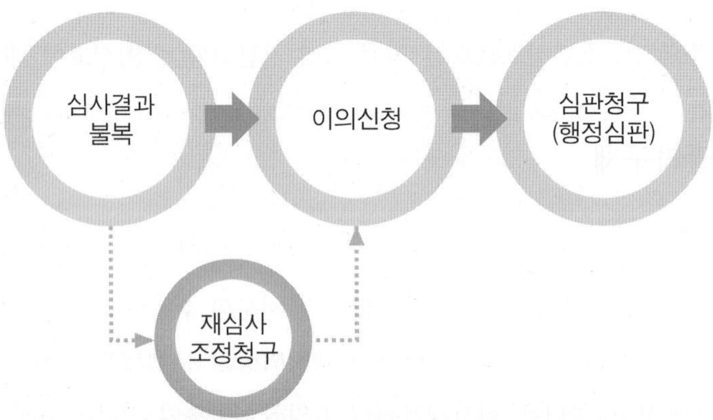

[그림 7-7] **권리구제방법**

■ 이의신청서(「국민건강보험법 시행규칙」[별지 제34호 서식])

이 의 신 청 서

※ 작성방법은 뒤쪽을 참고하시기 바라며, 바탕색이 어두운 난은 신청인이 적지 않습니다. (앞쪽)

접수번호	접수일	처리기간 60일

문서번호			진료분야	
요양기관	명칭		기호	
요양급여비용 심사결과 통보서	접수번호	묶음번호	심사차수	통보서 도달일
이의신청	건수 총계		비용 총액	
관련 처분	고지 유무		고지 내용	

번호	명세서 일련번호	수진자 (진료받은 사람)	진료구분 (입원 · 외래)	이의신청 금액		이의신청 사유 및 내용 (상세히 기술)	첨부서류
				Ⅰ항	Ⅱ항		

「국민건강보험법」 제87조제2항 및 같은 법 시행규칙 제56조에 따라 위와 같이 심사평가원의 처분에 대하여 이의신청합니다.

년 월 일

신청인 성명 (서명 또는 인)

주소

전화번호

건강보험심사평가원 원장 귀하

210㎜×297㎜[백상지 80g/㎡]

2. 심사 관련 보완자료의 요청

① 심사평가원은 제2조의 규정에 의하여 요양기관으로부터 제출받은 자료만으로 요양급여비용의 심사가 곤란하다고 인정되는 경우에는 진료기록부, 수진자에게 발행된 요양급여비용 계산서 사본, [별지 제1~2호 서식]에 의한 의료의 질 향상을 위한 점검표 등 요양급여비용 심사에 필요한 보완자료의 제출을 요청할 수 있다.

② 제1항의 규정에 의하여 보완자료의 제출을 요청하는 경우에는 심사평가원은 10일의 기간을 정하여 요청하여야 하며, 동 기간 내에 보완자료를 제출하지 아니하는 경우에는 다시 7일의 기간을 정하여 보완자료의 제출을 요청하여야 한다.

③ 제1항 및 제2항의 규정에 의하여 진료기록부 등 요양급여비용 심사에 필요한 보완자료의 제출을 요청받은 요양기관이 보완자료를 제출하는 데 소요된 기간 또는 청구오류에 대한 수정・보완을 요청받은 요양기관의 수정・보완 기간은 요양급여비용 심사처리에 소요되는 기간에 산입하지 아니한다.

3. 요양급여비용 내역 및 진료사실 확인

1) 요양급여비용 내역의 현지 확인

① 심사평가원의 원장은 제2조 및 제5조의 규정에 의하여 요양기관으로부터 제출받은 자료, 법 시행규칙 제12조의 규정에 의하여 요양기관으로부터 통보받은 요양기관 현황 등 요양급여비용 산정내역에 관한 사항 등에 대한 사실 여부를 확인할 필요가 있다고 인정하는 때에는 소속직원으로 하여금 당해 사항에 대하여 현지 출장하여 확인하게 할 수 있다.

② 제1항의 규정에 의하여 심사평가원의 소속직원이 현지 출장하여 확인을 하는 경우에는 [별지 제2호 서식]에 의한 요양급여비용 현지확인통보서와 심사평가원의 소속 직원임을 증명할 수 있는 신분증을 요양기관의 장에게 제시하여야 한다.

2) 요양급여비용의 진료사실 확인

① 진료기록부 등의 보완자료를 대조하여 심사한 결과 일률적인 진료형태가 나타나는 등 요양급여비용의 진료사실 확인이 필요하다고 인정하는 경우, 가입자 또는 피부양자에게 진료사실을 확인할 수 있다.

요양급여비용 심사결과 통보 및 요양급여비용 지급

1) 요양급여비용 심사결과 통보

① 심사평가원은 요양급여비용의 심사를 한 경우에는 지체 없이 [별지 제3호 서식]에 의한 요양급여비용 심사결과통보서에 다음 각 호의 사항을 기재하여 요양기관 및 공단에 통보하여야 한다. 다만, 심사결과 조정내역의 설명이 필요한 경우에는 항목별·사유별 세부내역을 요양기관에 함께 통보하여야 한다.

- 요양급여비용 심사청구서에 관한 사항, 요양급여비용 심사담당자의 성명 및 전화번호
- 요양급여를 받은 개인별 심사내역

② 심사평가원은 제4조 제3항의 규정에 의한 심사내역에 대한 확인 결과, 새로운 조정사유를 확인한 경우에는 그 내역을 요양기관 및 공단에 통보하여야 한다.

2) 요양급여비용 지급

① 공단은 심사평가원의 요양급여비용의 심사결과를 통보받은 때에는 지체 없이 지급 전 사전점검 후 요양기관의 금융기관(채신관서 포함) 계좌번호로 요양급여비용을 송금하고 그 내역을 [별지 제4호 서식]에 의한 요양급여비용 지급통보서에 의하여 요양기관에 통보하여야 한다. 이 경우 법 부칙 제10조의 규정에 의한 재정 구분 계리기간 동안 지역가입자와 공무원 및 교직원인 직장가입자와 그 피부양자, 근로자 및 사용자인 직장가입자와 그 피부양자의 요양급여비용을 요양급여개시일 현재 자격취득 상태로 구분계리하여 지급할 수 있다.

② 공단은 제1항의 규정에 의한 지급 전 사전점검결과 지급불능사항이 있을 경우에는 당해 요양기관이 납득할 수 있도록 항목별 사유별 내역을 요양기관에 통보하여야 한다.

③ 공단이 요양기관에 지급할 요양급여비용은 법 제91조 및 국고금 단수계산법 제1조의 규정에 의하여 요양급여비용 명세서별로 단수처리한 금액으로 한다.

④ 공단은 다음 각 호의 1에 해당하는 경우에는 그 공제내역을 요양기관에 통보하여야 한다.

3) 정보통신망에 의한 통보

① 심사평가원은 제2조의 규정에 의한 요양급여비용 청구명세서 접수증 및 제8조의 규정에 의한 요양급여비용 심사결과통보서를, 공단은 제9조의 규정에 의한 요양급여비용 지급통보서를 전산기록장치에 의한 자기매체 또는 정보통신망에 의하여 요양기관에 통보할 수 있다.

② 심사평가원은 제8조 규정에 의한 요양급여비용 심사결과통보서를 전산기록장치에 의한 자기매체 또는 정보통신망에 의하여 공단에 통보할 수 있다.

5. 요양(의료)급여비용 심사결과통보서 및 정산심사내역서

1) 요양(의료)급여비용 심사결과통보서

요양기관이 청구한 요양(의료)급여비용을 심평원에서 심사한 후 그 내용이 기재된 요양(의료)급여비용 심사결과통보서를 국민건강보험공단 및 당해 요양기관에 각각 송부한다.

- 세부내역: 수진자본인 및 보험자가 부담해야 할 심사결정금액과 수진자별 조정금액, 조정사유 등 심사결과를 기재한다.

2) 요양(의료)급여비용 정산심사내역서

요양(의료)급여비용의 심사·지급 후 요양기관이 심사결과에 대한 이의를 제기(이의신청 또는 재심사조정청구)하여 정산(환급)이 발생하는 경우 또는 심평원이 사후점검 후 정산(환수)을 하는 경우 정산결과에 대한 정산심사내역서를 국민건강보험 공단 및 당해 요양기관에 각각 송부한다.

- 세부내역: 수진자별 증감금액에 대한 내역을 기재한다.

3) 심사결과통보서 및 정산심사내역서 송부방법

① EDI(전자문서교환방식) 청구기관: EDI로 송부한다.
② 서면 청구기관: 서면으로 출력하여 우편으로 송부한다.

4) 자료제공 법적 근거

①「국민건강보험법 시행규칙」 제13조 제2항
②「의료급여법 시행규칙」 제21조 제2항
③ '요양급여비용 심사·지급업무 처리기준' 제8조

5) 요양급여비용 심사조정코드 및 상세설명 내역

요양기관에서 건강보험심사평가원으로 요양급여비용 청구 후 요양급여비용 심사결과에 대한 통보 시 심사조정코드 및 상세내역은 〈표 7-1〉 및 〈표 7-2〉와 같다.

〈표 7-1〉 심사조정코드 및 상세내역

조정코드	조정코드 항목	조정코드 상세 설명 내역
3	차상위2종환자 입원가산식대 급여기준 범위 초과비용 조정	차상위2종환자의 식대가산 관련 고시 및 행정해석 등에서 정한 급여기준을 초과한 경우
3A	차상위2종환자 입원가산식대 산정금액 착오조정	차상위2종환자의 식대가산 산정기준에 정한 금액과 일치하지 않는 금액으로 착오 청구한 경우
3B	차상위2종환자 입원가산식대 요양급여기준 적용 착오비용 조정	차상위2종환자 식대가산 관련 고시, 행정해석 등에 나와 있는 산정지침 및 수가 등 제반기준을 잘못 적용한 경우
3D	차상위2종환자 입원가산식대 계산착오 조정	차상위2종환자 식대가산 금액에 대한 합산액 착오
A	금액산정착오 조정(행위, 약제, 치료재료)	행위, 약제, 치료재료에 대한 '급여목록표,' '약제 및 치료재료의 구입금액에 대한 산정기준' 등에서 정한 금액과 일치하지 않은 금액으로 착오 청구한 경우
B	요양급여기준 적용착오비용 조정	고시, 행정해석 등에서 정한 산정지침 및 수가 등 제반기준을 잘못 적용한 경우
BR	물리치료 1일 산정횟수 초과분 조정	고시에 의해 정해진 물리치료 1일 횟수를 초과하여 청구한 경우
BZ	I, II란 적용착오분 조정	종별가산 대상과 미가산 대상을 잘못 적용한 경우(미가산 적용대상을 가산적용으로 또는 가산적용 대상을 미가산으로 청구한 경우)
C	요양급여기준 범위초과비용 조정, 처방내역 미확인 조제	• '요양급여비용의 적용기준 및 방법' 등에서 정한 요양급여기준 범위 및 식약청 허가사항 범위 등을 초과하여 진료한 경우 • 처방전 발행의사에게 약학적으로 의심이 나는 처방내역 등을 확인하지 않고 조제한 경우
CP	임부금기 의약품 청구비용 조정	고시에 의거 임부에게 사용이 금지된 의약품을 임신상병 등에 투여한 경우
CR	연령금기 의약품 청구비용 조정	고시에 의거 특정 연령대에 금기인 의약품을 해당 연령 환자에게 투여한 경우
CU	병용금기 의약품 청구비용 조정	고시에 의거 병용투여가 금지된 의약품을 함께 투여한 경우
D	계산착오금액 조정	명세서 상의 각 금액에 대한 합산액 착오
E	비급여 또는 요양급여비용의 100분의 100 본인부담항목 조정	비급여 대상 및 100분의100본인부담 항목을 청구한 경우
F	구입증빙자료 미제출분 조정	약제, 치료재료 등 구입증빙자료 미제출한 경우
G	중복청구비용 조정	동일 수진자의 동일 요양급여비용을 2회 이상 중복하여 청구한 경우
H	소멸시효기간이 경과된 요양급여비용 조정	건강보험법에 의한 소멸시효기간이 경과된 요양급여비용의 청구
I	진찰료 착오(진찰료의 100분의100 본인부담 하는 경우)	진찰료의 100분의100을 본인부담하는 요양기관에서 진찰료를 청구하는 경우(100분의100인에 해당되는 진찰료를 청구하는 경우)
J	의료급여정신과 입원기간에 따른 차등수가 적용착오, 정신과 외래보호자 내원 진료수가 적용 착오	• 의료급여 정신과 정액 요양급여비용의 입원기간과 관련된 차등수가를 잘못 적용한 경우 • 의료급여 정신과 외래 보호자 내원 진료수가를 잘못 적용한 경우
K	산정코드 및 코드 구분 착오 또는 누락 조정	전산청구(EDI, 전산매체)관련 행위, 약제, 치료재료 등의 코드 및 코드 구분을 착오 또는 누락하여 청구한 경우
AK	코드 산정착오 조정	청구코드 중 산정코드의 적용이 잘못된 경우
IK	코드(3자리: 진료수가) 적용착오 조정	청구코드 중 산정코드의 적용이 잘못된 경우(2001.7.1. 이전 진료분)
KK	협약가 또는 치료재료 구분착오 조정	종전 협약대상 코드를 현재의 청구코드로 청구되지 않은 경우

(계속)

조정코드	조정코드 항목	조정코드 상세 설명 내역
L	증빙자료상 확인되지 아니한 요양급여비용 조정(본인부담액 적정징수)	진료기록부 등 기타 관련자료 확인결과 수진자에게 본인부담금은 적정하게 징수하였으나 요양급여비용을 착오로 청구한 경우
M	증빙자료상 확인되지 아니한 요양급여비용 조정	진료기록부 등 기타 관련자료에 기재되어 있지 아니하여 실제시행 여부 등을 확인할 수 없는 요양급여비용 청구
N	항산균 요양기관 착오	사후심사 시 항산균 검사결과지를 확인하여 요양급여비용을 정산하는 경우
O	허위청구비용 조정	고의로 실제 진료내역과 다르게 명세서를 작성하거나, 고의로 다른 요양급여기준을 적용하여 그 비용을 청구한 경우
P	EDI, 디스켓 청구관련 2 이상의 줄번호를 상호 연계조정	전산청구(EDI, 전산매체)관련 요양급여비용 산정기준 및 요양급여기준 적용착오 등으로 2개 이상의 줄번호를 상호 연계하여 조정하는 경우
Q	재심사후 전액 환수	재심사결과 중복 청구(지급) 등으로 요양급여비용을 전액 환수할 경우
R	의료장비 미신고 행위료 조정	미신고된 의료장비를 사용하여 행위를 실시한 경우
RB	부적합 의료장비 사용행위료 조정	부적합한 의료장비를 사용하여 행위를 실시한 경우
S	요양급여기준 범위초과 처방의약품 조정	'요양급여의 적용기준 및 방법' 등에서 정한 의약품의 요양급여기준 범위를 초과한 처방전에 의하여 약국에서 처방·조제 요양급여비용 청구 시 처방전 발행기관에서 조정하는 경우
T	추가청구분 중 정액제 해당	추가 청구한 요양급여비용과 당초 청구한 요양급여비용의 합이 본인부담률 정액제에 해당되는 경우
U	의약분업관련 의사, 치과의사의 허용범위외 직접조제	의약분업 예외사항 범위를 초과하여 의사·치과의사가 직접 조제한 경우
UR	의약분업관련 대체·변경·수정조제 절차 위반	대체 가능한 의약품으로 대체 조제 시 처방전 발행 의(치)과 의사에게 사전동의 또는 사후통보하지 않은 경우나 처방전 발행 의(치)과 의사에게 사전동의 없이 의약품을 임의로 변경·수정 조제한 경우
V	의료급여 이력조회결과 의료급여 기준범위 초과비용 조정	의료급여이력 조회결과 의료급여 기준범위를 초과하여 조정하는 경우
W	추가청구분 중 정률제 해당	추가청구한 요양급여비용과 당초 청구한 요양급여비용의 합이 본인부담률 정률제에 해당되는 경우
X	비급여 또는 100분의100본인부담의 약품의 보험청구비용 조정	고시, 행정해석 등에 비급여, 요양급여비용의 100분의100본인부담토록 되어 있는 의약품을 요양급여(본인일부부담금)로 원외처방하여 약국에서 처방·조제 요양급여비용 청구 시 처방전 발행기관에서 조정하는 경우
Y	식대비용 요양급여기준 범위초과 조정, 차상위환자 기본식대 요양급여기준 범위초과 조정	고시, 행정해석 등에서 정한 식대의 급여기준범위 초과로 조정하는 경우
YA	식대금액 산정착오 조정, 차상위환자 기본식대금액 산정착오 조정	고시 등에서 정한 식대금액과 일치하지 않는 금액으로 착오 청구한 경우
YB	식대 요양급여기준 적용착오 조정, 차상위환자 기본식대 요양급여 기준적용착오 조정	고시, 행정해석 등에 정한 산정지침 및 진료수가 등 제반기준을 잘못 적용한 경우
YD	식대 계산착오금액 조정, 차상위환자 기본식대 계산착오금액 조정	식대 금액에 대한 계산상 착오가 있는 경우
YE	식대 비급여 대상 조정	비급여대상 식대를 요양급여비용으로 청구한 경우
YK	식대코드 산정착오분 조정	식대코드 산정에 착오가 있는 경우

(계속)

조정코드	조정코드 항목	조정코드 상세 설명 내역
YZ	식대 I/II 적용착오분 조정	식대에 대한 종별가산 대상과 미가산 대상을 잘못 적용한 경우
Z	허위청구(본인부담액 적정징수)	고의로 실제 진료내역과 다르게 명세서를 작성하거나, 고의로 다른 요양급여기준을 적용하여 그 비용을 청구한 경우로서 본인부담금을 적정하게 징수한 경우
TB	보건기관 물리치료비율조정, 의료급여 정신과 정신요법 급여기준적용 착오, 의료급여 정신과 기관등급 산정착오, 요양병원 입원 불인정 요양급여비용	• 보건기관에서 물리치료 인정횟수를 초과하여 청구한 경우 • 의료급여 정신과 정신요법 급여기준 적용에 착오가 있는 경우 • 의료급여 정신과 기관등급 산정에 착오가 있는 경우 • 요양병원 입원대상에 해당되지 않아 요양급여비용을 조정하는 경우
TD	요양급여비용 총액 계산착오	요양급여비용 총액 계산의 착오가 있는 경우
TE	비급여 또는 100분의100본인부담대상 청구(요양급여비용 총액 해당)	진료내역 전체가 비급여 또는 100분의100본인부담에 해당되는 것을 청구한 경우
TG	중복청구(요양급여비용 총액 해당)	동일 수진자의 동일 요양급여비용을 2회 이상 중복하여 청구한 경우(요양급여비용 총액을 조정)
TH	소멸시효기간이 경과된 요양급여비용 청구(요양급여비용 총액 해당)	소멸시효기간이 경과된 진료건에 대하여 요양급여비용을 청구한 경우
TJ	보건기관 청구관련 요양급여비용 산정기준 등 적용착오, 의료급여 정신과 입원기간에 따른 차등수가 적용착오, 정신과 외래보호자 내원수가 적용착오	• 보건기관 청구 관련 요양급여비용 산정기준 등 적용착오 • 의료급여 정신과 입원기간에 따른 차등수가 적용착오 • 정신과 외래 보호자 내원시 해당되는 진료수가의 적용 착오
TT	추가청구분 중 정액제 해당	추가청구 요양급여비용과 당초 청구한 요양급여비용의 합이 본인부담률 정액제에 해당되는 경우를 표시
TU	의약분업관련 약사의 허용범위(지역) 외 직접 조제	처방전에 의하지 않고 약사가 조제할 수 있는 범위(지역)를 초과하여 직접조제한 경우
TV	의료급여 이력조회결과 의료급여 기준범위 초과	의료급여이력 조회결과 의료급여기준상의 범위 이외에 해당되는 경우
TW	추가청구분 중 정률제 해당	추가청구 요양급여비용과 당초 청구한 요양급여비용의 합이 본인부담률 정률제에 해당하는 경우를 표시
TY	식대 요양급여 기준범위 초과(요양급여비용 총액 해당), 차상위환자 기본식대 요양급여 기준범위 초과(요양급여비용 총액 해당)	고시, 행정해석 등에서 정한 식대의 급여기준을 초과한 경우(요양급여비용 총액을 조정)
T3	차상위2종환자 입원가산식대 급여기준범위 초과(요양급여비용 총액 해당)	차상위2종환자 식대가산 관련고시 및 행정해석 등에서 정한 급여기준을 초과한 경우(요양급여비용 총액을 조정)

〈표 7-2〉 **요양급여비용 심사(조정)내역 사유별 코드**

코드	내역
A	행위, 약제, 치료재료의 금액 산정착오
B	요양급여비용 산정기준 적용착오
C	요양급여기준 범위 초과진료, 처방내역 미확인 조제
D	계산착오
E	비급여대상, 요양급여비용의 100분의100본인부담항목 청구

(계속)

코드	내역
F	증빙자료 미제출
G	중복청구
H	소멸시효기간이 경과된 요양급여비용청구
I	진찰료 착오(진찰료의 100분의100본인부담하는 경우)
J	의료급여정신과 입원기간에 따른 차등수가 적용착오
K	EDI, 디스켓 청구관련 코드 및 코드 구분 착오 또는 누락
L	관련자료 확인결과 요양급여비용 착오청구(본인부담액은 적정징수)
M	관련자료에서 확인되지 아니한 요양급여비용 착오청구
N	항산균, 요양기관착오, 검산착오
O	허위청구
P	EDI, 디스켓 청구관련 2 이상의 줄번호를 상호 연계조정
Q	재심사후 전액 환수
R	대체, 변경, 수정조제의 절차 위반
S	요양급여기준 범위 초과 의약품 처방
U	의약분업관련 의사, 치과의사의 허용범위외 직접조제
V	의료급여이력 조회결과 의료급여기준 범위초과
X	비급여 또는 요양급여비용의 100분의100본인부담 의약품 보험급여로 처방
Y	입원 식대 급여기준 범위 초과

6. 심사평가원의 요양급여비용 심사관련 사항

1) 요양급여비용 청구 포탈서비스

요양기관이 요양급여비용을 청구할 때 인터넷망을 심평원에 직접 청구하고 결과를 통보받는 서비스로 심평원이 직접 운영하는 서비스로 업무처리가 신속·정확해진다.

(1) 서비스 내용

① 송신(요양급여비용 청구) 및 수신 서비스(접수증, 심사결과통보서 등)

② 요양급여비용 송신전 기본적인 오류항목 점검 및 조회 서비스

③ 심평원 서버를 이용한 '청구오류 사전점검 서비스' 기능

(2) 장점

① 전송이용료가 무료이다.
② 청구 전 다양한 사전점검으로 심사반송 건수가 감소한다.
③ 전송자료의 암호화를 통한 진료정보를 보호하고 대용량 영상자료 등 심사보완 자료를 편리하게 전송할 수 있다.

2) 선별 집중심사항목

심사관리가 필요한 진료항목을 사전에 파악·선별하여 집중 심사함으로써 부적절한 요양급여비용 지출을 방지하며, 진료행태 개선을 통한 의료의 질 향상을 추구한다.

7. 보완청구 및 추가청구 요령

요양급여비용 청구 후 반송 및 누락건에 대한 청구요령은 아래와 같다.

1) 보완청구

① 요양기관에서 요양급여비용을 청구하였으나, 심사평가원에서 심사불능 처리된 건에 대하여는 해당사유를 보완하여 명세서를 재작성하고, 심사청구서에 첨부하여 다시 청구한다.
② 심사청구서 및 명세서의 청구 구분란에 보완청구 구분코드("1")를 기재하며, 명세서의 청구 구분란에는 이미 통보된 심사결과통보서에 기재된 접수번호, 명세서 일련번호, 심사불능사유코드를 기재한다.
③ 보완청구분은 반드시 원청구분 등과 구분·작성하여 청구하여야 한다.

2) 추가청구

① 요양기관이 요양급여비용을 지급받은 명세서 중 진료내역의 일부가 당초 청구 시 누락되어 누락된 진료내역만을 추가로 청구하는 경우에는 심사청구서 및 명세서의 청구 구분란에는 추가청구 구분코드("2")를 기재하고, 명세서의 청구 구분란에 이미 통보된 원청구서의 접수번호, 명세서 일련번호를 기재하여야 하며, 이 경우 반드시 진료기록부 사본을 첨부하여야 한다.
② 추가청구분은 반드시 원청구분 구분·작성하여 청구하여야 한다.

3) 분리청구, 추가청구건의 심사불능 시 청구방법

① 당초 분리청구 명세서가 심사불능된 경우, "분리청구"건으로 청구: 당초 청구명세서의 접수번호 및

명일련은 이전 진료분 접수번호 및 명일련을 기재하고, 해당 심사불능사유를 보완한다.

② 당초 추가청구 명세서가 심사불능된 경우, "추가청구"건으로 청구: 당초 청구명세서의 접수번호 및 명일련은 원청구분 접수번호 및 명일련을 기재하고, 해당 심사불능사유를 보완한다.

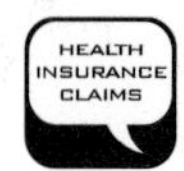

제6절 진단 기재원칙

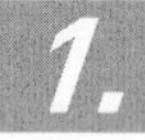

주진단 기재원칙

① 검사 후 밝혀진 최종 진단으로 병원치료 또는 의료기관 방문을 필요로 하게 만든 가장 중요한 병태를 주진단으로 하며, 주진단은 첫 번째 자리에 기재한다.

② 환자가 여러 질환을 동시에 가지고 내원한 경우에는 진단이나 치료에 대한 환자의 요구가 가장 컸던 질환, 즉 의료자원을 가장 많이 사용하게 했던 질환을 주진단으로 기재한다.

③ 진료개시 후 주된 병태와 관련된 질환이나 합병증이 발생하였을 경우에는 이로 인한 자원소모가 많다고 할지라도 기존 주진단을 유지한다. 단, 진료개시 후 의료시설을 방문하게 만든 병태와는 관련이 없는 새로운 병태가 발견되고, 이로 인한 자원소모가 더 클 때에는 새로운 병태를 주진단으로 기재한다.

④ 진단이 내려지지 않은 경우에는 주 증상이나 검사의 이상소견 또는 문제점을 주된 병태로 선택한다.

⑤ 기타진단은 두 번째 자리부터 중요도 순으로 기재한다.

주진단 기재원칙의 사례는 아래와 같다.

구분	상병명 또는 분만	분류기호
3단위	쓸개(담낭)의 악성신생물	C23
4단위	십이지장염	K298
5단위	결핵성 관절염(아래다리)	M0116
5단위	제1목척추뼈의골절(개방성)	S1201

6단위	골절의 형태	6단위	손상의 형태
0	폐쇄성 (closed)	0	열린 상처가 없는(without open wound)
1	개방성 (open)	1	열린 상처가 있는(with open wound)

주: • 확진된 질병코드와 동일 병태의 유사 질병코드는 같이 기재하지 않는다.
• 질병이환 및 사망의 외인(V01-Y98) 코드는 특정내역 기재란에 질병코드의 영문 첫 자리만 기재한다.

2. 기타 진단 기재원칙

① 검사 후 밝혀진 최종 진단으로 병원치료 또는 의료기관 방문을 필요로 하게 만든 가장 중요한 병태를 주진단으로 하며, 주진단은 첫 번째 자리에 기재한다.

② 환자가 여러 질환을 동시에 가지고 내원한 경우에는 진단이나 치료에 대한 환자의 요구가 가장 컸던 질환, 즉 의료자원을 가장 많이 사용하게 했던 질환을 주진단으로 기재한다.

③ 진료개시 후 주된 병태와 관련된 질환이나 합병증이 발생하였을 경우에는 이로 인한 자원소모가 많다고 할지라도 기존 주진단을 유지한다. 단, 진료개시 후 의료시설을 방문하게 만든 병태와는 관련이 없는 새로운 병태가 발견되고, 이로 인한 자원소모가 더 클 때에는 새로운 병태를 주진단으로 기재한다.

④ 진단이 내려지지 않은 경우에는 주 증상이나 검상의 이상소견 또는 문제점을 주된 병태로 선택한다.

⑤ 기타진단은 두 번째 자리부터 중요도 순으로 기재한다.

⑥ 진료기간 중 주된 병태와 함께 있었거나 진료기간 중 발생된 병태로서 환자진료에 영향을 주었던 병태를 말하며, 주된 하나의 병태 이외는 기타 진단이다.

⑦ 특정질병이 의심되어 검사한 결과 치료나 의학적 진료가 필요하지 않는 경우는 Z03코드를 사용한다.

⑧ 질병코드는 마지막 단위까지 구체적으로 기재한다.

ⓐ 일부 6단으로 분류된 질병코드는 6단까지 기재한다.

ⓑ '제9장(순환기계통의 질환)' 중 I69(뇌혈관질환의 후유증)은 후유증의 종류를 나타내는 세분류 코드를 5번째와 6번째 자리에 기재한다.

ⓒ '제19장(손상, 중독 및 외인에 의한 특정 기타 결과)' 중 S 코드에 해당되는 '골절', '손상' 상병은 골절 및 손상의 형태를 나타내는 분류를 6단에 기재하여야 한다.

⑨ 확진된 질병코드와 동일 병태의 유사 질병코드는 같이 기재하지 않는다.

⑩ 질병이환 및 사망의 외인(V01-Y98) 코드는 특정내역 기재란에 질병코드의 영문 첫 자리만 기재한다.

3. 상병명과 상병분류기호

① '통계청 고시'에 의한 '한국표준질병 · 사인분류'의 분류기호를 주상병, 부상명, 배제진단 순으로 기재하되, 주상병은 반드시 첫 번째 자리(제1단)에만 기재하고, 부상병, 배제진단은 각각 2개 이상인 경우 중요도 순으로 각각 기재한다.

② 질병코드는 알파벳과 숫자를 사용하여 표현: '한국표준질병 · 사인분류' 6차 개정판(KCD-6) 분류체계에 의한다.

③ 요양급여비용 청구 시는 특수기호는 표기하지 않고 질병코드만 표기한다.

④ 청구된 질병코드는 의무기록 내용과 일치하여야 한다.

⑤ 요양급여비용 청구 시에는 분류코드(V01–Y98)의 영문 첫 자리(V, W, X, Y)만 "특정내역기재란(서면의 경우 상해외인란)"에 기재한다.

⑥ 병원치료 또는 의료기관 방문을 하게 만든 가장 중요한 병태를 주진단으로 기재한다.

⑦ 상병분류 구분은 주상병(치료나 검사에 대한 환자의 요구가 가장 컸던 상병)과 부상병(진료기간 중 주상병과 함께 있었거나 발생된 병태로서 환자진료에 영향을 주었던 상병) 배제진단(최종 상병명이 확진된 경우 이전에 고려하였던 R/O 상병 등이 있는 경우) 순

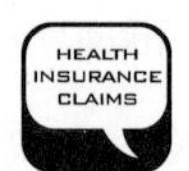

제7절 사후관리

건강보험 청구관리와 관련진료행위 등에 대한 청구누락을 방지하기 위해서는 보험청구전 자체심사가 요구된다. 요양급여기준 신설과 변경 및 심사결과에 따른 사후관리를 위해 진료팀과의 정보공유 등 효율적인 관리가 필요하다.

〈표 7-3〉 **보험청구 및 사후관리**

구분		내용
1	진료팀의 진료내역 입력	처방 전달 여부 확인
2	진료수가 산정기준 관리	요양급여기준(산정지침) 및 심사기준, 보건복지부 행정해석 등 교육
3	진료미수금(청구액) 관리	청구 전 심사로 청구차액 최소화 노력
4	심사기준(지침) 등 건강보험제도 교육	진료부 및 간호부, 진료지원부서 등
5	산재 및 자동차보험 급여 제외 질환 관리	승인된 상병 외 건강보험으로 청구
6	보험청구심사 기능의 전문화	보험청구심사 전문요원 양성 필요
7	사후관리	진료팀 삭감내역 및 심시기준 등 정보공유
		보완 및 추가청구, 부당한 조정에 대한 이의신청 등

제8장

현지조사

HEALTH INSURANCE CLAIMS

재미있는 건강보험 청구실무

CHAPTER

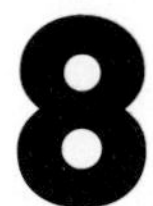

현지조사

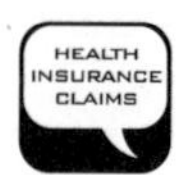

제1절 현지조사제도의 개요

1. 현지조사제도의 정의

현지조사는 요양기관이 지급받은 요양급여비용 등에 대해 법령 및 각종 고시 등 심사기준에 맞는지, 허위부당 청구한 사실이 없는 지 등에 대해 현지에 출장하여 확인하고, 그 결과에 따라 부당이득 환수 및 행

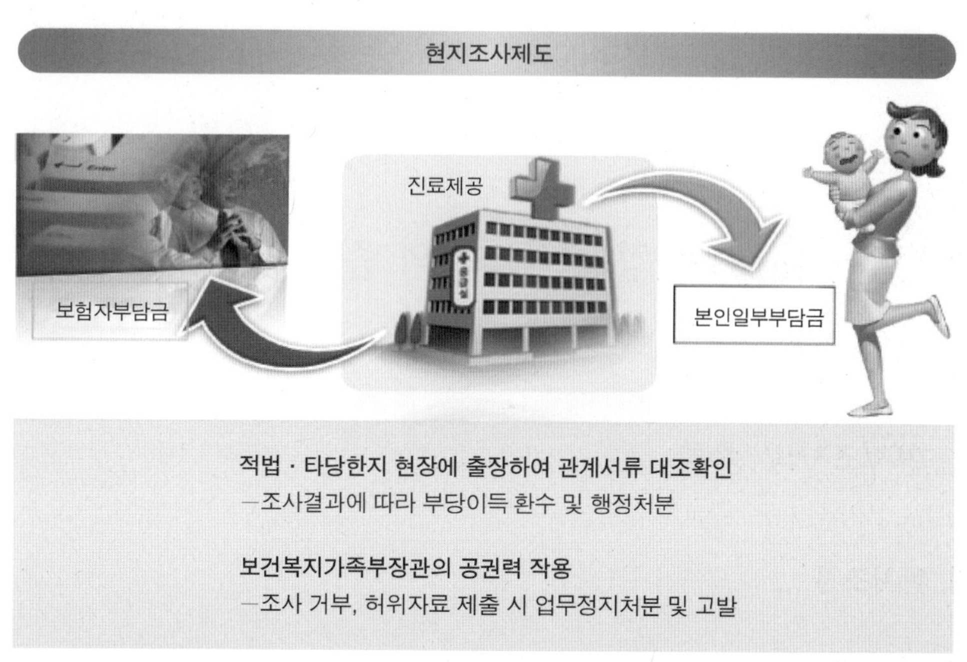

[그림 8-1] **현지조사제도 개요**

정처분 등을 수반하는 보건복지부장관의 행정조사이다(「국민건강보험법」 제97조)([그림 8-1] 참조). 현지조사 시 확인내용은 청구한 진료내역의 사실 여부, 관계규정 준수 여부, 본인부담금 적법징수 여부 등이다.

현지조사 방법 및 절차는 보건복지부장관이 건강보험심사평가원의 지원을 받아 현지조사를 실시하고 있다. 보건복지부 및 건강보험심사평가원은 현지조사 업무절차는 [그림 8-2]와 같다.

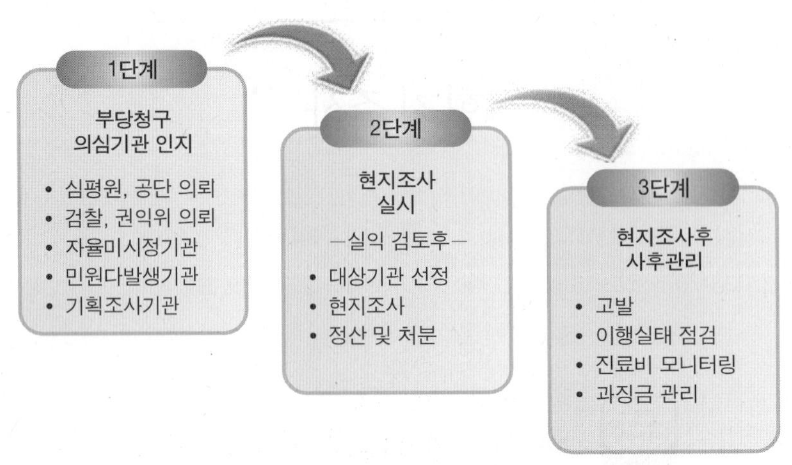

[그림 8-2] **현지조사 업무절차**

2. 현지조사제도의 기능

① 거짓·부당청구 예방
② 심사에 대한 보완·확장
③ 건전한 청구질서 확립 및 보험재정의 누수 방지와 수급권 보호

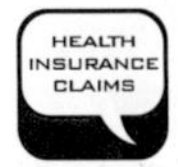

제2절 현지조사의 종류 및 처분

1. 현지조사의 종류

1) 정기 현지조사

기획 현지조사를 제외한 통상적인 현지조사이다.

① 건강보험심사평가원 의뢰기관
② 국민건강보험공단 의뢰기관
③ 국민신고에 의한 기관
④ 자율시정통보 미시정기관
⑤ 부당청구감지시스템을 활용하여 선정된 기관
⑥ 본인부담과다징수 다발생기관(민원)

2) 기획 현지조사

기획현지조사는 건강보험・의료급여 제도 운용상 개선이 필요한 분야 또는 사회적으로 문제가 제기된 사안을 중심으로 편법 또는 왜곡된 요양급여비용 청구행태를 보이는 분야를 '기획조사항목 선정협의회' 협의를 거처 선정하며, 동 분야에 대한 실태조사를 통해 문제점과 제도개선 사항을 발굴하고 이에 대한 대안을 제시하고자 한다.

• 제도운용상 또는 사회적 이슈가 된 진료항목에 대해 사전예고 후 조사

2018년도 기획 현지조사 항목

• 건강보험: 본인부담금 과다징수 의심기관, 진료비 이중청구 의심기관
• 의료급여: ① 사회복지시설 수급권자 청구 상위 의료급여기관
② 의료급여 관외 요양병원 장기입원 청구기관

2. 처분의 종류(「국민건강보험법」 제98조, 「의료법」 제64조 · 제66조)

현지조사 결과에 따른 처분의 종류는 행정처분([그림 8-3])과 형사고발이 있다.

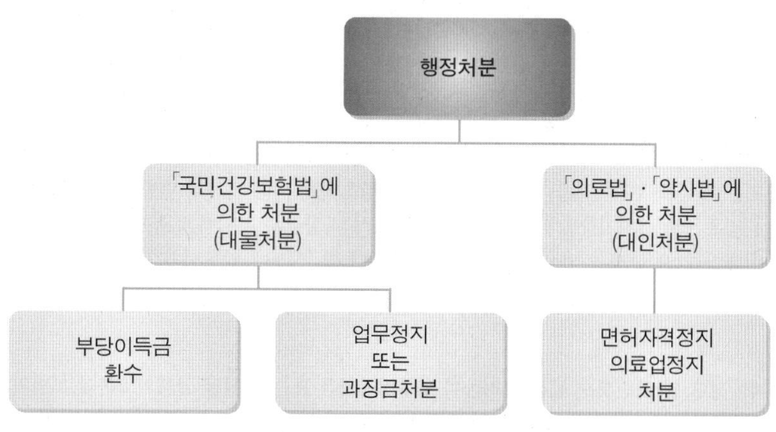

[그림 8-3] 행정처분의 종류

[별표 5] 업무정지 처분 및 과징금 부과의 기준(제70조 제1항 관련)

1. 업무정지 처분기준

가. 요양기관이 부당한 방법으로 공단, 가입자 또는 피부양자에게 요양급여비용을 부담하게 하였을 때의 업무정지기간은 다음 표와 같다.

(단위: 일)

월평균 부당금액		부당비율				
의료기관 · 약국 · 한국희귀의약품센터 · 보건의료원	보건소 · 보건지소 · 보건진료소	0.5% 이상 1% 미만	1% 이상 2% 미만	2% 이상 3% 미만	3% 이상 4% 미만	4% 이상 5% 미만
15만원 이상~ 25만원 미만	5만원 이상~ 8만원 미만			10	20	30
25만원 이상~ 40만원 미만	8만원 이상~ 14만원 미만		10	20	30	40
40만원 이상~ 80만원 미만	14만원 이상~ 20만원 미만	10	20	30	40	50
80만원 이상~ 320만원 미만	20만원 이상~ 40만원 미만	20	30	40	50	60
320만원 이상~ 1,400만원 미만	40만원 이상~ 70만원 미만	30	40	50	60	70
1,400만원 이상~ 5,000만원 미만	70만원 이상~ 100만원 미만	40	50	60	70	80
5,000만원 이상	100만원 이상	50	60	70	80	90

[비고] 1. 월평균 부당금액은 조사대상 기간 동안 부당한 방법으로 공단에 요양급여비용을 부담하게 한 금액과 부당하게 가입자 또는 피부양자에게 본인부담액을 부담하게 한 금액을 합산한 금액을 조사대상 기간의 개월 수로 나눈 금액으로 한다.
2. 부당비율은 (총부당금액 / 요양급여비용 총액) × 100으로 산출한다.
3. 요양급여비용 총액은 조사대상 기간에 해당되는 심사결정 총요양급여비용의 합산금액으로 한다. 다만, 요양급여비용의 심사청구가 없어 심사결정 총요양급여비용을 산출할 수 없는 경우에는 총부당금액을 요양급여비용 총액으로 본다.
4. 부당비율이 5% 이상인 경우에는 초과 1%마다 업무정지기간을 3일씩 가산하되, 소수점 이하의 부당비율은 1%로 본다.

나. 요양기관이 법 제97조 제2항에 따른 관계서류(컴퓨터 등 전산기록장치로 저장 · 보존하는 경우에는 그 전산기록을 포함한다. 이하 같다)의 제출명령을 위반하거나 거짓보고를 하거나 거짓서류를 제출하거나, 관계공무원의 검사 또는 질문을 거부 · 방해 또는 기피하였을 때에는 업무정지기간을 1년으로 한다. 다만, 관계서류 중 진료기록부, 투약기록, 요양급여비용 계산서 및 본인부담액 수납대장을 제외한 서류의 전부 또는 일부의 제출명령에 위반한 경우에는 업무정지기간을 180일로 한다.

다. 가목과 나목 모두에 해당되는 요양기관의 업무정지기간은 해당기간을 합한 기간으로 한다. 다만, 업무정지기간을 합하는 경우에도 법 제98조 제1항에 따른 기간을 넘을 수 없다.

2. 과징금 부과기준

가. 과징금은 업무정지기간이 10일인 경우에는 총부당금액의 2배, 업무정지기간이 10일을 초과하여 30일까지에 해당하는 경우에는 총부당금액의 3배, 30일을 초과하여 50일까지에 해당하는 경우에는 총부당금액의 4배, 업무정지기간이 50일을 초과하는 경우에는 총부당금액의 5배로 한다.

나. 요양기관이 과징금의 분할납부를 신청하는 경우 보건복지부장관은 12개월의 범위에서 과징금의 분할납부를 허용할 수 있다.

3. 가중처분

가. 법 제98조 제1항 · 제5항 및 제99조 제1항 · 제5항에 따라 업무정지 또는 과징금 처분을 받을 자가 위반사실이 확인된 날 전 5년 이내에 업무정지 또는 과징금 부과처분을 받은 사실이 있는 경우에는 해당 업무정지기간 또는 과징금의 2배에 해당하는 처분을 할 수 있다. 이 경우 업무정지기간은 1년을 넘을 수 없으며 과징금은 부당하게 부담하게 한 금액의 5배를 넘을 수 없다.

나. 가목에 따른 5년 이내의 기간 산정은 위반사실이 확인된 날부터 그 직전에 업무정지 또는 과징금처분서를 송달받은 날까지로 한다.

4. 감경처분

위반행위의 동기 · 목적 · 정도 및 위반횟수 등을 고려하여 업무정지기간 또는 과징금 금액의 2분의 1 범위에서 감경할 수 있다. 다만, 속임수를 사용하여 공단 · 가입자 및 피부양자에게 요양급여비용을 부담하게 하였을 때에는 그러하지 아니하다.

1) 행정처분

① 국민건강보험법령에 의한 부당이득금 환수 및 업무정자 또는 과징금

ⓐ 부당이득 환수(법 제57조): 공단은 속임수나 그 밖의 부당한 방법으로 건강보험 요양급여비용을 받은 요양기관에 대하여 그 급여비용에 해당하는 금액의 전부 또는 일부를 징수한다.

ⓑ 업무정지(「국민건강보험법」 제98조)

ⓒ 과징금(같은 법 제99조)

※행정처분 양형기준은 [별표 5] 업무정지 처분 및 과징금 부과의 기준과 같다.

② 의료법령 및 약사법령에 의한 면허정지

2) 형사고발

①「국민건강보험법」 제98조(업무정지), 제115조(벌칙)에 의한 업무정지 중 요양급여실시기관 및 같은 법 제97조(보고와 검사), 제116조(벌칙)에 의한 자료 미제출, 조사거부기관의 경우에는 업무정지 등 행정처분과 별도로 「국민건강보험법」 및 「형법」에 의해 형사고발한다.

②「형법」 제347조(사기)에 의한 요양급여비용 거짓청구기관

※법 제116조(벌칙): 보건복지부 장관의 명령에 위반하여 보고 또는 서류제출을 하지 아니한 자, 거짓으로 보고하거나 거짓의 서류를 제출한 자 및 검사 또는 질문을 거부·방해 또는 기피한 자는 1천만원 이하의 벌금에 처한다.

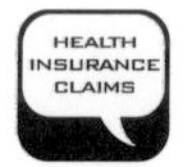

제3절 허위청구기관 명단공표(「국민건강보험법」 제85조의 3)

1) 명단공표

행정처분을 받은 요양기관 중 관련서류를 위조·변조하여 요양급여비용을 거짓으로 청구한 요양기관의 위반행위, 처분내용, 명칭, 주소, 대표자 성명 등을 공표한다.

2) 공표대상

• 허위청구금액 1,500만원 이상

• 허위청구비율 100분의 20 이상인 경우

3) 공표방법

- 보건복지부, 심평원, 공단, 시·군·구 등의 홈페이지에 공표
- 거짓청구가 중대한 위반에 해당하는 경우 신문 또는 방송에 추가 공표

4) 공표절차

공표심의위원회 심의 → 대상요양기관 사정 통지 → 요양기관의 의견 진술, 소명자료 제출(20일) → 재심의 → 공표

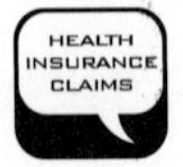

제4절 업무정지처분의 승계규정(「국민건강보험법」 제98조 제3항 및 제4항)

업무정지처분을 편법적으로 회피하는 사례를 막기 위해 장소적 효력을 승계하는 것으로, 매도인 A의원(K원장)이 업무정지처분을 받았거나 처분절차 중 인수인 B의원(Y원장)에게 업무정지처분을 받았거나 처분절차 중임을 통지하여야 한다.

제9장

DRG 지불제도 및 신포괄수가제

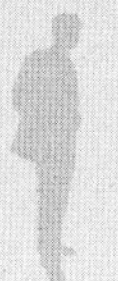

CHAPTER

9

DRG 지불제도 및 신포괄수가제

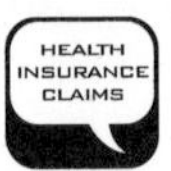

제1절 질병군(DRG) 수가제도 개념 및 대상질병군

1. DRG 개념

DRG(Diagnostic Related Group: 진단명기준 포괄수가제)란 미국 예일대학교 연구팀이 개발한 것을 모체로 하여 의료비 상승으로 인한 국가의 재정부담에 따른 문제를 해결하기 위하여 개발한 입원환자 중심의 분류체계이다. 즉, 입원환자들을 일정한 기준에 의하여 일정한 수의 환자군으로 분류하는 방법이다. DRG는 진단과 치료가 의학적으로 관련이 있고 재원기간이 유사하여 병원 자원의 소모가 유사한 환자들끼리 무리를 짓는 방법으로 포괄적으로 요양급여비용을 산정하는 포괄수가제라고 할 수 있다. DRG에서는 입원기간 동안 제공된 진료량과 관계없이 어떤 질병의 진료를 위해 입원했었는가에 따라 미리 정해진 일정액을 지불하는 제도로, 건별 지불제도(pay for case system)로 미리 책정된 요양급여비용을 지급하는 전향적 산정방법(PPS: Prospective Payment System)인 선불제도로 볼 수 있다.

2. DRG 사업

1) 시범사업

DRG(Diagnostic Related Group: 진단명기준 포괄수가제)는 1997년부터 2001년까지 5년 동안 3회에 걸쳐 총 8개 질병군(질식분만 포함)에 대하여 시범사업을 실시하였다.

2) 본 사업

2003년 9월 이후부터 4개 진료과 7개 질병군의 입원환자에 대하여 요양기관이 행위별수가제 또는 포괄수가제 중에서 선택하는 방식으로 시행되다가 2012년 7월 1일부터는 병원 및 의원이 당연적용이 시행되고, 2013년 7월 1일부터는 종합병원 및 상급종합병원까지 확대 시행되어 전국의 모든 요양기관에서 시행되고 있다.

3) DRG대상 질병군

대상질병군은 4개 진료과 7개 질병군으로서 〈표 9-1〉과 같다.

① 안과: 안과계 질환을 주진단으로 백내장수술(수정체 수술)을 받은 자

② 이비인후과: 이비인후과계 질환을 주진단으로 편도수술 및 아데노이드 수술을 받은 자(기타 다른 수술을 함께 받은 경우 제외)

③ 외과: 소화기계 질환을 주진단으로 항문 또는 항문주위 수술받은 자, 서혜 및 대퇴부 탈장수술을 받은 자, 충수절제술을 받은 자

④ 산부인과: 분만을 주진단으로 제왕절개 분만한 자, 여성 생식기계 질환을 주진단으로 자궁 및 자궁부속기 수술을 받은 자(악성종양 제외)

※수정체수술(백내장수술), 서혜 및 대퇴부 탈장수술(장관절제 미동반) 등 간단한 항문수술의 경우에는 6시간 미만 관찰 후 당일 귀가 또는 이송 시에도 질병군 대상으로 한다. 다만, 차상위 본인부담경감대상자 및 혈우병 환자와 HIV감염자는 포괄수가제 적용대상에서 제외한다.

※입원이 30일을 초과하는 경우 그 초과 진료분은 행위별수가로 청구한다.

〈표 9-1〉 **대상질병군은 4개 진료과 7개 질병군**

진료과	대상질병군	비고
안과	수정체 수술(소절개, 대절개, 양안, 단안)	
이비인후과	편도 및 아데노이드 절제술(연령)	
외과	충수절제술(복잡한 주진단, 복강경)	
	서혜 및 대퇴부 탈장수술(연령, 복강경, 편측, 양측)	
	항문수술(원형자동문합기 이용, 복수, 주요, 기타)	
산부인과	자궁 적출 및 기타 자궁 및 자궁부속기 수술(복강경)	악성종양 제외
	제왕절개분만(단태아, 다태아)	질식분만 제외

4) 행위별수가제와 포괄수가제(DRG) 비교

구분	행위별수가제(FFS)	포괄수가제(DRG)	
		포괄수가제	신포괄수가제
정의	제공된 의료서비스의 단위당 가격과 서비스의 양에 따라 요양급여비용을 보상해주는 제도	입원환자에게 미리 정해진 일정액을 지불하는 제도 (진단명 기준 포괄수가제)	
내용	실제로 제공된 의료서비스항목 단가 및 제공횟수만큼 요양급여비용 계산 • 총요양급여비용=점수당 단가×∑행위별 상대가치점수	질병군별로 사전에 정해진 진료건당 요양급여비용 지불	질병군별 사전에 정해진 건당 요양급여비용 기준수가+사전에 정해진 진료일당수가+행위별 수가(의사행위료, 고가의 약제, 치료재료)의 합
지불단위	개개 서비스	진료건당	진료건당+개개 서비스 합
지불액 결정	치료 후	진단 후	치료 후
시행년도	1979년부터	2002년부터	2009년부터 시범사업
장 · 단점	제1장 의료수가제도 참조		

주: 신포괄수가제 시범사업은 제10절 참조.

5) DRG가 진료행태에 미치는 영향

① DRG 환자가 FFS 환자에 비해 건당 재원일수가 짧기 때문에 평균 1일당 요양급여비용이 높게 나타날 수 있다.

② 질병군에 대한 고정금액을 지불받기 때문에 가능하면 재원일수를 줄이려는 진료형태가 나타날 수 있다.

③ DRG 환자가 FFS 환자보다 입원기간이 짧기 때문에 재입원율이 높게 나타날 수 있다.

6) DRG 적용분야

DRG 적용분야로는 병원관리, 의료이용도 조사, 지불체계, 적정진료보장(QA), 의료의 질 관리 등이다.

7) DRG 질병군 분류체계

KDRG분류의 구성(분류체계는 6자리)은 다음과 같다.

① 주진단범주(MDC), 질병군(ADRG), 세부질병군(RDRG)의 3부분으로 구성된다.

② 주진단범주(MDC)

ⓐ MDC란 신체부위 또는 질병특성에 따른 질병군의 대분류임.

ⓑ 환자의 진단명에 따라 진료과별로 A~Z 중 23개 영문자로 구분된 대분류코드

ⓒ 신체부위나 질병의 특성에 따른 질병군의 대분류이며, 각 DRG는 하나의 주진단 범주에 속한다.

③ 질병군(ADRG): 수술・처치내역 및 세부진단에 따라 678 질병군(ADRG)을 3자리 숫자코드로 중분류된다.

④ 세부질병군(RDRG): 나이와 질병의 심한 정도에 따라 2자리 숫자 코드를 이용하여 1,834개의 세부질병군으로 세분류된다.

DRG 코드 구조는 [그림 9-1]과 같다.

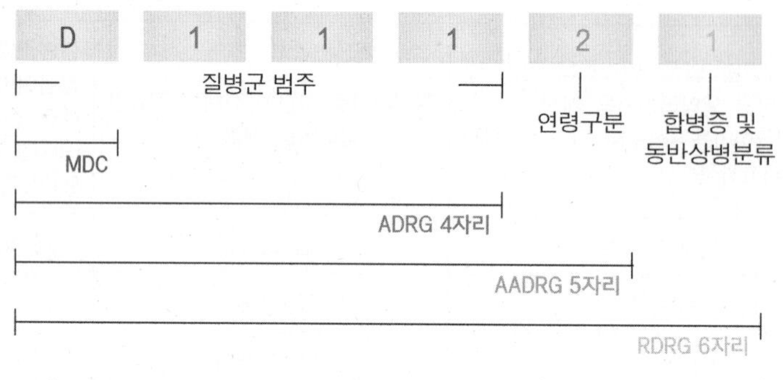

[그림 9-1] DRG 코드 구조

8) DRG번호 결정에 영향을 주는 사항

① 진단명: MDC 및 주진단 선정

② 외과 질병군과 내과 질병군으로 분류: 수술 유무

- 외과계 시술: 한 환자는 한 개의 외과계로만 분류, 여러 개 분류에 해당되는 경우 가장 높은 번호 부여

③ 연령에 따라 질병군 세분화: 연령 구분 필요시(편도 및 아데노이드 절제술, 연령≧18세)

④ 기타 진단명에 따라 합병증 및 동반상병 결정

- 합병증(complication): 입원기간 중 발생한 2차 질환
- 동반상병(comorbidity): 입원 당시부터 가지고 있던 질환으로 치료 및 재원기간에 영향을 준 상태

⑤ 퇴원 시 상태

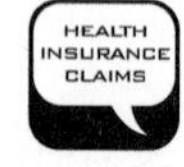

제2절 질병군(DRG)급여 일반원칙

① 상급종합병원, 종합병원, 병원(요양병원 포함), 의원(보건의료원 포함)인 요양기관이 「국민건강보험법 시행령」 제21조 제3항 제2호 및 '국민건강보험 요양급여의 기준에 관한 규칙' 제8조 제3항에 따라 포괄적인 행위가 적용되는 질병군에 대한 입원진료를 하는 경우에 적용한다.

② 가입자 또는 피부양자가 질병군으로 입원진료를 받은 경우에 적용하되, 다음의 각 항목은 질병군 적용에서 제외하고 행위별수가를 적용한다.

ⓐ 혈우병환자, HIV감염자

ⓑ 입원일수가 30일을 초과할 경우 31일째부터 발생하는 진료분

ⓒ 차상위 본인부담경감대상자로서 제3호 나목에 해당하는 경우

ⓓ 질병군 진료 이외의 목적으로 입원하여 입원일수가 6일을 초과한 시점에 예상치 못하게 질병군 수술이 이루어진 경우 입원일로부터 수술시행일 전일까지의 진료분

③ 질병군 입원진료에는 다음의 각 항목을 포함한다.

ⓐ 질병군으로 응급실 · 수술실 등에서 수술을 받고 연속하여 6시간 이상 관찰 후 귀가 또는 이송한 경우

ⓑ 질병군 중 수정체 소절개 수술 단안, 수정체소절개 수술 양안, 수정체 대절개수술 단안, 수정체 대절개 수술 양안, 기타 항문수술, 서혜 및 대퇴부 탈장수술(장관절제 미동반) 단측, 서혜 및 대퇴부 탈장수술(장관절제 미동반) 양측, 복강경을 이용한 서혜 및 대퇴부 탈장수술(장관절제 미동반) 단측, 복강경을 이용한 서혜 및 대퇴부 탈장수술(장관절제 미동반) 양측 질병군으로 수술을 받고 6시간 미만 관찰 후 당일 귀가 또는 이송하는 경우

④ 질병군 상대가치점수는 다음 각 목의 행위, 약제 및 치료재료를 포함한다.

ⓐ '건강보험행위 급여 · 비급여 목록 및 급여 상대가치점수'에서 정한 행위 급여목록표에 고시된 행위

ⓑ 요양급여기준 규정에 의하여 고시된 약제 급여목록 및 급여 상한금액표의 약제와 치료재료 급여 · 비급여 목록 및 급여 상한 금액표의 치료재료

ⓒ 요양급여기준 [별표 2]의 비급여대상 중 제6호의 비급여대상을 제외한 행위, 약제 및 치료재료

ⓓ 「국민건강보험법 시행규칙」 [별표 6]의 본인이 요양급여비용의 100분의100을 부담하는 항목 중 제1호 자목에 해당하는 항목을 제외한 행위, 약제 및 치료재료

ⓔ 다음 항목 중 위 가목 내지 라목에 해당하는 경우

(1) 요양급여기준 [별표 1] 제1호 마목에서 장관이 정하는 바에 따라 다른 기관에 검사를 위탁하거나 당해 요양기관에 소속되지 아니한 전문성이 뛰어난 의료인을 초빙하거나, 또는 다른 요양기관에서 보유하고 있는 양질의 시설, 인력 및 장비를 공동 사용하는 경우 소요되는 행위, 약제 및 치료재료

(2) 입 · 퇴원 당일에 발생한 행위, 약제 및 치료재료로써 외래진료 및 퇴원약제 등을 포함하되 다음 항목은 제외한다.

(가) 질병군 입원을 예견하지 못한 상태에서 입원 당일 외래진료를 받은 경우의 원외처방 약제비

(나) 질병군으로 퇴원 후 질병군과 관계없는 상병으로 퇴원 당일 외래진료를 받은 경우의 원외처방 약제비

(다) 질병군으로 퇴원 후 질병군 질환과 관계없는 상병으로 퇴원 당일 재입원하는 경우의 요양급여비용

(3) 요양기관의 요구에 의하여 가입자 등이 외부에서 직접 구입한 약제 및 치료재료

⑤ 질병군에 대한 요양급여비용을 산정할 때에는 제2부 각 장에 분류된 질병군 점수를 기준으로 [별표 1]의 질병군별 점수 산정요령에 의하여 산정된 점수 총합에 「국민건강보험법」 제45조 제3항과 영 제21조 제1항에 따른 점수당 단가를 곱하여 10원 미만을 절사한 금액을 요양급여비용 총액으로 산정한다. 이 경우 위 금액 외에 별도로 산정하는 비용이 있는 경우에는 각각의 산정방식에 의하여 산정된 금액을 합산한다.

⑥ 제5호 본문에도 불구하고 질병군별 금액 산정 시 점수당 단가는 [별표 2]의 질병군 행위 및 약제, 치료재료 구성비율에 따른 행위부분 점수와 매년 상한금액 변화를 적용한 약제, 치료재료 금액을 점수당 단가로 나눈 점수를 합한 점수(소수점 이하 셋째 자리에서 4사5입)에 적용한다.

〈산식〉
질병군별 금액={질병군별 행위점수+(약제, 치료재료 금액÷점수당 단가)}×점수당 단가

⑦ 제5호에 따라 산정한 요양급여비용의 총액이 영 제21조 제1항 내지 제3항 및 요양급여기준([별표 2] 제6호를 제외)에 의하여 산정한 총액보다 적고 그 차액이 100만원을 초과하는 경우(요양급여비용열외군)에는 위 제5호에 따른 금액에 100만원을 초과하는 금액(10원 미만 절사)을 합한 금액을 요양급여비용 총액으로 산정한다.

⑧ 가입자 또는 피부양자가 제1호에 따른 요양기관(제3편을 적용받는 요양병원 제외)에서 「국민건강보험법」 제43조에 따라 신고한 일반입원실 및 정신과폐쇄병실의 4인실 또는 5인실을 이용한 경우에는 [별표 2의 3]의 추가비용 계산식에 따른 금액을 추가 산정하고, 상급종합병원의 일반입원실 및 정신과폐쇄병실의 1인실(보건복지부장관이 정하여 고시하는 불가피한 1인실 입원의 경우 제외)을 이용한 경우에는 제5호 본문에 따른 금액에서 1인실 이용일수에 해당하는 기본입원료(제1편 제2부 제1장 가-2-가)를 제외하고 산정한다.

⑨ 영 [별표 2] 제2호 나목의 "보건복지부장관이 정하여 고시하는 입원실을 이용한 경우"라 함은 가입자 등이 제1호에 따른 요양기관에서 「국민건강보험법」 제43조에 따라 신고한 일반입원실 및 정신과폐쇄병실의 4인실 또는 5인실을 이용한 경우를 말하며, [별표 2의 3]의 본인부담액 계산식에 따른 금액을 더하여 본인부담액을 산정한다.

⑩ 영 [별표 2] 제2호 나목에서 "같은 고시에서 정한 금액"이라 함은 제7호 중 100만원 초과분에 해당하는 금액을 말한다.

⑪ 외과전문의 가산항목을 외과전문의가 시행한 경우에는 소정점수의 30%에 대한 각 요양기관별 종별가산율을 적용한 금액을 추가 산정한다.

⑫ 18시~익일 09시 또는 공휴일에 응급진료가 불가피하여 수술을 행한 경우에는 해당 질병군의 야간·공휴 소정점수를 추가 산정한다. 이 경우 수술 또는 마취를 시작한 시간을 기준으로 산정한다.

⑬ 질병군 요양급여를 실시하는 요양기관은 질병군 입원환자의 질병군 분류번호와 관련한 주진단 및 기타 진단, 수술명 등은 진료기록부에 근거하여 정확한 코드를 부여하여야 하며, 진단명이 입원 시부터 존재하였는지 여부를 확인할 수 있도록 진료기록부에 기록하고, 의료의 질 향상을 위한 점검표를 별지 서식에 따라 작성하여야 한다.

⑭ 입원 중인 환자를 제2부 각 장에 분류된 질병군 중 수정체 소절개 수술 단안, 수정체 소절개 수술 양안, 수정체 대절개 수술 단안, 수정체 대절개 수술 양안의 진료를 위해 다른 요양기관으로 의뢰하여 질병군 진료를 실시한 경우 해당 요양급여비용은 의뢰받은 요양기관에서 질병군으로 적용한다.

⑮ 질병군 진료 시 초음파검사는 '요양급여의 적용기준 및 방법에 관한 세부사항' 제2장 검사료 초음파검사 세부인정기준을 적용하며, 인정기준에 의한 급여대상에 해당되는 경우에는 제2부 각 장에 분류된 질병군 점수 이외에 제1편 제2부 초음파검사료를 추가 산정한다.

⑯ [별표 2의 4]에 열거한 항목에 해당하는 행위 및 치료재료는 제1편 제2부 행위 급여 상대가치점수와 '약제 및 치료재료의 비용에 대한 결정기준'에 의한 금액을 추가 산정한다.

⑰ 영 [별표 2] 제4호에 따른 요양급여 항목 및 본인부담률은 [별표 2의 5]와 같다. 이 경우 [별표 2의 5]에 열거한 항목에 해당하는 행위 및 치료재료는 '요양급여의 적용기준 및 방법에 관한 세부사항'을 적용하며, 인정기준에 의한 급여대상에 해당되는 경우에는 제1편 제2부 행위 급여 상대가치점수와 '약제 및 치료재료의 비용에 대한 결정기준'에 의한 금액을 추가 산정한다.

⑱ 질병군 진료 시 마취통증의학과 전문의를 초빙하여 마취를 실시한 경우에는 제1편 제2부 제6장 바-2의 마취통증의학과 전문의 초빙료를 추가 산정하며, 제1편 제2부 제6장 및 '요양급여의 적용기준 및 방법에 관한 세부사항'의 마취통증의학과 전문의 초빙료 산정관련 규정을 적용한다.

⑲ 질병군 진료 시 질병군 분류번호를 결정하는 주된 수술 이외에 제1편 제2부 제9장 제1절(기본처치 제외) 또는 제10장 제3절·제4절의 수술을 실시한 경우에는 해당 수술 소정점수를 추가 산정한다. 다만, 주된 수술과 동일 피부절개하에 실시되는 수술은 해당 수술 소정점수의 70%를 산정한다.

⑳ 질병군 진료 시 제1편 제2부 제1장 5. 가에 따른 의료질평가지원금은 가-22의 각 분야별 등급별 '(가) 입원'의 소정점수를 질병군 입원일수와 동일하게 추가 산정한다.

▌의료의 질 향상을 위한 점검표([별지 제1호 서식])

(앞쪽)

의료의 질 향상을 위한 점검표

환자명		입원일		
퇴원일			수술일 (DRG 수술기준)	
주진단		기타진단	1. 2. 3.	

1. 수술 전 진료의 점검 사항			추가 코드
1.1. 수술 전 검사 시행여부 및 마취종류	□ 미시행	□ 시행	□1 □2 □3
1 전신마취 2 부위마취(척추마취 및 기타 부위마취 포함) 3 국소마취			
2. 입원 중 진료의 점검 사항			
2.1. 입원 중에 일어난 사고			
1) 불의의 병원 내 물리적 사고(낙상 등)	□ 없음	□ 있음	
2) 수혈사고	□ 없음	□ 있음	
3) 투약사고	□ 없음	□ 있음	
4) 마취사고	□ 없음	□ 있음	□□ (작성요령 참조)
2.2. 감염증	□ 없음	□ 있음	
2.3. 수술 합병증 및 부작용	□ 없음	□ 있음	□□ (작성요령 참조)
2.4. 합병증 치료를 위한 수술 및 처치	□ 없음	□ 있음	
3. 퇴원 전 진료의 점검 사항			
3.1. 퇴원의 유형(정상퇴원 여부)	□ 정상	□ 이상	□1 □2 □3 □4
1 의학적 권고에 반하는 퇴원 2 타 의료기관으로의 응급전원 3 타 의료기관으로의 기타전원 4 사망			
3.2. 퇴원 시 환자 상태의 안정성(퇴원 전 12시간 이내)			
1) 혈압: SBP(〈85mmHg or 〉180mmHg) DBP(〈50mmHg or 〉110mmHg)	□ 없음	□ 있음	
2) 맥박: 50회/min 이하(β-blocker 투여 시 45회/min) 또는 120회/min 이상	□ 없음	□ 있음	
3) 체온: 측정방법 불문하고 38.3℃ 이상	□ 없음	□ 있음	
4) 수술부위출혈	□ 없음	□ 있음	
5) 수술부위감염	□ 없음	□ 있음	

년 월 일

의사(간호사): (서명 또는 인)

◈ 서식 작성요령

1. 수술 전 진료의 점검사항

1.1 수술 전 검사 시행 여부 및 마취종류

- 마취 시행 전 수술 전 검사를 시행한 경우 시행에 표시하고, 마취 유형은 수술 전 검사 시행 여부와 무관하게 반드시 표시

  1 전신마취

  2 부위마취(척추마취 및 기타 부위마취 포함)

  3 국소마취

※ 마취 및 질병군별 수술 전 검사 항목은 「7개 질병군 포괄수가 급여적정성 평가기준」 참조

2. 입원 중 진료의 점검사항

2.1 입원 중에 일어난 사고

다음의 경우 있음에 표시

1) 불의의 병원 내 물리적 사고(낙상 등)
   - 입원 원인 질병과의 관련성 혹은 상해의 정도와는 상관없이 「물리적 사고」 그 자체가 병원의 질적 문제에 속하므로 병원 내 발생한 모든 물리적 사고가 발생한 경우

2) 수혈사고
   - 환자가 바뀌거나, 이형을 수혈하는 등 부적합 혈액을 투여한 경우

3) 투약사고
   - 환자 또는 약물이 바뀌거나, 투약방법(경구, 주사제 등)이 잘못된 경우

4) 마취사고
   - 마취와 관련된 부작용으로(외과적 시술에 따른 부작용은 제외) 환자의 이환이나 사망의 가능성을 증가시키는 모든 상황을 포함
   - 폐렴 및 마취부위의 염증 등 감염과 관련된 부분은 제외

예시) 전신마취후 발생한 호흡장애 A3

(code)

A 전신마취　　B 부위마취　　C 국소마취

1 중추신경계(경련, 마비, 의식장애 등)

2 순환계(부정맥, 저혈압, 심장정지 등)

3 호흡계(후두경련, 호흡장애 등)

4 과민반응(Anaphylaxis)

5 국소합병증(혈종, 손상 등)

6 기타 부작용

2.2 감염증

다음의 경우 있음에 표시

○ 감염은 "입원당시 나타나지 않았음은 물론 잠복 상태도 아니었던 감염이 입원기간 중 발생한 경우"로 정의함.

〈수술부위 감염을 제외한 의료관련 감염〉

- 수술 후 48시간 이후 다음중 하나라도 해당되는 경우

① 체온 38.3℃ 이상(2일 이상 지속된 경우),

② 고름 등 화농성 유출(purulent discharge)

③ 농뇨

④ 미생물 배양검사(혈액, 뇨, 분비물 등) 양성

※범복막염을 동반한 급성충수염(K352)은 제외

〈수술부위 감염〉

다음 중 하나 이상에 해당하는 경우

- 절개부위 또는 심부에 위치한 드레인에서 농성배액이 있는 경우
- 절개부위 또는 심부, 기관에서 무균적으로 채취한 검체의 배양에서 균이 분리된 경우
- 38.3℃ 이상의 발열, 국소동통, 압통, 발적 등 감염증상 중 하나 이상의 증상이 있고, 수술창상의 심부가 저절로 파열되거나 의사가 개방한 경우
- 조직병리검사, 방사선검사 등에서 심부절개부위 또는 기관이나 강의 농양이나 감염증거 관찰된 경우(수술중 채취된 조직의 병리검사는 해당 안 됨)
- 수술의, 주치의 또는 감염내과 의사에 의한 수술부위 감염 진단 시
- 수정체 수술의 경우 수술 후 기본처치 이외의 추가적인 약물 혹은 수술치료가 필요한 급성 안내염(acute endophthalmitis)

2.3 수술 합병증 및 부작용

다음 해당 합병증이 있는 경우 있음에 표시 후 code 기재

〈출혈〉

재수술이 필요한 출혈, 지혈을 위한 시술(창상봉합술, 혈관결찰술, 전혈 또는 농축적혈구 4pint 이상의 수혈 등) 및 처치가 필요한 출혈(지연일차봉합, 빈혈로 인한 수혈 등은 제외)

※수정체 수술의 경우 추가적인 약물치료나 수술적 치료가 필요한 출혈인 경우

(뒷쪽)

1) 수정체 수술 [1][1] 출혈(전방출혈, 유리체출혈 등) [1][2] 유리체 탈출(vitreous prolapse) [1][3] 안압상승 [1][4] 기타 합병증 ※유리체 탈출은 수술 종료시 전방 내 유리체가 남아 있는 경우 해당 ※안압상승은 수술 후 안압이 30mmHg 이상이 일주일 이상 지속 또는 50mmHg 이상이 3일 이상 지속된 경우 해당 2) 편도 및 아데노이드 절제술 [2][1] 출혈(bleeding) [2][2] 기도폐쇄(airway obstruction) [2][3] 기타 합병증 3) 충수절제술 [3][1] 출혈(bleeding) [3][2] 분루(fecal fistula) [3][3] 기타 합병증 4) 서혜 및 대퇴부 탈장수술 [4][1] 출혈(bleeding) [4][2] 기타 합병증 5) 항문 및 항문주위 수술 [5][1] 출혈(bleeding) [5][2] 기타 합병증 6) 기타 자궁 및 자궁 부속기 수술 [6][1] 출혈(bleeding) [6][2] 요루(urinary fistula) [6][3] 기타 합병증 7) 제왕절개분만 [7][1] 출혈(bleeding) - 이완성 출혈(Atonic bleeding) 제외 [7][2] 신생아 합병증(수술중 출산 손상) [7][3] 기타 합병증	2.4 합병증 치료를 위한 수술 및 처치 다음의 경우 있음에 표시 - 수술과 관련된 합병증을 치료하기 위해 외과적 처치 및 수술을 한 경우 - 수술 후 출혈로 전혈 또는 농축적혈구 4pint 이상 수혈을 투여한 경우 3. 퇴원전 진료의 점검사항 (입원기간이 30일을 초과하는 경우는 작성 제외) 3.1 정상 퇴원 이외의 퇴원의 유형(Discharge status) 다음 퇴원유형의 경우 이상에 표시 후 해당 code에 표시(code) [1] 의학적 권고에 반하는 퇴원(Discharge against medical advice) [2] 타 의료기관으로의 응급전원(Emergency transfer) 예시) 수술 후 출혈 등으로 환자 상태가 위급하여 타 의료기관으로 이송한 경우 [3] 타 의료기관으로의 기타전원(other transfer) [4] 사망(Death) 3.2 퇴원 시 환자 상태의 안정성(Medical Stability of the Patient) 〈퇴원 시 환자 상태의 이상소견: 퇴원 전 12시간 이내 마지막 측정한 자료〉 1) 혈압(BP) - SBP(〈85 or 〉180), DBP(〈50 or 〉110)(단위: mmHg) 2) 맥박(Pulse) - 맥박이 50회/min (베타 차단제 복용 중인 경우는 45회/min) 이하인 경우, 또는 120회/min 이상인 경우 ※고혈압 등 심혈관계 질환자가 혈압 및 맥박 이상 소견을 보이는 경우는 입원 시 검사결과와 퇴원전 12시간 이내 마지막 검사결과를 비교하여 변화율이 20% 이내인 경우는 제외 ※만12세 이하 소아의 경우 혈압, 맥박 제외 3) 체온(Temperature) - 측정방법 불문하고 38.3℃ 이상인 경우 4) 수술부위 출혈(Wound bleeding) - 2.3 수술 합병증 및 부작용의 '출혈'과 동일 적용 5) 수술부위 감염(Wound infection) - 2.2 '수술부위감염'과 동일 적용

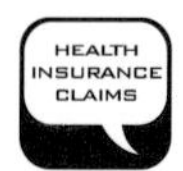

제3절 질병군 급여목록 · 상대가치점수표 및 적용지침

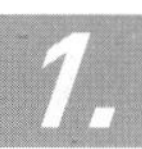

안과

① 요양기관종별로 "수정체 소절개 수술(유리체 절제술 유무와 무관), 단안", "수정체 소절개 수술(유리체 절제술 유무와 무관), 양안", "수정체 대절개 수술(유리체 절제술 유무와 무관), 단안", "수정체 대절개 수술(유리체 절제술 유무와 무관), 양안"의 각 질병군 점수를 적용한다.

② 각 질병군은 동 질병군에 해당하는 수술의 종목수 및 인공수정체 삽입 여부에 불문하고 해당 소정점수를 적용한다.

질병군		요양기관종별	점수	금액(원)	야간 · 공휴	
분류번호	명칭				점수	금액(원)
C05100	수정체 소절개 수술(유리체 절제술 유무와 무관), 단안, 심각하거나 중증 혹은 중등도의 합병증이나 동반상병 미동반	상급종합병원 종합병원 병원 의원	15,909.13 14,100.00 12,724.34 10,814.05	1,150,230 1,019,430 919,970 854,310	3,840.99 3,693.46 3,545.64 3,273.41	277,700 267,040 256,350 258,600
C05101	수정체 소절개 수술(유리체 절제술 유무와 무관), 단안, 중증 혹은 중등도의 합병증이나 동반상병 동반	상급종합병원 종합병원 병원 의원	17,289.21 15,352.01 13,865.28 11,810.13	1,250,010 1,109,950 1,002,460 933,000	3,840.99 3,693.46 3,545.64 3,273.41	277,700 267,040 256,350 258,600
C05102	수정체 소절개 수술(유리체 절제술 유무와 무관), 단안, 심각한 합병증이나 동반상병 동반	상급종합병원 종합병원 병원 의원	20,461.00 18,532.09 16,863.76 14,002.41	1,479,330 1,339,870 1,219,250 1,106,190	3,840.99 3,693.46 3,545.64 3,273.41	277,700 267,040 256,350 258,600
C05200	수정체 소절개 수술(유리체 절제술 유무와 무관), 양안, 심각하거나 중증 혹은 중등도의 합병증이나 동반상병 미동반	상급종합병원 종합병원 병원 의원	31,113.69 27,411.34 25,578.70 22,557.09	2,249,520 1,981,840 1,849,340 1,782,010	7,234.45 6,956.25 6,677.91 6,165.10	523,050 502,940 482,810 487,040
C05201	수정체 소절개 수술(유리체 절제술 유무와 무관), 양안, 중증 혹은 중등도의 합병증이나 동반상병 동반	상급종합병원 종합병원 병원 의원	34,934.30 30,461.55 27,747.99 24,284.30	2,525,750 2,202,370 2,006,180 1,918,460	7,234.45 6,956.25 6,677.91 6,165.10	523,050 502,940 482,810 487,040
C05202	수정체 소절개 수술(유리체 절제술 유무와 무관), 양안, 심각한 합병증이나 동반상병 동반	상급종합병원 종합병원 병원 의원	36,771.23 32,776.35 30,401.94 26,248.99	2,658,560 2,369,730 2,198,060 2,073,670	7,234.45 6,956.25 6,677.91 6,165.10	523,050 502,940 482,810 487,040

(계속)

질병군		요양기관종별	점수	금액(원)	야간 · 공휴	
분류번호	명칭				점수	금액(원)
C05300	수정체 대절개 수술(유리체 절제술 유무와 무관), 단안, 심각하거나 중증 혹은 중등도의 합병증이나 동반상병 미동반	상급종합병원 종합병원 병원 의원	14,223.24 12,720.19 11,040.25 9,556.71	1,028,340 919,670 798,210 754,980	3,840.99 3,693.46 3,545.64 3,273.41	277,700 267,040 256,350 258,600
C05301	수정체 대절개 수술(유리체 절제술 유무와 무관), 단안, 중증 혹은 중등도의 합병증이나 동반상병 동반	상급종합병원 종합병원 병원 의원	15,535.55 13,597.51 12,114.25 10,562.41	1,123,220 983,100 875,860 834,430	3,840.99 3,693.46 3,545.64 3,273.41	277,700 267,040 256,350 258,600
C05302	수정체 대절개 수술(유리체 절제술 유무와 무관), 단안, 심각한 합병증이나 동반상병 동반	상급종합병원 종합병원 병원 의원	19,188.38 17,071.09 15,916.87 13,027.09	1,387,320 1,234,240 1,150,790 1,029,140	3,840.99 3,693.46 3,545.64 3,273.41	277,700 267,040 256,350 258,600
C05400	수정체 대절개 수술(유리체 절제술 유무와 무관),양안, 심각하거나 중증 혹은 중등도의 합병증이나 동반상병 미동반	상급종합병원 종합병원 병원 의원	26,024.07 23,635.55 22,735.13 20,151.14	1,881,540 1,708,850 1,643,750 1,591,940	7,234.45 6,956.25 6,677.91 6,165.10	523,050 502,940 482,810 487,040
C05401	수정체 대절개 수술(유리체 절제술 유무와 무관), 양안, 중증 혹은 중등도의 합병증이나 동반상병 동반	상급종합병원 종합병원 병원 의원	28,228.91 25,759.20 24,773.03 21,943.04	2,040,950 1,862,390 1,791,090 1,733,500	7,234.45 6,956.25 6,677.91 6,165.10	523,050 502,940 482,810 487,040
C05402	수정체 대절개 수술(유리체 절제술 유무와 무관), 양안, 심각한 합병증이나 동반상병 동반	상급종합병원 종합병원 병원 의원	31,338.59 28,752.56 27,644.95 24,271.14	2,265,780 2,078,810 1,998,730 1,917,420	7,234.45 6,956.25 6,677.91 6,165.10	523,050 502,940 482,810 487,040

2. 이비인후과

① 요양기관종별로 "편도 및 아데노이드 절제술"의 각 질병군 소정점수를 적용한다.

② 각 질병군은 동 질병군에 해당하는 수술의 종목수 및 편측, 양측수술에 불문하고 해당 소정점수를 적용한다.

질병군		요양기관종별	점수	금액(원)	야간 · 공휴	
분류번호	명칭				점수	금액(원)
D11110	편도 및 아데노이드 절제술, 연령 0-17, 심각하거나 중증 혹은 중등도의 합병증이나 동반상병 미동반	상급종합병원 종합병원 병원 의원	16,009.13 13,815.35 12,845.23 11,175.32	1,157,460 998,850 928,710 882,850	2,590.84 2,491.13 2,391.42 2,207.89	187,320 180,110 172,900 174,420

(계속)

질병군		요양기관종별	점수	금액(원)	야간 · 공휴	
분류번호	명칭				점수	금액(원)
D11111	편도 및 아데노이드 절제술, 연령 0-17, 심각하거나 중증 혹은 중등도의 합병증이나 동반상병 동반	상급종합병원 종합병원 병원 의원	18,554.91 16,349.79 15,129.32 13,154.68	1,341,520 1,182,090 1,093,850 1,039,220	2,590.84 2,491.13 2,391.42 2,207.89	187,320 180,110 172,900 174,420
D11120	편도 및 아데노이드 절제술, 연령 〉17, 심각하거나 중증 혹은 중등도의 합병증이나 동반상병 미동반	상급종합병원 종합병원 병원 의원	15,001.66 13,178.01 11,750.48 8,993.80	1,084,620 952,770 849,560 710,510	2,523.84 2,426.74 2,329.80 2,150.14	182,470 175,450 168,440 169,860
D11121	편도 및 아데노이드 절제술, 연령 〉17, 심각하거나 중증 혹은 중등도의 합병증이나 동반상병 동반	상급종합병원 종합병원 병원 의원	17,714.94 15,482.71 13,752.97 10,629.75	1,280,790 1,119,400 994,340 839,750	2,523.84 2,426.74 2,329.80 2,150.14	182,470 175,450 168,440 169,860

3. 외과

① 요양기관종별로 "복잡한 주진단에 의한 충수절제술", "복잡한 주진단이 없는 충수절제술", "복강경을 이용한 복잡한 주진단에 의한 충수절제술", "복강경을 이용한 복잡한 주진단이 없는 충수절제술", "복강경을 이용한 서혜 및 대퇴부 탈장수술(장관절제 미동반), 단측", "서혜 및 대퇴부 탈장 수술(장관절제 미동반), 단측", "복강경을 이용한 서혜 및 대퇴부 탈장수술(장관절제 미동반), 양측", "서혜 및 대퇴부 탈장수술(장관절제 미동반), 양측", "복수 항문 수술", "기타 항문 수술", "원형자동문합기를 이용한 치핵절제술", "주요 항문 수술"의 각 질병군 소정점수를 적용한다.

② 신생아가 "복강경을 이용한 서혜 및 대퇴부 탈장수술(장관절제 미동반), 단측", "서혜 및 대퇴부 탈장수술(장관절제 미동반), 단측", "복강경을 이용한 서혜 및 대퇴부 탈장수술(장관절제 미동반), 양측", "「서혜 및 대퇴부 탈장수술 (장관절제 미동반), 양측" 질병군에 해당할 경우 질병군 점수를 적용하지 아니하며 제1편을 적용한다.

③ 각 질병군은 동 질병군에 해당하는 수술의 종목수에 불문하고 해당 소정점수를 적용한다.

④ 복강경을 이용한 수술 중 부득이한 사유로 중도에 개복술로 전환하여 수술을 종결한 경우에는 복강경을 이용하지 아니한 질병군에 해당하는 소정점수를 적용하고 복강경 등 내시경하 수술 시 보상하는 239,000원(100분의 20에 해당하는 47,800원은 본인부담)의 금액을 추가 산정한다.

질병군		요양기관종별	점수	금액(원)	야간 · 공휴	
분류번호	명칭				점수	금액(원)
G08100	복잡한 주진단에 의한 충수절제술, 심각한 혹은 중증의 합병증이나 동반상병 미동반	상급종합병원 종합병원 병원 의원	34,982.43 27,914.94 24,591.98 21,416.46	2,529,230 2,018,250 1,778,000 1,691,900	3,388.95 3,258.58 3,128.20 2,887.12	245,020 235,600 226,170 228,080
G08101	복잡한 주진단에 의한 충수절제술, 중증의 합병증이나 동반상병 동반	상급종합병원 종합병원 병원 의원	40,860.44 32,651.45 28,855.74 25,367.85	2,954,210 2,360,700 2,086,270 2,004,060	3,388.95 3,258.58 3,128.20 2,887.12	245,020 235,600 226,170 228,080
G08102	복잡한 주진단에 의한 충수절제술, 심각한 합병증이나 동반상병 동반	상급종합병원 종합병원 병원 의원	51,729.05 41,202.21 36,363.90 32,168.23	3,740,010 2,978,920 2,629,110 2,541,290	3,388.95 3,258.58 3,128.20 2,887.12	245,020 235,600 226,170 228,080
G08200	복잡한 주진단이 없는 충수절제술, 심각한 혹은 중증의 합병증이나 동반상병 미동반	상급종합병원 종합병원 병원 의원	26,367.50 21,638.87 18,875.80 16,930.51	1,906,370 1,564,490 1,364,720 1,337,510	3,276.45 3,150.44 3,024.56 2,791.27	236,890 227,780 218,680 220,510
G08201	복잡한 주진단이 없는 충수절제술, 중증의 합병증이나 동반상병 동반	상급종합병원 종합병원 병원 의원	30,433.47 25,008.16 21,875.10 19,677.59	2,200,340 1,808,090 1,581,570 1,554,530	3,276.45 3,150.44 3,024.56 2,791.27	236,890 227,780 218,680 220,510
G08202	복잡한 주진단이 없는 충수절제술, 심각한 합병증이나 동반상병 동반	상급종합병원 종합병원 병원 의원	40,404.01 32,219.50 28,364.32 25,726.08	2,921,210 2,329,470 2,050,740 2,032,360	3,276.45 3,150.44 3,024.56 2,791.27	236,890 227,780 218,680 220,510
G08300	복강경을 이용한 복잡한 주진단에 의한 충수절제술, 심각한 혹은 중증의 합병증이나 동반상병 미동반	상급종합병원 종합병원 병원 의원	42,356.02 37,212.17 33,848.96 28,708.35	3,062,340 2,690,440 2,447,280 2,267,960	3,437.50 3,305.38 3,173.11 2,928.53	248,530 238,980 229,420 231,350
G08301	복강경을 이용한 복잡한 주진단에 의한 충수절제술, 중증의 합병증이나 동반상병 동반	상급종합병원 종합병원 병원 의원	48,265.56 41,979.25 38,254.08 33,024.05	3,489,600 3,035,100 2,765,770 2,608,900	3,437.50 3,305.38 3,173.11 2,928.53	248,530 238,980 229,420 231,350
G08302	복강경을 이용한 복잡한 주진단에 의한 충수절제술, 심각한 합병증이나 동반상병 동반	상급종합병원 종합병원 병원 의원	55,844.12 48,331.95 44,066.80 37,421.39	4,037,530 3,494,400 3,186,030 2,956,290	3,437.50 3,305.38 3,173.11 2,928.53	248,530 238,980 229,420 231,350
G08400	복강경을 이용한 복잡한 주진단이 없는 충수절제술, 심각한 혹은 중증의 합병증이나 동반상병 미동반	상급종합병원 종합병원 병원 의원	36,826.00 32,081.88 29,269.29 26,128.99	2,662,520 2,319,520 2,116,170 2,064,190	3,326.89 3,198.84 3,070.93 2,834.21	240,530 231,280 222,030 223,900
G08401	복강경을 이용한 복잡한 주진단이 없는 충수절제술, 중증의 합병증이나 동반상병 동반	상급종합병원 종합병원 병원 의원	42,181.60 36,700.28 33,580.64 29,479.75	3,049,730 2,653,430 2,427,880 2,328,900	3,326.89 3,198.84 3,070.93 2,834.21	240,530 231,280 222,030 223,900

(계속)

질병군		요양기관종별	점수	금액(원)	야간 · 공휴	
분류번호	명칭				점수	금액(원)
G08402	복강경을 이용한 복잡한 주진단이 없는 충수절제술, 심각한 합병증이나 동반상병 동반	상급종합병원 종합병원 병원 의원	47,776.49 41,216.60 37,835.13 32,970.89	3,454,240 2,979,960 2,735,480 2,604,700	3,326.89 3,198.84 3,070.93 2,834.21	240,530 231,280 222,030 223,900
G09500	복강경을 이용한 서혜 및 대퇴부 탈장수술(장관절제 미동반), 단측, 심각하거나 중증 혹은 중등도의 합병증이나 동반상병 미동반	상급종합병원 종합병원 병원 의원	29,146.06 26,697.37 23,733.75 19,122.41	2,107,260 1,930,220 1,715,950 1,510,670	3,440.99 3,308.72 3,176.31 2,931.58	248,780 239,220 229,650 231,590
G09501	복강경을 이용한 서혜 및 대퇴부 탈장수술(장관절제 미동반), 단측, 중증 혹은 중등도의 합병증이나 동반상병 동반	상급종합병원 종합병원 병원 의원	33,802.35 31,131.95 27,079.94 22,094.68	2,443,910 2,250,840 1,957,880 1,745,480	3,440.99 3,308.72 3,176.31 2,931.58	248,780 239,220 229,650 231,590
G09502	복강경을 이용한 서혜 및 대퇴부 탈장수술(장관절제 미동반), 단측, 심각한 합병증이나 동반상병 동반	상급종합병원 종합병원 병원 의원	43,858.51 39,480.08 34,559.47 28,721.14	3,170,970 2,854,410 2,498,650 2,268,970	3,440.99 3,308.72 3,176.31 2,931.58	248,780 239,220 229,650 231,590
G09610	서혜 및 대퇴부 탈장수술(장관절제 미동반), 단측, 연령 0-7, 심각하거나 중증 혹은 중등도의 합병증이나 동반상병 미동반	상급종합병원 종합병원 병원 의원	13,398.76 11,843.43 11,499.45 9,738.86	968,730 856,280 831,410 769,370	3,044.33 2,927.18 2,810.17 2,593.63	220,110 211,640 203,180 204,900
G09611	서혜 및 대퇴부 탈장수술(장관절제 미동반), 단측, 연령 0-7, 중증 혹은 중등도의 합병증이나 동반상병 동반	상급종합병원 종합병원 병원 의원	17,096.68 14,810.24 14,331.67 12,212.78	1,236,090 1,070,780 1,036,180 964,810	3,044.33 2,927.18 2,810.17 2,593.63	220,110 211,640 203,180 204,900
G09612	서혜 및 대퇴부 탈장수술(장관절제 미동반), 단측, 연령 0-7, 심각한 합병증이나 동반상병 동반	상급종합병원 종합병원 병원 의원	19,142.88 16,723.79 15,852.56 13,922.53	1,384,030 1,209,130 1,146,140 1,099,880	3,044.33 2,927.18 2,810.17 2,593.63	220,110 211,640 203,180 204,900
G09620	서혜 및 대퇴부 탈장수술(장관절제 미동반), 단측, 연령 8-69, 심각하거나 중증 혹은 중등도의 합병증이나 동반상병 미동반	상급종합병원 종합병원 병원 의원	17,979.11 15,921.99 13,735.96 11,567.97	1,299,890 1,151,160 993,110 913,870	3,254.36 3,129.22 3,004.07 2,772.58	235,290 226,240 217,190 219,030
G09621	서혜 및 대퇴부 탈장수술(장관절제 미동반), 단측, 연령 8-69, 중증 혹은 중등도의 합병증이나 동반상병 동반	상급종합병원 종합병원 병원 의원	21,116.32 18,671.09 16,145.23 14,034.43	1,526,710 1,349,920 1,167,300 1,108,720	3,254.36 3,129.22 3,004.07 2,772.58	235,290 226,240 217,190 219,030
G09622	서혜 및 대퇴부 탈장수술(장관절제 미동반), 단측, 연령 8-69, 심각한 합병증이나 동반상병 동반	상급종합병원 종합병원 병원 의원	26,013.69 23,344.95 20,208.71 17,406.20	1,880,790 1,687,840 1,461,090 1,375,090	3,254.36 3,129.22 3,004.07 2,772.58	235,290 226,240 217,190 219,030
G09630	서혜 및 대퇴부 탈장수술(장관절제 미동반), 단측, 연령 〉69, 심각하거나 중증 혹은 중등도의 합병증이나 동반상병 미동반	상급종합병원 종합병원 병원 의원	18,884.37 16,840.11 14,573.58 12,297.47	1,365,340 1,217,540 1,053,670 971,500	3,269.77 3,143.90 3,018.31 2,785.73	236,400 227,300 218,220 220,070

(계속)

질병군		요양기관종별	점수	금액(원)	야간 · 공휴	
분류번호	명칭				점수	금액(원)
G09631	서혜 및 대퇴부 탈장수술(장관절제 미동반), 단측, 연령 >69, 중증 혹은 중등도의 합병증이나 동반상병 동반	상급종합병원 종합병원 병원 의원	21,303.04 18,977.87 16,480.36 13,821.52	1,540,210 1,372,100 1,191,530 1,091,900	3,269.77 3,143.90 3,018.31 2,785.73	236,400 227,300 218,220 220,070
G09632	서혜 및 대퇴부 탈장수술(장관절제 미동반), 단측, 연령 >69, 심각한 합병증이나 동반상병 동반	상급종합병원 종합병원 병원 의원	27,122.54 24,038.73 21,049.52 17,694.94	1,960,960 1,738,000 1,521,880 1,397,900	3,269.77 3,143.90 3,018.31 2,785.73	236,400 227,300 218,220 220,070
G09700	복강경을 이용한 서혜 및 대퇴부 탈장수술(장관절제 미동반), 양측, 심각한 합병증이나 동반상병 미동반	상급종합병원 종합병원 병원 의원	37,753.53 32,544.12 29,003.04 23,227.97	2,729,580 2,352,940 2,096,920 1,835,010	5,760.76 5,539.10 5,317.59 4,907.20	416,500 400,480 384,460 387,670
G09701	복강경을 이용한 서혜 및 대퇴부 탈장수술(장관절제 미동반), 양측, 심각한 합병증이나 동반상병 동반	상급종합병원 종합병원 병원 의원	46,700.00 40,239.14 35,812.86 28,907.47	3,376,410 2,909,290 2,589,270 2,283,690	5,760.76 5,539.10 5,317.59 4,907.20	416,500 400,480 384,460 387,670
G09810	서혜 및 대퇴부 탈장수술(장관절제 미동반), 양측, 연령 0-7, 심각하거나 중증 혹은 중등도의 합병증이나 동반상병 미동반	상급종합병원 종합병원 병원 의원	19,622.13 17,468.88 16,531.26 14,901.14	1,418,680 1,263,000 1,195,210 1,177,190	5,288.81 5,085.32 4,881.98 4,505.82	382,380 367,670 352,970 355,960
G09811	서혜 및 대퇴부 탈장수술(장관절제 미동반), 양측, 연령 0-7, 중증 혹은 중등도의 합병증이나 동반상병 동반	상급종합병원 종합병원 병원 의원	25,464.45 23,090.46 21,538.45 19,701.90	1,841,080 1,669,440 1,557,230 1,556,450	5,288.81 5,085.32 4,881.98 4,505.82	382,380 367,670 352,970 355,960
G09812	서혜 및 대퇴부 탈장수술(장관절제 미동반), 양측, 연령 0-7, 심각한 합병증이나 동반상병 동반	상급종합병원 종합병원 병원 의원	28,948.69 26,288.52 24,782.71 22,670.13	2,092,990 1,900,660 1,791,790 1,790,940	5,288.81 5,085.32 4,881.98 4,505.82	382,380 367,670 352,970 355,960
G09820	서혜 및 대퇴부 탈장수술(장관절제 미동반), 양측, 연령 8-69, 심각한 합병증이나 동반상병 미동반	상급종합병원 종합병원 병원 의원	30,659.34 25,590.04 21,636.24 19,269.87	2,216,670 1,850,160 1,564,300 1,522,320	5,836.77 5,612.35 5,387.79 4,972.58	422,000 405,770 389,540 392,830
G09821	서혜 및 대퇴부 탈장수술(장관절제 미동반), 양측, 연령 8-69, 심각한 합병증이나 동반상병 동반	상급종합병원 종합병원 병원 의원	32,345.78 28,251.87 22,412.17 19,901.65	2,338,600 2,042,610 1,620,400 1,572,230	5,836.77 5,612.35 5,387.79 4,972.58	422,000 405,770 389,540 392,830
G09830	서혜 및 대퇴부 탈장수술(장관절제 미동반), 양측, 연령 >69, 심각한 혹은 중증의 합병증이나 동반상병 미동반	상급종합병원 종합병원 병원 의원	33,384.79 28,091.42 24,276.21 20,480.25	2,413,720 2,031,010 1,755,170 1,617,940	5,947.24 5,718.46 5,489.83 5,066.76	429,990 413,440 396,910 400,270
G09831	서혜 및 대퇴부 탈장수술(장관절제 미동반), 양측, 연령 >69, 심각한 혹은 중증의 합병증이나 동반상병 동반	상급종합병원 종합병원 병원 의원	37,374.83 31,875.66 27,120.89 23,002.15	2,702,200 2,304,610 1,960,840 1,817,170	5,947.24 5,718.46 5,489.83 5,066.76	429,990 413,440 396,910 400,270

(계속)

질병군		요양기관종별	점수	금액(원)	야간 · 공휴	
분류번호	명칭				점수	금액(원)
G10200	복수 항문 수술, 심각하거나 중증 혹은 중등도의 합병증이나 동반상병 미동반	상급종합병원 종합병원 병원 의원	18,262.52 15,878.98 13,994.74 12,145.19	1,320,380 1,148,050 1,011,820 959,470	3,750.73 3,606.40 3,462.21 3,194.46	271,180 260,740 250,320 252,360
G10201	복수 항문 수술, 심각하거나 중증 혹은 중등도의 합병증이나 동반상병 동반	상급종합병원 종합병원 병원 의원	22,219.23 19,373.72 17,077.46 14,706.08	1,606,450 1,400,720 1,234,700 1,161,780	3,750.73 3,606.40 3,462.21 3,194.46	271,180 260,740 250,320 252,360
G10400	기타 항문 수술, 심각하거나 중증 혹은 중등도의 합병증이나 동반상병 미동반	상급종합병원 종합병원 병원 의원	13,240.80 11,323.10 10,197.37 7,693.80	957,310 818,660 737,270 607,810	1,782.27 1,713.81 1,645.20 1,518.42	128,860 123,910 118,950 119,960
G10401	기타 항문 수술, 중증 혹은 중등도의 합병증이나 동반상병 동반	상급종합병원 종합병원 병원 의원	15,257.95 13,088.66 11,816.18 9,025.19	1,103,150 946,310 854,310 712,990	1,782.27 1,713.81 1,645.20 1,518.42	128,860 123,910 118,950 119,960
G10402	기타 항문 수술, 심각한 합병증이나 동반상병 동반	상급종합병원 종합병원 병원 의원	19,718.12 16,771.37 15,138.73 11,697.22	1,425,620 1,212,570 1,094,530 924,080	1,782.27 1,713.81 1,645.20 1,518.42	128,860 123,910 118,950 119,960
G10500	원형자동문합기를 이용한 치핵절제술, 심각하거나 중증 혹은 중등도의 합병증이나 동반상병 미동반	상급종합병원 종합병원 병원 의원	21,288.24 19,052.97 17,268.05 14,496.71	1,539,140 1,377,530 1,248,480 1,145,240	3,040.41 2,923.26 2,806.40 2,590.17	219,820 211,350 202,900 204,620
G10501	원형자동문합기를 이용한 치핵절제술, 중증 혹은 중등도의 합병증이나 동반상병 동반	상급종합병원 종합병원 병원 의원	23,710.24 21,045.09 19,044.81 15,974.18	1,714,250 1,521,560 1,376,940 1,261,960	3,040.41 2,923.26 2,806.40 2,590.17	219,820 211,350 202,900 204,620
G10502	원형자동문합기를 이용한 치핵절제술, 심각한 합병증이나 동반상병 동반	상급종합병원 종합병원 병원 의원	28,190.04 24,953.11 22,691.70 19,231.01	2,038,140 1,804,110 1,640,610 1,519,250	3,040.41 2,923.26 2,806.40 2,590.17	219,820 211,350 202,900 204,620
G10600	주요 항문 수술, 심각한 혹은 중증의 합병증이나 동반상병 미동반	상급종합병원 종합병원 병원 의원	15,652.28 13,769.43 12,246.06 10,402.28	1,131,660 995,530 885,390 821,780	2,974.13 2,859.59 2,745.35 2,533.80	215,030 206,750 198,490 200,170
G10601	주요 항문 수술, 중증의 합병증이나 동반상병 동반	상급종합병원 종합병원 병원 의원	17,778.98 15,706.09 13,983.40 11,854.81	1,285,420 1,135,550 1,011,000 936,530	2,974.13 2,859.59 2,745.35 2,533.80	215,030 206,750 198,490 200,170
G10602	주요 항문 수술, 심각한 합병증이나 동반상병 동반	상급종합병원 종합병원 병원 의원	23,245.50 20,438.73 18,465.15 15,727.97	1,680,650 1,477,720 1,335,030 1,242,510	2,974.13 2,859.59 2,745.35 2,533.80	215,030 206,750 198,490 200,170

4. 산부인과

① 요양기관종별로 “복강경을 이용한 자궁적출술(악성종양 제외)”, “기타 자궁적출술(악성종양 제외)”, “복강경을 이용한 기타 자궁 수술(악성종양 제외)”, “기타 자궁 수술(악성종양 제외)”, “복강경을 이용한 자궁부속기 수술(악성종양 제외)”, “자궁부속기 수술(악성종양 제외)”, “제왕절개분만(단태아)”, “제왕절개분만(다태아)”의 각 질병군 소정점수를 적용한다.

② 위 “①”의 규정에도 불구하고 “복강경을 이용한 기타 자궁 수술(악성종양 제외)”, “「기타 자궁 수술(악성종양 제외)”, “복강경을 이용한 자궁부속기 수술(악성종양 제외)”, “자궁부속기 수술(악성종양 제외)”의 각 질병군에 해당하는 수술을 실시한 경우 해당 질병군의 가산점수를 산정한다. 다만, 절개생검(심부[장기절개생검]-개복에 의한 것, 나-853-나-2), 유착성자궁부속기 절제술(자-433)과 난소를 전적출하는 부속기종양적출술([양측]-양성, 자-442-가)은 가산점수를 산정하지 아니한다.

③ “제왕절개분만(단태아)”, “제왕절개분만(다태아)” 질병군 대상 중 출혈로 인해 혈관색전술(기타혈관, 자-664-나), 자궁 내 풍선카테터 충전술[자궁용적 측정 포함](자-402-3)을 실시한 경우 질병군 점수를 적용하지 아니하며 제1편을 적용한다.

④ 각 질병군은 동 질병군에 해당하는 수술의 종목수 및 편・양측 수술에 불문하고 해당 소정점수를 적용한다.

⑤ 복강경을 이용한 수술 중 부득이한 사유로 중도에 개복술로 전환하여 수술을 종결한 경우에는 복강경을 이용하지 아니한 질병군에 해당하는 소정점수를 적용하고 복강경 등 내시경하 수술 시 보상하는 239,000원(100분의 20에 해당하는 47,800원은 본인부담)의 금액을 추가 산정한다.

⑥ 제4부 비급여 목록 2. 신의료기술 등의 비급여 제9장 처치 및 수술료 등의 (1) 다빈치 로봇 수술을 실시한 경우에는, 제2편 제1부 제5호에 따라 산정한 복강경을 이용한 자궁 및 자궁부속기 수술 질병군 요양급여비용의 총액에서 [별표 2의 2]의 질병군별 다빈치 로봇 수술 시 제외금액표의 금액을 제외하고 산정한다. 다만, 야간・공휴 및 “2.” 등의 가산은 적용하지 아니한다.

⑦ 자궁근종, 자궁선근증에 초음파 유도하 고강도초음파집속술(조-566)을 실시한 경우 질병군 점수를 적용하지 아니하며 제1편을 적용한다.

질병군		요양기관종별	점수	금액(원)	가산		야간・공휴	
분류번호	명칭				점수	금액(원)	점수	금액(원)
N04100	복강경을 이용한 자궁적출술(악성종양제외), 심각한 혹은 중증의 합병증이나 동반상병 미동반	상급종합병원 종합병원 병원 의원	47,793.22 42,718.53 38,391.70 33,127.97	3,455,450 3,088,550 2,775,720 2,617,110			5,323.84 5,119.04 4,914.39 4,534.90	384,910 370,110 355,310 358,260

(계속)

질병군		요양기관종별	점수	금액(원)	가산		야간 · 공휴	
분류번호	명칭				점수	금액(원)	점수	금액(원)
N04101	복강경을 이용한 자궁적출술(악성종양제외), 중증의 합병증이나 동반상병 동반	상급종합병원 종합병원 병원 의원	53,201.80 47,325.73 42,530.84 36,811.27	3,846,490 3,421,650 3,074,980 2,908,090			5,323.84 5,119.04 4,914.39 4,534.90	384,910 370,110 355,310 358,260
N04102	복강경을 이용한 자궁적출술(악성종양제외), 심각한 합병증이나 동반상병 동반	상급종합병원 종합병원 병원 의원	59,984.65 52,925.45 47,702.63 41,102.91	4,336,890 3,826,510 3,448,900 3,247,130			5,323.84 5,119.04 4,914.39 4,534.90	384,910 370,110 355,310 358,260
N04200	기타 자궁적출술(악성종양제외), 심각한 혹은 중증의 합병증이나 동반상병 미동반	상급종합병원 종합병원 병원 의원	34,828.49 30,282.57 25,653.67 22,211.14	2,518,100 2,189,430 1,854,760 1,754,680			5,271.80 5,069.04 4,866.13 4,490.58	381,150 366,490 351,820 354,760
N04201	기타 자궁적출술(악성종양제외), 중증의 합병증이나 동반상병 동반	상급종합병원 종합병원 병원 의원	40,596.96 35,234.02 29,914.80 25,948.10	2,935,160 2,547,420 2,162,840 2,049,900			5,271.80 5,069.04 4,866.13 4,490.58	381,150 366,490 351,820 354,760
N04202	기타 자궁적출술(악성종양제외), 심각한 합병증이나 동반상병 동반	상급종합병원 종합병원 병원 의원	51,509.54 45,854.08 39,120.33 33,752.66	3,724,140 3,315,250 2,828,400 2,666,460			5,271.80 5,069.04 4,866.13 4,490.58	381,150 366,490 351,820 354,760
N04500	복강경을 이용한 기타 자궁 수술(악성종양제외), 심각한 합병증이나 동반상병 미동반	상급종합병원 종합병원 병원 의원	39,709.27 36,634.72 32,035.96 27,498.35	2,870,980 2,648,690 2,316,200 2,172,370	48,048.22 44,328.01 38,763.51 33,273.02	3,473,890 3,204,920 2,802,600 2,628,570	3,917.44 3,766.86 3,616.13 3,335.46	283,230 272,340 261,450 263,500
N04501	복강경을 이용한 기타 자궁 수술(악성종양제외), 심각한 합병증이나 동반상병 동반	상급종합병원 종합병원 병원 의원	45,913.55 42,203.32 36,807.19 31,725.70	3,319,550 3,051,300 2,661,160 2,506,330	54,866.69 50,432.97 43,984.59 37,912.22	3,966,860 3,646,300 3,180,090 2,995,070	3,917.44 3,766.86 3,616.13 3,335.46	283,230 272,340 261,450 263,500
N04600	복강경을 이용한 자궁부속기 수술(악성종양제외), 심각하거나중증 혹은 중등도의 합병증이나 동반상병 미동반	상급종합병원 종합병원 병원 의원	34,775.38 32,252.28 28,327.80 24,197.47	2,514,260 2,331,840 2,048,100 1,911,600	42,078.21 39,025.26 34,276.64 29,278.94	3,042,250 2,821,530 2,478,200 2,313,040	3,160.32 3,038.66 2,917.30 2,691.41	228,490 219,700 210,920 212,620
N04601	복강경을 이용한 자궁부속기 수술(악성종양제외), 심각하거나 중증 혹은 중등도의 합병증이나 동반상병 동반	상급종합병원 종합병원 병원 의원	39,574.00 36,673.31 32,092.12 27,536.46	2,861,200 2,651,480 2,320,260 2,175,380	47,290.93 43,824.61 38,350.08 32,906.07	3,419,130 3,168,520 2,772,710 2,599,580	3,160.32 3,038.66 2,917.30 2,691.41	228,490 219,700 210,920 212,620
N04700	기타 자궁 수술(악성종양제외), 심각한 혹은 중증의 합병증이나 동반상병 미동반	상급종합병원 종합병원 병원 의원	25,431.40 22,067.22 18,286.03 15,867.47	1,838,690 1,595,460 1,322,080 1,253,530	29,246.11 25,377.30 21,028.95 18,247.60	2,114,490 1,834,780 1,520,390 1,441,560	3,037.35 2,920.49 2,803.63 2,586.70	219,600 211,150 202,700 204,350
N04701	기타 자궁 수술(악성종양제외), 중증의 합병증이나 동반상병 동반	상급종합병원 종합병원 병원 의원	32,815.49 28,681.88 23,743.29 20,630.89	2,372,560 2,073,700 1,716,640 1,629,840	37,737.83 32,984.16 27,304.80 23,725.54	2,728,450 2,384,750 1,974,140 1,874,320	3,037.35 2,920.49 2,803.63 2,586.70	219,600 211,150 202,700 204,350

(계속)

질병군		요양기관종별	점수	금액(원)	가산		야간 · 공휴	
분류번호	명칭				점수	금액(원)	점수	금액(원)
N04702	기타 자궁 수술(악성종양제외), 심각한 합병증이나 동반상병 동반	상급종합병원	47,132.64	3,407,690	54,202.54	3,918,840	3,037.35	219,600
		종합병원	40,044.95	2,895,250	46,051.70	3,329,540	2,920.49	211,150
		병원	33,583.96	2,428,120	38,621.55	2,792,340	2,803.63	202,700
		의원	29,575.57	2,336,470	34,011.92	2,686,940	2,586.70	204,350
N04800	자궁부속기 수술(악성종양제외), 심각하거나 중증 혹은 중등도의 합병증이나 동반상병 미동반	상급종합병원	33,047.72	2,389,350	38,004.88	2,747,750	3,606.10	260,720
		종합병원	28,676.35	2,073,300	32,977.81	2,384,300	3,467.44	250,700
		병원	23,741.91	1,716,540	27,303.21	1,974,020	3,328.78	240,670
		의원	20,747.85	1,639,080	23,860.04	1,884,940	3,070.36	242,560
N04801	자궁부속기 수술(악성종양제외), 중등도의 합병증이나 동반상병 동반	상급종합병원	38,824.48	2,807,010	44,648.15	3,228,060	3,606.10	260,720
		종합병원	33,849.24	2,447,300	38,926.63	2,814,400	3,467.44	250,700
		병원	28,210.37	2,039,610	32,441.94	2,345,550	3,328.78	240,670
		의원	24,544.05	1,938,980	28,225.67	2,229,830	3,070.36	242,560
N04802	자궁부속기 수술(악성종양제외), 심각한 혹은 중증의 합병증이나 동반상병 동반	상급종합병원	45,163.49	3,265,320	51,938.03	3,755,120	3,606.10	260,720
		종합병원	39,236.93	2,836,830	45,122.48	3,262,360	3,467.44	250,700
		병원	32,653.80	2,360,870	37,551.87	2,715,000	3,328.78	240,670
		의원	28,928.99	2,285,390	33,268.35	2,628,200	3,070.36	242,560
O01600	제왕절개분만(단태아), 심각하거나 중증 혹은 중등도의 합병증이나 동반상병 미동반	상급종합병원	27,957.54	2,021,330			3,831.69	277,030
		종합병원	23,678.42	1,711,950			3,684.45	266,390
		병원	21,522.27	1,556,060			3,536.92	255,720
		의원	19,245.82	1,520,420			3,264.27	257,880
O01601	제왕절개분만(단태아), 중등도의 합병증이나 동반상병 동반	상급종합병원	29,687.55	2,146,410			3,831.69	277,030
		종합병원	25,409.96	1,837,140			3,684.45	266,390
		병원	22,905.95	1,656,100			3,536.92	255,720
		의원	20,589.24	1,626,550			3,264.27	257,880
O01602	제왕절개분만(단태아), 중증의 합병증이나 동반상병 동반	상급종합병원	37,619.50	2,719,890			3,831.69	277,030
		종합병원	31,681.05	2,290,540			3,684.45	266,390
		병원	28,303.18	2,046,320			3,536.92	255,720
		의원	25,523.29	2,016,340			3,264.27	257,880
O01603	제왕절개분만(단태아), 심각한 합병증이나 동반상병 동반	상급종합병원	42,404.70	3,065,860			3,831.69	277,030
		종합병원	36,000.00	2,602,800			3,684.45	266,390
		병원	31,291.56	2,262,380			3,536.92	255,720
		의원	27,974.81	2,210,010			3,264.27	257,880
O01700	제왕절개분만(다태아), 심각하거나 중증 혹은 중등도의 합병증이나 동반상병 미동반	상급종합병원	29,433.75	2,128,060			4,107.70	296,990
		종합병원	25,127.52	1,816,720			3,949.85	285,570
		병원	22,122.68	1,599,470			3,791.72	274,140
		의원	19,784.05	1,562,940			3,499.45	276,460
O01701	제왕절개분만(다태아), 중증 혹은 중등도의 합병증이나 동반상병 동반	상급종합병원	33,692.53	2,435,970			4,107.70	296,990
		종합병원	28,243.85	2,042,030			3,949.85	285,570
		병원	25,211.89	1,822,820			3,791.72	274,140
		의원	22,494.68	1,777,080			3,499.45	276,460
O01702	제왕절개분만(다태아), 심각한 합병증이나 동반상병 동반	상급종합병원	40,158.64	2,903,470			4,107.70	296,990
		종합병원	34,849.79	2,519,640			3,949.85	285,570
		병원	29,888.66	2,160,950			3,791.72	274,140
		의원	26,411.52	2,086,510			3,499.45	276,460

[비고]

1. 가산점수 = {(질병군별 점수 × 고정비율) × 1.3} + {질병군별 점수 × (1-고정비율)}
   고정비율: [별표 1] 질병군별 점수 산정요령 3. 질병군별 고정비율과 평균 입원일수, 정상군 하한 입원일수 및 정상군 상한 입원일수
2. 상대가치점수의 총합은 소수점 이하 둘째 자리까지로 한다(산식 중 곱셈과 나눗셈이 있는 경우는 계산 과정마다 소수점 이하 셋째 자리에서 4사5입).

[별표 1] 질병군별 점수 산정요령

1. 질병군별 점수는 가입자 등의 입원일수에 따라 다음과 같이 정상군, 하단 및 상단열외군으로 구분하여 그 총합을 산정한다. 이 경우 고정비율과 평균 입원일수, 정상군 하한 및 상한 입원일수는 제3호와 같다.

구분	산정식
정상군	【{질병군별 점수×고정비율}+{질병군별 점수×(1-고정비율)×가입자 등의 입원일수/질병군별 평균 입원일수}】×20/100+【질병군별 점수】×80/100
하단 열외군	【{질병군별 점수×고정비율}+{질병군별 점수×(1-고정비율)×가입자 등의 입원일수/질병군별 평균 입원일수}】×20/100+【{질병군별 점수×고정비율}+{질병군별 점수×(1-고정비율)×가입자 등의 입원일수/질병군별 정상군 하한 입원일수}】×80/100
상단 열외군	【{질병군별 점수×고정비율}+{질병군별 점수×(1-고정비율)×가입자 등의 입원일수/질병군별 평균 입원일수}】×20/100+【{질병군별 점수}+{질병군별 점수×(1-고정비율)×(가입자 등의 입원일수-질병군별 정상군 상한 입원일수)/질병군별 평균 입원일수×적용률}】×80/100

[비고] 1. 정상군은 입원일수가 정상군 하한과 정상군 상한 사이인 경우를 말한다.
2. 하단열외군은 입원일수가 정상군 하한 미만인 경우를 말한다.
3. 상단열외군은 입원일수가 정상군 상한을 초과하는 경우를 말한다.
4. 고정비율은 요양급여비용 총액 중 입원일수와는 관계없이 평균적으로 발생하는 고정비용이 차지하는 비율을 말한다.
5. 질병군별 평균 입원일수는 해당 질병군의 요양급여에 평균적으로 소요되는 입원일수를 말한다.
6. 적용률은 상단열외군의 경우 그 초과한 입원일수에 대한 비용을 보상하는 비율로서 "1"로 한다.
7. 상대가치점수의 총합은 소수점 이하 둘째 자리까지로 한다(산식 중 곱셈과 나눗셈이 있는 경우는 계산 과정마다 소수점 이하 셋째 자리에서 4사5입).

2. 18시~익일 09시 또는 공휴일에 응급진료가 불가피하여 수술을 행한 경우에는 1호의 질병군별 점수에 다음과 같이 해당 질병군의 야간·공휴 소정점수를 추가 산정한다. 이 경우 수술 또는 마취를 시작한 시간을 기준으로 산정한다.

구분	산정식
정상군	【[{질병군별 점수×고정비율}+{질병군별 점수×(1-고정비율)×가입자 등의 입원일수/질병군별 평균 입원일수}]+{질병군별 야간·공휴 점수}】×20/100+【{질병군별 점수+질병군별 야간·공휴 점수}】×80/100
하단 열외군	【[{질병군별 점수×고정비율}+{질병군별 점수×(1-고정비율)×가입자 등의 입원일수/질병군별 평균 입원일수}]+{질병군별 야간·공휴 점수}】×20/100+【[{질병군별 점수×고정비율}+{질병군별 점수×(1-고정비율)×가입자 등의 입원일수/질병군별 정상군 하한 입원일수}]+{질병군별 야간·공휴 점수}】×80/100
상단 열외군	【[{질병군별 점수×고정비율}+{질병군별 점수×(1-고정비율)×가입자 등의 입원일수/질병군별 평균 입원일수}]+{질병군별 야간·공휴 점수}】×20/100+【[{질병군별 점수}+{질병군별 점수×(1-고정비율)×(가입자 등의 입원일수-질병군별 정상군 상한 입원일수)/질병군별 평균 입원일수×적용률}]+{질병군별 야간·공휴 점수}】×80/100

[비고] 1. 정상군은 입원일수가 정상군 하한과 정상군 상한 사이인 경우를 말한다.
2. 하단열외군은 입원일수가 정상군 하한 미만인 경우를 말한다.
3. 상단열외군은 입원일수가 정상군 상한을 초과하는 경우를 말한다.
4. 고정비율은 요양급여비용 총액 중 입원일수와는 관계없이 평균적으로 발생하는 고정비용이 차지하는 비율을 말한다.
5. 질병군별 평균 입원일수는 해당 질병군의 요양급여에 평균적으로 소요되는 입원일수를 말한다.
6. 적용률은 상단열외군의 경우 그 초과한 입원일수에 대한 비용을 보상하는 비율로서 "1"로 한다.
7. 상대가치점수의 총합은 소수점 이하 둘째 자리까지로 한다(산식 중 곱셈과 나눗셈이 있는 경우는 계산과정마다 소수점 이하 셋째 자리에서 4사5입).

3. 질병군별 고정비율과 평균 입원일수, 정상군 하한 입원일수 및 정상군 상한 입원일수

질병군		고정비율	입원일수		
분류번호	명칭		평균	정상군 하한	정상군 상한
C05100	수정체 소절개 수술(유리체 절제술 유무와 무관), 단안, 심각하거나 중증 혹은 중등도의 합병증이나 동반상병 미동반	0.92	1.15	1	9
C05101	수정체 소절개 수술(유리체 절제술 유무와 무관), 단안, 중증 혹은 중등도의 합병증이나 동반상병 동반	0.70	2.50	1	9
C05102	수정체 소절개 수술(유리체 절제술 유무와 무관), 단안, 심각한 합병증이나 동반상병 동반	0.60	3.33	1	9
C05200	수정체 소절개 수술(유리체 절제술 유무와 무관), 양안, 심각하거나 중증 혹은 중등도의 합병증이나 동반상병 미동반	0.74	3.23	2	9
C05201	수정체 소절개 수술(유리체 절제술 유무와 무관), 양안, 중증 혹은 중등도의 합병증이나 동반상병 동반	0.65	4.03	2	9
C05202	수정체 소절개 수술(유리체 절제술 유무와 무관), 양안, 심각한 합병증이나 동반상병 동반	0.65	4.25	2	9
C05300	수정체 대절개 수술(유리체 절제술 유무와 무관), 단안, 심각하거나 중증 혹은 중등도의 합병증이나 동반상병 미동반	0.91	1.15	1	9
C05301	수정체 대절개 수술(유리체 절제술 유무와 무관), 단안, 중증 혹은 중등도의 합병증이나 동반상병 동반	0.67	2.50	1	9
C05302	수정체 대절개 수술(유리체 절제술 유무와 무관), 단안, 심각한 합병증이나 동반상병 동반	0.57	3.33	1	9
C05400	수정체 대절개 수술(유리체 절제술 유무와 무관), 양안, 심각하거나 중증 혹은 중등도의 합병증이나 동반상병 미동반	0.72	3.23	2	9
C05401	수정체 대절개 수술(유리체 절제술 유무와 무관), 양안, 중증 혹은 중등도의 합병증이나 동반상병 동반	0.62	4.03	2	9
C05402	수정체 대절개 수술(유리체 절제술 유무와 무관), 양안, 심각한 합병증이나 동반상병 동반	0.62	4.25	2	9
D11110	편도 및 아데노이드 절제술, 연령 0~17, 심각하거나 중증 혹은 중등도의 합병증이나 동반 상병 미동반	0.60	3.74	2	9
D11111	편도 및 아데노이드 절제술, 연령 0~17, 심각하거나 중증 혹은 중등도의 합병증이나 동반 상병 동반	0.50	4.33	2	9
D11120	편도 및 아데노이드 절제술, 연령 〉17, 심각하거나 중증 혹은 중등도의 합병증이나 동반 상병 미동반	0.60	4.06	1	9
D11121	편도 및 아데노이드 절제술, 연령 〉17, 심각하거나 중증 혹은 중등도의 합병증이나 동반 상병 동반	0.50	4.99	1	9

(계속)

질병군		고정비율	입원일수		
분류번호	명칭		평균	정상군 하한	정상군 상한
G08100	복잡한 주진단에 의한 충수절제술, 심각한 혹은 중증의 합병증이나 동반상병 미동반	0.50	7.65	4	7
G08101	복잡한 주진단에 의한 충수절제술, 중증의 합병증이나 동반상병 동반	0.50	9.07	4	17
G08102	복잡한 주진단에 의한 충수절제술, 심각한 합병증이나 동반상병 동반	0.50	6	4	17
G08200	복잡한 주진단이 없는 충수절제술, 심각한 혹은 중증의 합병증이나 동반상병 미동반	0.50	6.02	3	17
G08201	복잡한 주진단이 없는 충수절제술, 중증의 합병증이나 동반상병 동반	0.50	6.78	3	17
G08202	복잡한 주진단이 없는 충수절제술, 심각한 합병증이나 동반상병 동반	0.50	7.43	3	17
G08300	복강경을 이용한 복잡한 주진단에 의한 충수절제술, 심각한 혹은 중증의 합병증이나 동반상병 미동반	0.65	6.29	3	17
G08301	복강경을 이용한 복잡한 주진단에 의한 충수절제술, 중증의 합병증이나 동반상병 동반	0.60	7.40	3	17
G08302	복강경을 이용한 복잡한 주진단에 의한 충수절제술, 심각한 합병증이나 동반상병 동반	0.50	8.61	3	17
G08400	복강경을 이용한 복잡한 주진단이 없는 충수절제술, 심각한 혹은 중증의 합병증이나 동반상병 미동반	0.70	5.13	3	17
G08401	복강경을 이용한 복잡한 주진단이 없는 충수절제술, 중증의 합병증이나 동반상병 동반	0.65	5.80	3	17
G08402	복강경을 이용한 복잡한 주진단이 없는 충수절제술, 심각한 합병증이나 동반상병 동반	0.55	6.12	3	17
G09500	복강경을 이용한 서혜 및 대퇴부 탈장수술(장관 절제 미동반), 단측, 심각하거나 중증 혹은 중등도의 합병증이나 동반상병 미동반	0.70	3.79	1	13
G09501	복강경을 이용한 서혜 및 대퇴부 탈장수술(장관 절제 미동반), 단측, 중증 혹은 중등도의 합병증이나 동반상병 동반	0.70	4.60	1	13
G09502	복강경을 이용한 서혜 및 대퇴부 탈장수술(장관 절제 미동반), 단측, 심각한 합병증이나 동반상병 동반	0.70	6.06	1	13
G09610	서혜 및 대퇴부 탈장수술(장관절제 미동반), 단측, 연령 0~7, 심각하거나 중증 혹은 중등도의 합병증이나 동반상병 미동반	0.60	2.70	1	13
G09611	서혜 및 대퇴부 탈장수술(장관절제 미동반), 단측, 연령 0~7, 중증 혹은 중등도의 합병증이나 동반상병 동반	0.60	3.59	1	13

(계속)

질병군		고정비율	입원일수		
분류번호	명칭		평균	정상군 하한	정상군 상한
G09612	서혜 및 대퇴부 탈장수술(장관절제 미동반), 단측, 연령 0~7, 심각한 합병증이나 동반상병 동반	0.60	4.05	1	13
G09620	서혜 및 대퇴부 탈장수술(장관절제 미동반), 단측, 연령 8~69, 심각하거나 중증 혹은 중등도의 합병증이나 동반상병 미동반	0.60	4.69	1	13
G09621	서혜 및 대퇴부 탈장수술(장관절제 미동반), 단측, 연령 8~69, 중증 혹은 중등도의 합병증이나 동반상병 동반	0.60	5.25	1	13
G09622	서혜 및 대퇴부 탈장수술(장관절제 미동반), 단측, 연령 8~69, 심각한 합병증이나 동반상병 동반	0.60	5.94	1	13
G09630	서혜 및 대퇴부 탈장수술(장관절제 미동반), 단측, 연령 〉69, 심각하거나 중증 혹은 중등도의 합병증이나 동반상병 미동반	0.60	4.97	2	13
G09631	서혜 및 대퇴부 탈장수술(장관절제 미동반), 단측, 연령 〉69, 중증 혹은 중등도의 합병증이나 동반상병 동반	0.60	5.53	2	13
G09632	서혜 및 대퇴부 탈장수술(장관절제 미동반), 단측, 연령 〉69, 심각한 합병증이나 동반상병 동반	0.60	5.98	2	13
G09700	복강경을 이용한 서혜 및 대퇴부 탈장수술(장관 절제 미동반), 양측, 심각한 합병증이나 동반상병 미동반	0.70	3.52	1	13
G09701	복강경을 이용한 서혜 및 대퇴부 탈장수술(장관 절제 미동반), 양측, 심각한 합병증이나 동반상병 동반	0.70	4.95	1	13
G09810	서혜 및 대퇴부 탈장수술(장관절제 미동반), 양측, 연령 0~7, 심각하거나 중증 혹은 중등도의 합병증이나 동반상병 미동반	0.60	2.79	1	13
G09811	서혜 및 대퇴부 탈장수술(장관절제 미동반), 양측, 연령 0~7, 중증 혹은 중등도의 합병증이나 동반상병 동반	0.60	3.88	1	13
G09812	서혜 및 대퇴부 탈장수술(장관절제 미동반), 양측, 연령 0~7, 심각한 합병증이나 동반상병 동반	0.60	4.62	1	13
G09820	서혜 및 대퇴부 탈장수술(장관절제 미동반), 양측, 연령 8~69, 심각한 합병증이나 동반상병 미동반	0.60	5.21	1	13
G09821	서혜 및 대퇴부 탈장수술(장관절제 미동반), 양측, 연령 8~69, 심각한 합병증이나 동반상병 동반	0.60	5.45	1	13
G09830	서혜 및 대퇴부 탈장수술(장관절제 미동반), 양측, 연령 〉69, 심각한 혹은 중증의 합병증이나 동반상병 미동반	0.60	5.34	2	13
G09831	서혜 및 대퇴부 탈장수술(장관절제 미동반), 양측, 연령 〉69, 심각한 혹은 중증의 합병증이나 동반상병 동반	0.60	6.38	2	13
G10200	복수 항문 수술, 심각하거나 중증 혹은 중등도의 합병증이나 동반상병 미동반	0.50	4.13	2	9

(계속)

질병군		고정비율	입원일수		
분류번호	명칭		평균	정상군 하한	정상군 상한
G10201	복수 항문 수술, 심각하거나 중증 혹은 중등도의 합병증이나 동반상병 동반	0.50	5.33	2	9
G10400	기타 항문 수술, 심각하거나 중증 혹은 중등도의 합병증이나 동반상병 미동반	0.65	3.48	1	9
G10401	기타 항문 수술, 중증 혹은 중등도의 합병증이나 동반상병 동반	0.50	4.44	1	9
G10402	기타 항문 수술, 심각한 합병증이나 동반상병 동반	0.50	5.36	1	9
G10500	원형자동문합기를 이용한 치핵절제술, 심각하거나 중증 혹은 중등도의 합병증이나 동반상병 미동반	0.70	3.85	2	9
G10501	원형자동문합기를 이용한 치핵절제술, 중증 혹은 중등도의 합병증이나 동반상병 동반	0.70	4.08	2	9
G10502	원형자동문합기를 이용한 치핵절제술, 심각한 합병증이나 동반상병 동반	0.70	5.10	2	9
G10600	주요 항문 수술, 심각한 혹은 중증의 합병증이나 동반상병 미동반	0.50	4.33	2	9
G10601	주요 항문 수술, 중증의 합병증이나 동반상병 동반	0.50	4.73	2	9
G10602	주요 항문 수술, 심각한 합병증이나 동반상병 동반	0.50	5.73	2	9
N04100	복강경을 이용한 자궁적출술(악성종양 제외), 심각한 혹은 중증의 합병증이나 동반상병 미동반	0.70	6.67	3	14
N04101	복강경을 이용한 자궁적출술(악성종양 제외), 중증의 합병증이나 동반상병 동반	0.70	7.13	3	14
N04102	복강경을 이용한 자궁적출술(악성종양 제외), 심각한 합병증이나 동반상병 동반	0.65	8.32	3	14
N04200	기타 자궁적출술(악성종양 제외), 심각한 혹은 중증의 합병증이나 동반상병 미동반	0.50	7.85	4	14
N04201	기타 자궁적출술(악성종양 제외), 중증의 합병증이나 동반상병 동반	0.50	8.43	4	14
N04202	기타 자궁적출술(악성종양 제외), 심각한 합병증이나 동반상병 동반	0.50	9.14	4	14
N04500	복강경을 이용한 기타 자궁 수술(악성종양 제외), 심각한 합병증이나 동반상병 미동반	0.70	6.24	3	14
N04501	복강경을 이용한 기타 자궁 수술(악성종양 제외), 심각한 합병증이나 동반상병 동반	0.65	7.27	3	14
N04600	복강경을 이용한 자궁부속기 수술(악성종양 제외), 심각하거나 중증 혹은 중등도의 합병증이나 동반상병 미동반	0.70	5.56	3	14

(계속)

질병군		고정비율	입원일수		
분류번호	명칭		평균	정상군 하한	정상군 상한
N04601	복강경을 이용한 자궁부속기 수술(악성종양 제외), 심각하거나 중증 혹은 중등도의 합병증이나 동반상병 동반	0.65	6.30	3	14
N04700	기타 자궁 수술(악성종양 제외), 심각한 혹은 중증의 합병증이나 동반상병 미동반	0.50	5.30	2	14
N04701	기타 자궁 수술(악성종양 제외), 중증의 합병증이나 동반상병 동반	0.50	6.38	2	14
N04702	기타 자궁 수술(악성종양 제외), 심각한 합병증이나 동반상병 동반	0.50	7.31	2	14
N04800	자궁부속기 수술(악성종양 제외), 심각하거나 중증 혹은 중등도의 합병증이나 동반상병 미동반	0.50	6.89	2	14
N04801	자궁부속기 수술(악성종양 제외), 중등도의 합병증이나 동반상병 동반	0.50	7.60	2	14
N04802	자궁부속기 수술(악성종양 제외), 심각한 혹은 중증의 합병증이나 동반상병 동반	0.50	8.19	2	14
O01600	제왕절개분만(단태아), 심각하거나 중증 혹은 중등도의 합병증이나 동반상병 미동반	0.50	6.82	3	16
O01601	제왕절개분만(단태아), 중등도의 합병증이나 동반상병 동반	0.50	7.12	3	16
O01602	제왕절개분만(단태아), 중증의 합병증이나 동반상병 동반	0.50	7.22	3	16
O01603	제왕절개분만(단태아), 심각한 합병증이나 동반상병 동반	0.50	7.57	3	16
O01700	제왕절개분만(다태아), 심각하거나 중증 혹은 중등도의 합병증이나 동반상병 미동반	0.50	6.91	3	16
O01701	제왕절개분만(다태아), 중증 혹은 중등도의 합병증이나 동반상병 동반	0.50	7.30	3	16
O01702	제왕절개분만(다태아), 심각한 합병증이나 동반상병 동반	0.50	8.11	3	16

[별표 2] 질병군별 행위 및 약제 · 치료재료 구성비율

질병군		행위구성 비율(%)	약제 · 치료재료 구성비율(%)
분류번호	명칭		
C05100, C05101, C05102	수정체 소절개 수술(유리체 절제술 유무와 무관), 단안	65	35
C05200, C05201, C05202	수정체 소절개 수술(유리체 절제술 유무와 무관), 양안	70	30
C05300, C05301, C05302	수정체 대절개 수술(유리체 절제술 유무와 무관), 단안	70	30
C05400, C05401, C05402	수정체 대절개 수술(유리체 절제술 유무와 무관), 양안	75	25
D11110, D11111	편도 및 아데노이드 절제술, 연령 0～17	85	15
D11120, D11121	편도 및 아데노이드 절제술, 연령 〉17	80	20
G08100, G08101, G08102	복잡한 주진단에 의한 충수절제술	80	20
G08200, G08201, G08202	복잡한 주진단이 없는 충수절제술	85	15
G08300, G08301, G08302	복강경을 이용한 복잡한 주진단에 의한 충수절제술	55	45
G08400, G08401, G08402	복강경을 이용한 복잡한 주진단이 없는 충수절제술	55	45
G09500, G09501, G09502	복강경을 이용한 서혜 및 대퇴부 탈장수술(장관절제 미동반), 단측	50	50
G09610, G09611, G09612	서혜 및 대퇴부 탈장수술(장관절제 미동반), 단측, 연령 0～7	90	10
G09620, G09621, G09622	서혜 및 대퇴부 탈장수술(장관절제 미동반), 단측, 연령 8～69	75	25
G09630, G09631, G09632	서혜 및 대퇴부 탈장수술(장관절제 미동반), 단측, 연령 〉69	75	25
G09700, G09701	복강경을 이용한 서혜 및 대퇴부 탈장수술(장관절제 미동반), 양측	50	50

(계속)

질병군		행위구성 비율(%)	약제 · 치료재료 구성비율(%)
분류번호	명칭		
G09810, G09811, G09812	서혜 및 대퇴부 탈장수술(장관절제 미동반), 양측, 연령 0~7	95	5
G09820, G09821	서혜 및 대퇴부 탈장수술(장관절제 미동반), 양측, 연령 8~69	75	25
G09830, G09831	서혜 및 대퇴부 탈장수술(장관절제 미동반), 양측, 연령 〉69	70	30
G10200, G10201	복수 항문 수술	90	10
G10400, G10401, G10402	기타 항문 수술	85	15
G10500, G10501, G10502	원형자동문합기를 이용한 치핵절제술	60	40
G10600, G10601, G10602	주요 항문 수술	90	10
N04100, N04101, N04102	복강경을 이용한 자궁적출술(악성종양 제외)	55	45
N04200, N04201, N04202	기타 자궁적출술(악성종양 제외)	85	15
N04500, N04501	복강경을 이용한 기타 자궁 수술(악성종양 제외)	50	50
N04600, N04601	복강경을 이용한 자궁부속기 수술(악성종양 제외)	50	50
N04700, N04701, N04702	기타 자궁 수술(악성종양 제외)	85	15
N04800, N04801, N04802	자궁부속기 수술(악성종양 제외)	85	15
O01600, O01601, O01602, O01603	제왕절개분만(단태아)	85	15
O01700, O01701, O01702	제왕절개분만(다태아)	85	15

[별표 2의 1] 외과전문의 가산 항목

분류번호 및 코드
자275 (Q2755 - Q2756)
자275-1 (Q2757)
자285 (Q2850)
자286 (Q2861 - Q2863)
자288 (Q2881 - Q2883)
자293 (Q2933, Q2936)
자295 (Q2950)
자297 (Q2974 - Q2978)
자299 (Q2991 - Q2992)
자300-1 (Q3002 - Q3003)
자301 (Q3012 - Q3014, Q3017)
자302 (Q3020)
나853 (C8534)

주: 위 항목을 전문의가 시행한 경우에는 소정점수의 30%에 대한 각 요양기관별 종별가산율을 적용한 금액을 가산한다.

[별표 2의 2] 질병군별 다빈치 로봇 수술 시 제외금액표

질병군		요양기관종별	제외금액(원)
분류번호	명칭		
N04100	복강경을 이용한 자궁적출술(악성종양 제외), 심각한 혹은 중증의 합병증이나 동반상병 미동반	상급종합병원 종합병원 병원 의원	1,096,460 1,051,470 994,110 918,500
N04101	복강경을 이용한 자궁적출술(악성종양 제외), 중증의 합병증이나 동반상병 동반	상급종합병원 종합병원 병원 의원	1,096,460 1,051,470 994,110 918,500
N04102	복강경을 이용한 자궁적출술(악성종양 제외), 심각한 합병증이나 동반상병 동반	상급종합병원 종합병원 병원 의원	1,096,460 1,051,470 994,110 918,500
N04500	복강경을 이용한 기타 자궁 수술(악성종양 제외), 심각한 합병증이나 동반상병 미동반	상급종합병원 종합병원 병원 의원	945,700 908,410 812,760 879,880
N04501	복강경을 이용한 기타 자궁 수술(악성종양 제외), 심각한 합병증이나 동반상병 동반	상급종합병원 종합병원 병원 의원	945,700 908,410 812,760 879,880
N04600	복강경을 이용한 자궁부속기 수술(악성종양 제외), 심각하거나 중증 혹은 중등도의 합병증이나 동반상병 미동반	상급종합병원 종합병원 병원 의원	840,830 806,990 764,400 729,620
N04601	복강경을 이용한 자궁부속기 수술(악성종양 제외), 심각하거나 중증 혹은 중등도의 합병증이나 동반상병 동반	상급종합병원 종합병원 병원 의원	840,830 806,990 764,400 729,620

[별표 2의 3] 4인실 또는 5인실 이용 시 추가비용 및 본인부담액 계산식

추가비용 계산식	(4인실입원료-기본입원료)×4인실 이용일수+(5인실입원료-기본입원료)×5인실 이용일수	
본인부담액 계산식	상급종합병원	[{4인실입원료×4인실 이용일수}×30/100]+[{5인실 입원료×5인실 이용일수}×20/100]-[{기본입원료×4인실 또는 5인실 이용일수}×20/100]
	종합병원, 병원, 의원	[{(4인실입원료×4인실 이용일수)+(5인실입원료×5인실 이용일수)}-{기본입원료×4인실 또는 5인실 이용일수}]×20/100

주: 1. "4인실입원료, 5인실입원료, 기본입원료"는 제1편의 종별에 따른 입원료(가-2)를 말하며, 입원료관련 가산 또는 감산은 적용하지 아니한다.
2. 영 별표 2 제3호에 해당하는 대상자인 경우에는 그 각목에서 정한 본인부담률을 적용한다.

[별표 2의 4] 질병군 급여 항목

구분	분류번호 및 코드	
행위	나-765	E7651, E7652
	자-778	Q7780, Q7781, Q7782, Q7783, Q7784, Q7785, Q7786, Q7787, Q7788, Q7789
	나-580다(2)	C5807166
	나-580다(3)	C5808036
치료재료	J2601004	
	J2601007	

[별표 2의 5] 요양급여비용의 100분의100미만의 범위에서 본인부담률을 달리 적용하는 항목 및 부담률

구분	분류번호 및 코드		본인부담률(액)	비고
행위	나-765-1	EZ937	80%	기준
	다-335-2	HZ223	80%	
	다-336	HC361 HC362	80%	
치료재료	M0007017		80%	기준
	M0007018			

주: 요양급여기준 제5조 제2항 및 제3항에 의한 '요양급여의 적용기준 및 방법에 관한 세부사항'에서 본인부담률을 달리 정한 경우에는 "기준"으로 표시

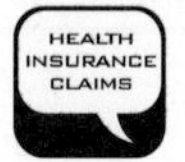

제4절 질병군 분류번호 결정요령

① 질병군은 입원일부터 퇴원일까지의 진단명 등 주요 진료정보에 의하여 결정한다. 다만, 제1부 제2호에 따라 입원일이 30일을 초과하여 입원 30일까지 질병군으로 적용받는 경우는 입원 30일째 되는 날을 퇴원일로 본다.

② 질병군 분류번호는 다음과 같이 결정한다.

가. 질병군 분류번호는 주진단, 외과계 시술, 연령 및 기타진단 등에 의하여 6자리로 구성하며, 앞의 4자리는 "질병군범주"를, 5번째 자리는 "연령 구분"을, 6번째 자리는 "합병증 및 동반상병 분류"를 나타낸다.

(1) 질병군범주는 '주진단'과 '외과계 시술' 등에 의하여 결정되며, 질병군 범주의 결정 및 그 분류번호는 [별표 3]과 같다.

단, 주진단과 첫 번째 기타진단이 '한국표준질병·사인분류'의 다중 코딩 지침에 따라 '검표(✝)와 별표(*) 체계'에 해당할 경우 첫 번째 기타진단에 의하여 질병군범주가 결정된다.

(2) 연령 구분은 '연령'에 따라 다음 질병군 범주에 한하여 아래와 같이 결정되며, (가)~(다) 이외의 질병군범주는 연령에 관계없이 분류번호 "0"으로 결정된다.

(가) 질병군범주 분류번호 D111 "편도 및 아데노이드 절제술"

1) 만 18세 미만은 분류번호 "1"

2) 만 18세 이상은 분류번호 "2"

(나) 질병군범주 분류번호 G096 "서혜 및 대퇴부 탈장 수술(장관절제 미동반), 단측"

1) 만 8세 미만은 분류번호 "1"

2) 만 8세 이상 만 70세 미만은 분류번호 "2"

3) 만 70세 이상은 분류번호 "3"

(다) 질병군범주 분류번호 G098 "서혜 및 대퇴부 탈장 수술(장관절제 미동반), 양측"

1) 만 8세 미만은 분류번호 "1"

2) 만 8세 이상 만 70세 미만은 분류번호 "2"

3) 만 70세 이상은 분류번호 "3"

(3) 합병증 및 동반상병 분류(이하 "합병증분류"라 한다)는 기타진단에 의하여 다음과 같이 결정된다.

(가) 합병증분류에 이용되는 기타진단은 각각의 중증도 점수([별표 4] 참조)를 가지고 있으나, 주진단 및 기타진단 상호간에 관련성이 높은 경우에는 중증도 점수가 1점 이상이더라도 0점으로 결정된다([별표 5] 참조).

(나) 위 (가)에 의한 기타진단별 중증도 점수를 반영하여 환자단위 중증도 점수를 결정하며, 동 점수를 이용하여 질병군별로 합병증 분류를 0, 1, 2, 3으로 결정한다([별표 6] 참조).

나. 위 가-(1) 중 [별표 3]의 각 주진단범주(안과계, 이비인후과계, 소화기계, 여성생식기계, 임신 · 분만 · 산욕)에 명시된 질병군범주에 해당되는 경우로서 질병군범주 우선순위([별표 7] 참조)에서 당해 질병군범주보다 높은 범주에 열거된 시술을 함께 행한 경우는 질병군적용에서 제외한다.

다. 위 가목에 명시된 주진단 · 기타진단의 정의 및 진단 분류기호 부여기준은 [별표 8]과 같다.

〈[별표 3~8]〉 건강보험심사평가원 요양기관 업무포탈 서비스(http://biz.hira.or.kr/index.jsp) → 심사정보 → 자료방 → 자료실 → 질병군별포괄수가(DRG)에 게재되어 있음.

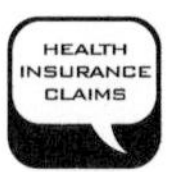

제5절 질병군 비급여 일반원칙 및 비급여 목록

질병군 비급여 일반원칙 및 비급여 목록의 일반원칙은 다음과 같다,

① 요양급여기준 [별표 2] 비급여대상 제6호에 의한 비급여 대상은 질병군 상대가치점수에 포함되지 않는다.

② "3"에 따른 비급여 목록 중 2. 신의료기술 등의 비급여는 다음 각 목이 정하는 바에 따라 일정기간 동안 비급여로 산정할 수 있다.

ⓐ 비급여 목록 2. 신의료기술 등의 비급여는 건강보험심사평가원장이 정하는 절차 및 기준 등에 따라 신청하여 지정된 요양기관에서 실시한다.

ⓑ "가"에 의한 기관이 비급여 목록 2. 신의료기술 등의 비급여 대상을 실시하는 경우 해당 금액, 비급여 구성항목(소요재료 등), 환자 동의서 등을 작성하여야 하며 자료제출 등 세부사항은 건강보험심사평가원장이 정하는 바에 따른다.

③ 요양급여기준 [별표 2] 비급여대상 제6호에 의한 비급여 대상 중 보건복지부장관이 정하여 고시하는 비급여 대상 행위 및 치료재료는 다음 비급여 목록과 같다.

[비급여 목록]

1. 비급여

제2장 검사료

제1절 검체검사료

(1) 양수 아세틸콜린에스터라제 Amniotic Fluid Acetylcholinesterase

(2) 성호르몬결합글로불린 Sex Hormone Binding Globulin

(3) Tandem mass를 이용한 선천성 대사이상 선별검사

제2절 병리검사료

(1) ABO 유전자

(2) 유전자 돌연변이검사[유전자 염기서열검사]

(가) OTC(Ornithine Carbamoyltransferase) 유전자

(나) CYP21A2(21-Hydroxylase) 유전자

제3절 기능 검사료

(1) 치아우식활성도검사

(2) 하악과두위치와 운동검사 및 분석(Mandibular Position Indicator 이용)

(3) 하악과두위치와 운동검사 및 분석(Axiograph 이용)

(4) 눈의 계측검사(레이저 간섭계 이용)

Ophthalmic Biometry by Partial Coherence Laser Interferometry

제3장 영상진단 및 방사선 치료료

제1절 방사선단순영상진단료

(1) 규격화 치근단 사진공제술

Standardized Periapical Subtraction Radiography

제2절 방사선특수영상진단료

(1) 초음파영상(조영증강 초음파 검사(Contrast Enhanced Ultrasonography) 포함)

(2) 뇌혈관 정량적 자기공명혈관조영술[동 행위를 위해 실시한 MRA 포함]

Neurovascular Quantitative MRA

제3절 핵의학영상진단 및 골밀도검사료

(1) C-11 아세트산 양전자단층촬영

C-11 Acetate Positron Emission Tomography

(2) F-18 FLT 양전자단층촬영(F-18 FLT PET)

(3) N-13 암모니아 양전자단층촬영(N-13 Ammonia PET(Positron Emission Tomography))

제5장 주사료

제2절 채혈 및 수혈료

(1) 적혈구의 동결처리, 냉동보관 및 해동료
Frozen and Deglycerolized Red Blood Cells

제9장 처치 및 수술료 등

(1) 레이저 열응고 각막성형술 Laser Thermal Keratoplasty
(2) 수술(개흉 · 개복술) 부위로의 지속적 국소마취제 투여법
Continuous Delivery of Local Anesthetic to Operative Sites

제10장 치과 처치 · 수술료

(1) 보철물 장착을 위한 전단계로 실시하는 Post Core
(2) 신속한 교정치료를 위한 피질골절단술
(3) 레진수지관스프린트
(4) 금속교합안정장치
(5) 구강보호장치
(6) 대구치직립이동
(7) 인공치은
(8) 자가치아이식술 Tooth Autotransplantation
(9) 핀유지형 수복 Pin Retained Restoration

기타

(1) 조절성 인공수정체인 AKKOMMODATIVE 1CU
(3) 조절성 인공수정체인 ACRYSOF RESTOR NATURAL SINGLE-PIECE INTRAOCULAR LENS(SN 60D3)
(4) 조절성 인공수정체인 THINOPTX PHCOO1 LENS
(5) 조절성 인공수정체인 REZOOM MULTIFOCAL IOLS
(6) 조절성 인공수정체인 TECNIS MULTIFOCAL IOLS
(7) 조절성 인공수정체인 ACRYSOF TORIC NATURAL IOL
(8) 조절성 인공수정체인 ACRYSOF IQ RESTOR IOL
(9) 조절성 인공수정체인 WIOL-CF
(11) 조절성 인공수정체인 AT. LISA 809M
(13) 조절성 인공수정체인 CRYSTALENS AT50AO ACCOMMODATING INTRAOCULAR LENS
(14) 조절성 인공수정체인 CRYSTALENS AT52AO ACCOMMODATING INTRAOCULAR LENS
(15) 조절성 인공수정체인 OPTIVIS

(16) 조절성 인공수정체인 TECNIS MULTIFOCAL 1-PIECE INTRAOCULAR LENSE(IOL)-ZMB00

(17) 조절성 인공수정체인 ACRYSOF IQ TORIC NATURAL IOL(T3-T5)

(18) 조절성 인공수정체인 LENTIS MPLUS

(19) ON-Q PAINBUSTER SILVER SOAKER

(20) ON-Q PAINBUSTER SOAKER

(21) ON-Q DISPOSABLE TUNNELER & SHEATH

(22) INFILTRALONG SET

(23) 조절성 인공수정체인 ACRYSOF IQ TORIC NATURAL IOL(T6-T9)

(24) AUTOFUSER KIT

(25) AUTOSELECTOR KIT

(26) 조절성 인공수정체인 ACRYSOF IQ RESTOR MULTIFOCAL TORIC IOL

(27) 조절성 인공수정체인 TECNIS TORIC 1-PIECE INTRAOCULAR LENS(IOL)

(28) 조절성 인공수정체인 ACRYSOF IQ RESTOR APPODIZED DIFFRACTIVE MULTIFOCAL IOL(MN6AD1)

(29) 조절성 인공수정체인 TECNIS MULTIFOCAL TORIC 1-PIECE INTRAOCULAR LENSE(IOL)

(30) AUTOFUSER KIT(BOLUS)

(31) AUTOSELECTOR KIT(BOLUS)

(32) 조절성 인공수정체인 AT TORBI 709M

(33) 조절성 인공수정체인 HANITA MF IOL(SEELENS MF, BUNNYLENS MF)

(34) 조절성 인공수정체인 AT LISA 839MP

(35) 조절성 인공수정체인 PRECIZON TORIC 565

(36) 조절성 인공수정체인 ENVISTA TORIC MX60T

(37) 조절성 인공수정체인 MEDENNIUM PHAKIC LENS(MPL)

(38) 조절성 인공수정체인 원환체인공수정체

(39) 조절성 인공수정체인 다초점인공수정체

(40) 조절성 인공수정체인 HOYA ISERT TORIC

(41) 조절성 인공수정체인 VISTOR/BUNNYLENS TR

(42) FUSERPUMP SET

(43) 조절성 인공수정체인 T-FLEX ASPHERIC TORIC

(44) 조절성 인공수정체인 SULCOFLEX TORIC

(45) 조절성 인공수정체인 SULCOFLEX ASPHERIC

(46) 조절성 인공수정체인 ACRIVA BB TORIC

(47) 조절성 인공수정체인 SBL-3

(48) PAINFUSOR CATHETER

(49) 조절성 인공수정체인 FINEVISION, POD F

(50) 조절성 인공수정체인 ACRIVA REVIOL BB TORIC

(51) 조절성 인공수정체인 ACRIVA REVIOL TRI-ED

(52) ACCUFUSER KIT

(53) ACCUFUSER PLUS KIT

(54) 조절성 인공수정체인 ALSIOL 3D

(55) 조절성 인공수정체인 ALSIOL 3D TORIC

(56) 조절성 인공수정체인 ALSIOL TORIC

(57) 조정성 인공수정체인 ACRIVAL REVIOL

2. 신의료기술 등의 비급여

제9장 처치 및 수술료 등

(1) 다빈치 로봇 수술[시술 시 소요재료 포함]

주 1. "복강경을 이용한 자궁적출술(악성종양 제외)", "복강경을 이용한 기타 자궁 수술(악성종양 제외)", "복강경을 이용한 자궁부속기 수술(악성종양 제외)"에 적용한다.

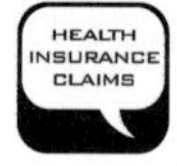

제6절 진단의 정의 및 분류기호 분류기준

1. 진단의 정의

1) 주진단(Principal Diagnosis)

환자가 병원에 입원하게 된 주원인에 대하여 입원기간 중의 모든 검사 또는 수술 등을 총하여 확립된 최종진단이다. 단, 진료 개시후 의료시설을 방문하게 만든 병태와는 관련이 없는 새로운 병태가 발견되고, 이로 인한 자원소모가 더 클 때에는 새로운 병태를 주진단으로 선정한다.

2) 기타진단(Other Diagnosis)

입원기간 중 발생했거나, 입원당시부터 주진단과 함께 가지고 있던 병태로서 다음과 같은 측면에서 환자진료에 영향을 준 주진단 이외의 추가진단을 말한다.

① 임상적 평가(clinical evaluation)

② 치료적 요법(therapeutic treatment)

③ 진단적 처치(further evaluation by diagnostic studies, procedure or consultation)

④ 재원기간의 연장(extended length of hospital stay)

⑤ 간호 및 관찰의 증가(increased nursing care and/or other monitoring)

2. 진단분류기호 부여기준

1) 주진단

① 한 번 입원한 건에 대하여는 주진단을 부여한다. 둘이상의 병태가 주진단 정의에 똑같이 부합될 때는 둘 중 어느 진단을 선택하여도 무방하나 하나의 진단만을 주진단으로 부여한다.

② 비급여대상 질환('국민건강보험 요양급여 기준에 관한 규칙' [별표 2] 제6호에 해당하는 질환)이 주진단에 해당될 경우는 기타진단 중 가장 주된 진료를 받은 진단을 주진단으로 선정한다.

③ 진단이 확립되지 않은 경우 의심되는 진단(의증)을 주진단으로 부여할 수 있다. 입원기간 중 형성된 진단 정보가 없어서 진료 후에도 주진단이 여전히 '의심되는', '의문나는' 등으로 기록되어 있는 경우 의심되는 진단을 확진된 것처럼 부여할 수 있다.

2) 기타진단

① 확립된 진단만 부여하고 의심되는 진단(의증)은 기타진단으로 부여하지 아니한다. 기타진단은 확진된 경우만 부여할 수 있으며, 의심되는 진단(의증)은 부여하지 아니한다. 의심되는 진단(의증)의 경우는 그 진단과 관련되는 증상 및 증후[XVIII장. 달리 분류되지 않은 증상, 징후와 임상 및 검사의 이상소견에 해당되는 분류기호]로 부여하여야 한다.

② 비급여대상 질환은 기타진단으로 부여하지 아니한다.

③ 이번 입원과 관련 없는 이전 병태는 기타진단으로 부여하지 아니한다. 진료기록부의 최종진단명란에 기재되어 있는 진단명은 주진단 이외에는 일반적으로 모두 기타진단으로 간주할 수 있으나, 그 중 과거의 진료 또는 병력에 해당되는 병태로서 이번 입원과 관련 없는 경우는 기타진단으로 부여하지 아니한다.

④ 전신적인 만성질환은 기타진단으로 부여할 수 없다. 고혈압・파킨슨병・당뇨병 등과 같은 만성질환은 지속적인 임상적 평가, 추가적인 간호 및 관찰이 요구될 수 있으므로 기타진단으로 부여할 수 있다.

⑤ 질병진행 과정중의 한 부분으로의 병태는 기타진단으로 별도 부여하지 아니한다. 질병의 진행과정에 반드시 수반되는 병태는 기타진단으로 별도 부여하지 아니한다.

⑥ 비정상적인 검사결과만으로(진료의가 임상적인 의미를 부여하지 아니한 경우) 기타진단으로 부여하지 아니한다.

3. 입원 시 상병 여부(POA) 부여기준

1) 정의

POA(Present on Admission)는 환자가 입원 당시에 가지고 있었던 각종 동반질환 또는 상태(comorbidity)를 말한다. 즉 외래방문에서 진단받았거나, 병실로 입원하기 전 응급실에서 발생한 상태, 또는 외래수술 중 발생한 상태 등도 POA에 해당한다. POA의 코드는 아래와 같고, 주진단과 기타진단 모두 부여한다.

① Y: 해당 진단이 입원 당시에 존재하였음.

② N: 해당 진단이 입원 당시에 존재하자 않았음.

③ W: 해당 진단이 입원 당시에 존재하였는지를 의료진이 임상적으로 결정할 수 없음.

④ U: 해당 진단이 입원 당시에 존재하였는지를 결정할 수 있는 기록이 충분하지 못함.

2) 부여기준

① 고혈압, 당뇨병, 천식과 같은 만성질환에 대하여 입원 이전에 진단을 받은 상태에 대해서는 "Y" 코드를 부여한다.

② 입원 중에 진단을 받았지만, 입원 당시 존재하였다는 것이 명확한 상태에 대해서는 "Y" 코드를 부여한다.

③ 신생아는 출생 이전까지는 입원으로 간주되지 아니한다. 따라서 출생시 상태 또는 자궁 내에서 발생한 상태는 모두 입원당시 존재한 것으로 간주되어 "Y" 코드를 부여한다.

④ 질환의 후유증, 정상 출산, 선천성기형, 외인코드(external causes of injury), 보조코드(supplemental classification)에 해당하는 아래 코드에 대하여는 기재하지 아니한다.

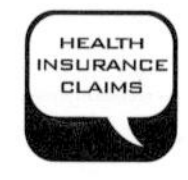

제7절 질병군(DRG) 범주의 결정 및 분류번호

1. 질병군 분류과정

① 질병군의 일반적인 분류과정은 입원환자의 주진단에서 출발한다. 입원환자의 주진단은 23개의 MDC (Major Diagnostic Category) 중 하나로 분류된다.

② 환자가 수술을 받았는지 여부에 따라 외과계와 내과계 질병군으로 구분되며, 외과계 질병군은 환자가

받은 수술에 따라서 질병군이 결정되고 내과계 질병군은 주 진단명에 따라서 결정된다.

③ 개복이나 내시경수술(복강경이나 흉강경)의 구분 및 단측과 양측 등의 구분이 필요한 경우에는 부가코드(ADC)를 이용하여 질병군을 결정한다.

부가코드의 종류

- ADC02 흉강경 시술
- ADC03 복강경 시술
- ADC04 양측(Bilateral)
- ADC05 수정체 소절개수술

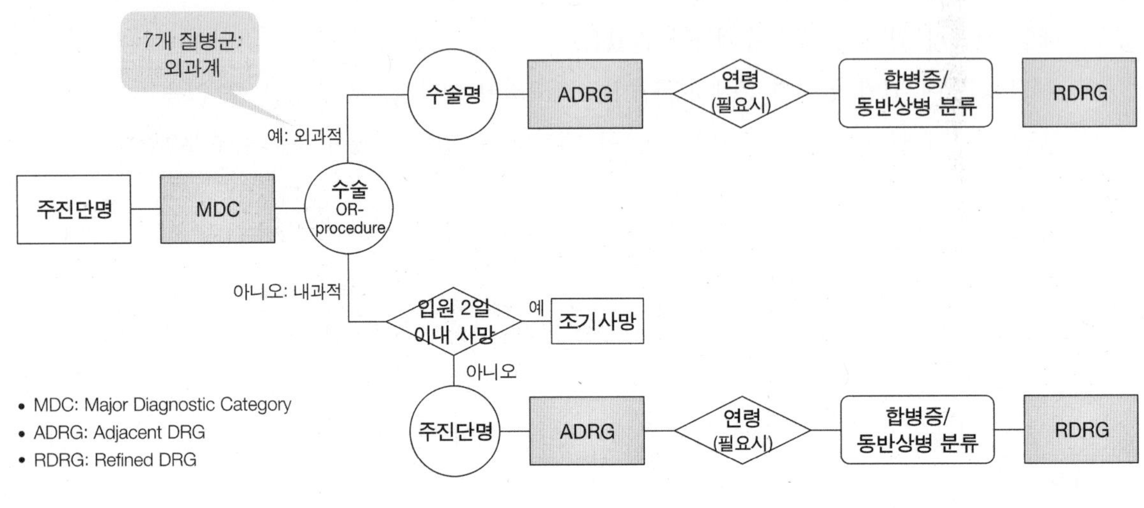

[그림 9-2] **DRG 분류과정**

2. 7개 질병군의 주진단범주 및 해당 수술

1) 수정체 수술

DRG번호	질병군 명칭
C05100	수정체 소절개 수술(유리체 절제술 유무와 무관), 단안, 심각하거나 중증 혹은 중등도의 합병증이나 동반상병 미동반
C05101	수정체 소절개 수술(유리체 절제술 유무와 무관), 단안, 중증 혹은 중등도의 합병증이나 동반상병 동반
C05102	수정체 소절개 수술(유리체 절제술 유무와 무관), 단안, 심각한 합병증이나 동반상병 동반
C05200	수정체 소절개 수술(유리체 절제술 유무와 무관), 양안, 심각하거나 중증 혹은 중등도의 합병증이나 동반상병 미동반
C05201	수정체 소절개 수술(유리체 절제술 유무와 무관), 양안, 중증 혹은 중등도의 합병증이나 동반상병 동반
C05202	수정체 소절개 수술(유리체 절제술 유무와 무관), 양안, 심각한 합병증이나 동반상병 동반

(계속)

DRG번호	질병군 명칭
C05300	수정체 대절개 수술(유리체 절제술 유무와 무관), 단안, 심각하거나 중증 혹은 중등도의 합병증이나 동반상병 미동반
C05301	수정체 대절개 수술(유리체 절제술 유무와 무관), 단안, 중증 혹은 중등도의 합병증이나 동반상병 동반
C05302	수정체 대절개 수술(유리체 절제술 유무와 무관), 단안, 심각한 합병증이나 동반상병 동반
C05400	수정체 대절개 수술(유리체 절제술 유무와 무관), 양안, 심각하거나 중증 혹은 중등도의 합병증이나 동반상병 미동반
C05401	수정체 대절개 수술(유리체 절제술 유무와 무관), 양안, 중증 혹은 중등도의 합병증이나 동반상병 동반
C05402	수정체 대절개 수술(유리체 절제술 유무와 무관), 양안, 심각한 합병증이나 동반상병 동반

2) 편도 및 아데노이드 절제술

DRG번호	질병군 명칭
D11110	편도 및 아데노이드 절제술, 연령 0~17, 심각하거나 중증 혹은 중등도의 합병증이나 동반상병 미동반
D11111	편도 및 아데노이드 절제술, 연령 0~17, 심각하거나 중증 혹은 중등도의 합병증이나 동반상병 동반
D11120	편도 및 아데노이드 절제술, 연령 〉17, 심각하거나 중증 혹은 중등도의 합병증이나 동반상병 미동반
D11121	편도 및 아데노이드 절제술, 연령 〉17, 심각하거나 중증 혹은 중등도의 합병증이나 동반상병 동반

3) 서혜 및 대퇴부 탈장 수술

DRG번호	질병군 명칭
G09500	복강경을 이용한 서혜 및 대퇴부 탈장수술(장관절제 미동반), 단측, 심각하거나 중증 혹은 중등도의 합병증이나 동반상병 미동반
G09501	복강경을 이용한 서혜 및 대퇴부 탈장수술(장관절제 미동반), 단측, 중증 혹은 중등도의 합병증이나 동반상병 동반
G09502	복강경을 이용한 서혜 및 대퇴부 탈장수술(장관절제 미동반), 단측, 심각한 합병증이나 동반상병 동반
G09610	서혜 및 대퇴부 탈장수술(장관절제 미동반), 단측, 연령 0~7, 심각하거나 중증 혹은 중등도의 합병증이나 동반상병 미동반
G09611	서혜 및 대퇴부 탈장수술(장관절제 미동반), 단측, 연령 0~7, 중증 혹은 중등도의 합병증이나 동반상병 동반
G09612	서혜 및 대퇴부 탈장수술(장관절제 미동반), 단측, 연령 0~7, 심각한 합병증이나 동반상병 동반
G09620	서혜 및 대퇴부 탈장수술(장관절제 미동반), 단측, 연령 8~69, 심각하거나 중증 혹은 중등도의 합병증이나 동반상병 미동반
G09621	서혜 및 대퇴부 탈장수술(장관절제 미동반), 단측, 연령 8~69, 중증 혹은 중등도의 합병증이나 동반상병 동반
G09622	서혜 및 대퇴부 탈장수술(장관절제 미동반), 단측, 연령 8~69, 심각한 합병증이나 동반상병 동반
G09630	서혜 및 대퇴부 탈장수술(장관절제 미동반), 단측, 연령 〉69, 심각하거나 중증 혹은 중등도의 합병증이나 동반상병 미동반
G09631	서혜 및 대퇴부 탈장수술(장관절제 미동반), 단측, 연령 〉69, 중증 혹은 중등도의 합병증이나 동반상병 동반
G09632	서혜 및 대퇴부 탈장수술(장관절제 미동반), 단측, 연령 〉69, 심각한 합병증이나 동반상병 동반

(계속)

DRG번호	질병군 명칭
G09700	복강경을 이용한 서혜 및 대퇴부 탈장수술(장관절제 미동반), 양측, 심각한 합병증이나 동반상병 미동반
G09701	복강경을 이용한 서혜 및 대퇴부 탈장수술(장관절제 미동반), 양측, 심각한 합병증이나 동반상병 동반
G09810	서혜 및 대퇴부 탈장수술(장관절제 미동반), 양측, 연령 0~7, 심각하거나 중증 혹은 중등도의 합병증이나 동반상병 미동반
G09811	서혜 및 대퇴부 탈장수술(장관절제 미동반), 양측, 연령 0~7, 중증 혹은 중등도의 합병증이나 동반상병 동반
G09812	서혜 및 대퇴부 탈장수술(장관절제 미동반), 양측, 연령 0~7, 심각한 합병증이나 동반상병 동반
G09820	서혜 및 대퇴부 탈장수술(장관절제 미동반), 양측, 연령 8~69, 심각한 합병증이나 동반상병 미동반
G09821	서혜 및 대퇴부 탈장수술(장관절제 미동반), 양측, 연령 8~69, 심각한 합병증이나 동반상병 동반
G09830	서혜 및 대퇴부 탈장수술(장관절제 미동반), 양측, 연령 〉69, 심각한 혹은 중증의 합병증이나 동반상병 미동반
G09831	서혜 및 대퇴부 탈장수술(장관절제 미동반), 양측, 연령 〉69, 심각한 혹은 중증의 합병증이나 동반상병 동반

4) 충수절제술

DRG번호	질병군 명칭
G08100	복잡한 주진단에 의한 충수절제술, 심각한 혹은 중증의 합병증이나 동반상병 미동반
G08101	복잡한 주진단에 의한 충수절제술, 중증의 합병증이나 동반상병 동반
G08102	복잡한 주진단에 의한 충수절제술, 심각한 합병증이나 동반상병 동반
G08200	복잡한 주진단이 없는 충수절제술, 심각한 혹은 중증의 합병증이나 동반상병 미동반
G08201	복잡한 주진단이 없는 충수절제술, 중증의 합병증이나 동반상병 동반
G08202	복잡한 주진단이 없는 충수절제술, 심각한 합병증이나 동반상병 동반
G08300	복강경을 이용한 복잡한 주진단에 의한 충수절제술, 심각한 혹은 중증의 합병증이나 동반상병 미동반
G08301	복강경을 이용한 복잡한 주진단에 의한 충수절제술, 중증의 합병증이나 동반상병 동반
G08302	복강경을 이용한 복잡한 주진단에 의한 충수절제술, 심각한 합병증이나 동반상병 동반
G08400	복강경을 이용한 복잡한 주진단이 없는 충수절제술, 심각한 혹은 중증의 합병증이나 동반상병 미동반
G08401	복강경을 이용한 복잡한 주진단이 없는 충수절제술, 중증의 합병증이나 동반상병 동반
G08402	복강경을 이용한 복잡한 주진단이 없는 충수절제술, 심각한 합병증이나 동반상병 동반

5) 항문 수술

DRG번호	질병군 명칭
G10200	복수 항문 수술, 심각하거나 중증 혹은 중등도의 합병증이나 동반상병 미동반
G10201	복수 항문 수술, 심각하거나 중증 혹은 중등도의 합병증이나 동반상병 동반
G10400	기타 항문 수술, 심각하거나 중증 혹은 중등도의 합병증이나 동반상병 미동반

(계속)

DRG번호	질병군 명칭
G10401	기타 항문 수술, 중증 혹은 중등도의 합병증이나 동반상병 동반
G10402	기타 항문 수술, 심각한 합병증이나 동반상병 동반
G10500	원형자동문합기를 이용한 치핵절제술, 심각하거나 중증 혹은 중등도의 합병증이나 동반상병 미동반
G10501	원형자동문합기를 이용한 치핵절제술, 중증 혹은 중등도의 합병증이나 동반상병 동반
G10502	원형자동문합기를 이용한 치핵절제술, 심각한 합병증이나 동반상병 동반
G10600	주요 항문 수술, 심각한 혹은 중증의 합병증이나 동반상병 미동반
G10601	주요 항문 수술, 중증의 합병증이나 동반상병 동반
G10602	주요 항문 수술, 심각한 합병증이나 동반상병 동반

6) 자궁적출술 및 자궁부속기 수술

DRG번호	질병군 명칭
N04100	복강경을 이용한 자궁적출술(악성종양 제외), 심각한 혹은 중증의 합병증이나 동반상병 미동반
N04101	복강경을 이용한 자궁적출술(악성종양 제외), 중증의 합병증이나 동반상병 동반
N04102	복강경을 이용한 자궁적출술(악성종양 제외), 심각한 합병증이나 동반상병 동반
N04200	기타 자궁적출술(악성종양 제외), 심각한 혹은 중증의 합병증이나 동반상병 미동반
N04201	기타 자궁적출술(악성종양 제외), 중증의 합병증이나 동반상병 동반
N04202	기타 자궁적출술(악성종양 제외), 심각한 합병증이나 동반상병 동반
N04500	복강경을 이용한 기타 자궁 수술(악성종양 제외), 심각한 합병증이나 동반상병 미동반
N04501	복강경을 이용한 기타 자궁 수술(악성종양 제외), 심각한 합병증이나 동반상병 동반
N04600	복강경을 이용한 자궁부속기 수술(악성종양 제외), 심각하거나 중증 혹은 중등도의 합병증이나 동반상병 미동반
N04601	복강경을 이용한 자궁부속기 수술(악성종양 제외), 심각하거나 중증 혹은 중등도의 합병증이나 동반상병 동반
N04700	기타 자궁 수술(악성종양 제외), 심각한 혹은 중증의 합병증이나 동반상병 미동반
N04701	기타 자궁 수술(악성종양 제외), 중증의 합병증이나 동반상병 동반
N04702	기타 자궁 수술(악성종양 제외), 심각한 합병증이나 동반상병 동반
N04800	자궁부속기 수술(악성종양 제외), 심각하거나 중증 혹은 중등도의 합병증이나 동반상병 미동반
N04801	자궁부속기 수술(악성종양 제외), 중등도의 합병증이나 동반상병 동반
N04802	자궁부속기 수술(악성종양 제외), 심각한 혹은 중증의 합병증이나 동반상병 동반

7) 제왕절개분만

DRG번호	질병군 명칭
O01600	제왕절개분만(단태아), 심각하거나 중증 혹은 중등도의 합병증이나 동반상병 미동반

(계속)

DRG번호	질병군 명칭
O01601	제왕절개분만(단태아), 중등도의 합병증이나 동반상병 동반
O01602	제왕절개분만(단태아), 중증의 합병증이나 동반상병 동반
O01603	제왕절개분만(단태아), 심각한 합병증이나 동반상병 동반
O01700	제왕절개분만(다태아), 심각하거나 중증 혹은 중등도의 합병증이나 동반상병 미동반
O01701	제왕절개분만(다태아), 중증 혹은 중등도의 합병증이나 동반상병 동반
O01702	제왕절개분만(다태아), 심각한 합병증이나 동반상병 동반

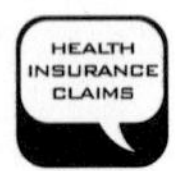

제8절 질병군(DRG) 청구명세서 작성방법

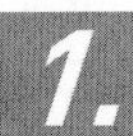

1. 청구방법

질병군 건강보험 요양급여비용 청구방법은 아래와 같다.

1) 청구인

질병군 요양급여비용청구인은 당해 요양기관의 대표자(개설자)가 된다.

2) 작성방법

질병군 요양급여비용을 정보통신망으로 청구하는 경우에는 "질병군 요양급여비용 전자문서 작성요령(별첨 4)"에, 전산매체(디스켓 또는 CD 등)로 청구하는 경우에는 "질병군 요양급여비용 전산매체 작성요령(별첨 5)"에 각각 의하되, 이 요령에서 정하지 않은 세부 작성요령은 건강보험심사평가원장이 정할 수 있다.

3) 질병군 요양급여비용 청구방법(매체의 선택)

① 요양기관은 정보통신망 또는 전산매체 중 한 가지의 방법으로 질병군 요양급여비용을 청구한다. 다만, 정보통신망 청구는 제1편 제5조 제2항에 따라 정보통신망 청구기관으로 인정받은 요양기관에 한한다.

② 요양기관이 청구방법을 변경하고자 하는 경우에는 사전에 "전산청구(포털, EDI, 전산매체) 변경신청서([별지 제1-2호 서식])"를 심사평가원에 제출한다.

4) 질병군 요양급여비용심사청구서 등의 제출

① 요양기관은 질병군 요양급여비용을 청구하고자 하는 때에는 요양급여비용심사청구서에 요양급여비용명세서와 기타 필요한 서류를 첨부하여 심사평가원에 제출한다.

② 요양기관종별, 소재지별 제출처는 제1편 제2장 제6조의 제4항과 같다.

5) 질병군 요양급여비용 청구 및 자료제출 시기

① 정보통신망으로 질병군 요양급여비용을 청구하는 경우에는 퇴원일(입원 30일까지를 질병군으로 적용받은 경우는 입원 30일째 되는 날)이 속한 날의 다음 주 월요일부터 주 1회 청구할 수 있다.

② 전산매체로 질병군 요양급여비용을 청구하는 경우에는 퇴원일(입원 30일까지를 질병군으로 적용받은 경우는 입원 30일째 되는 날)이 속한 날의 다음 달 초일부터 청구한다.

③ 「국민건강보험법 시행령」 제22조 제2항과 제4항에도 불구하고 입원기간 내에 본인일부부담금(같은 법 시행령 [별표 2] 제4호에 따른 금액을 제외)이 연간 120～500만원(2014년 1월 1일 변경)을 넘는 경우에는 그 초과금액(본인부담상한액을 확인할 수 있는 경우에는 그 초과금액)에 대하여는 심사평가원에 청구하여야 한다. 다만, 심사평가원은 정보통신망 또는 전산매체 청기관의 해당 요양급여비용이 청구되는 즉시 그 내용을 확인하여 공단에 통보하여야 한다.

6) 청구의 원칙

① 동일인에 대한 입원일부터 퇴원일(입원 30일까지를 질병군으로 적용받은 경우는 입원 30일째 되는 날)까지의 질병군 요양급여비용은 반드시 한 건의 명세서로 청구하여야 하며, 이를 두 건 이상으로 분리하여 청구하여서는 아니 된다.

② 제1항에도 불구하고 다음 각 호의 경우에는 행위별수가를 적용한다.

1. 30일을 초과하여 입원진료를 받은 경우 31일째 되는 날로부터 발생하는 진료분
2. 질병군 진료 이외의 목적으로 입원하여 입원일수가 6일을 초과한 시점에 질병군 수술이 이루어진 경우 입원일로부터 수술시행일 전일까지의 진료분

2. 심사청구서 및 명세서 작성요령

질병군 건강보험 요양급여비용 심사청구서 및 명세서 작성요령은 아래와 같다.

1) 끝수계산

「국민건강보험법」 제107조와 「국고금관리법」 제47조 제1항에 따라 심사청구서와 명세서에 기재하는 금액 중 요양급여비용 총액, 본인일부부담금, 청구액 및 건강보험 100분의100본인부담금 총액은 10원 미만의 끝수가 있을 때에는 그 끝수는 계산하지 아니한다.

2) 진단명 및 진단분류기호

질병군 요양급여비용청구 시 사용하는 진단명과 진단분류기호는 '한국표준질병 · 사인분류'에 따라 기재하되, 분류기호가 6단위로 분류되어 있는 경우 6단 분류기호까지 기재하고, 분류기호가 3단위, 4단위 또는 5단위까지만 분류된 경우는 3단, 4단 또는 5단 분류기호를 기재하며, 분류기호란의 앞자리부터 기재한다. 다만, 보건복지부장관이 별도의 기재요령을 정하는 경우에는 그에 따른다.

3) 진료결과

명세서상의 최종 진료일의 환자 상태를 다음과 같이 구분하여 해당코드를 기재한다.

1. 명세서상 최종진료일 당시 입원중이거나 계속 내원이 예정된 경우: 계속 (1)
2. 다른 요양기관으로 진료를 의뢰한 경우: 이송 (2)
3. 당초 의뢰한 요양기관 또는 1단계 요양기관으로 보낸 경우: 회송 (3)
4. 요양기관 내에서 사망이 확인된 경우: 사망 (4)
5. 제2호부터 제4호까지의 규정에 해당되지 않은 퇴원 또는 외래 치료 종결인 경우: 퇴원 또는 외래 치료 종결 (9)

4) 진료과목 코드

진료과목은 실제 진료를 받은 진료과목(병원급 이상 요양기관) 또는 주진단명에 해당되는 진료과목(의원급 요양기관)을 "진료과목별 코드([별표 5])"에 따라 기재한다.

5) 진료코드 등

질병군 요양급여비용 청구 시 사용하는 진료코드, 질병군 번호, 질병군 부가코드는 "코드세부내역(붙임 8)"에 따른다.

3. 명세서 세부작성요령

1) 청구 시 유의사항

① 질병군 진료 요양기관은 7개 질병군에 대하여 반드시 질병군 요양급여비용 청구방법에 의하여 청구한다.

4개과 7개 질병군

- 안과: 수정체 수술
- 이비인후과: 편도수술 및 아데노이드 수술
- 외과: 항문 또는 항문주위 수술, 서혜 및 대퇴부 탈장수술, 충수절제술
- 산부인과: 제왕절개 분만, 자궁 및 자궁부속기 수술(악성종양 제외)

② 심사청구서 및 명세서는 당해 요양기관 종사자가 직접 작성하여야 한다.

③ 심사청구서 등 전자서명이 필요한 전자문서는 요양기관 대표자(청구인)가 청구내용 및 금액을 확인한 후 지정된 전송항목에 전자서명을 한다.

④ 정보통신망 또는 전산매체로 질병군 요양급여비용을 청구하는 경우에는 퇴원일(입원 30일까지를 질병군으로 적용받은 경우는 입원 30일째 되는 날)이 속한 날의 다음주 월요일부터 주 1회 청구할 수 있다.

⑤ 보훈위탁진료 요양기관은 보훈국비환자 지원범위에 따라 국비질환 이외의 타 질환 진료분의 명세서를 구분하여 청구서를 각각 작성한다.

⑥ 동일인에 대한 입원일부터 퇴원일(입원 30일까지를 질병군으로 적용받은 경우는 입원 30일째 되는 날)까지의 질병군 요양급여비용은 반드시 한 건의 명세서로 청구하여야 하며, 30일을 초과하여 입원진료를 받는 경우 그 초과분은 행위별수가로 청구한다.

⑦ 요양기관은 건강보험심사평가원 요양기관 업무포탈서비스(http://biz.hira.or.kr/index.jsp → 심사정보 → 자료방 → 자료실 → 질병군별포괄수가(DRG)를 통하여 제공하는 다음의 프로그램을 다운받아 사용할 수 있다.

청구용 프로그램

- 요양기관의 업무시스템과는 독립적인 DRG 환자관리 프로그램(DRG번호 결정, 진료수가 계산, 청구자료의 입력 및 조회, 영수증 발급, 청구파일 작성, 정보통신망 송신, 입력자료의 Back-up 및 복구 등)

※프로그램 설치 즉시 사용가능하나 요양기관에서 사용하는 원무시스템과 연결하여 사용할 수 없음.

인터페이스 프로그램

- DRG번호를 결정해주는 분류프로그램(Grouper)
- 요양기관 원무시스템과의 연결, 진료수가 계산, 청구파일 작성 등 자체적으로 개발이 필요함(자체 전산개발 또는 프로그램 공급업체에 개발의뢰).

2) 명세서 작성 시 일반사항

① 수진자 인적사항 등

ⓐ 건강보험은 증번호를 기재하되, 증번호에 "-"를 포함하여 기재하거나, 의료급여의 경우 보장시설 기호를 기재한다.

ⓑ 가입자성명은 건강보험증에 기재된 가입자(세대주)의 성명을 기재한다.

ⓒ 수진자의 성명과 주민등록번호는 건강보험증에 기재된 성명, 주민등록번호를 기재하되, 주민등록번호는 생년월일 다음의 "-"은 생략하여 13자리로 기재하고, 수진자의 성명은 한글로 성과 이름을 붙여서 기재하며, 수진자가 가입자 본인인 경우에도 성과 이름을 기재한다.

※건강보험증과 주민등록증상의 주민번호가 서로 다른 경우에는 "특정내역(기재)란"에 주민등록상의 주민번호도 동시에 기재한다.

② 진료과목: 실제 진료를 받은 진료과목(병원급 이상) 또는 주진단에 해당되는 진료과목(의원급)의 코드를 기재한다.

01: 내과	02: 신경과	03: 정신건강의학과
04: 외과	05: 정형외과	06: 신경외과
07: 흉부외과	08: 성형외과	09: 마취통증의학과
10: 산부인과	11: 소아청소년과	12: 안과
13: 이비인후과	14: 피부과	15: 비뇨기과
16: 영상의학과	17: 방사선종양학과	18: 병리과
19: 진단검사의학과	20: 결핵과	21: 재활의학과
22: 핵의학과	23: 가정의학과	24: 응급의학과
25: 직업환경의학과	26: 예방의학과	

③ 요양개시일: 질병군 진료를 위하여 입원(내원) 또는 질병군 수술 적용일(년, 월, 일)을 기재한다.

④ 입원경로: 도착경로와 입원경로를 기재한다.

⑤ 입원일수: 입원한 날부터 퇴원일(입원 30일까지는 질병군으로 적용받은 경우는 입원 30일째 되는 날)까지의 실 일수를 기재하고, 질병군 진료 이외의 목적으로 7일 이상 입원 중 예상치 못하게 질병군 수술을 한 경우에는 수술적용일부터 퇴원일까지의 실일수를 기재한다(내원당일 퇴원하는 경우는 1일로 기재한다).

⑥ 요양일수: 해당 질병군으로 진료를 받은 실 일수를 기재하되, 입원(또는 내원)일수에 투약일수를 포함하여 산정한다. 이때 입원일수와 투약일수가 중복되는 경우에는 1일로 계산한다.

⑦ 진료결과: 요양급여비용명세서상 최종 진료일의 환자 상태를 구분하여 기재한다.

1: 계속, 2: 이송, 3: 회송, 4: 사망, 9: 퇴원 또는 외래 치료종결

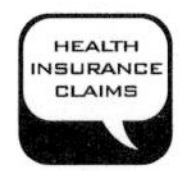

제9절 신포괄수가제

1) 신포괄수가제

환자가 입원해서 퇴원할 때까지 발생하는 진료에 대하여 미리 정해진 금액을 적용하는 제도이다. 다만, 의사가 직접 시행하는 시술과 10만원 이상의 고가 약제・치료재료는 행위별수가를 적용한다. 즉, 행위별수가제와 기존 7개 질병군 포괄수가제 방식(DRG)을 개선하기 위해 개발된 모델이다.

2) 법적 근거

「보건의료기본법」 제44조 제1항에 따라 정부의 새로운 요양급여비용지불제도의 시범적용을 위하여 신포괄 모형에 대한 시범사업을 2012년 7월 1일부터 실시한다.

3) 목적

① 신포괄수가제도 시범사업을 통해 신포괄모형의 환자분류, 포괄수가 수준, 요양급여비용 지불방식 등의 적정성을 파악하여 지불모형으로서의 타당성 및 확대 적용가능성을 검증한다.
② 신포괄수가제도가 의료의 질, 의료공급자의 진료형태, 심사 및 관리업무 등에 미치는 영향을 평가하고 문제점 및 개선방안을 도모한다.

4) 대상기관 및 질병군

① 시범사업은 국민건강보험공단 일산병원 및 서울특별시 서울의료원 등 지역거점 공공병원 40개 기관(시범요양기관)을 대상으로 실시한다.
② 시범사업에 적용되는 질병군은 554개이며, 연령에 따라 세분하면 665개(665개 연령세부질병군을 합병증 및 동반상병에 따라 다시 세분하면 1,752개) 질병군이다.

5) 시범사업 대상제외자

① 낮병동 입원에 해당하는 자

② 신생아

③ 암환자 중 완화의료를 위해 입원한 자

④ 보훈위탁진료 요양기관의 보훈국비환자

⑤ 행려환자, 외국인 근로자 및 노숙인

⑥ 의료급여 정신의학과 정액 대상자

⑦ 신포괄수가제도 모형적용에 부적절한 경우(당뇨병, 고혈압환자 중 식이요법을 위해 입원한 자, 암환자 중 완화의료를 위해 입원한 자)

⑧ 혈우병 및 후천성 면역결핍증후군(HIV) 대상환자

6) 신포괄수가제도 모형 주요내용

① 요양급여비용 산정방법

ⓐ 신포괄수가제도 모형에서는 입원일수에 따라 환자군을 구분하여 각 군마다 요양급여비용 산정방식을 달리 적용한다. 환자군은 하단열외군, 정상군, 상단열외군으로 분류하며, 각 환자군은 다음의 원칙에 의거 결정한다. 다만, 질병군의 특성에 따라 해당범위를 일부 조정하여 운영할 수 있다.

- 하단열외군: 해당 질병군별로 입원일수가 하위 5 Percentile 미만의 환자
- 정상군: 입원일수가 5~955 Percentile 사이의 환자
- 상단열외군: 입원일수가 상위 95 Percentile을 초과하는 환자

ⓑ 신포괄이 적용되는 요양급여비용은 다음과 같이 산정한다.

- 정상군 환자의 요양급여비용
- 상단열외군 환자의 요양급여비용
- 하단열외군 환자의 요양급여비용

② 신포괄수가 요양급여비용 계산방법

신포괄수가 요양급여비용
=(기준수가×조정계수+(환자입원일수−평균입원일수)×일당수가×조정계수)+비포괄수가

③ 각 환자군의 요양급여비용 산정방식을 도식화하면 다음과 같다.

입원일수	환자입원일수		
환자군	정상군 하한일수 미만	정상군 하한-정상군 상한일수	정상군 상한일수 초과
하단 열외군	행위별수가 적용	−	−
정상군	신포괄 요양급여비용=포괄수가+비포괄수가 * 포괄수가(포괄항목 100%, 비포괄항목 20% 비용 포함) =기준수가+일당수가 * 비포괄수가=항목별로 행위별수가의 80% 산정		−
상단 열외군	정상군 환자와 동일		행위별수가 적용

7) 급여의 범위 및 비용부담

(1) 요양(의료)급여의 범위

시범사업대상 554개 질병군의 요양(의료)급여 범위는 「국민건강보험법」 제39조 제1항 및 「의료급여법」 제7조 제1항 각 호의 규정에 의한 요양(의료)급여 중 비급여대상을 제외한 일체의 사항으로 한다.

(2) 요양(의료)급여 비용의 부담

가) 포괄수가

포괄수가의 본인일부부담은 질병군별 평균입원일수를 기준으로 본인부담률을 달리 적용한다. 건강보험의 경우 입원시점부터 평균입원일수까지는 본인부담률 20%를 적용하며, 평균입원일수를 초과한 날 부터는 정상군 상한일수까지 동 본인부담률에 3%를 가산한다. 다만, 의료급여의 본인일부부담은 행위별수가제와 동일하게 산정한다.

나) 비포괄수가

비포괄수가는 행위별수가제의 입원 본인부담률을 적용한다.

위의 (가)와 (나)를 도식화하면 〈표 9-2〉와 같다.

〈표 9-2〉 **신포괄수가제 본인부담**

구분	정상군 상한일 이하			정상군 상한일수 초과
본인부담률	포괄수가		비포괄수가	행위별수가
	평균입원일수 이하	평균입원일수 초과		
건강보험	20%	23%	20%	20%
의료급여 1종	0%			
의료급여 2종	10%			

제10장

요양병원

HEALTH INSURANCE CLAIMS

재미있는 건강보험 청구실무

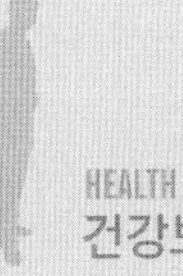

CHAPTER

10

요양병원

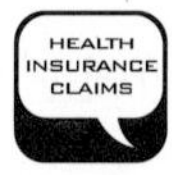

제1절 요양병원 급여 일반원칙

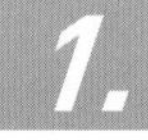

1. 요양병원 정의

요양병원은 「의료법」 제3조 제5항의 규정에 의하여 의사나 한의사가 의료를 행하는 곳으로서, 요양환자 30명 이상을 수용할 수 있는 시설을 갖추고 주로 장기요양이 필요한 입원환자에게 의료서비스 제공을 목적으로 개설된 의료기관을 말한다. 다만, 일반 병원과는 달리 의사 및 간호사 등의 법정기준이 완화되어 있다. 이에 반해 노인복지법에 의하여 개설하는 요양시설인 요양원은 의료서비스보다는 노인수발 제공을 목적으로 한다.

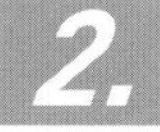

2. 요양병원 입원대상

「의료법 시행규칙」 제28조의 4의 규정에 따라 요양병원 입원대상자는 노인성질환, 만성질환자 및 수술 후 또는 상해후의 회복기간에 있는 자로서 주로 요양을 필요로 하는 자이다. 다만, 정신질환자(노인성치매 제외) 및 전염성 질환자는 입원대상으로 하지 아니한다.

3. 요양병원 급여 일반원칙

1. 「의료법」 제3조 제2항 제3호에 의한 요양병원(단, 「정신보건법」 제3조 제3호에 따른 정신병원, 「장애인복지법」 제58조 제1항 제2호에 따른 의료재활시설은 제외)이 국민건강보험법령의 규정에 의하여 입원진료에 대한 요양급여를 실시한 경우에 적용한다.
2. 「국민건강보험법 시행령」 제21조 제3항 제1호 및 '국민건강보험 요양급여의 기준에 관한 규칙' 제8조 제4항의 규정에 의하여 포괄적인 행위가 적용되는 환자(장기환자)는 제2부에 의하여 산정하고, 포괄적인 행위가 적용되지 않는 다음의 환자(제외환자)는 제3부에 의하여 산정한다.
   ① 입원 6일 이내에 퇴원한 환자
   ② 낮병동 입원환자
   ③ 한방과 입원환자
   ④ 치과 입원환자
3. 장기환자가 입원기간 중 다음에 해당하는 경우 동 기간(특정기간) 동안에는 제3부에 의하여 산정할 수 있다.
   ① 폐렴 치료기간
   ② 패혈증 치료기간
   ③ 중환자실 입원기간
   ④ 외과적 수술 및 동 수술에 따른 관련된 치료기간
4. 요양급여비용 산정과 각종 가감률 금액 산출방법 등은 제1편 제1부 I. 일반기준의 1항 및 2항에 의한다.

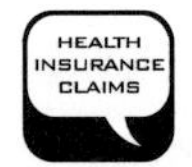

제2절 요양병원 환자군 급여목록 · 상대가치점수 및 산정지침

요양병원 환자군 급여목록 · 상대가치점수 및 산정지침은 다음과 같다.

1. 환자군별 상대가치점수는 입원일당 정액 진료수가로 한다. 정액 진료수가는 행위점수에 「국민건강보험법」 제45조 제3항과 같은 법 시행령 제21조 제1항에 따른 점수당 단가를 곱한 금액과 약제 · 치료재료 금액을 합하여 10원 미만은 4사5입한 금액으로 산정한다.
2. 정액 진료수가는 다음 각 목의 행위, 약제 및 치료재료 등을 포함한다.
   가. 제1편 제1부 Ⅱ. 요양기관 종별가산율의 금액, 제2부 각 장에서 분류된 분류항목의 점수와 각종 가산제도에 의해 가산한 금액 및 제3편 요-51 요양병원입원료
   나. '국민건강보험 요양급여의 기준에 관한 규칙'(요양급여기준) 제8조 제2항의 규정에 의하여 고시된

약제 · 치료재료 급여목록에 해당하는 약제 및 치료재료

다. 다음 항목 중 위 가목 및 나목에 해당하는 경우

(1) 요양급여기준 [별표 1] 제1호 마목 단서규정에 의하여 장관이 정하는 바에 따라 다른 기관에 검사를 위탁하거나 당해 요양기관에 소속되지 아니한 전문성이 뛰어난 의료인을 초빙하거나 또는 다른 요양기관에서 보유하고 있는 양질의 시설 · 인력 및 장비를 공동 사용하는 경우 소요되는 행위 · 약제 및 치료재료

(2) 입 · 퇴원 당일에 발생한 행위, 약제 및 치료재료로서 외래진료 및 퇴원약제 등. 다만, 입원이 결정되지 않은 상태에서 입원 당일 외래진료를 받은 경우의 원외처방 약제비는 제외

(3) 요양기관의 요구에 의하여 가입자 등이 외부에서 직접 구입한 약제 및 치료재료

3. 위 "2호"에 불구하고 정액 진료수가를 적용하는 기간(이하 '정액 수가기간') 동안 의학적으로 필요한 경우 다음의 분류항목은 별도 산정할 수 있다.

1) 정액수가에 포함되지 않는 다음의 항목(이하 '특정항목')은 제1편 제2부 각 장에 분류된 분류항목의 점수 및 약제 · 치료재료급여목록에 의하여 산정한다(행위별 수가 산정).

가. 식대

나. CT, MRI

다. 전문재활치료

라. 혈액투석 및 혈액투석액, 복막투석액

마. 다음의 전문의약품

(1) 치매치료제

(2) Erythropoietin 주사제(품명: 에포론주 등), Darbepoetin Alpha 주사제(품명: 아라네스프프리필드주)

(3) Recombinant Human Epidermal Growth Factor(품명: 이지에프외용액)

(4) Riluzole(품명: 리루텍정)

(5) Interferon β-1a(품명: 레비프프리필드주)

바. 전혈 및 혈액성분제제

사. 제1편 제3부 행위 비급여 목록과 치료재료 급여 · 비급여 목록 및 급여상한금액표의 비급여 목록 중 2019년 1월 이후 급여로 변경 고시된 항목

아. 환자를 진료하는 중에 당해 요양기관에 인력 · 시설 또는 장비가 갖추어져 있지 아니하거나 기타 부득이한 사유로 해당 진료가 가능한 다른 요양기관으로 의뢰한 경우 발생한 행위 · 약제 및 치료재료

자. 「선별급여 지정 및 실시 등에 관한 기준」 제3조 제2항의 규정에 의한 행위 · 치료재료

2) 다음에 분류된 항목의 산정기준 등은 제3부에서 정한 바에 따른다.

가. 요양병원 입원환자 안전관리료

나. 요양병원 지역사회 연계료

4. 정액 진료수가는 1일당으로 다음과 같이 산정한다.
   가. 1일이라 함은 12시(정오)부터 다음날 12시(정오)까지를 의미한다.
   나. 0~6시 사이에 입원하거나, 18~24시 사이에 퇴원한 경우에는 정액 진료수가 소정점수의 50%를 별도 산정한다.
   다. 6~12시 사이에 입원하거나, 12~18시 사이에 퇴원한 경우에는 동 기간의 정액 진료수가는 별도 산정하지 아니한다.
   라. 정액수가 입원료는 입원기간에 따라 다음과 같이 산정한다.
      (1) 입원 181일째부터 270일째까지는 정액수가 소정점수에서 요양병원입원료 소정점수의 5%를 감산하여 산정한다.
      (2) 입원 271일째부터 360일째까지는 정액수가 소정점수에서 요양병원입원료 소정점수의 10%를 감산하여 산정한다.
      (3) 입원 361일째부터는 정액수가 소정점수에서 요양병원입원료 소정점수의 15%를 감산하여 산정한다.
      (4) 퇴원 후 90일 이내 재입원하는 경우에는 입원기간에 이전 요양병원 입원기간을 합산하여 적용한다.
   마. 9인 이상 병실에 입원한 경우 정액수가 소정점수에서 요양병원입원료 소정점수의 30%를 감산하여 적용한다.
5. 정액 진료수가는 제3부 4호 라목 및 마목의 의사 및 간호인력 확보 수준에 따른 입원료 차등제를 적용하여 산정한다.
6. 「의료법」 제3조의 5에 따라 전문병원으로 지정받은 요양병원은 「의료질평가지원금 산정을 위한 기준」의 평가결과에 따라 제1편의 전문병원(병원 · 요양병원 · 한방병원) 의료질평가지원금을 산정한다.
7. 입원 중인 환자가 주치의의 허가를 받은 후 연속해서 24시간을 초과하여 외박한 경우에는 외박수가를 산정한다.
8. 정액수가 환자군 결정은 사실에 근거하여 작성된 (별표 2) 환자평가표에 의하며, 환자평가표의 각 항목별 세부인정사항은 「요양급여의 적용기준 및 방법에 관한 세부사항」에서 정한 바에 따른다.

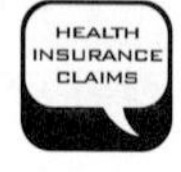

제3절 요양병원 행위 급여목록 · 상대가치점수 및 산정지침

요양병원 행위 급여목록 · 상대가치점수 및 산정지침은 아래와 같다.

1. 제1부에서 정한 제외환자 또는 특정기간에 적용한다.
2. 제3편에서 별도로 규정하지 않은 경우는 제1편에 의하여 산정한다.

3. 특정기간으로 적용할 수 있는 기준은 다음과 같다.

가. 흉부방사선 상 신규 또는 진행성 폐 침윤(new or progressive infiltration)의 소견이 있으면서 다음 중 2가지 이상에 해당되어 폐렴이 확진된 경우

(1) 폐렴으로 인하여 체온이 38℃를 초과하는 경우

(2) 백혈구수가 4,000/mm^3 미만 또는 12,000/mm^3를 초과하는 경우

(3) 화농성 객담이 새로 발생하였거나 객담 양상이 변화된 경우, 기침이 새로 발생하였거나 악화된 경우

(4) 흉부 진찰 결과 Rale(Crackle)이 있는 경우

(5) 혈액가스 검사결과 이상이 있는 경우(PaO2가 60mmHg 미만 등)

나. 혈액 내 균 혹은 균 독소가 증명된 경우 또는 감염으로 인한 전신염증 반응으로서 다음 중 2가지 이상에 해당되어 패혈증으로 확진된 경우([별표 3] 참조)

(1) 체온이 38℃ 초과되거나 36℃ 미만인 경우

(2) 심박동수가 90회(/분)를 초과한 경우

(3) 호흡수가 24회(/분)를 초과하거나 이산화탄소분압이 32mmHg 미만인 경우

(4) 백혈구수가 12,000/mm^3 초과되거나 4,000/mm^3 미만인 경우, 미성숙 호중성구수가 10% 초과된 경우

다. 중환자실에 입실하여 집중치료를 받은 기간

라. 입원기간 중 [별표 4]에 해당하는 외과적 수술을 시행한 날부터 외과적 수술과 관련한 치료가 완료된 기간

마. 위 "가" 및 "나"의 기준에 적합한 경우 진단일로부터 특정기간으로 적용한다.

4. 제외환자 및 특정기간에 산정 가능한 입원료는 요양병원입원료, 낮병동입원료, 중환자실입원료에 한하며 다음 기준에 의한다.

(1) 입원료 등의 소정점수에는 다음의 세부항목이 포함되어 있다.

① 요양병원입원료 및 낮병동입원료 요양병원입원료 및 낮병동입원료의 소정점수에는 입원환자 의학관리료(소정점수의 31%), 입원환자 간호관리료(소정점수의 16%), 입원환자 병원관리료(소정점수의 53%)가 포함되어 있다.

② 중환자실입원료 중환자실입원료의 소정점수에는 입원환자 의학관리료(소정점수의 40%), 입원환자 간호관리료(소정점수의 25%), 입원환자 병원관리료(소정점수의 35%)가 포함되어 있다.

(2) 낮병동입원료, 중환자실입원료를 산정할 수 있는 경우는 다음과 같으며, 이때 요양병원입원료를 중복하여 산정하지 아니한다.

① 낮병동 입원료

ⓐ 다음 각 호의 1에 해당하는 경우

- 분만후 당일 귀가 또는 이송하여 입원료를 산정하지 아니한 경우
- 응급실, 수술실 등에서 처치 · 수술 등을 받고 연속하여 6시간 이상 관찰 후 귀가 또는 이송하여 입원료를 산정하지 아니한 경우

• 정신건강의학과의 "낮병동"에서 6시간 이상 진료를 받고 당일 귀가한 경우

ⓑ 낮병동 입원료를 산정 하는 당일 외래 또는 응급실에서 진찰을 행한 경우에는 진찰료를 함께 산정할 수 있다. 다만, 예정된 외래 수술을 위해 내원하는 경우 또는 정신건강의학과의 "낮병동"에서 매일 또는 반복하여 진료를 받는 경우에는 진찰료를 산정하지 아니한다.

ⓒ 낮병동 입원료를 산정하는 당일의 본인일부부담금은 입원진료 본인일부부담률에 따라 산정한다.

② 중환자실 입원료: 중환자실의 시설・장비를 갖춘 중환자실(ICU)이 설치된 요양병원에서 지극히 심각한 질환이나 손상을 입어 집중적인 치료 및 간호가 필요한 환자를 중환자실에서 진료한 경우 산정한다.

분류번호	코드	분류	산정지침(기준)
요-51	AB500 AJ001	요양병원 입원료 중환자실 입원료	주) 내과질환자, 정신질환자, 만 8세 미만의 소아환자에 대하여는 소정점수의 30%를 가산한다. 주) 중환자실에 전담의를 두는 경우에는 136.03점을 별도 산정한다.

(3) 요양병원 입원료 및 중환자실 입원료는 1일당으로 다음과 같이 산정한다.

① 1일이라 함은 12시(정오)부터 다음날 12시(정오)까지를 의미한다.

② 0～6시 사이에 입원하거나, 18～24시 사이에 퇴원한 경우에는 요양병원 입원료 소정점수의 50%를 별도 산정한다.

③ 6～12시 사이에 입원하거나, 12～18시 사이에 퇴원한 경우에는 동기간의 요양병원 입원료 등은 별도 산정하지 아니한다.

④ 입원과 퇴원이 24시간 이내에 이루어진 경우에는 전체 입원시간이 6시간 이상인 경우에 한하여 1일의 입원료 등을 산정한다.

⑤ 요양병원 입원료는 입원기간에 따라 다음과 같이 산정한다.

㉠ 입원 181일째부터 270일째까지는 해당점수의 95%를 산정한다.

㉡ 입원 271일째부터 360일째까지는 해당점수의 90%를 산정한다.

㉢ 입원 361일째부터는 해당점수의 85%를 산정한다.

㉣ 퇴원 후 90일 이내 재입원하는 경우에는 입원기간에 이전 요양병원 입원기간을 합산하여 적용한다.

⑥ 중환자실 입원료는 입원 16일째부터 30일째까지는 해당 점수의 90%를 산정하고, 입원 31일째부터는 해당 점수의 85%를 산정한다.

⑦ 요양병원입원료는 9인 이상 병실에 입원한 경우 해당 점수의 70%를 산정한다.

(4) 의사인력 확보 수준에 따른 입원료 차등제

① 요양병원입원료, 낮병동 입원료, 정액수가 산정 시 적용한다.

② 직전 분기 평균 환자 수 대비 해당 요양기관에 상근하는 의사 수(환자 수 대 의사 수)와 「전문의의 수련 및 자격 인정 등에 관한 규정」에 따른 전문과목의 전문의 비율이 50% 이상인 경

우와 50% 미만인 경우에 따라 의사인력 확보 수준을 다음 각 호의 1과 같이 1등급 내지 4등급으로 구분한다.

㉠ 1등급 - 35 : 1 이하이면서 전문의 비율이 50% 이상인 경우

㉡ 2등급 - 35 : 1 이하이면서 전문의 비율이 50% 미만인 경우

㉢ 3등급 - 35 : 1 초과 40 : 1 이하인 경우

㉣ 4등급 - 40 : 1 초과인 경우

③ 환자 수는 낮병동 입원환자를 포함한 요양병원 입원환자 전체를 말하며, 다만 중환자실 입원환자는 제외한다.

④ 의사인력 확보 수준에 따른 요양병원입원료 등은 등급별로 가감한다.

(5) 간호인력 확보 수준에 따른 입원료 차등제

① 요양병원입원료, 낮병동 입원료, 정액 진료수가 산정 시 적용한다.

② 직전 분기 평균 환자 수 대비 간호업무에 종사하는 직전 분기 평균 간호인력(간호사 및 간호조무사) 수에 따라 간호인력 확보 수준을 1등급 내지 6등급으로 구분한다.

③ 환자 수는 낮병동 입원환자를 포함한 요양병원 입원환자 전체를 말하며, 다만, 중환자실 입원환자, 별도의 병동으로 구분 운영하는 격리실 입원환자는 제외한다.

④ 간호인력 확보 수준에 따른 요양병원입원료 등은 등급별로 가감한다.

⑤ 1등급 내지 5등급에 해당하는 요양병원 중 간호사 비율이 간호인력 3분의 2 이상인 경우에는 1일당 2,000원을 별도 산정한다.

(6) 간호인력 확보 수준에 따른 중환자실 입원환자 간호관리료 차등제: 기본진료료, 입원료 등 간호인력 확보 수준에 따른 성인 또는 소아 중환자실 입원환자 간호관리료 차등제의 등급별 산정방법에 따른다.

(7) 필요인력 확보에 따른 별도 보상제

① 직전 분기 당해 요양기관에 약사가 상근하고, 의무기록사, 방사선사, 임상병리사, 물리치료사, 사회복지사 중 상근자가 1명 이상인 직종이 4개 이상인 경우, 일당 1,710원을 별도 산정한다. 다만, 약사는 환자 수가 200명 미만인 경우, 약사가 주 16시간 이상 근무한 경우에도 산정할 수 있다.

② 필요인력의 경우, 해당 치료를 실시할 수 있는 일정한 면적의 물리치료실 임상병리실, 방사선실을 갖추고 실제 사용할 수 있는 해당 장비를 보유하고 있는 요양기관에 한하여 산정할 수 있다.

(8) 요양병원 입원급여 적정성 평가결과 환류: 위 (4)~(7)의 규정에도 불구하고 '요양병원 입원급여 적정성 평가' 결과 평가영역이 전체 하위 20% 이하에 해당하는 요양병원은 평가결과 발표 직후 2분기 동안 위 '라' 및 '마'의 입원료 가산과 '사'의 필요인력 확보에 따른 별도 보상을 적용하지 아니한다.

(9) 요양병원 인증조사 미신청기관에 대한 가산 배제: 「의료법」에 따른 인증을 정해진 기간내 신청하지 아니하여 인증조사 미신청기관으로 통보받은 요양병원은 통보 직후 1분기동안 위 (4)~(7)의

규정에도 불구하고 (4) 및 (5)의 입원료 가산과 (7)의 필요인력 확보에 따른 별도보상을 적용하지 아니한다.

5. 의약품관리료: 의약품관리료는 특정기간 중 투약한 경우 특정기간이 종료되는 시점마다 투약일수에 따라 제1편 제2부 제1장 가-11 의약품관리료 나-(3)의 진료수가를 산정한다.
6. 요양병원 지역사회 연계 관리료 Ⅱ를 산정한 경우 교통비는 소요시간, 방문지역 등에 불문하고 1회 방문당 108.30점을 환자 본인이 100분의 100을 부담한다.

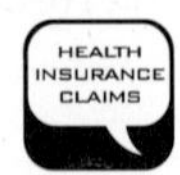

제4절 검사도구 및 환자평가표

1. 검사도구

1) 일상생활수행능력(Activities of Daily Living: ADL)

환자평가표의 ADL 측정항목 중 4항목(식사하기, 체위변경하기, 옮겨 앉기, 화장실 사용하기)의 점수를 모두 합하여 산정한다. 문항별 점수는 완전자립 1점, 감독필요 2점, 약간의 도움 3점, 상당한 도움 4점, 전적인 도움과 행위발생 안함은 5점을 부여한다. ADL 점수 범위는 4~20점이다.

2) MMSE-K(Mini Mental Sate Examination-Korea)

한국판 간이 정신 상태 검사로 지남력, 세 단어의 기억등록, 집중력 계산, 단어회상, 언어 및 공간구성으로 이루어진 치매선별검사도구이다. 대부분의 요양병원 및 요양시설에서 초기 상담 시 이 도구를 이용하여 치매선별검사를 실시하고 있다. 인지기능 선별검사로서 점수의 범위는 0~30점까지이며, 점수가 낮을수록 중증(重症)을 의미한다. 20~23점은 치매가 의심되는 상태이고, 15~19점은 경증, 14점 이하는 중증의 치매로 평가된다.

2. 환자평가표

1) 환자평가표 작성원칙

① 요양병원은 환자군별 상대가치점수 결정을 위하여 매월 환자평가표를 작성하여야 한다.

② 환자평가표는 해당 환자를 담당하는 간호사가 의무기록을 근거로 작성하여야 하며, 의무기록에 비치한다.

③ 환자평가표는 매월 1∼10일에 작성하며, 입원 시 평가인 경우는 입원 제7일∼10일 사이에, 월중 특정기간에서 정액 진료수가기간으로 변경할 경우는 정액 진료수가 적용 개시일로부터 제7일∼10일 사이에 평가하여 작성한다.

④ 환자평가표는 작성일을 기준으로 관찰기간 7일이 확보되었다면 반드시 작성하되, 지난 7일간의 환자상태를 종합적으로 평가하여 작성한다. 특정 기간 발생 등 불가피한 경우에 한하여 평가기간을 단축할 수 있다.

⑤ 환자 평가기간은 정액수가 적용기간이어야 한다.

⑥ 월말 입원 등으로 인하여 익월에 환자평가표가 작성된 경우에는 익월의 환자평가를 생략한다.

⑦ 전월 환자평가표 작성일로부터 전월 마지막 날까지의 잔여일수가 7일 이하인 경우에는 당월의 환자평가를 생략할 수 있다.

[별표 1] 환자평가표

환자평가표

'*' 표시가 있는 항목은 반드시 의무기록에 근거하여 기재

A. 일반 사항

1. 환자 성명: ____________ 2. 주민등록번호: □□□□□□ - □□□□□□□

3. 입원일 * : □□□□년 □□월 □□일

4. 요양 개시일: □□□□년 □□월 □□일

5. 평가 구분: □ 1. 입원 평가 □ 2. 계속 입원 중인 환자 평가 □ 3. 이전 환자평가표를 적용하는 경우

6. 작성일: □□□□년 □□월 □□일

7. **입원 1개월 전에 주로 살던 곳**(5. 평가 구분 중 입원 평가인 경우만 체크)

☐ 1. 집에 거주(재가장기요양서비스/가정간호/방문간호를 받으면서)

☐ 2. 집에 거주(재가장기요양서비스/가정간호/방문간호를 받지 않으면서)

☐ 3. 요양시설/그룹홈 ☐ 4. 급성기병원

☐ 5. 요양병원 ☐ 6. 정신병원/정신시설 ☐ 7. 기타

8. **교육 수준**(5. 평가 구분 중 입원 평가인 경우만 체크)

☐ 1. 무학 ☐ 2. 초졸(퇴) ☐ 3. 중졸(퇴)

☐ 4. 고졸(퇴) ☐ 5. 대졸(퇴) 이상 ☐ 6. 확인 불가

9. **혈압** * : (/   ) mmHg

B. 의식 상태

1. **혼수** * ☐ 0. 아니오 ☐ 1. 예 (☞ '예'라고 답한 경우 'D. 신체 기능 영역'으로 넘어감)

2. **섬망** *

☐ 0. 섬망의 증상이 전혀 나타나지 않음

☐ 1. 섬망의 증상이 있으나, 지난 7일 이전에 발생함

☐ 2. 섬망의 증상이 있으나, 지난 7일 이내에 발생하였거나 악화되고 있음

C. 인지 기능

1. **단기기억력** ☐ 0. 정상 ☐ 1. 이상 있음 ☐ 2. 확인 불가

2. **일상 생활사에 관해 의사결정을 할 수 있는 인식기술**

☐ 0. 스스로 일관성 있고 합리적인 의사결정을 함 ☐ 1. 새로운 상황에서만 의사결정의 어려움이 있음

☐ 2. 인식기술이 다소 손상됨 ☐ 3. 인식기술이 심하게 손상됨

3. **이해시키는 능력** ☐ 0. 이해시킴 ☐ 1. 대부분 이해시킴

☐ 2. 가끔 이해시킴 ☐ 3. 거의/전혀 이해시키지 못함

4. **말로 의사표현을 할 수 있음** ☐ 0. 아니오 ☐ 1. 예

5. **행동증상(문제행동)의 빈도** * (해당 칸에 '√' 표시)

항목	없음(0)	가끔(1)	자주(2)	매우 자주(3)
a. 망상				
b. 환각				
c. 초조/공격성				

(계속)

항목	없음(0)	가끔(1)	자주(2)	매우 자주(3)
d. 우울/낙담				
e. 불안				
f. 들뜬 기분/다행감				
g. 무감동/무관심				
h. 탈억제				
i. 과민/불안정				
j. 이상 운동증상 또는 반복적 행동				
k. 수면/야간행동				
l. 식욕/식습관의 변화				
m. 케어에 대한 저항				
n. 배회				

6. K-MMSE(또는 MMSE-K) 검사 *

a. 평가표 작성일로부터 지난 6개월 이내 K-MMSE(또는 MMSE-K) 검사 실시 여부

☐ 0. 아니오　　☐ 1. 예

b. 검사를 실시한 경우 기재

b-1. 점수(점) ☐☐　　b-2. 검사일 ☐☐☐☐년 ☐☐월 ☐☐일

D. 신체 기능

▌일상생활수행능력(Activities of Daily Living, ADL)(해당 칸에 '√' 표시)

항목	기능자립 정도					
	완전자립(0!)	감독필요(1)	약간의 도움(2)	상당한 도움(3)	전적인 도움(4)	행위 발생안함(5)
1. 옷벗고 입기						
2. 세수하기						
3. 양치질하기						
4. 목욕하기						
5. 식사하기						
6. 체위변경하기						
7. 일어나 앉기						
8. 옮겨앉기						
9. 방밖으로 나오기						
10. 화장실사용하기						

1. 와상 상태 여부 □ 0. 아니오 □ 1. 예

2. 일상생활수행능력의 재활 가능성 여부

a. 환자나 직원들이 환자의 일상생활수행능력이 더 향상될 수 있다고 생각함 □ 0. 아니오 □ 1. 예

b. 속도는 느리지만 일상생활을 수행할 수 있음 □ 0. 아니오 □ 1. 예

c. 오전과 오후의 일상생활수행능력의 정도가 달라짐 □ 0. 아니오 □ 1. 예

E. 배설 기능

1. 대변조절 상태 *

□ 0. 조절할 수 있음 □ 1. 가끔 실금함 □ 2. 자주 실금함 □ 3. 조절 못함

2. 소변조절 상태 *

□ 0. 조절할 수 있음 □ 1. 가끔 실금함 □ 2. 자주 실금함 □ 3. 조절 못함

3. 환자에게 실시하는 배변조절 기구 및 프로그램 * (해당 항목에 모두 체크)

□ a. 일정하게 짜여진 배뇨계획 □ b. 방광 훈련 프로그램

□ c. 규칙적 도뇨 □ d. 외부(콘돔형) 카테터

□ e. 패드, 팬티형 기저귀 □ f. 인공루

□ g. 유치도뇨관 삽입 □ h. 해당사항 없음

F. 질병 진단

1. 질병 * (해당 항목에 모두 체크)

□ a. 당뇨(☞ 당뇨에 '√'표 한 경우만 아래 (1), (2) 문항에 응답)

(1) a. 지난 1개월 이내 혈당검사 실시 여부 □ 0. 아니오 □ 1. 예

b. 실시한 경우 가장 최근 혈당치

b-1. 공복시 혈당 _______mg/dl b-2. 식후 2시간 혈당 _______mg/dl

(2) a. 최근 1년 이내에 당화혈색소(HbA1c)검사 실시 여부 □ 0. 아니오 □ 1. 예

b. 실시한 경우 기재

b-1. HbA1c _______% b-2. 검사일: □□□□년 □□월 □□일

□ b. 고혈압 □ c. 요로감염 □ d. 말초혈관질환

□ e. 하지마비 □ f. 사지마비 □ g. 편마비

□ h. 뇌성마비 □ i. 뇌혈관질환 □ j. 파킨슨병(G20)

□ k. 척수손상 □ l. 중증근무력증 및 기타 근신경성 장애(G70)

□ m. 근육의 원발성 장애(G71) □ n. 다발경화증(G35)

□ o. 헌팅톤병(G10) □ p. 유전성 운동실조(G11)

□ q. 척수성 근육위축 및 관련 증후군(G12)

□ r. 달리 분류된 질환에서의 일차적으로 중추신경계통에 영향을 주는 전신 위축(G13)

☐ s. 진행성 핵상성 안근마비(G23.1)
☐ t. 중추 신경계통의 비정형바이러스 감염(A81)
☐ u. 아급성 괴사성 뇌병증(리이증후군)(G31.8)
☐ v. 해당사항 없음

2. **영양관련 장애** * (해당 항목에 모두 체크)

☐ a. 콰시오르코르(E40)
☐ b. 영양성 소모증(E41)
☐ c. 소모성 콰시오르코르(E42)
☐ d. 상세불명의 중증 단백칼로리 영양실조(E43)
☐ e. 중등도 및 경도의 단백칼로리 영양실조(E44)
☐ f. 단백칼로리 영양실조로 인한 발육지체(E45)
☐ g. 상세불명의 단백칼로리 영양실조(E46)
☐ h. 해당사항 없음

G. 건강 상태

1. **문제 상황** * (해당 항목에 모두 체크)

☐ a. 열 ☐ b. 탈수 ☐ c. 구토 ☐ d. 체내출혈 ☐ e. 해당사항 없음

2. **통증의 강도 및 빈도** * (해당 칸에 '√' 표시)

항목	통증 없음(0)	통증 있으나 매일은 아님(1)	매일 통증이 있음(2)
a. 경미한 통증			
b. 중등도의 통증			
c. 격렬하거나 참을 수 없는 통증			

3. **낙상 여부** *

a. 지난 30일 이내에 낙상 있었습니까? ☐ 0. 아니오 ☐ 1. 예 ☐ 2. 확인 불가
b. 지난 31일에서 180일 사이에 낙상 있었습니까? ☐ 0. 아니오 ☐ 1. 예 ☐ 2. 확인 불가

4. **말기질환** * ☐ 0. 아니오 ☐ 1. 예

H. 영양 상태

1. **물이나 음식을 삼키기가 어렵습니까?** ☐ 0. 아니오 ☐ 1. 예

2-1. **체중** * a. 환자평가표 작성기간에 체중 측정 여부 ☐ 0. 아니오 ☐ 1. 예
b. 측정한 경우 기재 b-1. _______Kg b-2. 측정일 ☐☐☐☐년 ☐☐월 ☐☐일

2-2. **체중감소가 있습니까?** * ☐ 0. 아니오 ☐ 1. 예 ☐ 2. 확인 불가

3. 영양섭취 방법 *

a. 정맥영양을 하고 있습니까? □ 0. 아니오 □ 1. 예

b. 경관영양을 하고 있습니까? □ 0. 아니오 □ 1. 예

4. 정맥 또는 경관을 통한 섭취 * (☞ '3. 영양섭취 방법' 중 하나라도 '1. 예'인 경우만 응답)

a. 지난 3일 동안에 정맥 또는 경관으로 섭취한 칼로리의 비율(1일평균)

□ 0. 없음 □ 1. 1-25% □ 2. 26-50%

□ 3. 51-75% □ 4. 76-100%

b. 지난 3일 동안에 정맥 또는 경관으로 섭취한 수분량(1일평균)

□ 0. 없음 □ 1. 1-500ml □ 2. 501-1000ml

□ 3. 1001-1500ml □ 4. 1501-2000ml □ 5. 2001ml 이상

I. 피부 상태

1. 피부궤양(욕창 또는 울혈성 궤양 등)수 기재 * (없는 경우 '0'으로 기재)

문항	1단계	2단계	3단계	4단계
욕창(압박성궤양)				
울혈성 또는 허혈성궤양등				

2. 새로 발생한 욕창 * (압박성 궤양)

a. 이전 평가 이후 새로운 욕창(압박성 궤양) 발생 여부 □ 0. 없음 □ 1. 있음

b. 발생한 경우 기재 발생일 □□□□년 □□월 □□일

3. 지난 1년 사이의 욕창(압박성 궤양) 과거력 * (현재의 욕창은 제외)

□ 0. 없음 □ 1. 있음 □ 2. 확인 불가

4. 피부의 기타 문제 * (해당 항목에 모두 체크)

□ a. 2도 이상의 화상

□ b. 개방성 피부병변 ☞ 피부병변 부위 □ 1. 발 □ 2. 발 이외

□ c. 수술 창상 □ d. 발의 감염 □ e. 해당사항 없음

5. 피부문제에 대한 처치 * (해당 항목에 모두 체크)

□ a. 압력을 줄여주는 도구 사용

□ b. 체위변경 □ c. 피부문제를 해결하기 위한 영양공급

□ d. 피부궤양(욕창 및 울혈성궤양 등) 드레싱 ☞ 드레싱 부위 □ 1. 발 □ 2. 발 이외

□ e. 피부궤양(욕창 및 울혈성궤양 등) 이외의 드레싱 ☞ 드레싱 부위 □ 1. 발 □ 2. 발 이외

□ f. 수술창상 치료 □ g. 해당사항 없음

J. 투약

1. 주사제 투여 횟수 *

□ 0. 투여되지 않음 □ 1. 투여되었으나 매일은 아님(1–6일) □ 2. 매일 투여됨(7일)

K. 특수 처치 및 전문재활 치료

1. 특수 처치 * (해당 항목에 모두 체크)

□ a. 정맥주사에 의한 투약	□ b. 배뇨관련 루 관리	□ c. 배변관련 루 관리
□ d. 영양관련 루 관리	□ e. 산소요법	□ f. 네블라이저요법
□ g. 흡인	□ h. 기관절개관 관리	□ i. 수혈
□ j. 인공호흡기	□ k. 중심정맥영양	□ l. 해당사항 없음

2. 지난 7일간 전문재활치료를 실시한 날 수 * (실시한 날이 없는 경우 '0'을 기재) ☐일

작성 간호사 ________________(서명)

[별표 2] 일상생활수행능력(ADL 평가)

일상생활수행능력(ADL 평가)

어르신 성명: 나이/성별:

항목	기능자립 정도			장애의 원인	
	완전 자립	부분 도움	완전 도움	신체	인지/행동변화
1. 옷벗고 입기					
2. 세수하기					
3. 양치질하기					
4. 목욕하기					
5. 식사하기					
6. 체위변경하기					
7. 일어나앉기					
8. 옮겨앉기					
9. 방밖으로 나오기					
10. 화장실 사용하기					
11. 대변조절하기					
12. 소변조절하기					
13. 머리감기					

평가자		평가일	

한국판 Mini-Mental State Examination(MMSE-K)

이름:　　　　나이:　　　　성별:　　　　생년월일:　　　　교육: □ 무학 □ 유학

검사일:　　년　　월　　일(　:　)　장소:　　　　검사자:

대분류	점수	소분류	문항	점수
지남력	1	시간	오늘은 몇 년입니까?	
	1		몇 월?	
	1		몇 일?	
	1		무슨 요일?	
	1		요즈음은 어떤 계절입니까?	
	1	장소	당신은 무슨 시에 살고 있습니까?	
	1		무슨 구?	
	1		무슨 동?	
	1		여기가 어디입니까?(예: 병원)	
	1		여기가 무엇을 하는 곳입니까?(예: 치료실)	
기억력	3	기억등록	세 가지 단어 즉시 따라하기(나무, 자동차, 모자)	
	3	기억회상	5분 후 "아까 말한 세 가지 단어를 생각해서 말씀해주세요."	
주의집중 및 계산	5	수리력	"100에서 7씩 계속해서 뺄셈을 하세요." 100-7=　-7=　-7=　-7=　-7= 또는 "삼천리강산"을 거꾸로 말해보세요.	
언어기능	2	이름 맞추기	이것을 무엇이라고 합니까?(연필, 시계)	
	3	3단계 명령	"제가 지금 말씀드리는 것을 잘 들으시고 말씀 드린 대로 해보세요." "오른손으로 종이를 들어서, 반으로 접어, 무릎 위에 올려놓으세요."	
	1	복사	오각형 두 개 겹쳐 그리기	
	1	반복	"간장 공장 공장장" 따라하기	
이해 및 판단	1	이해	"왜 옷은 빨아서 입습니까?"	
	1	판단	"길에서 주민등록증을 주웠을 때 어떻게 하면 쉽게 주인에게 돌려줄 수 있습니까?"	

- 의식 수준: Alert(민첩함), Drowsy(졸린듯함), Stupor(혼미), Coma(혼수)
- 총점 :

<table>
<tr><td>평가목적</td><td>1975년 미국에서 개발된 MMSE를 1989년 한국판으로 발간한 것으로, 단시간 내에 간단하게 노인의 인지기능, 치매 여부를 평가하기 위해 개발된 선별검사도구임</td></tr>
<tr><td>평가대상</td><td>치매의심 노인 또는 뇌손상 환자</td></tr>
<tr><td>평가도구</td><td>평가용지, 연필, 시계, 종이 1장</td></tr>
<tr><td>평가방법</td><td>〈각 문항의 세부평가방법〉
<table>
<tr><th>분류</th><th>번호</th><th>점수</th><th>무학 가산</th><th>평가방법</th></tr>
<tr><td rowspan="3">지남력</td><td>1</td><td>0~5점</td><td>최대 1점</td><td>오늘 날짜에 대해 질문함. 만일 빠진 부분이 있으면 다시 질문함. 음력이나 간지(예: 을축)로 대답해도 정답으로 간주함</td></tr>
<tr><td>2</td><td>0~4점</td><td></td><td>주소를 묻고, 특별시 혹은 직할시인 피검자는 시, 구, 동까지 물음</td></tr>
<tr><td>3</td><td>0~1점</td><td></td><td>평가하는 곳의 이름을 질문함</td></tr>
<tr><td rowspan="2">기억 등록 회상</td><td>4</td><td>0~3점</td><td></td><td>기억에 대한 검사임을 인지하고 세 단어를 1초 간격으로 정확하고 천천히 불러주고 따라 하도록 함.
만일, 주의를 집중하지 않아 반복하지 못한다면 전혀 다른 세 가지 물건을 다시 불러줌(예: 물, 이불, 젓가락).</td></tr>
<tr><td>5</td><td>0~3점</td><td></td><td>3~5분 후에 앞서 이야기 한 세 단어를 기억해 보도록 함</td></tr>
<tr><td>주의 집중 계산</td><td>6</td><td>0~5점</td><td>최대 2점</td><td>100에서 7을 빼도록 한 후, "그 수에서 다시 7을 빼세요"라고 4회를 반복함. 앞 숫자를 이야기 해주어선 안 됨. 중단하거나 수행하지 못할 경우, "삼천리강산"을 거꾸로 말하게 함.</td></tr>
<tr><td rowspan="4">언어 기능</td><td>7</td><td>0~2점</td><td rowspan="4">최대 1점</td><td>물체를 제시한 후 무엇인지 질문함(일반적인 생활용품으로 제시).</td></tr>
<tr><td>8</td><td>0~3점</td><td>종이 한 장을 피검자 앞에 두고, 정확한 발음으로 한번만 명령함.</td></tr>
<tr><td>9</td><td>0~1점</td><td>깨끗한 종이 위에 각 변이 1인치 정도 되는 5각형 두 개를 겹치도록 그린 후, 피검자에게 그림을 보면서 똑같이 따라 그리도록 함. 10개의 각이 분명하고 2개의 오각형이 겹쳐 있어야 함.</td></tr>
<tr><td>10</td><td>0~1점</td><td>"간장 공장 공장장"을 단 1회로 읽어준 후 따라하도록 함.</td></tr>
<tr><td rowspan="2">이해판단</td><td>11</td><td>0~1점</td><td></td><td>"깨끗하고, 더러워서…" 등의 위생에 대한 대답일 경우만 점수를 줌.</td></tr>
<tr><td>12</td><td>0~1점</td><td></td><td>우체국과 관련된 대답에만 1점을 줌.</td></tr>
</table></td></tr>
</table>

Norm Score

<table>
<tr><td>점수화</td><td>• 시간에 대한 지남력 문항의 첫 번째에서 1점, 주의집중 및 계산문항에서 2점, 언어기능 문항에서 1점을 가산함.
• 단, 각 문항에서 가산점으로 인해 만점을 넘지 않도록 함.
- 24점: 정상
20~23점: 치매 의심
15~19점: 확정적 치매
14점 이하: 중증 치매</td></tr>
</table>

Age in Years	Education in Years				평균
	0~4	5~8	9~12	12이상	0~12
18~90	22	26	29	29	29

주: Education in Years는 MMSE Manual에 나와 있는 표를 참고로 하였음.

3. 환자평가표의 적용

① 환자평가표는 정액 진료수가를 적용하는 경우 제출한다.

② 정액 진료수가는 해당 월에 최초 작성된 환자평가표에 의해 결정하며, 동 진료수가는 그달의 전체 정액 진료수가 기간에 적용한다.

③ 환자평가 기간이 특정기간인 경우 동 환자평가표는 정액 진료수가 결정에 사용할 수 없다

④ 월말 입원 등으로 인하여 익월에 환자평가표가 작성된 경우 동 환자평가표는 당월 및 익월의 환자군 결정에 적용한다.

⑤ 전월 환자평가표 작성일로부터 전월 마지막 날까지의 잔여일수가 7일 이하로 당월의 환자평가를 생략한 경우 전월의 환자평가표를 당월의 환자군 결정에 적용한다.

⑥ 당월에 적용할 환자평가표가 없는 경우는 최근 3개월 이내의 환자평가표 중 가장 최근 환자평가표를 적용한다.

⑦ 위 1호 내지 6호에도 불구하고 적용 가능한 환자평가표가 없는 경우에는 '신체기능저하군 ADL 4–5점 (요7–다)'의 진료수가를 적용한다.

[별표 3] 폐렴 및 패혈증 점검표 및 인정상병

폐렴 환자에 대한 점검표

환자명:
진단일: 년 월 일

'폐렴'으로 청구할 수 있는 폐렴의 진단 기준은 다음 1의 소견이 있으면서 2~6의 항목 중에서 2가지 이상이 있는 경우로 한다.

— 다 음 —

1. 흉 부방사선 상 신규 또는 진행성 폐침윤(new or progressive infiltration) 등의 소견
   유 □ 무 □

2. 체온 〉 38°C(다른 원인에 의한 것이 아닌
   유 □ 무 □

3. 백혈구 수 〉 12,000/mm^3 또는 〈 4,000/mm^3
   유 □ 무 □

4. 새로 발생한 화농성 객담 또는 객담 양상의 변화 또는 새로 발생하거나 악화된 기침
   유 □ 무 □

5. 흉 부진찰소견상Rale(Crackle)
   유 □ 무 □

6. 혈액가스 이상 PaO_2 〈 60mmHg 등
   유 □ 무 □

평가자 □ 의사 ______________________ (서명)
□ 간호사

폐렴 인정 상병

상병코드	상병명
A420	폐방선균증
A430	폐노카르디아증
B583	폐톡소포자충증
B664	폐흡충증
J120	아데노바이러스 폐렴
J121	호흡기세포융합바이러스 폐렴
J122	파라인플루엔자바이러스 폐렴
J128	기타바이러스 폐렴
J129	상세불명의바이러스 폐렴
J13	폐렴연쇄구균에 의한 폐렴
J14	인플루엔자균에 의한 폐렴
J150	폐렴간균에의한 폐렴
J151	슈도모나스에 의한 폐렴
J152	포도구균에 의한 폐렴
J153	B군연쇄구균에 의한 폐렴
J154	기타연쇄구균에 의한 폐렴
J155	대장균에 의한 폐렴
J156	기타 산소성 그람음성균에 의한 폐렴
J157	폐렴마이코플라스마에 의한 폐렴
J158	기타 세균폐렴
J159	상세불명의 세균폐렴
J160	클라미디아폐렴
J168	기타 명시된 감염성 병원체에 의한 폐렴
J170	달리 분류된 세균질환에서의 폐렴
J171	달리 분류된 바이러스질환에서의 폐렴
J173	기생충질환에서의 폐렴
J178	달리 분류된 기타 질환에서의 폐렴
J180	상세불명의 기관지 폐렴
J181	상세불명의 대엽성 폐렴
J188	상세불명 병원체의 기타폐렴
J189	상세불명의 폐렴
J690	음식 또는 구토물에 의한 폐렴
J691	기름 및 엣센스제에 의한 폐렴
J698	기타 고체 및 액체에 의한 폐렴
J853	종격의 농양

폐혈증 환자에 대한 점검표

환자명:
진단일: 년 월 일

'폐혈증'으로 청구할 수 있는 폐혈증의 진단 기준은

다음 1 또는 2에 해당하는 경우로 한다.

— 다 음 —

1. 혈액내 균 혹은 균 독소가 증명된 경우

유 □ 무 □

2. 김염으로 인한 전심염증반응으로서 다음 (1)~(4)의 항목 중에서 2가지 이상이 있는 경우

(1) 체온 〉 38°C 또는 〈 36°C: 유 □ 무 □

(2) 심박동수 〉 90/분: 유 □ 무 □

(3) 호흡수 〉 24회/분 또는 이산화탄소분압 〈 32mmHg: 유 □ 무 □

(4) 백혈구수 〉 12,000/mm^3 또는 〈 4,000/mm^3 또는 immature(band) neutrophils 〉 10% :

유 □ 무 □

평가자 □ 의사 ______________________ (서명)

□ 간호사

폐혈증 인정 상병

상병코드	상병명
A021	살모넬라 패혈증
A327	리스테리아 패혈증
A391	워터하우스-프리데릭센증후군
A392	급성 수막구균혈증
A393	만성 수막구균혈증
A394	상세불명의 수막구균혈증
A398	기타 수막구균감염
A399	상세불명의 수막구균감염
A400	연쇄구균 A군에 의한 패혈증
A401	연쇄구균 B군에 의한 패혈증
A402	연쇄구균 D군에 의한 패혈증
A403	폐렴연쇄구균에 의한 패혈증
A408	기타 연쇄구균패혈증
A409	상세불명의 연쇄구균패혈증
A411	기타 명시된 포도구균에 의한 패혈증
A412	상세불명의 포도구균에 의한 패혈증
A413	인플루엔자균에 의한 패혈증
A414	무산소균에 의한 패혈증
A418	기타 명시된 패혈증
A419	상세불명의 패혈증
A427	방선균 패혈증
A483	독성 쇼크증후군
R578	기타 쇼크

폐렴 · 패혈증 점검표 작성요령

- 폐렴/패혈증을 확정 진단한 날에 점검표를 작성한다.
- 점검표는 발생 기간별로 1회 작성한다(동일 월에 하나 이상의 특정기간이 발생한 경우에는 기간별로 각각 작성한다).
- 점검표는 원칙적으로 환자를 치료한 의사 또는 간호사가 기재하며, 의무 기록에 근거하여 작성하여 제출한다.

[별표 4] 외과적 수술코드

상병코드	상병명
C8514	침생검(심부)-심낭[EKG비용 포함]
C8515	침생검(심부)-척수
C8532	절개생검(표재성)-기타 부위
C8533	절개생검(심부[장기절개생검])-개흉에 의한 것
C8534	절개생검(심부[장기절개생검])-개복에 의한 것
C8535	절개생검(표재성)-근육 및 연부조직
C8552	전립선생검-관혈적
C8562	고환, 부고환생검-관혈적
C8572	자궁내막조직생검-구획소파생검
C8574	자궁내막조직생검-단순소파생검
C8575	자궁내막조직생검-자궁경내소파술
C8582	골생검(절개생검)-척추골
C8583	골생검(절개생검)-기타 부위
C8592	갑상선생검-관혈적생검
C8601	관절절개생검술-견관절, 고관절, 천장관절
C8602	관절절개생검술-주관절, 슬관절
C8603	관절절개생검술-완관절 및 족관절
C8604	관절절개생검술-기타 부위
C8610	신경생검술
E6551	이식형 사건 기록기 삽입술
E6552	이식형 사건 기록기 제거술
E7500	관절경검사
E7501	관절경검사-고관절부위를 실시한 경우
E7593	기관지경검사(경기관지폐생검)
E7600	흉강경검사
E7605	종격동검사
E7690	복강경검사
E7691	후복강경검사
HD081	밀봉소선원치료-강내치료(고선량률분할치료, 1치료기간당, 5~15회 실시기준)
HD082	밀봉소선원치료-강내치료(고선량률분할치료, 치료중단시, 1회당)
HD083	밀봉소선원치료-강내치료(저선량률치료, 방사성선원 삽입 당일)

(계속)

상병코드	상병명
HD085	밀봉소선원치료-조직내치료, 관내치료(고선량률분할치료, 1치료기간당, 3회 이상 실시기준)
HD086	밀봉소선원치료-조직내치료, 관내치료(고선량률분할치료, 치료중단시, 1회당)
HD087	밀봉소선원치료-조직내치료, 관내치료(저선량률치료, 방사성선원 삽입 당일)
HD089	밀봉소선원치료-방사성입자의 자입치료[본수불문 1회당]
HD111	체부 정위적 방사선수술(1회당)
HD112	체부 정위적 방사선수술(1회로 치료 종결)
HD113	뇌 정위적 방사선수술(감마나이프)
HD114	뇌 정위적 방사선수술(사이버나이프)
HD115	뇌 정위적 방사선수술(선형가속기)
M0031	피부 및 피하조직 또는 근육내 이물제거술(봉침, 파편 등, 근막절개하 이물제거술)
M1661	혈관색전술-뇌혈관[동맥류] 보조물지지
M1662	혈관색전술-뇌혈관[동맥류] 기타의 경우
M1663	혈관색전술-뇌혈관[동정맥기형] 보조물지지
M1664	혈관색전술-뇌혈관[동정맥기형] 뇌경막동정맥루-동맥경유
M1665	혈관색전술-뇌혈관[동정맥기형] 뇌경막동정맥루-정맥경유
M1666	혈관색전술-뇌혈관[동정맥기형] 내경동맥해면동루
M1667	혈관색전술-뇌혈관[동정맥기형] 두경부
M1668	혈관색전술-뇌혈관[동정맥기형] 척추
M1669	혈관색전술-뇌혈관[동정맥기형] 척추경막
M1671	혈관색전술-화학요법제 주입한 경우[뇌]
M1672	혈관색전술-화학요법제 주입한 경우[두경부]
M1673	혈관색전술-뇌혈관[종양] 뇌
M1674	혈관색전술-뇌혈관[종양] 두경부
M1675	혈관색전술-뇌혈관[종양] 두경부
M6510	경피적 동맥관개존 폐쇄술
M6521	경피적 심방중격절개술-풍선심방중격절개술
M6522	경피적 심방중격절개술-칼날심방중격절개술
M6531	경피적 심장 판막성형술-승모판막
M6532	경피적 심장 판막성형술-대동맥판막
M6533	경피적 심장 판막성형술-폐동맥판막
M6541	부정맥의 고주파절제술(상심실성 부정맥)
M6542	부정맥의 고주파절제술(상심실성 부정맥)-심방세동 절제
M6543	부정맥의 고주파절제술(심실성 부정맥)

(계속)

상병코드	상병명
M6551	경피적 관상동맥확장술-단일혈관
M6561	경피적 관상동맥스텐트삽입술-단일혈관
M6563	경피적 관상동맥스텐트삽입술(경피적 관상동맥확장술 또는 경피적 관상동맥죽상반절제술과 동시)-단일혈관
M6571	경피적 관상동맥죽상반절제술-단일혈관
M6593	경피적 풍선혈관성형술-뇌혈관
M6594	경피적 풍선혈관성형술-경동맥[추골동맥 포함]
M6595	경피적 풍선혈관성형술-대동맥
M6596	경피적 풍선혈관성형술-폐동맥
M6597	경피적 풍선혈관성형술-기타혈관
M6599	경피적 뇌혈관약물성형술
M6601	경피적 혈관내 금속스텐트 삽입술-뇌혈관
M6602	경피적 혈관내 금속스텐트 삽입술-경동맥[추골동맥 포함]
M6603	경피적 혈관내 금속스텐트 삽입술-대동맥
M6604	경피적 혈관내 금속스텐트 삽입술-폐동맥
M6605	경피적 혈관내 금속스텐트 삽입술-기타혈관
M6611	경피적 혈관내 스텐트 이식 설치술-대동맥
M6612	경피적 혈관내 스텐트 이식 설치술-대동맥 및 장골동맥
M6613	경피적 혈관내 스텐트 이식 설치술-기타 혈관
M6620	경피적 혈관내 죽종제거술
M6631	경피적 혈전제거술-혈전용해술-뇌혈관
M6632	경피적 혈전제거술-혈전용해술-기타 혈관
M6633	경피적 혈전제거술-기계적 혈전제거술[카테터법]
M6634	경피적 혈전제거술-혈전용해술[관상동맥]
M6644	혈관색전술-기타혈관
M6650	경피적 하대정맥여과기 설치술
M6661	방사선하 기관 및 기관지 협착 확장술-풍선카테터에 의한 것
M6662	방사선하 기관 및 기관지 협착 확장술-스텐트 삽입술에 의한 것
M6670	경피경간담즙배액술[유도료 별도 산정]
M6681	경피적 담도협착확장술-풍선카테타에 의한 것
M6682	경피적 담도협착확장술-스텐트에 의한 것
M6690	경피적 담낭조루술[유도료 별도 산정]
M6700	경피적 담석제거술
M6710	경경정맥간내문맥정맥단락술[유도료 별도 산정]

(계속)

상병코드	상병명
M6730	경피적 위루술
M6792	경피적 비루관확장술-풍선카테타에 의한 것
M6793	경피적 비루관확장술-스텐트에 의한 것
M6830	경피적 장루술[공장루, 맹장루 포함][유도료 별도 산정]
MY762	투시하 이물제거술
N0021	골수염 또는 골농양수술[골천공술, 골개창술, 배형성형술, 골부분절제술 포함]-골반골, 대퇴골, 하퇴골
N0022	골수염 또는 골농양수술[골천공술, 골개창술, 배형성형술, 골부분절제술 포함]-상완골, 전완골, 쇄골
N0023	골수염 또는 골농양수술[골천공술, 골개창술, 배형성형술, 골부분절제술 포함]-기타
N0111	박피술(종양치료에 한함, 25cm^2 미만)
N0112	박피술(종양치료에 한함, 25cm^2 이상)
N0142	피부양성종양적출술(기타 근육층에 달하는 것)
N0144	티눈제거술(절제, 근층심부 포함)
N0151	피부악성종양적출술(광역수술)
N0152	피부악성종양적출술(광역수술 및 림프절수술)
N0153	피부악성종양적출술(모즈미세도식수술)
N0170	부분층피부이식술(기타, 900cm^2 이상)
N0173	부분층피부이식술(안면 또는 관절부, 25cm^2 미만)
N0174	부분층피부이식술(안면 또는 관절부, 25cm^2 이상)
N0175	부분층피부이식술(기타, 25cm^2 미만)
N0176	부분층피부이식술(기타, 25cm^2 이상~100cm^2 미만)
N0178	부분층피부이식술(기타, 100cm^2 이상~400cm^2 미만)
N0179	부분층피부이식술 (기타, 400cm^2 이상~900cm^2 미만)
N0190	액취수술
N0232	연부조직종양적출술(지방종, 혈관종, 섬유종, 거대세포종, 화골성근염, 근육육종, 혈관육종 등)-악성종양
N0233	연부조직종양적출술(지방종, 혈관종, 섬유종, 거대세포종, 화골성근염, 근육육종, 혈관육종 등)-피하양성종양
N0234	연부조직종양적출술(지방종, 혈관종, 섬유종, 거대세포종, 화골성근염 등)-근막하 또는 근육내양성종양
N0241	반흔구축성형술(운동제한이 있는 것)
N0242	반흔구축성형술 및 식피술(운동제한이 있는 것)-전층, 25cm^2 미만
N0243	반흔구축성형술 및 식피술(운동제한이 있는 것)-전층, 25cm^2 이상
N0244	반흔구축성형술 및 식피술(운동제한이 있는 것)-부분층, 안면 또 는관절부, 25cm^2 미만
N0245	반흔구축성형술 및 식피술(운동제한이 있는 것)-부분층, 안면 또는 관절부, 25cm^2 이상
N0246	반흔구축성형술 및 식피술(운동제한이 있는 것)-부분층, 기타, 25cm^2 미만
N0247	반흔구축성형술 및 식피술(운동제한이 있는 것)-부분층, 기타, 25cm^2 이상~100cm^2 미만

(계속)

상병코드	상병명
N0249	반흔구축성형술 및 국소피판술[운동제한이 있는 것]
N0251	다지증수술(건 및 골성형을 요하는 경우)
N0260	지유착증수술
N0270	골성장판성장억제술[스태플 포함]
N0281	양성골종양의 소파술 또는 절제술(골반골, 대퇴골, 하퇴골)
N0282	양성골종양의 소파술 또는 절제술(상완골, 전완골, 쇄골)
N0283	양성골종양의 소파술 또는 절제술(기타)
N0284	악성골종양의 광범위절제술(골반골, 대퇴골, 하퇴골)
N0285	악성골종양의 광범위절제술(상완골, 전완골, 쇄골)
N0286	악성골종양의 광범위절제술(기타)
N0301	절골술(수지, 족지)
N0302	절골술(상하지)
N0303	절골술(척추, 골반)
N0304	절골술 및 체내금속고정술(요골과 척골 중 하나, 경골과 비골 중 하나)
N0305	절골술 및 체내금속고정술(대퇴골)
N0306	절골술 및 체내금속고정술(상완골)
N0307	절골술 및 체내금속고정술(요척골 동시, 경비골 동시)
N0309	절골술 및 체내금속고정술(수족지골)
N0310	골편절채술
N0321	천두술(진단목적)
N0322	천두술(낭종, 혈종, 농양의 제거 및 배액)-경막하 혹은 경막외
N0323	천두술(낭종, 혈종, 농양의 제거 및 배액)-뇌실질내
N0324	천두술-기타의 것[도관, reservoir, ICPmonitor 삽입등]
N0325	지속적 국소뇌혈류량 측정 probe삽입술
N0331	개두술 또는 두개절제술(진단목적)
N0333	개두술 또는 두개절제술(두개감압술)
N0334	개두술 또는 두개절제술(두개골 병소 또는 양성종양절제)
N0335	개두술 또는 두개절제술(두개골 악성종양절제)
N0342	두개골성형술(경뇌막성형을 동반하는 것)
N0344	두개골성형술(두개골조기봉합교정, 단순)
N0345	두개골성형술(두개골조기봉합교정, 복잡)
N0346	구개골성형술-두개골 뿐인 것[단순]
N0347	구개골성형술-두개골 뿐인 것[복잡]

(계속)

상병코드	상병명
N0354	비골골절 관혈적 정복술
N0355	비사골 골절의 관혈적 정복술
N0366	후두골절 관혈적 정복술
N0391	상악골부분절제술
N0392	상악골전적출술
N0402	상악골(관골 포함)양성종양(낭종 포함)절제술-3cm 미만
N0403	상악골(관골 포함)양성종양(낭종 포함)절제술-3cm 이상
N0404	상악골(관골 포함)악성종양(림프절청소 포함)부분절제술
N0405	상악골(관골 포함)악성종양(림프절청소 포함)전적출술
N0406	상악골신장술(Le Fort I)
N0407	상악골신장술(Le Fort II)
N0408	상악골신장술(Le Fort III)
N0411	하악골 재건술
N0421	하악골부분절제술
N0422	하악골반측절제술
N0423	하악골신장술
N0424	악골내골신장기구제거술
N0428	관상돌기절제술
N0432	하악골양성종양(낭종 포함)절제술-편측악골 1/3 미만
N0433	하악골양성종양(낭종 포함)절제술-편측악골 1/3 이상~1/2 미만
N0434	하악골양성종양(낭종 포함)절제술-편측악골 1/2 이상
N0435	하악골악성종양(림프절 청소 포함)-변연절제술
N0436	하악골악성종양(림프절 청소 포함)-부분절제술
N0437	하악골악성종양(림프절 청소 포함)-반측절제술
N0444	척추변형에 척추관절전방고정[기기, 기구사용고정 포함]-7구간(척추분절) 미만
N0445	척추변형에 척추관절전방고정[기기, 기구사용고정 포함]-7구간(척추분절) 이상
N0446	척추변형에 척추관절후방고정[기기, 기구사용고정 포함]-7구간(척추분절) 미만
N0447	척추변형에 척추관절후방고정[기기, 기구사용고정 포함]-7구간(척추분절) 이상
N0451	척추체제거술(경추)
N0452	척추체제거술(흉추)
N0453	척추체제거술(요추)
N0466	척추전방고정술-전방고정[요추]
N0468	척추후방고정술[기기, 기구사용고정 포함]-흉추

(계속)

상병코드	상병명
N0469	척추후방고정술[기기, 기구사용고정 포함]-요추
N0471	경피적척추성형술-제1부위
N0473	경피적척추후굴풍선복원술(방사선료 포함)-제1부위
N0480	척추열수술
N0500	늑골척추횡돌기절제술
N0510	쇄골절제술
N0532	늑골골절 관혈적 정복술
N0541	늑골절제술(제1늑골 또는 경늑골)
N0542	늑골절제술(기타의 늑골)
N0550	흉벽냉농양근치술
N0561	사지관절이단술(견갑흉곽간)
N0562	사지관절이단술(고관절)
N0563	사지관절이단술(견관절)
N0564	사지관절이단술(슬관절)
N0565	사지관절이단술(주관절, 완관절, 족관절)
N0566	사지관절이단술(수족지관절)
N0571	사지절단술(골반)
N0572	사지절단술(대퇴)
N0573	사지절단술(상완, 전완, 하퇴)
N0574	사지절단술(수족)
N0575	사지절단술(지)
N0581	단단성형술-골성형을 요하는 것(대퇴, 하퇴, 상완, 전완)
N0582	단단성형술-골성형을 요하는 것(수족지)
N0583	단단성형술-연부조직의 성형을 요하는 것(대퇴, 하퇴, 상완, 전완)
N0584	단단성형술-연부조직의 성형을 요한는 것(수족지)
N0587	사지접합수술(사지)
N0588	사지접합수술(수족지)
N0590	척추 또는 골반골절 및 탈구의 관혈적 정복수술
N0601	사지골절관혈적정복술[복잡골절 포함]-관혈적[대퇴골]
N0602	사지골절관혈적정복술[복잡골절 포함]-관혈적[상완골, 견갑골]
N0603	사지골절관혈적정복술-관혈적[전완골, 하퇴골] 요골과 척골 중 하나, 경골과 비골 중 하나
N0604	사지골절관혈적정복술-관혈적[쇄골, 슬개골(슬개골적출술 포함)]
N0605	사지골절관혈적정복술-관혈적[쇄골, 슬개골(슬개골적출술 포함), 수근골, 족근골]

(계속)

상병코드	상병명
N0606	사지골절관혈적정복술-closed pinning을 하는 경우[중수골, 중족골, 지골]
N0607	사지골절관혈적정복술-관혈적[전완골, 하퇴골] 요골과 척골 중 하나, 경골과 비골 중 하나
N0610	수족골 적출술
N0621	가관절수술(대퇴골)
N0622	가관절수술(상완골, 전완골, 하퇴골)
N0623	가관절수술(중수골, 중족골)
N0624	가관절수술(쇄골, 슬개골, 수근골, 족근골)
N0625	가관절수술(지골)
N0651	골견인술(두개골)
N0652	골견인술(사지골)
N0660	구개 성형술
N0670	경골결절절제술
N0681	급성화농성관절염절개술(고관절)
N0684	급성화농성관절염절개술(견관절, 슬관절)
N0685	급성화농성관절염절개술(주관절, 완관절, 족관절)
N0686	급성화농성관절염절개술(지관절)
N0691	자가유래연골세포이식술-채취술[관절경검사 포함]
N0692	자가유래연골세포이식술-이식술
N0693	자가골연골이식술
N0701	사지관절절제술(활막절제를 포함)-고관절
N0702	사지관절절제술(활막절제를 포함)-견관절, 슬관절
N0703	사지관절절제술(활막절제를 포함)-주관절, 완관절, 족관절
N0704	사지관절절제술(활막절제를 포함)-지관절
N0705	BAKER'S CYST절제술
N0711	인공관절 전치환술(고관절)
N0714	인공관절치환술-전치환[지관절]
N0715	인공관절치환술-부분치환술[고관절]
N0717	인공관절치환술-부분치환술[지관절]
N0719	악관절 치환술(인공관절 대치술)
N0721	절제관절성형술(고관절)
N0722	절제관절성형술(견관절, 슬관절, 주관절, 완관절, 족관절)
N0723	절제관절성형술(지관절)
N0731	관절고정술(고관절)

(계속)

상병코드	상병명
N0732	관절고정술(견관절, 슬관절)
N0733	관절고정술(주관절, 완관절, 족관절)
N0734	관절고정술(지관절)
N0735	관절고정술-족관절에 삼중관절고정술 실시
N0741	악관절 성형수술
N0742	하악과두절제술
N0743	악관절원반 성형술
N0751	관절탈구관혈정복술(고관절)
N0752	관절탈구관혈정복술(견관절)
N0753	관절탈구관혈정복술(주관절)
N0754	관절탈구관혈정복술(슬관절)
N0755	관절탈구관혈정복술(완관절, 족관절)
N0756	관절탈구관혈정복술(지관절)
N0772	악관절탈구 관혈적정복술
N0821	반월판연골절제술(내측 또는 외측)
N0822	반월판연골절제술(내・외측 동시)
N0823	반월상 연골봉합술(내측 또는 외측)
N0824	반월상 연골봉합술(내외측 동시)
N0825	반월상 연골 이식술
N0830	용수지수술
N0841	근농양배농술(요장근농양)
N0842	근농양배농술(둔근농양)
N0843	근농양배농술(대퇴근논양)
N0844	근농양배농술(기타근농양)
N0850	사각근절단술
N0860	사경수술
N0870	경부새열루새열낭적출술
N0880	십자인대성형술
N0890	십자인대접합술
N0900	갱그리온 적출술
N0911	건・인대피하단열수술
N0912	간단한 건봉합술
N0920	아킬레스건 재건술

(계속)

상병코드	상병명
N0921	아킬레스건 연장술
N0922	근막절개술-단순 절개
N0923	근막절개술-복잡 절개(여러 구획이나 근육 및 신경의 변연절제술을 시행한 경우)
N0931	건및인대성형술-간단한 것(절제, 봉합, 박리)
N0932	건및 인대성형술-복잡한 것(이식, 이전, 교환, 인공건성형)
N0933	근의봉합술, 이식술, 이행술, 교환술 - 간단한 것
N0934	근의봉합술, 이식술, 이행술, 교환술 - 복잡한 것
N0935	견봉성형술
N0936	견봉성형술 및 회전근개파열복원술(일차봉합술)
N0937	견봉성형술 및 회전근개파열복원술(근 및 건성형이 동반된 경우)
N0941	건박리술
N0942	간단한건박리술
N0952	하악골절관혈적정복술(정중부, 골체부, 우각부)
N0953	하악골절관혈적정복술(하악과두부위)
N0955	부정유합된하악골절골교정술
N0962	상악골절관혈적정복술(LEFORT I)
N0963	상악골절관혈적정복술(LEFORT II)
N0964	상악골절관혈적정복술(LEFORT III)
N0965	관골골절정복수술-길리씨수술(관골궁, 관골체 포함)
N0966	관골골절관혈적정복수술(관골궁, 관골체 포함)
N0967	부정유합된 관골 절골 교정술
N0972	체내고정용금속제거술(대퇴골)
N0973	체내고정용금속제거술(상완골, 견갑골)
N0974	체내고정용금속제거술(요척골 동시, 경비골 동시)
N0975	체내고정용금속제거술(쇄골, 슬개골, 수근골, 족근골)
N0976	체내고정용금속제거술(중수골, 중족골, 지골)
N0977	체내고정용금속제거술(요골과 척골 중 하나, 경골과 비골 중 하나)
N0978	골에 삽입한 금속핀이나 금속정 간단한 제거술
N0981	체외금속 고정술(골반골, 대퇴골)
N0982	체외금속 고정술(상완골, 하퇴골)
N0983	체외금속 고정술(전완골)
N0984	체외금속 고정술(수근골, 족근골)
N0985	체외금속 고정술(중수골, 중족골, 지골)

(계속)

상병코드	상병명
N0991	Closed pinning(대퇴골)
N0992	Closed pinning(상완골, 견갑골)
N0993	Closed pinning(요골과 척골 중 하나, 경골과 비골 중 하나)
N0994	Closed pinning(요척골 동시, 경비골 동시)
N0995	Closed pinning(쇄골, 슬개골[슬개골적출술 포함], 수근골, 족근골)
N1491	관혈적 추간판제거술(척추후궁절제술 포함)-경추
N1492	관혈적 추간판제거술(척추후궁절제술 포함)-흉추
N1493	관혈적 추간판제거술(척추후궁절제술 포함)-요추
N1494	내시경하 추간판제거술(척추후궁절제술 포함)
N1495	추간판제거술-척추수핵용해술(방사선료 포함)
N1496	척추수핵흡인술(Nucleotom이용수핵제거등, 방사선료 포함)
N1497	척추후궁절제술(경추)
N1498	척추후궁절제술(흉추)
N1499	척추후궁절제술(요추)
N1581	수지의 무지화 성형술
N1582	족지를 이용한 수지재건술(공여부절단술 포함)
N1583	생골 및 생피부판 이식술(혈관부착 골 이식술)
N1584	생골 및 생피부판 이식술(혈관부착 골피부판 이식술)
N1585	생골 및 생피부판 이식술-유경혈관화골이식술
N1711	인공관절 재전치환술(고관절)
N1714	인공관절재치환술-전치환[지관절]
N1715	인공관절재치환술-전치환[족관절]
N1717	인공관절재치환술-부분치환[지관절]
N2071	인공관절치환술-전치환[견관절]
N2072	인공관절치환술-전치환[슬관절]
N2073	인공관절치환술-전치환[주관절]
N2074	인공관절치환술-전치환[완관절]
N2075	인공관절치환술-전치환[족관절]
N2461	척추고정술-전방고정[경추] 경국강접근
N2462	척추고정술-전방고정[경추] 경추치상돌기나사못고정술
N2463	척추고정술-전방고정[경추] 기타의 경우
N2464	척추전방고정술-전방고정[흉추] 흉골을 통한 상위흉추접근
N2465	척추전방고정술-전방고정[흉추] 경흉골접근

(계속)

상병코드	상병명
N2466	척추전방고정술-전방고정[흉추] 기타의 경우
N2467	척추전방고정술-후방고정[경추] 후두골경추간
N2468	척추전방고정술-후방고정[경추] 제1-2경추간
N2469	척추전방고정술-후방고정[경추] 기타의 경우
N2470	요추후방추체간융합술
N2471	척추체내고정용금속제거술-전방
N2472	척추체내고정용금속제거술-후방
N2491	경추후궁성형술-제1부위
N2711	인공관절치환술-부분치환술[견관절]
N2712	인공관절치환술-부분치환술[슬관절]
N2713	인공관절치환술-부분치환술[주관절]
N2714	인공관절치환술-부분치환술[완관절]
N2715	인공관절치환술-부분치환술[족관절]
N3711	인공관절재치환술-전치환[견관절]
N3712	인공관절재치환술-전치환[견관절]
N3713	인공관절재치환술-전치환[주관절]
N3714	인공관절재치환술-전치환[주관절]
N3715	인공관절재치환술-전치환[족관절]
N4711	인공관절재치환술-부분치환[견관절]
N4712	인공관절재치환술-부분치환[슬관절]
N4713	인공관절재치환술-부분치환[주관절]
N4714	인공관절재치환술-부분치환[완관절]
N4715	인공관절재치환술-부분치환[족관절]
N7121	유방양성종양절제술-단발성
N7122	유방양성종양절제술-다발성
N7131	유방절제술-단순전절제
N7132	유방절제술-피하절제[남성의 여성형 유방절제 포함]
N7133	유방절제술-부분절제
N7134	유방절제술-액와부이소성유방절제
N7135	유방절제술-근치절제술[변형근치 유방절제술 및 근치유방보존술 포함]
NA241	반흔구축성형술 및 식피술(운동제한이 있는 것)-부분층, 기타, 100cm^2~400cm^2 미만
NA242	반흔구축성형술 및 식피술(운동제한이 있는 것)-부분층, 기타, 400cm^2~900cm^2 미만
NA243	반흔구축성형술 및 식피술(운동제한이 있는 것)-부분층, 기타, 900cm^2 이상

(계속)

상병코드	상병명
NA281	악성종양의 사지구제술(골반부)
NA282	악성종양의 사지구제술(대퇴부, 견갑부, 상완부)
NA283	악성종양의 사지구제술(전완부, 하퇴부)
NA284	악성종양의 사지구제술(수족부)
NX021	자가 지방 혹은 진피-지방이식술
NY051	상악골성형술(분절골절단술)
NY052	상악골성형술(Le Fort I)
NY053	상악골성형술(Le Fort II)
NY054	상악골성형술(Le Fort III)
NY055	하악골성형술(분절골절단술)
NY056	하악골성형술(이부성형술)
NY057	하악골성형술(하악지골절단술)
O0161	동맥간우회로조성술(대퇴-대퇴동맥간, 쇄골하-쇄골하 또는 액와-액와동맥간)-자가혈관이용(채취료 포함)
O0162	동맥간우회로조성술(대퇴-대퇴동맥간, 쇄골하-쇄골하 또는 액와-액와동맥간)-인조혈관이용
O0163	동맥간우회로조성술(대퇴-슬와동맥간, 슬관절상부)-자가혈관이용(채취료 포함)
O0164	동맥간우회로조성술(대퇴-슬와동맥간, 슬관절상부)-인조혈관이용
O0165	동맥간우회로조성술(대퇴-슬와동맥간, 슬관절하부)-자가혈관이용(채취료 포함)
O0166	동맥간우회로조성술(대퇴-슬와동맥간, 슬관절하부)-인조혈관이용
O0167	동맥간우회로조성술(대퇴-경골, 비골동맥간)-자가혈관이용(채취료 포함)
O0168	동맥간우회로조성술(대퇴-경골, 비골 동맥간)-인조혈관이용
O0169	동맥간우회로조성술(슬와-경골, 비골동맥간)-자가혈관이용(채취료 포함)
O0170	동맥간우회로조성술(슬와-경골, 비골동맥간)-인조혈관이용
O0171	동맥간우회로조성술(액와-대퇴 동맥간)-인조혈관이용
O0203	경정맥 체내용 심박기 거치술-심박기거치술(심방 또는 심실 전극을 삽입하는 경우)
O0204	경정맥 체내용 심박기 거치술-심박기거치술(심방 및 심실 전극을 삽입하는 경우)
O0205	경정맥 체내용 심박기 거치술-심박기교환술(심방 또는 심실 전극이 삽입된 경우)
O0206	경정맥 체내용 심박기 거치술-심박기교환술(심방 및 심실 전극이 삽입된 경우)
O0207	경정맥 체내용 심박기 거치술-삽입된 심박기 기능 향상
O0208	경정맥 체내용 심박기 거치술-제거술(심박기)
O0209	경정맥 체내용 심박기 거치술-제거술(심방 또는 심실 전극)
O0210	경정맥 체내용 심박기 거치술-제거술(심방 및 심실전극)
O0211	심율동전환제세동기 거치술(경정맥)-삽입술
O0212	심율동전환제세동기 거치술(경정맥)-교환술

(계속)

상병코드	상병명
O0215	사지정맥류 국소 제거술(경화요법)-1～3부위
O0216	사지정맥류 국소 제거술(경화요법)-4～6부위
O0217	사지정맥류 국소 제거술(경화요법)-7부위 이상
O0218	혈전제거술(심부정맥-하지)
O0223	동맥류절제술-복부대동맥(신동맥 상방[근접하방 포함])
O0224	동맥류절제술-복부대동맥(신동맥 하방)
O0226	혈관내 죽종제거술(혈관성형술 포함)-경동맥(내막박리술 포함)[단순]
O0227	혈관내 죽종제거술(혈관성형술 포함)-경동맥(내막박리술 포함)[복잡]
O0261	광범위정맥류발거술(스트리핑)-복재정맥 결찰 및 분지제거술(관통정맥 결찰술을 동반한 경우)
O0262	광범위정맥류발거술(스트리핑)-복재정맥 결찰 및 분지제거술(관통정맥 결찰술을 동반하지 아니한 경우)
O0263	광범위정맥류발거술(스트리핑)-복재정맥 부분발거술 및 분지제거술(관통정맥 결찰술을 동반한 경우)
O0264	광범위정맥류발거술(스트리핑)-복재정맥 부분발거술 및 분지제거술(관통정맥 결찰술을 동반하지 아니한 경우)
O0265	광범위정맥류발거술(스트리핑)-복재정맥 전발거술 및 분지제거술(관통정맥 결찰술을 동반한 경우)
O0266	광범위정맥류발거술(스트리핑)-복재정맥 전발거술 및 분지제거술(관통정맥 결찰술을 동반하지 아니한 경우)
O0267	광범위정맥류발거술(스트리핑)-기타 부위 정맥류 절제술[회음부 포함]
O0277	혈관개창술
O0278	복재정맥판막교약술
O0279	감염이식편 제거슬-흉강내
O0280	감염이식편 제거슬-복강내
O0281	감염이식편 제거슬-기타
O0282	임시 원위부 동정맥루 폐색술
O0961	비강, 부비동악성종양적출술(상악부분절제)
O0962	비강, 부비동악성종양적출술(상악전적출술)
O0963	비강, 부비동악성종양적출술(두개안면절제술)
O0964	비강양성종양적출술, 비내접근
O0965	부비동양성종양적출술, 비내접근
O0966	비강, 부비동양성종양적출술, 비외접근
O0967	비강양성종양적출술, 비내접근(비강양성종양, 내시경하)
O0968	부비동양성종양적출술, 비내접근-내시경하에서 실시한 경우
O0980	위축성비염수술(양측)
O0994	비출혈지혈법(동맥결찰술)
O1001	비중격교정술 또는 성형술(연골에 달하는 것)
O1002	비중격교정술 또는 성형술(골에 달하는 것)

(계속)

상병코드	상병명
O1003	비중격교정술 또는 성형술(비중격재건술)
O1010	하비갑개절제술(중비갑개절제술 포함)
O1011	하비갑개절제술(중비갑개절제술 포함)-내시경하에서 실시한 경우
O1015	외향비갑개골절술
O1021	하비갑개점막하 절제술(중비갑개점막하 절제술포함)
O1022	하비갑개점막하 절제술(중비갑개점막하 절제술포함)-내시경하에서 실시한 경우
O1031	후비공폐쇄증 개방술(막성)
O1032	후비공폐쇄증 개방술(골성)
O1040	비인강혈관섬유종적출술
O1041	비인강양성종양적출술(기타의 것)
O1042	비인강혈관섬유종적출술-내시경하에서 실시한 경우
O1043	비인강양성종양적출술(기타의 것)-내시경하에서 실시한 경우
O1045	비인강 악성종양적출술(경비강, 경구강 접근방법)
O1047	비인강 악성종양적출술(상악골, 구개골 접근방법)
O1048	비인강 악성종양적출술(측두하와 접근법)
O1050	상악동비내수술
O1051	상악동비내수술-내시경하에서 실시한 경우
O1055	상악동후비강 용종 적출술
O1056	상악동후비강 용종 적출술-내시경하에서 실시한 경우
O1061	비전정성형술
O1070	상악동근치수술
O1091	전두동비외수술(단순천공술)
O1092	전두동비외수술(이마절개하 골성형)
O1093	전두동비외수술(관상봉합절개하 골성형)
O1100	사골동비내수술
O1101	사골동비내수술-내시경하에서 실시한 경우에
O1110	사골동비외수술
O1120	접형골동비내수술
O1121	접형골동비내수술-내시경하에서 실시한 경우에
O1130	전부비강근본수술
O1131	전부비강근본수술-내시경하에서 실시한 경우에
O1140	상악동사골동근본수술
O1141	상악동사골동근본수술-내시경하에서 실시한 경우

(계속)

상병코드	상병명
O1150	상악동사골동접형골동근본수술
O1151	상악동사골동접형골동근본수술-내시경하에서 실시한 경우에
O1160	전두동사골동근본수술
O1161	전두동사골동근본수술-내시경하에서 실시한 경우에
O1170	전두동사골동접형골동 근본수술
O1171	전두동사골동접형골동 근본수술-내시경하에 실시한 경우에
O1175	전두동, 사골동, 상악동근본수술
O1176	전두동, 사골동, 상악동근본수술-내시경하에서 실시한 경우에
O1180	사골동접형골동수술
O1181	사골동접형골동수술-내시경하에서 실시한 경우에
O1210	후두농양절개술
O1215	후두개 낭종제거술
O1221	후두 양성종양적출술-현수후두경하
O1222	후두 양성종양적출술-연성내시경하
O1223	후두 양성종양적출술-후두절개하
O1224	후두 악성종양적출술-성대절제술
O1225	수직후두부분, 성문상부후두부분 악성종양적출술
O1226	윤상연골상후두부분 악성종양적출술
O1227	후두악성종양적출술-후두 전적출술
O1231	성대결절 및 폴립제거술
O1232	성대내 낭종제거술
O1233	범발성 폴립양성대 절개 및 흡인술
O1251	후두 및 하인두 전적출술
O1252	후두 전적출 및 하인두 부분적출술
O1261	후두마비수술(양측마비)-레이저성대절제술
O1262	후두마비수술(양측마비)-피열연골절제술
O1263	후두마비수술(양측마비)-피열연골외전술, 갑상연골음성성형술 제2형
O1265	후두마비수술(일측마비)-갑상연골음성성형술 제1형
O1266	후두마비수술(일측마비)-피열연골내전술
O1281	설골현수법
O1300	기관절개술
O1305	종격동 기관절개술
O1311	기관 또는 기관지종양제거술(경부접근)-기관절제 및 재건술

(계속)

상병코드	상병명
O1312	기관 또는 기관지종양제거술(경부접근)-기관절제 및 성형술
O1313	기관 또는 기관지종양제거술(흉부접근)-기관(지)절제 및 재건술
O1314	기관 또는 기관지종양제거술(흉부접근)-기관(지)절제 및 성형술
O1315	내시경적 기관 또는 기관지종양제거술(육아조직 포함)-연성기관지경
O1316	내시경적 기관 또는 기관지종양제거술(육아조직 포함)-경성기관지경
O1317	기관 또는 기관지종양제거술(흉부접근)-기관분기부 절제 및 재건술
O1321	기관 또는 기관지봉합술(경부접근)
O1326	기관 또는 기관지봉합술(흉부접근)
O1332	내시경적 기관 또는 기관지이물제거술(연성기관지경)
O1333	내시경적 기관 또는 기관지이물제거술(경성기관지경)
O1336	개흉적 기관 또는 기관지이물제거술
O1341	기관 또는 기관지협착증수술(경부접근)-기관절제 및 재건술
O1342	기관 또는 기관지협착증수술(경부접근)-기관절제 및 성형술
O1343	기관 또는 기관지협착증수술(경부접근)-기타(티-튜브삽관, 기관개창 등)
O1344	기관 또는 기관지협착증수술(흉부접근)-기관(지)절제 및 재건술
O1345	기관 또는 기관지협착증수술(흉부접근)-기관(지)절제 및 성형술
O1346	내시경적 기관 또는 기관지협착확장술-풍선카테터에 의한 것
O1347	내시경적 기관 또는 기관지협착확장술-스텐트삽입술에 의한 것
O1348	내시경적 기관 또는 기관지협착확장술-기타(레이저치료 등)
O1349	기관식도누공술[Amatsu술식]
O1351	기관지흉막루폐쇄술
O1352	기관지식도루폐쇄술
O1353	기관지담도루폐쇄술
O1354	기관지대동정맥루폐쇄술
O1360	진단적개흉술
O1372	기관개구확장술-국소피판술을 동반한 경우
O1380	폐농양절개술
O1401	폐쐐기절제술(단일쐐기절제)
O1402	폐쐐기절제술(2개 이상 쐐기절제)
O1410	폐구역절제술
O1421	단일폐엽절제술
O1422	쌍폐엽절제술
O1423	폐엽과 폐구역절제술

(계속)

상병코드	상병명
O1424	소매폐엽절제술
O1431	폐전적출술
O1432	소매폐전적출술
O1440	폐봉합술
O1450	폐박피술
O1460	폐첨박리술, 흉막박리술
O1480	흉막유착술
O1483	흉벽종양절제술(흉벽 재건술을 동반한 경우)-양성
O1484	흉벽종양절제술(흉벽 재건술을 동반한 경우)-악성
O1485	흉벽종양절제술(기타의 경우)-양성
O1486	흉벽종양절제술(기타의 경우)-악성
O1491	흉곽성형술(1차)
O1492	흉곽성형술(2차)
O1501	흉강복강내측로조성술
O1520	흉강삽관술(개방식)
O1530	전흉벽함몰 기형 교정술, 누두흉재건술
O1531	흉벽이물제거술(의료용 금속판)
O1540	흉막절제술
O1541	흉골골절 관혈적 정복술
O1550	흉곽근육충전술
O1561	흉골절제술
O1562	흉골절제 및 재건술
O1570	폐기포절제술
O1571	흉골봉합술
O1572	흉골악성종양의근치적절제술(림프절절제술 및 재건술 포함)
O1581	종격동염배농술(비개흉식)
O1586	종격동염배농술(개흉식)
O1591	종격동종양절제술(양성종양)
O1592	종격동종양절제술(악성종양[림프절청소 포함])
O1593	종격동종양절제술(근무력증 등에 흉선절제술을 실시한 경우)
O1596	종격동림프절청소술
O1600	횡격막봉합술
O1605	횡격막 종양절제 및 재건술

(계속)

상병코드	상병명
O1610	횡격막탈장정복술
O1621	흉관봉합, 결찰술
O1635	복재정맥-슬와정맥 문합술
O1641	대동맥-관동맥간우회로조성술(자가혈관채취료 포함)-단순(1개소)
O1642	대동맥-관동맥간우회로조성술(자가혈관채취료 포함)-단순(2개소 이상)
O1643	자가혈관이용(채취료 포함)동맥간우회로조성술(대동맥-신동맥, 흉대 or 복대동맥-대퇴동맥, 대동맥-내장동맥)
O1644	인조혈관이용동맥간우회로조성술(대동맥-신동맥간, 흉대동맥 or 대동맥-대퇴동맥간, 대동맥-내장동맥간)
O1645	자가혈관이용(채취료 포함)동맥간우회로조성술(기타의 것)
O1646	인조혈관이용 동맥간우회로조성술(기타의 것)
O1647	대동맥-관동맥간우회로조성술(자가혈관채취료 포함)-복잡
O1660	심장 창상 봉합술
O1671	동맥관개존폐쇄술(결찰법)
O1672	동맥관개존폐쇄술(분리봉합법)
O1680	대동맥축착증 수술
O1690	폐쇄식 승모판 교련 절개술
O1701	심혈관단락술(체폐동맥 단락술)
O1702	심혈관단락폐쇄술
O1703	폐동맥결찰술(교약술)
O1704	폐동맥결찰술(교약술) 해제
O1705	심방중격결손조성술
O1710	심방중격결손증수술
O1711	심실중격결손증수술(선천성)-최소침습적 방법에 의한 경우에
O1721	심실중격결손증수술(선천성)
O1722	심실중격결손증수술(심근경색후에 생긴 경우)
O1723	심실중격결손증수술(선천성)-최소침습적 방법에 의한 경우에
O1730	승모판협착증 수술
O1740	대동맥판협착증 수술
O1750	폐동맥판협착증 수술
O1760	삼첨판협착증 수술
O1770	심방중격결손증겸 폐동맥판협착증 수술
O1781	판막성형술(삼첨판)
O1782	판막성형술(승모판)
O1783	판막성형술(대동맥판)

(계속)

상병코드	상병명
O1791	인공판막치환술(삼첨판)
O1792	인공판막치환술(승모판)
O1793	인공판막치환술(대동맥판)
O1794	인공판막재치환술(삼첨판)
O1795	인공판막재치환술(승모판)
O1796	인공판막재치환술(대동맥판)
O1797	인공판막치환술(폐동맥판)
O1798	인공판막재치환술(폐동맥판)
O1800	활로씨 4증후군 근본 수술
O1810	심실중격결손증겸 폐동맥판협착증 수술
O1821	심내막상결손증수술(부분형)
O1822	심내막상결손증수술(완전형)
O1823	좌심실류절제술
O1824	좌심실용적축소성형술
O1825	좌심실 유출로 성형술
O1826	우심실 유출로 성형술(폐동맥판 성형술 포함)
O1830	관상동맥 내막절제술(팻취사용 포함)
O1840	발살바동 동맥류파열수술
O1841	동정맥 기형 교정술(개흉에 의한 것)
O1842	동정맥 기형 교정술(개복에 의한 것)
O1843	동정맥 기형 교정술(안면부)
O1844	동정맥 기형 교정술(기타)
O1850	기타복잡기형에 대한 심장수술
O1861	좌 · 우폐동맥 성형술
O1873	기능적 단심실증 교정술, 글렌수술(대정맥폐동맥단락술)
O1874	기능적 단심실증 교정술, 폰탄 수술
O1875	라스텔리씨 수술
O1878	총 폐정맥 환류이상증수술
O1879	대혈관전위증 수술
O1895	개흉심장 마사지
O1921	대동맥내풍선펌프
O1931	심낭루조성술
O1932	심낭창형성술(개흉적)

(계속)

상병코드	상병명
O1935	심낭창형성술(내시경하)
O1940	심막절제술
O1950	폐동맥혈전제거술
O1960	대동맥-폐동맥창폐쇄술(체외순환하)
O1970	심내이물제거술(개심술에 의한 것)
O1981	심장종양제거술(심방점액종제거술)
O1982	심장종양제거술(기타의 것)
O2004	개흉적 체내용 심박기 거치술
O2006	부정맥수술-상심실성 부정맥
O2007	부정맥수술-심실성 부정맥
O2011	인공신장투석을 위한 단락 또는 동정맥루조성술(외동정맥단락조성술)
O2012	인공신장투석을 위한 단락 또는 동정맥루조성술(내동정맥단락조성술)
O2031	동맥류절제술(상행대동맥, 혈관이식술 포함)
O2032	동맥류절제술(궁부대동맥, 혈관이식술 포함)
O2033	동맥류절제술(하행 흉부대동맥, 혈관이식술 포함)
O2034	동맥류절제술(복부대동맥 및 양측장골동맥, 혈관이식술 포함)
O2035	동맥류절제술(기타의 것, 혈관이식술 포함)
O2037	동맥류절제술(양측장골동맥, 혈관이식술 포함)
O2038	동맥류절제술(편측장골동맥, 혈관이식술 포함)
O2039	동맥류절제술(내장동맥[신동맥, 간동맥, 비장동맥, 장간막동맥 등], 혈관이식술 포함)
O2045	하대정맥여과기설치술
O2052	사지정맥류 국소제거술(국소제거술)
O2053	혈전제거술(동맥-흉부)
O2054	혈전제거술(동맥-복부)
O2055	혈전제거술(동맥-경부)
O2056	혈전제거술(동맥-기타)
O2057	혈전제거술(심부정맥-흉부)
O2058	혈전제거술(심부정맥-복부)
O2059	혈전제거술(심부정맥-기타)
O2064	혈관내 죽종제거술(혈관성형술 포함)-복부동맥 또는 장골동맥
O2065	혈관내 죽종제거술(혈관성형술 포함)-기타
O2066	혈관내 죽종제거술(혈관성형술 포함) 및 팻취 이용하여 봉합-경동맥(내막박리술 포함)
O2067	혈관내 죽종제거술(혈관성형술 포함) 후 팻취 이용하여 봉합-복부동맥 또는 장골동맥

(계속)

상병코드	상병명
O2068	혈관내 죽종제거술(혈관성형술 포함)후 팻취 이용하여 봉합-기타
O2071	혈관결찰술(개흉에 의한 것)
O2072	혈관결찰술(개복에 의한 것)
O2073	혈관결찰술(기타)
O2074	혈관결찰술 및 혈관봉합술의 간단한 것
O2081	인공신장투석을 위한 단락 또는 동정맥루조성술(자가혈관을 이용한 동정맥루조성술)
O2082	인공신장투석을 위한 단락 또는 동정맥루조성술(인조혈관을 이용한 동정맥루조성술)
O2083	인공신장투석을 위한 동정맥루의 교정술
O7071	계속적복막관류술-도관삽입술(대망절제를 동반한 경우)
O7072	계속적복막관류술-도관삽입술(기타)
OA272	단순후두협착증수술(내시경하 킬, 스텐트삽입 등)
OA273	단순후두협착증수술(레이저시술)
OA274	복잡후두협착증수술(갑상, 윤상연골 절개술)
OA275	복잡후두협착증수술(연골이식술)
OA276	복잡후두협착증수술(성문하부절제술후 갑상-기관단단문합술)
OA631	혈관성형술(직접 봉합)-개흉에 의한 것
OA632	혈관성형술(직접 봉합)-개복에 의한 것
OA633	혈관성형술(직접 봉합)-기타
OA634	혈관성형술(팻취 이용한 경우)-개흉에 의한 것(인조혈관 이용)
OA635	혈관성형술(팻취 이용한 경우)-개흉에 의한 것(자가혈관 이용[채취료 포함])
OA636	혈관성형술(팻취 이용한 경우)-개복에 의한 것(인조혈관 이용)
OA637	혈관성형술(팻취 이용한 경우)-개복에 의한 것(자가혈관 이용[채취료 포함])
OA638	혈관성형술(팻취 이용한 경우)-기타(인조혈관이용)
OA639	혈관성형술(팻취 이용한 경우)-기타(자가혈관이용[채취료 포함])
OA641	무인공심폐관상동맥우회로조성술(대동맥-관동맥간)-단순, 1개소
OA642	무인공심폐관상동맥우회로조성술(대동맥-관동맥간)-단순, 2개소 이상
OA647	무인공심폐관상동맥우회로조성술(대동맥-관동맥간)-복잡(관상동맥우회로술의 기왕력이 있는 경우)
OB631	혈관성형술(개흉에의한직접봉합)-대동맥교차감자(Cross-Clamping) 동시실시
OB632	혈관성형술(개복에의한직접봉합)-대동맥교차감자(Cross-Clamping) 동시실시
OB633	혈관성형술(기타직접 봉합)-대동맥교차감자(Cross-Clamping) 동시실시
OB634	혈관성형술(팻취 이용-개흉에 의함, 인조혈관 이용), Cross-Clamping 동시실시
OB635	혈관성형술(팻취 이용-개흉에 의함, 자가혈관 이용(채취료 포함), Cross-Clamping 동시실시
OB636	혈관성형술(팻취 이용-개복에 의함, 인조혈관 이용), Cross-Clamping 동시실시

요양병원 환자군

요양병원 환자군은 환자평가표에 의한다.

1) 의료최고도

ADL이 11점 이상이면서 혼수, 체내출혈, 중심정맥영양, 인공호흡기 중 하나 이상에 해당하는 경우에 산정하며, 혼수・체내출혈・중심정맥영양・인공호흡기 중 해당하는 종목의 수에 의료고도 또는 의료중도 해당 조건이 존재할 경우 1을 더하고, 모두 존재할 경우 2를 더하여 산정한다.

2) 의료고도

뇌성마비, 척수손상에 의한 마비, 편마비, 파킨슨병, 신경성 희귀난치성질환을 가진 환자가 ADL이 18점 이상인 경우에 산정하며, 다발경화증・사지마비 환자는 ADL이 11점 이상인 경우에 해당된다.

3) 의료중도

뇌성마비, 척수손상에 의한 마비, 편마비, 파킨슨병, 신경성희귀난치성질환을 가진 환자가 ADL이 11-17점인 경우 등 9가지 항목 중 어느 하나에 해당되는 경우 산정한다.

4) 의료경도

의료최고도 내지 인지장애군에 해당하지 않는 환자로서 ADL이 6점 이상이고 특정항목에 해당하는 전문재활치료 중 적어도 한 가지 이상을 주 2일 이상 받고 있는 경우에 산정한다.

5) 선택입원군

의료최고도 내지 의료경도에 해당하지 않거나 입원치료보다 요양시설이나 외래진료를 받는 것이 적합한 환자에게 산정한다.

(별지 제9-3호서식)

서식번호	G	I	0	1	(년 월분) **요양병원 요양급여비용심사청구서**	보험자 종별 구분		※접수번호	

요양기관							
	①기 호		②명칭		③전화번호		④청구단위구분
	⑤소재지				⑥우편번호		
	작성자	⑦성명	(서명 또는 날인)		대행청구 단 체	⑨기호	
		⑧생년월일				⑩명칭	

구 분				⑪건수	⑫요양급여 비용총액 1	⑬본인 일부 부담금	⑲지원금	⑳장애인 의료비	⑭청구액	⑯본인부담 상한액 초과금총액	⑰요양급여 비용총액 2, 진료비총액	⑱보훈 청구액	㉑건강보험 100분의100 본인부담금 총액	㉒보훈 본인일부 부담금	㉓100분의 100미만 총액	㉔100분의 100미만 본인일부 부담금	㉕100분의 100미만 청구액	㉖100분의 100미만 보훈 청구액
의과	입원	장기환자	11															
		제외환자	1															
	외래		2															
치과	입원		3															
	외래		4															
한방	입원		5															
	외래		6															

□「국민건강보험법 시행규칙」제19조제1항에 따라 요양급여비용의 심사를 청구합니다.
□「한국보훈복지의료공단법 시행령」제17조의2에 따라 진료비용의 심사를 청구합니다.

첨 부: 요양급여비용명세서 매
전산매체 ( ) 매
처 방 전 매

청구일자: 년 월 일

청 구 인: (서명 또는 날인)

□ 건강보험심사평가원장 귀하
□ 국민건강보험공단이사장 귀하
□ 한국보훈복지의료공단이사장 귀하

다중바코드 출력부분

주 : 1. ※란은 건강보험심사평가원이 기재합니다.
2. 보험자 종별 구분: 건강보험 진료분은 기재하지 않으며, 보훈위탁진료 요양기관의 "보훈 국비환자(상이처, 무자격자)" 입원·외래진료분인 경우에만 "7"을 기재합니다.
3. '진료비총액', '보훈청구액' 및 '보훈 본인일부부담금'은 보훈위탁진료 요양기관의 '보훈국비환자' 또는 '보훈감면환자' 진료분인 경우에 한하여 기재합니다.

(190㎜ x 268㎜ 신문용지 50g/㎡(재활용품))

▌요양병원 요양급여비용심사청구서([별지 10-1호 서식])

(별지 제10-1호서식)

(의과 입원)

요양급여비용명세서

서식번호	G	I	O	2	요양기관	
등록번호					기호	
가입자성명					증번호	
수진자성명					공상 등 구분	
					주민등록번호	-
					명칭	

상병명	분류기호	수술	진료과목	상해외인	특정기호	면허종류	면허번호	당월요양개시일 / 최초입원개시일	당월요양급여일수 (투약일수포함)	진료결과
									일	
									일	
									일	

입원일수	일	처방전 발급번호		처방일수	
		점검번호			

구분		기본진료 약제, 특정재료(I)	진료행위(II)
1. 진찰료 (외래관리료 포함)	①초 진 회	원	야간,공휴 회
	②재 진 회	원	야간,공휴 회
	③의약품관리료	원	
	④응급 및 회송료	원	
2. 입원료	①일 반 일	원	
	②내과질환자, 정신질환자 만8세미만의 소아 일	원	
	③중환자실 일	원	
	④격리병실 일	원	
	⑤신생아 일	원	
	⑥기 타 일	원	
	⑦기본식대	원	
	⑧가산식대	원	
3. 투약료 및 처방전	①내 복 일분	원	원
	②외 용 일분	원	원
	③처방전 회	원	
4. 주사료	①피하 또는 근육내 일	원	원
	②정맥내 일	원	원
	③수액제 회	원	원
	④기 타 회	원	원
	⑤특정 재료	원	
	⑥수 혈 회	원	원
5. 마취료	① 회	원	원
6. 이학요법료	① 종	원	원
7. 정신요법료	① 종	원	원
8. 처치 및 수술료	①처치 및 수술 종	원	원
	③캐스트 회	원	원
9. 검사료	①자체검사 종	원	원
	②위탁검사관리	원	
	③위탁검사 종	원	
10. 영상진단 및 방사선 치료료	①진 단 종	원	원
	②치 료 종	원	원
L. 장기요양	① 일	원	
S. 특수장비	①CT 회	원	원
	②MRI 회	원	원
	③PET 회	원	원
A. 100분의100미만 본인부담 1	①의약품	원	원
	②치료재료	원	원
	③진료행위	원	원
B. 100분의100미만 본인부담 2	①의약품	원	원
	②치료재료	원	원
	③진료행위	원	원
U. 건강보험100분의 100본인부담	①의약품	원	원
	②치료재료	원	원
	③진료행위	원	원
V. 보훈 등 100분의100 본인부담	①의약품	원	원
	②치료재료	원	원
	③진료행위	원	원
W. 비급여	①의약품	원	원
	②치료재료	원	원
	③진료행위	원	원
특수장비총액			원
보훈 등 100분의100본인부담금총액			원
비급여총액			원
11. 소계		원	원
12. 가산율		%	원
15. 요양급여비용총액 1			원
16. 본인일부부담금			원
17. 지원금			원
18. 장애인의료비			원
일련번호		※심사조정	

약품코드 (일반명 또는 제품명 코드)	약품명 (일반명 또는 제품명)		1회투약량	1일투여횟수	총투약일수			
코드	분류 (예외구분코드)	단가	1회투약량	1일투여량 또는 실시횟수	총투여일수 또는 실시횟수	금액	면허종류	면허번호

특정내역	

수술코드			

19. 청구액	원
20. 본인부담상한액초과금	원
21. 요양급여비용총액 2, 진료비총액	원
22. 보훈청구액	원
23. 건강보험 100분의100본인부담금총액	원
24. 보훈본인일부부담금	원
25. 100분의100미만 총액	원
26. 100분의100미만 본인일부부담금	원
27. 100분의100미만 청구액	원
28. 100분의100미만 보훈청구액	원

※심사내역	구분	코드	조정	I.II
				감I
				감II
				중I
				중II
	계			

190mm×320mm(일반용지 60g/㎡(재활용품))

[요양병원 정액]

다중 바코드

5. 인력관리 및 차등제 운영에 대한 질의회신

1) 의사수 차등제 관련(보건복지부 고시 제2009-216호 및 214호, 2009. 11. 30)

연번	질의내용	답변내용
1	한의사만 근무하는 경우, 1등급 적용이 가능한지?	한의사만 있더라도 환자 수 대비 의사 수의 비가 35:1 이하인 경우에도 1등급 적용이 가능함. 다만, 의사 전문과목 1/2 미만에 해당되므로 1등급 10% 가산을 적용받을 수 있음(종전에는 2등급 이하만 가능).
2	당직의사는 의사 수에 포함되는지?	의사 수는 요양병원 입원료 차등제 산정현황통보서 상의 상근자를 의미하므로, 당직 의사가 상근자인 경우에는 포함됨. 다만, 주 3일 이상이면서 주20시간 이상 근무한 경우에는 0.5인으로 인정함.
3	전문의 3인, 일반의 3인이 근무하는 기관에서 일반의 1인이 퇴사예정으로 인수·인계를 위해 단기간 동안 새로운 의사와 중복하여 근무하는 경우에도 8개 과목 전문의 비율 산정기준을 적용받는지?	요양병원의 의사 수는 요양병원 입원료 차등제 산정현황통보서 상의 상근자의 재직일수를 의미하므로 입사일과 퇴사일을 기준으로 적용하여 입사일이 퇴사 예정인 의사와 중복해서 근무한 기간이라면 포함하여 산정해야 함.

2) 필요인력 인센티브 관련(보험급여과-753호, 2013. 02. 22)

연번	질의내용	답변내용
1	필요인력에서 상근자가 1명 이상인 직종이 4개 이상의 의미는?	필요인력인 방사선사, 임상병리사, 물리치료사, 사회복지사, 의무기록사(5개 직종) 중 상근자가 1명 이상인 직종이 4개 이상인 경우를 의미함(약사 상근 전제). 예시 1) 방사선사 2명, 물리치료사 3명이 상근하는 경우 ⇒ 상근자가 5명이나, 각 직종별 상근자가 1명 이상인 직종이 2개이므로 해당되지 않음. 예시 2) 의무기록사 1명, 방사선사 1명, 물리치료사 1명, 임상병리사 1명이 상근하는 경우 ⇒ 상근하는 직종이 4개 이상에 해당하므로 인센티브 대상에 해당됨(약사 상근 전제)
2	필요인력(방사선사 등)은 상근하나 시설 및 장비를 공동 이용하는 경우에도 필요인력 확보에 따른 인센티브 산정이 가능한지?	시설 및 장비 공동 이용 시에는 산정이 불가함. • 필요인력에 확보에 따른 인센티브는 '2009년 요양병원 입원급여 적정성 평가' 결과 질 높은 의료 서비스 제공을 위한 필요인력의 미배치 현상이 뚜렷하여 이에 대한 요양병원의 질 개선 차원의 보상이므로, 필요인력이 상근하더라도 타 기관의 장비 및 시설을 공동 이용하는 경우에는 필요인력 확보의 범주로 볼 수 없음.
3	환자가 200명 미만인 경우, 약사가 주16시간 이상 여러 곳에 중복 근무한 경우에도 필요인력 확보에 따른 인센티브 산정이 가능한지?	1개 기관에 한하여 필요인력 확보에 따른 인센티브 산정이 가능함. • 요양병원 필요인력 확보에 따른 인센티브는 약사 상근이 기본 전제이나, 요양병원에서 약사 고용이 어려운 점을 고려하여 환자 수 200명 미만인 기관에 한하여 주 16시간 이상 근무한 경우 상근 1인으로 간주하는 것이므로 약사가 중복 근무한 경우라도 1개 기관에 한하여 필요인력 확보에 따른 인센티브 산정 가능
4	상근하는 방사선사가 원무과 업무까지 수행하는 경우는 필요인력 인센티브를 적용 받는지?	상근하는 필요인력 및 해당 치료를 실시할 수 있는 일정 면적의 방사선실을 갖추고 해당 장비를 보유한 경우에 한하여 필요인력 확보에 따른 인센티브를 별도 산정할 수 있음.

3) 환자수 차등제 관련

연번	질의내용	답변내용
1	입원 환자수의 산정방법?	전전 분기 마지막 월 15일부터 전 분기 마지막 월 14일까지의 3개월 평균 환자수(총 재원환자수의 합을 대상기간 입원일수의 합으로 나눈 값)로 산정 • 입원 환자수=3개월간 입원환자수의 합/3개월간 일수의 합 ※소수점 3째 자리에서 반올림 • 낮병동, 타 법령 입원환자 수 포함

제11장

의료급여

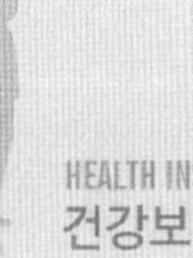

CHAPTER

11

의료급여

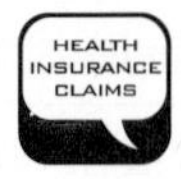

제1절 의료급여제도

1. 개념 및 목적

의료급여제도는 생활이 어려운 사람에게 의료급여를 함으로써 국민보건의 향상과 사회복지의 증진에 이바지함을 목적으로 하고 있다. 「헌법」 및 「사회보장기본법」에서 생활유지능력이 없거나 생활이 어려운 국민의 최저생활을 보장하고 자립을 보장하는 제도인 공공부조제도를 의료보장 분야에서 구체적으로 실현하는 제도이다. 의료급여는 질병 · 부상 · 출산 등에 대하여 의료서비스(진찰 · 검사, 치료 등)를 제공한다.

2. 연혁

「의료급여법」은 「국민기초생활보장법」으로서 「생활보호법」이 1961년 제정되었고, 1977년 「의료보호법」이 제정되어 의료보호가 「생활보호법」에서 분리 · 독립되었다. 이후 「국민기초생활보장법」이 시행됨에 따라 「의료보호법」이 「의료급여법」으로 개정되었다. 주요 연혁은 〈표 11-1〉과 같다.

〈표 11-1〉 **의료급여 주요 연혁**

연도	내용
1961. 12	「생활보호법」 제정
1977. 12	「의료보호법」 제정
1978. 5~12	「의료보호법」 시행령 및 규칙 제정, 「의료보호법」 개정
1980. 1	「의료보호법」 시행령 및 규칙 개정(1종 · 2종 · 3종 구분)
1982. 7	「의료보호법」 시행령 개정(3종대상자를 2종대상자에 통합)
2000. 12	종별가산률 확대(의원 11%, 병원 15%, 종합 18%, 3차 22%)
2001. 5	「의료보호법」 폐지, 「의료급여법」 전면개정
2005. 1	「의료급여법」 시행령 개정(차상위계층 12세 미만 아동 2종 의료급여 실시)
2010. 12	의료급여수가 개정, 등록 희귀난치성질환자 5년간 본인일부부담금 면제
2012. 6	「의료급여법」 및 시행령 일부개정(노숙인 1종 자격, 75세 이상 노인 틀니)
2013. 7	「의료급여법」 및 시행령 일부개정(만 75세 이상 노인 부분틀니 급여 확대)
2014. 7	「의료급여법」 및 시행령 일부개정(만 75세 이상 치과 임플란트 의료급여 적용)
2015. 7	「의료급여법」 및 시행령 일부개정(만 70세 이상 노인〈완전틀니, 치과 임플란트〉 급여적용 확대)
2016. 7	「의료급여법」 및 시행령 일부개정(노인 틀니 및 치과 임플란트 의료급여연령 확대〈만 65세〉)

3. 용어의 정의

① "수급권자"는 이 법에 따라 의료급여를 받을 수 있는 자격을 가진 자

② "의료급여기관"은 수급권자에 대한 진료 · 조제 또는 투약 등을 담당하는 의료기관 및 약국 등

③ "부양의무자"는 수급권자를 부양할 책임이 있는 자로서 수급권자의 1촌의 직계혈족 및 그 배우자

ⓐ 수급권자: 「의료급여법」에 의한 의료급여를 받을 수 있는 자격을 가진 사람

ⓑ 수급자: 의료급여를 받고 있는 사람

ⓒ 보장가구: 실제로 의료급여를 받을 가구(가구주와 가구원으로 구성)

ⓓ 부양의무자: 수급권자를 부양할 책임이 있는 자로서 수급권자의 1촌의 직계혈족 및 그 배우자(즉, 부모, 자녀 및 자녀의 배우자)

ⓔ 의료급여기관: 「의료법」 및 「약사법」 등에서 정하는 의료기관 및 약국 등으로, 의료급여 기관은 1차(의원급), 2차(병원, 종합병원급), 3차(복지부장관이 지정한 25곳) 기관으로 구분

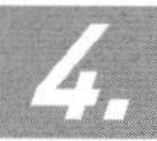

수급권자

① 「국민기초생활보장법」에 의한 수급자
② 「재해구호법」에 의한 이재민
③ 「의사상자 등 예우 및 지원에 관한 법률」에 따른 의상자 및 의사자유족
④ 「입양특례법」에 따라 국내에 입양된 18세 미만의 아동
⑤ 「독립유공자예우에 관한 법률」, 「국가유공자 등 예우 및 지원에 관한 법률」 및 「보훈보상대상자 지원에 관한 법률」의 적용을 받고 있는 자와 그 가족으로서 국가보훈처장이 의료급여가 필요하다고 요청한 자 중 보건복지부장관이 의료급여가 필요하다고 인정한 자
⑥ 「문화재보호법」에 의하여 지정된 중요무형문화재의 보유자(명예보유자를 포함한다) 및 그 가족으로서 문화재청장이 의료급여가 필요하다고 요청한 자 중 보건복지부장관이 의료급여가 필요하다고 인정한 자
⑦ 「북한이탈주민의 보호 및 정착지원에 관한 법률」의 적용을 받고 있는 자와 그 가족으로서 보건복지부장관이 의료급여가 필요하다고 인정한 자
⑧ 「5·18민주화운동 관련자 보상 등에 관한 법률」 제8조의 규정에 의하여 보상금 등을 받은 자와 그 가족으로서 보건복지부장관이 의료급여가 필요하다고 인정하는 자
⑨ 「노숙인 등의 복지 및 자립지원에 관한 법률」에 따른 노숙인 등
⑩ 그 밖에 생활유지의 능력이 없거나 생활이 어려운 자로서 대통령령이 정하는 자

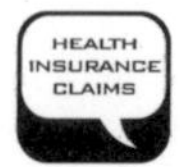

제2절 의료급여 수급권자의 유형 및 운영체계

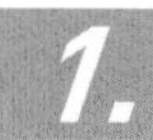

수급권자의 유형

수급권자는 「의료급여법」에 의하여 1종 수급권자와 2종 수급권자로 구분한다.

1) 1종 수급권자(대상자)

① 「국민기초생활보장법」에 의한 수급자 중 다음 각 목의 어느 하나에 해당하는 자

가. 다음 각 항목의 어느 하나에 해당하는 자 또는 근로능력이 없거나 근로가 곤란하다고 인정하여 보건복지부장관이 정하는 자만으로 구성된 세대의 구성원

(1) 18세 미만인 자

(2) 65세 이상인 자

(3) 「장애인고용촉진 및 직업재활법」 제2조 제2호에 해당하는 중증장애인

(4) 「국민기초생활보장법 시행령」 제7조 제1항 제2호에 해당하는 자

- 질병 · 부상 또는 그 후유증으로 치료나 요양이 필요한 자 중에서 근로능력평가를 통하여 시장 · 군수 · 구청장이 근로능력이 없다고 판정한 자

(5) 임신 중에 있거나 분만 후 6개월 미만의 여자

(6) 「병역법」에 의한 병역의무를 이행중인 자

나. 「국민기초생활보장법 시행령」에 의한 보장시설에서 급여를 받고 있는 자

다. 「국민기초생활보장법」에 해당하는 자로서 보건복지부장관이 인정하는 자

라. 보건복지부장관이 정하여 고시하는 희귀난치성질환 또는 중증질환을 가진 사람

② 「재해구호법」에 따른 이재민으로서 보건복지부장관이 의료급여가 필요하다고 인정한 사람

③ 「의사상자 등 예우 및 지원에 관한 법률」에 따라 의료급여를 받는 사람

④ 「입양특례법」에 따라 국내에 입양된 18세 미만의 아동

⑤ 「독립유공자예우에 관한 법률」, 「국가유공자 등 예우 및 지원에 관한 법률」 및 「보훈보상대상자 지원에 관한 법률」의 적용을 받고 있는 사람과 그 가족으로서 국가보훈처장이 의료급여가 필요하다고 요청한 사람 중 보건복지부장관이 의료급여가 필요하다고 인정한 사람

⑥ 「문화재보호법」에 의하여 지정된 중요무형문화재의 보유자(명예보유자를 포함) 및 그 가족으로서 문화재청장이 의료급여가 필요하다고 요청한 사람 중 보건복지부장관이 의료급여가 필요하다고 인정한 사람

⑦ 「북한이탈주민의 보호 및 정착지원에 관한 법률」의 적용을 받고 있는 사람과 그 가족으로서 보건복지부장관이 의료급여가 필요하다고 인정한 사람

⑧ 「5 · 18민주화운동 관련자 보상 등에 관한 법률」 제8조의 규정에 의하여 보상금 등을 받은 사람과 그 가족으로서 보건복지부장관이 의료급여가 필요하다고 인정하는 사람

⑨ 「노숙인 등의 복지 및 자립지원에 관한 법률」에 따른 노숙인 등으로서 보건복지부장관이 의료급여가 필요하다고 인정한 사람

⑩ 그 밖에 생활유지 능력이 없거나 생활이 어려운 사람으로서 대통령령으로 정하는 사람

1. 일정한 거소가 없는 사람으로서 경찰관서에서 무연고자로 확인된 사람
2. 보건복지부장관이 1종의료급여가 필요하다고 인정하는 자

⑪ 「난민법」에 따른 난민인정자로서 「국민기초생활보장법」에 따른 의료급여 수급권자의 범위에 해당하는 사람은 수급권자로 본다.

2) 2종 수급권자(대상자)

① 「국민기초생활보장법」에 의한 수급자 중 1종 수급권자에 해당하지 않는 자

② 기타 생활능력이 없거나 생활이 어려운 자로서 보건복지부장관이 2종의료급여가 필요하다고 인정하는 자

2. 수급권자 선정

① 의료급여 수급권자가 되려는 사람은 보건복지부령으로 정하는 바에 따라 특별자치시장 · 특별자치도지사 · 시장(특별자치도의 행정시장은 제외) · 군수 · 구청장(시장 · 군수 · 구청장)에게 수급권자 인정신청을 하여야 한다.

② 시장 · 군수 · 구청장은 수급권자 신청인을 수급권자로 인정하는 것이 타당한지를 확인하기 위하여 필요한 경우 그 신청인에게 「국민기초생활보장법」에 따른 자료 또는 정보의 제공에 동의한다는 서면을 제출하게 할 수 있다.

③ 수급권 인정신청에 따른 조사, 확인조사, 금융정보 등의 제공 등에 관하여는 「국민기초생활보장법」을 준용한다.

④ 국가보훈처장과 문화재청장은 대통령령으로 정하는 바에 따라 수급권자로 인정할 필요가 있는 사람을 추천하여 그 결과를 수급권자의 주소지를 관할하는 시장 · 군수 · 구청장에게 알려야 한다.

⑤ 시장 · 군수 · 구청장은 수급권 인정신청을 한 사람 중에서 「의료급여법」에 따른 수급권자의 인정기준에 따라 수급권자를 정하여야 한다.

⑥ 수급권자의 인정절차 등에 관하여 필요한 사항은 대통령령으로 정한다.

3. 의료급여 개시일

1) 일반원칙

의료급여 수급권자는 원칙적으로 수급자로 결정된 날부터 의료급여를 실시한다.

2) 의료급여 개시일의 적용

국민기초수급자(시설수급자 · 특례자 포함)는 「국민기초생활보장법」에 따른 수급자가 되거나 「의료급여법」에 따라 수급권자로 인정된 날부터, 무연고자는 행정기관이 응급진료를 받게 한 날부터, 의상자 또는 의사자의 유족은 의상자 또는 의사자가 다른 사람의 생명 · 신체 또는 재산을 구하다가 신체의 부상을 입거나 사망한 날부터이다.

의료급여증

① 시장・군수・구청장은 수급권자에게 의료급여증을 발급하여야 한다. 다만, 부득이한 사유가 있는 경우에는 의료급여증에 갈음하는 의료급여증명서를 발급할 수 있다.

② 수급권자가 수학・보육 등의 사유로 의료급여증을 추가로 발급받거나 의료급여증의 분실, 기재사항 변경 등의 사유로 의료급여증을 재발급받으려면 의료급여증(추가발급・재발급) 신청서에 추가 또는 재발급 신청사유를 증명하는 서류를 첨부하여 시장・군수・구청장에게 제출하고, 시장・군수・구청장은 그 사유를 확인하여 의료급여증을 수급권자에게 추가로 발급하거나 재발급하여야 한다.

③ 시장・군수・구청장은 의료급여의 내용이 변경된 수급권자에 대해서는 의료급여증을 회수하고, 변경된 내용에 맞는 새로운 의료급여증을 지체 없이 발급하여야 한다.

의료급여 운영체계

의료급여의 운영체계는 [그림 11-1]과 같이 의료급여 사업기관인 보건복지부와 지방자치단체, 국민건강보험공단, 건강보험심사평가원으로 나누어진다.

1) 보장기관

① 의료급여에 관한 업무는 수급권자의 거주지를 관할하는 특별시장・광역시장・도지사・특별자치도지사와 시장・군수・구청장이 한다.

② 주거가 일정하지 아니한 수급권자에 대하여는 그가 실제 거주하는 지역을 관할하는 시장・군수・구청장이 행한다.

③ 특별시장・광역시장・도지사 및 시장・군수・구청장은 수급권자의 건강 유지 및 증진을 위하여 필요한 사업을 실시하여야 한다.

2) 의료급여심의위원회

① 이 법에 의한 의료급여사업의 실시에 관한 사항을 심의하기 위하여 보건복지부, 시・도 및 시・군・구에 각각 의료급여심의위원회를 둔다. 다만, 시・도 및 시・군・구에 두는 의료급여심의위원회의 경우에는 그 기능을 담당하기에 적합한 다른 위원회가 있고, 그 위원회의 위원이 제4항에 규정된 자격을 갖춘 경우 시・도 또는 시・군・구의 조례로 각각 정하는 바에 따라 그 위원회로 하여금 의료급여심의위원회의 기능을 수행하게 할 수 있다.

구분	담당기관	업무내용
1. 대상자 선정	시 · 군 · 구	• 읍면동 자산조사 등을 거쳐 국민기초생활보장 대상자로 선정되면 의료급여 자격 취득 ※타법 지원대상자는 해당 부처의 통보를 받아 수급권자로 선정
2. 건강보험공단에 자료 전송	시 · 군 · 구	• 수급권자의 자격정보를 건강보험공단으로 전송 ※수급권자 병의원 이용 시 건강보험공단 자료로 자격확인
3. 진료	의교급여기관	• 진료 전 의료급여 자격관리시스템을 통한 자격확인 – 종별 구분, 본인부담 여부, 선택병의원 적용 여부 등 • 진찰 · 검사 등 의료급여 실시 • 진료후 자격관리시스템을 통해 건보공단에 상병, 급여일수, 진료형태(입원, 외래) 등 전송 → 진료확인번호 부여받음
4. 요양급여비용 심사, 평가	심사평가원	• 의료급여기관에서 심사평가원에 진료 시 심사청구 – 진료확인번호 기재 • 의료급여비용 심사 및 급여 적정성 평가 – 심사결과 통보(의료급여기관, 공단 보장기관)
5. 요양급여비용 지급	건강보험공단	• 의료급여비용 지급(심사평가원 심사결과에 의함) • 보장기관에 지급결과 통보
6. 사후관리	보건복지부 시 · 도 시 · 군 · 구 건강보험공단 심사평가원	• 보건복지부 – 정책수립, 지도감독 및 행정처분 등 • 시 · 군 · 구 – 전 · 출입, 사망 등 수급자 관리 – 확인조사 및 수시조사 실시 – 사례관리 – 부정수급권자 관리 및 부당이득금 징수 등 • 국민건강보험공단 – 부적정 수급의심자(급여제한 대상 등) 발췌 – 시 · 군 · 구에 내역 제공 및 부정수급 조사 등 • 건강보험심사평가원 – 요양급여비용 사후관리 – 의료급여기관에 대한 현지조사 지원 등

[그림 11-1] **의료급여 운영체계**

※ 제4항에 규정된 자격
1. 의료보장에 관한 학식과 경험이 있는 사람
2. 공익을 대표하는 사람
3. 관계 행정기관 소속의 공무원

② 보건복지부 의료급여심의위원회(이하 "중앙의료급여심의위원회") 심의사항
ⓐ 의료급여사업의 기본방향 및 대책 수립에 관한 사항
ⓑ 의료급여의 기준 및 수가에 관한 사항
ⓒ 그 밖에 보건복지부장관 또는 위원장이 부의하는 사항

3) 업무의 위탁(법 제33조, 시행령 제20조)

시장 · 군수 · 구청장의 업무 중 수급자의 관리, 급여비용의 심사 · 조정 및 지급업무 등 의료급여에 관한 업무 중 그 일부를 관계 전문기관에 위탁하는 제도이며, 요양급여비용 심사 · 평가는 건강보험심사평가원에, 요양급여비용 지급은 국민건강보험공단에 업무를 위탁하고 있다.

① 건강보험심사평가원: 급여비용의 심사와 의료급여의 적정성 평가심사 및 평가기준의 설정
② 국민건강보험공단: 급여비용의 지급, 전산기기에 의한 수급권자 자격관리, 의료급여의 제한에 필요한 실태조사 및 자료수집

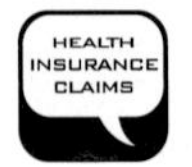

제3절 의료급여 급여대상

1. 급여범위

① 법 제7조에 따른 의료급여(약제 제외) 대상: 제9조에 따른 비급여대상을 제외한 일체의 것
② 법 제7조에 따른 의료급여(약제) 대상: '국민건강보험 요양급여의 기준에 관한 규칙' 제11조의 2, 제12조 및 제13조에 따라 요양급여대상으로 결정 또는 조정되어 고시된 것('치료재료급여 · 비급여목록 및 급여상한금액표', '건강보험행위급여 · 비급여목록표 및 급여상대가치점수', '한약제제 급여목록 및 상한금액표', '약제급여목록 및 급여상한금액표')
③ 의료급여범위는 건강보험과 유사하나, 영안실 안치료(3일)가 의료급여대상이고, 의료급여절차(3단계)와 정신과, 혈액투석(외래)이 정액수가제로 건강보험 수가체계와 다르게 운영되고 있다.

2. 급여내용

수급권자의 질병 · 부상 · 출산 등에 대한 의료급여 내용

① 진찰 · 검사

② 약제 · 치료재료의 지급

③ 처치 · 수술과 그 밖의 치료

④ 예방 · 재활

⑤ 입원

⑥ 간호

⑦ 이송과 그 밖의 의료목적의 달성을 위한 조치

3. 비급여대상

법 제7조 제3항의 규정에 의하여 의료급여대상에서 제외되는 사항은 '국민건강보험 요양급여의 기준에 관한 규칙' [별표 2]에 규정된 비급여대상으로 한다. 그러나 안치료는 의료급여의 경우에는 건강보험의 비급여와 달리 입원기간 중 의료급여대상(3일간)에 포함된다.

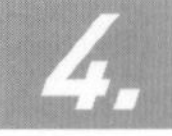

4. 요양비

① 시장 · 군수 · 구청장은 수급권자가 보건복지부령이 정하는 긴급하거나 그 밖의 부득이한 사유로 인하여 의료급여기관과 같은 기능을 수행하는 기관으로서 보건복지부령이 정하는 기관(업무정지기관 포함)에서 질병 · 부상 · 출산 등에 대하여 의료급여를 받거나 의료급여기관외의 장소에서 출산을 한 때에는 그 의료급여에 상당하는 금액을 보건복지부령이 정하는 바에 따라 수급권자에게 요양비로 지급한다.

② 의료급여를 실시한 기관은 보건복지부장관이 정하는 요양비명세서 또는 요양의 명세를 적은 영수증을 요양을 받은 사람에게 내주어야 하며, 요양을 받은 사람은 이를 시장 · 군수 · 구청장에게 제출하여야 한다.

5. 임신 · 출산 요양급여비용의 지원

① 시장 · 군수 · 구청장은 임신한 수급권자가 보건복지부장관이 정하여 고시하는 기준에 해당하는 의료급여기관에서 받는 임신 및 출산과 관련된 진료에 드는 비용을 지원하되, 그 지급액은 50만원(둘 이상의 태아를 임신한 경우에는 70만원)의 범위에서 임신한 수급권자 본인이 부담하는 금액으로 한다.

② 임신 · 출산 요양급여비용은 제8조 제1항에 따른 의료급여대상 외에 제9조에 따른 비급여대상에도 사용할 수 있다.

장애인에 대한 특례

시장 · 군수 · 구청장은 「장애인복지법」에 따라 등록한 장애인인 수급권자에게 보장구에 대하여 급여를 실시할 수 있다.

건강검진

① 「의료급여법」 제15조 "시장 · 군수 · 구청장은 이 법에 의한 수급권자에 대하여 질병의 조기발견과 그에 따른 의료급여를 하기 위하여 건강검진을 실시할 수 있다."

② 의료급여 수급권자 대상 건강검진 실시하고 있으며, 의료급여 수급권자의 검진비용은 국가와 지자체에서 부담하고 있다.

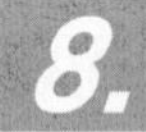

의료급여의 적용기준 및 방법

① 의료급여의 적용기준 및 방법은 '국민건강보험 요양급여의 기준에 관한 규칙' 제5조 제2항 · 제3항 및 [별표 1](제2호 나목은 제외한다)에 따른다.

② 「국민건강보험법」 제5조에 따른 건강보험 가입자 또는 피부양자에서 의료급여 수급권자로 자격이 변동된 자에 대하여 제1항에 따른 기준을 적용하는 때에는 의료급여의 기간 또는 인정개수 등을 정하고 있는 행위 · 약제 및 치료재료에 대한 건강보험의 요양급여 내용과 의료급여의 수급내용을 연계하여 적용한다.

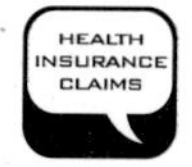

제4절 급여비용 대지급제도

1. 의의

대불제도는 2종 의료급여대상자 중 생계유지가 곤란하여 일시에 과중한 요양급여비용의 부담에 따른 수급자의 어려움을 보호하기 위하여 본인부담비용이 많을 경우 보장기관에서 이를 대신 지불해주고 나중에 수급권자로부터 회수하는 제도이다.

2. 대상 및 금액

대불금은 의료급여 2종의 급여수가기준에 의거 급여비용 총부담액을 기준으로 본인부담 요양급여비용이 20만원을 초과하는 경우 20만원은 본인이 부담하고 초과하는 금액에 대하여 수급권자 또는 그 부양의무자의 신청을 받아 의료급여기금에서 대지급(代支給)할 수 있다.

3. 급여비용 대지급 신청과 상환

① 수급권자 또는 그 부양의무자가 법 제20조에 따라 기금에서 급여비용을 대지급받으려는 경우에는 급여비용대지급신청서를 의료급여를 행한 의료급여기관의 확인을 받아 시장·군수·구청장에게 제출하여야 한다.

② 급여비용의 대지급 신청을 받은 시장·군수·구청장은 지체 없이 대지급 여부를 심사·결정하고 대지급을 승인한 때에는 급여비용대지급승인서를 수급권자 또는 그 부양의무자에게 발급하여야 하며, 수급권자 또는 그 부양의무자는 급여비용대지급승인서를 의료급여를 행한 의료급여기관에 제출하여야 한다.

③ 급여비용대지급승인서를 받은 의료급여기관은 시장·군수·구청장이 급여비용의 대지급을 결정한 금액을 제20조 제1항에 따른 의료급여비용명세서에 기재하여 심사평가원에 심사청구를 하여야 한다.

④ 대지급을 승인한 시장·군수·구청장은 심사평가원으로부터 심사결과를 통보받은 때에는 그 급여비

용대지급금을 지체 없이 의료급여기관에 지급하여야 한다.

⑤ 대지급을 받은 수급권자 또는 그 부양의무자는 대지급금 총액을 3월마다 같은 액수로 분할하여 상환하여야 한다.

ⓐ 대지급금액이 10만원 미만은 3회

ⓑ 대지급금액이 10만원 이상 30만원 미만은 8회

ⓒ 대지급금액이 30만원 이상은 12회

⑥ 시장 · 군수 · 구청장은 제5항에도 불구하고 대지급금상환의무자의 경제적 사정을 고려하여 상환기간 및 상환횟수를 달리할 수 있다.

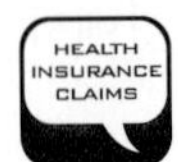

제5절 의료급여 절차

1. 의의

의료자원의 효율적 활용과 대형병원으로의 환자 집중현상 방지, 의료급여 기금의 재정안정화를 기하기 위하여 3단계로 운영하고 있다. 의료급여 수급권자가 의료급여를 받고자 하는 경우에는 제1차 의료급여기관, 제2차 의료급여기관, 제3차 의료급여기관의 순서로 단계적으로 이용하여야 하며, 단계별로 "의료급여의뢰서"를 제출해야 한다.

2. 의료급여기관 및 진료범위 · 절차

1) 의료급여기관

① 「의료법」에 따라 개설된 의료기관

② 「지역보건법」에 따라 설치된 보건소 · 보건의료원 및 보건지소

③ 「농어촌 등 보건의료를 위한 특별조치법」에 따라 설치된 보건진료소

④ 「약사법」에 따라 등록된 약국 및 같은 법에 따라 설립된 한국희귀의약품센터

2) 의료급여기관의 유형

① 제1차 의료급여기관
- ⓐ 「의료법」에 따라 시장·군수·구청장에게 개설신고 한 의료기관(의원급)
- ⓑ 「지역보건법」에 따라 설치된 보건소·보건의료원 및 보건지소
- ⓒ 「농어촌 등 보건의료를 위한 특별조치법」에 따라 설치된 보건진료소
- ⓓ 「약사법」에 따라 등록된 약국 및 같은 법 제91조에 따라 설립된 한국희귀의약품센터

② 제2차 의료급여기관: 「의료법」에 따라 시·도지사가 개설허가를 한 의료기관(병원급 이상)

③ 제3차 의료급여기관: 제2차 의료급여기관 중에서 보건복지부장관이 지정하는 의료기관

3) 의료급여기관에서 제외되는 의료기관

① 「의료법」 제35조에 따라 개설된 사업장 부속의료기관

② 「의료법」 또는 「약사법」에 따른 면허자격정지처분을 5년 동안에 2회 이상 받은 의료인 또는 약사가 개설·운영하는 의료기관 또는 약국

③ 「의료급여법」에 의한 업무정지 또는 과징금 처분을 5년 동안에 2회 이상 받은 의료기관 또는 약국

④ 「의료급여법」에 의한 업무정지처분의 절차가 진행 중이거나 업무정지처분을 받은 의료급여기관의 개설자가 개설한 의료기관 또는 약국

4) 의료급여기관별 진료범위

법 제9조 제2항의 규정에 의한 의료급여기관별 진료범위

① 제1차 의료급여기관(약국 제외)에서 행할 수 있는 진료의 범위
- ⓐ 간단한 외과적 처치 그 밖의 통원치료가 가능한 질병의 진료
- ⓑ 장기치료가 필요한 만성질환으로서 입원할 필요가 없는 질병의 진료
- ⓒ 질병 상태·이송거리 및 이송시간을 고려할 때 환자를 다른 의료급여기관으로 이송을 하여서는 환자의 생명에 위험이 초래되는 경우의 입원진료
- ⓓ 제1차 의료급여기관에서 입원진료를 받는 것이 수급권자에게 유리하다고 판단하여 보건복지부장관이 정하여 고시하는 입원진료
- ⓔ 「지역보건법」에 의한 보건의료원에서의 입원진료
- ⓕ 제2차 의료급여기관 또는 제3차 의료급여기관으로부터 회송받은 환자의 진료

② 약국에서 행할 수 있는 조제의 범위
- ⓐ 처방전에 의한 조제
- ⓑ 「약사법」 제23조 제3항 단성의 규정에 의하여 처방전에 의하지 아니한 직접 조제

■ 의료급여의뢰서(「의료급여법 시행규칙」 [별지 제3호 서식])

의료급여의뢰서

(앞쪽)

사용 구분 (해당 항목 [ ]에 ✓표기)	[ ] 선택의료급여기관 미적용자를 다른 의료급여기관으로 의뢰하는 경우 (「의료급여법 시행규칙」 제3조 제3항에 따른 의료급여 진료절차) ※ 노숙인진료시설인 경우 추가 표기 [ ] 노숙인진료시설인 제1차/제2차의료급여기관에서 다른 노숙인진료시설인 제2차의료급여기관으로 의뢰 [ ] 노숙인진료시설인 제2차의료급여기관에서 제3차의료급여기관으로 의뢰
	[ ] 선택의료급여기관에서 다른 의료급여기관으로 의뢰하는 경우 (「의료급여법 시행규칙」 별표 1 제1호 다목에 따른 의료급여 진료절차)
	[ ] 선택의료급여기관으로부터 의뢰받은 후 다른 의료급여기관으로 재의뢰하는 경우 (「의료급여법 시행규칙」 별표 1 제1호 라목에 따른 의료급여 진료절차)

보장기관기호		보장기관명				
세대주성명		생년월일				
수급권자성명		주민등록번호				
주소		전화번호				
상병명		상병분류기호				
진료기간	. . . ~ . . .	진료구분	입원 · 외래			
환자상태 및 진료의견						

「의료급여법」 제7조 제2항과 같은 법 시행규칙 제3조 제3항 및 별표 1에 따라 위와 같이 의료급여를 의뢰합니다.

년 월 일

의료급여기관 기호:
소재지:
대표자: (인)
담당의사: (서명 또는 인)

의료급여기관 대표자 귀하

첨부서류	없음	수수료 없음

유의사항
1. 환자상태 및 진료의견란에는 현재 증상, 검사, 투약 등 주요 진료내용을 구체적으로 적고, 여백이 부족하면 뒤쪽을 활용하기 바랍니다. 2. 수급자는 의사의 발급일로부터 7일 이내(공휴일 제외)에 의료급여기관에 제출하여야 합니다.

210㎜×297㎜[백상지 80g/㎡]

③ 제2차 의료급여기관에서 행할 수 있는 진료의 범위

ⓐ 제3조 제1항 각 호의 1에 해당하는 경우의 진료

ⓑ 제3조 제2항의 규정에 의하여 제1차 의료급여기관 또는 다른 제2차 의료급여기관으로부터 의뢰받은 환자의 진료

ⓒ 당해 의료급여기관에 입원하였던 환자로서 퇴원 후 경과의 관찰이 필요한 환자의 진료

ⓓ 제3조 제4항의 규정에 의하여 제3차 의료급여기관으로부터 회송받은 환자의 진료

④ 제3차 의료급여기관에서 행할 수 있는 진료의 범위

ⓐ 제3조 제1항 각 호의 1에 해당하는 경우의 진료

ⓑ 제3조 제2항의 규정에 의하여 제2차 의료급여기관으로부터 의뢰받은 환자의 진료

ⓒ 당해 의료급여기관에 입원하였던 환자로서 퇴원 후 경과의 관찰이 필요한 환자의 진료

5) 의료급여의 절차

수급권자가 의료급여를 받고자 하는 경우에는 「의료급여법」 규정에 의한 제1차 의료급여기관에 의료급여를 신청하여야 한다. 다만, 다음 각 호 중 제1호부터 제5호까지의 어느 하나에 해당하는 경우에는 제2차 의료급여기관 또는 제3차 의료급여기관에 의료급여를 신청할 수 있고, 제7호부터 제11호까지의 어느 하나에 해당하는 경우에는 제2차 의료급여기관에 의료급여를 신청할 수 있다.

① 「응급의료에 관한 법률」 제2조 제1호에 해당하는 응급환자인 경우

② 분만이 경우

③ 영 제3조 제2항 제1호 라목에 따라 보건복지부장관이 정하여 고시하는 희귀난치성질환(107개)을 가진 자가 의료급여를 받고자 하는 경우

④ 제2차 의료급여기관 또는 제3차 의료급여기관에서 근무하는 수급권자가 그 근무하는 의료급여기관에서 의료급여를 받고자 하는 경우

⑤ 「장애인복지법」에 따라 등록한 장애인이 장애인 보장구를 지급받고자 하는 경우

⑥ 감염병의 확산 등 긴급한 사유가 있어 보건복지부장관이 정하여 고시하는 기준에 따라 의료급여를 받고자 하는 경우

⑦ 단순물리치료가 아닌 작업치료 · 운동치료 등의 재활치료가 필요하다고 인정되는 자가 재활의학과에서 의료급여를 받고자 하는 경우

⑧ 한센병환자가 의료급여를 받고자 하는 경우

⑨ 「장애인복지법」에 따라 등록한 장애인이 의료급여를 받고자 하는 경우

⑩ 「국민건강보험법 시행령」 제43조의 3 제1호에 해당하는 지역의 의료급여수급권자가 의료급여를 받고자 하는 경우

⑪ 「국가유공자 등 예우 및 지원에 관한 법률 시행령」 제14조에 의한 상이등급을 받은 자가 의료급여를 받고자 하는 경우

⑫ 8세 미만의 소아가 보건복지부장관이 정하여 고시하는 야간 · 공휴일에 의료급여를 받으려는 경우

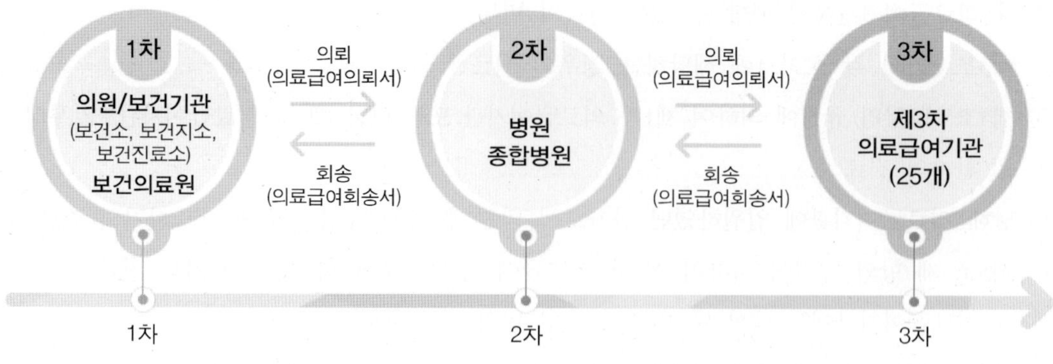

[그림 11-2] **의료급여 이용절차**

의료급여 이용절차는 [그림 11-2]와 같다.

6) 노숙인의 의료급여의 절차

노숙인 등의 수급권자는 「노숙인 등의 복지 및 자립지원에 관한 법률」 제1조 제1항 제6호에 따른 노숙인 진료시설인 제1차 의료급여기관 또는 제2차 의료급여기관에 의료급여를 신청하여야 한다. 다만, 다음 각 호의 어느 하나에 해당하는 경우에는 노숙인진료시설이 아닌 제1차 의료급여기관, 제2차 의료급여기관 및 제3차 의료급여기관에 의료급여를 신청할 수 있다.

① 노숙인 등이 「응급의료에 관한 법률」 제2조 제1호에 해당하는 응급환자인 경우

② 노숙인 등이 분만하는 경우

7) 선택의료급여기관 제도

(1) 선택의료급여기관 적용대상자(1종 · 2종 모두)

중복투약으로 인하여 건강상 위해가 발행할 우려가 있는 수급권자의 집중관리와 의료급여제도의 효율적인 운영을 위해 의료급여기관의 선택이용제도가 2007년 7월 1일 도입 시행되었다. 선택의료급여기관 적용대상자는 조건부 연장승인자와 자발적 참여자로 구분한다.

(2) 조건부 연장승인자

조건부 연장승인 선택의료급여기관 적용자란 급여일수 연장승인신청자 중 여러 의료급여기관 이용에 따른 중복투약 등으로 위해 발생가능성이 높은 자를 대상으로 본인이 선택한 1~2개 의료급여기관을 이용할 것을 조건으로 차기연도 말까지 급여일수를 연장해주는 제도이다. 보건복지부장관이 고시한 희귀난치성질환 및 중증질환자 중 일부 그리고 11개 만성질환(보건복지부 고시) 중 하나의 질환으로 급여일수 455일(상한일수 365일+연장승인 90일), 기타 질환으로 급여일수 545일(상한일수 365일+연장 180일)을 초과하여 의료급여를 받고자 하는 자가 대상이다.

(3) 선택의료급여기관 선택범위

<table>
<tr><th colspan="2" rowspan="2">구분</th><th colspan="4">선택의료급여기관</th></tr>
<tr><th>제1선택</th><th>제2선택</th><th>제3선택</th><th>제5선택</th></tr>
<tr><td colspan="2">일반</td><td>1차 기관</td><td>1~2차 기관
(6개월 이상 진료 필요자)</td><td rowspan="4">한의원
(1 · 2선택 의료급여기관을 한의원으로 선택하지 않은 경우)
*본인부담 있음</td><td rowspan="4">치과
(1 · 2선택 의료급여기관을 치과의원으로 선택하지 않은 경우)
*본인부담 있음</td></tr>
<tr><td rowspan="3">진료 절차 예외 대상</td><td>• 희귀난치성질환자</td><td>1~3차 기관</td><td>1~2차 기관
(심의 불필요)</td></tr>
<tr><td>• 2~3차 기관 근무자</td><td>2~3차 기관
(본인근무)</td><td>1~2차 기관
(6개월 이상 진료 필요자)</td></tr>
<tr><td>• 한센병, 등록장애인, 도서벽지 거주자
• 국가유공자 중 상이등급자</td><td>1~2차 기관</td><td>1~2차 기관
(6개월 이상 진료 필요자)</td></tr>
</table>

(4) 선택의료급여기관 의료급여 의뢰절차

선택의료급여기관이 제1차 의료급여기관인 경우 다른 의료급여기관 또는 제2차 의료급여기관으로 의뢰할 수 있고, 선택의료급여기관이 제2차 또는 제3차 의료급여기관인 경우 다른 의료급여기관(제1차 의료급여기관 포함)으로 의뢰할 수 있다.

선택의료급여기관에서 진료상 필요하여 다른 기관으로 의뢰하는 경우 의료급여의뢰서를 사용하고, 의뢰사실을 7일 이내에 보장기관에 통보하여야 한다. 이때 공단의 자격관리시스템을 이용하여 진료 후 선택의료급여기관 기호 및 급여일수 등 전송시 "타기관 의뢰여부(Y/N)" 전송하면 보장기관에 통보한 것으로 갈음한다.

(5) 선택의료급여기관 이용자 등에 대한 본인부담 구분코드 기재방법

의료급여기관은 선택의료급여기관 이용자에 대한 의료급여비용 청구 시 의료급여비용명세서에 "선택의료급여기관 이용자 본인부담코드"를 특정내역_MT018에 반드시 기재하여야 한다.

8) 건강보험과 의료급여제도

건강보험제도와 의료급여제도의 특성은 〈표 11-2〉와 같다.

〈표 11-2〉 **건강보험제도와 의료급여제도 비교**

구분	건강보험	의료급여
제도특성	• 사회보험	• 공공부조
적용대상	• 모든 국민(약 97%)	• 저소득층 등 일부계층(약 3%)

(계속)

구분	건강보험	의료급여
보험료	• 소득 수준에 따른 차등부과	• 없음
근거법령	• 「국민건강보험법」	• 「의료급여법」
재원	• 보험료, 국고지원 등	• 조세(국고+지방세)
운영기관	• 보건복지부, 건강보험심사평가원, 국민건강보험공단, 요양기관	• 보건복지부, 보장기관(시 · 도 및 시 · 군 · 구), 건강보험심사평가원, 국민건강보험공단, 의료급여기관
자격증명	• 건강보험증, 신분증 등	• 의료급여증, 신분증 등
진료절차	• 2단계(종병 이하 → 상급종병)	• 3단계(1차 → 2차 → 3차 기관)
급여일수 상한제	• 2006년 1월 폐지	• 연간 의료급여일수 정함
선택병의원제	-	• 급여일수 초과자 또는 자발적 참여자 선택병원 지정하여 이용
진료비 대불제도	-	• 2종 입원 본인일부부담금 20만원 초과 시 초과금액 대불(보장기관 승인 필요)
본인부담 보상제	-	• 1종(2종) 매 30일간 2만원(20만원) 초과 시 초과금액의 50% 보장기관에서 지급
본인부담 상한제	• 보험료 수준에 따라 차등화 (7단계)	• 수급권자 종별에 따라 차등화 - 1종: 매 30일간 5만원 초과 시 초과금 전액 - 2종: 매 6개월간 60만원 초과 시 초과금 전액
건강생활유지비 지원	-	• 1종 수급권자(본인부담금 면제자 제외)에게 본인부담금 지원(월 6,000원)

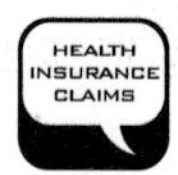

제6절 의료급여비용 청구 · 심사 · 지급체계

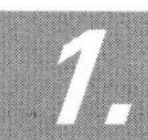

1. 급여비용의 청구와 지급

① 의료급여기관은 의료급여기금에서 부담하는 급여비용의 지급을 시장 · 군수 · 구청장에게 청구할 수 있다. 이 경우 제2항의 규정에 의한 심사청구는 이를 시장 · 군수 · 구청장에 대하 급여비용의 청구로 본다.

② 급여비용의 청구를 하고자 하는 의료급여기관은 급여비용심사기관에 급여비용의 심사청구를 하여야 하며, 심사청구를 받은 급여비용심사기관은 이를 심사한 후 지체 없이 그 내용을 시장 · 군수 · 구청장 및 의료급여기관에 알려야 한다.

③ 심사의 내용을 통보받은 시장 · 군수 · 구청장은 지체 없이 그 내용에 따라 급여비용을 의료급여기관에 지급하여야 한다.

2. 급여비용의 심사청구

① 의료급여기관이 급여비용의 심사청구를 하고자 하는 때에는 의료급여비용심사청구서에 의료급여를 받은 자에 대한 의료급여비용명세서를 첨부하여 「국민건강보험법」 규정에 의한 건강보험심사평가원에 제출하여야 한다.

② 의료급여기관은 의료급여비용명세서에 다음 각 호의 사항을 기재하여야 한다.

ⓐ 세대주 성명

ⓑ 의료급여를 받은 자의 성명, 주민등록번호 및 보장기관 기호

ⓒ 질병 또는 부상명

ⓓ 진료개시일 및 의료급여일수

ⓔ 의료급여비용의 내용

ⓕ 본인부담금 및 비용청구액

ⓖ 처방전 내용 등

③ 의료급여비용의 심사청구방법, 의료급여비용심사청구서 및 의료급여비용명세서의 서식・작성요령 그 밖의 급여비용 심사청구에 필요한 사항은 보건복지부장관이 정하여 고시한다.

3. 급여비용의 심사・지급

① 심사평가원은 「의료급여법」 제20조의 규정에 의하여 급여비용의 심사청구를 받은 때에는 그 심사청구 내용이 의료급여의 기준 및 의료수가기준에 적합한 자를 심사한다. 이 경우 심사평가원의 원장은 「의료급여법」에 따라 제출받은 자료에 대한 사실 여부를 확인할 필요가 있다고 인정하는 때에는 소속 직원으로 하여금 현지 출장하여 확인하게 할 수 있다.

② 심사평가원의 원장은 의료급여비용의 심사청구를 받은 때에는 그로부터 40일(전자문서교환방식에 의한 경우 15일) 이내에 심사하여 그 내용이 기재된 의료급여비용심사결과통보서를 시장・군수・구청장, 공단 및 그 의료급여기관에 대하여 심사에 필요한 자료를 요청한 경우 등 특별한 사유가 있는 경우에는 그에 소요되는 기간을 제외한다.

③ 의료급여비용심사결과통보서를 송부받은 공단은 「의료급여법」에 의하여 예탁받은 시・도별 예탁금의 범위 안에서 급여비용을 해당 의료급여기관에 지체 없이 지급하고 급여비용지급내역이 기재된 의료급여비용지급통보서를 시장・군수・구청장 및 그 의료급여기관 송부하여야 한다.

④ 공단은 의료급여기관에 지급할 급여비용에서 과다하게 납부된 본인부담금을 공제한 경우에는 그 공제내역을 시장・군수・구청장 및 의료급여기관에 송부하여야 한다.

⑤ 의료급여비용심사결과통보서 및 의료급여비용지급통보서의 서식과 급여비용의 심사 · 지급에 필요한 사항은 보건복지부장관이 정하여 고시한다.

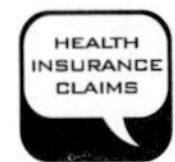

제7절 의료급여관리

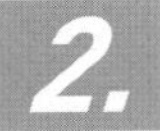

1. 소멸시효

다음 각 호의 권리는 3년간 행사하지 아니하면 소멸시효가 완성된다.

① 의료급여를 받을 권리

② 급여비용을 받을 권리

③ 대불금을 상환받을 권리

2. 의료급여의 개시일

수급권자에 대한 의료급여는 수급권자로 선정된 날부터 개시한다. 다만, 무연고자는 행정기관이 응급진료를 받게 한 날부터, 의상자 또는 의사자의 유족은 의상자 또는 의사자가 다른 사람의 생명 · 신체 또는 재산을 구하다가 신체의 부상을 입거나 사망한 날부터 개시한다.

3. 의료급여일수의 상한

① 수급권자가 의료급여기금의 부담으로 의료급여를 받을 수 있는 일수는 다음 각 호에 정하는 바에 따른다. 다만, 인체면역결핍바이러스 질환자에 대하여는 상한일수를 제한하지 아니한다.

ⓐ 보건복지부장관이 정하여 고시하는 희귀난치성질환: 각 질환별로 연간 365일(윤년의 경우 366일)

ⓑ 정신 및 행동장애(간질 포함) 등 보건복지부장관이 정하여 고시하는 질환: 각 질환별로 연간 365일⇒11개 만성질환

ⓒ 제1호 및 제2호 외의 질환: 모든 질환의 의료급여 일수를 합하여 연간 365일

② 의료급여일수의 상한은 수급권자가 장기간 입원 또는 복합적인 투약 등을 불가피하게 의료급여를 받

아야 할 사유가 발생한 경우에는 보건복지부장관이 정하는 기준에 따라 시장・군수・구청장의 승인을 얻어 상한일수를 초과하여 의료급여를 받을 수 있다. 이 경우 시장・군수・구청장은 법 제6조의 규정에 의한 시・군・구 의료급여심의위원회의 심의를 거쳐야 한다. 시장 ・군수・구청장은 상한일수를 초과하여 의료급여를 받으려는 자 중 중복투약으로 인하여 건강상 위해가 발생할 우려가 있는 자로서 보건복지부장관이 정하여 고시하는 기준에 해당하는 자에 대하여는 의료급여를 받을 수 있는 의료급여기관의 선택범위를 차기연도 말까지 제한하는 것을 조건으로 승인할 수 있다.
⇒선택의료급여기관신청서 제출

의료급여일수의 산정방법 등

① 의료급여일수는 매년 1월 1일부터 12월 31일까지의 입원일수, 투약일수, 투약 없이 외래로 의료급여를 받는 경우의 급여일수 및 경구약제만을 투여받는 경우의 급여일수를 합하여 산정한다. 다만, 다음 각 호의 일수를 제외한다.

ⓐ 입원 중 입원한 의료급여기관에서 투약받는 경우 그 입원기간 중의 투약일수

ⓑ 동일 처방에 의하여 원내투약과 원외투약이 동시에 이루어지는 경우 중복되는 투약일수

ⓒ 혈액투석 또는 복막투석을 받고 있는 만성신부전증환자와 장기이식을 받은 환자가 '국민건강보험요양급여의 기준에 관한 규칙'에 따라 보건복지부장관이 정하여 고시하는 필수적인 경구약제를 투여받는 경우 그 투약일수

② 의료급여일수 연장승인 중복투약으로 건강상 위해발생 가능성이 높은 수급권자에 대한 집중관리, 약물사고 예방 등을 위하고, 의료급여일수 365일 상한제 시행 및 급여일수 연장승인제외 운영과정에서 나타난 문제점을 보완하고자 급여일수 연장에 대한 승인제도를 운영하고 있다(11개 만성질환의 경우 30일 연장 가능).

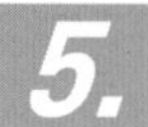

급여의 제한

① 수급권자가 자신의 고의 또는 중대한 과실로 인한 범죄행위에 기인하거나 고의로 사고를 발생시켜 의료급여가 필요하게 된 경우

② 수급권자가 정당한 이유 없이 이 법의 규정이나 의료급여기관의 진료에 관한 지시에 따르지 아니한 경우

6. 구상권

① 시장 · 군수 · 구청장은 제3자의 행위로 인하여 수급권자에게 의료급여를 한 때에는 그 급여비용의 범위 안에서 제3자에 대한 손해배상청구의 권리를 얻는다.

② 의료급여를 받은 자가 제3자로부터 이미 손해배상을 받은 때에는 시장 · 군수 · 구청장은 그 배상액의 한도 안에서 의료급여를 하지 아니한다.

7. 부당이득의 징수

시장 · 군수 · 구청장은 속임수 그 밖의 부당한 방법으로 의료급여를 받은 자 또는 급여비용을 받은 의료급여기관에 대하여 그 급여 또는 급여비용에 상당하는 금액의 전부 또는 일부를 부당이득금으로 징수한다.

8. 서류의 보존

① 의료급여기관은 의료급여가 끝난 날부터 5년간 보건복지부령이 정하는 바에 따라 급여비용의 청구에 관한 서류를 보존하여야 한다.

② 약국 등 보건복지부령이 정하는 의료급여기관은 처방전을 급여비용을 청구한 날부터 3년간 보존하여야 한다.

9. 급여대상 여부의 확인 등

① 수급권자는 본인부담금 외에 부당한 비용이 제7조 제3항의 규정에 따라 의료급여의 대상에서 제외되는 사항에 소요된 비용인지에 대하여 급여비용심사기관에 확인을 요청할 수 있다.

② 제1항의 규정에 따라 확인요청을 받은 급여비용심사기관은 그 확인결과를 확인요청자에게 통보하여야 하며, 확인요청한 비용이 급여비용에 해당하는 것으로 확인된 때에는 급여비용지급기관 및 관련 의료급여기관에도 각각 통보하여야 한다.

③ 제2항의 규정에 따라 통보를 받은 의료급여기관은 과다하게 징수한 금액을 지체 없이 수급권자에게

반환하여야 한다.

④ 급여비용지급기관은 의료급여기관이 제3항의 규정에 따른 반환을 하지 아니하는 경우에는 당해 의료급여기관에 지급할 급여비용에서 그 과다징수액을 공제하여 이를 수급권자에게 지급할 수 있다.

10. 이의신청 등

① 수급권자의 자격, 의료급여 및 급여비용에 대한 시장・군수・구청장의 처분에 이의가 있는 자는 시장・군수・구청장에게 이의신청을 할 수 있다.

② 급여비용에 관한 급여비용심사기관의 심사・조정에 이의가 있는 의료급여기관은 급여비용 심사기관에게 이의신청을 할 수 있다.

③ 이의신청은 처분이 있는 날부터 90일 이내에 문서로 하여야 한다. 다만, 정당한 사유에 따라 그 기간 내에 이의신청을 할 수 없었음을 소명한 때에는 그러하지 아니하다.

11. 의료급여의 본인부담 및 본인부담금 보상금제도

1) 본인일부부담

급여비용은 그 전부 또는 일부를 의료급여기금에서 부담하지만, 일부를 부담하는 경우 그 나머지 비용은 본인이 부담한다. 이 본인부담금은 의료급여기관의 청구에 의하여 수급권자가 의료급여기관에 지급한다.

〈표 11-3〉 **의료급여 수급권자의 본인부담**

구분		1차(의원)	2차(병원・종합병원)	3차(지정병원)	약국	특수장비
1종	입원	없음	없음	없음	–	없음
	외래	1,000원	1,500원	2,000원	500원	5%
2종	입원	10%	10%	10%	–	10%
	외래	1,000원	15%	15%	500원	15%

※본인부담금은 급여청구분에 대한 것이며, 비급여 청구분은 전액 본인이 부담해야 함.

(1) 1종 수급권자의 본인부담금

① 입원진료 시 본인부담금: 없음

② 외래진료 시 의료급여기관 및 의료급여의 내용에 따른 본인부담금

③ 1종 수급권자 중 외래 본인부담금 면제자

ⓐ 선택의료급여기관 이용자

ⓑ 18세 미만인 자

ⓒ 20세 미만인자로 중고등학교 재학 중인 자

ⓓ 임산부, 가정간호대상자가 외래를 이용하는 경우

ⓔ (구)등록 희귀난치성질환자(2013.9.30 이전 적용 수급권자)

ⓕ 행려환자

ⓖ 응급환자인 선택의료급여기관 이용자

ⓗ 노숙인 진료시설을 이용하는 노숙인

ⓘ 장애인 보장구를 지급받는 선택의료급여기관 이용자

ⓙ 응급·분만으로 노숙인 진료시설 이외의 의료급여기관을 이용하는 노숙인

ⓚ 노숙인 진료시설에서 의뢰되어 제3차 의료급여기관을 이용하는 노숙인

ⓛ 등록 희귀난치성질환자

ⓜ 등록 중증질환자

(2) 2종 수급권자의 본인부담금

① 입원진료 시 본인부담금: 급여비용의 10%(다만, 약제는 구입금액의 10%)

※본인부담금 면제: 자연분만한 산모와 6세 미만의 아동, 심장 및 뇌혈관질환자인 중증환자

② 암 등 중증질환자 본인부담금 경감(5% 적용), 다만 약제는 구입금액의 5%

③ 외래진료 시 의료급여기관 및 의료급여의 내용에 따른 본인부담금: 1·2종 수급권자의 보건기관(보건소, 보건지소, 보건진료소) 본인부담금(본인부담금 없음)

(3) 1종·2종 입원환자 중 식대 본인부담면제자

행려, 자연분만, 6세 미만 아동

(4) 수급권자가 전액부담(100분의100)하는 경우

① 의료급여절차에 의하지 아니하고 의료급여기관을 이용한 경우

② 다음의 경우에 보건복지부장관이 정하여 고시하는 기금부담 급여비용의 상한금액을 초과하는 비용

ⓐ 의료급여의 필요성이 의학적으로 인정되는 약제·치료재료로서 그 약제·치료재료의 상한금액이 대체 가능한 약제·치료재료의 상한금액의 2배 이상인 경우

ⓑ 「국민건강보험법 시행규칙」 [별표 5] 제1호 나목 (2)에 해당하는 약제·치료재료의 경우

③ 「국민건강보험법 시행규칙」 [별표 5] 제1호 다목부터 아목에 해당하는 경우 또는 항목의 비용

④ 수급권자(무연고자 제외)가 입원 시 발생하는 식대 중 보건복지부장관이 정하는 비용

⑤ 상한일수를 초과하여 의료급여를 받은 경우 그 초과일수에 대한 급여비용

⑥ 경구투여가 가능함에도 불구하고 보건복지부장관이 고시하는 진통 · 진양 · 수렴 · 소염제인 외용제제를 처방 · 조제받은 경우 그 외용제제 비용

(5) 본인부담금 보상제 및 상한제

① 본인부담금 보상제: 본인부담금 보상제는 1종(2종) 수급권자 본인부담금을 경감하기 위하여 매 30일간 본인부담금이 2만원(20만원)을 초과하는 경우 초과금액의 50% 보장기관에서 지급하는 제도이다.

② 본인부담금 상한제: 본인부담금 상한제는 1종 수급권자 본인부담금을 경감하기 위하여 매 30일간 본인부담금이 5만원, 2종 수급권자는 매 6개월간 60만원을 초과하는 경우 초과한 금액을 보장기관에서 지급하는 제도이다.

본인부담보상제와 본인부담금 상한제 모두 입원, 외래 및 약국 약제비를 포함하나 비급여대상, 100/100 본인부담 진료비는 제외한다.

(6) 건강생활유지비

2007년 7월 1일부터 1종 수급권자 본인부담제 도입에 따라 본인부담금을 지원해주는 제도이다. 국민건강보험공단에 수급권자별 가상계좌를 구축하여 1종 본인부담 면제자를 제외하고 1종 수급권자에게 매월 6천원 지원한다. 1종 수급권자가 병 · 의원 이용 시 본인부담금을 건강생활유지비 잔액으로 납부하며, 매 연도 말일을 기준으로 잔액은 정산하여 보장기관은 잔액을 수급권자의 계좌에 입금한다.

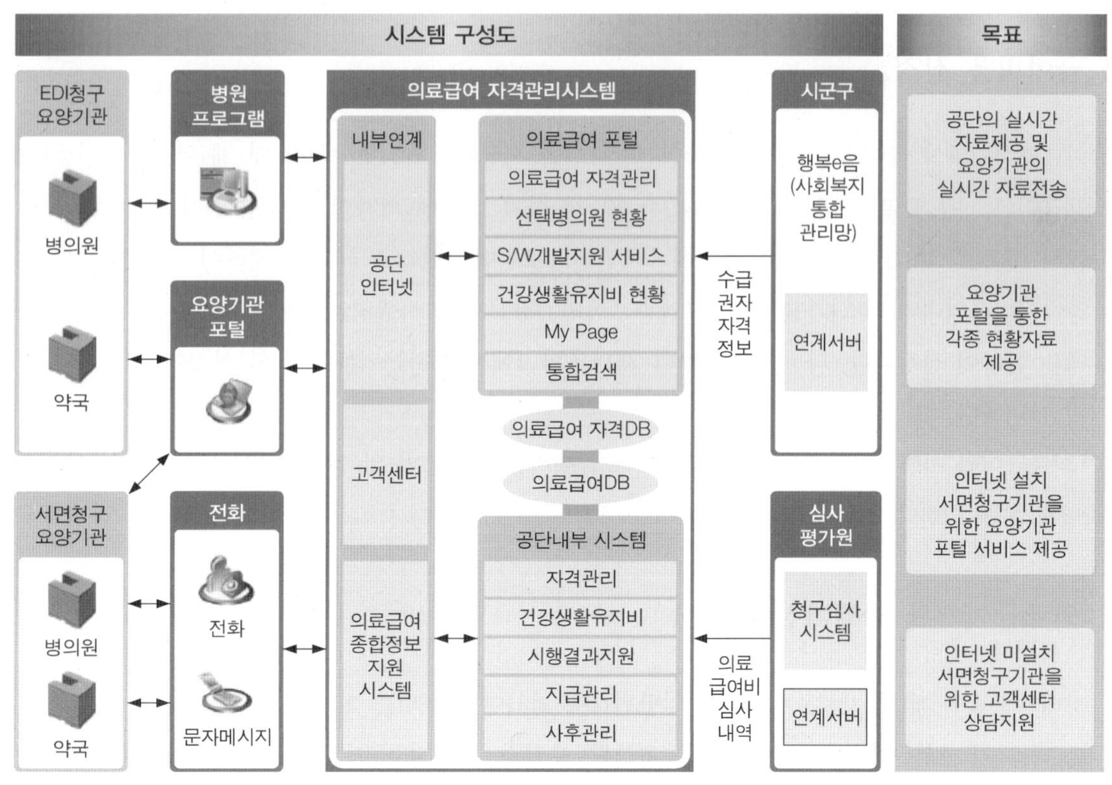

[그림 11-3] **의료급여자격관리시스템**

(7) 진료확인번호

의료급여기관에서 진료 후 의료급여 자격관리시스템에서 상병, 급여일수, 처방전교부번호 등을 전송하면 공단은 진료확인번호를 부여하고, 의료급여기관은 의료급여비용 청구 시 특정내역란에 진료확인번호를 반드시 기재 후 청구하여야 한다(미기재 시 심사불능 처리).

(8) 의료급여자격관리시스템

의료급여자격관리시스템은 급여일수의 실시간 관리를 통해 여러 의료기관 이용에 따른 중복투약을 예방하여 건강을 증진하고, 수급권자가 진료비를 건강생활유지비로 지불할 수 있도록 하며, 불필요한 누수요인을 최소화하여 의료급여의 재정 안정성을 도모하기 위해 도입하였다(국민건강보험공단에 구축).

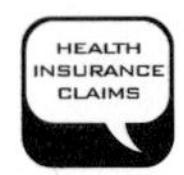

제8절 의료급여기준

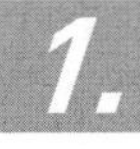

1. 의료급여수가

1) 급여비용 산정

① 의료급여기관의 급여비용 산정은 「국민건강보험법 시행령」 제24조 제2항 및 제4항, '국민건강보험 요양급여의 기준에 관한 규칙' 제8조 제2항 및 제4항의 규정에 의하여 고시한 '건강보험행위 급여·비급여 목록표 및 급여 상대가치점수'에 「국민건강보험법」 제42조 규정에 의하여 고시한 "건강보험요양급여비용의내역"의 단가를 곱한 금액과 「국민건강보험법 시행령」 제24조 제3항에 따라 결정된 금액을 합하여 산정한다. 다만, 제2조부터 제14조의 2에서 정하는 급여비용의 산정에 대하여는 그러하지 아니하다.

② 「의료급여법 시행규칙」 제20조 제2항의 의료급여비용 청구방법 및 심사청구서 명세서서식 작성요령은 [별표 1]에 의한다.

2) 의료급여기관 종별가산율

① 상대가치점수 제1편 제1부 행위급여 일반원칙에 의하여 적용되는 의료급여기관 종별에 따른 가산비율은 다음 각 호와 같이 적용한다. 다만, 조산원, 보건소, 보건지소, 보건진료소, 약국 및 정신건강의학과 정액 요양급여비용, 혈액투석 정액 진료수가를 산정하는 경우에는 종별가산율을 적용하지 아니한다.

ⓐ 「의료급여법」 제9조 제2항 제3호에 따른 다음 각 목에 해당되는 의료급여기관은 22%

가. 제3차 의료급여기관으로 지정된 종합병원

나. 제3차 의료급여기관으로 지정된 종합병원과 동일 구내에 설치되어 있는 치과대학부속 치과병원

ⓑ 제1호에 해당되지 아니하는 종합병원, 치과대학부속치과병원, 허가 병상수가 30병상 이상으로 한방 6개 과가 설치되어 있는 한의과대학부속 한방병원 및 국립병원 한방진료부는 18%

ⓒ 제1호 또는 제2호에 해당되지 아니하는 병원, 치과병원, 한방병원 또는 요양병원은 15%

ⓓ 의원, 치과의원, 한의원, 보건의료원은 11%

② 제1항의 규정에도 불구하고 제1항 제2호의 종별가산율을 적용받는 종합병원이 「의료법」 제3조의 3의 기준에 부적합한 경우에는 3월 이내의 범위 내에서 기간을 정하여 시정하도록 하고 동 시정기간 내에 아니한 경우에는 시정기간 만료 익일부터는 제1항 제3호의 규정에 의한 종별가산율을 산정한다.

3) 진찰료 등

진찰료(약국의 경우에는 조제료, 약국관리료, 기본조제기술료, 복약지도료를 말한다)의 경우에는 상대가치점수 제1부 일반원칙 "III. 차등수가"는 적용하지 아니한다.

4) 입원료

제3차 의료급여기관의 입원료는 다음과 같이 산정한다.

의료급여기관		입원료산정
제3차 의료급여기관	건강보험상급종합병원	상급종합병원 입원료
	그 밖의 제3차 의료급여기관	종합병원 입원료
건강보험 상급종합병원이지만 제3차 의료급여기관으로 지정되지 아니한 종합병원		종합병원 입원료

5) 입원진료 범위

① 제1차 의료급여기관(보건의료원 제외)에서는 입원 요양급여비용을 산정할 수 없다. 다만, 「의료급여법 시행규칙」 제16조 제1호 라목에 의한 다음 각 호의 경우는 입원 요양급여비용을 산정할 수 있다.

ⓐ 긴급수술을 요하는 경우

ⓑ 분만, 충수염수술, 항문수술, 서혜 및 대퇴부탈장수술, 자궁과 자궁부속기 수술, 안·이비인후과 수술

ⓒ 정신질환, 한센병환자의 치료, 골절로 인하여 입원치료가 불가피한 경우

ⓓ 입원진료 중 의료급여수급권자로 자격이 변동된 경우

ⓔ 말기암환자에 대한 입원 진료가 필요한 경우

② 입원은 진료상 필요하다고 인정되는 경우에 적절한 기간에 한하며, 단순한 통원불편 간병인력 부재

등의 사유로 입원지시를 하여서는 아니 된다.

6) 검체검사 위탁기준중 급여비용 청구 · 심사 및 지급절차

'상대가치점수(부록)검체검사 위탁에 관한 기준' 중 급여비용 청구 · 심사 및 지급절차는 다음 각 호와 같다.

① 검체검사를 의뢰한 기관은 검사의뢰 내역과 수탁검사기관의 의료급여기관기호를 의료급여비용명세서 "진료내역"란에 기재하고, 검사위탁비용을 [별표 1] "의료급여비용 청구방법 및 심사청구서 · 명세서서식 작성요령"의 관련규정에 따라 건강보험심사평가원에 청구한다.

② 심사평가원은 상병명 및 진료내역과 관련이 없는 검사를 실시한 경우에는 검사의뢰기관의 급여비용에서 심사조정한다.

③ 급여비용지급기관은 해당 급여비용을 검사의뢰기관에 지급한다.

7) 혈액투석 진료수가

① 만성신부전증환자가 외래 혈액투석 시에는 의료급여기관 종별에 불구하고 1회당 146,120원(코드 0991)의 정액 진료수가로 산정한다. 다만, 「약사법」 제23조 제4항에 해당되지 아니하여 처방전을 발행하여 진료한 경우에는 제1조에 의한다.

② 외래 1회당 혈액투석 정액 진료수가에는 진찰료, 혈액투석수기료, 재료대, 투석액, 필수경구약제 및 Erythropoietin제제 등 투석당일 투여된 약제 및 검사료 등을 포함한다. 다만, 혈액투석을 위한 정맥내 카테타삽입술 비용은 별도로 산정할 수 있다.

③ 혈액투석을 받는 만성신부전증 환자가 동일날 다른 상병으로 다른 진료과목의 전문의에게 진료를 받는 경우, 이에 대한 급여비용은 제1조의 규정에 의하여 별도로 산정한다.

8) 정신질환 진료수가

① '한국표준질병 · 사인분류' 항목 중 정신 및 행동장애(F00~F99)와 간질(G40, G41)에 해당하는 질병(정신질환)으로 정신건강의학과 전문의료급여기관(병원 및 종합병원급의 정신건강의학과 포함)에서 진료한 경우에는 1일당 정액 진료수가로 산정한다.

② 정신질환에 대한 정액 진료수가에는 진찰료 · 입원료 · 투약료 · 주사료 · 정신요법료 · 검사료 등 환자진료에 필요한 제반비용이 포함되어 있으므로 환자 상태에 따라 적절한 진료를 행하여 치료기간을 단축시키도록 노력하여야 한다.

③ 통원환자의 경우 1회 처방기준 중 최소한 1회 이상의 정신요법을 실시하여야 하며, 입원환자의 경우에는 1주일에 2회 이상(개인정신치료 1회 이상) 정신요법을 실시하여야 하고, [별표 4]에서 정한 정신건강의학과 의사, 정신건강의학과 간호사 및 정신보건전문요원 인력 확보 수준에 따른 차등제 적용 시 기관등급 G3에 해당하는 의료급여기관의 경우 1주일에 3회 이상(개인정신치료 1회 이상), 기관등

급 G2 이상에 해당하는 의료급여기관의 경우에는 1주일에 4회 이상(개인정신치료 2회 이상) 정신요법을 실시하여야 한다.

④ 제2항에 따라 정신질환 정액 진료수가에는 투약료가 포함되어 있으므로 정신건강의학과 전문의료급여기관에서 정신질환자에 대한 외래진료후 치료약제는 직접 조제 · 투약하여야 한다.

⑤ 의료인 등 인력 확보 수준에 따른 정신건강의학과 입원료 차등제 적용기준은 [별표 4]와 같다.

9) 정신질환 외래진료수가 등

① 정신건강의학과 전문의료급여기관에서 '한국표준질병 · 사인분류' 항목 중 정신질환에 대한 외래진료 시에는 내원 및 투약 1일당 정액 진료수가 2,770원을 산정한다.

② 정신질환자 외래투약 시에는 환자 상태 및 병력 등에 따라 그 투약기간을 적절하게 처방하도록 하여야 하며, 환자의 치료가 투약만으로 가능하다고 판단될 때에는 환자의 불편을 최소화할 수 있도록 1회 내원 시 기준처방일수(15일 이상)를 준수하여야 한다.

③ 정신질환자가 직접 내원 1일당 요양급여비용을 전액 산정한다. 다만, 2인 이상 다수의 환자를 대상으로 한때에는 내원 1일당 요양급여비용을 산정하지 아니한다.

10) 정신질환 입원 및 낮병동 진료수가 등

① 정신질환에 대한 입원 진료수가는 1일당 정액 진료수가(식대 포함)로 정신건강의학과 전문의가 상근하는 경우에 산정하며, [별표 4]에서 정한 정신건강의학과 의사, 정신건강의학과 간호사 및 정신보건전문요원 인력확보 수준에 따른 차등제를 적용하여 산정하되, 「의료급여법」 제9조 제2항 제1호에 따른 제1차 의료급여기관은 기관등급을 최고 G4까지 산정하며, 기관등급은 G1은 「의료급여법」 제9조 제2항 제3호에 따른 제3차 의료급여기관에 한하여 산정한다. 다만, [별지 제18호 서식]에 따른 의료급여 정신건강의학과 입원료 차등제 산정현황 통보서를 매분기 마지막 월 20일까지 제출하지 않은 의료급여기관인 경우 기관등급 G5로 산정한다.

② 정신질환 입원 진료수가는 입원기간에 따라 다음과 같이 산정한다. 다만, 퇴원한 환자가 퇴원한 날부터 30일 이내에 재입원하는 경우와 폐업 등으로 인하여 다른 의료급여기관에 입원하였다 하더라도 진료와 관련된 진료기록 일체를 인수한 경우에는 입원기간에 종전 입원기간을 합산하여 진료수가를 적용한다.

입원기간 / 기관등급	1일당 정액 진료수가		
	입원후 1~180일	입원후 181~360일	입원후 361일 이상
G1	51,000원	48,450원	45,900원
G2	47,000원	44,650원	42,300원
G3	37,000원	35,150원	33,300원
G4	33,000원	31,350원	29,700원
G5	30,800원	29,260원	27,720원

③ 정신건강의학과 입원진료 후 퇴원 투약비용은 제10조에서 정한 투약 1일당 정액 진료수가에서 퇴원일을 제외한 투약일수를 곱하여 산정한다.

④ 낮병동 진료수가는 낮병동을 운영할 수 있는 정신건강의학과 전문의료급여기관에서 정신질환자를 1일 6시간 이상 진료를 실시하고 당일 귀가시킨 경우에 적용하되, 1식을 포함한 1일당 정액 진료수가로서 제1항에 따른 정신질환 입원 진료수가와 동일한 기관등급을 적용하여 다음과 같이 산정한다. 다만, 입원실을 운영하지 않는 의료급여기관인 경우 「의료급여법」 제9조 제2항 제1호에 따른 제1차 의료급여기관은 기관등급 G4를 산정하고, 그 외 의료급여기관은 기관등급 G3로 산정한다.

기관등급	G1	G2	G3	G4	G5
1일당 정액 진료수가	36,000원	33,000원	26,000원	23,000원	22,000원

⑤ 제1항의 규정에도 불구하고 입원기간 중 정신질환 이외의 다른 상병으로 다른 진료과목에서 수술 등을 실시한 경우에는 그에 소요된 비용은 제1조에 따라 별도 산정한다.

⑥ 정신건강의학과 전문의료급여기관에서 정신질환으로 입원중인 환자가 진료담당의에 의하여 인정된 외박을 할 경우의 진료수가는 1일당 정액 진료수가로서 제1항에 따른 정신질환 입원 진료수가와 동일한 기관등급을 적용하여 다음과 같이 산정한다. 다만, 그 인정기간은 외박당일부터 귀원 전일까지의 일수를 외박일수로 산정하되, 외박 1회당 6일 이내로 한다.

기관등급	G1	G2	G3	G4	G5
1일당 정액 진료수가	9,100원	8,400원	6,600원	5,900원	5,500원

⑦ 제6항에 따른 외박일수는 제2항의 입원기간에 합산하여 입원 진료수가를 적용한다.

11) 식대

식대는 다음과 같이 산정한다.

구분	일반식 (산모식 포함)	치료식 (완제품으로 된 경관유동식 포함)	멸균식	분유
금액	3,390원 (1식당)	4,030원 (1식당)	9,950원 (1식당)	1,900원 (1일당)

12) 가정간호

① 가정간호 전담부서가 설치되어 있는 의료급여기관에서 가정간호 의료급여를 실시하는 경우에는 상대가치점수 제1장 기본진료료 중 "4. 가정간호 기본방문료"에 의하여 산정한다.

② 가정간호 의료급여 대상자 범위는 '국민건강보험 요양급여의 기준에 관한 규칙' 제5조 제2항에 의한 '요양급여의 적용기준 및 방법에 관한 세부사항'에 의한다.

③ 가정간호 교통비는 1회 방문당 6,000원(코드 AX 900, 한방 19900)을 수급권자가 부담한다.

13) 안치료

영안실 안치료는 1일 3,750원으로 하되, 영안실 안치기간은 3일 이내로 한다. 환자측의 귀책사유로 안치기간이 3일을 초과하는 경우에는 초과일분의 안치료는 그 보호자가 부담한다.

14) 시설내 처방료

① 시설내 처방료는 제15조 제1항 제5호에 따라 의료급여기관에 소속된 촉탁의가 「사회복지사업법」에 따른 사회복지시설 내에서 진료 후 사회복지시설 입소자에게 원외처방전을 발행하는 경우 산정하되, 「의료급여법」 제9조 제2항 제1호 가목에 따른 제1차 의료급여기관(의과의원)의 재진진찰료 중 외래관리료로 산정한다.

② 사회복지시설과 촉탁의가 소속된 의료급여기관이 모두 의약분업 예외지역에 위치해 있는 경우 촉탁의 처방에 대하여 원내 직접·조제 투약할 수 있으며, 처방에 소요된 비용은 제1항과 같고 직접조제 투약한 비용은 별도 산정한다.

③ 사회복지시설과 촉탁의가 소속된 의료급여기관의 의약분업 예외지역 여부를 불문하고 사회복지시설에서 촉탁의가 정신질환자 진료 후 처방한 약제는 직접 조제·투약하여야 하며, 이에 소요된 요양급여 비용은 제10조 제1항에 따라 산정한다.

15) 왕진료

① 제15조 제1항 제3호에 따라 왕진을 실시한 경우 왕진료는 '요양급여의 적용기준 및 방법에 관한 세부사항' 중 왕진료 진료수가 산정방법 제1호에 따라 산정한다.

② 제15조 제1항 제5호에 따른 촉탁의 진료만으로는 적절한 진료가 곤란한 경우에는 제15조 제2항에 따라 왕진을 신청할 수 있으며, 이 경우라도 같은 조 제1항에 따른 비용을 산정할 수 있다. 다만, 촉탁의와 왕진의 진료과목이 동일한 경우에는 산정할 수 없다.

2. 의료급여기준

1) 의료급여의 장소 등

① 의료급여는 의료급여기관 내에서 행하여야 한다. 다만, 다음 각 호의 어느 하나에 해당하는 경우에는 그러하지 아니하다.

ⓐ 「응급의료에 관한 법률」 제2조 제1호에 따른 응급환자를 진료하는 경우

ⓑ 국가 또는 지방자치단체의 장이 공익상 필요하다고 인정하여 요청하는 경우

ⓒ 환자의 질병 상태가 이송이 현저히 곤란하여 환자 또는 보호자가 보장기관에 왕진을 신청하여 보장기관이 의료급여기관으로 하여금 왕진을 하게 한 경우

ⓓ 보건복지부장관이 정하는 바에 따라 가정간호를 하는 경우

ⓔ 촉탁의가 사회복지시설 내에서 진료 후 사회복지시설 입소자에게 처방하는 경우

② 왕진을 요청하고자 하는 경우에는 수급권자 또는 보호자(「국민기초생활보장법 시행령」 제38조의 규정에 의한 보장시설의 장 포함)가 "왕진신청서"를 작성하여 관할 보장기관에 제출하여야 한다. 이 경우 보장시설 내의 수급권자의 경우는 촉탁의만으로는 적절한 진료가 곤란한 때에 한한다.

③ 보장기관은 수급권자 또는 보호자가 제출한 "왕진신청서"를 검토한 후 왕진인정 여부를 결정하여 [별지 제1호 서식]에 의한 "왕진결정통보서"를 지체 없이 의료급여기관에 송부하고, 해당 수급권자 또는 보호자에게 그 결과를 통보하여야 한다. 이 경우 보장기관이 왕진요청사유에 해당하지 아니한다고 회신한 수급권자에 대한 왕진비용이 청구된 것으로 확인된 경우에는 그에 해당하는 급여비용을 환수조치할 수 있다.

2) 입원병상기준

수급권자에 대한 입원진료는 '국민건강보험 요양급여의 기준에 관한 규칙' [별표 2] 중 제4호 가목에 의한 병상에서 하여야 하며, 의료급여기관이 환자 진료상 필요로 하여 수급권자를 일반병상보다 우수한 상급병상에 입원시킨 경우 병상간의 입원료 차액은 별도 산정하지 아니한다.

3) 만성질환자에 대한 의료급여

"보건복지부장관이 정하여 고시하는 만성질환자에 대한 그 질환의 외래진료"

① 만성신부전증환자가 인공신장투석 또는 계속적 복막관류술 실시 당일 외래진료, 복막관류액 수령 당일 외래진료

② 혈우병환자가 항응고인자 · 동결침전제제 등의 약제 및 기타 혈우병 치료를 받은 당일 외래진료

③ 대사장애환자가 해당 상병으로 의료급여를 받은 당일 외래진료

④ 암환자가 해당 상병(C00～C97, D00～D09, D32～D33, D37～D48)으로 의료급여를 받은 당일 외래진료

⑤ 근육병환자가 그 상병으로 자율신경제 또는 면역억제제 투여를 받은 당일의 외래진료

⑥ 장기(신장 · 간장 · 심장 · 췌장) 이식환자가 조직이식거부반응억제제(간이식환자의 경우에는 간염예방치료제 포함)를 투여받은 당일의 외래진료

4) 중증환자 및 희귀난치성질환자에 대한 의료급여

① "암환자 등 보건복지부장관이 정하여 고시하는 중증환자로 보건복지부장관이 정하여 의료급여를 받은 자"는 건강보험의 '본인일부부담금 산정특례에 관한 기준' [별표 3] 중증질환자 산정특례대상과 같다.

② 보건복지부장관이 정하여 고시하는 희귀난치성질환은 [별표 2]와 같다.

③ 제1항 및 제2항에 따른 중증환자 및 희귀난치성질환자(본인일부부담금 산정특례대상자)는 서식에 따라 신청·등록하여야 하며, 등록한 희귀난치성질환자는 등록일부터 5년간 본인일부부담금을 면제한다. 다만, 제1항에 따른 중증환자 중 뇌혈관질환 및 심장질환은 신청·등록에서 제외한다.

④ 인체면역결핍바이러스질환자로 등록한 자는 적용기한을 두지 않고 본인일부부담금을 면제한다. 다만, 인체면역결핍바이러스질환자 본인이 희망하는 경우 희귀난치성질환자 신청을 하지 아니할 수 있고, 반대로 기신청·등록자가 등록취소를 요청할 수 있으며, 등록취소 후에도 재신청할 수 있다. 이와 관련하여 희귀난치성질환자로 신청·등록하지 않은 인체면역결핍바이러스질환자가 해당 상병으로 진료받을 때에는 본인일부부담금이 발생할 수 있다.

⑤ 「국민건강보험법」 제5조에 따른 건강보험가입자 또는 피부양자에서 의료급여 수급권자로 자격이 변동된 자에 대하여는 본인일부부담금 산정특례기간을 연계하여 적용한다.

5) 가정간호 본인일부부담

「의료법」에 따른 가정간호에 대한 의료급여 시에도 1종수급권자는 급여비용을 부담하지 아니하고, 2종수급권자는 급여비용의 100분의 10(등록암환자 및 등록 중증화상환자의 경우 100분의 5)에 해당하는 금액을 본인이 부담한다.

6) 사회복지시설의 본인일부부담

의료급여기관에 소속된 촉탁의가 시설 내에서 진료 후 사회복지시설 입소자에게 원외처방전을 발행하거나 원내 직접 조제·투약한 경우에는 제1차 의료급여기관의 본인일부부담금을 본인이 부담한다. 다만, 1종수급권자 중 영 제13조 제1항 [별표 제1호] 다목에 해당하는 경우에는 본인일부부담금을 면제한다.

7) 의료급여제한 관련 예외규정

① "보건복지부장관이 의료급여의 필요가 있다고 인정하는 경우"

1. 법 제15조 제1항 제1호에 해당하는 경우: 규칙 제26조 제1항의 규정에 의한 의료급여제한사유 통보에 의하여 보장기관이 조사한 결과 수급권자 본인 또는 부양의무자가 급여비용을 부담할 능력이 전혀 없거나 일부만 부담할 능력이 있다고 판단되어 전부 또는 일부의 의료급여를 인정한 경우

② 의료급여기관이 규칙 제26조 제1항의 규정에 의한 통보를 하지 아니한 경우 보장기관은 급여비용을 지급하지 아니 할 수 있다.

③ 의료급여기관은 영 제14조 제1항의 규정에 의하여 급여제한 여부를 보장기관에 통보하여야 한다. 다만, 영 제14조 제2항 규정에 의한 통보가 있기 전에 수급권자의 진료가 종료된 경우 의료급여기관은 우선 의료급여를 하여야 하며, 급여제한이 확정된 경우에는 보장기관이 사후관리 한다.

8) 의료급여의뢰서 표기방법

규칙 제3조 제3항에 따라 선택의료급여기관 미적용자를 다른 의료급여기관으로 의뢰하는 경우, 규칙 [별표 1] 제1호 다목 및 라목에 따라 수급권자를 선택의료급여기관에서 다른 의료급여기관으로 의뢰 및 재의뢰하는 경우, 노숙인진료시설인 제2차 의료급여기관에서 제2차 · 제3차 의료급여기관으로 의뢰하는 경우에는 규칙 [별지 제3호 서식] 의료급여의뢰서의 사용 구분란의 해당항목에 표기하여 의뢰하여야 한다.

9) 급여비용의 심사업무 처리

급여비용의 심사업무처리에 관하여는 「국민건강보험법 시행규칙」 제20조 제4항의 규정에 의해 고시한 요양급여비용심사 · 지급업무처리기준에 의한다. 다만, 의료급여비용심사결과통보서는 [별지 제2호 서식] 및 [별지 제2-1호 서식]에 의하고, 제9조부터 제11조의 정신질환 정액 진료수가 청구 시 의료급여비용명세서에 정신질환 정액 진료수가에 포함된 진찰료 · 입원료 · 투약료 · 정신요법료 등 진료내역을 기재하지 않는 경우에는 그 사유를 명기하여 반려할 수 있다.

10) 대불의 범위 및 상환

① 대불의 범위는 규칙 제27조의 규정에 의한 대불은 2종수급권자가 의료급여기관에서 입원진료를 받은 경우, 본인이 부담하는 금액(제1장 의료급여 진료수가의 기준 및 그 계산방법에 의한 급여비용 중 2종 수급권자 본인이 부담하는 금액)이 200,000원을 초과하는 경우에는 그 초과하는 금액 중 2종 수급권자 본인 또는 부양의무자의 신청에 의하여 보장기관이 승인한 금액으로 한다.

② 대불금의 상환은 상환의무자가 상환기간 중에 대불금을 상환하지 아니하여 대불금이 체불되어 있는 경우에는 다시 대불할 수 없다. 또한 5년 이상 장기체납된 대불금 상환의무자의 경제적 사정을 고려하여 상환이 불가능하다고 보장기관이 판단한 경우 의료급여심의위원회의 심의를 거쳐 결손처분할 수 있다.

11) 질환별로 급여일수를 각각 산정하는 질환

규칙 제8조의 3 제1항 제2호에 따라 "보건복지부장관이 정하여 고시하는 질환"은 다음 각 호와 같다. 다만, [별표 2]에서 정한 희귀난치성 질환과 중복되는 질환은 제외한다(괄호 안은 '한국표준질병 · 사인분류'에 의한 상병분류기호).

① 정신 및 행동장애(간질 포함)(F00-F99, G40-G41)
② 신경계질환(G00～G37, G43～G83)
③ 고혈압성 질환(I10-I15)
④ 간의 질환(만성바이러스간염 포함)(B18, B19, K70～K77)
⑤ 당뇨병(E10-E14)

⑥ 호흡기결핵(A15～A16, A19)

⑦ 기타 만성폐쇄성폐질환(J44)

⑧ 대뇌혈관질환(I60–I69)

⑨ 두 개내 손상(S06)

⑩ 갑상선의 장애(E00～E07)

⑪ 심장질환(I05～I09, I20～I27, I30～I52)

12) 식대 중 본인일부부담

① 규칙 [별표 1의 2] 라목의 규정에 따른 "수급권자가 입원 시 발생하는 식대 중 보건복지부장관이 정하는 비용"은 제12조의 규정에 따른 식대의 100분의 20에 해당하는 금액으로 하되, 암환자 등 보건복지부장관이 고시하는 중증질환자의 경우에는 제12조에 따른 식대의 100분의 5에 해당하는 금액으로 하고, 자연분만 및 6세 미만의 아동의 입원진료의 경우에는 식대 본인부담금을 면제한다.

② 제1항의 규정에 불구하고 제9조 및 제11조에 의한 의료급여를 받는 경우에는 제1항의 규정을 적용하지 아니한다.

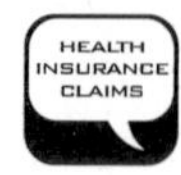

제9절 의료급여비용 청구방법 및 심사청구서 · 명세서 서식작성요령

1. 일반원칙

① "의료급여비용 청구방법 및 심사청구서 · 명세서서식 작성요령"에서 규정하지 않은 사항에 대하여는 국민건강보험법령에 의한 "요양급여비용 청구방법 및 심사청구서 · 명세서 서식작성요령"을 준용한다.

② 의료급여비용 청구 시 진료수가코드는 "건강보험 행위 급여 · 비급여 목록표 및 급여 상대가치점수와 요양급여비용 작성요령"의 "(붙임 3) 진료코드"에 따라 기재하며, 추가로 코드가 시달된 경우는 그 코드를 기재한다.

2. 의료급여비용 청구방법

1) 청구인

의료급여비용은 해당 의료급여기관의 대표자(개설자)가 청구한다.

2) 의료급여비용 청구 및 자료제출 매체의 선택

의료급여기관은 요양급여비용 작성요령 제5조에 따라 "요양급여비용 청구방법, 심사청구서・명세서서식 및 작성요령" 제5조에 따라 의료급여비용 청구 및 자료제출 매체를 선택하여 의료급여비용을 청구하되, '의료급여수가의 기준 및 일반기준' 제9조부터 제11조의 정신질환 정액 진료수가를 청구하고자 하는 경우에는 반드시 전산매체 또는 정보통신망으로 청구하여야 한다.

3) 청구주기

급여비용의 청구는 건강보험과 연계 심사가 가능하도록 요양급여비용과 동일한 진료월의 진료분을 함께 청구한다.

4) 청구처

① 급여비용을 청구하고자 하는 의료급여기관은 "의료급여비용심사청구서"와 "의료급여비용명세서", 기타 필요한 서류를 첨부하여 건강보험심사평가원에 청구한다.

② 제3차 의료급여기관과 제2차 의료급여기관 중 종합병원 및 한방병원의 급여비용은 심사평가원 본원으로, 병원・치과병원, 의원・치과의원, 한의원, 보건기관, 조산원, 약국 및 한국희귀의약품센터의 급여비용은 지역권별로 심사평가원 지원으로 청구한다.

병원, 치과병원, 요양병원, 의원, 치과의원, 한의원, 보건의료원, 보건기관, 조산원, 약국 및 한국희귀의약품센터의 소재지역권별 청구처는 〈표 11-4〉와 같다.

〈표 11-4〉 **의료급여비용 청구처**

지역	청구처	지역	청구처
서울,	건강보험심사평가원 서울지원	경기남부, 인천	건강보험심사평가원 수원지원
부산, 제주	건강보험심사평가원 부산지원	울산, 경남	건강보험심사평가원 창원지원
대구, 경북	건강보험심사평가원 대구지원	경기 북부, 강원	의정부지원
광주, 전남	건강보험심사평가원 광주지원	전북	전주지원
대전, 충북, 충남	건강보험심사평가원 대전지원		

주: 치과대학부속 치과병원은 심사평가원 본원으로 청구함.

5) 사본의 보관

청구인은 청구서와 명세서의 사본을 「의료급여법」에서 정한 바(5년, 처방전은 3년)에 따라 보관하여야 한다.

6) 청구서와 명세서의 구분

① 청구서는 진료분, 진료분야, 입원과 외래, 처방조제와 직접조제료 각각 구분하여 기재 청구하며, 이 경우 제1차 의료급여기관에서의 외래진료, 조제투약, 제2차 또는 제3차 의료급여기관에서의 입원, 외래진료나 제1차 의료급여기관에서의 입원진료 여부를 청구서의 해당란에 표시(√)하여야 한다.
② 제3차 의료급여기관 및 종합병원의 진료분야 구분은 요양급여비용 작성요령 제10조 제2항과 같다.
③ 명세서는 요양급여비용 작성요령에 의한 진료분야의 구분이 같은 진료과, 본인부담금 산정방법(1종·2종)별로 구분하여 편철하여야 하며, 입원 또는 외래별로 각각 분철하여 청구하여야 한다.
④ 명세서의 구분작성은 요양급여비용 작성요령 제7조의 2에 따라 분리·작성한다. 다만, 외래진료 시 야간 내원 등으로 인해 익일까지 연속하여 진료(6시간 미만)가 이루어진 경우 방문일자는 공단에서 전송받은 진료확인번호의 진료일자로 한다.

7) 기타 사항

기타 일반사항은 요양급여비용 작성요령에서 정한 해당사항에 따라 기재하여 작성한다.

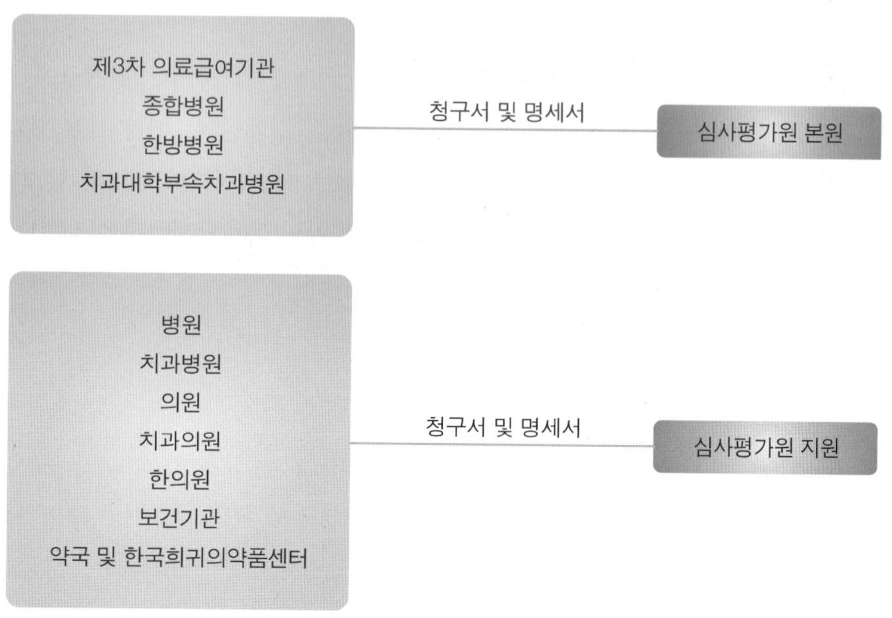

[그림 11-4] **의료급여비용 청구체계**

3. 의료급여비용청구서 작성요령

1) 접수번호

※란은 심사평가원이 기재한다.

2) 의료급여기관 기호 및 명칭

의료급여기관 기호 및 명칭은 「국민건강보험법」의 규정에 의한 요양기관기호 및 명칭을 기재한다.

3) 진료 구분

첨부되는 명세서의 1차 의료급여 또는 2차 의료급여 해당 여부에 따라 청구서 해당란에 1차 또는 2차 의료급여 여부를 표시(√)한다.

4) 건수

청구서의 구분별 건수는 첨부된 명세서의 건수와 같아야 한다.

5) 10원 미만의 절사

청구서의 청구액, 본인일부부담금 란에는 10원 미만을 절사한 금액을 기재하고, ⑬ 청구액, ⑮ 본인일부부담금, ⑯ 장애인의료비란은 매 명세서상의 청구액, 본인일부부담금, 장애인의료비를 각각 합계한 금액을 기재하며, ⑭ 의료급여비용 총액란은 ⑬ 청구액, ⑮ 본인일부부담금, ⑯ 장애인의료비의 합계액을 기재하되, 매 명세서상의 대불금을 합계한 금액은 ⑬ 청구액에 포함되어 있으므로 합계하지 아니한다.

6) 수취인

청구서 수취인은 심사평가원장으로 한다.

4. 의료급여비용명세서 작성요령

1) 공통사항

(1) 보장기관

의료급여를 받은 수급권자의 관할 시 · 군 · 구 기호와 명칭을 기재하여야 한다.

(2) 의료급여기관

기호 및 명칭은 「국민건강보험법」의 규정에 의한 요양기관기호 및 명칭을 기재하여야 한다.

(3) 종별 구분

1종수급권자는 1, 2종수급권자는 2, 행려환자(일정한 거소가 없는 자로 행정기관이 응급진료를 받게 한 경우 경찰관서로부터 무연고자임을 확인받아 시장 · 군수 · 구청장이 수급권자로 인정한 자를 말한다)는 4, 노숙인 등은 N(다만, 디스켓의 경우에는 10으로 기재한다), 2종수급권자 중 장애인 2차의료급여는 6, 2종수급권자 중 장애인 1차의료급여는 8로 정확히 기재하여야 한다.

(4) 보훈 등 구분

보훈위탁진료 의료급여기관의 의료급여수급권자 중 보훈 국비환자인 경우에는 '4'를 기재하여야 한다.

(5) 보장시설 및 노숙인시설 기호

보장시설에 입소해 있는 수급권자 또는 노숙인 의료급여 수급권자가 의료급여를 받는 경우에는 보장시설 기호란에 보장기관이 부여한 보장시설기호 또는 노숙인시설기호를 기재한다.

(6) 세대주 및 수진자

① 의료급여증에 기재된 성명과 주민등록번호를 기재하며, 주민등록번호 등 인적사항을 알 수 없는 경우에는 별도로 부여된 의료급여 관리번호를 다음과 같이 기재한다.

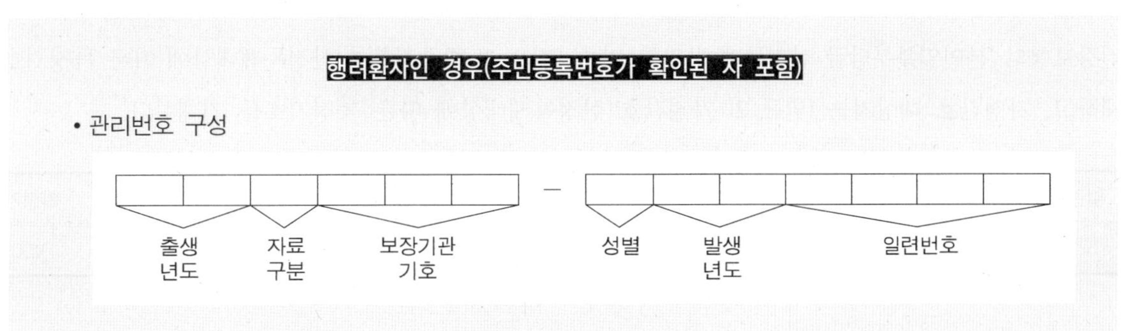

- 출생년도(2자리): 출생년도 마지막 2자리를 기재
- 자료 구분(1자리): 3
- 보장기관기호(3자리): 해당 시 · 군 · 구 행정동 부호 앞 3자리를 기재
- 성별(1자리)
  1800년대 및 1900년대 출생(남 : 1, 여 : 2)
  2000년대 출생(남 : 3, 여 : 4)
- 발생년도(2자리): 발생년도 마지막 2자리를 기재
  2000년 발생 → 00, 2007년 발생 → 07
- 일련번호(4자리): 보장기관에서 중복되지 않도록 일련번호를 부여
  (예시)
  서울 종로구(3000000)에서 2007년도 7번째 발생한 행려환자(1960.03.30일생, 남자)의 경우

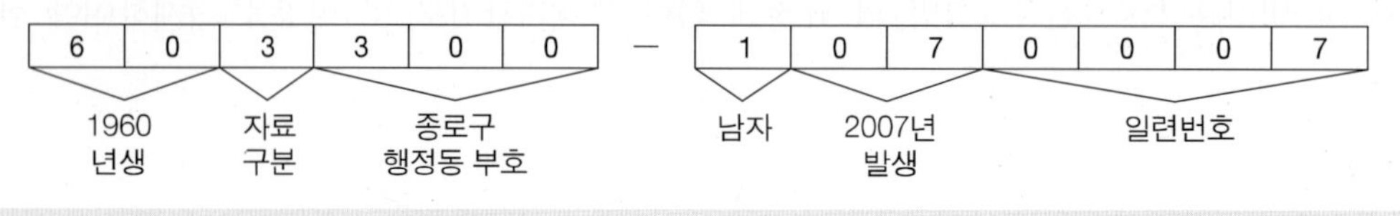

② 「국민기초생활보장법」 제5조의 2(외국인에 대한 특례)에 의한 외국인 배우자의 경우 주민등록번호란에 「출입국관리법」에서 정하는 외국인등록번호(13자리)를 기재한다.

③ 신생아가 수급권자가 될 경우에는 "수진자 성명"란에 "산모이름"과 신생아임을 구분할 수 있도록 "아기"를 함께 쓰거나 이름을 쓰고 주민등록번호란에는 앞부분의 "생년월일"과 뒷부분의 남 · 여 구분(3 또는 4)만 기재한다. 다만, 쌍태아의 경우에는 주민등록번호의 끝자리에 첫째아이는 "1", 둘째아이는 "2"를 기재한다.

(예시) 2004년 1월 1일 출산한 남아의 경우

세대주 성명	홍길동	주민등록번호
수급권자 성명	이은영 아기 또는 홍철수	040101-3

(7) 특정기호

의료급여수가기준 제17조에 해당하는 만성질환자에 대하여는 아래 일련번호 1~10까지의 특정기호를 기재하고, 희귀난치성질환자 중 인체면역결핍바이러스질환자와 영 [별표 제2호] 다목의 규정에 의하여 본인이 부담할 비용을 면제받는 경우에는 일련번호 11~13까지의 특정기호를 기재하며, 중증질환자에 대하여는 건강보험의 '본인일부부담금 산정특례에 관한 기준' [별표 3] 중증질환자 산정특례대상에 따른 특정기호를 기재하고, 가정간호 대상자는 [별표 2] 가정간호 산정특례대상에 따른 특정기호를 기재한다.

일련번호	대상	특정기호
1	인공신장투석 받는 당일 외래진료	V001

(계속)

일련번호	대상	특정기호
2	계속적 복막관류술 실시 또는 복막관류액 수령 당일 외래진료	V003
3	신이식술 후 조직이식 거부반응 억제제투여 받은 당일 외래진료	V005
4	대사장애환자가 해당 상병으로 의료급여를 받은 당일 외래진료	V117
5	혈우병치료목적으로 항응고인자·동결침전제제 투여 및 기타 혈우병 치료를 받은 당일 외래진료	V009
6	암환자가 해당 상병으로 의료급여를 받은 당일 외래진료	V027
7	근육병환자에게 자율신경계 또는 면역억제제 투여를 받은 당일외래진료	V012
8	간이식술 후 조직이식거부반응억제제 또는 간염예방치료제 투여를 투여받은 당일 외래진료	V013
9	췌장이식술 후 조직이식거부반응억제제를 투여받은 당일 외래진료	V014
10	심장이식술 후 조직이식거부반응억제제를 투여받은 당일 외래진료	V015
11	인체면역결핍바이러스질환자가 해당 상병(B20-B24)으로 의료급여를 받은 당일 외래진료	V103
12	자연분만	F001
13	6세 미만 아동의 입원진료	F004

(8) 본인부담 구분

영 [별표 제1호] 다목 및 규칙 제19조의 4에 따라 의료급여기금에서 급여비용의 전부 또는 일부를 부담하는 경우 일련번호 1～14까지, 19～20 또는 22～23까지의 본인부담 구분코드를 기재하고, 규칙 제8조의 3에 따라 2종수급권자 중 선택의료급여기관을 이용하는 경우에는 일련번호 15～20 또는 22～23까지의 본인부담 구분코드를 기재하며, 선택의료급여기관 적용 대상자 중 의료급여수가기준 제15조 제1항 제5호에 따라 시설 내 처방료가 발생한 경우 일련번호 21의 본인부담 구분코드를 기재하고, 원외처방전을 발행하는 경우 처방전의 "조제 시 참고사항"란에 해당 본인부담 구분코드를 반드시 기재하여야 한다.

구분	대상	본인부담 구분코드
1	선택의료급여기관 적용자(조건부연장승인자) 1종	M001
2	선택의료급여기관 자발적 참여자 1종	M002
3	18세 미만인자 1종	M003
4	임산부 1종	M004
5	등록 희귀난치성질환자 1종	M005
6	장기이식환자 1종	M006
7	20세 이하인 자로 중·고등학교 재학 중인 자 1종	M007
8	가정간호대상자 1종	M008
9	응급환자인 선택의료급여기관 이용자 1종	M009
10	장애인보장구 지급받는 선택의료급여기관 이용자 1종	M010

(계속)

구분	대상	본인부담 구분코드
11	행려환자 1종	M011
12	노숙인 1종	M012
13	응급환자인 노숙인 1종	M013
14	노숙인진료시설에서 의뢰된 노숙인 1종	M014
15	선택의료급여기관 적용자(조건부연장승인자) 2종	B001
16	선택의료급여기관 자발적 참여자 2종	B002
17	응급환자인 선택의료급여기관 이용자 2종	B003
18	장애인보장구 지급받는 선택의료급여기관 이용자 2종	B004
19	선택의료급여기관에서 의뢰된 자(1 · 2종)	B005
20	선택의료급여기관에서 의뢰되어 재의뢰된 자(1종 · 2종)	B006
21	선택의료급여기관 적용대상자이면서 사회복지시설에서 선택의료급여기관이 아닌 기관의 촉탁의에게 진료 받은 자 중 원외처방전을 발행 받은 자 또는 원내 직접 조제 · 투약 받은 자(1종 · 2종)	B007
22	제3선택의료급여기관(한의원) 또는 제4선택의료급여기관(치과의원)에서 진료받은 자(1종 · 2종)	B008
23	선택의료급여기관 적용자로서 '선택의료급여기관 적용 대상자 및 이용절차 등에 관한 규정'에 따른 경과규정 적용자 등 의료급여의뢰서를 제출한 것으로 갈음하는 자(1종 · 2종)	B009

(9) 진료확인번호

'선택의료급여기관 적용 대상자 및 이용 절차 등에 관한 규정' 제3조 제4항에 따라 공단에서 전송받은 확인번호의 개수를 "진료확인번호"란에 기재하여야 한다.

(10) 상해외인

의료급여수급권자가 외래에서 의사 진찰 없이 예약된 검사만을 실시한 경우 그 해당 내역을 별도 명세서로 작성하여 "상해외인"란에 "H"를 기재토록 하며, 진료일수는 "0"으로 기재한다.

(11) 직접조제

의료급여 수급권자가 외래진료 당일「약사법」제23조 제4항에 따라 처방전 발행 없이 원내에서 직접 조제 · 투약하는 경우 직접조제 횟수를 "직접조제"란에 기재하여야 한다.

(12) 진찰횟수

의료급여 수급권자가 외래진료 당일 동일한 상병에 대하여 1일 2회 이상 진찰을 한 경우 실제 진찰이 이루어진 횟수를 기재하되, 의료급여비용 총액이 발생하지 않은 경우에는 기재하지 아니한다.

(13) 등록번호

의료급여수가기준 제17조의 2 제3항에 따른 등록 중증환자에게 해당 상병(합병증 포함)에 대하여 진료한 경우, 등록 희귀난치성질환자에게 진료한 경우 및 75세 이상 노인에게 완전틀니를 시술한 경우에는 등록번호를 기재한다.

2) 행위별수가 적용건

(1) 서식

서식	서식명	서식번호	비고
[별지 제4호]	의료급여비용명세서(의과입원)	GI02	의과용
[별지 제4-1호]	의료급여비용명세서(의과의원)	GI02	의과용
[별지 제5호]	의료급여비용명세서(의과외래일자별)	GI03	의과용
[별지 제6호]	의료급여비용명세서(치과입원)	GI04	치과용
[별지 제7호]	의료급여비용명세서(치과외래 일자별)	GI05	치과용
[별지 제14호]	의료급여비용명세서(한방입원)	GI012	한방용
[별지 제15호]	의료급여비용명세서(한방외래 일자별)	GI013	한방용
[별지 제16호]	의료급여비용명세서(약국직접조제)	GI20	약국용
[별지 제17호]	의료급여비용명세서(약국처방조제)	GI21	약국용

(2) 명세서 항목별 작성방법

가) 회송료

제2차 의료급여기관 또는 제3차 의료급여기관에서 진료 중인 환자의 상태가 호전되었으나 계속 진료를 필요로 하여 당초 진료를 의뢰한 의료급여기관이나 제1차 또는 제2차 의료급여기관으로 회송한 경우에 산정하며, 명세서 1. 진찰료 응급 및 회송료란의 (I)란에 기재하고, 산정코드는 AE100으로 한다. 회송료와 응급관리료를 함께 산정하는 경우에는 회송료와 응급의료관리료를 합하여 기재한다.

나) 식대

① 식대는 실제로 행하여진 경우에 한하여 의료급여수가기준 제1장 제12조에서 정한 금액에 급식일수를 곱하여 2. 입원료 ⑦ 식대란(치과는 ② 식대란, 한방은 ④ 식대란)에 기재하되, 1일 3식 이상을 제공한 경우에도 1일당 소정금액을 초과 산정할 수 없다. 다만, 산모식의 경우 1일 4식 이내로 한다.

② 경구투여가 불가능하거나 수술 전·후 금식 등으로 금식한 경우 금식일에 해당되는 식대는 산정할 수 없으며, 1일 3식을 제공하지 아니한 경우에는 실제 급식횟수에 1식당 금액을 곱하여 산정한다.

③ 식대는 행려환자 및 영 [별표 제2호] 다목의 규정에 의한 본인부담면제대상자는 식대 소정금액을 청구

하고, 영 [별표 제2호] 라목에 따른 중증환자는 식대 소정금액 중 100분의 5에 해당하는 금액을 본인이 부담하므로 식대 소정금액의 100분의 95를 청구하고, 본인부담면제대상자 및 중증환자 이외의 자는 식대 소정금액의 100분의 20에 해당하는 금액을 본인이 부담하므로 식대 소정금액의 100분의 80을 산정금액(원단위 4사5입)으로 청구하며, 각 해당 식대코드는 아래와 같다. 이 경우 1종 수급권자로서 영 [별표 제2호] 다목 및 같은 호 라목에 해당하는 경우에는 이와 같다.

구분	본인부담면제대상자 (식대 소정금액)					중증환자 (식대 소정금액 100분의 95)				
	일반식		치료식		멸균식	일반식		치료식		멸균식
	산모식 이외	산모식	완제품 이외	완제품		산모식 이외	산모식	완제품 이외	완제품	
의과 치과	AS100	AS110	AS700	AS800	AS900	AS102	AS112	AS702	AS802	AS902
한방	16100	16110	16700	16800	–	16102	16112	16702	16802	–

구분	본인부담면제대상자 및 중증환자를 제외한 수급권자(식대 소정금액 100분의 80)					분유
	일반식		치료식		멸균식	
	산모식 이외	산모식	완제품 이외	완제품		
의과 치과	AS101	AS111	AS701	AS801	AS901	AS200
한방	16101	16111	16701	16801	–	16200

다) 안치료

수급권자가 의료급여기관에서 입원진료 중 사망한 경우나 외래에서 6시간 이내에 사망한 경우는 의료급여수가기준 제1장 제14조에서 정한 금액(코드: AT100)을 3일 이내로 산정한다.

라) 가정간호기본방문료

의료급여기관에서 수급권자에 대하여 의료급여수가기준 제1장 제13조에서 정한 가정간호를 실시한 경우에는 요양급여비용 작성요령에 의하여 해당 급여비용을 연 96회를 한도로 산정한다.

마) 만성질환관리료

의료급여비용명세서 "진찰료－⑦ 만성질환관리료"의 (1)란에 기재하되, 상대가치점수 및 요양급여비용 작성요령에 의하여 산정한다.

바) 처방전

의료급여기관에서 처방전을 발행한 경우 처방전 총 교부횟수를 기재한다.

사) 정신요법료

정신질환 정액 진료수가에는 정신요법료 등이 포함되어 있는 포괄수가이므로 동 항목을 산정할 수 없으며, 정신질환 이외 상병으로 치료도중 정신건강의학과에 의뢰하여 정신요법을 실시한 경우에 한하여 상대가치점수 제8장에서 정한 정신요법료를 산정할 수 있다.

아) 혈액투석 진료수가 및 요양병원 정액 진료수가

① 의료급여수가기준 제1장 제7조에 의한 만성신부전증환자 외래 혈액투석 시 정액 진료수가는 진찰료, 혈액투석수기료, 재료대, 투석액, 필수경구약제 및 Erythropoietin제제 등 투석당일 투여된 약제 및 검사료 등이 포함된 진료수가로 의료급여기관 종별가산율을 적용하지 아니하므로 "의료급여비용명세서 제8항 처치 및 수술료란 제1목 처치 및 수술"의 (I)란에 기재하고, 진료수가 산정코드는 O9991로 하며, 제1항 진찰료란에는 초·재진별로 진찰횟수만 기재한다.

② 요양병원 정액 진료수가는 의료급여비용명세서 "제L항 장기요양란 제1목"의 (I)란에 기재하되, 상대가치점수 및 요양급여비용 작성요령에 의하여 산정한다.

③ 의료급여기관에 소속된 촉탁의가 사회복지시설 내에서 진료 후 시설 입소자에게 원외처방전 발행을 발행한 경우 의료급여비용명세서(약국 포함) 상해외인란 및 처방전의 '조제 시 참고사항'란에 "J"코드를 반드시 기재하여야 하고, 원내 직접 조제·투약한 경우 의료급여비용명세서 상해외인란에 "J"코드를 반드시 기재한다. 이 경우 의료급여기관 종별 구분 없이 의료급여수가기준 제14조의 2 제1항에 따른 시설내 처방료(의·치과 진료수가코드 AA900)를 산정하고, 제1항 진찰료란에는 진찰횟수를 기재하여야 한다.

자) 위탁검사

해당 의료급여기관에서 검사시설 및 능력이 없어 검사를 다른 의료급여기관 또는 검사기관에 의뢰한 경우는 의료급여수가기준 제1장 제6조에 의해 산절토록 하며, 상대가치점수 제2장 제1정 검체검사료 각 분류항목 금액 및 별도 산정 가능한 재료대 금액을 합산한 금액은 명세서 9. 검사료 ③ 위탁검사 (I)란에 위탁의뢰 검사수와 함께 기재하고, 위탁검사관리료(검사료 각 분류항목의 10%에 상당하는 금액)는 명세서 9. 검사료 ② 검체검사관리 (I)란에 기재하여 청구한다. 이 경우 검사료 각 분류항목은 의료급여기관 종별가산율을 적용하지 아니한다.

차) CT, MRI 및 PET

전산화단층영상진단(HA401～HA859), 자기공명영상진단(HE101～HE541, HF101～HF306) 및 양전자방출단층촬영(HZ331～HZ336)은 상대가치점수 제3장 제2절 방사선특수영상진단료, 제3절 핵의학영상진단 및 골밀도검사료 분류항목을 참고하여 "S. CT"의 (II)란, "S. MRI"의 (II)란, "S. PET" (II)란에 각각에 기재하되, 조영제 및 재료대 등은 (I)란에 기재하며 해당란(분류란, 횟수란 등)에는 촬영부위, 필름매수, 재료대 등 그 내역을 명기한다. 다만, 의료급여기관에서 진료상 반드시 필요하여 전산화단층영상진단(CT), 자기공명영상진단(MRI) 및 양전자방출단층촬영(PET)을 실시한 경우 본인부담율은 다음 각 호와 같다.

① 1종수급권자의 외래: 의료급여비용의 5%

② 2종수급권자의 입원: 의료급여비용의 10%(중증환자의 경우 5%)

외래: 의료급여비용의 15%(중증환자의 경우 5%)

카) 기타 청구사항

① 상기 사항 이외의 기본진료료, 검사료, 영상진단 및 방사선치료료, 투약 및 처방・조제료, 주사료, 마취료, 이학요법료, 처치 및 수술료 등, 캐스트료, 혈액 및 혈액성분제제의 진료수가, 특정치료재료대, 상한가, 약제상한차액, 100분의100본인부담, 비급여는 "요양급여비용 작성요령"에 따라 작성한다.

② 약제상한차액은 약제의 상한가와 의료급여기관이 구입한 단가와의 차액 중 100분의 70에 해당하는 금액(소수 첫째 자리까지 계산)에 1회 투약량×1일 투여량(투여횟수)×총 투여일수를 곱하여 산출한 금액을 원미만은 4사5입하여 기재한다(100분의100본인부담 및 비급여 의약품은 제외)

③ 처방전을 발행한 경우 명세서 상 추가기재사항(처방전 교부번호와 처방일수, 처방내역)은 "요양급여비용 작성요령"에 따라 산정한다.

④ 일련번호는 매 명세서마다 순서대로 기재한다.

타) 소계

소계는 (I), (II)란별로 각각의 합계 금액을 기재한다.

파) 가산율 및 금액

가산율란에는 의료급여기관의 해당 가산율을 기재하고, 가산금액은 진료행위 (II)란의 소계금액에 의료급여기관 종별가산율을 곱한 금액으로 기재하되, "원" 미만은 4사5입한다.

하) 약제상한차액 총액

약제상한차액을 모두 합하여 총 금액을 10원 미만 절사하여 기재한다.

거) 수급권자급여비용 총액

(I)란(약제상한차액 제외)과 (II)란의 소계와 가산금액을 합한 총금액에서 10원 미만을 절사한 금액을 기재하되, 100분의100본인부담 및 비급여를 제외한 총금액을 기재한다.

너) 의료급여비용 총액

기본진료료, 약제 등 의료급여기관 종별가산율이 적용되지 않는 의료급여비용, 의료급여기관 종별가산율이 적용되는 진료행위료와 가산금액을 모두 합하여 총 금액에서 10원 미만 절사한 금액을 기재하되, 100분의100본인부담 및 비급여를 제외한 총금액을 기재한다.

더) 본인일부부담금

본인일부부담금은 제4장 의료급여 본인일부부담금 작성요령에 의하여 기재하며 보훈위탁진료 의료급여기관의 보훈 국비환자의 경우에는 '0'으로 기재한다.

러) 장애인의료비

① 2종 수급권자 중 장애인이 제2차・제3차 의료급여기관에서 외래진료를 받는 경우 의료급여비용 총액의 15%(중증환자의 경우 5%)에 해당하는 금액을 장애인의료비란에 기재하되, 제1차・제2차・제3차 의료급여기관에서 입원진료를 받는 경우에는 식대를 제외한 의료급여비용 총액의 10%(중증환자의 경우 5%)에 해당하는 금액을 장애인의료비란에 기재한다.

② 2종수급권자 중 장애인이 제1차 의료급여기관(약국제외) 외래진료(종별 구분: 8) 시에는 처방전 발행과 관계없이 750원을 장애인의료비란에 기재한다.

머) 대불금

2종 수급권자의 입원진료 후 의료급여수가기준 제1장 "의료급여수가의 기준 및 그 계산방법"에 의한 급여비용 중 본인일부부담금이 20만원을 초과하는 경우 「의료급여법 시행규칙」 제27조 제7항에 의거하여 그 초과하는 금액의 일부 또는 전부를 수급권자 또는 그 부양의무자가 대불금을 신청하여 시장・군수・구청장으로부터 승인받은 경우 그 금액을 대불금란에 기재한다.

버) 청구액

① 급여비용 총액에서 본인일부부담금을 공제한 금액을 기재한다.

② 2종수급권자 중 장애인 2차 의료급여(종별 구분: 6)해당건의 청구액은 급여비용 총액에서 장애인의료비를 공제한 금액을 기재한다.

③ 2종수급권자 중 장애인 1차 의료급여(종별 구분: 8)해당건의 청구액은 급여비용 총액에서 본인일부부담금과 장애인의료비를 공제한 금액을 기재한다.

④ 2종수급권자의 입원진료 후 대불금이 발생된 경우에는 급여비용 총액에서 실제 본인이 납부한 본인일부부담금을 공제한 금액을 기재한다.

서) 요양급여비용 총액

의료급여비용 총액과 의료급여 100분의100본인부담금 총액을 합하여 기재하되, 10원 미만 절사한 금액을 기재한다. 다만, 보훈위탁진료 의료급여기관의 보훈국비환자 진료분인 경우 비급여와 의료급여비용(100분의100본인부담금 총액, 보훈 등 100분의100본인부담 포함)을 모두 합한 총 금액을 기재하되, 10원 미만 절사한 금액을 기재한다.

어) 보훈청구액

보훈위탁진료 의료급여기관의 보훈 국비환자 진료분인 경우 요양급여비용 총액에서 본인일부부담금, 청구액 및 의료급여 100분의100본인부담금 총액을 제외한 금액을 기재한다.

저) 단수처리

급여비용 청구 및 지급 시 「국고금관리법」 제47조 제1항을 준용하여 10원 미만의 단수는 계산하지 아니한다.

처) 의료급여 100분의100본인부담 총액

의료급여 100분의100본인부담금을 합하여 기재하되, 10원 미만 절사한 금액을 기재한다.

3) 정액 진료수가 적용건

(1) 서식

서식	서식명	서식번호	비고
[별지 제8호]	의료급여비용명세서(조산원 입원)	GI06	조산원용
[별지 제9호]	의료급여비용명세서(보건기관 입원)	GI07	보건기관용
[별지 제10호]	의료급여비용명세서(보건기관 외래처방전 미발행)	GI08	보건기관용
[별지 제10-1호]	의료급여비용명세서(보건기관 외래처방전 발행)		보건기관용

(2) 공통사항

가) 입원일수

당월의 재원일수를 기재한다.

나) 급여비용 총액

의료급여기간에 따른 급여비용 총액을 기재한다.

다) 본인일부부담금

본인일부부담금은 제4장 의료급여 본인일부부담금 작성요령에 의하여 기재하며, 보훈위탁진료 의료급여기관의 보훈국비환자의 경우에는 "0"으로 기재한다.

라) 장애인의료비

① 2종수급권자 중 장애인이 제2차·제3차 의료급여기관에서 외래진료를 받는 경우 급여비용 총액의

15%(중증환자의 경우 5%)에 해당하는 금액을 장애인의료비란에 기재하되, 제1차 · 제2차 · 제3차 의료급여기관에서 입원진료를 받는 경우에는 급여비용 총액의 10%(중증환자의 경우 5%)에 해당하는 금액을 장애인의료비란에 기재한다.

② 2종 수급권자 중 장애인이 제1차 의료급여기관(약국제외)에서 외래진료(종별 구분: 8)를 한 경우에는 처방전 발행과 관계없이 750원을 장애인의료비란에 기재한다.

마) 대불금

2종수급권자의 입원진료 비용(의료급여수가기준 및 그 계산방법에 의한 급여비용에 한함) 중 본인일부부담금이 20만원을 초과하여 수급권자 또는 그 부양의무자가 「의료급여법 시행규칙」 제27조 제7항에 의거 그 초과하는 금액의 일부 또는 전부를 대불받은 경우 "대불금"란에 기재한다.

바) 청구액

① 급여비용 총액에서 본인일부부담금을 공제한 금액을 기재한다.

② 2종수급권자 중 장애인 2차 의료급여(종별 구분: 6) 해당건의 청구액은 급여비용 총액에서 장애인의료비를 공제한 금액을 기재한다.

③ 2종수급권자 중 장애인 1차 의료급여(종별 구분: 8) 해당건의 청구액은 급여비용 총액에서 본인일부부담금과 장애인의료비를 공제한 금액을 기재한다.

④ 2종수급권자가 본인일부부담금을 대불한 경우 급여비용 총액에서 실제 본인이 납부한 본인일부부담금을 공제한 금액을 기재한다.

사) 단수처리

급여비용 청구 및 지급 시 「국고금관리법」 제47조 제1항을 준용하여 10원 미만의 단수는 계산하지 아니한다.

아) 약제처방내역 기재 생략

의료급여 정액 진료수가(정신질환 정액 진료수가 제외)에 해당되는 외래진료 시 처방전 발행에 의해 의약품을 약국에서 조제 · 투약하도록 한 경우 처방전교부기관은 그 처방내역을 명세서에 기재하거나 수급권자에게 교부한 처방전 사본을 첨부하여 청구하여야 하나 정액 진료수가 적용건의 경우는 명세서상 약제처방내역 기재 또는 처방전 첨부를 생략하여 청구하되, 반드시 조제기록부 등에 해당 약제 처방내역을 처방일자별로 기재 · 보관하여야 한다.

(3) 조산원 명세서 작성

가) 건수

청구서의 조산 건수와 실청구 건수는 동일하여야 한다.

나) 조산 구분

① 초・경산 및 골반위만출 여부에 따라 초산은 ①, 경산은 ②, 골반위만출술은 ③으로 기재한다.

② 자궁내장치를 시행하여 상대가치점수 “제11장 조산료”를 산정하지 아니하고 상대가치점수 “제9장 제1절 처치 및 수술료”에 분류된 자궁내장치(R4271)에 의하여 산정하는 경우에는 “입원일수”란에 내원일수를 “조산 구분”란에 ④를 기재하고, “급여비용 총액”란에 자궁내장치(R4271) 수기료와 재료대를 합한 금액을 기재한다.

다) 조산시간

① 주간(09시를 초과한 때부터 18시 전까지)에 조산한 경우에는 주간 소정금액을 산정하며, 이 경우 명세서(GI06)의 시간란에 ①로 기재한다.

② 18시～익일 09시 또는 공휴일에 조산한 경우에는 18시～익일 09시 또는 공휴일 소정금액을 산정한다. 이 경우 명세서(GI06)의 시간란에 ②를 기재하고 조산시각 또는 조산일자(공휴일인 경우)를 명기하여야 한다.

라) 다태아

다태아란에 쌍생아는 ②, 삼태아는 ③으로 기재한다.

마) 식대

식대란에는 입원기간 동안 제공한 식사종류(일반식・치료식・멸균식・분유)에 따른 총 식대비용을 기재한다.

바) 급여비용 총액

급여비용 총액란에는 상대가치점수 “제11장 조산료”에 의한 금액에 입원기간 동안 제공된 “식대비용”을 합하여 산정한다.

사) 장애인의료비

2종 수급권자 중 장애인(종별 구분: 6)으로 자궁내장치삽입술을 시행한 경우에는 식대(1일당 소정금액의 100분의 80)를 제외한 급여비용 총액의 10%에 해당하는 금액을 장애인의료비란에 기재한다.

(4) 보건기관 명세서 작성

가) 진료수가기준

보건소(모자보건센터 포함)에 대한 진료수가는 상대가치점수 “제12장 보건기관의 진료수가”에 의하여 산정한다.

나) 명세서상 항목기재

명세서상 각 항목 기재방법은 "요양급여비용 작성요령"에 따라 산정한다.

다) 진료과

의과, 치과, 조산 여부에 따라 의과는 ①, 치과는 ②, 조산은 ③으로 기재하고 정관절제술 또는 결찰술, 자궁내 장치, 난관결찰술은 시행하여 상대가치점수 "제12장 보건기관의 진료수가"를 산정하지 아니하고, "제9장 처치 및 수술료 등"에 분류된 해당 항목에 의하여 산정하는 경우에는 "진료과"에 ④로 기재하며, 자궁내장치 재료대는 "급여비용 총액"란에 해당 수기료와 행한 경우에는 ⑤를 기재하고, 한방의 경우 한방시술단독은 ⑦, 투약단독은 ⑧, 시술과 투약의 병행은 ⑨를 기재한다.

라) 야간 및 공휴일 조산

보건기관에서 18시~익일 09시 또는 공휴일에 조산을 행한 경우에는 소정금액의 50%를 가산하되, 조산 시각 또는 공휴일임을 "상병명"란에 기재하여야 한다.

(5) 정신질환 정액 진료수가 명세서 작성

가) 정신질환 정액 진료수가 기재방법

① 의료급여수가기준 제1장 제9조부터 제11조의 정신질환정액수가는 의료급여비용명세서 제X항 "정신건강의학과 정액"란에 기재한다.

② 제1항에 따른 정신건강의학과 정액란의 정신질환 정액 진료수가에 포함된 진찰료・입원료・투약료・정신요법료 등 진료내역을 상대가치점수 및 요양급여비용 작성요령에 따라 진찰료, 입원료(식대 포함), 투약료 및 처방전, 주사료, 마취료, 이학요법료, 정신요법료, 처치 및 수술료, 검사료, 영상진단 및 방사선 치료료, 특수장비 순서로 코드, 분류, 상한가, 단가, 1회 투약량3항(투약료 및 처방전), 4항(주사료) 의약품인 경우만 해당1 1일 투여량 또는 투여(실시)횟수, 총 투여일수 또는 실시횟수, 금액, 약제 상한차액 등을 명세서 각각의 항・목에 기재하되, 입원료와 식대는 의료급여수가기준 제2조 및 제4조에 따라 적용한다.

나) 정신질환 정액 진료수가코드

의료급여수가기준 제1장 제9조부터 제11조의 정신질환 정액 진료수가코드는 아래와 같다.

① 정신질환 외래 진료수가 및 투약 1일당 정액 진료수가

명칭	진료수가코드
정신질환 외래 정액 진료수가	AR100
정신질환 외래 정액 진료수가(보호자 내원)	AR101

(계속)

명칭	진료수가코드
투약 1일당 정액 진료수가	AR500
투약 1일당 정액 진료수가(보호자 내원)	AR501

② 정신질환 입원 진료수가

명칭 \ 입원기간	진료수가코드		
	입원후 1~180일	입원후 181~360일	입원후 361일 이상
정신질환 입원 진료수가 G1등급	AR311	AR321	AR331
정신질환 입원 진료수가 G2등급	AR312	AR322	AR332
정신질환 입원 진료수가 G3등급	AR313	AR323	AR333
정신질환 입원 진료수가 G4등급	AR314	AR324	AR334
정신질환 입원 진료수가 G5등급	AR315	AR325	AR335

③ 정신질환 낮병동 진료수가

명칭	진료수가코드
정신질환 낮병동 진료수가 G1등급	AR201
정신질환 낮병동 진료수가 G2등급	AR202
정신질환 낮병동 진료수가 G3등급	AR203
정신질환 낮병동 진료수가 G4등급	AR204
정신질환 낮병동 진료수가 G5등급	AR205

④ 정신질환 외박 진료수가

명칭	진료수가코드
정신질환 외박 진료수가 G1등급	AR401
정신질환 외박 진료수가 G2등급	AR402
정신질환 외박 진료수가 G3등급	AR403
정신질환 외박 진료수가 G4등급	AR404
정신질환 외박 진료수가 G5등급	AR405

다) 정신건강의학과 입원 중 다른 진료과 의뢰

정신질환자가 정신건강의학과 의료진으로 진료가 곤란한 외과적 수술을 요하는 경우 등의 질환이 발생하여 부득이 입원도중 동일 의료급여기관의 다른 진료과목 전문의에게 협진 의뢰하여 진료한 경우에도 별도 행위별수가로 적용 청구한다. 다만, 정신건강의학과 의료진으로도 진료가 가능한 간단한 상병(예: 소화불량, 감기 등)의 요양급여비용은 정신건강의학과 입원 진료수가에 포함되어 있으므로 별도로 산정할 수 없다.

이 경우 해당 행위별수가 적용 입원명세서 상해외인란에 반드시 "E"를 표기하되, 입원일수란에 "0"을 기재하고, 당월진료일수란에는 정신건강의학과 진료일수(원내투약일수 포함)를 제외한 타 상병에 대한 진료일수만을 기재토록 하며, 정신건강의학과 진료일수를 초과하지 않을 경우 "0"으로 기재한다.

라) 다른 진료과 입원 중 정신건강의학과 의뢰

의료급여 수급권자가 정신건강의학과 이외의 상병으로 입원 중 정신질환이 발생하였으나 해당 의료급여기관의 인력, 시설, 장비로는 치료가 곤란하여 다른 의료급여기관으로 정신건강의학과 외래진료를 의뢰한 경우 의뢰받은 의료급여기관에서 정신건강의학과 정액 외래 진료수가를 적용하여 외래명세서에 작성・청구하되, 명세서 상해외인란에 "E" 표기하고 명세서 여백에 다른 의료급여기관 입원 중 진료의뢰건임을 명기한다. 이 경우 본인일부부담금은 입원본인부담률을 적용한다.

마) 촉탁의의 정신질환자 진료

의료급여수가기준 제15조 제1항 제5호에 따라 사회복지시설에서 촉탁의가 정신질환자를 진료한 경우 의료급여수가기준 제10조 제1항에 따라 산정하므로 (1) 정신질환 정액 진료수가 기재방법에 따라 기재하고, 의료급여비용명세서 상해외인란에 "J"코드를 기재한다.

5. 의료급여 본인일부부담금 작성요령

1) 1차・2차 의료급여 공통

(1) 명세서 분리작성

① 1차・2차 의료급여별로 본인일부부담금이 변경된 수급권자의 경우 변경전 진료분과 변경 후 진료분을 별도의 명세서에 각각 구분 작성하여야 한다.

② 1종수급권자가 제1차 의료급여기관(보건소・보건지소・보건진료소・약국 제외), 제2차 의료급여기관, 제3차의료급여기관에서 외래진료를 받는 경우 의료급여기관 1회 방문당 본인일부부담금이 처방전 발행 여부 또는 직접조제 여부에 따라 상이하므로, 처방전을 발행한 경우 "처방전 교부횟수"를 기재하고, 처방전 발행 없이 직접조제만 이루어진 경우에는 "직접조제 횟수"를 기재하되, 처방전 발행과 직접조제가 동시에 이루어진 경우에는 "직접조제 횟수"를 기재하지 아니한다.

③ 2종수급권자가 제1차 의료급여기관(약국제외)에서 외래진료를 받거나 또는 2종수급권자 중 만성질환자(만성신부전환자, 혈우병환자, 대사장애환자, 암환자, 근육병환자, 장기이식환자)가 제2차 의료급여기관(제3차 의료급여기관 제외)에서 의료급여수가기준 제2장 제17조에서 정한 외래진료를 받는 경우 의료급여기관 1회 방문당 본인일부부담금이 처방전 발행 여부 또는 직접조제 여부에 따라 상이하므로, 처방전을 발행한 경우 "처방전 교부횟수"를 기재하고, 처방전 발행 없이 직접조제만 이루어진 경

우에는 "직접조제 횟수"를 기재하되, 처방전 발행과 직접조제가 동시에 이루어진 경우에는 "직접조제 횟수"를 기재하지 아니한다.

④ 2종수급권자가 영 [별표 제2호] 다목의 규정에 의한 본인부담면제에 해당되는 경우에는 기왕증 등과는 구분하여 명세서를 각각 작성한다.

(2) 편철

동일인이 동일 청구 주기분에 본인일부부담금 변경이 있는 경우는 입원・외래 불문하고 본인일부부담금 변경 전・후의 급여비용을 각각의 명세서에 구분 작성하되, 연계심사가 가능하도록 앞뒤로 편철한다.

(3) 진료개시일

본인일부부담금의 변경으로 인해 연도별로 분리 작성되는 명세서의 진료개시일은 연속진료인 경우에도 해당 명세서상의 최초 진료일자를 기재한다.

2) 본인일부부담금

(1) 1종수급권자 입원진료

1종수급권자의 입원진료 시 급여비용은 전액 국가에서 부담하므로 본인일부부담금이 발생하지 아니한다. 다만, 식대 본인부담면제대상자 및 정신건강의학과정액수가 산정 대상자 이외의 자는 식대 소정금액의 100분의 20(중증환자의 경우 100분의 5)에 해당하는 금액을 본인이 부담하되, 본인일부부담금란은 "0"으로 기재한다.

(2) 1종수급권자 외래진료

가) 공통사항

① 1종수급권자 중 본인부담면제자의 경우에는 급여비용을 전액 국가에서 부담하므로 본인일부부담금이 발생하지 아니한다.

② 의료급여기관의 설치목적이나 법인의료기관의 정관 등에 의거 본인일부부담금을 전액 면제 또는 일부 감면하는 경우와 수급권자측 또는 의료급여기관측의 사정으로 본인일부부담금을 전혀 부담하지 못하였거나 일부만 부담한 경우는 본인일부부담금란에 실제 수급권자가 부담한 금액(부담 못한 경우 "0"으로 표기)을 기재하여야 한다.

나) 제1차 의료급여기관

1종수급권자가 제1차 의료급여기관에서 외래진료 시 본인일부부담금은 처방전 발행 없이 의약품을 직접 조제받은 경우 1회 방문당 1,500원, 그 이외의 경우(동일에 직접조제와 처방전 발행이 동시에 이루어진 경우 포함)에는 1,000원을 본인이 부담한다. 다만, 보건기관(보건의료원 제외)에서 의료급여를 받은 경우에는 의약품 직접조제 여부와 관계없이 본인부담금이 발생하지 아니한다.

다) 제2차 의료급여기관

1종수급권자가 제2차 의료급여기관에서 외래진료 시 본인일부부담금은 처방전 발행 없이 의약품을 직접 조제받은 경우 2,000원, 그 이외의 경우(동일에 직접조제와 처방전 발행이 동시에 이루어진 경우 포함)에는 1,500원을 본인이 부담한다.

라) 제3차 의료급여기관

1종수급권자가 제3차 의료급여기관에서 외래진료 시 본인일부부담금은 처방전 발행 없이 의약품을 직접 조제 받은 경우 2,500원, 그 이외의 경우(동일에 직접 조제와 처방전 발행이 동시에 이루어진 경우 포함)에는 2,000원을 본인이 부담한다.

마) CT, MRI 및 PET를 실시하였을 경우

1종수급권자가 제1차 · 제2차 · 제3차 의료급여기관에서 CT, MRI 또는 PET를 실시한 경우 본인일부부담금은 CT, MRI 또는 PET총액의 5%로 산정하되 10원 미만의 단수가 있을 때에는 이를 절사한 금액으로 기재한다.

바) 약국 조제 시

① 1종수급권자가 의료급여기관에서 교부받은 처방전에 의해 약국 또는 한국희귀의약품센터에서 처방조제를 한 경우 처방전 1매당 500원을 본인이 부담하되, 보건소 및 보건지소에서 발행한 처방전에 의한 경우에는 본인일부부담금이 발생하지 아니한다.

② 1종수급권자가 의사의 처방전 없이 의약분업 예외지역 약국에서 직접 조제받은 경우에는 1회 방문당 900원을 본인이 부담한다.

③ 의료급여비용 총액이 본인이 부담할 금액보다 적은 경우에는 그 의료급여비용의 전부를 본인이 부담한다.

(3) 1종수급권자 노인틀니

75세 이상 1종수급권자가 제1차 · 제2차 · 제3차 의료급여기관에서 틀니에 대한 의료급여를 실시한 경우 본인일부부담금은 급여비용 총액의 20%를 산정하되, 10원 미만의 단수가 있을 때에는 이를 절사한 금액으로 기재한다.

(4) 2종수급권자 입원진료

가) 2종수급권자가 입원진료를 받은 경우

① 의료급여비용 총액에서 식대를 제외한 금액의 10%(중증환자의 경우 5%)를 본인일부부담금란에 기재

하고, 입원진료 시 제공된 식대 소정금액의 100분의 20(중증환자의 경우 100분의 5)에 해당하는 금액을 본인(식대 본인부담면제대상자 및 정신건강의학과정액수가 산정 대상자 제외)이 부담한다.

② 의료급여기관의 설치목적이나 법인의료기관의 정관 등에 의거 본인부담금을 전액 면제 또는 일부 감면하는 경우와 수급권자측 또는 의료급여기관측의 사정으로 본인부담금을 전혀 부담하지 못하였거나 일부만 부담한 경우는 본인일부부담금 "0"으로 기재하며, 기왕증 등은 실제 본인이 부담한 금액을 기재한다.

나) 장애인의료비

2종수급권자가 장애인인 경우 본인일부부담금 전액이 장애인의료비에서 지급되므로 실제본인부담금은 발생하지 아니한다. 다만, 입원진료 시 제공된 식대의 100분의 20(중증환자의 경우 100분의 5)에 해당하는 금액은 본인(식대 본인부담면제대상자 및 정신건강의학과정액수가 산정대상자 제외)이 부담하고 본인일부부담금란은 "0"으로 기재하여야 한다.

다) 대불금

2종수급권자가 입원진료를 받은 경우 본인일부부담금이 대불금 기준액을 초과하여 대불한 경우, 실제 본인이 부담한 금액을 기재한다. 다만, 대불금이 발생된 건을 월별로 분할하여 청구 시 실제 본인이 부담한 금액이 없는 경우는 "0"으로 기재한다.

(5) 2종수급권자 외래진료

가) 공통사항

의료급여기관의 설치목적이나 법인의료기관의 정관 등에 의거 본인일부부담금을 전액 면제 또는 일부 감면하는 경우와 수급권자측 또는 의료급여기관측의 사정으로 본인일부부담금을 전혀 부담하지 못하였거나 일부만 부담한 경우는 본인일부부담금란에 실제 수급권자가 부담한 금액(부담 못한 경우 "0"으로 표기)을 기재하여야 한다.

나) 제1차 의료급여기관

① 2종수급권자가 제1차 의료급여기관 외래에서 본인일부부담금은 처방전 발행 없이 의약품을 직접 조제받은 경우 1회 방문당 1,500원, 그 외의 경우(동일에 직접조제와 처방전 발행이 동시에 이루어진 경우 포함)에는 1,000원을 본인이 부담한다. 다만, 보건기관(보건의료원 제외)에서 의료급여를 받은 경우에는 의약품 직접조제 여부와 관계없이 본인부담금이 발생하지 아니한다.

② 2종 수급권자가 장애인인 경우 장애인의료비에서 750원을 부담하므로 처방전 발행 없이 의약품을 직접 조제받은 경우 본인일부부담금란에 750원, 장애인의료비란에 750원을 기재하고, 그 외의 경우(동일에 직접조제와 처방전 발행이 동시에 이루어진 경우 포함)에는 본인일부부담금란에 250원, 장애인의료비란에는 750원을 기재한다.

다) 제2차 의료급여기관

① 2종수급권자가 제2차 의료급여기관 외래에서 의료급여를 받은 경우 의료급여비용 총액의 15%(중증환자의 경우 5%)를 본인일부부담금란에 기재하고, 2종수급권자가 장애인인 경우 본인일부부담금 전액이 장애인의료비에서 지급되므로 본인일부부담금란에는 "0", 장애인의료비란에는 의료급여비용 총액의 15%(중증환자의 경우 5%)를 각각 기재한다.

② 2종수급권자 중 만성질환자(만성신부전증환자, 혈우병환자, 대사장애환자, 암환자, 근육병환자, 장기이식환자)가 외래에서 '의료급여수가의 기준 및 일반기준' 제2장 제17조에서 정한 의료급여를 받은 경우 의료급여기관 1회 방문당 처방전 발행 없이 의약품을 직접 조제받은 경우 의료급여기관에서의 본인일부부담금은 1,500원, 그 외의 경우(동일에 직접조제와 처방전 발행이 동시에 이루어진 경우 포함)에는 1,000원을 본인이 부담한다. 다만, 만성질환자가 장애인인 경우 본인일부부담금 전액이 장애인의료비에서 지급되므로, 본인일부부담금란에는 "0", 장애인의료비란에는 1,000원(또는 1,500원)을 각각 기재한다.

라) 제3차 의료급여기관

2종수급권자가 제3차 의료급여기관 외래에서 의료급여를 받는 경우 수급권자급여비용 총액의 15%(중증환자의 경우 5%)를 본인일부부담금란에 기재하고, 2종수급권자가 장애인인 경우 본인일부부담금 전액이 장애인의료비에서 지급되므로 본인일부부담금란에는 "0", 장애인의료비란에는 의료급여비용 총액의 15%(중증환자의 경우 5%)를 각각 기재한다.

마) CT, MRI 및 PET를 실시하였을 경우

① 2종수급권자가 제1차 의료급여기관에서 CT, MRI 또는 PET를 실시한 경우 본인일부부담금은 CT, MRI 또는 PET를 포함한 의료급여비용 총액의 15%(중증환자의 경우 5%)로 산정하되 10원 미만의 단수가 있을 때에는 이를 절사한 금액으로 기재한다. 다만, 만성질환자(만성신부전증환자, 혈우병환자, 대사장애환자, 암환자, 근육병환자, 장기이식환자)의 본인일부부담금은 CT, MRI 또는 PET총액의 15%(중증환자의 경우 5%)에 1,000원(처방전 발행 없이 의약품을 직접 조제받은 경우 1,500원)을 합하여 산정한다.

② 제3차 의료급여기관에서 CT, MRI 또는 PET를 실시한 경우 본인일부부담금은 CT, MRI 또는 PET를 포함한 의료급여비용 총액의 15%(중증환자의 경우 5%)로 산정하되 10원 미만의 단수가 있을 때에는 이를 절사한 금액으로 기재한다.

③ 2종수급권자가 장애인인 경우 제1차 의료급여기관에서 CT, MRI 또는 PET를 실시한 경우 본인일부부담금란에는 CT, MRI 또는 PET총액의 15%(중증환자의 경우 5%)에 실제로 본인이 의료급여기관에 납부한 금액(250원 또는 750원)을 합하여 기재하고, 제2차・제3차 의료급여기관에서 CT, MRI 또는 PET를 실시한 경우 본인일부부담금란에는 "0", 장애인의료비란에는 의료급여비용 총액의 15%(중증환자의 경우 5%)를 각각 기재한다.

바) 약국 조제 시

① 2종수급권자가 의료급여기관에서 발행한 처방전에 의해 약국 또는 한국희귀의약품센터에서 처방조제를 한 경우 처방전 1매당 500원을 본인이 부담하되, 보건소 및 보건지소에서 발행한 처방전에 의한 경우에는 본인일부부담금이 발생하지 아니한다.

② 2종수급권자가 의사의 처방전 없이 의약분업 예외지역 약국에서 직접 조제한 경우에는 1회 방문당 900원을 본인이 부담한다.

③ 의료급여비용 총액이 본인이 부담할 금액보다 적은 경우에는 그 의료급여비용의 전부를 본인이 부담한다.

(6) 2종수급권자 노인틀니

75세 이상 2종수급권자가 제1차 · 제2차 · 제3차 의료급여기관에서 틀니에 대한 의료급여를 실시한 경우 본인일부부담금은 급여비용 총액의 30%를 산정하되, 10원 미만의 단수가 있을 때에는 이를 절사한 금액으로 기재한다.

(7) 사회복지시설의 촉탁의 진료

가) 공통사항

의료급여기관에 소속된 촉탁의가 시설 내에서 진료 후 사회복지시설 입소자에게 원외처방전을 발행한 경우 의료급여기관 종별 구분 없이 본인일부부담금란에 1,000원을 기재하고, 사회복지시설과 촉탁의 소속 의료급여기관이 모두 의약분업 예외지역에 위치하여 원외처방전 발행 없이 원내 직접 조제 · 투약하는 경우 및 사회복지시설에서 촉탁의가 정신질환자 진료후 원내 직접 조제 · 투약한 경우 의료급여기관 종별 구분 없이 본인일부부담금란에 1,500원을 기재한다. 다만, 1종 수급권자 중 영 제13조 제1항 [별표 제1호] 다목에 해당하는 자는 본인부담면제대상자이므로 본인일부부담금란에 "0"으로 기재한다.

나) 장애인의료비

2종수급권자 중 장애인은 1차 의료급여를 받는 경우 본인일부부담금 중 장애인의료비에서 750원을 부담하고, 2차 의료급여를 받는 경우 본인일부부담금 전액이 장애인의료비에서 지급되므로 원외처방전을 발행한 경우 촉탁의가 소속된 의료급여기관 또는 협약의료기관이 제1차 의료급여기관인 경우에는 본인일부부담금란에 250원, 장애인의료비란에 750원을 기재하며, 제2차 · 제3차 의료급여기관인 경우 본인일부부담금란에 "0", 장애인의료비란에는 1,000원을 기재하고, 원외처방전 발행 없이 원내 직접 조제 · 투약한 경우 제1차 의료급여기관은 본인일부부담금란에 750원, 장애인의료비란에 750원을 기재하며, 제2차 · 제3차 의료급여기관은 본인일부부담금란에는 "0", 장애인의료비란에는 1,500원을 기재한다.

6. 기타 사후관리

1) 청구권 소멸시효

의료급여에 소요된 비용은 「의료급여법」 제31조에 의거 진료가 종료된 후 3년 이내에 청구하지 않으면 그 권리가 소멸된다.

2) 추가청구

의료급여비용심사결과 통보 후 부분누락에 대한 추가 청구분이 발생한 의료급여기관에서는 누락부분에 대한 청구서 및 명세서를 작성하여 심사평가원에 청구한다. 이때 기청구분의 명세서 사본 및 해당 진료기록부 사본을 첨부하여야 한다.

[별표 2] 희귀난치성 질환 목록(107개 질환)

연번	상병코드	상병	비고
1	A18.3	장,복막 및 장간막 림프절의 결핵	
2	A81	중추신경계통의 비정형바이러스감염	
3	B20-B24	인체면역결핍바이러스질환	
4	B25	거대세포바이러스병	
5	B45	크립토콕쿠스증	
6	C90-C96	백혈병	
7	C00-C86.5, C88, C97, D00-D09	악성신생물	
8	D35.2	뇌하수체 양성 신생물	
9	D55.0	포도당6인산탈수소효소[G6PD] 결핍에 의한 빈혈	
10	D55.2	해당효소의 장애에 의한 빈혈	
11	D59.5	발작성 야간헤모글로빈뇨증	
12	D60-D61	무형성 빈혈	
13	D66-D68.4	혈우병	
14	D69.1	정성적 혈소판결함	
15	D69.30	에반스증후군	
16	D69.6	상세불명의 혈소판감소증	
17	D70	무과립구증	

(계속)

연번	상병코드	상병	비고
18	D71	다형핵 호중구의 기능적 장애	
19	D76.1, D76.2, D76.3	림프세망 및 세망조직구 조직의 참여를 동반한 기타 명시된 질환	
20	D80-D84.9	면역결핍증	
21	D86	사르코이드증	
22	E22.0	말단거대증 및 뇌하수체 거인증	
23	E22.1	고프로락틴혈증	
24	E23.0	콜만증후군, 쉬한증후군	
25	E24	쿠싱증후군	
26	E25	부신생식기장애	
27	E27.1, E27.2, E27.4	부신의 기타장애	
28	E34.8	기타 명시된 내분비장애(레프리코니즘 등)	
29	E70-E77	대사장애	
30	E80.2	기타 포르피린증	
31	E83.0	구리대사장애(윌슨병 등)	
32	E83.3	인 대사 장애	
33	E84	낭성섬유증	
34	E85	아밀로이드증	
35	F84.2	레트증후군	
36	G10	헌팅톤병	
37	G11	유전성 운동실조	
38	G12	척수성 근육위축 및 관련증후군	
39	G13	달리 분류된 질환에서의 일차적으로 중추신경계통에 영향을 주는 계통성 위축	
40	G20	파킨슨병	
41	G23.1	진행성 핵상안근마비[스틸-리차드슨-올스제위스키]	
42	G35	다발성 경화증	
43	G41	간질 지속 상태	
44	G51.2	멜커슨증후군	
45	G56.4	복합 부위 통증증후군 II형	
46	G60.0	유전성 운동 및 감각신경병증(샤르코-마리-투스병 등)	
47	G63.0	달리 분류된 감염성 및 기생충성 질환에서의 다발신경병증	
48	G90.8	자율신경계통의 기타 장애	
49	G95.0	척수공동증 및 연수공동증	

(계속)

연번	상병코드	상병	비고
50	G61	염증성 다발 신경병증	
51	G70.0-G70.2	중증근무력증	
52	G71.0-G71.3	근육의 일차성 장애	
53	H35.31	노년 황반변성(삼출성)	
54	I27.0	일차성 폐동맥 고혈압	
55	I82.0	버드-키아리증후군	
56	I42.0-I42.4	심근병증	
57	I67.5	모야모야병	
58	I73.1	폐쇄성 혈전 혈관염(버거병)	
59	K50	크론병[국한성 장염]	
60	K51	궤양성 결장염	
61	K74.3	일차성 담즙성 간경화증	
62	K75.4	자가면역성 간염	
63	L10	천포창	
64	L12.3	후천성 수포성 표피분리증	
65	M08.0-M08.3	연소성 관절염	
66	M30.0-M30.2	결절성 다발 동맥염 및 관련 병태	
67	M31.0-M31.4	기타 괴사성 혈관병증	
68	M32	전신성 홍반루프스	
69	M33	피부다발근육염	
70	M34	전신경화증	
71	M35.0-M35.7	결합조직의 기타 전신 침습	
72	M45	강직성 척추염	
73	M89.0	복합 부위 통증증후군 1형	
74	M94.1	재발성 다발연골염	
75	N18	만성 신장질환	
76	N25.1	신장성 요붕증	
77	P22	신생아의 호흡곤란	
78	Q05	이분척추	
79	Q06.2	척수이개증	
80	Q07.0	아놀드키아리증후군	
81	Q20.0-Q20.2	심방실 및 연결의 선천 기형	

(계속)

연번	상병코드	상병	비고
82	Q22.0	폐동맥판 폐쇄	
83	Q22.6	형성저하성 우심증후군	
84	Q23	대동맥판 및 승모판의 선천 기형	
85	Q24.5	관상 혈관의 기형	
86	Q25.5	폐동맥의 폐쇄	
87	Q26.0-Q26.6	대정맥의 선천 기형	
88	Q44.2	담관의 폐쇄	
89	Q75.1	두 개안면골형성이상(크루종병)	
90	Q75.4	하악안면골형성이상	
91	Q77.4	연골무형성증	
92	Q77.5	디스트로피성 형성이상	
93	Q77.7	척추골단형성이상	
94	Q78.0	불완전골형성증	
95	Q78.1	다골성 섬유성 형성이상(알브라이트증후군)	
96	Q79	달리 분류되지 않은 근골격계통의 선천기형	
97	Q81.1, Q81.2	치사성, 디스트로피성 수포성 표피박리증	
98	Q85.0	신경섬유종증(비악성)(폰렉클링하우젠병)	
99	Q85.1	결절성 경화증	
100	Q86.0	(이상 형태성)태아알코올증후군	
101	Q87.0	주로 얼굴 형태에 영향을 주는 선청기형증후군(Apert, 골덴하증후군 등)	
102	Q87.1	주로 단신과 관련된 선천기형증후군(프라더윌리증후군 등)	
103	Q87.4	마르팡증후군	
104	Q90	다운증후군	
105	Q91	에드워즈증후군 및 파타우증후군	
106	Q93.4	5번 염색체 단완의 결손	
107	Q96	터너증후군	

[별표 4] 의료인 등 인력 확보 수준에 따른 정신건강의학과 입원료 차등제 적용기준(제9조 제5항 관련)

의료인 등 인력 확보 수준에 따른 정신건강의학과 입원료 차등제 적용기준

1. 일반사항 및 현황통보

가. 의료인 등 인력별 기여가중치는 정신건강의학과 의사, 정신건강의학과 간호사, 정신보건전문요원을 각각 0.5, 0.35, 0.15로 한다.

나. 신규개설기관의 기관등급 산정기준

(1) 분기 둘째 달 15일 이전 개설기관의 해당 분기의 기관등급은 G3(단, 제1차 의료급여기관의 기관등급은 G4)로 하고, 다음 분기의 기관등급은 다음의 기준에 따라 산정한다.

(가) 입원환자 수는 개설 당일부터 해당 분기의 마지막 월 14일까지의 입원환자를 평균하여 산정한다.

(나) 의사 및 정신보건전문요원 인력은 개설 당일부터 해당 분기 마지막 월 14일까지의 재직일수를 평균하여 산정한다.

(2) 분기 둘째 달 16일 이후 개설기관의 해당 분기 및 다음 분기의 기관등급은 G3(단, 제1차 의료급여기관의 기관등급은 G4)로 한다.

(3) 폐업 후 동일 장소에 다른 의료급여기관이 개설된 경우 개설자, 의료급여기관명칭 및 관리의사가 변경되었더라도 진료와 관련된 진료기록 일체를 개설 의료급여기관이 인수한 경우에는 폐업한 의료급여기관의 기관등급을 적용한다.

다. 현황통보

(1) 정신건강의학과 전문의료급여기관(병원 및 종합병원급의 정신건강의학과 포함)은 매분기 말 20일까지 [별지 제18호 서식]의 의료급여 정신건강의학과 입원료 차등제 산정현황 통보서를 아래와 같이 건강보험심사평가원에 정보통신망으로 제출하여야 하며, 미제출기관의 기관등급은 G5로 산정한다.

(2) 통보서 내용 중 정신건강의학과 의사, 정신건강의학과 간호사 및 정신보건전문요원 인력현황과 정신건강의학과 병동 운영현황이 변경된 경우 각각 「국민건강보험법 시행규칙」 [별지 제11호 서식]인 요양기관현황변경통보서상의 의료인 등 인력변경사항, '요양급여의 적용기준 및 방법에 관한 세부사항' [별지 제3호 서식]인 요양기관 병동별 병상 운영현황 통보서와 [별지 제4호 서식]인 요양기관 간호인력 일반현황 통보서, '의료급여수가의 기준 및 일반기준', [별지 제19호 서식]인 정신보건전문요원인력 일반현황 통보서를 정보통신망으로 지체 없이 제출하여야 한다.

인력 및 환자수 산정 대상기간			통보서 제출	기관등급 적용기간
대상분기	정신건강의학과의사, 정신보건전문요원 및 입원 환자수	정신건강의학과 간호인력		
1/4분기	12/15～3/14	1/15, 2/15, 3/15	3.20	4/1～6/30
2/4분기	3/15～6/14	4/15, 5/15, 6/15	6.20	7/1～9/30
3/4분기	6/15～9/14	7/15, 8/15, 9/15	9.20	10/1～12/31
4/4분기	9/15～12/14	10/15, 11/15, 12/15	12.20	1/1～3/31

2. 입원환자수 적용기준

가. 정신건강의학과 전문의료급여기관(병원 및 종합병원급의 정신건강의학과 포함)은 정신건강의학과 입원환자, 정신건강의학과 낮병동환자, 정신건강의학과 외래환자를 일자별로 관리하여야 한다.

나. 입원환자수는 전전분기 마지막 월 15일부터 전분기 마지막 월 14일까지 '한국표준질병 · 사인분류' 항목 중

정신질환(F00-F99, G40, G41)으로 정신건강의학과에서 진료받은 입원환자의 평균으로 소수점 셋째 자리에서 절사한다.

(1) 입원환자 수 산정 시 정신건강의학과에서 정신질환(F00-F99, G40, G41)으로 진료받은 건강보험 환자를 포함한다.

(2) 낮병동환자 1인은 입원환자 0.5인으로, 외래환자 3인은 입원환자 1인으로 환산하여 입원환자 수에 합산한다.

3. 의사인력 적용기준

가. 의사인력 기준

(1) 의사는 요양기관현황통보서상 의료인 등 인원현황에 신고된 정신건강의학과 전문의 및 레지던트를 기준으로 하며, 분만 휴가자, 16일 이상 장기유급휴가자(단, 15일 이하 휴가자 중 대진의가 있는 경우 포함)등은 산정대상에서 제외한다.

(2) 시간제 또는 격일제 의사는 주3일 이상이면서 주 20시간 이상인 경우 0.5인으로 인정하며, 기간제 의사는 근무시간 등 근무조건이 정규직 근무자와 동일하면서 3월 이상 고용계약을 체결한 경우에는 1인으로 산정한다.

(3) 정신건강의학과 레지던트 1인은 정신건강의학과 전문의 0.5인으로 환산하여 정신건강의학과 의사 수에 합산한다.

나. 의사인력 확보 수준에 따른 배점 산정방법

(1) 의사 수는 전전분기 마지막 월 15일부터 전분기 마지막 월 14일까지 재직일수의 평균으로 소수점 셋째 자리에서 반올림한다.

(2) 제2호 나목에 따른 평균입원환자수를 (1)의 평균 의사수로 나눠 정신건강의학과의사 1인당 입원환자 수(소수점 셋째 자리에서 절사)를 구한 후, 그 값에 해당하는 인력별 배점을 제7호에 따라 산정한다.

(3) (2)에 따른 인력별 배점에 의사의 기여가중치인 0.5를 곱하여 기관 등급별 점수 산정에 반영한다.

4. 간호인력 적용기준

가. 간호사수 적용기준

(1) 간호인력은 정신건강의학과 입원병동, 정신건강의학과 낮병동, 정신건강의학과 외래병동에 배치되어 실제 환자간호를 전담하고 있는 간호사와 이에 대한 간호업무를 보조하는 간호조무사를 의미하며, '요양급여의 적용기준 및 방법에 관한 세부사항' [별지 제4호 서식]인 요양기관 간호인력 일반현황 통보서에 신고된 자를 기준으로 한다.

(2) 간호조무사 1인은 신고된 간호사수의 4분의 3 범위 안에서 간호사 1인으로 산정한다.

(3) 임시직 간호인력(시간제, 계약직 등)의 경우 1주간의 근로시간이 휴게시간을 제외하고 44시간(다만, 「근로기준법」에 의한 근로시간이 주 40시간인 의료급여기관은 40시간)이고 실제 근무기간이 3개월 이상인 근무자의 경우에만 3인을 2인으로 산정한다.

(4) 정신건강의학과 병동에 배치되어 있지만 환자간호를 전담하지 않는 간호인력(간호감독, 전임노조, 가정간호사, 호스피스 간호사 등), 정신건강의학과 병동이 아닌 일반병동에 배치되어 정신건강의학과와 타과 환자의 간호를 병행하는 간호인력, 일반병동과 특수병동을 순환 또는 파견(PRN 포함)근무하는 간호인력, 분만휴가자(1개월 이상 장기유급휴가자 포함)등은 산정대상에서 제외한다.

나. 간호인력 확보 수준에 따른 배점 산정방법

(1) 간호사 수는 직전분기 평균(각 월의 15일 기준)으로 산정하되, 소수점 셋째 자리에서 반올림한다.

(2) 제2호 나목에 따른 평균 입원환자수를 (1)의 평균 간호사 수로 나눠 정신건강의학과 간호사 1인당 입원환자 수(소수점 셋째 자리에서 절사)를 구한 후, 그 값에 해당하는 인력별 배점을 제7호에 따라 산정한다.

(3) (2)에 따른 인력별 배점에 간호사의 기여가중치인 0.35를 곱하여 기관등급별 점수 산정에 반영한다.

5. 정신보건전문요원인력 적용기준

가. 정신보건전문요원인력 기준

(1) 정신보건전문요원은 「정신보건법」 제7조 제2항에 따른 정신보건임상심리사, 정신보건간호사 및 정신보건사회복지사를 말한다.

(2) 정신보건전문요원은 [별지 제19호 서식]의 정신보건전문요원인력 일반현황 통보서상 신고된 자를 기준으로 하고, 「정신보건법 시행령」 제2조 제1항에 따른 업무를 전담하여 실제 수행하는 경우 산정하며 분만 휴가자, 16일 이상 장기유급휴가자 등은 산정대상에서 제외한다.

(3) 주3일 이상이면서 주 20시간 이상인 시간제 또는 격일제 정신보건전문요원과 「정신보건법 시행규칙」 제2조에 따른 수련기관에서 전문요원의 자격취득을 위하여 수련 중인 자로서 수련기간이 1년을 경과한 자는 0.5인으로 인정하며, 기간제 정신보건전문요원은 근무시간 등 근무조건이 정규직 근무자와 동일하면서 3월 이상 고용계약을 체결한 경우에는 1인으로 산정한다.

나. 정신보건전문요원인력 확보 수준에 따른 배점 산정방법

(1) 정신보건전문요원의 수는 전전분기 마지막 월 15일부터 전분기 마지막 월 14일까지 재직일수의 평균으로 소수점 셋째자리에서 반올림한다.

(2) 제2호 나목에 따른 평균 입원환자 수를 (1)의 평균 정신전문요원 수로 나눠 정신보건전문요원 1인당 입원환자 수(소수점 셋째 자리에서 절사)를 구한 후, 그 값에 해당하는 인력별 배점을 제7호에 따라 산정한다.

(3) (2)에 따른 인력별 배점에 정신보건전문요원의 기여가중치인 0.15를 곱하여 기관등급별 점수 산정에 반영한다.

6. 인력 확보 수준에 따른 기관등급 산정방법

제3호 나목 (3), 제4호 나목 (3) 및 제5호 나목 (3)의 점수를 합산하여 기관 등급별 점수를 산출한 후, 이에 따른 기관등급을 적용한다.

7. 의료인 등 인력 확보 수준에 따른 기관등급 산정표

기관 등급	기관등급별 점수	인력별 배점	기여 가중치		
			0.5	0.35	0.15
			정신건강의학과 의사 1인당 입원환자	정신건강의학과 간호사 1인당 입원환자	정신보건전문요원 1인당 입원환자
G1	5점	5점	21명 미만	6명 미만	51명 미만
G2	3점 이상~5점 미만	4점	21명 이상~41명 미만	6명 이상~10명 미만	51명 이상~76명 미만
G3	2점 이상~3점 미만	2점	41명 이상~61명 미만	10명 이상~14명 미만	76명 이상~101명 미만
G4	1점 이상~2점 미만	1점	81명 이상~101명 미만	18명 이상~22명 미만	101명 이상~126명 미만
G5	1점 미만	0점	101명 이상	22명 이상	151명 이상

비고: 기관등급별 점수={(정신건강의학과 의사수 1인당 입원환자수에 따른 인력별 배점) × 0.5}+{(정신건강의학과 간호사 1인당 입원환자수에 따른 인력별 배점) × 0.35}+{(정신보건전문요원 1인당 입원환자수에 따른 인력별 배점) × 0.15}

의료급여기금에서 부담하는 급여비용의 범위(제13조 관련)

1. 1종수급권자에 대하여는 다음 각 목의 구분에 따른 부담액 또는 부담률

가. 의료급여기관 및 의료급여의 내용에 따라 기금에서 부담하는 급여비용의 범위

의료급여기관	의료급여의 내용		기금에서 부담하는 급여비용(부담률)
법 제9조 제2항 제1호 가목에 해당하는 제1차 의료급여기관 및 동호 나목의 제1차 의료급여기관 중 보건의료원	외래진료	「약사법」 제23조 제4항에 따라 의사 또는 치과의사가 의약품을 직접 조제하는 경우와 법률 제8365호 약사법 전부개정법률 부칙 제8조에 따라 한의사가 한약 및 한약제제를 직접 조제하는 경우	의료급여기관 1회 방문당 1,500원의 본인부담금을 제외한 급여비용의 전부
		전산화단층촬영(CT), 자기공명영상진단(MRI), 양전자방출단층촬영(PET) 등 보건복지부장관이 정하여 고시하는 진료	급여비용의 100분의 95. 다만, 법 제7조 제1항 제2호의 약제(이하 "약제"라 한다)는 「국민건강보험법 시행령」 제24조 제3항에 따른 구입금액(이하 "구입금액"이라 한다)의 100분의 5에 해당하는 본인부담금을 제외한 급여비용의 전부로 한다.
		그 밖의 외래진료	의료급여기관 1회 방문당 1,000원의 본인부담금을 제외한 급여비용의 전부
	입원진료		급여비용의 전부
법 제9조 제2항 제2호에 따른 제2차 의료급여기관	외래진료	「약사법」 제23조 제4항에 따라 의사 또는 치과의사가 의약품을 직접 조제하는 경우와 법률 제8365호 약사별 전부개정법률 부칙 제8조에 따라 한의사가 한약 및 한약제제를 직접 조제하는 경우	의료급여기관 1회 방문당 2,000원의 본인부담금을 제외한 급여비용의 전부
		전산화단층촬영(CT), 자기공명영상진단(MRI), 양전자방출단층촬영(PET) 등 보건복지부장관이 정하여 고시하는 진료	급여비용의 100분의 95. 다만, 약제는 구입금액의 100분의 5에 해당하는 본인부담금을 제외한 급여비용의 전부로 한다.
		그 밖의 외래진료	의료급여기관 1회 방문당 1,500원의 본인부담금을 제외한 급여비용의 전부
	입원진료		급여비용의 전부
법 제9조 제2항 제3호에 따른 제3차 의료급여기관	외래진료	「약사법」 제23조 제4항에 따라 의사 또는 치과의사가 의약품을 직접 조제하는 경우와 법률 제8365호 약사별 전부개정법률 부칙 제8조에 따라 한의사가 한약 및 한약제제를 직접 조제하는 경우	의료급여기관 1회 방문당 2,500원의 본인부담금을 제외한 급여비용의 전부

(계속)

<table>
<tr><th>의료급여기관</th><th colspan="2">의료급여의 내용</th><th>기금에서 부담하는 급여비용
(부담률)</th></tr>
<tr><td rowspan="3">법 제9조 제2항 제3호에 따른 제3차 의료급여기관</td><td rowspan="2">외래진료</td><td>전산화단층촬영(CT), 자기공명영상진단(MRI), 양전자방출단층촬영(PET) 등 보건복지부장관이 정하여 고시하는 진료</td><td>급여비용의 100분의 95. 다만, 약제는 구입금액의 100분의 5에 해당하는 본인부담금을 제외한 급여비용의 전부로 한다.</td></tr>
<tr><td>그 밖의 외래진료</td><td>의료급여기관 1회 방문당 2,000원의 본인부담금을 제외한 급여비용의 전부</td></tr>
<tr><td colspan="2">입원진료</td><td>급여비용의 전부</td></tr>
<tr><td>법 제9조 제2항 제1호의 제1 차의료급여기관 중 보건소·보건지소 및 보건진료소</td><td colspan="2">외래·입원진료</td><td>급여비용의 전부</td></tr>
<tr><td rowspan="3">법 제9조 제2항 제1호의 제1차 의료급여기관 중 약국 및 한국희귀의약품센터</td><td colspan="2">보건소·보건지소 및 보건진료소가 교부한 처방전에 의하여 의약품을 조제하는 경우</td><td>급여비용의 전부</td></tr>
<tr><td colspan="2">의료기관 및 보건의료원이 교부한 처방전에 의하여 의약품을 조제하는 경우</td><td>처방전 1매당 500원의 본인부담금을 제외한 급여비용의 전부</td></tr>
<tr><td colspan="2">약사가 「약사법」 제23조 제3항 단서에 따라 처방전에 의하여 아니하고 직접 조제하는 경우</td><td>약국 1회 방문당 900원의 본인부담금을 제외한 급여비용의 전부</td></tr>
</table>

나. 가목의 규정을 적용함에 있어서 급여비용의 총액이 해당 규정의 본인부담금보다 적은 경우

다. 가목에도 불구하고 자연분만에 대한 의료급여와 6세 미만의 아동에 대한 입원진료로서 보건복지부장관이 정하여 고시하는 의료급여를 받은 경우에는 본인부담금을 면제한다.

라. 가목에도 따라 급여비용의 100분의 85 또는 100분의 90을 기금에서 부담하는 경우 중 암환자 등 보건복지부장관이 정하여 고시하는 중증환자로서 보건복지부장관이 정하는 의료급여를 받은 자에 대하여는 가목에도 불구하고 급여비용의 100분의 95를 기금에서 부담한다. 다만, 약제는 구입금액의 100분의 5에 해당하는 본인부담금을 제외한 급여비용의 전부를 기금에서 부담한다.

마. 가목에도 불구하고 75세 이상 노인에게 완전틀니를 의료급여로 실시하는 경우에는 급여비용 총액의 100분의 70에 해당하는 금액을 기금에서 부담한다.

▌의료급여비용심사청구서('의료급여수가의 기준 및 일반기준' [별지 제3호 서식])

(별지 제3호 서식)

서식번호	G	1	0	1	(년 월분) 의료급여비용심사청구서		※접수번호			
의료급여기관	①기 호						④전화번호		⑤청구단위구분	
	②명 칭				급여구분	1차	2차			
	③소 재 지						⑥우편번호			
	작 성 자	⑦성 명			(서명 또는 날인)		대행청구단체	⑨ 기 호		
		⑧생년월일						⑩ 명 칭		

구 분			⑫ 건수	⑬ 청구액	⑭ 의료급여 비용 총액1	⑮ 본인 일부 부담금	⑯ 장애인 의료비	⑰ 의료급여 비용총액2, 진료비총액	⑱ 보훈 청구액	⑲의료급여 100분의100 본인부담금 총액	⑳ 보훈 본인 일부부담금	㉑ 100분의 100미만 총액	㉒ 100분의 100미만 본인 일부 부담금	㉓ 100분의 100미만 청구액	㉔ 100분의 100미만 보훈청구액
계															
의과	입원	1													
	외래	2													
치과	입원	3													
	외래	4													
한의과	입원	5													
	외래	6													
조산		7													
약국	처방조제	8													
	직접조제	9													

상급종합병원 종합병원 치과대학부속치과병원 한방병원 진료분야구분	1	2	3	4	5	6	9
	내과 분야	외과 분야	산.소아청소년과 분야	안.이비인후과 분야	피부.비뇨기과 분야	치과	한의과

「의료급여법 시행규칙」 제20조제1항에 따라 의료급여비용의 심사를 청구합니다.
「한국보훈복지의료공단법 시행령」 제17조의 2에 따라 진료비용의 심사를 청구합니다.

청구일자 : 년 월 일

청 구 인 성 명 : (서명 또는 날인)

□ **건강보험심사평가원장 귀하**
□ **한국보훈복지의료공단이사장 귀하**

첨 부: 의료급여비용 명세서 매
전산매체 ( ) 매
처 방 전 매

다중바코드 출력부분

190mm × 268mm(일반용지 60g/㎡(재활용품))

주 : 1. ※란은 건강보험심사평가원이 기재합니다.
2. 급여구분 - 1차의료급여: 제1차의료급여기관의 외래진료.조제투약
2차의료급여: 제2차 또는 제3차의료급여기관에서의 입원.외래진료나 제1차의료급여기관에서의 입원진료
3. 진료비총액, 보훈청구액 및 보훈 일부부담금은 보훈위탁진료 의료급여기관의 '보훈 국비환자' 진료분인 경우에 한하여 기재합니다.

▌의료급여비용명세서('의료급여수가의 기준 및 일반기준' [별지 제4호 서식])

(별지 제4호 서식)

의과 입원

의료급여비용명세서

서식번호	G	I	O	2
보장기관 기호				
보장기관 명칭				
등록번호				
세대주성명				
수진자성명				

종별		보훈 등	
보장시설 및 노숙인시설 기호			

의료급여기관	
기호	
명칭	

상병명	분류기호	수술	진료과목	상해외인	특정기호	면허종류	면허번호	당월진료개시일 / 최초입원개시일	당월진료일수(원내투약일수포함)	진료결과
	.								일	
	.								일	
									일	

입원일수	일	기본진료 약제,특정 재료(I)	진료행위(II)	처방전 발급번호 / 점검번호	처방일수	진료확인번호

구분		기본진료 약제,특정 재료(I)	진료행위(II)
1. 진찰료(외래관리료 포함)	①초진 회	원	야간,공휴회
	②재진 회	원	야간,공휴회
	③의약품관리료 ④응급 및 회송료	원 원	
2. 입원료	①일반 일	원	
	②내과질환자, 정신질환자 만8세미만의 소아 일	원	
	③집중치료실 일	원	
	④격리병실 일	원	
	⑤신생아 일	원	
	⑥기타 일	원	
	⑦식대	원	
	⑧안치료 일	원	
3. 투약 및 처방전료	①내복 일분 ②외용 일분	원 원	원 원
	③처방전 회	원	
4. 주사료	①피하 또는 근육내 일 ②정맥내 일 ③수액제 회 ④기타 회 ⑤특정 재료 ⑥수혈 회	원 원 원 원 원 원	원 원 원 원 원
5. 마취료	① 회	원	원
6. 이학요법료	① 종	원	원
7. 정신요법료	① 종	원	원
8. 처치 및 수술료	①처치 및 수술 종 ③캐스트 회	원 원	원 원
9. 검사료	①자체검사 종 ②위탁검사관리 ③위탁검사 종	원 원 원	원
10. 영상진단 및 방사선 치료료	①진단 종 ②치료 종	원 원	원 원
S. 특수장비	①CT 회	원	원
	②MRI 회	원	원
	③PET 회	원	원
A. 100분의100미만 본인부담1	①의약품	원	원
	②치료재료	원	원
	③진료행위	원	원
B. 100분의100미만 본인부담2	①의약품	원	원
	②치료재료	원	원
	③진료행위	원	원
U. 의료급여 100분의 100본인부담	①의약품 ②치료재료 ③진료행위	원 원 원	원 원 원
V. 보훈 등 100분의 100 본인부담	①의약품 ②치료재료 ③진료행위	원 원 원	원 원 원
W. 비급여	①의약품 ②치료재료 ③진료행위	원 원 원	원 원 원

약품코드(일반명 또는 제품명코드)	약품명(일반명 또는 제품명)		1회투약량	1일투여횟수	총 투약일수			
코드	분류(예외구분코드)	단가	1회투약량(3,4항 해당)	1일투여량 또는 실시횟수	총 투여일수 또는 실시횟수	금액	면허종류	면허번호

특정내역

수술 코드			

특수장비총액	원
보훈 등 100분의100본인부담총액	원
비급여총액	원
11. 소계	원 / 원
12. 가산율	% / 원
13. 의료급여비용총액1	원
14. 본인일부부담금	원
15. 장애인의료비	원
16. 대지급금	원
17. 청구액	원
18. 의료급여비용총액2, 진료비총액	원
19. 보훈청구액	원
20. 의료급여 100분의100본인부담금총액	원
21. 보훈본인일부부담금	원
22. 100분의100미만 총액	원
23. 100분의100미만 본인일부부담금	원
24. 100분의100미만 청구액	원
25. 100분의100미만 보훈청구액	원
일련번호	※심사조정

※ 심사내역

구분	코드	조정	I, II	구분	코드	조정	I, II
			감 I				감 I
			감 II				감 II
			증 I				증 I
			증 II				증 II
계				계			

190mm×320mm(일반용지 60g/㎡(재활용품))

※ 종별구분 - 1: 1종수급권자, 2: 2종수급권자, 4: 행려, 6: 2종장애인 2차의료급여
8: 2종장애인 1차 의료급여, N: 노숙인 1종

다중바코드

▌의료급여비용명세서('의료급여수가의 기준 및 일반기준' [별지 제5호 서식])

(별지 제5호 서식)

(의과 외래)

의료급여비용명세서

서식번호		G	1	O	3
보장기관	기호				
	명칭				
등록번호					
세대주성명					
수진자성명					

종별		보훈 등	
보장시설 및 노숙인시설 기호			

의료급여기관	
기호	
명칭	

상병명	분류기호	수술	진료과목	상해외인	특정기호	본인부담구분	면허종류	면허번호	내원일자	진료일수 (원내투약일수포함)	진료결과
	.									일	
	.									일	
	.									일	

구분		기본진료 약제,특정 재료(I)	진료행위 (II)
1. 진찰료 (외래관리료 포함)	①초 진 회	원	야간,공휴 회
	②재 진 회	원	야간,공휴 회
	③의약품관리료 ④응급 및 회송료 ⑤가정간호기본방문료	원 원 원	
	⑥만성질환관리료 회	원	
3. 투약 및 처방전료	①내 복 일분 ②외 용 일분	원 원	원 원
	③처방전 회	원	
4. 주사료	①피하 또는 근육내 일 ②정맥내 일 ③수액제 회 ④기 타 회 ⑤특정 재료 ⑥수 혈 회	원 원 원 원 원 원	원 원 원 원 원
5. 마취료	① 회	원	원
6. 이학요법료	① 종	원	원
7. 정신요법료	① 종	원	원
8. 처치 및 수술료	①처치 및 수술 종 ③캐스트 회	원 원	원 원
9. 검사료	①자체검사 종 ②위탁검사관리 ③위탁검사 종	원 원 원	원
10. 영상진단 및 방사선 치료료	①진 단 종 ②치 료 종	원 원	원 원
S. 특수장비	①CT 회	원	원
	②MRI 회	원	원
	③PET 회	원	원
U. 의료급여 100분의 100본인부담	①의약품 ②치료재료 ③진료행위	원 원 원	원 원 원
A. 100분의100 미만 본인부담1	①의약품	원	원
	②치료재료	원	원
	③진료행위	원	원
B. 100분의100 미만 본인부담2	①의약품	원	원
	②치료재료	원	원
	③진료행위	원	원
V. 보훈 등 100분의 100 본인부담	①의약품 ②치료재료 ③진료행위	원 원 원	원 원 원
W. 비급여	①의약품 ②치료재료 ③진료행위	원 원 원	원 원 원
특수장비총액			원
보훈 등 100분의100본인부담총액			원
비급여총액			원
11. 소계		원	원
12. 가산율		%	원
13. 의료급여비용총액1			원
14. 본인일부부담금			원
15. 장애인의료비			원
16. 청구액			원
17. 의료급여비용총액2, 진료비총액			원
18. 보훈청구액			원
19. 의료급여 100분의100본인부담금총액			원
20. 보훈 본인일부부담금			원
21. 100분의100미만 총액			원
22. 100분의100미만 본인일부부담금			원
23. 100분의100미만 청구액			원
24. 100분의100미만 보훈청구액			원
일련번호		※ 심사조정	
수진자 일련번호	-		

처방전 발급번호		처방일수		진료확인번호		본인부담금 발생횟수		직접 조제 횟수	
점검번호									

약품코드 (일반명 또는 제품명 코드)	약품명 (일반명 또는 제품명)		1회투약량	1일투여횟수	총 투약일수			
코드	분류 (예외구분코드)	단가	1회투약량 (3,4항 해당)	1일투여량 또는 실시횟수	총 투여일수 또는 실시횟수	금액	면허종류	면허번호

특정내역	

수술 코드			

※ 심사내역	구분	코드	조정	I, II	구분	코드	조정	I, II
				감 I				감 I
				감 II				감 II
				증 I				증 I
				증 II				증 II
	계				계			

190mm×320mm(일반용지 60g/㎡(재활용품))

※ 종별구분 - 1: 1종수급권자, 2: 2종수급권자, 4: 행려, 6: 2종장애인 2차의료급여
8: 2종장애인 1차 의료급여, N: 노숙인 1종

〔일자별〕

다중바코드

의료급여비용명세서('의료급여수가의 기준 및 일반기준' [별지 제6호 서식])

(별지 제6호 서식)

(치과 입원)

서식번호		G	I	O	4	의료급여비용명세서	의료급여기관	
보장기관	기 호						기 호	
	명 칭							
등록번호						종 별 / 보훈 등	명 칭	
세 대 주 성 명						보장시설 및 노숙인시설 기호		
수 진 자 성 명						-		

상 병 명	분류기호	수술	진료과목	상해외인	특정기호	면허종류	면허번호	당월진료개시일 / 최초입원개시일	당월진료일수 (원내투약일수포함)	진료결과
	.								일	
	.								일	
	.								일	

입 원 일 수		처방전 발급번호		처방일수		진료확인번호	
		점검번호					

구 분		기본진료 약제,특정 재료(I)	진료행위 (II)
1. 진찰료 (외래관리료 포함)	①초 진 회	원	야간,공휴 회
	②재 진 회	원	야간,공휴 회
	③의약품관리료 ④응급 및 회송료	원 원	
2. 입원료	①일 반 일	원	
	②식 대	원	
	③기 타 일	원	
3. 투약 및 처방전료	①내 복 일분 ②외 용 일분	원 원	원 원
	③처방전 회	원	
4. 주사료	①피하 또는 근육내 일 ②정맥내 일 ③수액제 회 ④기 타 회 ⑤특정 재료 ⑥수 혈 회	원 원 원 원 원	원 원 원 원 원
5. 마취료	① 회	원	원
6. 이학요법료	① 종	원	원
8. 처치 및 수술료	①처치 및 수술 종 ③캐스트 회	원 원	원 원
9. 검사료	①자체검사 종 ②위탁검사관리 ③위탁검사 종	원 원 원	원
10. 영상진단 및 방사선 치료료	①진 단 종 ②치 료 종	원 원	원 원
S. 특수장비	①C T 회	원	원
	②M R I 회	원	원
	③PET 회	원	원
U. 의료급여 100분의 100본인부담	①의약품 ②치료재료 ③진료행위	원 원 원	원 원 원
A. 100분의100미만 본인부담1	①의약품	원	원
	②치료재료	원	원
	③진료행위	원	원
B. 100분의100미만 본인부담2	①의약품	원	원
	②치료재료	원	원
	③진료행위	원	원
V. 보훈 등 100분의 100 본인부담	①의약품 ②치료재료 ③진료행위	원 원 원	원 원 원
W. 비급여	①의약품 ②치료재료 ③진료행위	원 원 원	원 원 원
특 수 장 비 총 액			원
보훈 등 100분의100본인부담총액			원
비 급 여 총 액			원
11. 소 계		원	원
12. 가 산 율		%	원
13. 의 료 급 여 비 용 총 액 1			원
14. 본 인 일 부 부 담 금			원
15. 장 애 인 의 료 비			원
16. 대 지 급 금			원
17. 청 구 액			원
18. 의료급여비용총액2, 진료비총액			원
19. 보 훈 청 구 액			원
20. 의료급여 100분의100본인부담금총액			원
21. 보 훈 본 인 일 부 부 담 금			원
22. 100분의100미만 총액			원
23. 100분의100미만 본인일부부담금			원
24. 100분의100미만 청구액			원
25. 100분의100미만 보훈청구액			원
일련번호		※ 심사조정	

약품코드 (일반명 또는 제품명 코드)	약품명 (일반명 또는 제품명)		1회투약량	1일투여횟수	총투약일수			
코드	분류 (예외구분코드)	단가	1회투약량 (3,4항 해당)	1일투여량 또는 실시횟수	총투여일수 또는 실시횟수	금액	면허종류	면허번호

특정내역

수술 코드			

※ 심사내역

구 분	코 드	조 정	I, II	구 분	코 드	조 정	I, II
			감 I				감 I
			감 II				감 II
			증 I				증 I
			증 II				증 II
계				계			

190mm×320mm(일반용지 60g/㎡(재활용품))

※ 종별구분 - 1: 1종수급권자, 2: 2종수급권자, 4: 행려, 6: 2종장애인 2차의료급여
8: 2종장애인 1차 의료급여, N: 노숙인 1종

다중바코드

▌의료급여비용명세서('의료급여수가의 기준 및 일반기준' [별지 제7호 서식])

(별지 제7호 서식)

치과 외래

의료급여비용명세서

서식번호		G	I	O	5	의료급여기관	
보장기관	기 호					기 호	
	명 칭					명 칭	
등록번호		종 별		보훈 등			
세대주성명		보장시설 및 노숙인시설 기호					
수진자성명				-			

상 병 명	분류기호	수술	진료과목	상해외인	특정기호	본인부담구분	면허종류	면허번호	내원일자	진료일수(원내투약일수 포함)	진료결과
	.									일	
	.									일	
	.									일	

구 분		기본진료약제,특정재료(I)	진료행위(II)
1. 진찰료 (외래관리료포함)	①초 진 회	원	야간,공휴 회
	②재 진 회	원	야간,공휴 회
	③의약품관리료 ④응급 및 회송료	원 원	
3. 투약 및 처방전료	①내 복 일분 ②외 용 일분	원 원	원 원
	③처방전 회	원	
4. 주사료	①피하 또는 근육내 일 ②정 맥 내 일 ③수 액 제 회 ④기 타 회 ⑤특정 재료 ⑥수 혈 회	원 원 원 원 원	원 원 원 원 원
5. 마취료	① 회	원	원
8. 처치 및 수술료	보 통 × / 복 조 × / 즉 처 × / 지각과민 ×	원	원
	치수절단 × / 즉발근충 × × / 근관와동 × / 근관성형 ×	원	원
	발 수 × / 근세척 × / 근 충 × × / 근관확대 ×	원	원
	치면세마 × / 치근활택술 × / 후 처 치 × × × × / 내소염 × × × ×	원	원
	치석제거 × / 치주소파 × / 치은박리 ×× / 치은절제 ×	원	원
	치주처치 × × / 교합조정 × / 러버댐 × / 응급근관 ×	원	원
	충전물연마 × / 신부착 × / 보철물제거 × × / 치아진정 ×	원	원
	발유치 × / 전 × / 구 × / 난 × / 매 ×××	원	원
	충 아 1면 × 복 1면 × 와 1면 × 말 2면 × 합 2면 × 동 2면 × 감 3면 × 레 3면 × 형 3면 × 전 4면 × 진 4면 × 성 4면 ×	원	원
	기 타	원	원
9. 검사료	①자체검사 종 ②위탁검사관리 ③위탁검사 종	원 원 원	원
10. 영상진단 및 방사선 치료료	①진 단 종 ②치 료 종	원 원	원 원
S.특수장비	①CT 회	원	원
	②MRI 회	원	원
	③PET 회	원	원
U.의료급여 100분의100 본인부담	①의약품 ②치료재료 ③진료행위	원 원 원	원 원 원
A.100분의100 미만 본인부담1	①의약품	원	원
	②치료재료	원	원
	③진료행위	원	원
B.100분의100 미만 본인부담2	①의약품	원	원
	②치료재료	원	원
	③진료행위	원	원
V.보훈 등 100분의100 본인부담	①의약품 ②치료재료 ③진료행위	원 원 원	원 원 원
W.비급여	①의약품 ②치료재료 ③진료행위	원 원 원	원 원 원

구 분		
특수장비총액		원
보훈 등 100분의100본인부담총액		원
비급여총액		원
11. 소계	원	원
12. 가산율	%	원
13. 의료급여비용총액1		원
14. 본인일부부담금		원
15. 장애인의료비		원
16. 청구액		원
17. 의료급여비용총액2, 진료비총액		원
18. 보훈청구액		원
19. 의료급여 100분의100본인부담금총액		원
20. 보훈본인일부부담금		원
21. 100분의100미만 총액		원
22. 100분의100미만 본인일부부담금		원
23. 100분의100미만 청구액		원
24. 100분의100미만 보훈청구액		원
일련번호		※심사조정
수진자 일련번호		

처방전 발급번호		처방일수		진료확인번호		본인부담금 발생횟수		직접 조제 횟수	
점검번호									

약품코드(일반명 또는 제품명코드)	약품명(일반명 또는 제품명)		1회투약량	1일투여횟수	총투약일수			
코드	분류(예외구분코드)	단가	1회투약량(3,4항 해당)	1일투여량 또는 실시횟수	총투여일수 또는 실시횟수	금액	면허종류	면허번호

특정내역

수술코드			

※ 심사내역

구 분	코 드	조 정	I.II	구 분	코 드	조 정	I.II
			감I				감I
			감II				감II
			증I				증I
			증II				증II
계				계			

190mm×320mm(일반용지 60g/㎡(재활용품))

※ 종별구분 - 1: 1종수급권자, 2: 2종수급권자, 4: 행려, 6: 2종장애인 2차의료급여
8: 2종장애인 1차 의료급여, N: 노숙인 1종

〔일자별〕

다중바코드

▌의료급여비용명세서('의료급여수가의 기준 및 일반기준' [별지 제14호 서식])

(별지 제14호 서식)

(한방 입원)

의료급여비용명세서

서식번호	G	I	12	의료급여기관	
보장기관 기호				기호	
보장기관 명칭					
등록번호		종별		보훈 등	
세대주 성명		보장시설 및 노숙인시설 기호		명칭	
수진자 성명		-			

상병명	한방상병 분류기호	진료과목	상해외인	특정기호	면허 종류	면허 번호	당월진료개시일 / 최초입원개시일	당월진료일수 (투약일수 포함)	진료확인번호	진료결과
	.	.						일		
	.							일		
								일		

처방명		
입원일수		일

구분		기본진료 약제(I)	진료행위(II)	분류	단가	1일투여량 또는 실시횟수	총투여일수 또는 실시횟수	금액	면허 종류	면허 번호
1. 진찰료 (외래관리료 포함)	①초진 회	원	야간,공휴 회							
	②재진 회	원	야간,공휴 회							
	③기타	원								
2. 입원료	①일반 일	원								
	②내과질환자, 정신질환자, 만8세미만의 소아 일	원								
	③집중치료 일	원								
	④식대	원								
	⑤안치료	원								
3. 투약료	①내복약 일분	원								
	②처방·조제·복약지도료 일분		원							
4. 시술 및 처치료	①침술 회		원							
	②구술 회		원							
	③부항술 회		원							
	④처치료 회		원							
	⑤기타 회		원							
5. 검사료	①양도락검사 회		원							
	②맥전도검사 회		원							
	③경락기능검사 회		원							
	④기타 회		원							
U. 의료급여 100분의 100본인부담	①의약품 ②치료재료 ③진료행위	원 원 원	원 원 원							
A. 100분의100 미만 본인부담1	①의약품	원	원							
	②치료재료	원	원							
	③진료행위	원	원							
B. 100분의100 미만 본인부담2	①의약품	원	원							
	②치료재료	원	원							
	③진료행위	원	원							
V. 보훈 등 100분의100 본인부담	①의약품 ②치료재료 ③진료행위	원 원 원	원 원 원	특정내역						
W. 비급여	①의약품 ②치료재료 ③진료행위	원 원 원	원 원 원							

보훈 등 100분의100본인부담금총액		원
비급여총액		원
11. 소계	원	원
12. 가산율	%	원
13. 의료급여비용총액1		원
14. 본인일부부담금		원
15. 장애인의료비		원
16. 대지급금		원
17. 청구액		원
18. 의료급여비용총액2, 진료비총액		원
19. 보훈청구액		원
20. 의료급여 100분의100본인부담금총액		원
21. 보훈본인일부부담금		원
22. 100분의100미만 총액		원
23. 100분의100미만 본인일부부담금		원
24. 100분의100미만 청구액		원
25. 100분의100미만 보훈청구액		원
일련번호		※ 심사조정

※ 심사내역

구분	코드	조정금액	I . II	구분	코드	조정금액	I . II
			감 I				감 I
			감 II				감 II
			증 I				증 I
			증 II				증 II
계				계			

190mm×320mm(일반용지 60g/㎡(재활용품))

* 종별구분 - 1: 1종수급권자, 2: 2종수급권자, 4: 행려, 6: 2종장애인 2차의료급여
8: 2종장애인 1차 의료급여, N: 노숙인 1종

다중 바코드

▌의료급여비용명세서('의료급여수가의 기준 및 일반기준' [별지 제15호 서식])

(별지 제15호 서식)

한방 외래

의료급여비용명세서

서 식 번 호	G	I	O	13	의 료 급 여 기 관	
보장기관 기 호					기 호	
보장기관 명 칭						
등록번호		종 별		보훈 등		
세 대 주 성 명		보장시설 및 노숙인시설 기호			명 칭	
수 진 자 성 명			-			

상 병 명	한방상병 분류기호	진료과목	상해외인	특정기호	본인부담 구분	면허 종류	면허 번호	내원일자	당월진료일수 (투약일수포함)	진료 확인 번호	본인부담금 발생횟수	직접 조제 횟수	진료결과
	.	.							일				
	.	.							일				
	.												
처 방 명													

구 분		기본진료 약제(Ⅰ)	진료행위 (Ⅱ)	분 류	단가	1일투여량 또는 실시횟수	총투여일수 또는 실시횟수	금 액	면허 종류	면호 번호
1. 진찰료 (외래관리료 포함)	①초진 회	원	야간,공휴 회							
	②재진 회	원	야간,공휴 회							
	③기타	원								
	④가정간호기본방문료	원								
3. 투약료	①내복약 일분	원								
	②처방·조제·복약지도료 일분		원							
4. 시술료 및 처치료	①침술 회		원							
	②구술 회		원							
	③부항술 회		원							
	④처치료 회		원							
	⑤기 타 회		원							
5. 검사료	①양도락검사 회		원							
	②맥전도검사 회		원	특정내역						
	③경락기능검사 회		원							
	④기타 회		원							

구 분		기본진료 약제(Ⅰ)	진료행위 (Ⅱ)
U. 의료급여 100분의100 본인부담	①의약품 ②치료재료 ③진료행위	원 원 원	원 원 원
A. 100분의100미만 본인부담1	①의약품	원	원
	②치료재료	원	원
	③진료행위	원	원
B. 100분의100미만 본인부담2	①의약품	원	원
	②치료재료	원	원
	③진료행위	원	원
V. 보훈 등 100분의100 본인부담	①의약품 ②치료재료 ③진료행위	원 원 원	원 원 원
W. 비급여	①의약품 ②치료재료 ③진료행위	원 원 원	원 원 원
보훈 등 100분의100본인부담총액			원
비 급 여 총 액			원
11. 소 계		원	원
12. 가 산 율		%	원
13. 의 료 급 여 비 용 총 액 1			원
14. 본 인 일 부 부 담 금			원
15. 장 애 인 의 료 비			원
16. 청 구 액			원
17. 의료급여비용총액2, 진료비총액			원
18. 보 훈 청 구 액			원
19. 의료급여 100분의100본인부담금총액			원
20. 보 훈 일 부 본 인 부 담 금			원
21. 100분의100미만 총액			원
22. 100분의100미만 본인일부부담금			원
23. 100분의100미만 청구액			원
24. 100분의100미만 보훈청구액			원
일련번호		※ 심사조정	
수진자 일련번호	-		

※ 심사내역

구분	코드	조정 금액	Ⅰ, Ⅱ	구분	코드	조정 금액	Ⅰ, Ⅱ
			감Ⅰ				감Ⅰ
			감Ⅱ				감Ⅱ
			증Ⅰ				증Ⅰ
			증Ⅱ				증Ⅱ
계				계			

190mm×320mm(일반용지 60g/㎡(재활용품))

※ 종별구분 - 1: 1종수급권자, 2: 2종수급권자, 4: 행려, 6: 2종장애인 2차의료급여
8: 2종장애인 1차 의료급여, N: 노숙인 1종

〔일 자 별〕

다중 바코드

▌의료급여비용명세서('의료급여수가의 기준 및 일반기준' [별지 제16호 서식])

(별지 제16호 서식)

약국 직접 조제

서 식 번 호	G	I	2	0	의료급여비용명세서		의 료 급 여 기 관	
사업장 (보장기관)	기 호						기 호	
	명 칭				보장시설 및 노숙인시설 기호			
등록번호					종별구분		명 칭	
세 대 주 성 명								
수 진 자 성 명						-		

증상분류기호			본인부담 구분	면허 종류	면허 번호	조제투약일	의료급여일수 (투약일수 포함)	진료확인번호
							일	

증상:

조 제 투 약 내 역							
약품명	단가	1회 투약량 (I항 해당)	1일 투약횟수 또는 실시횟수	총 투약일수 또는 실시횟수	금액(원)	면허종류	면허번호

특정내역

구 분	금 액	구분	코드	조정금액	I,II	구분	코드	조정금액	I,II
		심사내역							
1. 약 가	원								
2. 조 제 료 등	원								
3. 의 약 품 관 리 료	원								
4. 의 료 급 여 비 용 총 액 1	원								
5. 본 인 일 부 부 담 금	원								
6. 청 구 액	원								
7. 의료급여비용총액2, 진료비총액	원								
8. 의료급여 100분의100본인부담금총액	원								
9. 보 훈 본 인 일 부 부 담 금	원								
10 A항 100분의100미만 본인부담 1	원				감I				감I
11. B항 100분의100미만 본인부담 2	원				감II				감II
12. 100분의100미만 총액	원				증I				증I
13. 100분의100미만 본인일부부담금	원								
14. 100분의100미만 청구액	원				증II				증II
15. 100분의100미만 보훈청구액	원								
일련번호	※심사조정	계				계			
수진자 일련번호 -									

190mm×320mm(일반용지 60g/㎡(재활용품))

주 : 1. *란은 건강보험심사평가원이 기재합니다

2. 종별구분란은 해당번호(1종수급권자:1, 2종수급권자:2, 행려:4, 2종장애인 1차 의료급여:8, N: 노숙인 1종)를 기재합니다.

다중바코드

▌의료급여비용명세서('의료급여수가의 기준 및 일반기준' [별지 제17호 서식])

(별지 제17호 서식)

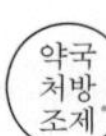

서 식 번 호		G	I	2	1	의료급여비용명세서		의 료 급 여 기 관	
사업장 (보장기관)	기 호							기 호	
	명 칭					보장시설 및 노숙인시설 기호			
등록번호						종 별	보훈 등	명 칭	
세 대 주 성 명									
수 진 자 성 명							-		

상병분류기호	특정기호	본인부담구분	면허종류	면허번호	처방전발급기관기호	처방전발급번호	사용기간	조제투약일	투약일수	진료확인번호	비 고 (재해발생일자)
									일		

구 분		약가(I)	조제료등(II)
1. 약 제 비	①내복 일분	원	원
	②외용 일분	원	원
	③주사료 일분	원	
	④약국관리료, 기본조제기술료, 복약지도료		원
	⑤소 계(①~④)		원
	⑥의약품관리료		원
U. 의료급여100분의 100 본인부담 약제비	①내복 일분	원	원
	②외용 일분	원	원
	③주사료 일분	원	
	④소 계(①~③)		원
A. 100분의100미만 본인부담 1	①내복 일분	원	원
	②외용 일분	원	원
	③주사료 일분	원	원
	④소 계(①~③)		원
B. 100분의100미만 본인부담 2	①내복 일분	원	원
	②외용 일분	원	원
	③주사료 일분	원	원
	④소 계(①~③)		원
V. 보훈 등 100분의 100 본인부담 약제비	①내복 일분	원	원
	②외용 일분	원	원
	③주사료 일분	원	
	④소 계(①~③)		원
W. 비급여 약제비	①내복 일분	원	원
	②외용 일분	원	원
	③주사료 일분	원	원
	④소 계(①~③)		원
보훈 등 100분의100 본인부담 약제비 총액			원
비 급 여 약 제 비 총 액			원
2. 소 계		원	원
3. 수 급 권 자 의 료 급 여 비 용 총 액			원
4 의 료 급 여 비 용 총 액 1			원
5. 본 인 일 부 부 담 금			원
6. 청 구 액			원
7 의료급여비용총액2, 진료비총액			원
8 보 훈 청 구 액			원
9 의료급여 100분의100본인부담금총액			원
10 보 훈 본 인 일 부 부 담 금			원
11. 100분의100미만 총액			원
12. 100분의100미만 본인일부부담금			원
13. 100분의100미만 청구액			원
14. 100분의100미만 보훈청구액			원
일련번호		※ 심사조정	
수진자 일련번호	-		

조 제 투 약 내 역

코 드	약품명	조제구분		1회투약량 (I항 해당)	1일투약횟수 또는 실시횟수	총 투약일수 또는 실시횟수	금액(원)		면허종류	면허번호

처 방 내 역

코드 (일반명코드 또는 제품명코드)	약 품 명 (일반명 또는 제품명)		1회 투약량	1일 투약횟수	총 투약일수	비 고
특정내역						

※ 심사내역

구분	코드	조정금액	I.II	구분	코드	조정금액	I.II
			감I				감I
			감II				감II
			증I				증I
			증II				증II
계				계			

190mm×320mm(일반용지 60g/㎡(재활용품))

주 : 1. ※란은 심사기관에서 기재합니다.
2. 의료급여종별 구분란은 해당번호(1종대상자:1, 2종대상자:2, 행려대상자:4, N: 노숙인 1종)를 기재합니다.
3. 보훈 등 구분란은 해당번호(보훈감면환자(30%) : 3, 보훈감면환자(50%) : 5, 보훈감면환자(60%) : 6)를 기재합니다.
4. 조제투약내역의 조제구분란은 해당번호(대체:1, 수정:2, 변경:3, 저가대체 4, 성분처방 5, 저가대체 가산금 9)를 기재합니다.
5. 보훈위탁진료 의료급여기관에서 발행한 처방전에 의한 "보훈국비환자"의 처방조제분인 경우에만 V항(보훈 등 100분의100 본인부담 약제비), W항(비급여 약제비)을 기재합니다.

다중 바코드

제12장

요양급여 적정성 평가

HEALTH INSURANCE CLAIMS

재미있는 건강보험 청구실무

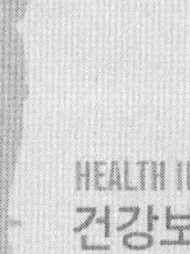

CHAPTER

12

요양급여 적정성 평가

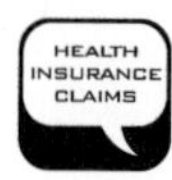

제1절 요양급여 적정성 평가의 필요성 및 목적

1989년 전 국민 의료보험 적용과 함께 의료인력 및 시설이 확대되어 의료서비스의 양적 수준은 어느 정도 확충되었으며, 1990년대 이후 의료서비스의 적정성 및 질적 수준 확보에 대한 사회적 요구가 증가하였다. 건강보험으로 제공되는 의료서비스(요양급여)의 질 향상과 비용효과성을 도모하기 위해서는 심사와는 다른 메커니즘이 필요하여 요양급여 적정성 평가가 2000년 7월 건강보험심사평가원의 업무로 신설되었다.

1) 필요성(의료의 질 문제, Quality Problem)

① 서비스 과다·과소제공(over or under-service)의 가능성
② 서비스 오용(mis-use)의 가능성　　③ 의료서비스의 질적 수준 차이

2) 목적

① 의료의 질적 수준 향상 및 비용부담의 적정화 도모
② 부적절한 진료방법의 최소화
③ 진료의 오남용 방지　　④ 효과대비 경제적인 진료활동

3) 기대효과

요양급여 적정성 평가를 통해 기대되는 효과는 아래와 같다.

(1) 국민 측면

① 다양한 의료이용선택 정보제공으로 국민의 알권리를 신장시킨다.
② 평가결과에 대한 이해 증진으로 합리적인 의료기관 선택을 지원한다.
③ 평가영역에서 의료서비스 질 향상을 통해 양질의 서비스를 제고한다.

(2) 의료공급자 측면

① 의료제공자 간 서비스 질의 차이가 감소한다.
② 의료현장의 질 향상활동 지원으로 의료서비스 경쟁력 강화한다.
③ 인센티브 확대적용으로 의료서비스 질 향상 분위기를 확산시킨다.

(3) 정부 측면

① 의료서비스 질에 상응하는 지불보상으로 건강보험재정의 합리적 지출을 도모한다.
② 정부정책의 기초자료로 활용한다.

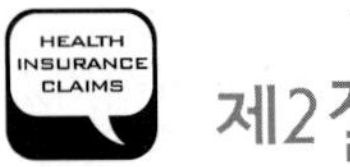

제2절 요양급여 적정성 평가항목

적정성 평가대상 항목은 「국민건강보험법」에서 정한 "중앙평가위원회" 심의를 통해 정한다. 적정성 평가대상 항목은 〈표 12-1〉과 같다.

〈표 12-1〉 **적정성 평가의 영역별 평가항목**

구분		항목(37)	
		계속평가(36)	신규평가(1)
질환	심 · 뇌질환	• 허혈성심질환(2항목) • 관상동맥우회술 • 급성기뇌졸증	
	암질환	• 대장암 · 유방암 · 폐암 · 위암 • 간암 진료결과	
	만성질환	• 고혈압 · 당뇨병 • 천식 · 만성폐쇄성폐질환	
	기타질환	• 폐렴	
주요 수술		• 수술예방적 항생제 - 15개 수술 • 진료량 - 4개 수술	

(계속)

구분	항목(37)	
	계속평가(36)	신규평가(1)
외래약제	• 주사제처방률 · 항생제처방률 • 약품목수 • 투약일당약품비 • 유소아중이염 항생제 • 성분계열별 항생제 처방률 • 골관절염 해열진통소염제 중복처방율	
포괄수가	• 포괄수가(7개 질병군)	
특수분야	• 요양병원 · 의료급여정신과 • 중환자실 · 혈액투석	
기관단위 포괄적 평가	• 중증도보정사망비 • 계획되지 않은 재입원율	
한방 · 치과		
환자안전 · 환자중심		• 환자 경험

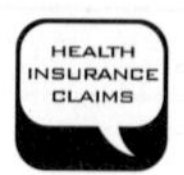

제3절 요양급여 적정성 평가의 질 지표

요양급여 적정성 평가의 질 지표는 다음과 같다.

1) 적정성 평가의 평가항목별 질 지표(급성심근경색증)

구분	지표명
구조	AMI 입원건수
과정	병원도착 30분 이내 혈전용해제 투여율
	병원도착 90분 이내 Primary PCI 실시율
	병원도착 시 아스피린 투여율
	퇴원 시 아스피린 처방률
	퇴원 시 베타차단제 처방률
결과	사망률(입원 30일 이내)
	건당 입원일수(입원일수 장기도 지표, LI)
	건당 요양급여비용(요양급여비용 고가도 지표, CI)

2) 적정성 평가의 평가항목별 질 지표(급성기 뇌졸중)

구분	지표명
구조	전문인력 구성 여부(신경과, 신경외과, 재활의학과 전문의)
과정	금연교육실시율(의사기록)
	연하장애 선별검사 실시율(첫 식이 전)
	뇌영상검사 실시율(1시간 이내)
	지질검사 실시율(입원 전 30일 이내 검사 포함)
	조기재활 평가율(5일 이내)
	정맥내 혈전용해제(t-PA) 투여 고려율
	정맥내 혈전용해제(t-PA) 투여율(60분 이내)
	항혈전제 퇴원 처방률
	항응고제 퇴원 처방률(심방세동 환자)
결과	입원일수 장기도 지표(LI)

3) 적정성 평가의 평가항목별 질 지표(수술의 예방적 항생제)

구분	지표명
과정	피부절개전 1시간 이내에 최초 예방적 항생제 투여율
	아미노글리코사이드계열 투여율
	3세대 이상 세팔로스포린 계열 투여율
	예방적 항생제 병용 투여율
	퇴원 시 항생제 처방률
	예방적 항생제 총 평균 투여일수(병원내투여+퇴원처방)

※ 제왕절개분만은 2015년부터 모니터링으로 전환.

4) 적정성 평가의 평가항목별 질 지표(약제급여)

구분	지표명	산출식
과정	주사제처방률	$\frac{\text{주사제 총 처방횟수}}{\text{총 내원횟수}} \times 100$
	항생제처방률	$\frac{\text{항생제 총 처방횟수}}{\text{총 내원횟수}} \times 100$
	투약일당약품비	$\frac{\text{총 약품비}}{\text{총 투약일수}}$
	고가약(성분별 최고가) 처방 비중	$\frac{\text{고가약 총 처방횟수}}{\text{고가약평가대상 성분약제의 총 원외처방횟수}} \times 100$
	고가약(성분별 최고가) 약품비 비중	$\frac{\text{고가약 총 처방약품비}}{\text{고가약평가대상 성분약제 총 원외처방약품비}} \times 100$

(계속)

구분	지표명	산출식
과정	처방건당 약품목수	$\frac{\text{총 약품목수}}{\text{총처방건수}}$
	6품목 이상 처방비율	$\frac{\text{6품목 이상 처방건수}}{\text{총 처방건수}} \times 100$
	소화기관용약 처방비율	$\frac{\text{소화기관요약 총 처방건수}}{\text{총 처방건수}} \times 100$
	진통소염제 NSAIDs 중복처방률(골관절염)	$\frac{NSAIDs\text{ 중복처방횟수}}{\text{총 처방횟수}} \times 100$
	부산피질호르몬제 처방률(골관절염)	$\frac{NSAIDs\text{ 중복처방횟수}}{\text{총 처방횟수}} \times 100$

5) 적정성 평가의 평가항목별 질 지표(고혈압)

구분	지표명		산출식
과정	처방일수율		$\sum_{i=1}^{n(\text{환자수})} \frac{\text{혈압강하제 총 처방일수의 합}}{\text{평가대상 기간 전체일수의 합}} \times 100$
	처방지속군 비율		$\frac{\text{처방일수율 80\% 이상인 평가대상자수}}{\text{고혈압 평가 대상자수}} \times 100$
	동일성분군 중복처방률		$\frac{\text{동일성분군 내 중복처방이 있는 처방건수}}{\text{혈압강하제 처방건수}} \times 100$
	심뇌혈관질환 등의 동반상병이 없는 경우	혈압강하제 4성분군 이상 처방 비율	$\frac{\text{혈압강하제 4성분군 이상 처방건수}}{\text{혈압강하제 처방건수}} \times 100$
		이뇨제 병용 투여율	$\frac{\text{이뇨제 포함 처방건수}}{\text{혈압강하제 2성분군 이상 처방건수}} \times 100$
		권장되지 않은 요법 처방률	$\frac{\text{초기병용으로 그다지 추천되지 않는 병용처방건수}}{\text{혈압강하제 2성분군 처방건수}} \times 100$

6) 적정성 평가의 평가항목별 질 지표(진료량)

구분	지표명	산출식
결과	조혈모세포이식술 식도암수술 췌장암수술 고관절치환술	수술별 기준진료량

7) 적정성 평가의 평가항목별 질 지표(당뇨)

구분	지표명	산출식
과정	분기별 1회 이상 방문환자 비율	$\frac{\text{분기별 1회 이상 방문한 환자수}}{\text{당뇨병 평가대상지수}} \times 100$

(계속)

구분	지표명	산출식
과정	처방일수율	$\sum_{i=1}^{n(\text{환자수})} \frac{\text{평가년도 내 총 처방일수}}{\text{평가년도의 총 일수}} \times 100$
	당화혈색소 검사 시행률	$\frac{\text{당화혈 색소 검사를 실시한 환자수}}{\text{당뇨병 평가대상자수}} \times 100$
	지질검사 시행률	$\frac{\text{지질검사를 실시한 환자수}}{\text{당뇨병 평가대상자수}} \times 100$
	안전검사 시행률	$\frac{\text{안저검사를 실시한 환자수}}{\text{당뇨병 평가대상자수}} \times 100$
	동일성분군 중복 처방률	$\frac{\text{동일 성분군 중복 처방건수}}{\text{혈당강하제 총 처방건수}} \times 100$
	4성분군 이상 처방률	$\frac{\text{4성분군 이상 처방건수}}{\text{혈당강하제 총 처방건수}} \times 100$

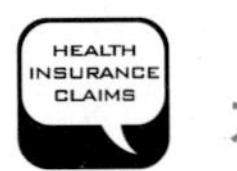

제4절 평가절차

요양급여 적정성평가 절차도는 [그림 12-1]과 같다.

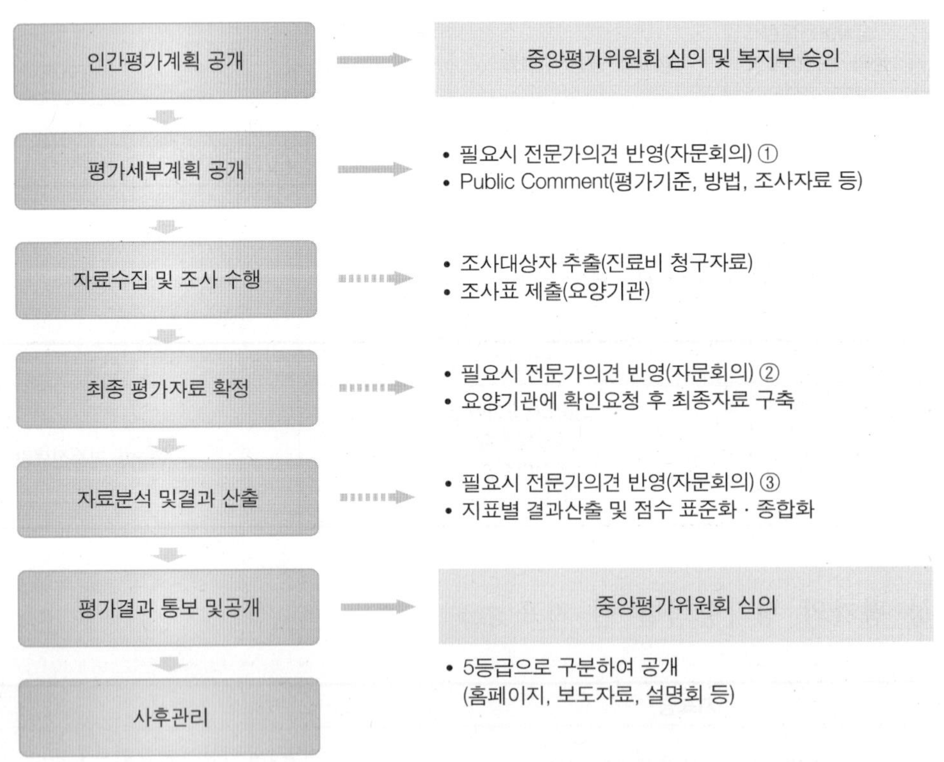

[그림 12-1] **요양급여 적정성평가 절차도**

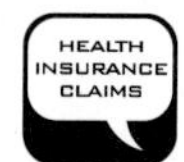

제5절 평가결과의 활용

평가결과는 국민에게는 의료이용 선택정보로 이용할 수 있도록 건강보험심사평가원 홈페이지 등에 공개하고, 요양기관에게는 질 향상활동에 활용할 수 있도록 해당 기관의 평가결과를 제공하며, 제도개선 등에 반영할 수 있도록 평가결과 전반에 관한 사항을 보건복지부에 보고한다. 아울러 평가결과에 따라 요양급여비용을 가감지급하는 항목에 대해서는 국민건강보험공단에 통보하고, 건강보험심사평가원에서는 심사, 전문병원 평가, 지표연동관리제 등 업무와 연계가 필요한 사항을 공유한다.

평가결과 활용은 [그림 12-2]와 같다.

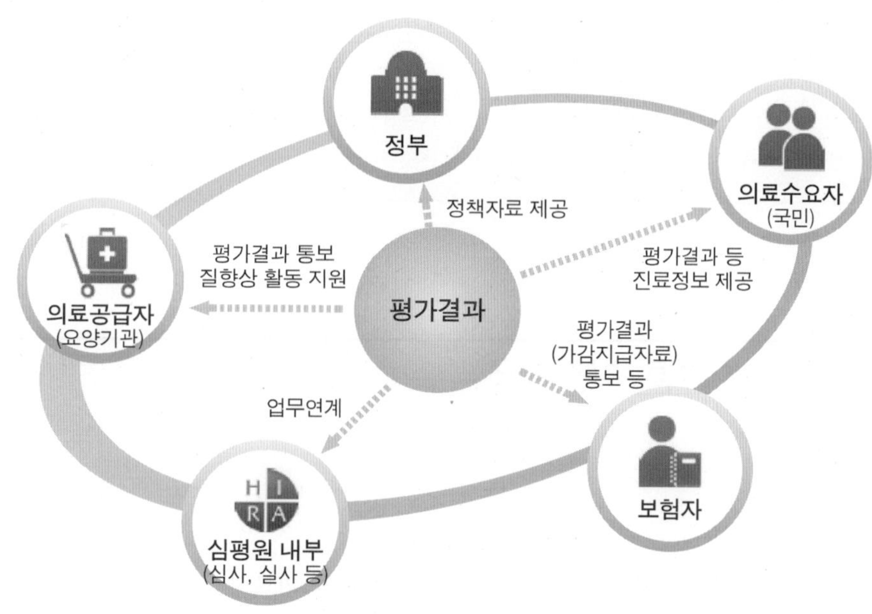

[그림 12-2] **평가결과 활용**

1. 평가결과 공개(소비자 정보제공)

병원평가정보: www.hira.or.kr

항목검색 테마검색

○ 평가항목 | 질병 | 수술 | 약 | 요양병원 | 포괄수가 | 전체보기

◉ 고혈압 ○ 급성기뇌졸중 ○ 급성심근경색증
○ 당뇨병 ○ 의료급여 정신과 ○ 혈액투석
○ 천식

○ 지역 시/도 시/군/구 읍/면/동/로
내가 찾은 지역: 청담동

○ 병원명 병원명을 입력하세요.

○ 병원구분 ◉ 의원급

항목설명

항목에 마우스를 대면 상세한 설명을 보실 수 있습니다.

2. 평가결과에 따른 가감지급

1) 가산지급의 목적

① 기관 간 의료서비스의 질적 차이를 감소시키면서 전반적인 의료의 질 향상

② 질 향상 노력(기관)에 보상함으로써 시스템 개선 등 유도

③ 하위기관이 포기하지 않고 질 향상을 할 수 있는 동기 부여

④ 우리나라 실정에 맞는 가감지급사업 기반 마련

※「국민건강보험법」 제47조 제5항: 평가결과에 따라 가감지급

※동법 시행규칙 제11조: 평가대상 항목의 심사결정 공단부담액의 100분의 10의 범위 안에서 산정한 금액

2) 가감지급

① 대상항목

ⓐ 2011년: 급성심근경색증 및 제왕절개분만

ⓑ 2012년: 급성기 뇌졸중

ⓒ 2013년: 수술의 예방적 항생제 사용, 의원의 외래약제 적정성 평가(항생제 처방률, 주사제 처방률, 6품목 이상 처방비율)가 추가 적용되었다.

② 대상기관

ⓐ 2011년: 상급종합병원에서 종합병원 이상까지 확대 시행

ⓑ 2013년: 수술의 예방적 항생제는 병원급 이상, 외래 약제 적정성 평가(항생제 처방률, 주사제 처방률, 6품목 이상 처방비율)는 의원급만 적용

ⓒ 가감율은 공단부담금의 10% 범위 내에서 적용

③ 평가등급은 5등급에서 9등급으로 세분화 하였다.

④ 가감률은 2012년 평가대상 심사결정 공단부담액의 1%에서 2%로 변경되었다. (2012년 등급향상기관 및 상위등급 2년 유지기관 가산적용)

구분	평가항목	평가결과
가감지급 가감지급	1. 급성심근경색증	결과 공개 및 가감 지급
	2. 급성기 뇌졸중	
	3. 수술예방적 항생제	
	약제급여 평가 3항목 • 급성상기도감염항생제 처방률 • 주사제처방률 • 6품목 이상 처방비율	
만성질환 인센티브	고혈압 · 당뇨병	결과 공개 및 인센티브 지급
요양병원 진료수가 연계	요양급여 · 입원급여	결과 공개 및 하위 20% 이하 기관 입원료 가산 등 제외

3. 질관리(QI)

1) 정의

QI(Quality Improvement)는 계획적이고 체계적이며 지속적으로 의료의 질(質)을 향상시키기 위해 노력하는 것이다. 1863년 Florence Nightingale이 진료과정이 진료결과에 영향을 줄 것이라는 생각에서 시작되었으며, Ernest Codman이라는 보스턴의 외과의사가 구체적인 체계를 정립하였다. 우리나라에 질관리 개념이 도입된 것은 1990년대 중반이다.

질(quality)은 의료서비스에 의해 산출된 실제적인 결과를 의미하며, '양질의 의료란 모든 진료과정에서 효율적이면서 환자에게는 최선의 결과를 제공한 의료'이다.

2) 질 향상 지원사업

평가선험국에서는 오래 전부터 질 향상 프로그램을 개발하여 의료기관에 다양한 방식[미국의 QIO(Quality Improvment Organization), IHI(Institude for Health Improvment) 등]으로 지원하고 있다.

우리나라에서도 개별 요양기관이 적정성 평가결과를 활용하여 질 개선 활동을 할 수 있도록 2007년부터 건강보험심사평가원에서 [그림 12-3]과 같이 QI 뉴스레터, QI 커뮤니티 운영, QI 활동 우수사례 포상 및 발표회 개최, QI 교육, QI 컨설팅 운영 등 질 향상 프로그램을 개발하여 지원하고 있다.

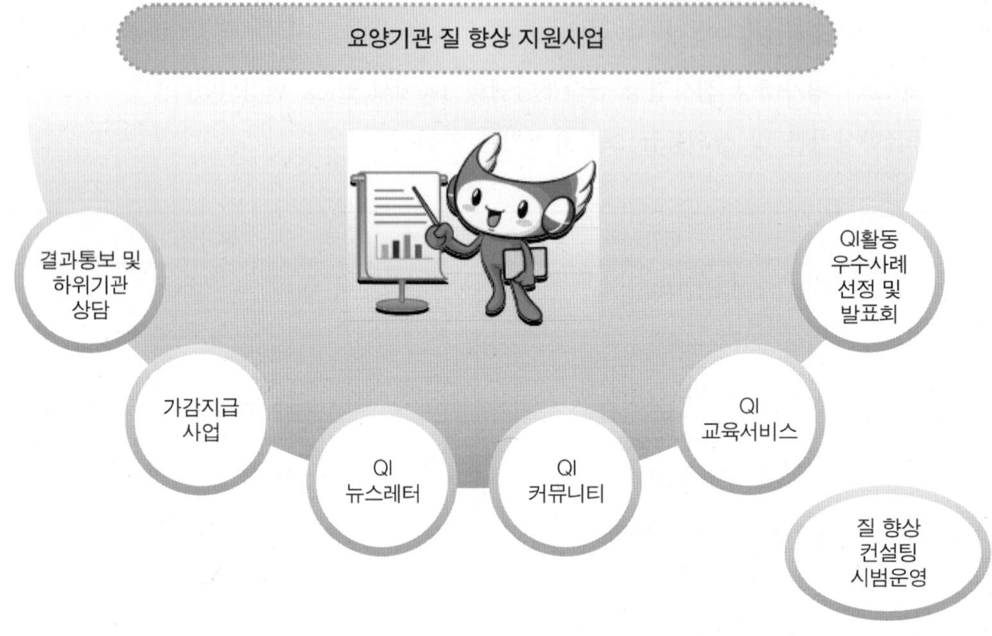

[그림 12-3] **질 향상 지원사업**

찾아보기

저자소개

김기정 대전보건대학교 의무행정정보과 겸임교수

강공언 원광보건대학교 의무행정과 교수

임남구 대전보건대학교 의무행정정보과 교수

장정자 을지대학교 의료경영학과 강사

최현식 충북보건과학대학교 보건행정과 교수

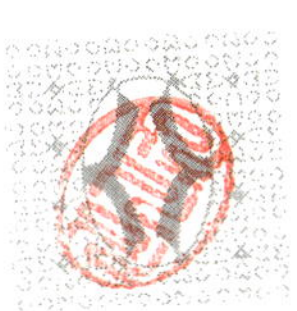

재미있는 **건강보험 청구실무 [개정5판]**

2023년 2월 15일 개정5판 2쇄 발행
2021년 8월 10일 개정5판 1쇄 발행
2016년 8월 20일 개정1판 발행
2015년 8월 20일 초판1쇄 발행

지 은 이 김기정 · 강공언 · 임남구 · 장정자 · 최현식
발 행 인 이영호
발 행 처 **수학사**
(10881) 경기도 파주시 회동길 56 기한재 1층
출판등록 1953년 7월 23일 제2020-000143
전화번호 031) 946-4642(代)
팩스번호 031) 944-1457
http://www.soohaksa.co.kr

값 33,000원

ISBN 978-89-7140-916-9 (93510)